U0245033

中华名医传世经典名著大系

何廉臣传世名著

何廉臣◎著

潘华信　点校

天津出版传媒集团

天津科学技术出版社

图书在版编目（CIP）数据

何廉臣传世名著 / 何廉臣著 ；潘华信点校. -- 天津 ：天津科学技术出版社，2020.1

ISBN 978-7-5576-7208-9

Ⅰ.①何… Ⅱ.①何… ②潘… Ⅲ. ①中国医药学-中国-民国 Ⅳ. ①R2-52

中国版本图书馆CIP数据核字(2019)第252037号

何廉臣传世名著

HELIANCHEN CHUANSHIMINGZHU

责任编辑：梁　旭　刘　鹁

责任印制：兰　毅

出　　版：天津出版传媒集团
　　　　　天津科学技术出版社

地　　址：天津市西康路 35 号

邮　　编：300051

电　　话：（022）23332393（发行科）23332369（编辑部）

网　　址：www.tjkjcbs.com.cn

发　　行：新华书店经销

印　　刷：天津兴湘印务有限公司

开本 710×1000　1/16　印张 60　字数 1 000 000

2020年1月第1版第1次印刷

定价：298.00 元

目　录

增订伤寒百证歌注

何廉臣先生传…………………………… 3
绪　言…………………………………… 5
卷之一…………………………………… 7
一、伤寒脉证总论歌 ……………………7
二、伤寒脉候死绝歌 ………………… 16
三、舌上苔歌 ………………………… 21
四、伤寒病证总类歌 ………………… 32
卷之二…………………………………44
五、中风歌 …………………………… 44
六、伤寒歌 …………………………… 46
七、伤寒见风脉　中风见寒脉歌 48
八、伤寒似疟歌 ……………………… 50
九、热病中暍歌 ……………………… 51
十、三种湿歌　湿温　中湿　风湿… 52
十一、五种温歌　温病　温疟　风温 温疫　温毒 ……………………… 53
十二、四证类伤寒歌　食积　虚烦 寒痰　脚气 ……………………… 56
十三、两种痓歌 …………………… 58
十四、辨伤寒疫气异同歌 ……… 60
十五、妇人伤寒歌 ……………… 61
十六、妇人热入血室歌 ………… 66
十七、小儿伤寒歌 ……………… 66
十八、伤寒瘥后病歌 …………… 69
十九、伤寒五脏死绝歌 ………… 70
二十、表证歌 …………………… 71
二十一、里证歌 ………………… 72
二十二、表里寒热歌 …………… 74
二十三、表里虚实歌 …………… 75
二十四、急救表里歌 …………… 76
二十五、无表里证歌 …………… 76
二十六、表里水歌 ……………… 77
二十七、表里两证俱见歌 ……… 80
二十八、三阴三阳传入歌 ……… 81
二十九、阴阳两感歌 …………… 82
三十、阳证阳毒歌 ……………… 83
三十一、阴证阴毒歌 …………… 84
三十二、太阳阳明合病歌 ……… 85

三十三、太阳少阳合病歌 ········ 87
三十四、三阳合病歌 ················ 87
三十五、太阳少阳并病歌 ········ 88
三十六、阴证似阳歌 ················ 89
三十七、阳证似阴歌 ················ 90
三十八、阴盛隔阳歌 ················ 90
三十九、阴阳易歌 ···················· 91
卷之三 ······························ 92
四十、发热歌 ·························· 92
四十一、潮热歌 ······················ 93
四十二、往来寒热歌 ················ 94
四十三、汗之而热不退歌 ········ 95
四十四、下之而仍发热歌 ········ 96
四十五、恶寒歌 ······················ 96
四十六、背恶寒歌 ···················· 97
四十七、厥歌 ·························· 98
四十八、结胸歌 ···················· 100
四十九、痞歌 ························ 101
五十、发黄歌 ························ 102
五十一、发狂歌 ···················· 103
五十二、发斑歌 ···················· 104
五十三、发喘歌 ···················· 105
五十四、发渴歌 ···················· 106
五十五、吐血歌 ···················· 108
五十六、衄血歌 ···················· 110
五十七、呃噫歌 ···················· 111
五十八、谵语歌 ···················· 112
五十九、烦躁歌 ···················· 113
六十、懊侬歌 ························ 114
六十一、怫郁歌 ···················· 115
六十二、惊惕歌 ···················· 116
六十三、心悸歌 ···················· 117
六十四、冒闷歌 ···················· 119
六十五、干呕歌 ···················· 120
六十六、吐逆歌 ···················· 122
六十七、霍乱歌 ···················· 122
六十八、头疼歌 ···················· 123
六十九、胁痛歌 ···················· 124
七十、腹痛歌 ························ 124
七十一、咽痛歌 ···················· 125
七十二、咳嗽歌 ···················· 126
七十三、遗尿歌 ···················· 126
七十四、腹满歌 ···················· 127
七十五、蚘厥歌 ···················· 128
七十六、自汗歌 ···················· 129
七十七、头汗歌 ···················· 131
七十八、欲得汗歌 ·················· 132
七十九、下脓血歌 ·················· 133
八十、昼夜偏剧歌 ·················· 135
八十一、循衣摸床歌 ·············· 135
八十二、筋惕肉瞤歌 ·············· 136
八十三、口燥咽干歌 ·············· 136
八十四、邪中二焦歌 ·············· 137
八十五、多眠歌 ···················· 138
八十六、不得眠歌 ·················· 138
八十七、小便不利歌 ·············· 139

八十八、小便自利歌 …………… 140
八十九、大便不利歌 …………… 140
九十、大便下利歌 …………… 141
九十一、狐蜮歌 …………… 142
九十二、百合歌 …………… 143
卷之四 …………… 144
九十三、可汗不可汗歌 …………… 144
九十四、可下不可下歌 …………… 149
九十五、可吐不可吐歌 …………… 155
九十六、伤寒可温歌 …………… 158
九十七、可针不可针歌 …………… 161
九十八、可灸不可灸歌 …………… 163
九十九、可水不可水歌 …………… 164
一百、可火不可火歌 …………… 165
附：中药计量新旧对照换算 …… 182

增订通俗伤寒论

第一编 伤寒要诀 …………… 185
第一章 伤寒总论 …………… 185
第二章 六经方药 …………… 217
第二编 病理诊断 …………… 269
第三章 表里寒热 …………… 269
第四章 气血虚实 …………… 272
第五章 伤寒诊法 …………… 275
第六章 伤寒脉舌 …………… 287
第三编 证治各论 …………… 321
第七章 伤寒本证 …………… 321
第八章 伤寒兼证 …………… 339
第九章 伤寒夹证 …………… 403
第十章 伤寒坏证 …………… 491
第十一章 伤寒复证 …………… 517
第四编 调理诸法 …………… 524
第十二章 瘥后调理法 …………… 524

重订广温热论

重订广温热论卷之一 …………… 539
温热总论 …………… 539
重订广温热论卷之二 …………… 591
温热验方总目 …………… 591
温热验方 …………… 594
验方妙用 樊开周同何廉臣实验法…644
温热验案 …………… 690

小儿诊法要义

绪 论 …………… 705
第一章 望诊纲要 …………… 707
第一节 观形当诊体格 …………… 707
第二节 察色当参神气 …………… 708
第三节 望面部形色 …………… 708
第四节 望苗窍形色 …………… 716
第五节 验舌苔形色要诀 ……… 721
第六节 察溲便形色要诀 ……… 724
第七节 望指纹形色 …………… 725
第二章 问诊纲要 …………… 732
第八节 问病因要诀 …………… 732

第九节　问诊十法要诀 ………… 733
第三章　闻诊纲要 ………… 742
第十节　闻声音要诀 ………… 743
第十一节　闻啼哭要诀 ………… 743
第十二节　闻呼吸要诀 ………… 744
第十三节　闻咳声要诀 ………… 744
第十四节　闻痫声要诀 ………… 745
第十五节　闻语言要诀 ………… 745
第十六节　闻臭味要诀 ………… 746
第四章　按诊纲要 ………… 747
第十七节　按囟额要诀 ………… 747
第十八节　按胸腹要诀 ………… 748
第十九节　按冲任要诀 ………… 750
第二十节　按手足要诀 ………… 751
第二十一节　按冷热要诀 ………… 752
第五章　检诊纲要 ………… 753
第二十二节　检口腔要诀 ………… 753
第二十三节　检温度要诀 ………… 754
第二十四节　检阴器要诀 ………… 755
第二十五节　检便路要诀 ………… 755
第六章　切脉纲要 ………… 757
第二十六节　切头颈脉要诀 ………… 758
第二十七节　切手臂脉要诀 ………… 759
第七章　总括六诊纲要 ………… 761
第八章　辨证纲要 ………… 762
第二十八节　辨外感内伤要诀 … 762
第二十九节　辨寒热虚实要诀 … 762
第三十节　辨表里外内要诀 …… 763
第三十一节　辨机变形势要诀 … 764
第三十二节　辨儿病险症要诀 … 766
第三十三节　辨儿病逆症要诀 … 767
第三十四节　辨五脏绝症要诀 … 768
第三十五节　辨婴童死症要诀 … 769

实验药物学

原　起 ………… 773
序 ………… 774
卷一　发散剂（统计七十品）… 775
论温散风寒药 ………… 777
温散风寒药（计十三品） …… 778
论凉散风热药 ………… 783
凉散风热药（计二十一品）…… 784
论燥散风湿药 ………… 791
燥散风湿药（计二十品） …… 792
解散风毒药 ………… 798
解散风毒药（计十品） ……… 799
论升散郁火药 ………… 802
升散郁火药（计六品） ……… 803
卷二　涌吐剂（统计十二品）… 806
涌吐痰涎药（计六品） ……… 806
涌吐毒物药（计六品） ……… 808
卷三　清凉剂（统计七十品）… 811
轻清气热药（计十一品） …… 811
轻清血热药（计十九品） …… 815
大凉气热药（计七品） ……… 824
大凉血热药（计三十三品）…… 829

卷四 和解剂（统计十品）…… 844
和解表里药（计六品） ……… 844
和解三焦药（计四品） ……… 847
卷五 开透剂（统计三十六品）… 850
芳香开窍药（计七品） ……… 850
幽香开窍药（计四品） ……… 854
轻清透络药（计十九品） …… 856
大凉透络药（计六品） ……… 864
卷六 通利剂（统计四十七品） 868
通气利尿药（计十二品） …… 868
通血利溺药（计十二品） …… 872
通利淋浊药（计十七品） …… 877
通逐败精药（计六品） ……… 883
卷七 攻泻剂（统计二十九品） 887
攻气泻水药（计十一品） …… 887
攻血泻瘀药（计九品） ……… 892
攻食泻火药（计四品） ……… 896
攻积泻虫药（计五品） ……… 899
卷八 温热剂（统计二十六品） 903
温健中气药（计九品） ……… 903
温和血分药（计十品） ……… 907
热壮元阳药（计七品） ……… 911
卷九 消化剂（统计七十三品） 916
消痰温化药（计十品） ……… 916
消痰清化药（计十六品） …… 923
消食温化药（计十一品） …… 931
消食清化药（计六品） ……… 936
消瘀温化药（计六品） ……… 939
消瘀清化药（计五品） ……… 941
消核变质药（计五品） ……… 944
消化虫积药（计十一品） …… 945
消化酒毒药（计三品） ……… 948

增订伤寒百证歌注

何廉臣先生传

吾越何先生廉臣，以医学闻世，群推泰斗。己巳八月，先生寿终。喆嗣幼廉、筱廉具事略，请为之传。以恕之不文，于医学未窥门径，何足以传君。第夙闻绪论，兼有一日之知，故不敢以同陋辞。先生讳炳元，别字印岩，以字行。行医几五十年，浙东、西妇孺，无不知有何先生者。呜呼，学术道艺深邃，如君可谓名副其实矣。君壮岁成诸生，乡试两膺鹗荐，以微瑕见屏，遂专力于医。初师仲圣，覃精古方，仡仡穷年，不以为苦，既多心得，更旁及刘、李四家，嗣从樊君开周数年，临证诊断，益变化通神。于叶香岩、王潜斋辈专集，致力尤深，考核捍索，洞其精要，诊治有得，经验益闳，而箸述益富矣。先生生平，雅不欲以术鸣，日惟孜孜于学。其著作传世，荦荦大者，如《鉴定伤寒论识》《增订伤寒百证歌注》《新增伤寒广要》《鉴定伤寒论述义》《新纂儿科诊断学》《新医宗必读》（当代民国伟人蔡元培君为之序）、《增订时病论》《何氏医论》《内科通论》《增订温病条辨》《增订医医病书》《温病辨证》《勘病要诀》《实验药物学》《湿温时疫治疗法》《绍兴医学会课艺》；总编《绍兴医药学报》，暨改组名《月报》；《警察所主考医生试草》《喉痧白喉证治全书》《梁氏辨舌要略》及《医学答问》《任氏医学心源》《总纂全国名医验案类编》《何氏医学妙谛》《通俗伤寒论》《廉臣医案》《印岩医话》等书。其间或撰著、或编述、或增订、或参注、或选评、或鉴定、或校勘，或纂辑，皆损益群言，斟酌至当。而先流行社会者，若《感症宝筏》《广温热论》《叶氏吴氏医案按》，皆引掖后起，有裨医术。至恕所心折者，莫如《通俗伤寒论》，是书秉承家学，根柢诸家，于温热、伤寒，沟通一贯。而君则一生服膺叶氏，师其道，宗其术，而又通变，宣氏洵为独具微尚矣。读君之医案、医话，知世以轻清立方者，更不可同年语也：嗟乎，君既逝矣，而世之读君书者，畴能如君之方智圆神，贯西合中，融古今于一炉，起死生于俄顷哉。昔龙门传扁鹊，备述方案，后世以为知，言君之贤，嗣能世其业，于医术更能发明光大之。其事略述先牛治验甚详，同无容恕之赘言，特以遗著等身，未刊布者，当亦不尠，排纂整理，亟待后人。使君之一生学术经验，均有统系，不至散漫无归，如航海者，不知所栖泊，则君之精神，为不死矣。君生于咸丰庚申，卒于民国己巳，春秋七十。娶夫人严氏，以内助称贤。今年春，葬谢墅郑家山牛羊岗之原。

予为之论曰：学医人费，世之人略诵《灵兰》，未窥《金匮》，辄欲悬壶。若先生者，终其身在医海中，未尝以术自高而日以学自励。香岩、洄溪，天资卓然，高风邈矣。如吴淮阴惟知宗尚叶氏，而识力不闳，时见批缪，先生能祖而匡正之。博而能精，并世医界中，如先生者，有几人哉。实茂声宏，宜贤子之昌大其业，不徒能读父书也。予于香岩、潜斋、洄溪、鞠通诸家，均辑有小传、钩提、玄要，而于君之学，饮海一勺，无能穷其涯涘。博大闳深，觉有清一代浙派诸家，皆偭乎后矣。

庚午仲冬素藏王恕常拜手谨撰

绪 言

尝览《外台秘要》，许仁则论天行病云，此病方家呼为伤寒，而所以为外感之总称者，盖寒为天地杀厉之气（厉气即是疫气），亘于四时而善伤人，非温之行于春，暑之行于夏，各旺于一时之比。是以凡外邪之伤人，尽呼为伤寒。仲景所以命书者祗取于此而已。如麻黄汤证，则对中风而立名者，即《伤寒》巾之一证，其义迥别矣。张子和《儒门事亲》云：春之温病，夏之暑病，秋之疟及痢，冬之寒气及咳嗽，皆四时六气之病也，总名之曰伤寒。孙应奎《医家类选》云：凡风、寒、暑、湿、燥、火，天之六气，白外而中人五脏六腑、十二经络者，四时之中，皆得谓之伤寒。中是观之，乃悟《伤寒论》之伤寒，是《内经》寒、暑、湿、燥、风五气为病之通称。寒伤营之伤寒，是《难经》中风、伤寒、湿温、热病、温病等五证中之一证。程氏《后条辨》云：伤寒有五之寒字，则只当得一邪字看，良有以也。朱翼中曰：论伤寒活法者，长沙太守一人而已。华佗指张长沙《伤寒论》为活人书，昔人又以《金匮玉函经》名之，其重于世如此。东都丹波廉夫曰：《伤寒论》一部，全是性命之书，其所关系大矣。北山友松曰：张仲景《伤寒论》一书，炳如日星亘千古，不可磨灭，熟读者始知其精。浅田栗园曰：张仲景《伤寒论》，历代大医皆尊为医经，为万世医道之神书，救人之秘典也，其为日本汉医家推重如此。然廉臣细勘精研，其旨高深，其言雅奥，其理邃密，非精通汉文者不能达。且其条理抵牾，字句钩棘者，多不易晓，即错简传讹搀伪，在所不免，其药量亦古今之权衡迥别。是故初习伤寒者，辄谓《伤寒论》难读，伤寒方难用，事实如斯，无足怪焉。宋许叔微学士早鉴及此，将医经表里、阴阳、寒热、虚实，各种传变，缕析条分，编为歌括，附以诸方治法，使人头绪井然，易于记诵，岂非学者之导师乎。其书独出机杼，又能全本经文，略参经验心得，足以继往开来。大有功于仲景者，当以《伤寒百证歌》为第一。其间有所缺点者，为之新增，有所难解者，为之浅注，以完成璧。庶几治伤寒者，得所依据，以深入南阳堂奥乎。陆心源云：医家之有仲景，犹儒家之有孔子也；医书之有《伤寒论》，犹儒书之有“四书”也。宋时为其学者，有成无己之注、李柽之要旨、王实之证治、韩祗和之微旨、庞安常之总病论、朱翼中之活人书、钱闻礼之百问歌。虽皆各有所长，而知可之书为最能得仲景之精义。百证歌七字韵言，意赅言简，于以叹知可之学深且邃，非薄技偏长执一是之见者，所能望其项背也。爰重摹元刻以广流传，后之治医家言者，由是以研究仲景之书，庶几免学医废人之诮乎。惜其书在十万卷楼丛书之中，别无刊本单行，爰将珍藏抄本，校正刊印，以裨后学，今于其将出版也，略志大意于简端。

民国十七年夏历十一月望越医何廉臣识于绍兴卧龙山麓之宣化坊

卷之一

宋白沙许叔微学士　遗著

越医何廉臣　增订

男幼廉校正并注

男筱廉　手录

一、伤寒脉证总论歌

浮大数动滑阳脉，阴病见阳生可得。沉涩弦微弱属阴，阳病见阴终死厄。

（注）仲景云：脉大浮数动滑，此名阳也。脉沉涩弦微弱，此名阴也。阴病见阳脉者生，阳病见阴脉者死，此为辩脉断证之纲领。

阴阳交互最难明，轻重斟量当别白。

（注）虽有阴阳，须看轻重，以分表里在。

轻手脉浮为在表，表实浮而兼有力。但浮无力表中虚，自汗恶风常淅淅。

（注）伤寒先要辨表、里、虚、实，此四者为急。仲景云：浮为在表，沉为在里。然表症有虚、有实，浮而有力者，表实也，故无汗不恶风。浮而无力者，表虚也，故自汗、恶风。

重手脉沉为在里，里实脉沉来亦实。重手无力大而虚，此是里虚宜审的。

（注）里症亦有虚实，脉沉而有力者，里实也，故腹满、大便不通；沉而无力者，里虚也，或泄利、或阴症之类。以上八句，辨表、里、虚、实尽矣。

风则虚浮寒牢坚，水停水蓄必沉潜。动则为痛数为热，支饮应须脉急弦。太过之脉为可怪，不及之脉亦如然。

（注）仲景云：风则虚浮，寒则牢坚，沉潜水蓄，支饮急弦，动则为痛，数则热烦，太过可怪，不及亦然，邪不空见，中必有奸。

荣卫太盛名高章，高章相搏名日纲。荣卫微时名惵卑，惵卑相搏损名扬。荣卫既和名缓迟，缓迟名沉此最良。九种脉中辨疾症，长沙之诀妙难量。

（注）仲景云：寸口卫气盛，名曰高；荣气盛，名曰章；高章相搏，名曰纲。卫气弱，名曰惵；荣气弱，名曰卑；惵卑相搏，名曰损。卫气和，名曰缓；荣气和，名曰迟；缓迟相搏，名曰沉，大抵仲景论伤寒症候，自是一家。

瞥瞥有如羹上肥，此脉定知阳气微。萦萦来如蛛丝细，却是体中阴气衰。脉如泻漆之绝者，病人亡血更何疑。

（注）仲景云：脉瞥瞥如羹上肥者，阳气微也；脉萦萦如蛛丝细者，阴气衰也；脉绵绵如泻漆之绝者，亡血也。（阳气衰，《千金》作阴气衰）

阳结蔼蔼如车盖，阴结循竿亦象之。

（注）仲景云：蔼蔼如车盖者，阳结也；累累如循长竿者，阴结也。

阳盛则促来一止，阴盛则结缓而迟。

（注）此谓促、结二脉也。仲景云：脉来缓时一止，名曰结；脉来数时一止，名曰促；阳盛则促，阴盛则结。

脉行逆顺宜审察，残贼灾怪亦须知。

（注）一、伤寒之脉，洪弦为顺，沉细为逆；浮大为顺，微伏为逆。二、汗后之脉，沉细为顺，洪紧为逆。三、温病之脉，洪大为顺，沉细为逆。四、咳嗽之脉，浮滑为顺，沉细为逆。五、霍乱之脉，浮洪为顺，迟微为逆。六、呕吐之脉，浮大为顺，沉细为逆。七、泄泻之脉，缓小为顺，浮大为逆。八、下利之脉，沉细为顺，浮大为逆。九、诸渴之脉，洪数为顺，微细为逆。十、诸肿之脉，浮大为顺，沉细为逆。十一、腹胀之脉，浮大为顺，虚小为逆。十二、痰喘之脉，滑大为顺，沉细为逆。十三、寒热之脉，紧数为顺，沉细为逆。十四、虫痛之脉，紧滑为顺，浮大为逆。十五、失血之脉，沉细为顺，浮数为逆。十六、中恶腹胀之脉，紧细为顺，浮大为逆。十七、黄疸之脉，浮大为顺，沉细为逆。若弦、紧、浮、滑、沉、涩，名六残贼，能为诸脉作病也。灾怪者，谓旧时服药。今乃发作，名曰灾怪。

脉静人病内虚故，人安脉病曰行尸。

（注）仲景云：脉病人不病，名曰行尸，以无生气，故卒眩仆不知人；人病脉不病，名曰内虚，以无谷神，虽困无所苦。

右手气口当主气，主血人迎左其位。气口紧盛食必伤，人迎紧盛风邪炽。

（注）左为人迎，右为气口；人迎紧盛伤于风，气口紧盛伤于食。

数为在府迟为藏，浮为在表沉在里。

脉浮而缓风伤卫，浮紧兼涩寒伤荣。脉微大忌令人吐。欲下犹防虚且细。

（注）仲景云：脉微不可吐，虚细不可下。

沉微气弱汗为难，三者尤须常审记。

（注）孙用和云：阴虚脉沉微而气弱者，不可汗，汗、下、吐三候，脉有不可行者，切审之。

阳加于阴有汗证，左手沉微却应未。

（注）《素问》云：阳加于阴为有汗。

趺阳胃脉定死生。

（注）仲景云：趺阳脉者，凡十有一。

太溪肾脉为根蒂。

（注）伤寒必诊太溪、趺阳者，谓人以肾脉、胃脉为主，仲景讥世人握手不及足者以此。

脉来六至或七至，邪气渐深须注意。浮大昼加病属阳，沉细夜加分阴位。九至以上来短促，状若涌泉无入气。更加悬绝渐无根，命绝天真当死矣。

（注）孙用和云：脉及六至、七至而浮大者，昼加病；沉细者，夜加病。更及八至，精气消，神气乱，必有散脱精神之候，须切急为治疗。又加之九至十至，虽和扁亦难治。如八至九至，加以悬绝者，无根也。如泉之涌，脉无入气，天真尽而必死矣。

病人三部脉调匀，大小沉浮迟数类。此是阴阳气已和，勿药自然应可喜。

（注）仲景云：寸口、关上、尺中三处，大、小、浮、沉、迟、数同等，虽有寒热不解，此脉已和，为必愈。

（增）准此以观，脉证互辨，为医经平脉断证之宗旨。虽然脉搏为人身血管之跳动，脉学乃医者指端之触觉，故脉学之真诠，是辨别不同之脉搏，以推测不同之病证。而脉学从入之途，乃由不同之证状，以理会不同之脉象，而所以能辨别脉象，则全赖指端之触觉。学者必先于求学时代，从师临证以诊脉，脉象既知，会心自易，日渐将所研求而知之脉象。合所见之病证，参互错综，以推断病势之缓急、病症之浅深、病变之吉凶死生。此段工夫，初无止境，全在学者之实地经验，随症留心。褚彦道曰：多诊识脉。谚云：熟读王叔和（指叔和脉经），不如临证多。旨哉言乎。学士此歌，悉本医经平脉辨脉中语，编为歌括，言简义深。初学尚难觉悟，爰将顾松园《脉法删繁》中“持脉真诀”增入之，取其简明易解，使读者便于记，悟而已。

持脉真诀

（浮）属阳　浮脉为阳表病居三秋得令知无恙，久病逢之却可惊，迟风数热紧寒拘。寒而有力多风热表实则有力也，无力而浮表虚是血虚。

（注）浮在皮毛，如水漂木，举之有余，按之不足。浮而盛大为洪，浮而软大为虚，浮而细软为濡，浮而弦芤为革，浮而无根为散，浮而中空为芤。

（沉）属阴沉潜水蓄阴经病，数热迟寒滑有痰，无力而沉里虚虚与气，沉而有力里实积并寒。

（注）沉行筋骨，如水投石，按之有余，举之不足。沉而细软为弱，沉而弦劲为牢，沉而着骨为伏。

（迟）属阴迟司脏病或多痰，沉痼症瘕仔细看。有力而迟为冷痛，迟而无力定虚寒。

（注）迟脉属阴，象为不及，往来迟慢，三至一息。迟不流利为涩，迟而歇止为结，迟浮大软为虚。

（数）属阳　数脉为阳热可知，只将君相火来医阳属君火，阴属相火。实宜凉泻有力实火虚宜补无力虚火，肺病秋深却畏之肺为金脏，贼邪秋深，为克令凶征。

（注）数脉为阳，象为太过，一息六至，往来越度。

（滑）阳中之阴　滑脉为阳元气衰，痰生百病食生灾。上为吐逆下蓄血，女脉调时定有胎。

（注）滑数转旋，往来流利，盘珠之形，荷露之义。

（涩）属阴　涩因血少或伤精，反胃亡阳汗雨淋。寒湿入营为血痹，女人非孕即无经孕为胎病，无血养胎，无孕血竭。

（注）涩脉蹇滞，如刀刮竹，迟细而短，三象俱足。肺之为脏，气多血少，见之为宜。肾之为脏，擘主精血。左尺沉涩，为血少精伤，主艰嗣，男妇皆然。

（虚）属阳　脉虚身热为伤暑，自汗右，小怔忡左寸惊悸多。发汗阴虚宜早治，养荣益气莫蹉跎。

（注）虚合四形，浮、大、迟、软，及乎寻按，几不可见。虚异于散，虚脉按之虽软犹见，散脉按之绝不可见。虚异于濡，虚则迟大无力，濡则细小无力。虚异于芤，虚则愈按愈软，芤则重按仍见。气为阳，主浮分，血为阴，主沉分，浮分大而沉分空，故主血虚。

（实）属阳　实脉为阳火郁成，发狂谵语吐频频。或为阳毒或伤食，大便不通或气疼。

（注）实脉有力，长大而坚，应指愊愊，三候皆然。实异于紧，紧脉绷急而不宽舒，宽满而不和柔。实异于牢，牢则但见沉分，实则三候皆然。

（长）属阳　长脉迢迢大小匀，有余为病似牵绳。若非阳毒颠狂病，即是阳明热势深。

（注）长脉迢迢，首尾俱端，直上直下，如循长竿。《经》曰：长则气治。须知长而和缓，即为平脉；长而硬满，即属病脉。首尾相应，非若他脉之上下参差，首尾不匀者也。凡实、牢、弦、紧，皆兼长脉，故长主有余之症。

（短）属阴短脉惟于尺寸寻，短而滑数酒伤神。浮为血涩沉为痞，寸主头痛尺腹疼。

（注）短脉涩小，首尾俱俯，中间突起，不能满部。《经》曰：短则气病。盖气属阳，主手充沛，若短脉独见，气衰之候矣。短非两头断绝也，特两头俯下，中间突而浮起，仍自贯通者也。

（大）属阳　大脉阳盛血应虚，相火炎炎热病居。胀满胃翻须早治，阴虚泄痢可愁如。

（注）大脉形状如洪水，来盛去衰，滔滔满指。

（微）属阴气血微时脉亦微，恶寒阳微发热阴微汗淋漓。男为劳极诸虚候，女作崩中带下医。

（注）微脉极细而又极软，似有若无，欲绝非绝。轻取之而如无，阳气衰也；重按之而欲绝，阴气绝也。微则模糊，细则显明，故细比于微，稍稍较大也。

（细）属阴细脉萦萦气血衰，诸虚劳损七情乖。若非湿气侵腰肾，即是伤精汗泄来。

（注）细直而软，累累萦萦，状如丝线，较显于微。

（濡）阴中之阳　濡为亡血阴虚病，髓海丹田暗已亏。汗雨夜来蒸入骨，血山崩倒湿侵脾。

（注）濡脉细软，见于浮分，举之乃见，按之即空。濡之浮软类于虚，但虚形大而软形小；濡之细小类于弱，但弱在沉而濡在浮：濡之无根类于散，但散从浮大而渐至沉绝，濡从浮小而渐至不见。从大至无，为全凶之象；从小至无，吉凶相半也。

（弱）属阴弱脉阴虚阳气衰，恶寒发热骨筋痿。多惊多汗精神减，益气调营急早医。

（注）弱脉细小，见于沉分，举之则无，按之乃得。

（紧）阴中之阳　紧为诸痛主于寒，喘嗽风痫吐冷痰，浮紧表寒须发越，紧沉温散自然安。

（注）紧中有力，左右弹人，如绞转索，如切紧绳。紧脉之挺劲而急，与弦脉相类，但比弦脉有更加挺劲之异，及转如绳索之异。

（缓）属阴缓脉营衰卫有余，或风或湿或脾虚。上为项强下痿痹，分别浮沉大小区。

（注）缓脉四至，往来和匀，微风轻飐，杨柳初春，缓而和匀，不浮不沉，不大不小，不疾不迟，应手中和，意思欣欣，悠悠扬扬，难以名状者，此真胃气脉也。一切脉中，皆须挟缓，谓之胃气，如春脉微弦，夏脉微洪，秋脉微毛，冬脉微石，皆为平脉。但得本脏之脉，如但弦、但洪、但毛、但石，无胃气和之，则真脏脉见而主死矣，故曰有胃气则生，无胃气则死。是以缓脉不主疾病，惟考其兼见之脉，方可断其为病耳。

（弦）阳中之阴弦应东方肝胆经，饮痰寒热疟缠身，浮沉迟数须分别，大小单双有重轻。

（注）弦如琴弦，轻虚而滑，端直以长，指下挺然。弦为初春之象，天气犹寒，如琴弦之稍紧；长为暮春之象，纯阳无寒，故如木干之迢直。弦而软，其病轻；弦而硬，其病重。两关俱弦，谓之双弦，若不能食，为木来贼土，土已败也，必不可治。

（动）属阳动脉兼司痛与惊，汗因阳动关前为阳热因阴关右为阴。或为泄痢拘挛病，男子亡精女子崩。

（注）动无头尾，其形如豆，厥厥摇动，必兼滑数。《经》曰：妇人手少阴动甚者，妊子也。动脉两头俯下，中间突起，有类于短。但短脉为阴，不数、不硬、不滑；动脉为阳，且数、且硬、且滑也。

（促）属阳　促脉惟将火病医左寸心火，右寸肺火，气血痰饮食推之右关食滞，左关血滞。时时喘咳皆痰积，或发狂斑与毒疽。

（注）促为急促，数时一止，如趋如蹶，进则必死。

（结）属阴结脉缓而时一止，独阴偏盛欲亡阳。浮为气滞沉为积，汗下分明在主张。

（注）结为凝结，缓时一止，徐行而代，颇得其旨。浮分为阳结，沉分为阴结。结而有力者为积聚，结而无力者真气衰弱，宜行温补。

（代）属阴代脉原同脏气衰，腹痛泄痢下元亏。或为吐泻中宫病，女子怀胎三月兮。

（注）代为禅代，止有常数，不能自还，良久复动。伤寒心悸、霍乱昏烦、跌打重伤、怀胎三月，俱不忌代，痛甚者脉多代。老得代脉者生，少得代脉者死。

（革）阳中之阴革脉形如按鼓皮，芤弦相合脉寒虚。女人半产并崩漏，男子营虚或梦遗。

（注）革大弦急，浮取即得，按之即空，浑如鼓革。革与牢皆大而弦，革浮牢沉，革虚牢实，形证皆异。三部脉革，长病得之死，卒病得之生。

（牢）阴中之阳　寒则坚牢里有余，腹心寒痛肝乘脾。疝症瘕癞何害也，失血阴虚却忌之。

（注）牢在沉分，大而弦实，浮中二候，了不可得。牢与伏皆在沉分，但伏必推筋着骨，乃见其形；牢则略重按之，便满指有力。

（散）属阴　阴散似扬花散漫飞，去来无定至难齐。产为生兆胎为堕，久病逢之不可医。

（注）散脉浮乱，有表无里，中候渐空，按则绝矣渐重渐无，渐轻渐有。散为肾绝之诊，代为脾绝之诊。肾脉本沉，而散则按之不可得见，先天之资始绝矣。脾派主信，而代则歇止不愆其期，后天之资生绝矣。

（芤）阳中之阴　芤形浮大软如葱，按之旁有中央空。火犯阳经血上溢，热侵阴络下流红。

（注）芤乃草名，绝类慈葱，浮沉俱有，中候独空。营行脉中，脉以血为形，芤脉中空，脱血之象也。

（伏）属阴　伏为霍乱吐频频，腹痛多系宿食停。蓄饮老痰成积聚，散寒温里莫因循。

（注）伏为隐伏，更下于沉，推筋着骨，始得其形。

（疾）属阳　疾为阳极阴将绝，脉号离经魂魄别。渐进渐疾亢火炎，旦夕之中必殒灭。

（注）疾为急疾，数之至极，七至八至，脉流薄疾。

怪　脉

雀啄连来四五啄连三五至而歇，歇而冉至，如雀啄食，屋漏少刻一点落良久一至屋漏滴水之状，弹石硬来寻即散从骨问劈，劈而至如指弹石，落指散乱如解索散乱如解绳索，鱼翔似有义如尤浮时忽一沉譬之鱼翔似有似无，虾游静中忽一跃浮时忽一浮，如虾游静中一跃。寄语医家仔细看，六脉见一休下药。

《伤寒论》脉症合参，以求病情，然后处方，为后世诊断之标准。学士原注已明者不赘，今摘录所未详者。

（一）纲者，身筋急而脉直也，荣卫俱盛，则筋络满急而为纲。

（二）损者，不但营卫俱衰，即五脏六腑亦虚极也，故凡脉沉细微弱，皆为损。

（三）脉瞥瞥如羹上肥者，轻浮而微薄也。脉萦萦如蜘蛛丝者，至细也。微主阳虚，细主阴虚。

（四）脉绵绵如泻漆之绝，绵绵者，连绵而软也；如泻漆之绝者，前大而后细也。

（五）脉蔼蔼如车盖者，蔼蔼者，浮气蒸蒸也；如车盖者，大而满盛，为阳气郁结于外，不与阴气和杂有然也。

（六）累累如循长竿者，连连而强直也，为阴气郁结于内，不与阳气和杂也。

（七）趺阳者，胃脉也。一名冲阳，义名会源，在足面大指问五寸，骨间动脉是也。伤寒必诊趺阳者，以察其胃之有无也。凡病势危笃，当候冲阳。冲阳绝，死不治，资生之本绝也。

（八）太溪者，肾脉也。在足内踝后跟骨_，陷中动脉是也。仲景云：少阴病手足逆冷，发热者不死。脉不至者，灸太溪七。故伤寒必诊太溪，以察其肾之盛衰也。凡病势危笃，当候太溪，太溪绝，死不治，资始之本绝也。

总之六经篇首，必题辨某经病脉证，是教人病脉参看，方得真据，不然则一面之词矣。况论中脉同而病异者，不一而足，即如同一阴阳俱紧，无汗者当发汗，汗出者曰亡阳。同一脉数，能食者实热，吐食者胃冷。夫当汗与亡阳，实热与胃冷，证如冰炭，而脉则毫无异处，是知辨脉而不合参，病证贻害尚呵问哉。朱翼中曰：伤寒看外证为多，未诊先问，最为有准。病家云发热恶寒，头项痛，腰脊强，则知病在太阳经也。身热，目疼，鼻干，不得卧，则知病在阳明经也。胸胁痛，耳聋，口苦，舌干，往来寒热而呕，则知病在少阳经也。腹满，咽干，手足自温，或自利不渴，或腹满时痛，则知病在太阴经也。引饮恶寒，或口燥舌干，则知病在少阴经也。气上冲心，心中痛热，饥不欲食，甚则烦满囊缩，则知病在厥阴经也。然后切脉，以辨其在表在里，若虚若实，以决治法。古人所以云："问而知之为中工，切而知之为下工。"

然古人乃以切脉为下者，特以外证易见，切脉难明。弦紧之混淆，迟缓之参差，沉与伏相类，濡与弱相似，非得之于心，超然领解，孰能校疑似于锱铢者哉。苟知浮、芤、滑、实、弦、紧、大属于表，迟、缓、微、涩、沉、伏、濡、弱属于里。表里内外，阴阳消息，以经处之，亦过半矣。

然犹未知脉之原理也。考脉，血管也。分布周身，使血之流行循环不穷者。发血者，曰动脉；回血者，曰静脉。若脉息谓人体两腕处动脉之跳荡也，亦曰脉搏，又简称为脉。人体中由心脏而来之血液成为波流，因动脉管之弹力，使脉跳动也，医家用之以验病。中国旧说，向以部位分配各经，如寸、关、尺之类，几全以切脉为治病要点。其验迟速，以呼息为表准，故曰脉息。至西医实验之说，则谓动脉之跳动，仅可验心脏发血之迟速，以定人体之强弱而已。

夫脉原不可一途而取，须以神气、形色、声音、证候，彼此相参，以决死生安危，方为尽善。所以古人望、闻、问、切四者缺一不可，而望与问尤为首要。陆平一曰：专凭脉理而不知互参色证者，愚昧人也。自夸脉理而不肯详问情形者，江湖派也。医究非仙，何能单按脉而即已洞悉。若病家谓医能诊脉，不愿将病情详述是非，延医以疗治，实试医之优劣。医者亦虑诮其术疏，不复再问，胡乱开方，误人性命。若是者，病家愚甚，医家谬甚。余云岫述李濒湖曰：余每见时医于两手六部之中，按之又按，曰某脏腑如此，某脏腑如彼，俨若脏腑居于两手之间，可扪之而得，种种欺人之丑态，实则自欺之甚也。徐灵胎曰：病之名有万，而脉之象不过数十种，且一病而数十种之脉，无不可见，何能诊脉而即知其为何病，此皆推测偶中，以此欺人也。陈修园曰：时医开口，辄云脉象，便知其习惯，欺人小技，而学术必陋。凡医书论脉愈详，读者愈难体会，大抵不肯说实话耳。

此数君子者，皆一代大医，于寸口诊脉之不可凭，已昌言不讳，如此而沉溺其中者，强谓分部候脏，确然有据，抹杀良心，自欺欺人，莫此为甚。又有持两端之说者，谓有时可凭，有时不可凭，然细察其可凭者，皆通共之论，如失血之脉，宜沉细，其浮太者，难治。如热病之脉，宜洪数，有细弱者，难治之类。此则精确合于事理，极可宝贵，谓之可决死生，固非过言。因此类有验，遂谓脉学一切皆可凭，并其毫无根据之寸口，分部候脏法，而亦谓为有时可凭。此之谓肌断，此之谓扳诬，此之谓不知分别，不明是非。若夫浮沉大小之不同，时或有之，然亦因脉管之构造，肌肤神经之一部分关系，而然非脏气有不同也。迟速异数，事理之所必无，何梦瑶《医碥》亦言之矣。而旧来笃信不疑者，亦分部候脏之法有以误之。

二、伤寒脉候死绝歌

伤寒死脉定难痊，阳病见阴端可怜。上气脉散为形损，耳聋浮涩命难全。谵语身热宜洪大，沉细而微寿不延。腹大泄利当微细，紧大而滑归下泉。吐衄若得沉细吉，浮大而牢叹逝川。阴阳俱虚热不止，乍疏乍数命归天。如屋漏兮如雀啄，来如弹石去解索。虾游鱼翔脉证乖，转豆偃刀形候恶。下不至关阳气绝，上不至关阴气铄。代脉来时不用医，必定倾危难救药。伤寒死候必须知，泄而腹满大难医。舌本烂伤热不已，汗后脉躁亦倾危。汗出虽多不至足，手循衣缝更何为。卵缩舌卷证候恶，口张目陷不多时。赤班五死一生在，黑班十死更何疑。两感伤寒最大忌，死期六日命难追。

（注）此为古人历经实验，辨脉与证之顺逆，以定其病之生死吉凶，为凭脉辨证之真谛，其余参看脉行顺逆宜审察注。他如七怪脉，近世但知弹石、解索、雀啄、屋漏、鱼翔、虾游，谓之六绝，而转豆偃刀不知也。脉至如转豆，转豆者，

言指下动滑，如循薏苡子，厥厥动摇，是胃精气不足也。脉至如偃刀，偃刀者，浮之小急，按之坚大急，五脏菀热，寒热独并于肾也。《伤寒论·平脉法》云：寸脉不至关，为阳绝，尺脉上不至关，为阴绝，此皆不治，决死也。仲景云：脉来动而中止，不能自远，因而复动者，名曰代，阴也，得此脉者，必难治。《内经》以代脉之见，为脏气衰微，心气脱绝之诊也。惟伤寒心悸，怀胎三月，或七情太过，或跌仆重伤，及风家痛家，俱不忌代脉，未可断其必死。石芾南曰：观旧诀所云，是以结促为实，以代为虚也，以余验之，又不尽然。暴病见结促代脉，多主中有留滞郁结等证。久病见促结代脉，多主忧思，气结血结使然。但缓而结者，多阳虚。数而结者，多阴虚。代脉为气血衰残，力不接续，更属虚极。缓者犹可，数者更甚，代者尤剧。陈远公曰：死亡之脉，全在看脉之有神无神。有神者，有胃气也（有胃气者，其起落必宽，其搏动必圆滑）。无神者，无胃气也（无胃气者，其起落必不宽，其脉管必不湛圆）。故有胃气虽现死脉而可生，无胃气即现生脉而必死，又在临症而消息之也。又曰：死亡之脉，现之于骤者易救以脏腑，初绝尚有根可接也。倘时日久，虽有真人参，又何以生之于无何有之乡哉，有无可如何者矣。医生第一紧要事情是要辨别何病不杀人，何病必杀人。简言之，就是先要知何者是死，然后能知何者是生。孔子对子路说，未知生，焉知死。若论医学，未知死，焉知生。所以伤寒死候歌，必须熟读而切记也。然据《伤寒论》所列死候，尚不止此，爰为增入如下。

（一）仲景云，结胸证，其脉浮大者，不可下，下之则死。喻嘉言曰：胸既结矣，本当下以开其结，然脉浮大则表邪未尽，下之是令其结而又结也，所以主死，此见一误不堪再误也。

（二）仲景云：结胸证悉具，烦躁者亦死。成无已曰：结胸证悉具，邪结已深也。烦躁者，正气散乱也。邪气胜正，病者必死。

（三）仲景云：阳明病，心下鞕满者，不可攻之，攻之利遂不止者死，利止者愈。成无已曰：阳明病，腹满者为邪气入腑，可下之。心下硬满，则邪气尚浅，未全人府，不可便下。下之得利止者，为邪气去，正气安，正气安则愈。若因下利不止者，为正气脱而死。

（四）仲景云：实则谵语，虚则郑声。郑声者，重语也。直视谵语，喘满者死，下利者亦死。张锡驹曰：此统论谵语有虚实之不同，生死之各异也。实则谵语者，阳明燥热甚而神昏气乱，故不避亲疏，妄言骂詈也。虚则郑声者，神气虚而不能自主，故声音不正，而语言重复，即《素问》所谓言而微，终日乃复言是也。直视者，精不灌目系，急而不转也。夫谵语当无死证，若喘满者，脾肺不交，而气脱于上，故死。下利者，脾液不收而气陷于下，亦死。郑声者，即谵语之声，聆其声有不正之音，轻微重复之语，即是郑声。非谵语之中，别有一种郑声也，故止首提郑声，而后无郑声之证。

（五）仲景云：发汗多，若重发汗者亡其阳，谵语脉短者死，脉自和者不死。注锡驹曰：此系太阳病转属阳明。谵语之证，本太阳经得病时，发汗多，转属阳明，重发其汗，汗多亡阳。汗本血之液，阳亡则阴亦亏，津液耗竭，胃中燥实而谵语。谵语者，脉当弦实，或洪滑，为自和。自和者，谓脉与病不相背也，是病虽甚不死。若谵语脉短者，为邪热盛正气衰，乃阳证见阴脉也，以故主死。或以阳亡为脱阳，脱阳者见鬼，故谵语。拟欲以四逆汤急回其阳，大误之极。

（六）仲景云：少阴病，恶寒身蜷而利，手足逆冷者死，不治。钱潢曰：前恶寒而蜷，因有烦而欲去衣被之证，为阳气犹在，故曰可治。又下利自止，恶寒而蜷，以手足温者，以为阳气未败，而亦曰可治。此条恶寒身蜷而利，且手足逆冷，则四肢之阳气已败，故不温。又无烦与欲去衣被之阳气尚存，况下利又不能止，是为阳气已竭，故为死不治。虽有附子汤，及四逆、白通等法，恐亦不能挽回既竭之阳矣。

（七）仲景云：少阴病，吐利烦躁，四逆者死。喻嘉言曰：上吐下利，因至烦躁，则阴阳扰乱，而竭绝可虞，更加四肢逆冷，是中州之胃先败，上下交征，中气立断，故主死也。使早用温中之法，宁至此乎。

（八）仲景云：少阴病，下利止而头眩，时时自冒者死。钱潢曰：前条利自止而手足温，则为可治，此则下利止而头眩。头眩者，头目眩晕也，且时时自冒。冒者，蒙冒昏晕也。虚阳上冒于巅顶，则阳已离根而上脱下利无因而自止，则阴寒凝闭而下竭。于此可见阳回之利止则可治，阳脱之利止则必死矣。正所谓有阳气则生，无阳气则死也。然既日死证，则头眩、自冒之外，或更有恶寒四逆等证，及可死之脉，未可知也，但未备言之耳。

（九）仲景云：少阴病，四逆恶寒而身蜷，脉不至，不烦而躁者死。钱潢日：恶寒身蜷而利，手足逆冷者，同为不治，此条但不利耳。上文吐利烦躁，四逆者死，此虽不吐利，而已不见阳烦，但见阴躁，则有阴无阳矣。其为死证无疑，况又脉不至乎。前已有脉不至者，因反发热，故云不死。又有脉不出者，虽里寒而犹有外热，身反不恶寒而面赤，其阳气未绝，故有通脉四逆汤之治。此则皆现阴极无阳之证，且不烦而躁，并虚阳上逆之烦，亦不可得矣，宁有不死者乎。以上四条死证，皆是事实，虽用药甚当，亦终必死。

（十）仲景云：少阴病六七日，息高者死。程郊倩曰：夫肺主气，而肾为生气之源，盖呼吸之门也，关系人之生死者最巨。息高者，生气已绝于下，而不复纳，故游息仅呼于上而无所吸也。死虽成于六七日之后，而机兆于六七日之前，既值少阴受病，何不预为固护，预为提防。迨今真阳涣散，走而莫追，谁任杀人之咎，此条是由肾传肺。

（十一）仲景云：少阴病，脉微细沉，但欲卧，汗出不烦，自欲吐，至五六日自利，复烦躁，不得卧寐者死。程郊倩曰：今时论治者，不至于恶寒蜷卧、四肢逆冷等证叠见，则不敢温，不知证已到此，温之何及。况诸证有至死不一见者，则盍于本论之要旨，一一申详之。少阴病，脉必沉而微细，论中首揭此，盖已示人以可温之脉矣。少阴病，但欲卧，论中又已示人以可温之证矣。汗出在阳经不可温，在少阴宜急温，论中又切示人以亡阳之故矣。况复有不烦自欲吐，阴邪上逆之证乎。则真武、四逆，诚不啻三年之艾矣。乃不知预先绸缪，延缓至五六日，前欲吐，今且利矣；前不烦，今烦且躁矣；前欲卧，今不得卧矣。阳虚扰乱，阴盛转加，焉有不死者乎。又云，自利烦躁是肾绝。

（十二）仲景云：少阴病，下利脉微者，与白通汤。利不止，厥逆无脉，干呕烦者，白通加猪胆汁汤主之，服汤脉暴出者死，微续者生。程应旄曰：少阴病，下利，阴寒在下也。脉微，邪在下而生阳气微也，故当用白通汤，接在表在上之阳以下济。如利不止，阴气泄而欲下脱矣。干呕而烦，阳无所附而欲上脱矣。厥逆无脉，阴阳之气不相交接矣。是当用白通汤以通阳，加水畜之胆，引阴中之阳气以上升，取人尿之能行故道，导阳气以下接，阴阳和而阳气复矣。《伤寒类方》曰：暴出乃药力所迫，药力尽则气仍绝，微续，乃正气自复，故可生也。前云其脉即出者愈。此云暴出者死，盖暴出与即出不同。暴出一时出尽，即出言服药后少顷即徐徐微续也，须辨善会之。

（十三）仲景云：伤寒脉迟六七日，而反与黄芩汤彻其热。脉迟为寒，今与黄芩汤复除其热，腹中应冷，当不能食，今反能食，此名除中，必死。汪琥曰：脉迟为寒，不待智者而后知也。六七日，反与黄芩汤者，必其病初起，便发厥而利，至六七日阳气回复，乃乍发热而利未止之时。粗工不知，但见其发热下利，误以为太少合病，因与黄芩汤彻其热。彻即除也，又脉迟云云者，是申明除其热之误也。成无己曰：除，去也，中，胃气也。言邪气太甚，除去胃气，胃欲引食自救，故暴能食也。

（十四）仲景云：伤寒六七日，脉微，手足逆冷，烦躁，灸厥阴，不还者死。《金鉴》云，此详申厥脏厥之重证也。伤寒六七日，脉微，手足逆冷烦躁者，是厥阴阴邪之重病也。若不图之于早，为阴消阳长之计，必至于阴气寖寖而盛。厥冷日深，烦躁日甚，虽用茱萸、附子、四逆等汤，恐缓不及事，惟当灸厥阴以通其阳。如手足厥冷，过时不还，是阳已亡也，故死。常器之云：可灸太冲穴，以太冲二穴，为足厥阴脉之所注，穴在足大指下后二寸或一寸半陷中，可灸三壮。武陵陈氏云：灸厥阴，如关元、气海之类。

（十五）仲景云：伤寒发热，下利厥逆，躁不得卧者死。喻嘉言曰：厥证但发热，则不死。以发热则邪出于表，而里证自除，下利自止也。若反下利厥逆，烦躁有加，则其发热，又为阳气外散之候，阴阳两绝，亦主死也。

（十六）仲景云：伤寒发热，下利至甚，厥不止者死。成无己云：《金匮要略》曰六腑气绝于外者，手足寒。五脏气绝于内者，利下不禁。伤寒发热，为邪气独盛，下利至甚。厥不止为腑，脏气绝，故死。

（十七）仲景云：伤寒六七日不利，便发热而利，其人汗出不止者死，有阴无阳故也。魏荔彤曰：伤寒六七日不下利，此必阳微之证于他端也，而人不反觉，遂延误其扶阳之方。其人忽而发热，利行汗出，且不止，则孤阳为盛阴所逼，自内而出亡于外，为寒，为热，自上而随阴下泄为利，顷刻之间，阳不守其宅，阴自独于里，有阴无阳而死。倘早为图维，何致噬脐莫追乎。王元成曰：厥阴病发热不死，此三节发热亦死者。首节在躁不得卧，次节在厥不止，三节在汗出不止。

（十八）仲景云：伤寒五六日，不结胸，腹濡，脉虚，复厥者不可下，此亡血下之死。程郊倩曰：诸四逆厥之不可下者，已条而析之矣，更得言夫虚家亦然之故。伤寒五六日，外无阳证，内无胸腹证。脉虚复厥，则虚寒二字，人人知之，谁复下者，误在肝虚则燥而有闭证，寒能涩血故也，故曰此为亡血下之死。

（十九）仲景云：下利后，脉绝，手足厥冷，晬时脉还。手足温者生，脉不还者死。钱潢曰：寒邪下利，而六脉已绝。手足厥冷，万无更生之理，而仲景犹云周时脉还，手足温者生，何也。夫利有新久，若久利脉绝而至手足厥冷，则阳气以渐而虚，直至水穷山尽，阳气磨灭殆尽，脉气方绝，岂有复还之时。惟暴注下泄忽得之，骤利而厥冷，脉绝者，则真阳未至陡绝，一时为暴寒所中，致厥利脉伏，真阳未至陡绝，故阳气尚有还期。此条乃寒中厥阴，非久利也，故云晬时脉还，手足温者生。若脉不见还，是孤阳已绝而死也。柯韵伯曰：此不呕不烦，不须反佐，而服白通，外灸少阴，及丹田、气海，或可救于万一。

（二十）仲景云：伤寒下利，日十余行，脉反实者死。成无己曰：下利者，里虚也。脉当微弱，而反实者，病胜脏也，故死。《难经》曰：脉不应病，病不应脉，是为死病。

三、舌上苔歌

阴阳俱紧鼻出涕，舌上苔滑勿妄医。倦卧恶寒多呕痰，腹内痛者须成利。阳明湿痹并脏结，色白苔滑多在舌。脏结无阳不可攻，湿痹丹田应有热。阳明懊憹胁下坚，栀子柴胡不徒设。舌燥口干白虎证，加以人参增津液。

（增）学十此歌，全本经文，别无参以经验心得，可见古人治病，专心注重脉证，舌苔一端，少所发明。迨元杜清碧创伤寒验证舌法，分白、红、黄、灰、黑五色，计舌上苔三十六则，较古略详。近世临床病理学所研究者，为病状、脉搏、呼吸、涕唾、舌苔、血色、溲便等，在与躯体内景，及气机、血液有关，亦与微菌、细胞、血色、淋巴腺等有关。足徵辨舌上苔，确与诊断上有密切之关系，故东医和田东郭曰：腹诊较脉诊有据，舌诊尤较腹诊尤有据。真阅历有得之言也。爰将吴氏坤安“察舌辨证三十二歌”增入以补助之。

察舌辨证歌

六淫感症有真传，临证先将舌法看。察色分经兼手足，营卫表里辨何难。

廉勘吴氏曰：凡诊伤寒，当先察舌苔形色，分别手经、足经、在表、在里、卫分、营分，再参脉症施治，此为辨证真传。

白肺绛心黄属胃，红胆灰黑主脾经。肾脏紫赤兼圆嫩，焦紫肝阳阴又青。

廉勘吴氏曰：凡临症见舌无苔而润，或微白而薄，即是太阳表症，若黄苔，阳明里症。鲜红少阳胆火，灰黑太阴脾湿，绛主手少阴心经，紫赤属足少阴肾经，焦紫厥阴阳邪，青滑厥阴阴邪。

表白里黄分汗下，绛营白卫治更歧。次将津液探消息，润泽无伤涩已亏。

廉勘吴氏曰：白苔主表，当汗；黄苔主里，当下；舌绛主营分之热，宜清忌表；舌白主卫分之邪，宜汗，忌清。再辨其舌之燥润，验其津液存亡，不拘何色，但以润泽为津液未伤，燥涩津液已耗，最宜深察。

白为肺卫仍兼气，绛主心营血后看。白内兼黄多气热，边红中白肺津干。

廉勘吴氏曰：凡外邪之人，先到卫分，不解，然后入气分而营分，不解，然后入血分。白内兼黄，仍属气分之热，不可早用清营药。白苔兼红，乃温邪犯肺，灼伤肺津，不可辛温过表，只需轻清凉散。此即叶氏所谓卫之后方言气，营之后方言血，在卫汗之，到气始可清气，乍入营分，犹可透营泄热，转出气分而解，至入于血，就恐耗血动血，直须凉血清火是也。

白黄气分留连久，尚冀战汗透重关，舌绛仍兼黄白色，透营泄卫两和间。

廉勘吴氏曰：凡舌苔白中带黄，日数虽多，尚在气分留连，可冀战汗而解。若舌红绛仍带黄、白等色，是邪在营卫之间，当用犀、羚以清透营热，葱、豉、荷、翘以辛散卫分，两解以和之可也。以上三歌，总论舌苔之白、黄、红、绛，邪之在表、在里、卫分、营分，此为叶氏独得之心法。吴氏鞠通、王氏孟英、林氏佩琴、石氏芾南，悉遵此以辨证。窃思卫行脉外而主气，营行脉中而主血，凡全体手足六经，八脉奇经，十五大络，一身孙络，贯乎脏腑之内，运乎躯壳之中，连续贯通，为之道路以传变周流者，皆卫与营气与血之作用也。故外邪之人，无不先到营卫，亦无不先伤气血，必营、卫、气、血之功用失，而后脏腑之体质乃伤，此必然之理。叶先生以此辨证，真独出心裁，活法推求之捷诀矣。

白而薄润风寒重，温散何妨液不干。薄燥白苔津已少，祗宜凉解肺家安。

廉勘吴氏曰：此辨风寒与风热治法不同。凡风寒初入太阳经，舌多无苔，或生苔白润而薄，此津液不亏，可从足经用辛温药，轻如羌、苏叶，重如麻黄、桂枝之类。如白苔虽薄而燥，或舌边舌尖带红，此风热犯肺，先伤气分，津液已少，不可过汗，当于手经用清疏解药，如桑叶、杏仁、焦栀、豆豉、连翘、薄荷、前胡、桔梗、栝蒌皮、淡竹叶之类。

苔白而黏风湿重，解肌通气自然安。苔干薄白边红色，润燥清金救肺看。

廉勘吴氏曰：此辨风湿与风燥治法迥殊。凡舌苔白而黏腻，或灰白而黏，必因身冒雨雾，湿着上焦。气分症，必发热、头重、一身尽痛、口腻不渴，先宜解肌去湿，如桂枝、秦艽、羌活、防风、白芷、二陈、二苓之类，次宜宣通气分，如羌、藿梗、半夏、广皮、白蔻、滑石、通草、苡仁、枯芩、浙苓皮之类，使气分湿走热自止矣。如苔白薄而干，或舌边兼红，气咳痰少，此风燥伤肺，津液已亏，急宜清燥救肺，如霜桑叶、甜杏仁、南沙参、栝蒌仁、川贝、生甘柿、霜梨汁、竹沥之类。以上两歌，总论舌苔之白润、白燥、白黏、白干，辨证之风寒、风热、风湿、风燥，此为外感风邪之首要。但其中又须活变，如同为舌白口渴之症，若湿邪内聚，津液不主上承者，当以舌白为主，而用辛温开湿，不以口渴为忌也。若燥邪上受津液不司通降者，当以口渴为主，而用清润化燥，不以舌白为据也。

舌苔黏腻分寒热，色白色黄要辨明，湿结中焦多痞满，辛开淡泄自然平。

廉勘吴氏曰：此以舌苔黏腻为湿邪之验，白而黏腻者寒湿，其症胸腹痞满、小便不利、大便反快，乃寒湿结于中焦，宜苦辛温淡，药以开泄之，如苍术、川朴、半夏、陈皮、赤苓、猪苓之类。黄而黏腻者湿热，其症脘闷、呕恶、二便不利，乃湿热结于中焦，宜苦辛凉淡以开泄之，如黄芩、川连、半夏、枳实、滑石、通草、茵陈、冬瓜皮子之类。以予所验，吾绍寒湿症少，湿热最多。湿热者，湿与热互结不解也，其先受湿，后化热。在春秋冬但名湿热，先受湿，后冒暑。在夏令即名暑湿，其实皆湿热之症也。其间因湿而蒸热者，必化其湿而热方退，因暑而蒸湿者，必清其暑而湿方行。此即先其所因，伏其所主之经旨也。

暑伤气分苔多白，渴饮烦呕咳喘连。身热脉虚胸又满，无形气分热宜宣。

廉勘暑伤气分，舌苔多白，固已，但要辨其白糙者多挟秽，宜轻清芳透，如焦栀、豆豉、连翘、薄荷、茵陈、滑石、通草、青蒿脑、鲜淡竹叶、鲜枇杷叶、西瓜翠衣、鲜荷叶边之类。白腻者必挟湿，参看后条歌诀可也。

暑湿合邪苔浊腻，三焦受病势弥漫。脘闷头胀多呕恶，腹痛还防疟痢干。

廉勘吴氏曰：暑邪挟湿，从口鼻空窍触入，则三焦气分受病，其舌苔白而浊腻，其症头胀、脘闷、呕恶，此邪初入，其势尚轻，只用栀、豉、杏、橘、郁、朴、滑、通等，以轻宣气分，余如鲜枇杷叶、鲜佩兰、鲜竹叶之类，亦可酌加。

若暑湿之邪，留于膜原，则变疟，结于肠中，则成痢，又当随症施治。

微黄黏腻兼无渴，苦泄休投开泄安。热未伤津黄薄滑，尤堪清热透肌端。

廉勘吴氏曰：病有外邪未解而里先结者，如舌苔黏腻微黄，口不渴饮，胸中痞满是也。此湿阻气分，宜开泄气郁，使邪仍从肺胃而出，如白蔻、橘红、杏仁、郁金、枳壳、桔梗之类，不可用陷胸、泻心苦泄之法，逼邪入里。即纯黄苔，虽主里热，若苔薄而滑，是热尚在气分，津液未亡，最妙用轻清泄热，芳透表邪，亦可外达肌分而解，如栀、豉、翘、薄、芦笋、细辛之类。

若见边红中燥白，上焦气热血无干。但清膈上无形热，滋腻如投却疾难。

廉勘吴氏曰：白苔边红，中心燥白，乃上焦气分无形之热，其邪不在血分，切勿妄投滋腻血分之药，宜轻清凉解，故吴氏主凉膈散去硝黄，加石膏。

湿热久蒸成内着，厚黄呕痞泻心权。若兼身目金黄色，五苓栀柏共茵煎。

廉勘吴氏曰：湿热内着，多从饮食中得之，嗜酒人尤多此苔，苔必厚黄黏腻，症必痞满不饥，呕吐不纳，惟泻心法最效，如川连、干姜、黄芩、半夏、枳实、竹茹、广皮、茵陈、通草、赤苓之类。湿热内结，若误治必致成疸，宜五苓散加减，如赤苓、猪苓、泽泻、桂枝、滑石、茵陈、焦栀、川柏、伐木丸之类。但有阳黄、阴黄之别。湿热结胃，其胆必热，则成阳黄，黄色鲜明，宜茵陈蒿汤加枳朴猪胆汁。湿热蕴脾，其肾多寒，则成阴黄，黄色灰黯，宜茵陈附子汤加半硫丸。

太阴腹满苔黏白，苍朴陈苓湿结开，黄燥还兼心烦热，泻心陷胸二方裁。

廉勘吴氏曰：太阴湿盛则痞而满，满在脐间大腹，苔多白而黏腻。阳明热结则烦而闷，闷在心下胃口，苔多老黄燥裂。湿盛者，宜苦辛温以开之，如苍、朴、二陈、四苓之类。热结者，因于热痰固结，宜小陷胸法，如栝蒌仁、姜半夏、川连、枳实、竹沥、姜汁之类。因于湿热内结，宜泻心法，如川连、半夏、黄芩、广皮、白蔻、滑石、赤苓、通草之类。

苔若纯黄无白色，表邪入里胃家干。更验老黄中断裂，腹中满痛下之安。

廉勘吴氏曰：伤寒由表入里，故舌苔先白后黄，至纯黄无白，邪已离表入里，即仲景所云胃家实也。然舌苔虽黄而未至焦黄老甚，裂纹起刺，大便虽秘而未至痞满硬痛，尚属胃家热而未实，宜清不宜攻。必再验其舌苔黄厚焦老，中心裂纹或起尖刺，腹中硬满胀痛，方用承气，下之则安。凡舌中心属胃，如肠中有燥矢，舌心必有黄燥、黑燥等苔。若腹无硬满耕痛之状，亦但须养阴润燥，不可妄用承气法攻之。

黄厚方知邪入里，黑兼燥刺热弥深。屡清不解知何故，火燥津亡急救阴。

廉勘吴氏曰：舌苔由黄转黑，黑而且燥，虽为阳明之热，而腹无痞满硬痛非承气症，但宜清解。若清之不应，是肠中燥矢与热邪同结，胃液过燥不能下，润二肠，《千金》宜生地黄汤，以救胃汁，使阴液充溢，阳邪自解，二便自通。

舌见边黄中黑腻，热蒸脾湿痞难禁，吐呕便秘因伤酒，开泄中焦有泻心。

廉勘，舌苔边黄中心黑腻，较黄厚尤为深重。呕痞便秘较痞满呕吐症尤加重。嗜酒及恣食油腻者，尤多此症。泻心者，若泻心下之胃肠结热也，故仲景立三黄泻心汤，极苦泄热，荡涤胃肠，拙见仍拟加枳、朴、姜汁，苦与辛合，能降能通。病人如畏大黄，可用润字丸缓通法以代之。

黑滑太阴寒永侮，腹痛吐利理中宜。更兼黏腻形浮胖，伏饮凝痰开逐之。

廉勘吴氏曰：舌苔黑滑为太阴之寒。所谓寒水侮土，理中症也。若兼黏腻浮胖，是湿痰寒饮，伏于太阴，当用温药和脾，如二陈、厚朴、姜汁合五苓之类，开之逐之，痰饮自去。

以上十一歌，总论舌苔之白、黄、灰、黑，及其燥、刺、黏腻，辨证之寒湿、湿热、暑湿、酒湿、燥火、寒水，此为外感六淫之总要。

伤寒入里阳明主，热病阳明初便缠。先白后黄寒化热，纯黄少白热蒸然。热病无寒惟壮热，黄芩栀豉古今传。恶寒发热伤寒症，发汗散寒表剂先。

廉勘吴氏曰：伤寒由表达里，故在表属太阳，入里即属阳明腑病。热病自内发外，借阳明为出路，故初起即在阳明，但看舌苔先白后黄者，伤寒由表入里，寒化为热也。若初起纯黄少白，或黄色燥刺，是病发于阳明，由里出表，热势蒸然，内盛也。更参外症，初起恶寒发热，为伤寒，可用表剂发汗。壮热无汗，为热病，按其胸腹，热灼蒸手，如仲景太阳病之麻杏甘膏汤，阳明病之栀豉汤白虎汤，少阳病之黄芩汤，皆可通治。以上一歌，论舌苔之白、黄，辨时病新感伏气之总诀。

少阳温病从何断，舌绛须知相火然，目赤耳聋身热甚，栀翘犀角牡丹鲜。

廉勘吴氏曰：凡温病、热病，皆纯热无寒。热病发于阳明，温病发于少阳，当从柯韵伯法断之。但看舌苔黄燥，为阳明热病，舌色绛赤，为少阳温病。温病宜用犀角、栀翘、丹皮、鲜地之类，以清解相火之郁，大忌汗散。

舌绛须知营分热，犀翘丹地解之安。若兼鲜泽纯红色，心络（即心筋，热蒸心筋，则质炎而昏厥矣）邪干菖郁攒。素有火痰成内闭，西黄竺贝可加餐。

廉勘吴氏曰：温邪入营，舌即绛赤，急宜清营透热，如犀角、鲜地、连翘、丹皮之类。若邪入心络，舌色鲜泽纯红，症必神昏内闭，轻如广郁金、石菖蒲等以开之，重则用牛黄丸、至宝丹、紫雪等芳香开闭。如素有痰火邪热内陷，里络就闭，更当加西黄、川贝、竹沥、竺黄之类，清火豁痰。

心承胃灼中心绛，清胃清心势必残。君火上炎尖独赤，犀兼导赤泻之安。

廉勘吴氏曰：凡黄苔而中心绛者，心受胃火蒸灼也。当于清胃药中，加清心药，如川连、鲜地、竹叶、卷心之类。如舌尖独赤起刺，心火上炎也，犀角合导赤以泻之。

绛舌上浮黏腻质，暑兼湿浊欲蒸痰。恐防内闭芳香逐，犀珀菖蒲滑郁含。

廉勘吴氏曰：暑蒸湿浊则成痰，痰迷则神昏谵语，宜于清暑药中加竹沥、竺黄之类。暑湿兼秽，恐蒙闭心络，酿成昏厥不语之危候，故用鲜石菖蒲、广郁金等借其芳香逐秽，犀角以透营分暑邪，琥珀、滑石清暑利湿。

白苔绛底因何故，热因湿遏透之难。热毒乘心红点重，黄连金汁乱狂安。

廉勘吴氏曰：血热因湿邪遏伏，舌苔白而底绛。恐防其变干，急宜泄湿透热，如犀角、滑石、茯苓皮、猪苓、苡仁、茵陈、青蒿、芦笋、细辛之类。若湿温症，舌现红星点，此热毒乘心，必神昏谵语，宜苦寒之品泻之。狂乱者，非黄连、金汁不解，如无金汁以人中黄代之。

暑入心营舌绛红，神呆似寐耳如聋。溺淋汗m原非鲜，失治邪干心主宫。犀滑翘丹元地觅，银花竹叶石菖同。本成内闭多昏昧，再入牛黄即奏功。

廉勘吴氏曰：暑邪直入心经，上蒙清窍则耳聋，乘于心络则神昏，宦清心开闭，紫雪、行军散最妙，其次至宝丹、牛黄丸等，最忌柴葛。此皆胃热蒸心，心络内烁，则心筋质炎，顿发神经病状，则昏厥矣。

湿温气分留连久，舌赤中黄燥刺干。咯血毋庸滋腻入，耳聋莫作少阳看。三焦并治通茹杏，金汁银花膏滑寒。若得疹瘀肌肉透，再清痰火养阴安。

廉勘吴氏曰：湿温症初尚气分郁结，肺气不得宣畅则酿成脓血，故咯血。湿热上蒙清窍，则耳聋无闻，重则三焦俱病，变症百出。治当急清三焦气分，一松则疹瘀得以外达，再议清火清痰，渐入养阴之品。以上七歌，统论舌色之红绛，辨证之温暑、湿温。

舌绛碎生黄白点，热淫湿慝欲生疳。古名狐𧏖皆同此，杂症伤寒仔细探。

廉勘吴氏曰：狐盛即牙疳、下疳之古名也，皆属虫症。牙疳即𧏖，上唇有疮，虫食其脏。蚀唇则上唇内生疮如粟，蚀齿则腐龈，甚则脱牙，穿腮破唇，蚀肺则咳血唾血，心内懊𢙐侬而痛，甚则失音声哑，《金匮》统用甘草泻心汤（清炙草、黄连、黄芩、铅粉、干姜、半夏、人参、大枣）和胃杀虫，外吹珠黄十宝散（滴乳石八分，苏薄荷、儿茶各一钱二分，制川柏一钱，人中白六分，化龙骨五分，梅冰四分，飞辰砂一分半，牛黄、珠粉各一分）。不论走马牙疳，穿牙疔毒，及骨槽风，初生小儿胎毒口疳，频吹皆妙。若黑腐，原方加真铜绿一钱二分、灯草灰六分、胡黄连三分。下疳即狐，下属有疮，虫食其肛，蚀烂肛阴，咽干便脓，如肠毒、痔漏、肛痈之类，《金匮》用赤小豆当归散（赤小豆浸芽出三钱，当归钱半）排脓活血，外用苦参汤（苦参一两煎汤，乘热熏洗三次）洗之，雄黄（雄黄末二钱，筒瓦二枝合之烧）向肛熏之。其症状如伤寒，默默欲眠，目不得闭，卧起不安，欲饮食，恶闻食臭，其面目乍赤乍白乍黑，此皆虫扰之候也。以上一歌，统论凡舌绛碎而有黄白腐点，辨症之湿热蒸腐化虫，为狐为𧏖之害人。

舌绛不鲜枯更萎，肾阴已涸救之难。紫而枯晦凋肝肾，红泽而光胃液干。

廉勘吴氏曰：舌形晦紫如猪肝色，绝无津液为枯，舌形敛缩。伸不过齿者为萎，此肝肾已败，不治。若舌色红泽而光，其色鲜明者，属胃阴干涸，犹可滋养胃阴，甘凉纯静之品主之，如鲜生地、鲜石斛、梨汁、蔗浆之类。以上一歌，统论舌紫枯萎，及舌红润而光，辨证之不治可治。

苔形粉白四边红，疫入膜原势最雄。急用达原加引药，一兼黄黑下匆匆。

廉勘吴氏曰：凡时症初起，苔形粉白而厚，四边红绛者，此疫症也。邪在膜原，其势最雄，顷刻传变，诊家不可轻视。吴又可用达原饮加引经药，透之达之。如兼太阳加羌活，阳明加葛根，少阳加柴胡；如舌变黄燥色，乃疫邪入胃，加大黄下之；如变黑色，入里更深，用承气加解毒药下之；疫势甚者，其舌一日三变，由白变黄，由黄变黑，当速下之。

若见鲜红纯绛色，疫传心络及营中。清邪解毒银犀妙，菖郁金黄温暑通。

廉勘吴氏曰：温疫一症，治分二途，但看舌苔白而黄，黄而黑者，疫邪白表入里，汗之下之可也。如见舌苔鲜红绛色，此疫邪入于营分，互及心络之间，汗下两禁，惟宜清营解毒逐秽开闭，如犀角、银花、菖蒲、郁金、西黄、金汁、人中黄之类，与温热暑症治法相通。

疹瘢色白松肌表，血热知丹犀莫迟。舌白荆防翘薄力，舌红切忌葛升医。

廉勘吴氏曰：疹瘢发于气分，其色淡红而白者，舌苔亦白，宜葛根、防风、蝉蜕、荆芥、连翘、薄荷、牛蒡等，松肌达表。若见赤瘢、丹疹，邪在营分、血分，舌必绛赤，宜犀角、连翘、鲜生地、人中黄、净银花等，透营解毒，大忌升麻、葛根足经之药。

以上三歌，统论舌色之红绛，及舌苔之兼白兼黄，辨疫症之分途。

凡属正虚苔嫩薄，淡红微白补休迟。厚黄腻白邪中蕴，诊者须知清解宜。

廉勘吴氏曰：不拘伤寒杂症，正气虚者，其舌苔必娇嫩而薄，或淡红，或微白，皆可投补。若见黄而白，厚而腻，总属内邪未清，不可遽进补药。

以上一歌，总沦舌质之老、嫩，及舌苔之黄、白、厚、薄，辨症候虚实之要诀。以上统计吴氏三十二歌。

（注）舌为司味之器官，在口中为筋，纤维所成，能自由运动，表面包以黏膜，神经血管布满其中，感觉最敏锐处也。亦以为发音之助舌骨者，附于舌根之小骨，形如“U”，以韧带连于喉头，只有一枚，为躯十骨之一。舌根者，犹言舌本，谓舌之近喉处也。舌乳头，即舌上小粒突起之处，内含血管及与脑相连之味。神经以辨食味共有三种。

（一）丝状乳头，在舌旁及舌面，其上面有丝形突起之线。

（二）篁状乳头，散在丝状乳头之间，于舌尖为最多。

（三）轮廓乳头，在舌根近旁，排列如人字形，较前数种为大，内藏味神经之末梢曰味蕾，舌神经即分布于舌上之脑气筋也，上连于脑，有味神经及动舌神经之别，以司辨味及运动舌体之用。舌苔者，病者，舌上所起之垢腻也，医者，恒据以验病。清张登著有《伤寒舌鉴》一卷，分白苔、黄苔、黑苔、灰色、红色、紫色、微酱色、蓝色八种，胎或作苔。

成无己曰：舌者，心之官。本红而泽，伤寒三四日以后，舌上有膜，白滑如苔，甚者或燥涩黄黑，是数者。热气浅深之故也。邪气在表者，舌上即无苔，及邪气传里，津液结搏，则舌上生苔矣。寒邪初传，未全成熟，或在半表，或在半里，或邪气客于胸中者，皆舌上白苔而滑也。《经》曰，舌上如苔者，以丹田有热，胸上有寒邪，初传入里也。阳明病，胁下硬满，不大便而呕，舌上白苔者，可与小柴胡汤，是邪在半表半里也。太阳病，若下之，则胃中虚，客气动膈，心中懊侬，舌上苔者，栀子豉汤主之，是邪客于胸中也。若病在脏，宜若可下，如舌上滑苔者，则不可攻，是邪未全成熟，犹带表寒故也，及其邪传为热，则其舌上之苔，不滑而涩也。《经》曰，伤寒七八日不解，热结在里，表里俱热，时时恶风，大渴，舌上干燥，而烦欲饮水数碗者，白虎加人参汤主之，是热耗津液，而滑者已干也。若热聚于胃（宜下），则为之舌黄，是热已深矣。《金匮要略》曰：舌黄未下者，下之，黄白去。若舌上黑色者（不治），又为热之极也。《针经》曰：热病口干舌黑者死。以心为主血之官，开窍于舌，黑为血瘀之色，见于心部，则血中之瘀浊满塞心房，而心脏为之麻痹，故知必死也。

杨玉衡曰：元杜清碧《三十六舌法》，三十五舌属热，惟一舌属寒，大抵热多寒少。三十六法，已觉其烦，张诞先广至一百二十，未免太繁。就予所验，凡伤寒邪在表者，舌无苔，邪在半表半里，白苔而滑。肺主气而色白，故凡白苔，犹带表证，止宜和解，禁用攻下。有尖白根黄，或尖白根黑，及半边黄白而苔滑者，虽证不同，皆属半表半里。若传里则十燥，热深则黄，甚则黑也。然黑舌止有二种，有黑起燥刺为热极，有黑黯滑润者为寒极，细辨之，黑色亦自不同。热极者，色黑而苔燥，或如芒刺，再验其小便必赤涩。寒极者，色青灰而苔滑，再验其小便必清白，或淡黄。有一种舌，俱黑而无苔，此经气非下证也，妊娠多有此，阴证亦有此。又有一种舌，屡经汗下消导，二便已通，而舌上青灰色未退，或湿润，或虽不湿润，亦不干燥，不可因其湿润，妄投姜附，亦不可因其不湿润而误与硝黄，此因汗下过伤津液，其脉必虚微无力，急宜救阴为主。又有一种舌，真阴亏损，火胜津枯，干燥涸极，唇裂鼻煤，舌黑，宜以凉水梨浆治其标，增液育阴滋其本，庶或可生。他如舌白砂苔，舌紫赤色，此舌上白苔干硬如砂皮，一名水晶舌。乃自白苔之时，津液干燥，邪虽在胃，不能变黄，急下之。紫赤亦胃热也，亦宜下之。舌芒刺，此热伤津液，乃热毒之最重者，急下之。舌裂，此日久失下，血液枯涸，多有此证。又热结旁流，日久不治，在下则津液消亡，在上则邪火毒炽，故有此证，急下之。裂自满，舌短，舌卷，舌硬，此皆邪气胜，真气亏，急下之，舌白舒。

周健之曰：凡察舌，须分舌苔、舌质。舌苔虽恶，舌质如常，胃气浊恶而已。苔从舌内生出，刮之不能全净者，气血尚能交纽为有根也。凡舌苔以匀簿有根为吉白而厚者，湿中有热也。忽厚忽薄者，在轻病为肺气有权，在闲病为肾气将熄。边厚中薄或中道无苔者，阴虚、血虚也。中道一线深陷，极窄如隙者，胃痿也。舌根高起累累，如豆中路，人字纹深广者，胃有积也。舌上星点赤而鼓起者，胃热也。在两旁，主肝热。在尖，主心热。淡而陷下者，胃虚也。在小儿，为有滞有虫。望似有苔，一刮即净，全无苔迹，血虚也。一片厚苔，或黄，或白，如湿粉所涂，两边不能渐匀薄者，胃绝也。

胃苔者，血瘀也。灰苔者，血瘀而挟痰水也。妇人伤寒时病，最易生黑苔，不得遽以为凶，旧法黑苔以芒刺、燥裂、湿润、细腻分寒热。历诊瘀血，苔黑虽内热而不遽起刺，有烟瘾人，苔易燥刺而非必内有真热，不过肺胃津伤耳。凡见灰、黑二苔，总宜兼用行血。其证寒热甚者，必神昏谵语，无寒热者，必胸胁有一块结热，内烦而夜不安眠也。若僵缩言语不利，或身重不能转侧，及一边不能眠，乃凶。

舌枯晦而起刺者，血燥热极也。虽结黑壳犹有生者，光平如镜，乃凶。亦有平人胃中夙有冷痰、瘀血，舌上常见一块，光平如镜，临诊宜详问之。义凡有痞积，及心胃气疼者，病时舌苔多见怪异，妇科尤甚。又常见痫厥，及胃气久痛者，舌体全蓝，此亦瘀血在胃，肝气不舒也。故青、黑、蓝、绛，皆谓之浊，皆涉血分，须辨寒、热、燥、湿，及痰、血、宿食、燥屎、症块而治之，总以松动血分为主。

望色诗

春夏秋冬长夏时，青黄赤白黑随宜。左肝右肺形呈颊，心额肾颧鼻主脾。察色须知明亮吉，望光若过黑黯悲。更于枯润分新旧，隐隐微黄是愈期。

（注）额心，鼻脾，左颊肝，右颊肺，颧肾，面上之部位可察也。肝青、肺白、心赤、脾黄、肾黑，面上之五色可察也。部位察其清、浊、明、晦，五色察其有神、无神。大抵外感不妨滞浊，久病忌呈鲜妍，惟黄色见于面目，既不枯槁又不浮泽，为欲愈之候。周健之曰，外诊繁矣，以面色、目色、舌苔三者为大纲。日色主五脏，面色主六腑，舌苔主辨表里寒热，血色存亡者也。前人分气与色为二，又分光与色为二，其说甚精，兹撮其有关生死要诊者，著于篇。

《灵枢五色篇》论面色有所起向，凡色起处，必紧而深厚；所向处，必渐浅而锐，故曰上锐上向，下锐下向。察其起于何部，便知病起何脏，所向何部，便知病入何脏，以此参考病证，决其吉凶。

凡察面色，以初见而乍视之为准，又须兼正面侧面并看之，须知粗老与枯燥不同，明润与浮酞不同。大抵面色不怕浓浊而怕夭薄，不怕满面而怕一线。面色以天中为主，赤色、黑色为最忌。若见如粟如豆即凶，他部有色应之，其祸更速。孕妇赤色主产厄，平人男妇并主兵厄、火厄。

面色散漫，主病而已，若入窍为入门户，井窜主凶，《千金方》言之甚详。入窍者，即入眉、目、鼻孔、口吻也。凡面色两部，色并起，渐见相连者凶。

凡久患湿痰困重人，脾湿肝郁，山根下多见一横道滞暗。若内含微赤者，伏热也。色虽深重不死，旁连日胞，下及两颧即凶。

凡面色起于内部而外行者，内部渐开，主病散，故满面色虽恶，而印堂、山根、鼻准明润深厚者，虽困无危。起于外部而内行者，主病深，为凶。自下上行过颧，目上下行，过目皆凶。又《内经》谓男子左为逆，右为从；女子右为逆，左为从。

凡察目，旧以四白为忌，其实不然。久病胞肉消瘦，能无露白乎，当以黑睛为主。瞳人紧敛，边际分明，神光内涵者，寿相也，虽困无危。瞳人暴大及缩小，边际散漫，神光昏浊，皆忌小儿初生，瞳人宽大者夭。白睛、黄睛，湿热也。青睛黄者，湿热甚也，亦主血虚。黑睛黄者，肾虚也，黄甚者皆为疸、瘰疬、痈疽。有赤脉贯瞳子，不治。平人门睛常多赤脉者，主有大风波。天中及两眉、两颧有赤色应之，即发。至若察舌、辨苔，已详载于上矣。

闻声诗

言微言厉盛衰根，谵语实邪（胃中有燥屎）错语（首尾不相顾而错乱无神）惛。虚呃痰鸣非吉兆，声音变旧恐离魂。其二曰，肝怒声呼心喜咲咲，脾为思念发为歌。肺经忧虑形为哭，肾主呻吟恐亦多。

（注）气衰言微者为虚，气盛言厉者为实，语言首尾不相顾者为神昏，狂言怒骂者为实热，痰声漉漉者死，新病闻呃者为火逆，久病闻呃者为胃绝。大抵语言声音不异乎，平时为吉反者凶。

问证诗

一问寒热二问汗（问其寒热多寡，以审阴阳，细辨真假；问其汗之有无，以辨风寒，以别虚实），三问头身四问便（问其头痛为邪甚，不痛为正虚，暴眩为风火与痰，渐眩为上虚气陷；问其身之部位，以审经络，亦以一身重痛为邪甚，软弱为正虚；问其小便红白多少，大便秘溏清谷清水，以别寒、热、虚、实），五问饮食六问胸（问饮食以察其胃气之强弱；问胸者赅胃口而言也。浊气上干则胸满痛，为结胸；不痛而胀满，为痞气），七聋八渴俱当辨（问聋者，伤寒以辨其在少阳与厥阴，杂病以聋为重，不聋为轻也；问渴者，以寒、热、虚、实俱有渴，大抵以口中和，索水不欲饮者为寒；口中热，引饮不休者为热。谵语不大便为实；时欲饮水，饮亦不多，二便通利者为虚证），九问旧病十问因（问旧病以知其有夙疾与否，问其致病之因，以为用药之准），再兼服药参机变（表、里、寒、热、补、泻之中，自有神机变化之妙），妇人尤必问经期，迟速闭崩皆可见（妇人以经为主，问其有无迟速，以探病情，兼察有孕与否），再添片语告儿科，天花麻疹全占验（小儿欲作痘疹，与外感同，宜辨其手中指、足胫、耳后筋色为据）。

四、伤寒病证总类歌

伤寒中风与温湿，热病暍痉并时疫。症候阴阳虽则同，别为调治难专一。一则桂枝二麻黄，三则青龙如鼎立。精对无差立便安，何须更数交传日。发热恶寒发于阳，无热恶寒自阴出。阳盛热多内外热，白虎相当并竹叶（白虎汤、竹叶石膏汤，皆治内外热症）。阴盛寒湿脉沉弦，四逆理中为最捷。热邪入胃结成毒，大小承气宜疏泄（热邪入胃，久则胃肠烂，宜调胃承气汤，或大小承气汤）。胸满宜用泻心汤，结胸痞气当分别。按之不痛为虚靳，按之若痛为实结。浅深大小陷胸元，仲景方中不徒设。茵陈可治发黄症，柏皮治痢兼下血（发黄疸热，茵陈蒿汤。下利肠毒，恶痢下血，栀子柏子皮汤）。小便不利更喘满，烦渴五苓安可缺。半在里兮半在表，加减小柴胡有法。夜中得脉日中愈，阴得阳兮灾必脱。日中得脉夜中安，阳得阴兮自相悦。阴阳调顺自和同，妄用攻治翻为孽。

（注）此论伤寒、中风（即伤风）、温病、风温、中湿、湿温、热病、中暍、痉病、时疫之名。天下之事，名正则言顺，言顺则事成，又况伤寒为感症之总名，种种不同。若识其名，纵有差失，功有浅深，效有迟速耳。不得其名，妄加治疗，往往中暍作伤寒治之，反用温表，湿温作风温治之，反用发汗。名实混淆，是非

纷乱，性命之寄，危于风烛。今于逐条歌诀之中，详载症状，而名之曰某病，庶几因名识病，因病识证，如暗得明，胸中了然，而认症不差矣。此删节朱翼中之学说也。

增　经方二十一

（增）**桂枝汤方**　治自汗、恶风、头疼、体痛，脉浮缓，名曰中风。

（药量）桂枝三钱去皮，味辛，性热　芍药三钱味苦，酸性，微寒，甘草二钱炙，味甘，性平，生姜二钱切，味辛，性温，大枣四枚擘，味甘，性温。

（服法）以水二汤碗，微火煮取一碗，去滓，适寒温服。服已，须臾歠热稀粥一杯，以助药力。温覆令一时许，遍身漐漐微似有汗者益佳，不可令如水流漓，病必不除。若一服汗出病瘥，停后服，不必尽剂。若不汗，更服，依前法，周时观之，服一剂尽，病证犹在者，更作服。

（歌曰）发热自汗是伤风，桂草生姜芍枣逢。头痛项强浮缓脉，必须稀粥合成功。

（方解）《内经》曰：辛甘发散为阳。桂枝汤，辛甘之剂也，所以发散风邪。《内经》曰：风淫所胜，平以辛，佐以苦甘，以甘缓之，以酸收之，是以桂枝为君，芍药甘草为臣。《内经》曰：风淫于内，以甘缓之，以辛散之，是以生姜为佐，大枣为使也。

（注）王朴莊曰：自《灵素》至汉、晋、宋、齐诸古方，凡云一两者，以今之七分六厘准之，凡云一升者，以今六勺七秋准之。由是酌量而用药，凡中用三两者，可减用二钱，中用二两者，可减用钱半。大枣四枚，用水二碗，煎取一碗，去滓温服。藜藿体强者，以此为准。膏粱体虚者，尚可减半。

麻黄汤方　治太阳病，头疼发热，身疼腰痛，骨节疼痛，恶寒无汗而喘者主之。

（药量）麻黄二钱去节，味甘，性温，桂枝三钱去皮，味辛，性热，杏仁二十个去皮尖，味苦，性温，甘草一钱炙，味甘，性平。

（服法）上四味，以水二碗，先煮麻黄减碗半，去上沫，纳诸药，煮取一碗，去滓，温服。覆取微似汗，不须啜粥，余如桂枝法将息。

（歌曰）二十杏仁二钱麻，一甘二桂效堪夸。喘而无汗头身痛，温覆休教粥到牙。

（方解）《内经》曰：寒淫于内，治以甘热，佐以苦辛。故以麻黄大开皮毛为君，桂枝从肌以达表为臣，以杏仁利气为佐，甘草为使。覆取微汗而不啜粥者，恐其逗留麻黄之性，发汗太过也。

大青龙汤　治太阳中风，脉浮紧，发热、恶寒、身疼痛，不汗出而烦躁者主之。

（药量）麻黄四钱去节，味甘，性温，桂枝二钱去皮，味辛，性热，甘草二钱炙，味甘，性平，杏仁十三个去皮尖，味苦甘，性温，生姜三钱切，味辛，性温，大枣四枚劈，咪甘，性温，石膏四钱味甘，性微寒。

（服法）上七味，以水三碗，先煎麻黄减二碗，去上沫，纳诸药，煮取碗半，去滓，温服，取微似汗。汗出多者，温粉扑之，一服汗者，停后服。

（歌曰）浮紧恶寒兼发热，身疼烦躁汗难彻。麻黄桂杏甘枣姜，石膏助势青龙飚。

（方解）风寒两伤，则荣卫俱实，故不汗而烦躁也。药虽辛甘均为发散，然风宜辛散，寒宜甘发，以辛甘相合，乃能发散荣卫之风寒，故用麻黄汤以发表，桂枝汤以解肌。去芍药者，恶其苦降，恐引邪陷入少阴也；加石膏者，取其质重、性寒、纹理似肌，辛甘发散能使汗为热隔之证透达而解。方名大青龙者，如龙能行云而致雨也。

（注）沈尧封曰：大青龙条内云，脉浮紧，则风寒固所必有矣。然使止有风寒，何至烦而且躁，况方内石膏，其性大寒，治暍热之主药也。若云止有风寒而无热邪，则中风证有风无寒，风为阳邪，尚可用寒药，祗用桂枝以解肌，而大青龙证，风外加一寒邪，岂反加石膏以助寒乎。窃谓麻黄证，已属风寒两伤营卫，而大青龙证，则外伤风寒而内伏暍热也，故脉浮紧，发热恶寒，身痛无汗，麻黄证全具，自用麻黄汤方。惟病增烦躁，因加石膏以治内伏之暍热，如是则病脉方药俱合。若不审病证，方药徒泥于一脉，妄作三纲鼎立，则一误无所不误矣。此虽创解，而却有理南，故附录之，以广后学之见识。

白虎汤方　治发汗后，大热不解，多汗出，不恶寒，大渴能饮水者，此方主之。

（药量）知母四钱味苦，性寒，石膏一两碎绵裹，味甘，性寒，甘草一钱炙，味甘，性平，粳米四钱味甘，性平。

（服法）上四味，以水两碗，煮米熟，汤成，去滓，温服一碗，日三服。

（歌曰）阳明白虎证辨非难大热多汗、大渴饮水等，为阳明证，易辨，难在阳邪背恶寒论中背恶寒三字两见，一见于少阴症，附子汤；一见于此汤，一寒一热，须辨于毫厘之间，为死生大关头。知四膏两甘草一，四钱粳米服之安。

（方解）《内经》曰：热淫所胜，平以辛寒，佐以苦甘。石膏辛寒，辛能解肌热，寒能胜胃火，故以为君；知母苦润，苦以泻火，润以滋燥，故以为臣；用甘草、粳米调和于中宫，使沉降之性皆得留连于中，得二味为佐使，庶寒品无损伤脾胃之虑也。方名白虎者，白虎为西方金神，以取秋凉得令，而炎暑自解矣。竹叶石膏汤治伤寒解后，虚羸少气，气逆欲呕及虚烦，客热不退者主之，温病气液虚者亦主之。

（药量）竹叶三十片味辛，性平，石膏八钱，味甘，性寒，半夏二钱洗，味辛，性温，麦门冬二钱去心，味甘，性平，人参钱半味甘，性温，甘草一钱炙，味甘，性平，粳米四钱味甘，性微寒。

（服法）上七味，以水三杯，煮收一杯半，去滓，纳粳米，煮米熟，汤成去米，温服，日三服。

（歌曰）解后虚羸尚欲吐，人参粳米炙草获。麦冬半夏竹叶膏，清热解烦胃气布。

（方解）竹叶凌冬青翠，得冬令寒水之气；半夏生当夏半，得一阴之气；参、草、粳米滋养胃气，以生津液；麦门冬通胃气之络；石膏纹肌色白，能通胃小之逆气，达于肌腠，总令津液生而中气足，虚热解而吐自平矣。所以温病气液两虚者，亦可借用以清热生津也。

四逆汤方 治三阴下利清谷，厥逆恶寒，脉沉微者主之。

（药量）甘草二钱炙，味甘，性平，干姜一钱五分味片，性热，附子一钱生用，炮，味辛，性大热。

（服法）上三味，以水一杯半，煎八分服。

（歌曰）四逆姜附君甘草，除阴回阳为至宝。彻上彻下行诸经，三阴一阳随搜讨。

（方解）《内经》曰：寒淫于内，治以甘热。又曰：寒淫所胜，平以辛热。甘草、姜、附相合，为甘辛大热之剂，彻上彻下开辟群，阴迎阳归舍交接。十二经为斩旗夺关之良将，而以甘草主之者，从容筹划；自有将将之能也。此方少阴用以扶元海之阳，太阴用以温藏中之寒。厥阴薄厥，阴欲立亡，非此不救。至于太阳，误汗亡阳亦用之。

理中汤方 治霍乱病，呕吐泄利，寒多不饮水者主之。

（药量）人参三钱味甘，性平，甘草三钱味甘，性平，白术三钱味甘，性温，干姜三钱味辛，性大热。

（服法）上四味，用水二杯，煮取一杯，去滓温服，日三服。若为丸，以四味捣筛为末，蜜和丸，如鸡子黄大，以沸汤数合，和一九研碎。温服之，日三四，夜二服。腹中未热，益至三四丸，然不及汤之速效电。服汤后，如食顷，饮热粥一杯许，微自温，勿揭衣被。

（加减法）若脐上筑者，肾气动也，去术加桂三钱；吐多者，去术加生姜钱半；下多者，还用术；悸者，如茯苓钱半；渴欲得水者，加术，足前成三钱半；腹中痛者，加人参，足前成三钱半；寒者，加干姜，足前成三钱半；腹满者，去术，加附子一钱。加减法歌曰：脐上筑者白术忌，去术加桂三钱治。吐多白术亦须除，再加生姜钱半试。若还下多术仍留，输转之功君须记。悸者心下水气凌，茯苓钱半堪为使。渴欲饮水术加多，共投三钱五分饵。腹中痛者加人参，三钱半兮足前备。寒者方内加干姜，其数亦与加参类。腹满应将白术删，加附一钱无剩义。服如食顷热粥尝，戒勿贪凉衣被置。

（歌曰）吐利腹疼用理中，丸汤分两各三同。术姜参草刚柔剂，服后还余啜粥功。

（方解）《内经》曰：脾欲缓急，食甘以缓之，用甘补之。人参、白术、甘草之甘缓脾气，以调中为君；寒淫所胜，平以辛热，干姜之辛，以温胃散寒，为佐也，此为温补第一方。论中言四逆辈，则此汤俱在其中，又治大病瘥后喜唾。善读书者，以喜唾二字推广之。凡脾胃虚皆宜服，便可悟调理之善方矣。徐灵胎云：桂枝汤之饮热粥，欲助其药力外散，此饮热粥，欲其助药力以内温也。

大承气汤方 治阳明病，大实大满，大便不通，腹痛大热，其脉沉实者，此方主之。

（药量）大黄二钱酒洗，味甘，性寒，厚朴四钱炙去皮，味苦，性温，芒硝二钱味咸，性寒。

（服法）上四味，以水三杯，先煮枳实、厚朴一杯半，去滓，纳大黄。煮取一杯，去滓，纳硝，更上微火一两沸。温服得下，勿再服。

（歌曰）大黄二钱川朴四，硝二枳二急下云。朴枳先熬黄后入，去滓硝入火微熏。

（方解）《内经》曰：燥淫所胜，以苦下之。大黄、枳实之苦，以润燥除热。又曰：燥淫于内，治以苦温。厚朴之苦下结燥。又曰：热淫所胜，治以咸寒。芒硝之咸以攻蕴热，生者气锐而先行，熟者气纯而和缓。仲景欲芒硝先化燥屎，大黄继通地道，而后枳朴去其痞满，此本方之煎法也。若小承气汤，则三味同煎，即寓微和之意。

小承气汤方　治阳明病，潮热，大便难，脉沉而滑，及内实腹痛者，此方主之。

（药量）大黄四钱酒洗，味苦，性寒，厚朴二钱去皮，炙，味苦，性温，枳实二钱炙，味苦，性寒。

（服法）上三味，以水二杯，煎八分，温服。初服当更衣，不尔者再服。若更衣，勿服。

（歌曰）朴枳各二四钱黄，小承微结好商量。长沙下法分轻重，妙在同煎切勿忘。

（方解）大热结实者，与大承气汤。小热微结者，与小承气汤。以热不大甚，故于大承气汤去芒硝。又以结不至坚，故不减厚朴枳实也。大承气汤，厚朴倍大黄，是气药为君，分煎者，取其后来居上，欲急下燥屎也。小承气汤，大黄倍厚朴，是气药为臣，同煎者，取其气味浑匀，欲微和胃气也。

调胃承气汤　治汗后，恶热谵言，心烦中满，脉浮者主之。

（药量）大黄四钱去皮，清酒洗，味苦，性寒，甘草二钱炙，味甘，性平，芒硝三钱味咸、苦，性大寒。

（服法）上三味，以水二杯先煮大黄、甘草，取一杯，去滓，纳芒硝，更上微火煮令沸，少少温服之。

（歌曰）调和胃气炙甘功，硝用三钱地道通。草二大黄四钱足，法中之法妙无穷。

（方解）《内经》曰：热淫于内，治以咸寒，佐以苦甘。芒硝咸寒，以除热，大黄苦寒以荡实，甘草甘平，助二物推陈而缓中者，缓硝黄留中泄热，非恶硝黄伤胃而用之也。少少服之，不使其速下而利也。芒硝解结热之邪，大承气用之以解已结之热，此用之以解将结之热耳。

大黄黄连泻心汤 治伤寒大下后，复发汗，心下痞，按之濡，其脉上关浮紧者，此方主之。若有恶寒者，表未解也，宜先解表后攻痞。

（药量）大黄二钱味苦、性寒，黄连一钱味苦、性寒。

（服法）上二味，以麻沸汤渍之，须臾绞去滓，温服。

（歌曰）汗下倒施邪遂痞，黄连加入大黄里。取汁只用麻沸汤，气味轻清存妙理。

（方解）《内经》曰：火热受邪，心病生焉。苦入心，寒除热，大黄、黄连之苦寒，以导泻心下之虚热。但以麻沸汤渍服者，取其气薄而泄虚热也。此方治虚痞，每令人疑，岂知仲景使人疑处，正是妙处。以麻沸汤渍取汁，去滓，仅得其无形之气，不重其有形之味，是取其气味具薄，不大泻下，虽曰攻痞而攻之妙义无穷也。

按：韵伯云，治痞不外泻心汤，正气夺则为虚痞，在太阳以生姜为君者，以汗虽出而水气犹未散，故微寓解肌之意也。在阳明以甘草为君者，以妄下胃虚致痞，故倍甘草，以建中而缓客邪之上逆也。在少阳以半夏为君者，以半夏最能升清降浊，变柴胡半表之治，推少阳半里之意。邪气盛则为实痞，阳明心下痞，余处无汗，惟心下有汗，按之沾濡于手，脉关上浮者，以大黄黄连泻心汤主之。若恶寒而罢，因痞而复恶寒，初无汗出，因痞而反汗出，是寒热相搏而成痞者，以附子泻心汤主之。

附子泻心汤方 治心下痞而复恶寒汗出者，此汤主之。

（药量）大黄二钱酒洗，黄连一钱炒，黄芩一钱炒，味苦，性寒，附子一钱另煮，去滓，味辛，性热。

（服法）上四味，以麻沸汤渍三黄，须臾去滓，取汁，纳附子汁合和，温服。

（歌曰）一钱附子泻心汤，一芩一连二大黄。汗出恶汗心下痞，专煎轻渍要参详。

（方解）心下痞，是感少阴君火之本热也。复恶寒者，复呈太阳寒水之本寒也。汗出者，太阳本寒，甚而标阳太虚而欲外撒也，治伤寒以阳气为主，此际岂敢轻用苦寒。然其痞不解，不得不取大黄、黄连、黄芩之大苦、大寒，以解少阴之本热。又恐亡阳在即，急取附子之大温，以温太阳之标阳，并行不悖，分建奇功。如此最妙在附子专煮扶阳，欲其熟而性重。三黄汤轻渍开痞，欲其生而性轻也。

生姜泻心汤方　治伤寒汗出解后，胃中不和，心下痞，胁下水气，腹中雷鸣下利，此汤主之。

（药量）生姜二钱味辛，性温，炙草钱半味甘，性平，人参钱半味甘，性温，黄芩钱半味苦，性寒，半夏一钱姜制，味辛，性平，大枣二枚劈，味甘，性温，干姜五分味辛，性热，黄连五分味苦，性寒。

（服法）上八味，水煎服。

（歌曰）汗余痞证二生姜，芩草人参钱半行。干姜五分并黄连，一钱半夏二大枣。

（方解）陈平伯云：君生姜之辛温善散者，宣泄水气；复以干姜、参、草之甘温守中者，倍养中州；然后芩、连之苦寒者，涤热泄痞，名曰生姜泻心，赖以泻心下之痞而兼擅补中散水之长也。倘无水气，必不用半夏、生姜之辛散，不涉中虚，亦无取干姜、参、草之补中。要知仲景泻心汤有五，然除大黄黄连泻心汤正治之外，皆随证加减之方也。

甘草泻心汤方　治伤寒中风，医反下之，其人下利日数十行，完谷不化，腹中雷鸣，心下痞硬而满，干噫，心烦不得安。医见心下痞，谓病不尽，复下之，其痞益甚，此非结热，但以胃中虚，客气上逆故也。此方主之。

（药量）甘草二钱炙，味甘，性平，黄芩二钱半味苦，性寒，干姜钱半味辛，性热，半夏一钱味辛，性平，黄连五分味苦，性寒，大枣二枚味甘，性温。

（服法）上六味，以水二碗，煮取碗半，去滓，再煎取一碗，温服，日三服。

（歌曰）下余痞作腹雷鸣，甘二姜芩钱半同。五分黄连一钱夏，大枣二枚效同神。

（方解）陈平伯曰：心下痞，本非可下之实热，但以妄下胃虚，客热内陷，上逆心下耳，是以胃气愈虚，痞结愈甚。夫虚者，宜补，故用甘温以补虚客者，宜除，必借苦寒以泄热。方中倍用甘草者，下利不止，完谷不化，此非禀九土之精者，不能和胃而缓中。方名甘草泻心，见泄热之品得补中之力而其用始神也。

半夏泻心汤方　治伤寒五六日，呕而发热者。已下之不为逆，必蒸蒸而振，却发热汗出而解。若心下满而硬痛者，此为结胸也，大陷胸汤主之。但满而不痛者，此为痞，宜用此汤。

（药量）半夏三钱味辛，性平，黄芩钱半味苦，性寒，干姜钱半味辛，性热，炙草钱半味甘，性平，人参钱半味甘，性温，大枣三枚味甘，性温，黄连五分味苦，性寒。

（服法）水煎，温服。

（歌曰）钱半参姜炙草芩，枣三痞证呕多寻。三钱半夏五分连，去滓重煎守古箴。

（方解）心下满而痞痛者，为结胸，但满而不痛者，为痞。痞者，否也，天气不降，地气不升之义也。芩连大苦以降天气，姜、枣、人参辛甘以升地气，所以转否而为泰也。君以半夏者，因此证起于呕，取半夏之降逆止呕如神，亦即小柴胡汤去柴胡加黄连，以生姜易干姜是也。古人治病，不离其宗如此。

大陷胸汤方　治大结胸证，脉沉而紧，心下痛，按之石硬者。

（药量）大黄二钱味苦，性寒，芒硝一钱味咸，性寒，甘遂末三分味苦，性寒。

（服法）上三味，以水一杯，先煮大黄至六分，去滓，入芒硝，煮一二沸，纳甘遂末，服得快利，勿再服。

（歌曰）三分甘遂一钱硝，大黄二钱力颇饶。日晡热潮腹痛满，胸前结聚此方消。

（方解）方以大黄、芒硝苦咸之品，借甘遂之毒，直达胸间之饮邪，不专荡胃中之邪秽也。汤与丸分者，恐下之太急，故连滓和蜜服之，使留中之邪从缓而下汤。恐下之不急，取三味之过而不留者，荡涤必尽也。陈亮师曰，结胸者，结于胸中而连于心下也。身之有膈，所以遮上下也。膈能拒邪，则邪但留于胸中，膈不能拒邪，则邪留胸而及于胃，胸胃俱病，乃成结胸。如胸有邪而胃未受邪，则为胸胁满之半表半里证。如胃受邪而胸不留，则为胃家实之阳明病，皆非结胸也。故必详辨分明，庶无差误。

大陷胸丸　治结胸证，项亦强，如柔痉状，下之则和，此方主之。

（药量）大黄四钱味苦，性寒，葶苈子钱半熬，味苦，性寒，芒硝钱半味咸，性寒，杏仁钱半去皮尖，熬黑，味苦、甘，性温。

（服法）上四味，捣筛二味，次纳杏仁、芒硝，合研如脂，合散如弹丸一枚。别捣甘遂末三分七，白蜜半匙，水一杯煮半杯，一宿乃下，如不下更服，以下为度。

（歌曰）大陷胸丸法最超，杏仁葶苈钱半硝。项强如痉君须记，四钱大黄取急消。

（方解）太阳之脉，上循头项，太阳之气，内出于胸膈，外达于皮毛，其治法宜从汗解，令应汗而反下之，则邪气因误下而结于胸膈之间，其正气亦随邪气而内结，不能外行于经脉，以致经输不利而头项强急。如柔痉反张之状，取大黄、芒硝苦成，以泄火热，甘遂苦辛以攻水结。其用杏仁、葶苈者，以肺主皮毛，太阳亦主皮毛，肺气利而太阳之结气亦解也。其捣丸而又纳蜜，若欲峻药不急于下行，亦欲毒药不伤其肠胃也。

小陷胸汤方　治小结胸病，正在心下，按之则痛，甚则气喘闷，脉浮滑者，主之。

（药量）黄连一钱味苦，性寒，半夏二钱洗，味辛，性温，栝蒌仁四钱杵，味苦，性寒。

（服法）上三味，以水两杯，先煮栝蒌仁至一杯余，入二味，再煮至七分服，微下黄涎，止后服。

（歌曰）按而始痛病犹轻与手不可近之大结胸证迥别，脉络凝邪心下成曰正在心下、上不至心、下不及小腹，与大结胸证又别。夏取二钱连取一，栝蒌四钱要先烹。

（方解）（参）气分无形之邪结于胸膈之间，以无形而化有形，故痛不可按，而为大结胸证。结于胸中脉络之间，入于有形之经络而仍归于无形，故正在心下，按之则痛，而为小结胸证。方用黄连以解心下之热，半夏以疏脉络之结，栝蒌延蔓似络，性寒凉而实下行，所以导心下脉络之结热从下而降也。若大结胸证，亦用此汤，药不及病，多死。惟大承气所下者，燥屎。大陷胸所下者，蓄水。此所下者为黄涎。涎者，轻于蓄水而未成水者也。审证之精，用药之切如此。

茵陈蒿汤方　治伤寒七八日，身黄如橘子色，小便不利，腹微满者。又治阳明病发热汗出，此为热越，不能发黄也。但头汗出，齐颈而还，小便不利，渴欲饮水浆者。此为瘀热在里，身必发黄，此方主之。

（药量）茵陈蒿六钱味苦，性微寒，栀子五枚擘，味苦，性寒，大黄二钱味苦，性寒。

（服法）上三味，以水三杯，先煮茵陈至杯半，后入诸药，煎至八分，温服，日三服。小便当利，尿如皂荚汁，色正赤，一宿腹减，黄从小便去也。

（歌曰）二钱大黄栀五枚，茵陈六钱早煎宜。身黄尿短腹微满，解自前阴法最奇。

（方解）茵陈禀北方之色，经冬不凋，傲霜凌雪，偏受大寒之气，故能除热邪留结。率栀子以通水源，大黄以调胃实，令一身内外瘀热悉从小便而出，腹满自减，肠胃无伤，乃合引而竭之之法，此阳明利热水之圣剂也。

栀子柏皮汤方　治伤寒身发黄、发热，并治下痢肠毒、恶痢下血等证。

（药量）栀子七枚味苦，性寒，柏皮二钱味苦，性寒，甘草二钱味甘，性平。

（服法）上三味，水煎服。

（歌曰）里郁业经向外出，身黄发热此方良。黄柏二钱甘草二，山栀七枚亦无妨。

（方解）内外热炽，肌肉发黄，必须苦甘之剂以调之。柏皮、甘草色黄而润，助栀子以除内烦外热。形色之病，仍假形色以通之。若单治发黄，宜加茵陈。并治下利肠毒，宜加白头翁、黄连、秦皮。恶痢下血，宜加香参丸、银花。

五苓散方　治发汗后，烦渴欲饮水者主之。

（药量）猪苓二钱去皮，味甘，性平，泽泻一钱味酸，性咸，茯苓二钱味甘，性平，桂枝五分味辛，性热，白术二钱味甘，性平。

（服法）上五味，共为末，以米饮和服二钱五分，日三服，多饮暖水以出汗。

（歌曰）猪苓茯苓各二钱，泽用一钱适相符。桂枝半钱研调服，暖水频吞汗出苏。

（方解）苓者，令也，化气而通行津液，号令之主也。猪苓、茯苓、泽泻，皆化气之品，有白术从脾以转输之，则气化而水行矣。然表里之邪不能因水利而两解，故必加桂枝以解之，作散以散之。多服暖水以助之，使水精四布，上滋心肺，外达皮毛，微汗一出，而表里之烦热两蠲矣。白饮和服，亦即桂枝汤啜粥之义也。设非用散而用煎，则内外迎拒，药且不下，又何能多服暖水不吐乎。

小柴胡汤方　治少阳经，发热、口苦、耳聋，其脉弦者。又治太阳、阳明二经，发热不退，寒热往来。

（药量）柴胡四钱味苦，性微寒，人参钱半味甘，性温，黄芩钱半味苦，性寒，炙草钱半味甘，性平，生姜钱半味辛，性温，半夏二钱洗，味辛，性温，大枣二枚劈，味甘，性温。

（服法）上七味，以水二杯，煎一杯半，去滓，再煎八分，温服。

（歌曰）脉弦胁痛小柴胡，夏草姜芩参枣扶。和解少阳为正法，阳明兼证岂殊途。

加减法（歌曰）胸烦不呕除夏参，栝蒌二钱应加煮。若渴除夏加人参，合前共与分二钱。蒌根清热且生津，再加二钱功更巨。腹中痛者除黄芩，芍加钱半对君语。胁下痞硬大枣除，牡蛎二钱应生杵。心下若悸尿不长，除芩加茯二钱侣。外有微热除人参，加桂钱半汗休阻。咳除参枣并生姜，加入干姜一钱许。五味七分法宜加，温肺散寒力莫御。

（方解）《内经》曰：热淫于内，以苦发之。柴胡、黄芩之苦为君，以发传邪之热里不足者。以甘缓之人参、甘草之甘为臣，缓中和之气。邪半入里则里气逆，辛以散之，佐半夏以除烦呕。邪在半表则荣卫争，辛甘解之，使姜、枣以和荣卫。此从内达外，和解半表里之方也。

（加减说明）张令韶曰：太阳之气，不能从胸出入，逆于胸胁之间，虽不干动在内有形之脏真，而亦干动在外无形之脏气。然见一脏之证，不复更及他脏，故有七或证也。胸中烦者，邪气侵内君主，故去半夏之燥。不呕者，中胃不和而不虚，故去人参之补，加栝蒌实之苦寒，导火热以下降也。渴者，阳明燥气盛，故去半夏之辛，倍人参以生津，加栝蒌根引阴液以上升也。腹中痛者，邪干中土，故去黄芩之苦寒，加芍药以通脾络也。胁下痞硬者，厥阴肝气不舒，故加牡蛎之纯，牡能破肝之牝脏，取味咸能软坚，兼除胁下之痞，去大枣之甘缓，欲其行之捷也。心下悸，小便不利者，肾气上乘而积水在下，故去黄芩，恐苦寒以伤君火，加茯苓保心气以制水邪也。不渴，外有微热者，其病仍在太阳，故不必生液之人参，宜加解外之桂枝，覆取微汗也。咳者，形寒伤肺，肺气上逆，故加干姜之热以温肺，五味之敛以降逆，凡咳皆去人参。长沙之秘旨，既有干姜之温，不用生姜之散。既用五味之敛，不用大枣之缓也。

以上统计二十一方，皆医经经方，古时名为汤液，为吾国历代相传之祖方。学者必先从此等经方，熟读深思，明辨笃行，则学有渊源，方有根柢，故将诸名医所注各方药量及服法，详细载明，并采各名家撰方歌方解，一一增入，便学者易读易记，易于会解也。

增订伤寒百证歌注卷一终

卷之二

五、中风歌

恶风自汗是伤风，体热头疼病势浓。手足不冷心烦躁，面色如常无惨容。脉浮而缓是本证，寸大尺弱有时逢。桂枝加味并败毒，宜皆选用在其中。项强桂枝加干葛，漏风加附可收功。伤风伤寒何以判，寒脉紧涩风浮缓。寒必恶寒风恶风，伤风自汗寒无汗。

（注）凡自汗体热，头疼恶风，热多寒少，其面光而不惨，烦躁，手足不冷，脉浮而缓，寸大而尺弱者，此名伤风也。当须解肌，宜桂枝汤主之。轻者，只与柴胡桂枝汤。治太阳中风有汗，用桂枝汤。项背强者，桂枝汤加葛根也（《本草》葛根主伤风有湿、开窍解肌。盖桂枝加葛根者，谓中风有湿，当加之去其风湿取微汗者，风湿俱去也）。里寒者，桂枝去芍药加附子汤也（不饮水者是也）。凡发汗后，汗不止，为漏风，桂枝加附子汤主之。腹满者，太阴证，脉浮者，可服桂枝汤微发汗。腹痛者，桂枝加芍药汤，痛甚者，桂枝加大黄汤。虽然桂枝汤，自西北二方居人，四时行之，无不应验。自江淮伺，唯寒冬及春初可行，自春末及夏至以前，桂枝证可加黄芩（阳旦汤是也），夏至后，有桂枝证，可加知母、石膏。若病人素虚寒者，正用古方，不必加减。伤寒与伤风之别，伤寒者，脉紧而涩；伤风者，脉浮而缓。伤寒者无汗（脉涩故也），伤风者有汗。伤寒者，畏寒不畏风；伤风者，畏风不畏寒。大抵太阳病者，必脉浮、发热、恶风、恶寒也。恶寒者，不当风而自憎寒，恶风者当风而憎寒也。六经皆有伤寒伤风，其证各异。太阳脉浮有汗，为中风：脉紧无汗，为伤寒。阳明善饥，为中风；不食为伤寒。少阳两耳聋，目赤胸满而烦，为中风；口苦咽干目眩为伤寒。若三阴伤风，无变异形证，但四肢烦疼，余证同三阳。此节述朱翼中之学说也。

（增）桂枝加葛根汤　治太阳病，项背强几几，反汗出恶风者。

（方药）桂枝汤原方加生葛根二钱。

（歌曰）葛根二钱走经输太阳之经输在背，项背几几反汗濡邪之中人，始于皮肤，次及肌络，次及经输。邪在经输，则经输实而皮毛虚，故反汗出而恶风。只取桂枝汤一料，加来此味妙相须。

（方解）桂枝汤解肌，加葛根以宣通经络之气。盖葛根入土最深，其藤延蔓似络，故能同桂枝直入肌络之内，而外达于肤表也。

桂枝加附子汤　治太阳发汗，遂漏不止，其人恶风，小便难，四肢微急，难以屈伸者，桂枝汤加附子主之（方即桂枝汤加厚附块一钱）。

（歌曰）汗因过发漏漫漫，肢急常愁伸屈难。尚有尿难风又恶，桂枝加附一钱安。

（方解）太阳之脏，即是少阴。太阳病本宜发汗，发之太过而为漏不止，必用附子以固之。重至肢厥，必用四逆辈以救之。若恶风小便难，四肢微急，难以屈伸者，皆汗出过多脱液，尚喜肾中之真阳未亡，只用附子大补少阴之气，得桂枝汤为太阳之专药，令阴交于阳则漏止，漏止则液不外脱而诸证俱除矣。

桂枝加芍药汤方　治太阳病，反下之，因而腹满时痛者。

方即桂枝汤原方加芍药六钱。

桂枝加大黄汤方　治太阳病，反下之，因而大实痛者。

即桂枝汤原方加大黄钱半。

（歌曰）桂枝倍芍转输脾，泄满升邪止痛宜。大实痛因反下误，黄加钱半下无疑。

（方解）桂枝加芍药汤，倍用芍药之苦降，能令桂枝深入于至阴之分，举误陷之邪，而腹痛自止。桂枝加大黄者，以桂、姜升降，倍芍药引入太阴，鼓其陷邪，加大黄运其中枢，通地道去实满，枣草助转输，使其邪悉从外解，下行各不相背。

败毒散　治伤风、温疫、风湿，头目昏眩、四肢痛、憎寒、壮热、项强、目睛疼、寻常风眩、拘蜷、风痰皆服，神效。

（药量）羌活、独活、前胡、柴胡、芎劳、枳壳、白茯苓、桔梗、人参以上各一钱，甘草五分；薄荷一钱。

（服法）上件，捣罗为末，每服三钱，入生姜二片，水一盏，煎七分，或沸汤点亦可，老人小儿亦宜，日二三服，以知为度。瘴烟之地，或温疫时行，或人多风痰，或处卑湿脚弱，此药不可阙也。

（歌曰）人参败毒虚感冒，发散时毒疹利良。参枳梗芎草共苓，柴前薄荷与独羌。时毒减参加翘蒡，血风时疹入荆防。表热噤痢加仓术，温热芩连实硝黄。

（方解）人参败毒散，主风邪伤卫，故于发表中加参、苓、枳、桔，引之达卫，固托以宣通。用生姜为使，使辛通肺气，则上焦气分之邪均从外达。是方亦可用黄芩者，以诸药气味辛温，恐其僭亢，一以润之，一以清之也。时毒谓受四时不正之气，或肿两腮两颐，或咽喉肿痛，依本方减去人参，加牛蒡、连翘治之。时疹谓初病即有之疹，血风谓遍身瘙痒之疹，俱依本方减人参，加荆芥、防风治之，名荆防败毒散。表热无汗，噤口痢疾，依本方加陈仓米治之，名仓廪散。温病热病而热甚，俱加黄连、黄芩。胃实便硬，俱加芒硝、大黄也。

六、伤寒歌

脉浮紧涩是伤寒，热少寒多不躁烦。头疼无汗身拘急，微厥之时在指端。腰脊拘疼色多惨，唯宜发汗与通关（学者先要辨伤寒、中风二症。伤寒症恶寒不恶风、无汗、面色悽惨，中风症恶风不恶寒、自汗、面色和悦）。大青龙证及麻黄，热多寒少亦其常。热多寒少不烦躁，亦宜汗解正相当。微弱无阳桂枝越（太阳病热多寒少，脉微弱者，无阳也，不可发汗。但用桂枝二越婢一汤），尺迟血少建中汤（伤寒阳脉涩、阴脉弦，法当腹中急痛与建中汤，迟弦虽不同，皆少血之脉）。淋家衄家不可汗，小柴胡解自安康。

（注）初起头疼，身体拘急，恶寒无汗，寒多热少，面色惨而不舒，腰脊疼痛，手足指末微厥，不烦躁，脉浮而紧涩，或但左脉浮紧者，此名伤寒也。宜发汗而解，麻黄汤主之。轻者，只与桂枝麻黄各半汤（葱豉汤、麻黄葛根汤，可选而用之）。然太阳病亦有热多寒少者，须仔细看脉与证也。热多寒少，不呕，清便自可，宜桂枝麻黄各半汤。若脉浮者，虽热多寒少，自可发汗。若脉弱者，无阳也，桂枝二越婢一汤主之。热多寒少，而左脉迟者，荣气不足，血少故也，先以小建中汤加黄芪最良。尺脉尚迟，再作一剂，或太阳证宜汗，而其人适下利，则频频与少桂枝加葛根汤，使体润漐漐，连日当自解。又如淋家、衄血家，法不

可汗，亦可以小柴胡之类和解之。此节述朱翼中之学说也。

（增）**桂枝二越婢一汤**　治太阳病，发热恶寒，热多寒少，脉微弱者，此无阳也，不可汗者主之。

（药量）桂枝八分味辛，性热，白芍八分味酸，性微寒，麻黄五分味甘，性温，生姜二片味辛，性温，炙草五分味甘，性平，石膏四钱味淡，性凉，大枣二枚味甘，性温。

（服法）水先煎麻黄去沫，纳诸药同煎，温服。

（歌曰）热多寒少脉微弱，多治热兮寒治略。芍桂麻膏甘枣姜，桂枝越婢善裁度。

（方解）论中无阳二字，言阳气陷于阴中，既无太阳表邪之证，不可大发其表汗，故用越婢汤。《内经》曰：脾主为胃行其津液，是汤所以谓之越婢者，以发越脾气，通行其津液。《外台》方一名越婢汤，即此义也。方中石膏气腥质重，带同麻黄，迅发之勇，直入于里阴之中，还同桂枝汤复出于肌表而愈。方下所云热多寒少，是阳气欲胜阴邪之兆；所云脉微弱，是指脉不紧盛；所云无阳不可发汗，是指此证此脉无太阳表邪之太盛，不可用麻黄汤发汗，只用此汤清疏营卫，令得似汗而解也。

小建中汤方　治伤寒阳脉涩、阴脉弦，当腹中急痛者主之。又伤寒二三日，心中悸而烦者，此方亦主之。

（药量）芍药四钱味苦，性寒，桂枝二钱味辛，性热，甘草钱半炙，味甘，性平，生姜一钱切，味辛，性温，胶饴三钱味甘，性平，大枣肆枚擘，味甘，性温。

（服法）上六味，以水二杯，煮取一杯，去滓，纳胶饴，更上微火消解，温服一杯，日三服。呕家不可用建中，以甜故也。

（歌曰）建中即是桂枝汤，倍芍加饴绝妙方。饴取三钱助枣草，悸烦腹痛有奇长。

（方解）伤寒二三日，邪尚在表，未及传里之时，悸则阳虚，烦而阴虚，故以芍药之苦以益阴，姜、桂之辛以扶阳而复用草、枣，饴糖之甘温缓其中，中既建则邪不致入里矣，而姜、桂等又能托邪外出，此为阴阳两虚之人而立一养正驱邪法也。

七、伤寒见风脉　中风见寒脉歌

恶寒不躁微四逆，脉浮而缓来无力。恶风烦躁手足温，脉诊紧浮来又涩。伤寒反得伤风诊，中风却见伤寒脉（中风脉浮缓，今却浮紧；伤寒脉浮紧，今却浮缓，此中风见寒脉，伤寒见风脉也，王实止用桂麻各半汤）。大青龙证是为宜，泄卫调营斯两得。要知其病加烦躁，方可服之为最的。脉微自汗又恶风，误用肉瞤并筋惕。

（注）凡有发热恶寒，烦躁，手足温，而脉反浮紧者，有寒多热少，不烦躁，手足微冷，而脉反浮紧者，此名伤风，见寒脉。伤寒见风脉也。盖发热恶风，烦躁．手足温，为中风候，脉浮紧为伤寒脉，是中风见寒脉也。热少寒多，不烦躁，手足微厥，为伤寒候。脉浮缓为中风脉，是伤寒见风脉也。中风见寒脉，伤寒见风脉，宜服大青龙汤。盖大青龙证，脉似桂枝反无汗，病似麻黄反烦躁是也（脉弱有汗为桂枝证，脉紧不烦躁为麻黄汤证）。大青龙汤，治病与麻黄汤证相似，但病尤重，而又加烦躁者，用大青龙也。以其中风并伤寒俱盛，故青龙汤添麻黄作四钱，又似合桂枝汤药味在内，添石膏所以为紧。此治荣卫俱病，若证不审的，误用大青龙汤，则发汗多伤人。大抵感外风者为伤风，感寒冷者为伤寒，故风则伤卫，寒则伤荣。桂枝主伤卫，麻黄主伤荣，大青龙主荣卫俱伤故也（风伤卫者，病在皮肤之间也。以卫行脉外，为阳主外皮肤之间，卫气之道路故也，其病浅。寒伤荣者，寒气中于肌肉也。以荣行脉中，为阴主内肌肉之间，荣气之道路故也，其病深。所以桂枝与麻黄所施各异，戒勿误用以有浅深之别。风寒之殊大医当宜审谛大青龙，尤宜慎用）。仲景云：脉微弱，汗出恶风者，不可服青龙。服之，则厥逆、筋惕、肉瞤，此为逆也。《类纂》云：凡发汗过多，筋惕、肉瞤，振摇动人，或虚羸之人，微汗出，便有此证，俱宜服真武汤以救之。羸甚者，芍药或量多少与之。恶热药者，去附子，余依加减法。仲景制真武汤，乃为含用桂枝，却用麻黄之类，发汗多亡阳，有此证，故用真武汤。若调理顺者，无此证也。此节述朱翼中之学说也。

（增）**桂枝麻黄各半汤**　治太阳病，得之八九日过经如疟状（与往来寒热不同故曰如）。发热恶寒（现出太阳真经面目），热多寒少（太阳以阳为主，热多是主胜客负，为将解之兆），其人不呕（邪不转属少阳），圊便自可（邪不转属阳明），一日二三度发（疟之寒热有定候，此则或二、或三无定候也，太阳之阳气有权，则邪气有不能自容之象）。脉微缓者（微则邪衰，缓则正复），为欲愈也（自起句至此为一节，言邪轻欲自解，不药可愈也）。脉微（上节以微与缓对举，此节但云微而不云缓者，以邪衰而正亦衰也）而恶寒者（上节以发热恶寒对举，此节但云恶寒，不云发热，便是大眼目处。且热多寒少，为主胜客负之兆，若寒多热少，即为客胜主负之兆，况但寒无热之证乎），此阴阳俱虚（阴附认作气血，则误甚。要知太阳以阳为主，今脉微，即露出少阴之沉细象，恶寒即露出少阴之厥冷及背恶寒象，不独太阳虚，即少阴亦虚也。阴阳指太少言最切），不可更发汗、更吐、更下也（自脉微至此句为第一节，提出虚字，便可悟芍药甘草附子汤之法，又可悟四逆汤及附子汤之法矣）。面色反有热色者（反字是大眼目，言脉微恶寒，面色不宜有热色，今反见热色者，以其人阴阳虽日俱虚，而阳气尚能鼓郁热之气而见于面色），未欲解也（欲字可味，太阳以阳为主，犹幸阳气未败，尚能鼓过经之邪，见于面色。独恨阳气已虚，不能遂其所欲，合作小汗而解）。以其不得小汗出，身必痒（申上未欲解意，辨面色之热兼症之周身作痒），宜桂枝麻黄各半汤（邪欲出而不能自出，故借此方以助之）（自面有热色至此，又是一节）（通章以太阳病得之八九日一句为主，言过经之病也。下分三节，节节相承，一层剥起一层。自有注伤寒论以来，千百年来无有一人道及，今特详注之）。

（药量）桂枝一钱二分，芍药、生姜、炙草、麻黄各七分，杏仁七枚，大枣二枚。

（服法）先煎麻黄去沫，入诸药煎，温服。

（歌曰）面热身痒感虽轻，小汗轻施顾卫荣。麻杏桂姜芍草枣，减之各半定方名。

（方解）桂枝汤治表虚，麻黄汤治表实，二者均名曰解表，霄壤之异也。今此二方合而用之，乃解其表之不虚不实者也。此方原小剂，治欲退之余邪，活人借用之，以代解肌诸方。

廉按：大青龙证，重在烦躁二字。王虽小心翼翼，故用桂麻各半汤，但顾不汗出之字，而烦躁一证，仍不顾到，安能有效。就予实地经验，必其人先有伏热，热结在里，后感风寒，此为外寒束内热之证。予每朋麻杏甘膏汤加栀、豉，往往服后，汗出遍身漐漐，而烦躁顿除，诸证亦愈。

八、伤寒似疟歌

伤寒似疟之症详，血室阳明及太阳。太阳汗出脉洪大，桂枝各半合麻黄。阳明忽尔还如疟，不呕清便热复凉。脉若虚浮桂枝稳，小承气脉实相当。妇人热八血凝结，柴胡加入地黄汤。

（注）似疟者，病如疟状，实非正疟也。载在《伤寒论》者有三，一太阳病似疟，二阳明病似疟，三热入血室证似疟。一如太阳病，得之八九日，如疟状，发热恶寒，热多寒少，其人不呕，清便欲自可，一口二三度发，脉微缓者，为欲愈也。脉微而恶寒者，此阴阳俱虚，不可更发汗更下更吐也。面色反有热色者，未欲解也。以其不能得小汗出，身必痒，宜桂枝麻黄各半汤。二如病人烦热，汗出则解，又如疟状，日晡所发热者，属阳明也。脉实者宜下之，脉浮虚者宜发汗。下之与大承气汤，发汗宜桂枝汤。三如妇人中风，七八日续得寒热，发作有时，经水适断者，此为热入血室，其血必结，故使如疟状，发作有时，小柴胡汤主之。其他湿温类疟，伏暑类疟者甚多。湿温照湿温治，伏暑照伏暑治，兹不赘述。

（增）**小柴胡加生地黄汤**　专治热入血室，血结如狂等症，即小柴胡汤原方加鲜生地五钱。

廉按：叶天士日，妇人如经水适来适断，邪将陷于血室，少阳伤寒。言之详悉，不必多赘。仲景立小柴胡汤，提出所陷热邪，参、枣以扶胃气，以冲隶属阳明也。此惟虚者，为合治。若热邪陷入，与血相结者，当从陶氏小柴胡汤去参、枣加生地、桃仁、楂肉、丹皮等。血热甚者，加犀角。若本经血结自甚，必少腹满痛，轻者刺期门，重者小柴胡汤去甘药，加延胡、归尾、桃仁。挟寒加肉桂心，气滞者加香附、陈皮、枳壳等。然热陷血室之证，多有谵语如狂之象，与阳明胃实相似，此种病机最需辨别。血结者，身体必重，非若阳明之轻便者，何以故耶。阴主重浊络脉被阻，一身侧旁气痹连及胸背，皆拘束不遂，故去邪通络，正合其病，往往延久上逆，心包胸中痹痛，即陶氏所谓血结胸也。王海藏出一桂枝红花汤（即桂枝汤加红花一钱）加海蛤、桃仁，原为表里上下一齐尽解之理，看此方大有巧手，故录出以备学者之用。

九、热病中暍歌

身热恶寒头痛楚，心烦躁渴如何御。脉洪紧盛如热病，脉虚细弱为伤暑。伤暑面垢并背寒，四肢倦怠汗无度。口噤五苓白虎佳，痰逆橘皮汤可愈。皮肤既缓腠理开，洒然毛竦风寒恶。谬加热药发班黄，可怪庸医心术误。

（注）凡夏月发热恶寒，头疼，身体支节痛重，其脉洪盛者，此名热病也。冬伤于寒，因暑气而发为热病，治热病与伤寒同而不同。有汗宜桂枝汤加黄芩，无汗宜麻杏甘膏汤。因夏月药性须带凉，不可太温，盖桂枝、麻黄二汤性热，夏月服之，必有发黄斑出之失。热病三日外，与汤不瘥，脉势仍数，邪气犹在经络，未人脏腑者，桂枝石膏汤主之（桂枝、石膏、栀子、黄芩、升麻、葛根、向药子、生甘草）。此方夏至后，代桂枝证用。若加香薷一钱，可代麻黄汤用也。其他栀子升麻汤，亦可选用（栀子、升麻、柴胡、石膏、鲜生地）。若夏月自汗恶寒，身热而渴，其脉微弱者，此名中暑也（即中暍）。大抵中暑与热病，外证相似，但热病者脉盛，中暑者脉虚，以此别之。盖热病即身体支节痛重，其脉洪盛，按之有力，此是冬月感寒，深至夏发耳。中暑即背寒而垢（其面如涂油，《类纂》云：面垢者，阳证也。一名面尘，若尘埃之著面），手足微冷，烦渴口燥，但觉倦怠，四肢却不痛重，其脉微弱，按之无力，人参白虎汤主之。痰逆恶寒者，橘皮汤主之。不恶寒者，竹叶汤主之。头疼恶心烦躁，心下不快者，五苓散最妙。凡中暑洒然毛耸恶寒者，因暑则皮肤缓，腠理开，开则洒然寒，闭则热而闷。近人多不明中暑，或作热病法治之，复参川温热发表药，必致发黄斑出，更为蓄血，尤宜戒之。此节述朱翼中之学说也。

（增）**五苓白虎汤**　治暑湿合病，始恶寒，后但热不寒，汗出胸痞，四肢倦怠，肌肉烦疼，渴不欲饮，舌白或黄，脉无定体，或洪或缓，或伏或细，各随症见。

方即五苓散合白虎汤，白术改用苍术。

（歌曰）学士五苓白虎汤，清暑利湿恰相当。二苓术泽桂枝石，知母米甘合一方。

（方解）暑必挟湿，凡中暑者，暑即寓于湿之中，故用五苓化气利湿为君，白虎泄热清暑为佐。但看病人舌苔淡白，或厚腻或黄滑者，是暑湿之邪，尚在气分，皆可以此汤治之。厥后桂苓甘露饮（桂枝、茯苓、猪苓、泽泻、苍术、石膏、滑石、寒水石），从此方套出，亦为治理暑湿之良方。

橘皮汤 治伤暑痰逆恶寒。

（药量）甘草五分，人参一钱，陈橘皮二钱，青竹茹三钱。

（服法）生姜二片，枣一枚，水一盏半，煎至八分，去滓，热服。如不恶寒，即宜竹叶汤。

（歌曰）痰逆橘皮竹茹汤，人参甘草合成方。略加姜枣和营卫，痰化寒除自然康。

（方解）暑为无形之热气，其人如素有痰者，暑即寓于痰之中，必痰消而暑随之去，故以橘皮消痰为君，竹茹清热为臣，佐人参、草扶助肺气以逐痰外出，使以姜、枣调营卫以祛恶寒。惟人参宜易西洋参，清凉益气，庶免肺热还伤肺之弊也。

十、三种湿歌　湿温　中湿　风湿

湿温中湿并风湿，三者同名而异实。暑湿相搏成湿温，胸间多汗头如劈。两胫逆冷苦妄言，阳濡而弱阴小急。方须苍术白虎汤，清暑之中能燥湿。第二中湿之为病，脉来沉缓其名的。一身尽痛兼发黄，大便反快小便涩。本是风雨山泽气，中之令人成此疾。第三风湿脉但浮，肢体痛重难转侧。额上微汗身微肿，不欲去被憎寒慄。发汗漐漐欲润身，风湿俱去斯为得。宜用茵陈五苓散，加入防风并羌活。防己黄芪术附汤，对证用之效可必。

（注）两胫逆冷，胸腹满，多汗，头目痛苦，妄言，此名湿温也。其人尝伤于湿，继则中暑。其脉阳濡而弱，阴小而急。治在太阴，不可发汗。汗出必不能言，耳聋不知痛所在，身青面色变，名曰重暍。如此死者，医杀之耳，白虎加苍术汤主之（知母、甘草、石膏、苍术、粳米）。若一身尽痛，发热身黄，小便不利，大便反快者，此名中湿也。风雨袭虚，山泽蒸气，人多中湿，湿流关节，须身体烦痛，其脉沉缓为中湿，术附汤（附子、白术、甘草）。若小便不利，大便反快，当利其小便，宜甘草附子汤（甘草、附子）去白术、桂枝合五苓散主之。

《金匮要略》云：湿家身烦痛。可与麻黄汤加白术四分发其汗，慎不可以火攻之。湿家虽身体痛，不可太发汗，汗出则作痉。大抵中湿者，水湿之蒸气，及汗出当风，取冷过度，或中雾露，与风寒气合者曰湿痹，皆由中于湿，而后挟以异气。其寒多者，为痛，为浮肿，非附子、桂、术不能去也。其风多者，为烦热，为流走，为拘急，非麻黄、薏苡、乌头辈不能散也。其中气者，为坚满，为癃闭，非甘遂、葶苈、枳、术不能泄也。若肢体痛重不可转侧，额上微汗不欲去被，或身微肿，此名风湿也。脉浮者，是风气与湿气相搏，欲发其汗，但使漐漐身润，则风湿俱去。若大发其汗，则风气去而湿气在矣。麻黄杏子薏苡甘草汤（麻黄、杏仁、米仁、甘草）、术附汤（白术、附子、甘草）、防已黄芪汤（防已、白术、甘草、黄芪）、桂枝附子汤（桂枝、附子、甘草）、桂枝加白术汤（即桂枝汤加生桂、术）、甘草附子汤（甘草、白术、附子、桂枝）、杏仁汤（杏仁、天门冬、桂心、麻黄、芍药）、败毒散，可选而用之。身肿者，甘草附子汤加防风。此节述朱翼中之学说也。

（增）**茵陈五苓加羌防**　汤即五苓散，加茵陈三钱、羌活一钱、防风钱半。

防己黄芪术附汤　即防己黄芪汤加淡附片一钱、生苍术一钱。

十一、五种温歌　温病　温疟　风温　温疫　温毒

伤寒春月名温病，脉来浮数是其证。发热头疼微恶寒，冬夏比之轻不甚。葛根解肌为最良，白虎竹叶宜相称（以上论温病方载总病歌）。尺寸盛兮兼弦数，重感于寒变温疟。先热后寒小柴胡，但热不寒白虎药（以上论温疟，桂枝白虎汤主之）。濡弱阴脉浮滑阳，此是风温证候当。头疼身热常自汗，四肢不收鼾睡长。当治少阴厥阴病，误汗黄芪防己汤（以上论风温，当治火风。千金葳蕤汤误汗之，则用黄芪防己汤救之）。阳脉濡兮阴弦紧，更遇温气来行令。变成温疫作天行，少长皆同无异病。银翘败毒顺时宜，以平为期如斯正。最重温毒为可怪，阳脉洪数阴实大。发斑瘾疹如锦纹，咳兼心闷何由快。宜用元参升麻汤，长沙麻杏甘膏栽。

（注）凡夏至已前，发热恶寒，头疼身痛，其脉浮紧，此名温病也。由冬伤于寒，伏至夏至已前，发为温病。盖因春温暖之气而发也，治法解肌汤最良（葛根、黄芩、赤芍、甘草、桂枝、麻黄）。烦渴发热，不恶寒，与虚烦者，并竹叶

石膏汤次第服之（淡竹叶、半夏、石膏、人参、甘草、麦冬）。若病人先热后寒，尺寸脉俱盛，此名温疟也。疟疾寒热相等，及先热后寒者，俱宜与小柴胡汤。先寒后热者，小柴胡加桂枝汤（柴胡、夏、草、姜、芩、参、枣、桂枝）。如有热多，及但热无寒者，白虎加桂枝汤主之（知、石、甘草、粳米、桂）。若脉小紧，寒热呕吐，间日频日，发作无时，大便秘者，可服大柴胡汤下之（柴胡、夏、芩、芍、大枣、枳实、大黄、生姜）。脉浮大，寒热往来者，可服祛邪丸（常山、甘草、大黄、知母、麻黄）吐之。久不愈者，服疟母煎圆（鳖甲、黄芩、乌扇、柴胡、鼠妇、干姜、大黄、芍药、肉桂、葶苈、石苇、紫葳、人参、厚朴、牡丹皮、瞿麦、虻虫、阿胶、蜂窝、朴硝、半夏、桃仁、蜣螂，一方无鼠妇、朴硝，加海藻三分、大戟一分）当白愈。治疟之法，无以过也。若脉尺寸俱浮，头疼身热，常自汗出，体重息喘，四肢不收，嘿嘿但欲眠，此名风湿也。其人素伤丁风，复伤于热，风热相搏即发风温。治在少阴、厥阴，不可发汗，发汗即谵语、独语、内烦躁，扰不得卧。若惊痫，目乱无精，疗之者复发其汗。如此死者，医杀之也。风温主治，宜葳蕤汤（葳蕤、石膏、白薇、麻黄、川芎、葛根、羌活、甘草、杏仁、青木香）。风温身灼热者，知母干葛汤（知母、干葛、石膏、甘草、黄芩、木香、升麻、葳蕤、制胆星、人参、防风、麻黄、杏仁、川芎、羌活）。风温渴甚者，栝蒌根汤（栝蒌根、石膏、人参、防风、甘草、葛根）。风温脉浮、身重、汗出者，汉防己汤（汉防己、甘草、黄芪、白术、姜、枣）。若一岁之中，长幼疾状多相似，此名温疫也。四时皆有不正之气，春夏亦有寒清时，秋冬或有暄热，时人感疫厉之气。故一岁之中，病无长少，率相似者，此则时行之气，俗谓之天行是也。治以逐疫攻毒为首要，败毒散加大黄主之。若春应暖而清气折之，则责邪在肝。三四月或有暴寒，其时阳气尚弱，为寒所折，病热犹轻，解肌汤主之。夏应暑，而寒气折之，则责邪存心。五月、六月，阳气已盛，为寒所折，病热则重，调中汤（大黄、葛根、黄芩、芍药、桔梗、藁木、茯苓白术甘草）。秋应凉，而反大热，抑之，则责邪在肺。湿热相搏，民多病瘅，瘅者黄也，宜白虎汤加苍术、茵陈，调五苓散。冬应寒，而反大温抑之，则责邪在肾，其冬有非节之暖者，名为冬温。此属春时阳气发于冬时，则伏寒变为温病，宜萎蕤汤。要之治热以寒，温 mf 行之；治温以清，冷而行之；治寒以热，凉而行之；治清以温，热而行之。以平为期，不可以过，此为大法。若初春病人肌肉发斑，又瘾疹如锦纹，咳而心闷，但呕清汁，此名温毒也。温毒发斑者，冬时触冒温毒，至春始发，病初在表，或已发汗、吐、下，而表证未罢，毒气不散，故发斑，黑膏（豆豉、生地黄，以猪膏煎，去滓，用雄黄、射香和）主之。又有冬月温暖，人感乖戾之气，冬未即病，至春或被积寒所折，毒气不得泄，至天气暄热，温毒始发，则肌肉斑烂，瘾疹如锦纹，咳而心闷，但呕清汁，葛根橘皮汤（葛根、橘皮、杏仁，知母、黄芩、麻黄、甘草）主之，黄连橘皮汤（黄连、陈橘皮、杏仁、枳实、麻黄、葛根、厚朴、甘草）尤佳。此节述朱翼中之学说也。

葛根解肌汤方　治伤寒，温病，天行，头痛，壮热。

（药量）葛根一钱味甘，性平，黄芩一钱味苦，性寒，芍药一钱味酸，性微寒，甘草四分味甘，性平，桂枝尖三分味辛，性热，麻黄三分味辛，性热。

（服法）水二盏，小津枣一枚，煮取一盂，去滓，日二服。

（歌曰）温病头疼身壮热，葛根解肌最为良。桂麻芩芍生甘草，法用轻清仔细详。

（方解）温病最喜解肌，故以葛根凉解为君。又须苦甘化阴以清里，故以黄芩汤为臣。但葛根解肌之力薄，必稍佐以麻黄，使以桂枝，始能发津，津微汗以透温邪之外出。若病人畏麻桂不敢服，则用津葱白四茎，淡香豉三钱以代之。此参葛根葱白汤之法（葛根、葱白、知母、赤芍、川芎、生姜皮），药虽异而功则同。

黄芪防己汤方　治风湿脉浮身重，汗出恶风。

（药量）黄芪一钱，防己钱半，生于术一钱，甘草五分。

（服法）上四味，加生姜二片、大枣一枚，水二杯，煎至一杯，去滓，温服。

（歌曰）误汗黄芪防己汤，炙甘于术合成方。姜枣调卫收自汗，救误良方擅特长。

（方解）风温亦宜解肌，本不可辛温误发，既经误发，不得不暂投益气以止汗，故用黄芪为君，术、草为臣。但恐汗收之后，水气留表以化肿，故佐以防己，使水气从小便而泄。使以姜枣，不过取其调和营卫而已。

元参升麻合麻杏甘膏汤　治伤寒发汗、吐、下后，毒气不散，表虚里实，热发于外，故身斑如锦纹，甚则烦躁谵语，兼治喉闭肿痛。

（药量）元参三钱，升麻五分，麻黄五分，生石膏八钱，光杏仁三钱，牛甘草四分，水煎服。

（歌曰）外台玄参升麻汤，喉闭肿疼擅特长。长沙麻杏甘膏配，清喉发斑两相当。

（方解）湿毒之为病，一急性传染之剧症也。首当发斑透疹，使病毒从外排泄，故以麻黄、升麻横开直透为君。次要清喉消肿，故重用石膏、元参镇润凉消为臣。佐以杏仁，下气除痰。使以甘草，和药解毒。如热盛毒重，加犀角、大青透解血毒。他如粉重楼、金锁银开、瓜霜紫雪、解毒万病丹等，亦不妨供我驱策，随症酌加也。

十二、四证类伤寒歌　食积　虚烦　寒痰　脚气

食积虚烦并有痰，更兼脚气似伤寒。四家病证虽云异，发热憎寒却一般。中脘寒痰胸痞满，脉浮自汗体难干。食积令人头必痛，身不疼兮积证端。气口紧盛伤于食，心烦脉数呕吞酸。虚烦之脉不紧实，但觉身心热与烦。身不疼兮头不痛，唯宜竹叶汤便安（竹叶汤主之）。又有脚气之为病，大便坚硬足行难。两胫肿满或枯细，莫与伤寒一例看。

（注）头疼脉数，发热恶寒，而身不痛，左手脉平和，此名食积也。《甲乙经》云：人迎紧盛伤于寒，气口紧盛伤于食。人迎主外，气口主中，以此别之。伤食之证，由脾胃伏热，因食不消，发热似伤寒，却身不疼痛，此为异耳。若膈实呕吐者，食在上脘，宜吐之。若脘腹满痛者，宜下之，治中汤（人参、甘草、干姜、白术、陈橘皮、青橘皮）、五积散（枳壳、官桂、厚朴、人参、白芷、白茯苓、芍药、当归、麻黄、半夏、川芎、陈橘皮、甘草、干姜、苍术、桔梗）、黑神圆（巴豆霜、五灵脂、杏仁、大戟、荆三棱、豆豉），可选而用也。

若不恶寒，身不痛，头不疼，脉不紧，但烦热者，此名虚烦也。诸虚烦热，与伤寒相似，然不恶寒，身不疼痛，故知非伤寒也，不可发汗。头不痛，脉不紧数，故知非里实也，不可下。如此者，内外皆不呵攻，攻之必遂损竭多死也。此虚烦，但当竹叶石膏汤（淡竹叶、半夏、石膏、人参、甘草、麦门冬）。若呕者，与橘皮汤（甘草、人参、陈橘皮），一剂不愈，再与之。孙真人云：此法数用甚有效。伤寒虚烦，亦宜服之。王叔和云：有热不可大攻之。热去则寒起，正宜服竹叶汤。若憎寒发热，恶风自汗，寸口脉浮，胸膈痞满，气上冲咽喉，不得息，

而头不疼，项不强，此为有痰也。宜服柴胡半夏汤（柴胡、人参、半夏、甘草、黄芩、白术、麦门冬）、金沸草散（前胡、荆芥、半夏、赤芍药、细辛、甘草、旋覆花）、大半夏汤（半夏、白茯苓、生姜或加陈橘皮）。若气上冲咽喉不得息者，用瓜蒂散吐之，故法服瓜蒂散（瓜带、赤小豆）。凡服一钱七，药下便卧，欲吐且忍之，良久不吐，取三钱七，汤二合和服，以手指擿之便吐矣。不吐，复稍增之，以吐为度。若吐少病不除，明日如前法再服之，可至再三，不可令人虚也。药力过时不吐者，啜热汤一杯，以助药力。吐讫便可食，无复余毒。若服药过多者，饮水解之。

若伤寒头疼身热，支节痛，大便秘，或呕逆而脚屈弱者，此名脚气也。地之寒暑风湿，皆作蒸气，足常履之，遂成脚气，所以病证与伤寒相近。其脉浮而弦者，起于风；濡而弱者，起于湿；洪而数者，起于热；迟而涩者，起于寒。风者，汗自愈；湿者，温而愈；热者，下而愈；寒者，熨而愈。脚气之病，如得不觉，因他病乃知。毒气人心，则小腹顽痹不仁，令人呕吐，死在朝夕矣。要之有脚气之人，先从脚起，或先缓弱疼痹，或行起忽倒，或两胫肿痛，或脚膝枯细，或心中忪悸，或小腹不仁，或举体转筋，或见食呕逆，恶闻食气，或胸满气急，或遍体酸痛，皆脚气候也，《黄帝》所谓缓风湿痹是也。顽弱名缓风，疼痛为湿痹。寒中三阴，所患必冷，小续命汤主之（附子、防风、芍药、白术、人参、川芎、麻黄、防已、黄芩、桂枝、甘草）。小续命煎汤成，旋人生姜自然汁最快。暑中三阳，所患必热，小续命汤去附子，减桂一半。大烦躁者，紫雪最良。大便秘者，脾约网（大黄、厚朴、枳壳、白芍、麻子仁、杏仁）、神功圆（大黄、麻子仁、诃子皮、人参）、五柔丸（大黄、前胡、半夏、苁蓉、芍药、茯苓、细辛、当归、葶苈）、大三脘散（独活、白术、甘草、干木瓜、紫苏、大腹皮、陈橘皮、沉香、木香、川芎、槟榔）、木瓜散主之（大腹皮、紫苏、干木瓜、甘草、木香、羌活）。脚气之疾，皆由气实，而始终无一人以服药，致虚而殂者。凡头痛身热，肢节痛而脚屈弱者，是其人素有脚气，此时发动也。脚肿者，槟榔散主之（橘叶、沙本，小便酒数沸，调槟榔末二钱）。大抵越婢汤（石膏、附子、白术、甘草、麻黄，外加生姜、枣子）、小续命汤、薏苡仁酒法（薏苡仁、牛膝、海桐皮、五加皮、独活、防风、杜仲、白术、枳壳、生干地黄）、脾约神功圆，皆要药也，仍针灸为佳。服补药与用汤淋洗者，皆医之大禁也。此节述朱翼中之学说也。

十三、两种痉歌

发热恶寒头项强，腰脊分明似反张。瘛疭口噤如痫状，此名痉病是其常。先感风寒后感湿，沉迟弦细脉相当。有汗不恶名柔痉，无汗恶寒名曰刚。无汗葛根有汗桂，二痉皆宜风引汤。脚挛啮齿皆阳热，大承气汤下最良。亦名阳痉并阴痉，名异实同安可忘。

（注）（《素问·五常政大论》）赫曦之纪，其病痘。按，即痉也。古书多用痉字，今人多作痉字。或谓痓恶也，痉强急也，作痉者误。其证发热恶寒，颈项强急，腰身反张，如中风状，或瘛疭口噤，此名痉也。古人谓之痓病，痓音职，又作痉。外证发热恶寒，与伤寒相似，但其脉沉、迟、弦、细，而项背反张强硬，如发痫之状，此为异耳。当察其有汗、无汗，以分刚痉、柔痉。无汗恶寒名刚痉，即阳痉。有汗不恶寒，名柔痉，即阴痉。无汗葛根汤主之（葛根、桂枝、甘草、芍药、麻黄、生姜、红枣），有汗桂枝加葛根汤（即桂枝汤加葛根）主之。若痉而胸满口噤，其人卧不着席，脚挛急，咬齿，当行大承气汤。此节述朱翼中之学说也。

大抵风中太阳营卫，则为中风。风中奇经督脉，则为痉。其证身热足寒，颈项强急，恶寒时头热面赤，目脉赤，独头面摇，卒口噤，背反张者是也。景岳发明，确有见地。其言曰：痉之为病，颈项强直，角弓反张也。其病在筋脉，筋脉拘急，所以反张。其病在血液，血液枯燥，所以筋挛。观仲景曰：大阳病发汗太多因致痉；风病下之则成痉；疮家不可发汗，汗之亦成痉。只此数言，可见病痉者，多由误治之坏证，其虚其实可了然矣。自仲景之后，惟陈无择能知所因，曰：多由亡血，筋无所荣，因而成痉。则尽之矣。盖误汗者必伤血液，误下者必伤真阴。阴血受伤则血燥，血燥则筋失所滋，筋失所滋，则为拘为挛而反张强直之痉病。势所必至，又何待风寒湿热之相袭而后为痉耶。予因类推，则常见有不因误治，而凡属血少阴虚之辈，不能荣养筋脉，以致痉挛僵仆者，皆是此证。如中风之有此者，必以年力衰，残阴之败也。产妇之有此者，必以去血过多，冲任竭也。疮家之有此者，必以血随脓出，荣气涸也。小儿之有此者，或以风热伤阴，遂为急惊或以汗泻，亡阴遂为慢惊。凡此之类，总属阴虚之证。盖精血不亏，则虽有邪干，亦断无筋脉拘急之病。故治此者，当先以养血为主，舒筋活络佐之。其初方可与胶艾四物汤加新绛、葱须、钩藤、蝎尾（真阿胶、陈艾叶、生地、门芍、归身、川芎、炙草、钩藤、蝎梢、新绛、葱须）。窃思痉必反张，其病在背，背之经络，惟太阳督脉耳，言太阳则督在其中矣。考《内经》之《经脉篇》曰：足少阴之脉，贯脊属肾，其直者，从肾上贯肝膈。《经筋篇》曰：足少阴之经，从脊内挟膂，上至项结于枕骨，与足太阳之筋合。又曰：足太阳之筋病，脊反折，项筋急。足少阴之筋病，主痫瘛及痉。阳病者腰反折，不能俛阴病者不能仰。由此观之，则痉之为病，虽属太阳、少阴之病，实则皆脊髓督脉之症也。继则当以滋填真阴为主，温煦督脉佐之。续方则用香茸八味汤去苓、泽，加炙龟板、猪脊髓（贡沉香五分拌捣熟地、山萸肉、生淮药、丹皮、炙龟板、猪脊髓、鹿茸血片）。

（增）**葛根汤方**　治太阳病，项背几几，无汗恶风者。并治太阳病，恶寒无汗，为刚痉，此方主之。

（药量）葛根二钱，麻黄五分，赤芍二钱，生姜一钱，炙草五分，桂枝七分，大枣四枚。

（服法）先煎麻黄去沫，入诸药煎服，不须啜粥。

（歌曰）太阳项背病几几，桂葛麻黄因汗无。芍草枣姜监制用，太阳病痉亦何虞。

桂枝加葛根汤方，已备中风条。今治痉病，宜加双钩藤四钱，制蝎尾梢八分，方能舒筋以镇痉。

（方解）此治太阳经输之病，太阳之经输在背。经云：邪入于输，腰脊乃强，故治项背几几。几几者，小鸟羽短，欲飞不能而伸颈之象也。方中桂枝汤全方，加葛根、麻黄，亦肌表两解之治，与桂枝二麻黄一汤同意，而用却不同者。因痉与瘛疭皆督病也，亦即脑筋病也，必参以弛缓脑筋，方能镇痉以定瘛疭。本方宜去麻黄加独活一钱、制蜈蚣五寸、制川乌五分，徐洄溪谓此二方治痉无效者，因方中无弛缓脑筋之药品也。

风引汤　治大人风引，小儿惊痫瘛疭，日数发，医所不疗，除热方。

（药量）生锦纹二钱酒炒三次，寒水石、生石膏、飞滑石、紫石英各四钱，赤石脂、白石脂各钱半，桂枝、甘草各六分，花龙骨三钱、左牡蛎四钱杵，干姜五分。

（服法）上先煎六石去滓，再煎大黄等六味，温服。

（歌曰）大人风引痉瘛疭，龙蛎桂甘六石同。酒炒生军清脑炎，干姜反佐奏巨功。

（方解）程祖植曰：此方乃减血安脑之理，其石药镇坠，龙蛎潜藏，因血热冲脑，可使下降。其桂、姜、甘草，辛甘发散，开通太阳气道，使脑中血气散行四肢。其大黄即引血下行之旨也。惜庸医不知病情，虽有对症之古方，不敢用耳。

大承气汤方已载总病歌中，今治痉病，宜加羚角一钱、天麻钱半，清脑熄风以镇痉。

十四、辨伤寒疫气异同歌

春气温和夏暑热，秋气凄凉冬凛冽。四时正气自调均，不犯寒邪无病孽。冬时寒凛欲周密，君子深藏宜入室。中而即病日伤寒，触冒寒邪成此疾。毒气若深不即病，至春与夏邪方出。春为温病夏为热，变态无端症非一。若乃时行自不同，盖是不时之气失。春时应暖反大寒，夏时应热却寒傈。秋气清凉大热来，冬气寒时似春日。少长一般病相似，此是时行号温疫。欲知正气与天行，要在潜心研菌毒（疫必有毒，毒必有菌，吾国古名恶菌，载在紫金锭方下，一考便知，非西医之新发明也）。

（注）伤寒得天地之常气，先行身之背，次行身之前，次行身之侧，白皮肤传经络，受病于气分，故感而即动。认真脉证，治法即以发表为第一义，入里则不消矣。未有温覆而当不消散者，何至传入血分，变证百出哉。疫病得天地之杂气，南口鼻入，直行中道，流布三焦，散漫不收，去而复合，受病于血分，故郁久而发。亦有因外感，或饥饱劳碌，或焦思气恼，触动而发者，一发则邪气充斥奔迫，上行极而下，下行极而上，即脉闭体厥，从无阴证，皆毒火也，治法急以逐秽为第一义。上焦如雾，升而逐之，兼以解毒。中焦如沤，疏而逐之，兼以解毒。下焦如渎，决而逐之，兼以解毒。恶秽既通，乘势追拔，勿使潜滋，所以疫病非泻则清，非清则泻。原无多方，时其轻重缓急而拔之，或该从证，或该从脉，切勿造次。总之伤寒之邪，白外传内；疫病之邪，由内达外。伤寒多表证，初病

发热头痛，未即口燥咽干；疫病皆里证，一发即口燥咽干，未尝不发热头痛。伤寒外邪，一汗而解；疫病伏邪虽汗不解且加重。伤寒解以发汗；疫病解以战汗。伤寒汗解在前；疫病汗解在后。伤寒投剂，可使立汗；疫病下后，里清表透，不汗自愈，终有得汗而解者。伤寒感邪在经，以经传经；疫病伏邪在内，内溢于经。伤寒感发甚暴；疫病多有淹缠，三五七日忽然加重，亦有发之甚暴者。伤寒不传染于人；疫病多传染于人。伤寒多感太阳；疫病多起阳明。伤寒以发表为先；疫病以清里为主。各有证候，种种不同，此辨伤寒疫气之所以异也。其所同者，伤寒疫气，皆致胃实，故用白虎承气等方，清热导滞。后一节治法亦无大异，不得渭里证同，表证亦同耳，此辨伤寒与疫气之所以同也。

十五、妇人伤寒歌

妇人此疾当区别，身重身轻不同列。产前身重且安胎，产后血虚先补血。水火相刑浸自伤，荣卫不和多阻节。香苏饮合葱豉汤，气调血行两通彻。左关浮紧汗为宜，正恐室中成血结。血室不蓄脾无蕴，刚燥不生免邪热。产后多生三种病，大便坚秘难通泄。郁冒仍兼自汗多，皆是血虚津液竭。血虚而厥厥必冒，冒家解时汗流浃。津液既少大便难，孤阳上越恐阴绝。惟有柴胡四物汤，庶可调和使安悦。

（注）妇人伤寒，与男子治法不同。男子先调气，妇人先调血，此大略之词耳。要之脉紧无汗名伤寒，脉缓有汗为伤风。热病脉洪大，中暑脉细弱，其证一也。假如中暍用白虎（知母、石膏、甘草、粳米），胃实用承气（大黄、甘草、芒硝），岂必调血而后行汤耶。仲景《伤寒论》所以不分妇人，良亦以此。学者皆可随病于男子药证中，以意选用也。若妊妇伤寒，药性须凉，慎不可行桂枝、半夏、桃仁等药。小柴胡去半夏，名黄龙汤（柴胡、黄芩、人参、炙草、生姜、大枣），盖为妊妇而设也。大抵产前先安胎，产后先补血，次服伤寒药。若病稍退，则止药不可尽剂，此为大法。试先述妇人伤寒。

（一）妇人伤寒六七日，胃中有燥屎，大便难，烦躁谵语，目赤，毒气闭塞，不得流通，宜泻心三黄汤（蜀大黄一钱、鼠尾黄芩钱半、鸡爪黄连钱半）。如目赤睛疼，加白茯苓、嫩竹叶，泻肝余之气。

（二）妇人伤寒，发热恶寒，四肢拘急，口燥舌干，经脉凝滞不得往来，宜桂枝红花汤（桂心五分、赤芍一钱、甘草四分、红花一钱、生姜二片、枣二枚）。

（三）妇人伤寒，口燥咽干，腹满不思饮食，宜黄芩芍药汤（黄芩、白芍、白术、干地黄、生姜）。

（四）妇人伤寒，喘急烦躁，或战而作寒，阴阳俱虚不可下，宜柴胡当归汤（柴胡、白术、人参、甘草、当归、赤芍、五味子、木通、生姜、津枣）。

（五）妇人伤寒瘥后，犹有余热不去，谓之遗热，宜干地黄汤（干地黄、大黄、黄连、黄芩、柴胡、白芍、甘草）。

（六）妇人伤寒未平复，因交合里急，腰胯连腹内痛，名曰阴阳易，宜用烧棍散（男子裩裆烧灰，男子用妇人裩烧灰），小便利，阴头肿即愈。

（七）妇人病未平复，因有所动，致热气上冲胸，手足拘急，搐溺如中风状，宜青竹茹汤（栝蒌根、青竹茹）。

（八）妇人未平复，因有所动，小腹急痛，腰胯疼，四肢不任，举动无力，发热者，宜当归白术汤（当归、白术、桂枝、附子、生姜、甘草、芍药、人参、黄芪）。

次述妊妇伤寒。仲景无治法，用药宜用避忌，不得与寻常妇人一概治之也。

（一）妊妇产前腹痛，及月事或多或少，或前或后，胎气不安，产后血块不散，或亡血过多，或恶露不下，宜服加减四物汤（川芎、当归、熟干地黄、白芍）。若妊孕下血，即入艾五七叶、阿胶末一钱。因虚致热，热与血搏，口舌干渴欲饮水，加栝蒌根、麦门冬；腹中刺痛，恶物不下，加当归尾、赤芍；血崩加地黄、蒲黄；冈热生风，加菊花、钩藤；身热脉躁，头昏项强，加柴胡、黄芩；秘涩加大黄、桃仁。滑泻加桂、附；发寒热，加干姜、丹皮；呕加白术、人参；腹胀加厚朴、枳实；虚烦不得眠，加竹叶人参；躁、大渴加知母石膏。水停心下，微吐逆，加猪苓、茯苓、防己；虚寒状类伤寒，加人参、柴胡、防风。

（二）妊妇伤寒，安胎宜阿胶散（阿胶、桑寄生、白术、人参、白茯苓，用糯米饮调下）。

（三）妊妇伤寒，安胎宜白术散（白术、黄芩、生姜、大枣），惟四肢厥冷，阴证见者未可服。

（四）妊妇伤寒，憎寒发热，当发其汗，宜葱白汤（葱白、生姜）。

（五）妊妇伤寒，或中时行，洒淅作寒，振傈而悸，或加哕者，宜苏木汤（赤芍、陈橘皮、黄芩、黄连、炙草、苏木）。若胎不安，兼服阿胶。

（六）妊妇寒热头痛，嘿嘿不欲饮食，胁下痛，呕逆痰气，及产后伤风，热入胞宫，寒热如疟，并经水适来适断，病后劳复，余热不解，宜黄龙汤（柴胡、黄芩、人参、炙草）。

（七）妊妇伤暑，头痛恶寒，身热躁闷，四肢疼痛，背项拘急，唇口干燥，宜柴胡石膏汤（柴胡、甘草、石膏）。若气虚体冷者，加人参。

（八）妊妇伤寒，四日至六日已来，加心腹胀，上气渴不止，饮食不多，腰疼体重者，宜枳实散（枳实、麦门冬、陈橘皮加生姜、葱白）。

（九）妊妇伤寒，头目旋疼，壮热心烦，宜旋覆花汤（旋覆花、白术、前胡、黄芩、人参、麻黄、赤芍、石膏、甘草、生姜）。

（十）妊妇伤寒，壮热呕逆，头疼，不思饮食，胎气不安者，宜用麦门冬汤（人参、石膏、前胡、黄芩、葛根、麦门冬、生姜、枣子，加淡竹茹一分）。

（十一）妊妇发斑，变为黑色，宜栀子大青汤（升麻、栀子仁、大青、杏仁、黄芩、葱白二寸）。

（十二）妊娠头痛，壮热心烦，呕吐不下食，宜芦根汤（知母、青竹茹，人生芦根、粳米）。

（十三）涂脐法，治妊娠遭时疾，令子不落。（取灶中黄土，水和涂，干复涂之，一方酒和涂，方五寸，又泔清和涂之并佳。）

（十四）妊娠热病，宜葱白豉汤（葱白豉）；又葱白一物汤（葱白一把），亦主安胎。若胎已死者，须臾即胎出也；又伏龙肝散（即灶下黄土，用鸡子许，水调服之）、葛根一物饮（葛根煎汁服），广济疗妊娠伤寒。头痛壮热，宜栀子五物汤（栀子、前胡、知母、黄芩、石膏）。

（十五）妊娠伤寒，头痛，支节痛，壮热，宜用前胡七物汤（前胡、知母、栀子仁、石膏、大青、黄芩、葱白）。

（十六）急救疗妊娠七月伤寒，壮热赤斑变黑，溺血，宜用升麻六物汤（升麻、栀子仁、大青、杏仁、黄芩、葱白）。

又次述妇人产后伤风，十数日不解，头微痛，恶寒，时时有热，心下坚，干呕汗出，宜用阳旦汤（桂枝、芍药、甘草、黄芩、枣子、生姜）。自汗者去桂枝，加附子；渴者，去桂枝加栝蒌根；利者，去芍药桂，加干姜；心下悸者，去芍药加茯苓；虚劳里急者，阳旦汤入胶饴为佳。

（一）妇人产后血虚多汗，喜中风，身体强直，口噤，背反张为痉，治法详痉歌条。

（二）妇人产后亡津液，大便秘，或谵语烦躁，不可用汤液，宜神功丸，米饮汤吞下（大黄、人参、麻子仁、诃子皮）。

（三）妇人产后头疼，身体发热，兼腹内拘急疼痛，宜桂心牡蛎汤（桂心、牡蛎、白芍、干地黄、黄芩）。

（四）妇人产后寒热往来，心胸烦满，骨节疼痛，及头疼壮热，日晡加甚，又如疟状，宜用蜀漆汤（蜀漆叶、黄芪、桂心、甘草、黄芩、知母、芍药、生地黄）。

（五）妇人产后虚羸，发寒热，饮食少，或腹胀，宜用增损柴胡汤（柴胡、人参、甘草、半夏、白芍、陈橘皮、川芎、生姜、枣子）。

（六）妇人产后伤风，发热面赤，喘而头疼者，宜竹叶防风汤（竹叶、葛根、防风、桔梗、桂枝、人参、甘草、生姜、枣子）。头项强，加附子，呕加半夏。

（七）妇人草蓐中伤风，四肢苦烦热，宜用三物黄芩汤（黄芩、苦参、干地黄）。

（八）妇人伤寒，经水方来忽断，寒热如疟，狂言见鬼者，宜用干姜柴胡汤（柴胡、栝蒌根、桂枝、牡蛎、干姜、甘草）。

（九）妇人伤寒，血结胸膈，揉而痛不可近，宜海蛤散（海蛤、滑石、甘草、芒硝）。此节述朱翼中之学说也。

《金匮》谓新产妇人有三病，一者病痉，二者病郁冒，三者大便难。新产血虚多汗出，喜中风，故令人病痉；亡血复汗，故令郁冒；亡津液胃燥，故大便难。产妇郁冒，其脉微弱，呕不能食，大便反坚，但头汗出。所以然者，血虚而厥，厥而必冒，冒家欲解，必大汗出。以血虚下厥，孤阳上越，故头汗出。所以产妇喜汗出者，亡阴，血虚阳气独盛，故当汗出，阴阳乃复，大便坚，呕不能食，小柴胡汤主之（柴胡、黄芩、半夏、甘草、人参、生姜、津枣），病解能食。七八日复发热者，此为胃实，大承气汤主之（大黄、枳实、厚朴、芒硝）。

按：此论乃产后大势之全体也，而方则为汗出中风一偏之证而设。故沈目南谓，仲景本意发明产后气血虽虚，然有实证即当治实，不可顾虑其虚，反致病剧也。张景岳亦云：产后既有表邪不得不解，既有表邪不得不清，既有内伤停滞不得不开通消导，不可偏执。如产后外感风寒，头痛身热，便实中满，脉紧数洪大有力，此表邪实病也。又火盛者，必热渴烦躁，或便结腹胀，口鼻舌焦黑，酷喜冷饮，眼眵，尿热赤，脉洪滑，此内热实病也。义或因产过食，致停蓄不散，此内伤实病也。义或郁怒动肝，胸胁胀痛，大便不利，脉弦滑，此气逆实病也。义或恶露未尽，瘀血上冲心腹胀满，疼痛拒按，大便难，小便利，此血逆实证也。遇此等实证，若偏用大补，是养虎为患，误矣。此皆论产后之各种实证也。

尤在泾注《金匮》云：血虚汗出，筋脉失养，风入而益其劲，此筋病也。亡阴血虚，阳气遂厥，而寒复郁之，则头眩而目瞀，此神病也。胃藏津液而灌溉诸阳亡津液，胃燥则大肠失其润而大便难，此液病也。三者不同。其为亡血，伤目则一，故皆为产后所有之虚病。即此推之，凡产后血虚诸证，可心领神会矣。

按：以上三大证，皆可用仲景复脉汤加减治之（炙甘草、桂枝、生姜、人参、麦冬、大麻仁、阿胶、地黄、大枣）。如血不养筋，筋挛而痉者，本方去参、桂，加夜交藤、络石藤、鸡子黄。如血虚生风，头眩晕厥者，本方去参、桂及酒，加天麻、滁菊、鸡子黄、真珠母、左牡蛎。如胃肠液燥，便结而难者，本方去桂、酒，加柏子仁、松子仁、淡苁蓉、当归。

香苏葱豉汤

（药量）生香附钱半，紫苏叶钱半，陈橘皮八分，清炙草四分，津葱白四枚，淡香豉二钱，生姜一片，津枣二枚，水煎服。

（歌曰）香苏饮合葱豆豉，橘皮炙草枣姜宜。疏郁调肝和气血，解肌活套亦须知。

（方解）妇人多肝郁气滞，一经感冒风寒，宜专主顺气达郁，故以香附疏气，苏叶、橘姜为君，以葱白、豆豉以助香苏之发表，佐以姜、枣调其营卫，使以炙草和诸药，以辛甘发散也。

柴胡四物汤

（药量）川柴胡五分，青子芩七分酒炒，半夏八分，清炙草三分，细生地钱半，当归一钱，生白芍钱半，川芎四分，生姜一片，小津枣二枚。

（歌曰）小柴胡汤去人参，芎归地芍滋阴液。炙甘姜枣调营卫，半夏黄芩泄肝热。

（方解）此养血调肝之主方，故用当归润肝，生地滋肝，白芍缓肝，川芎疏肝为君。佐以小柴胡去人参者，一则清疏肝胆以调营卫，一则和解表里以泄邪热也。

十六、妇人热入血室歌

妇人中风七八日，身热续续发寒傈。经水适来或适断，热随阴血居其室，昼则明了暮谵语，状如见鬼如痁疾。无犯胃气及二焦，小柴胡症尤为的。更刺期门以泻肝，邪去自然保安吉。切须急疗莫迟迟，变症来时恐无及。

（注）古人治病，先论其所主。男子调其气，妇人调其血。血室不蓄，则二气和谐，血室凝结，则水火相刑。伤寒气口紧盛，即宜下，人迎紧盛，即宜汗。妇人左关浮紧，不可下，当发其汗，以救其血室，荣卫得和，津液白通，浃然汗出而解。仲景云：妇人伤寒，经水适断，昼则明了，暮则谵语，如见鬼状，此为热入血室。无犯胃气及上二焦，无犯胃气者，言不可下也，小柴胡汤主之（柴胡、黄芩、半夏、人参、甘草、生姜、大枣）。若行汤迟，则热人胃令津燥，中焦上焦不荣，成血结胸状，须当针期门也。平居之日，血常养肝，故肝藏血则荣养血室，血室不蓄，冲无蕴积，冲无蕴积则瘀燥不生。若犯胃气则瘀燥既生，昼夜谵语，喜忘如狂，小腹满，小便利，属抵当汤证也（水蛭、大黄、虻虫、桃仁）。伤寒胃实谵语，宜下之。妇人热入血室谵语者，不可下耳。此节述朱翼中之学说也。

按：冲脉为血室，肝所主。其脉起于气街，气街阳明胃经之穴，故又隶属阳明也。邪入血室，仲景分浅深而立两法。其邪深者，如结胸状，谵语者，刺期门，随其实而泻之，是从肝而泄其邪，其邪亦即陶氏之所谓血结胸也。其邪浅者，云往来寒热，如疟状而无谵语，用小柴胡汤，是从胆治也。往来寒热，是少阳之证，故以小柴胡汤提少阳之邪，则血室之热亦可随之而外出，以肝胆为表里，故深则从肝，浅则从胆，以导泄血室之邪也。若温邪热入血室，有三证。如经水适来，因热邪陷入而搏结不行者，此宜破其血结；若经水适断而邪乃乘血舍之空虚以袭之者，宜养营以清热；其邪热传营，逼血妄行，致经未当期而至者，宜清热以安营。

十七、小儿伤寒歌

幼小伤寒须另看，腑脏娇嫩质未坚。乳食多愆邪易入，一旦病至热如煎。恶寒汗多多咳嗽，喜偎母怀手略牵。轻清发表剂要小，葱豉橘梗饮为先。夹惊伤寒常遇到，肩项反折瘛疭兼。千金龙胆汤最妙，风盛痰壅砂膏健。更多夹食伤寒症，脘闷腹疼必相连。恶心呕吐身烦热，栀豉香苏最称全。察色审音详苗窍，毋俾病势变缠绵。热病般般能辨析，庶几儿寿似彭筏。

（注）小儿伤寒，与大人治法一般，但小分剂，药性差凉耳。寻常风壅发热，鼻涕痰嗽，烦渴，惺惺散主之（桔梗、细辛、人参、白术、栝蒌根、炙草、白茯苓、川芎、生姜二片、薄荷二叶）。咽喉不利，痰食咳嗽，鼠粘子汤主之（鼠粘子、甘草、防风、荆芥穗）。头额身体温热，大便黄赤，腹中有热，四顺饮（大黄、当归、甘草、芍药、薄荷二叶）、连翘饮（连翘、防风、甘草、山栀子）、三黄丸主之（即三黄汤为丸）。头额身体温热，大便白而酸臭者，胃中有食积，双丸主之（甘遂、朱砂、麦门冬、蕤核、牡蛎、甘草、巴霜）。小儿无异疾，惟饮食过度不能自节，心腹胀满，身热头痛，此双丸悉治之。小儿身体潮热，头目碎痛，心神烦躁，小便赤，大便秘，此热剧也，洗心散（当归、赤芍、甘草、荆芥、白术、麻黄、大黄，加姜一片、薄荷二叶）、调胃承气汤主之（甘草、大黄、芒硝）。头疼发热而偎人恶寒者，此伤寒证也，升麻汤主之（升麻、门芍、甘草、干葛）。无汗者，麻黄黄芩汤（麻黄、黄芩、赤芍、甘草、桂枝）；有汗者，升麻黄芩汤（升麻、葛根、黄芩、芍药、甘草），皆要药也。小儿寻常，不可轻易服药，若服凉药，当胃冷虫动，其证与惊相类，医人不能辨，往往复进惊药，如脑、麝之类，遂发吐，胃虚而成慢惊者多矣。小儿须有热证，方可疏转，仍慎用丸子药利之，当以川芎、大黄等，㕮咀作汤液，以荡涤蕴热，盖丸子巴豆，乃攻食积耳。小儿伤寒，六经治例皆同，但有胎热、惊热、血热、客热、寒热、潮热、痰热、食热、变蒸热、伤风热、痘疹热也。初作皆状似伤寒，要在明辨之耳。凡小儿病，详察面色为先，伤寒尤宜加意。

此节述诸名家之学说也。

（一）乳食发热，伤乳则吐哯，奶瓣不消，口中醋气。伤食则心下满硬，暖气作酸，恶食。右手气口脉盛，手心热，手背不热，脘腹先热，以此别之。

（二）变蒸发热，长气血也。夫变者气上，蒸者体热也。轻者发热虚惊，耳冷微汗，唇中有白泡如珠子是也，三日而愈。重者寒热脉乱，腹痛啼叫不食。凡乳食即吐哯，五日愈也。

（三）伤风发热，则贪睡眼涩，呵欠烦闷，鼻塞喷嚏，或流清涕，口中气热，咳嗽声重，或自汗怕风，要在详辨而治之。

（四）痘疹发热，钱氏曰：腮赤多躁，喷嚏眼涩，呵欠烦闷，．时发惊悸，身重发热，耳尖、鼻尖、手足稍冷，乍凉乍热，睡中惊惕，起卧不安，乃其候也。切不可认作伤寒发汗，盖覆取汗，则大误，须仔细辨之。凡小儿伤寒，虽与大人无异，然毕竟有别。小儿真属伤寒，必夹惊、夹食之症为多。故即用六经分治之剂，其中必兼去惊消食之品，方可奏功。至小儿伤寒，形症亦属有定。如头痛体重，鼻塞流涕，喘息颊赤，口干眼涩，或眼赤黄，咳嗽喷嚏，或口鼻出水，山根青色，身上寒毛起，或偎人，或恶寒，两手脉必洪数。凡此等症，皆属伤寒之候，必明辨之，方不与一切之症相混，而可以伤寒之治为治。

葱豉橘粳饮

（药量）葱白一个，淡香豉十粒，橘皮三分，粳米三十粒，水煎服。

（歌曰）幼小伤寒剂要小，葱豉橘粳最完全。若还咳嗽兼喘息，杷叶杏仁亦稳健。

（方解）太阳伤寒，初治虽须发表，小儿肌疏易汗，难任麻、桂重剂。故用葱白为君，以代麻黄；豆豉为臣，以代桂枝；佐以橘皮，既能轻扬疏表，又能消化乳食；使以粳米，和其胃气，以便小儿节乳也。

千金龙胆汤　治婴儿胎毒致生鹅口，及胎惊、脐风、撮口等症，并治夹惊、伤寒。

（药量）龙胆草二分，柴胡二分，双钩藤一钱，子芩三分，生军一分，蜣螂一只，赤芍三分，炙甘草二分，水煎服。

（歌曰）千金龙胆钩藤柴，芩芍军蜣炙草连。若还气喘兼痰涌，加入辰砂膏子安。

（方解）凡婴孩素有胎惊，一感风寒，陡然发惊，即为夹惊伤寒，故用龙胆、钩藤为君，生军、蜣螂为臣，皆取其泻火熄风、镇静神经以定惊，佐以柴芩，轻散风寒以解肌退热，使以炙草和诸药以保胃气也。

辰砂膏　治热盛动风，诸惊痰潮之要药，专科必须预备以救急。

（药量）辰砂三钱，元明粉二钱，硼砂、牙硝各钱半，全蝎、珠粉各一钱，麝香一厘。

（服法）上七味，各为细末，研匀和熟枣肉，好绢包起，自然成膏，每服一赤小豆许。月内婴孩，乳汁调涂乳上，令吮下。

栀豉香苏饮 治四时感冒风寒，头痛身热，恶寒无汗，心神烦躁，胸脘满闷。

（药量）焦山栀七分，淡香豉一钱，生香附五分，苏叶七分，陈橘皮四分，清炙草三分。

（服法）米泔水，煎服。

（歌曰）香苏饮纳草陈皮，汗顾阴阳用颇奇。再加栀豉米泔水，解肌导滞亦须知。

（方解）紫苏血中气药，香附气中血药，兼顾阴阳以发汗，故以为君。陈皮宣气消滞，栀、豉清热解肌，故以为臣。佐以炙草，兼调气血。使以米泔水，能消乳食而不伤胃气。较之时方，颇高一格也。

十八、伤寒瘥后病歌

伤寒瘥后还喜唾，胸里有寒实无邪。此候唯宜服理中，胃暖病除痰自破。劳复枳实栀子汤，发热小柴胡亦可。腰下水气牡蛎散，日暮微烦脾不磨。只须损谷自然安，甘节吉兮必无祸。

（注）凡伤寒瘥后发热者，此名劳食复也。病新瘥，血气尚虚，津液未复，因劳动生热，热气既还，复入经络，名曰劳复。仲景云：伤寒瘥已后，更发热，小柴胡汤主之（柴胡、黄芩、半夏、人参、甘草、大枣、生姜）。脉浮者以汗解，宜柴胡桂枝汤（柴胡、桂枝、黄芩’、人参、芍药、半夏、甘草、生姜、枣子）；脉实者以下解，宜大柴胡汤（柴胡、黄芩、芍药、半夏、枳实、大黄、生姜、津枣）；又大病瘥后劳复者、枳实栀子汤主之（枳实、栀子、豉），麦门冬汤（麦门冬、甘草、粳米、津枣、竹叶）、雄鼠屎汤（栀子、枳壳、雄鼠屎、葱白、香豉）、七味葱白汤（干葛、葱白、生姜、新豉、麦门冬、干地黄、劳水），皆可选用。又食复者，大病新瘥，脾胃尚弱，谷气未复，强食过多，停积不化，因而发热，名曰食复。大抵新病瘥，多因伤食，便作痞、干噫、食臭、腹中雷鸣、下利等证，可与生姜泻心汤（黄芩、甘草、人参、干姜、黄连、半夏、枣子、生姜）。仲景于栀实子汤证云：若有宿食，内大黄如薄棋子五六枚，服之愈。

理中汤方 载总病歌中

枳实栀子豉汤 治大病瘥后，劳复者主之。若有宿食，加大黄。

（药量）枳实二钱，栀子五枚，豆豉一撮。

（服法）先以清浆水（即淘米泔水，久贮味酸为佳），三杯空煎至二杯，纳枳实、栀子，煎至一杯，纳豆豉煮五六沸服，覆取微汗。有宿食，加大黄三分煎。

（歌曰）劳复劳热多停滞，枳实山栀同豆豉。水取清浆先后煎，按之若痛大黄煮。

（方解）大病瘥后，则阴阳水火始相交会，劳其形体则气血内虚。其病复作，其证不一，故不著其病形，只以此方统治之。方中栀子清上焦之烦热，香豉散下焦之水津，枳实炙香，宣中焦之胃气，三气和而津液生，津液生而气血复矣。若有宿食，则三焦未和，加大黄以行之，令燥屎行，而三焦气血自相和合矣。今之医辈，凡遇此证，无不以补中益气汤误之也。

小柴胡汤 方详总病歌

牡蛎泽泻散 治大病瘥后，腰以下有水气者主之。

（药量）牡蛎、泽泻、蜀漆、海藻、栝蒌根、商陆根、葶苈子。

（服法）上七味各等分为末，白汤和下钱五分，小便利，止后服，日三服。以商陆水煎能杀人，故用散。

（歌曰）病后脾衰下部肿，栝蒌蛎泽蜀葶苈。商根海藻泄虚邪，热撤水消方不恐。

（方解）太阳之气，因大病不能周行于一身，气不行而水聚之。今在腰以下，宜从小便利之。牡蛎、海藻生于水，故能利水，亦咸以软坚之义也。葶苈利肺气而导水之源，商陆攻水积而疏水之流，泽泻一茎直上，栝蒌生而蔓延，二物皆引水液而上升，可升而后可降也。蜀漆乃常山之苗，自内而出外，自阴而出阳，所以引诸药而达于病所，又散以散之，欲其散布而行速也，但其性甚烈不可多服，故曰小便利，止后服。

十九、伤寒五脏死绝歌

水浆不下汗如油，形体不仁喘不休。此为命绝终难治，更有何藏绝终求。汗出发润为肺绝，唇吻反青肝绝忧。脾绝口黑并黄色，肾绝便涩与遗溲。心绝身似烟熏黑，更兼直视与摇头。五脏皆绝无可疗，纵逢和缓亦难瘳。

（注）《平脉篇》曰：脉浮而洪，身汗如油，喘而不休，水浆不下，体形不仁，乍静乍乱，此为命绝也。

（疏）脉浮而洪者，邪气胜也。身汗如油，喘而不休者，正气脱也。四时以胃气为本，水浆不下者，胃气尽也。一身以荣卫为充，形体不仁者，荣卫绝也，不仁为痛痒俱不知也。乍静乍乱者，正与邪争，正负邪胜也。正气已脱，胃气又尽，荣卫俱绝，邪气独胜，故曰命绝也。

又云：未知何脏先受其灾。若汗出发润，喘不休者，此为肺先绝也。（疏）肺为气之主，为津液之帅，汗出发润者，津脱也。喘不休者，气脱也。

又云：阳反独留，形体如烟熏，直视摇头者，此心绝也。（疏）肺主气，心主血。气为阳，血为阴。阳反独留者，则为身体大热，是血先绝而气独在也。形体如烟熏者，为身无精华，是血绝不荣于身也。心脉侠咽系，目直视者，心经绝也。头为诸阳之会，摇头者，此所谓阴绝而阳无根也。

又云：唇吻反青，四肢漐习者，此为肝绝也。（疏）唇吻者脾之候，肝色青，肝绝则真色见所胜之部也。四肢者，脾所主，肝主筋，肝绝则筋脉引急，发于所胜之分也。漐习者为振动，若搐搦手足时引缩也。

又云：环口黧黑，柔汗发黄者，此为脾绝也。（疏）脾主口唇，绝则精华去，故环口黧黑。柔为阴，柔汗冷汗也。脾胃为津液之本，阳气之宗。柔汗发黄者，脾绝而阳脱，真色见也。

又云：溲便遗失，狂言，目反直视者，此为肾绝也。（疏）肾司开阖，禁固便溺，溲便遗失者，肾绝不能约制也。肾藏志，狂言者志不守也。《内经》曰：狂言者是失志矣，失志者死。《针经》曰：五脏之经气，皆上注于目，骨之精为瞳子，目反直视者，肾绝则骨之精不荣于瞳子，而瞳子不转也。

二十、表证歌

身热恶寒脉又浮，偏宜发汗更何求。虽须手足俱周遍，不欲淋漓似水流。轻则随时与和解，重须正发病当瘳。初春阳弱阴尚胜，不可亟夺成扰搜。夏时暑热脉洪大，玄府开时汗易谋。不可汗脉微而弱，更兼尺中脉迟缓。微弱无阳迟少血，安可麻黄求发散。更有衄血并下血，风温湿温如何发。坏病虚烦且慎之，腹间动气宜区别。妇人经水适来时，此是小柴胡证决。倘然误汗表里虚，郁冒不知人作孽。

（注）发热恶寒，身体痛而脉浮者，表汪也（浮，表阳也，其脉按之不足，举之有余。《素问》云：寸口脉浮而盛，曰病在外；寸口脉沉而紧，曰病在中。仲景云：脉浮者，病在表，可发汗；又曰表有病者，脉当浮；又曰结胸证脉浮者，不可下，则知脉浮者，表证也）。表证者，恶寒是也，此属太阳，宜汗之。然伤寒发表，须当随病轻重而汗之，故仲景有发汗者，有和解之者，兼四时发汗，亦自不同。○春不可大发汗，以阳气尚弱，不可亟夺，使阴气胜于时，天寒初解，荣卫腠理缓，可用柴胡桂枝汤之类。○冬不可大汗者，以阳气伏藏，不可妄扰，不问伤寒中风，以轻药解利之。伤寒无汗者，只与桂枝麻黄各半汤。伤风有汗，只与柴胡桂枝汤，或得少汗而解。○夏月天气大热，玄府开，脉洪大，宜正发汗，但不可纯用麻黄、桂枝热性药，须用桂枝麻黄各半汤，加黄芩、石膏、知母也。夏月有桂枝、麻黄证，不加膏芩辈，服之转助热气，便发黄斑出也。○凡发汗欲令手足俱周，濈濈然一时许为佳，不欲如水淋漓，服汤中病即止，不必尽剂。而腰以下至足心微润，病终不解。凡发汗病证仍在者，三日内可二三汗之，令腰脚周遍为度。若阴病不可发汗，发汗即动经。然太阴脉浮，少阴反发热，亦须微微取汗，但不正发汗耳。

仲景太阴证，脉浮可汗，宜桂枝汤；少阴病，发热脉沉，宜麻黄细辛附子汤；少阴二三日，常见少阴证，无阳证者，宜麻黄附子甘草汤，微发汗，皆阴证表药也。○大抵伤寒太阳证发热恶寒，宜发其汗，然热多寒少，其脉微弱，或尺脉迟者，不可表也；其人当汗，而衄血、下血者，不可表也；坏病者，不可表也；妇人经水适来者，不可表也；风温者，不可表也；湿温者，不可表也；虚烦者，不可表也；病人腹间左右上下有筑触动气者，不可表也，此见古人慎用表药如此。此节述朱翼中之学说也。

二十一、里证歌

不恶寒兮反恶热，胃中干燥并潮热。手心腋下汗常润，小便如常大便结。腹满而喘或谵语，脉沉而滑里证决。阳盛阴虚速下之，安可日数拘屑屑。失下心胸皆痞闷，冒郁不安成热厥（庸医见厥便以为阴，误服热药，则发班发黄不知人）。庸医不晓疑是阴，误进热药精魂绝。三阴大约可温之，积症见时方发泄。太阴腹满或时痛，少阴口燥心下渴。积症悉具更无疑，要在安详加审别。病犹在表不可下，脉浮更兼虚细者。呕吐恶寒小便清，不转矢气应难泻。大便坚硬小便数（脾约数），阳明自汗津液寡（蜜导症）。如斯之类下为难，莫便参差成误也。

（注）不恶寒反恶热，手掌心并腋下濈濈汗出，胃中干涸，燥粪结聚，潮热大便硬，小便如常，腹满而喘，或谵语，脉沉而滑者，里证也（仲景云：手足濈然汗出者，此大便已硬也。伤寒欲下而小便少，手足心并腋下不滋润者，不可攻也）。里证者（内热是也），此属阳明也；宜下之。伤寒始发热恶寒，今汗后不恶寒，但倍发热而躁；始脉浮大，今脉洪实，或沉细数；始惺静，今狂语。此为胃实阳盛，再汗即死，须下之，即愈。亦有始得病，便变阳盛之证，须便下之，不可拘以日数。更有心胸连脐腹大段痞闷，腹中疼，坐卧不安，冒闷喘急极者，亦不候他证，便下之（凡大便秘妨闷，恐尚有表证者，亦须少小饮小承气汤微解之，不可过多，令大泄也）。失下则气血不通，四肢便厥。医人不知反疑是阴厥，复进热药，祸如反掌，不可不察也。若三阴大约可温，然须有积证，可下也。何谓积证，太阴腹满时痛（桂枝加芍药汤，痛甚者，桂枝加大黄汤），少阴口燥咽干，或腹满不大便，或下利清水，心下痛，皆积证也（仲景云：少阴病得之二三日，口燥咽十者，急下之，宜大承气汤。少阴病自利清水，心下痛口干者，宜大承气汤。少阴病六七日，腹满不大便者，宜大承气汤也）。下证悉具，服汤已更衣者，止后服，不尔，尽剂服之（更衣谓病人服承气汤后得下利，故勿与也）。下后慎不中服补药，孙真人云：服大承气汤，得利瘥，慎不中服补药也。热气得补复盛，更复下之，是重困也，宜消息调养之。大抵伤寒最慎于下，若表证未罢，不可乱投汤剂。虚其胃气脉浮者，不可下（仲景云：脉浮者，病在表，可发其汗，应汗而下为懊憹、为痞、为结胸）。脉虚细者，不可下（王叔和云：脉微不町吐，虚细不可下）。恶寒者，不可下（恶寒者，表之虚。虽是阳明证，尚恶寒，即与太阳合病，属表，可发其汗。少阴恶寒，当温之）。呕吐者不可下（仲景云：呕多虽有阳明证，不可下。阳明病胁下硬满，不大便而呕，舌上白苔者，宜与小柴胡汤。上焦得通，津液得下，胃气因和，身濈然汗出，得屎而解）。不转矢气者，

不可下（转矢气，今人所谓放屁也。《伤寒论》云：阳明病不大便六七日，恐有燥屎，欲知之，法少与小承气汤。腹中转矢气者，此有燥屎也，乃可攻之。若不转矢气者，此但头硬，后必溏，不可攻之，攻之必胀满不能食也。又云：阳明病，谵语发潮热，脉滑而疾者，小承气汤主之。因与小承气汤一升，腹中转矢气者，更服一升，若不转矢气者，勿更与之。仲景无治法，今详宜与小柴胡汤。明日又不大便，脉反微涩者，里虚也，为难治，仲景亦无治法，宜与黄芪建中汤）。大便坚，小便数，不可用承气汤攻之（趺阳脉浮而涩，浮则胃气强，涩则小便数，浮涩相搏，大便则硬，其脾为约，麻子仁丸主之。《千金》云：脾约者，大便坚，小便利，宜枳实丸。太阳阳明者，脾约乃是也）。小便清者，不可下（仲景云：伤寒不大便六七日，头疼有热，与承气汤，小便清者，知不在里）。大便硬，小便少者，未可攻。阳明病，自汗出，若发汗，小便自利者，不可下，以此知古人慎用下药如此。此节述朱翼中之学说也。

（增）**蜜煎导方**　蜜一杯，于铜器内，微火煎凝如饴状，取纸捻作梃子，以线扎之，外以蜜厚包之，如指许，长二寸。微热，纳谷道中，以手急抱。若大便时乃去之，时法蘸些皂角末。附猪胆汁方：猪胆一枚，和醋少许，以竹管灌入谷道中。如一食顷，当大便，出宿食恶物，甚效。（方歌：津液内涸不宜攻，须得欲便以法通。蜜主润肠胆泄热，两方引导有神功）

麻仁脾约丸方　治趺阳脉浮而涩，浮则胃气强，涩则小便数。浮涩相搏，大便则难，其脾为约，此方主之。

（药量）麻仁二两，芍药、枳实各五钱，大黄、厚朴、杏仁各一两，炼蜜丸，如梧桐子大。饮服十九，渐加，以知为度。

（方解）脾为胃行其津液也。今胃热而津液枯，脾无所行则液枯而肠燥，而为穷约，故取麻仁、杏仁多脂之物以润燥，大黄、芍药苦泄之药以破结，枳实、厚朴顺气以行滞，以蜜为丸者。脾燥宜用缓法，以遂脾欲非比胃实，当急下也。

二十二、表里寒热歌

病人身热欲得衣，寒在骨髓热在肌。先与桂枝使寒已，小柴加桂次温之。病人身寒衣褫退，寒在皮肤热在髓。白虎加参先除热，桂麻各半解其外（仲景俱无治法。朱肱云：寒在骨髓，先与桂枝汤，次与小柴胡加桂汤。热在骨髓，先与白虎加人参汤，以除其热，次以桂麻各半汤，以解其外）。病有标本并始末，先后不同当审察。里寒表热脉沉迟，里热表寒脉必滑。

（注）病人有身大热，反欲得衣，有身大寒，反不欲近衣者。此名表热里寒，表寒里热也。病人身大热，反欲得衣，热在皮肤，寒在骨髓也。仲景无治法，宜先与阳旦汤（芍药、甘草、干姜、黄芩、桂枝），寒已，次以小柴胡加桂，以温其表。病人身大寒，反不欲近衣，寒在皮肤，热在骨髓也。仲景亦无治法，宜先与白虎加人参汤，热除，次以桂枝麻黄各半汤，以解其外。大抵病有标本，治有先后。表热里寒者，脉须沉而迟，手或微厥，下利清谷也。所以阴证亦有发热者，四逆汤、通脉四逆汤主之。面赤者加连须葱；腹中痛者去葱，加芍药；呕者加生姜；咽痛去芍药，加桔梗；利止脉不出者，去桔梗，加人参。表寒里热者，脉必滑而数，口燥舌干也。所以少阴恶寒而蜷，时时自烦，不欲厚衣，用大柴胡汤，下之而愈，皆为仲景之余议也。此节述朱翼中之学说也。

（增）**白虎加人参汤**　即白虎汤加入人参钱半，治误服桂枝汤，汗出不止，大烦渴，脉洪者，以此救之。

（歌曰）白虎知甘米石膏，阳明大渴汗滔滔。加参补气生津液，热逼亡阳此最高。

（方解）徐灵胎曰：亡阳之症有二，下焦之阳虚飞越于外而欲上泄，则用参、附等药以回之，中焦之阳盛涌奔于外而欲上泄，则用石膏以降之。同一亡阳，而治法迥殊，当细审之，否则死生立判。

二十三、表里虚实歌

脉浮而缓表中虚，有汗恶风腠理疏。浮紧而涩表却实，恶寒无汗体焚如。脉沉无力里虚症，四逆理中为对病（伤寒最要辨表里虚实）。沉而有力紧且实，柴胡承气宜相应。又有表和而里病，下之则愈斯为正。里和表病汗为宜，忽然误下应难拯。虚则温之实泻之，病形脉症要相宜。更兼药饵如精对，立便安康待甚时。

（注）原歌已详，勿须再赘，今将朱翼中论表里说节述之。治伤寒须辨表里，表里不分，汗下差误。古人所以云：桂枝下咽，阳盛即毙，承气入胃，阴盛以亡。

伤寒有表证，有里汗，有半在表半在里，有表里两证俱见，有无表里证。在表宜汗，在里宜下，半在里半在表宜和解，表里俱见，随证渗泄。无表证，用大柴胡汤下之，非特此也。均是发热，身热不渴，为表有热，小柴胡加桂主之。厥而脉滑，为里有热，白虎加人参主之。均是水气，干呕微利，发热而咳，为表有水，小青龙加芫花主之。身体凉，表证罢，咳而胁下痛，为里有水，十枣汤主之。均是恶寒，发热而恶寒者，发于阳也，麻黄、桂枝、小柴胡皆主之，或但用柴胡桂枝汤。无热而恶寒者，发于阴也，附子四逆汤主之。均是身体痛，脉浮发热，头疼身体痛者，为表未解，麻黄汤主之。脉沉自利，身体痛者，为里不和，四逆汤主之。以此观之，仲景之于表里亦详矣，学者宜深究之。虽然伤寒六七日，目中不了了，无表里证，脉虽浮，亦有下之者。少阴病，二三日无阳证，亦有发汗者，非表里之所能拘，又不可不知也。

二十四、急救表里歌

伤寒下后表里虚，急当救疗莫踌躇。下利不止身疼痛，救里为先四逆钦。忽若清便自调适，却宜救表桂枝徒。切莫迟延生别病．失治脉变在斯须。

（注）仲景云：伤寒医下之，续得下利，清谷不止，身疼痛者，急当救里。后身疼痛，清便自调者，急当救表。救里宜四逆汤，救表宜桂枝汤。此即四逆汤证，先温里，乃发表。桂枝汤证，先解表，乃攻里。仲景云：下利清谷，身体疼痛，急当救里；身体疼痛，清便自调，急当救表。如响应桴，间不容栉。观此则被误下而利，证见身疼痛，即为表未解，不必发热。凡汗下后，即表未解，止用桂枝汤，不用麻黄汤，论中皆如此。清作圊字解，圊谷者，完谷不化也。圊便自调者，大便如常也。

二十五、无表里证歌

既无里症又无表，随症小柴胡治疗。大便坚硬脉浮数，却与大柴胡极妙。七八日后至过经，症候如斯当辨晓。何况热实睛不和，常觉目中不了了。

（注）伤寒四五日后，以至过经十三日为经过。无表证，又于里证未可下者，

但非汗证，亦非下证者，皆可用小柴胡，随证加减用之（加减法及方载病证总类歌中），以至十余日者，亦可用。十余日外，用小柴胡汤不愈者，若大便硬，看证可下，则用大柴胡下之（柴胡、黄芩、大黄、枳实、半夏、芍药、生姜、大枣）。以过经，其人气稍虚，当下者，用大柴胡汤则稳，盖恐承气汤太紧，病人不禁也。仲景云：六七日，目中不了了，睛不和，无表里证，大便难，身微热，此为实也，当下之，宜大承气汤（大黄、厚朴、枳实、芒硝）。又云：病人无表里证，发热七八日，脉虽浮数，可大柴胡下之。假令已下，脉数不解，至六七日，不大便者，有瘀血也，属抵当汤（水蛭、大黄、虻虫、桃仁）。此节述朱翼中之学说也。

大柴胡汤方　治太阳病未解，便传入阳明，大便不通，热实心烦，或寒热往来，其脉沉实者，此方主之。

（药量）柴胡一钱，生川军一钱，半夏、黄芩、芍药、枳实各钱半，生姜五分，大枣四枚。

（服法）同小柴胡煎法一样，惟大黄须先煮去沫，再煎，温服。

（歌曰）脉弦而沉沉有力，相火结热下宜亟。芩芍枣夏枳柴姜，大黄加入小柴翼。

（方解）凡太阳之气，逆而内干，必借少阳之枢，转而外出者，仲景名为柴胡证。但小柴胡证心烦或胸中烦，或心下悸，重在于胁下苦满，而大柴胡证不在胁下，而在心下，曰心下急，郁郁微烦，曰心下痞硬，以此为别。小柴胡证，曰喜呕，曰或胸中烦而不呕，而大柴胡证不独不呕，而且呕吐，不独喜呕，而且呕不止，又以此为别。所以然者，太阳之气，不从枢外出，反从枢内入，干于君主之分，视小柴胡证颇深也。方用芍药、黄芩、枳实、大黄者，以病势内入，必取苦泄之品，以解在内之烦急也。又用柴胡、半夏以启一阴一阳之气，生姜、大枣以宣发中焦之气。盖病势虽已内入，而病仍欲外达，故制此汤，还借少阳之枢而外出，非若承气之上承热气也：今《活人书》，每以此汤代承气汤，取大便微利，重在大黄，略变仲景之法，不可不知。

二十六、表里水歌

有水须分表和里，安可妄投增病势。干呕微利咳发热，谓表有水青龙谛。忽苦身凉并汗出，两胁疼痛心下痞。表解须知里未和，十枣汤方能主治。

（注）仲景云：伤寒表不解，心下有水气，干呕发热而咳，且喘，或渴，或利，或噎，或小便不利少腹满，小青龙汤主之。又云：伤寒心下有水气，咳而微喘，发热不渴，小青龙汤主之。服汤已渴者，此寒去欲解也。观此，则伤寒表不解而咳，殆无有不喘者，云伤寒，云表不解，而用麻黄。其为无汗，可知无汗而喘，本与麻黄汤证同，即所谓喘证。正因于无汗，无汗而喘，所以用麻黄。其病属寒，所以有水，惟其寒且有水，所以用干姜。呕为半夏主证，干呕亦属寒，故姜、桂、半夏同用。表不解，故热不解，所以麻、桂并用。咳故用细辛，细辛专为咳而设。东医吉益东洞云：干姜、细辛专能镇咳，试之而信，其五味一味专为细辛而设。惟其如此，乃知本条之正文为（伤寒表不解，心下有水气，干呕发热而咳喘者，小青龙汤主之）共二十四字。其或渴以下至腹满，共十四字，乃本条之副文。正文二十四字为主要证，副文十四字为兼见证。其冠以或字者，并非或然之谓，乃训后之学者，不必以此等兼见证为重之义。若曰但见主证便当以小青龙汤主之，纵有种种兼见证，可以置之不问。仲景之意盖以为此病至重，当以全力务其大者，不可因小节多所顾忌，致有歧路亡羊之误焉。仲景云：伤寒汗出解之后，胃中不和，心下痞粳，干噫食臭，胁下有水气，腹中雷鸣下利者，生姜泻心汤主之，此名生姜泻心汤者，其义重在散水气之痞也。生姜、半夏散胁下之水气，人参、大枣补中州之虚，干姜、甘草以温里寒，黄芩、黄连以泻痞热，备乎。虚水寒热之治，胃中不和，下利之痞，焉有不愈者乎。施氏续易简方，生姜泻心汤，治大病新瘥，脾胃尚弱，谷气未复，强食过多，停积不化，心下痞硬，干噫食臭，胁下有水，腹中雷鸣，下利发热，名曰食复，最宜服之。仲景云：太阳中风，下利呕逆，表解者，乃可攻之。其人漐漐汗出，发作有时，头痛心下痞硬满，引胁下痛，干呕短气，汗出不恶寒者，此表解里未和也，十枣汤主之。此中风下利呕逆，本葛根加半夏证。若表既解而水气淫溢，不用十枣攻之，胃气大虚。后难为力矣。然下利呕逆，固为里症而本于中风，不可不细审其表也。若其人漐漐汗出，似乎表证，然发作有时，则病不在表矣。头痛是表证，然既不恶寒又不发热，但心下痞硬而满，胁下牵引而痛，是心下水气泛溢，上攻于脑而头痛也。与伤寒不大便六七日而头痛，与承气汤同。干呕汗出为在表，然而汗出有时，更不恶寒，干呕短气，为里证也明矣。此可以见表之风邪已解，而里之水气不和也。

然诸水气为患，或喘，或渴，或噎，或悸，或烦，或利而不吐，或吐而不利，或吐利而无汗，此则外走皮毛而汗出，上走咽喉而呕逆，下走肠胃而下利浩浩莫御，非得利水之峻剂以直折之中气不支矣。此十枣之剂，与五苓、青龙、泻心等法悬殊矣。总之小青龙汤为表寒挟水之主方，生姜泻心汤为里虚挟水之轻方，十枣汤为里滞积水之重方。一为汗解，二为和解，三为攻解，此为汗和下三法以逐水之方。若但水逆证，则当化气利水，从小便而泄，轻则用五苓散，重则用真武汤。此节述柯韵伯之学说也。

小青龙汤方 治伤寒表不解，心下有水气，干呕发热而渴，咳而且喘，或利或噎或小便不利，少腹满，此方主之。

（药量）麻黄一钱，芍药、干姜、炙甘草、桂枝各八分，半夏一钱半，五味、细辛各五分，先煎麻黄，去沫，后入诸药，煎服。

（歌曰）素常有饮外邪凑，麻桂细辛姜夏佐。五味酸收甘芍和，青龙小用翻江走。

加减法：微利者去麻黄，加芫花熬令赤色；渴者去半夏，加栝蒌根：噎者去麻黄，加附子；小便不利少腹满，去麻黄，加茯苓；喘甚者加杏仁。

（方解）此伤寒太阳之表不解，而动其里水也。麻、桂从太阳以祛表邪，细辛入少阴而行里水，干姜散胸中之满，半夏降上逆之气，合五味之酸，芍药之苦，取酸苦涌泄而下行，既欲下行而仍用甘草以缓之者，令药性不暴，则药力周到，能入邪气水饮互结之处而攻之。凡无形之邪气从肌表出，有形之水饮从水道出，而邪气水饮一并廓清矣。惟恽氏谓小青龙名词，虽冠以小字，不过分量稍轻，读者勿认以为小方。观其种种症状，悉是伤风，独加以气急便是肺伤寒。独气急而鼻扇，则不但肺伤寒，其气管已起非常变化，即西医所谓支气管发炎者是也。如此之病，实有万分危险，非小青龙汤不救，而小青龙一方，亦非如此之病，不许轻用也。

十枣汤方 治太阳中风，下利呕逆。表解者，乃可攻之。其人漐漐汗出。发作有时，头痛心下痞硬满，引胁下痛，干呕短气。汗出不恶寒者，此表解未和，此方主之。

（药量）芫花熬四分，大戟一钱，甘遂一分，共研细末。

（服法）水二杯，先煮大枣十枚，至七分法去渣滓，送纳药末。强人服七八分，羸人服四五分，平旦温服。若下少，病不除，明日更服，加三分。利后糜粥自食，峻药不可轻用。

（歌曰）胸胁满痛徒干呕，水饮结搏成巨薮。甘遂芫花大戟末，十枣汤调涎痰否。

（方解）太阳中风，风动水气，水气淫于上，则呕逆；水气淫于下，则下利；水气聚于心下，则为痞且硬满，引胁而痛也。其人漐漐汗出，头痛干呕，短气汗出等证，宜辨。若恶寒为表未解，不可攻之。若不恶寒为表解，而里未和，宜用此汤。第三味皆辛苦寒毒之品，直决水邪大伤元气。柯韵伯谓参术所不能君，甘草又与之相反，故选十枣以君之。一以顾其脾胃；一以缓其峻毒，得快利后糜粥自养；一以使谷气内充，一以使邪不复作此。仲景用毒攻病之法，尽美又尽善也。

二十七、表里两证俱见歌

脉来浮大表证见，便赤烦渴却在里。表里两证俱见时，当用五苓与调理。又如大便数日结，头痛更兼身有热。其人小便却又清，此时两证当区别。大便坚硬脉沉细，里证当下分明谛。头汗出时微恶寒，手足兼冷却非是。仲景著论非一端，要在审详而已矣。

（注）伤寒表证当汗，里证当下，不易之法也。发表攻里，本自不同。甘遂、神丹不可以合饮，桂枝、承气，安可以并进，然不可拘。假令病人脉浮而大，是表证当汗，其人发热烦渴，小便赤，却当下，此是表里证俱见，五苓散主之（猪苓、泽泻、桂枝、白术、茯苓）。假令伤寒不大便六七日，头痛有热者，是里证当下，其人小便清者，知不在里，仍在表，当须发汗，此是两证俱见，即未可下，宜与桂枝汤（桂枝、姜、枣、芍药、甘草）。假令病人心下满，不欲食，大便硬，脉沉细，是里证当下，其人头汗出，微恶寒，手足冷，却当汗，此两证俱见者，仲景所谓半在里半在表也，小柴胡汤主之（柴胡、黄芩、人参、甘草、半夏、生姜、津枣）。假令太阳病，表证未除，而医数下之，遂协热而利，利不止，心下痞硬，仲景谓之表里不解，桂枝人参汤主之（桂枝、甘草、干姜、人参、白术）。本太阳病，医反下之，因而腹痛，是有表复有里，仲景用桂枝加芍药汤（即桂枝汤，惟芍药倍加重），痛甚者桂枝加大黄汤（桂枝、芍药、甘草、生姜、大枣、大黄）。

此皆仲景治伤寒，有表复有里之法，学者当以意推之。此节述朱翼中之学说也。

二十八、三阴三阳传入歌

尺寸俱浮属太阳，一二日内病如常。经络一连风府穴，头项痛兮腰脊强。脉长阳明为受病，二三日内斯为应。挟鼻络目是其经，目病鼻干眠不稳。少阳经络贯耳中，脉弦胁痛耳应聋。四日以前皆在表，汗之即退易为功。四五日中得太阴，太阴之脉细而沉。布胃络嗌嗌干燥，脾宫腹满病难禁。少阴传到脉沉紧，贯肾络肺系舌本。口燥鼻干渴不休，五六日中病有准。七八日至厥阴经，烦满囊缩可忧惊。三阴受邪转入腑，却宜泻下自和平。六经已尽传亦遍，心不受邪脉来缓。阴阳相交气已和，云兴雨至斯为汗。

（注）大阳、阳明、少阳，皆属阳证也。太阳主发热恶寒，头疼腰痛而脉浮也；阳明主不恶寒反恶热，濈濈汗出，大便秘潮热而脉长也；少阳主口苦咽干，胁下满，发热而呕，或往来寒热而脉弦也。麻黄汤（麻黄、桂枝、杏仁、甘草）、大青龙汤（麻黄、桂枝、甘草、杏仁、生姜、大枣、石膏）、桂枝汤（桂枝、芍药、生姜、大枣），皆治太阳伤风寒也。大柴胡汤（柴胡、黄芩、大黄、枳实、半夏、生姜、大枣）、调胃承气汤（大黄、甘草、芒硝）、小承气汤（大黄、厚朴、枳实）、大承气汤（大黄、枳实、厚朴、芒硝），皆治阳明伤寒化燥也。小柴胡汤（柴胡、黄芩、半夏、人参、甘草、津枣、生姜），治少阳伤寒化火也。其他药皆发汗吐下后证也。若阳气独盛阴气暴绝，即为阳毒，必发躁狂妄言，面赤咽痛，身班班如锦纹，或下利赤黄，脉洪实或滑促，当以酸苦之药，令阴气复而大汗解矣。太阴、少阴、厥阴，皆属阴证也。太阴证主胸膈膜胀，《甲乙经》云：饮食不节，起居不时者，阴受之，阴受之则入脏，入脏则膜满闭塞，下为飧泄，久为肠游。少阴证主脉微细，心烦但欲寐，或自利而渴。《经》云：一二日少阴病者，谓初中病时腠理寒，便入阴经，不经三阳也。盖寒气入太阳，即发热而恶寒，入少阴只恶寒而不发热也。三阴中寒，微而理中汤（人参、甘草、白术、干姜）；稍厥或中寒下利，即干姜甘草汤（甘草、下姜）；大段重者，用四逆汤；无脉者用通脉四逆汤也（片草、附子、干姜）。面赤者加连须葱；腹痛去葱，加芍药；呕者加生姜；咽痛去芍药，加桔梗：利止脉不出者，去桔梗，加人参。阴厥证主

消渴，气上冲心，心中烦热，饥不欲食，食则吐蚘，下之利不止也。若阴气独盛阳气暴绝，则为阴毒。其证四肢逆冷，脐腹筑痛，身如被杖，脉沉疾，或吐或利，当急灸脐下，服以辛热之药，令阳气复而大汗解矣。总之伤寒虽是三阴三阳，大抵发于阳则太阳也，发于阴则少阴也。此二经为表里，其受病最为多，阳明、太阴受病较稀，至于少阳、厥阴，肝胆之经，又加少焉。凡病一日至十二三日，太阳证不罢者，但治太阳。有先得病便见少阴证，直攻少阴，亦不必先自太阳次传而至。此节述朱翼中之学说也。

二十九、阴阳两感歌

伤寒热甚虽不死，两感伤寒漫料理。一日太阳少阴病，腹痛口干烦饮水。二日阳明合太阴，腹满身热如火炽。不欲饮食鼻内干，妄言谵语终难睡。三日少阳合厥阴，耳聋囊缩不知人。厥逆水浆不入口，六日为期是死辰。

（注）表里俱病，阴阳并传，谓之两感，乃邪热亢极之证。冬月正伤寒、病两感者亦少，一部《伤寒论》，仅见麻黄附子细辛汤一证。有太阳之发热，故用麻黄，有少阴之脉沉，故用附子细辛，发表温里并用。此长沙正伤寒、太阳少阴之两感治法也。《内经》曰：一日头痛，发热恶寒，口干而渴，太阳与少阴俱病，即此而推，阳明与太阴两感，自当以阳明、太阴二经之药，合而治之。《内经》曰：二日身热目痛，鼻干不眠，腹满不食，阳明与太阴俱病，少阳与厥阴两感，自当以少阳、厥阴二经之药，合而治之。《内经》曰：三日耳聋胁痛，寒热而呕，烦满囊缩而厥，水浆不入，少阳与厥阴俱病，病有外内，药有标本，斟酌合法，未必如《内经》所云必死也，惟瘟病两感最多。盖伤寒两感，外感之两感也：瘟病两感，传染之两感也。伤寒得于常气，受病在经络，如前注《内经》所云云者是也；瘟病得于杂气，受病在脏腑。钱氏曰：邪气先溃于内，继伤于外，纵情肆欲，即少阴与太阳两感：劳倦竭力，饮食不调，即太阴与阳明两感：七情不慎，疲筋败血，即厥阴与少阳两感。此所以内之郁热为重，外感为轻，甚有无外感，而内之郁热自发者，不知凡几，河间特制双解散（白僵蚕、全蝉蜕、广姜黄、防风、薄荷叶、荆芥、当归、白芍、黄连、连翘、栀子、黄芩、桔梗、石膏、滑石、甘草、大黄、芒硝，加酒和匀）、陶氏三黄石膏汤（石膏、豆豉、麻黄、黄连、

黄芩、栀子、黄柏）为两解，瘟病表里热毒之神方，即以补长沙，凡治瘟病可刺五十九穴之泻法也。此节述杨玉衡之学说也。周澂之云：两感有三，有阴阳两感，有脏腑两感，有寒温两感。阴阳两感者，阴阳两经并感于寒毒也。《素问》《灵枢》所说两感，并是此义。此有故寒先伏于下焦，新寒腹中于上焦，上下两邪相引，故邪由阴道而上冲，新邪由阳道而内入。亦有同时并感者，必由薄衣露处，及冒寒远行，劳力汗出，邪气乘虚而入，此是邪气直是漫天盖地而来，何暇辗转传经，由浅渐深，又何暇阴阳匀配，范我驰驱哉。故太阳、少阴两病未必不兼见阳明、太阴证，阳明、太阴两病未必不兼见少阳、厥阴证。然邪气究须有从入之先道，细审机括亦自有孰正孰兼、孰重孰轻之辨。

脏腑两感者，外经与脏腑同感于寒毒，非传腑传脏之谓也。此或由饮食伤于肠胃，或由呼吸入于膻中。故小儿当风饮食，当风啼哭，极宜慎之。外既感受风寒，而又内寒上冲于肺，下侵于肾，于是恶寒发热、筋骨强痛之中，又有咳嗽、呕吐、泻泄、腹痛之苦，仲景先救其里，后攻其表，是缓治也。急者，温中发表并用。风扰于中，其势极恶，霍乱转筋，非桂不足以制之。

寒温两感者，寒温两毒相伏，非伤寒化温，温病转寒之谓也。外邪所伤谓之毒，内气所化不得谓之毒，即不得谓之两感伤寒。有初气即见寒死证，无初气即见热死证。其有热死者，日久失治也，否则先有温邪内伏也。温病初起即见热死证，无初起即见寒死证，其有寒死者，日久失治也，否则先有寒邪下伏也。常有秋月久晴，燥邪由呼吸伏于膻中，霜降以后，天气乍寒，腠理开豁，邪气乘入，其证寒热强痛，初起即神识昏迷，谵语气粗，口渴索水。又有夏月伏暑为秋凉所遏，不得发越，入冬感寒而发病者，其证胸中烦热，如破皮状，两足如冰，入夜转热如焚，烦躁不能安眠，此暑毒在血之故。又有冬月寒伏下焦，入春感于风温而发病者，其证初起，上见喘粗声如瓮中，渐见面目胕肿，神识昏迷，反胃于呕也。大法先治其温，后治其寒，与真寒假热，真热假寒，诸治法不同。

三十、阳证阳毒歌

太阳阳明与少阳，三阳传入是其常。太阳脉浮恶寒气，阳明恶热脉来长。少阳口苦胁下满，往来寒热脉弦张。阳若独盛阴暴绝，变为阳毒必发狂。内外热结舌又卷，鼻中煤烟不可当。脉应洪实或滑促，宜用葛根栀子汤。

（注）发躁狂，走妄言，面赤咽痛，身斑斑若锦纹，或下利赤黄，而脉洪实，或滑促，此名阳毒也，由阳气独盛阴气暴绝使然。宜用酸苦之药，令阴气复而大汗解矣，阳毒升麻汤（升麻、犀角屑、射干、黄芩、人参、甘草）、大黄散（川大黄、桂心、甘草、川芒硝、木通、大腹皮、桃仁）、栀子仁汤（栀子仁、柴胡、川升麻、黄芩、赤芍、大青、石膏、知母、甘草、杏仁、生姜、豉）、黑奴圆（大黄、釜底煤、黄芩、芒硝、灶突墨、梁上尘、小麦奴、麻黄），可选而用之。近人治伤寒脉洪大，内外结热，舌卷焦黑，鼻中如烟煤，则宜以水渍布薄之。叠布数重，新水渍之，稍捩去水，搭于胸上。须臾蒸热，又渍令冷，如前薄之，仍数换新水，日数十易，亦良法也。此节述朱翼中之学说也。

（增）**葛根栀子汤**　专治天行阳毒，壮热发狂，热结在里，表里俱热，大便或闭，或通，或鼻煤，或舌卷等症。

（药量）生葛根一钱，焦山栀三钱，青子芩二钱，生石膏一两，京葱白四枚，淡香豉三钱。

（歌曰）古传葛根栀子汤，天行阳毒效非常。妙在膏芩清里热，豉葱解肌合成方。

（方解）天行阳毒，传染疫病也，当以逐毒为首要。上焦升而逐之，故以葛根、葱、豉为君，使疫毒从上达表以排泄。中下焦则疏决而逐之，故以栀、芩、石膏为佐，从中达下以清里，使疫毒从里以排泄。表里双解，三焦齐出，则疫毒自无稽留之处，又何必拘，拘以杀菌为耶。若便闭者，再加川连、川柏、川军以寒泻之，此参许推然大黄汤之法也。

三十一、阴证阴毒歌

饮食不节阴受之，太阴腹胀病在脾。少阴肾病脉微细，心烦但寐渴无时。厥阴气上冲心下，饥不欲食食吐蚘。阴病若深阳顿绝，变成阴毒更何疑。四肢逆冷脐筑痛，身如被杖痛可知。或因冷食伤脾胃，或因欲事肾经衰。内感伏阴外寒气，腰重头痛觉疲倦。额上手背皆冷汗，二三日内尚支持。六脉沉细时来疾，尺部短小力还微。寸口有时或来大，误经转泻若何医（此症若误转泻，则渴转甚，躁转急）。阴病渐深腹转痛，心胸膜胀郑声随。虚汗不止咽不利，指甲青色面色黧。一息七至沉细疾，速灸关元不可迟。更兼金液来复苏，庶得阳回命可追。

（注）凡手足逆冷，脐腹筑痛，咽喉痛，呕吐不利，身体如被杖，或冷汗烦渴，脉细欲绝，此名阴毒也。阴毒之为病，初得手足冷，背强咽痛，糜粥不下，毒气攻心，心腹痛，短气，四肢厥逆，呕吐不利，体如被杖，宜服阴毒甘草汤（甘草、升麻、当归、雄黄、桂枝、鳖甲、蜀椒）、白术散（白术、细辛、附子、桔梗、干姜、川乌头，为末服之）、附子散（附子、桂心、当归、干姜、半夏、白术、生姜）、正阳散（甘草、附子、麝香、干姜、皂荚）、肉桂散（肉桂、赤芍、陈橘皮、前胡、附子、当归、白术、高良姜、人参、吴茱萸、厚朴、木香、枣子）、回阳丹（硫黄、木香、荜澄茄、附子、干姜、全蝎、吴茱萸，用生姜汤吞下，复吃热酒一杯）。反阴丹（硫黄、太阴玄精石、硝石、附子、干姜、桂心）、天雄散（天雄、麻黄、当归、白术、肉桂、半夏、陈橘皮、川椒、干姜、厚朴，加大枣、生姜）、正元散（麻黄、陈皮、大黄、甘草、干姜、肉桂、芍药、附子、茱萸、半夏、生姜、枣子）、退阴散（川乌、干姜，盐汤下）之类，可选用之。大抵阴毒本因肾气虚寒，或因冷物伤脾，外伤风寒，内既伏阴，外又感寒，或先感外寒而内伏阴，内外皆阴，则阳气不守，遂发头疼，腰重，腹痛，眼睛疼，身体倦怠，四肢逆冷，额上、手背冷汗不止，或多烦渴，精神恍惚，如有所失。二三日间，或可起行，不甚觉重，诊之则六脉俱沉细而疾，尺部短小，寸口脉或大。若误服凉药，则渴转甚，躁转急。有此病证者，便须急服辛热之药，一日或二日便安。此节述朱翼中之学说也。

三十二、太阳阳明合病歌

太阳阳明同合病，仲景法中有三证。自利宜服葛根汤，但呕却加半夏应。喘而胸满属麻黄，慎勿下之轻性命。循规守矩治为宜，要使中和自安静。

（注）仲景云：太阳与阳明合病者，必自下利，葛根主之。夫伤寒有合病，有并病。本太阳病不解，并于阳明者，谓之并病。二经俱受，邪相合病者，谓之合病。合病者，邪气甚也。太阳与阳明合病者，谓太阳之发热、恶寒、无汗，与阳明之烦热不眠等证，同时均病。表里之气升降失常，故下利也。治法解太阳之

表，表解而阳明之里自和矣。又云：太阳与阳明合病，喘而胸满者，不可下，宜麻黄汤主之。此阳受气于胸中，喘而胸满者，阳气不宣发，壅而逆也。心下满腹满，皆为实，当下之。此以为胸满非里实，故不可下。虽有阳明，然与太阳合病，为属表，是与麻黄汤发汗。盖喘而胸满，则肺气必实而胀，所以李东璧云：麻黄汤虽太阳发汗重剂，实为发散肺经火郁之药。彼盖以喘而胸满，为肺有火邪实热之证，汤中有麻黄、杏仁，专于泄肺利气，肺气泄利则喘逆自平，又有于阳明之胸满耶。他如仲景云：阳明少阳合病，必下利，其脉不负者为顺也，负者逆也，互相克贼，名为负也。脉滑而数者，有宿食也，当下之，宜大承气汤。今二汤合病而自利，为经验上一种事实。若言生理，则自利为救济反应。病在少阳寒热起伏，少阳既病，肝胆上逆，胃不能化食物，肠胃因食物足以为梗，起蠕动以驱逐之，因而自利。寒热往来为少阳病，胃不能化食物乃阳明病。少阳之气盛则脉弦，少阳之气盛上，不复与肠胃相谋，肠胃虽驱逐食物，于病无补则成上下背驰之象，于是脉之弦者，自弦而肠胃之利者，自利。治少阳病当疏达，然疏达肝胆不能止利，则适助长上逆之气，而自利不止反成热陷之，局药本以止病，如此则益病矣。故云：克贼者为逆，克贼之意义谓阳明弱少阳盛也。若脉滑者，是胃肠有宿食，其利为旁流势力，集中于胃肠，故脉滑是阳明盛，治旁流，攻之即愈，初非难事，故云不负者为顺。顺者，阳明是主证，少阳是兼证；逆者，少阳是主证，阳明是兼证。此节述诸名医之学说也。

葛根汤方见痉病歌中

葛根加半夏汤　治太阳与阳明合病，不下利但呕者，此方主之。

（药量）麻黄一钱，葛根二钱，赤芍二钱，生姜一钱，炙草五分，桂枝一钱，大枣四枚，半夏二钱。

（服法）先煮麻黄，去沫，入诸药煎服，不须啜粥。

（歌曰）合病应利不下利，验之于呕还分类。葛根汤内半夏加，开阖失机升降治。

（方解）不下利但呕者，太阳之气，仍欲上达而从开也。因其势而关之，故加半夏以宣通逆气。

三十三、太阳少阳合病歌

太阳少阳合病时，亦须下利更何疑。下利黄芩汤可用，若呕还加半姜奇。

（注）仲景云：太阳与少阳合病，自下利者，与黄芩汤，若呕者，黄芩加半夏生姜汤主之。此太阳与少阳合病，谓太阳发热头痛，或口苦、咽干、目眩，或胸满，脉或大而弦也。若表邪盛，肢节烦疼，则宜柴胡桂枝汤，两解其表矣。今里热盛而自下利，则当与黄芩汤清之，以和其里也。若呕者，少阳之气上逆也，故加半夏、生姜以散逆气。此节达成无己之学说也。

黄芩汤　治太阳与少阳合病，自下利者，此方主之。

（药量）黄芩、芍药各二钱，甘草六分炙，大枣二枚。

（服法）水煎服，日二夜一。

（歌曰）黄芩汤用芍甘草，太阳少阳合病讨。下利只需用本方，兼呕姜夏加之好。

黄芩加半夏生姜汤　治太阳与少阳合病，不下利而呕。

（药量）即前汤加半夏二钱、生姜三钱，煎服法同。

（方解）此治太阳与少阳合病而下利与呕也。合者彼此合同，非如并者之归并于此也。二阳合病，邪入少阳之里，胆火下攻于肠，故自下利，上逆于胃，故兼呕也。此汤苦甘相济，调中以存阴也。兼呕者，加半夏以降逆，生姜以散邪也。

三十四、三阳合病歌

腹满身重难转侧，面垢遗尿谵语极。三阳合病口不仁，白虎汤功更奇特。

（注）仲景云：三阳合病，腹满身重，难以转侧，口不仁，面垢，谵语，遗尿，发汗则谵语，下之则额上生汗，手足逆冷。若自汗出者，白虎汤主之。此三阳合病者，必太阳之头痛发热，阳明之恶热不眠，少阳之耳聋寒热等证皆具也。太阳主背，阳明主腹，少阳主侧。今一身尽为三阳热邪所困，故身重难以转侧也。胃之窍出于口，热邪上攻，故口不仁也。阳明主面，热邪蒸越，故面垢也。热结于

里则腹满，热盛于胃故谵语也，热迫膀胱则遗尿，热蒸肌腠故自汗也。证虽属于三阳而热皆聚胃中，故当从阳明热证主治也。若从太阳之表发汗，则津液愈竭而胃热愈深，必更增谵语。若从阳明之里下之，则阴益伤而阳无依而散，故额汗肢冷也。要当审其未经汗下而身热白汗出者，始为阳明的证，宜主以白虎汤，大清胃热，急救津液以存其阴可也。若自汗而无大烦大渴证，无洪大浮滑脉，当从虚治，不得妄用白虎。若额上汗出手足冷者，见烦渴谵语等证，与洪滑之脉，亦可用白虎汤。此节述诸名家之学说也。

三十五、太阳少阳并病歌

太少并病证有二，汗下一差皆致毙。头痛眩冒如结胸，误若汗时谵语至。肺俞肝俞皆可刺，谵语却刺期门是（此症宜刺，不宜汗）。颈项强时刺大椎（此症宜刺，慎勿下），此候在心当切记。

（注）仲景云：太阳与少阳并病，头项强痛，或眩冒，时如结胸，心下痞硬者，当刺大椎第一间、肺俞、肝俞，慎不可发汗，发汗则谵语。脉弦，五日谵语不止，当刺期门。此太阳与少阳并病，故见头项强痛，或眩冒，时如结胸心下痞硬之证。而曰或、曰时如者，谓两阳归并未定之病状也。病状未定，不可以药，当刺肺俞（在大椎下第三节）以泻太阳，以太阳与肺通也。当刺肝俞（肝俞第五节）以泻少阳，以肝与胆合也。故刺而俟之，以待其机也。苟不如此，而发其汗，两阳之邪，乘燥入胃，则发谵语。设脉长大，则犹为顺，可以下之；今脉不大而弦，五六日谵语不止，是胃病而见肝脉也。慎不可下，当刺期门，以直泻其肝也。当刺大椎第一间者，谓当刺大椎一穴，在第一椎之间，为背部中行之穴，乃手足三阳督脉之会，先刺之以泻太少并病之邪。又云：太阳、少阳并病，而反下之，成结胸，心下硬，下利不止，水浆不下，其人心烦，此太阳病在经者不可下。少阳病下之，亦所当禁，故以下之为反也。下之则阳邪乘虚上结于胸，则心下硬；下入于肠，则利不止；中伤于胃，则水浆不入。其人心烦者，正气已虚，泄热躁极也。《条辨》云：心烦下疑有脱简，大抵其候为不治之证。仲景云：结胸证悉具，烦躁者亦死，况兼下利水浆不下者耶，其为不治之证宜矣。他如仲景云：二阳并病，太阳证罢但发潮热，手足漐漐汗出，大便难而谵语者，下之则愈，宜大

承气汤。本大阳病并于阳明，名曰并病。先揭二阳并病者，见未罢时，便有可下之症。今太阳一罢，则种种皆下症，如但发潮热是热并阳明。一身汗出为热越，今手足漐漐汗出，是热聚于胃也，必大便难而谵语。《经》曰：手足漐漐而汗出者，必大便已硬也，与大承气汤，以下胃中实热。太阳少阳并病，心下硬，颈项强而眩者，当刺大椎、肺俞、肝俞，慎勿下之，本条意义自明。太少并病，发汗则谵语，下则结胸。眩则有肝阳胆火，郁而上逆之象，柴胡性升，故有时宜刺。然仅曰慎勿下之，盖用柴胡尚无大害，下则为逆，将，起反应。曰慎勿下之，有大柴胡亦不可用之意。于此可悟凡上逆之症，均不可强抑。近人盲从喻嘉言之说，以旋覆代赭汤用于喘逆之症，十九败事。然有积而胃逆，因胃逆而头痛，有非下不愈者，故吴又可以头痛为下症，验之事实而信活法在人不可执滞，因非老于阅历不为工。此节述诸名家之学说也。

又云：二阳并病，太阳初得病时，发其汗，先出不彻，因转属阳明，续白微汗出，不恶寒。若太阳病证不罢者，不可下，下之为逆，如此可小发汗。设而色缘缘正赤者，阳气怫郁在表，当解之、熏之。若发汗不彻，不足言，阳气怫郁不得越，当汗不汗，其人躁烦，不知痛楚，乍在腹中，乍在四肢，按之不可得，其人短气，但坐，以汗出不彻故也。更发汗则愈，何以汗出不彻，以脉涩故知也。凡太阳病未解，传并入阳明，而太阳证未罢者，名曰并病。续自微汗出，不恶寒者，为太阳证罢，阳明证具也，当下之。若太阳证未罢，为表未解，则不可下，当小发其汗，先解表也。阳明之经循面，色缘缘正赤者，阳气怫郁在表也，当解之、熏之，以取其汗。若发汗不彻者，不足言，阳气怫郁，止是当汗不汗，阳气不得越散，邪无从出，拥甚于经，故躁烦也。邪循经行，则痛无常处，或在腹中，或在四肢，按之不可得而短气，但责以汗出不彻，更发汗则愈。《内经》曰：诸过者切之，涩者，阳气有余，为身热无汗，是以脉涩知阳气拥郁而汗出不彻。此节达成无已之学说也。

三十六、阴证似阳歌

烦躁面赤身微热，脉至沉微阴作孽。阴症似阳医者疑，但以脉凭斯要诀。身热里寒阴躁盛，面戴阳兮下虚证。阴发躁兮热发厥，物极则反皆理性。

（注）身微热，烦躁面赤，脉沉而微，此名阴证似阳也。阴发躁热发厥，物极则反也。大率以脉为主，诸数为热，诸迟为寒，无如此最验也。假令身体微热，烦躁面赤，其脉沉而微者，皆阴证也。身微热者，里寒故也。烦躁者，阴盛故也。盖面戴阳者，下虚故也。若医者不看脉，以虚阳上膈发躁，误以为实热反与凉药，则气消成大病矣。《外台秘要》云：阴盛发躁，名曰阴躁，欲坐井中，宜以热药治之。仲景少阴证，面赤者，四逆加葱白主之（附子、甘草、干姜、葱白）。此节述朱翼中之学说也。

三十七、阳证似阴歌

小便赤色大便秘，其脉沉滑阳证是。四肢逆冷伏热深，阳证似阴当审谛。轻者且宜供白虎，重者须当用承气。重阳如阴理宜然，寒暑之变亦如是。

（注）手足逆冷，而大便秘，小便赤，或大便黑色，脉沉而滑，此名阳证似阴也。重阳必阴，重阴必阳，寒暑之变也。假令手足逆冷，而大便秘，小便赤，或大便黑色，其脉沉而滑者，皆阳证也。轻者白虎汤（知母、石膏、甘草、粳米），甚者承气汤（大黄、枳实、厚朴）。伤寒失下，血气不通，令四肢逆冷，此是伏热深，故厥亦深，速用大承气汤（大黄、枳实、厚朴、芒硝），加分剂下之，汗出立瘥，仲景所谓厥应下之者此也。盖热厥与阴厥自不同，热厥者，微厥即发热，若阴厥即不发热，四肢逆冷，恶寒，脉沉而细，大小便滑泄矣。此节述朱翼中之学说也。

三十八、阴盛隔阳歌

身冷脉沉紧且细，内虽烦躁不饮水。此名阴盛隔阳证，霹雳散用烦躁止。躁若止兮应得睡，寒已散兮阴自退。热气上行得汗痊，火焰丹砂宜用矣。

（注）身冷，脉细沉疾，烦躁而不饮水，此名阴盛隔阳也（伤寒阴盛隔阳者，病人身冷，脉细沉疾，烦躁而不饮水者，是也，若欲引饮者，非也）。不欲饮水者，宜服霹雳散（附子一枚，泡熟取出，用冷灰焙之，去皮脐，为粗末，真腊茶一撮，细研同和二服。每服用沸水一杯，入密半匙，放温冷服之。须臾躁止得睡，汗出即瘥），此药通散寒气，然后热气上行，汗出乃愈，火焰散（舶上硫黄、黑附子、

新腊茶，用好酒同调，于火上摊干，合于瓦上，烧熟艾一拳大，至烟尽，冷却刮取细末。每服二钱，酒一盏，共煎七分，有火焰起，勿讶）、丹砂丸（舶上硫黄、水银、太阴石、太阳石、玄精石、硝石等为末）并主之。此节述朱翼中之学说也。

三十九、阴阳易歌

男子阴肿多绞刺，妇人腰痛并里急。伤寒瘥后便行房，男名阳易女阴易。热上冲胸头不举，眼中生花气翕翕。烧裩猳鼠橘皮汤，选此用之医可必。

（注）身体重，少气，阴肿入里，腹内绞痛，热上冲胸，头重不欲举，眼中生花，妇人则里急，腰胯连腹内痛，此名阴阳易也。伤寒病新瘥，阴阳气未和，因合房室，则令人阴肿，入腹绞痛，妇人则里急，腰胯连腹内痛，名为阴阳易也。其男子病新瘥，未平复，而妇人与之交接得病，名曰阳易。其妇人病新瘥，未平复，男子与之交接得病，名曰阴易。所以呼为易者，阴阳相感动。其疫毒着于人，如换易然。其病状身体重，热上冲胸，头重不能举，眼中生花，四肢拘急，小腹绞痛，手足拳，则皆死，其亦有不即死者。病苦小腹里急，热上冲胸，头重不欲举，百节解离，经脉缓弱，血气虚，骨髓枯竭，便恍恍翕翕，气力转小，着床而不能摇动，起止仰人，或引岁月方死，烧裩散（用裩裆烧灰）、微鼠粪汤韮白根、猳鼠粪、竹皮汤（刮竹青皮）、干姜汤（干姜）、青竹茹汤（栝蒌根、青竹茹）、当归白术汤（白术、当归、桂枝、附子、生姜、甘草、芍药、人参、黄芪），可选用之。此节述朱翼中之学说也。

增订伤寒百证歌注卷二终

卷之三

四十、发热歌

太阳发热恶寒慄，阳明身热汗自出。少阳发热多于呕，三阳发热证非一。大抵寒多为易治，热多寒少因寒抑。解热大小柴胡汤，更看浅深为妙术。三阴初无发热证，唯有少阴两证实。脉沉发热属麻黄，里寒外热宜四逆。

（注）发热而恶寒者，属太阳也。太阳病，必发热而恶寒。盖太阳主气以温皮肤分肉，寒气留于外，皮肤致密则寒傈而发热，宜发其汗，麻黄汤、大青龙汤主之。若发热微恶寒者，柴胡桂枝汤、桂枝二越婢一汤主之。若吐利而发热恶寒者，霍乱也。太阳病，发热而渴不恶寒为温病。若发汗已，身体灼热者，为风温也。身热汗出濈濈然者，属阳明也。阳明病，脉浮者，宜桂枝微汗之。脉实者，调胃承气汤缓下之。大便不秘者，白虎汤清解之。若阳明病，发汗多者，宜大承气汤急下之。盖汗多发热者，胃汁干故也。仲景云：太阳证，汗后不恶寒但热者，实也，当和其胃气，宜调胃承气汤。太阳病三日，发汗不解，蒸蒸发热者，属于胃也，宜下之。脉细头疼，呕而发热者，属少阳也。少阳发热，小柴胡汤主之，不可发汗，发汗即谵语。病人不渴，外有微热者，小柴胡加桂枝也。小柴胡加桂枝，主表热最良，此法不特伤寒也。仲景表有热者，小柴胡加桂枝也；里有热者，白虎加人参也。大抵身热不饮水者，为表热也；口燥烦渴者，为里热也。二药均治发热，然分表里不可不知也。发汗已，身灼热者，名风温（《素问》云：汗出而身热者，风热也。其人素伤于风，因复伤于热，风热相搏即身热，常自汗出，此名风温）。病人无表里证，发热七八日，脉虽浮数，宜大柴胡汤下之。假令已下，脉数不解，今热则消谷善饥。至六七日不大便者，有瘀血也，抵当汤主之（水蛭、大黄、虻虫、桃仁）。若伤寒瘥后，更发热者，小柴胡汤主之（脉浮者以汗

解，脉实者可下之）。若阴证，太阴、厥阴，皆不发热，只少阴发热有二证，仲景谓之反发热也。少阴病，初得之，发热脉沉者，麻黄细辛附子汤主之（麻黄、细辛、附子）。少阴病，脉沉，发汗则动经，此大略之言耳。脉应里而发热，在表亦当以小辛之药，泄汗而温散也。仲景云：伤寒之病，从风寒得之，表中风寒，入里则不消，须用温药，少汗而解。少阴病，下利清谷，里寒外热，手足厥冷，脉不出者，通脉四逆汤主之。大抵阴证，发热终是不同，脉多沉或下利手足厥也。若热多寒少，太阳热多寒少有三证，有热多寒少而不呕，清便自可者，有热多寒少而脉微弱者，有热多寒少而六脉迟者，其用药皆不同也。太阳病八九日，如疟状热多寒少，不呕，清便自可，宜桂枝麻黄各半汤。热多寒少而脉都微弱者，无阳也，不可发汗，宜桂枝二越婢一汤主之。若脉浮，虽热多寒少，亦自可发汗也。热多寒少而尺中迟者，血少也，先以小建中加黄芪，以养其血。尺尚迟，再作一剂，然后晬时用小柴胡汤、桂枝二越婢一汤辈，小剂随证治之。此节述朱翼中之学说也。

四十一、潮热歌

潮热为实当与下，仲景之言可凭借。更看脉息浮与沉，若但弦浮应未也。恶寒脉浮表证在，与小柴胡汤勿下。腹满不通小承气，但和胃气无多泻。潮热之证有三说，皆属阳明小柴诀。一则潮热且呃噫，二则微热或溏泄。三则日晡发其时，发已微利增呕哕。太阳亦有一证存，唯是结胸发潮热。

（注）潮热者，大率当下。仲景云：潮热者，实也。大承气汤证云，其热不潮，未可与也，则知潮热当下无疑矣。虽然更看脉与外证，脉若弦若浮，及外证恶寒，犹有表证，且与小柴胡汤以解之（柴胡、黄芩、半夏、人参、甘草、生姜、大枣）。若腹大满不通者，可与小承气汤（大黄、厚朴、枳实），微和其胃气勿令大泄也。仲景云：日晡所发潮热，属阳明也，脉实者大承气（大黄、厚朴、枳实、芒硝）、大柴胡也（柴胡、黄芩、大黄、枳实、半夏、甘草、大枣、生姜）；脉虚者桂枝也（桂枝、芍药、甘草、大枣、生姜）。纵使潮热当行大承气，亦须先少与小承气，若不转矢气，不可攻之，后发热复硬者，大柴胡下之。若胸胁满而呕，日晡发潮热者，小柴胡加芒硝主之。又有日晡发潮热，已而微利者；又有

微发潮热，而大便溏者；或潮热而咳逆者，皆当用小柴胡也。伤寒十二日不解，胸胁满而呕，日晡发潮热，已而微利，潮热者实也，先与小柴胡以解外，后以柴胡加芒硝汤下之。冬阳明潮热，当行黄芩汤（黄芩、芍药、甘草、枣子）。以上潮热并属阳明也，惟结胸有潮热者，属太阳。此节述朱翼中之学说也。

四十二、往来寒热歌

阴阳相胜互争强，往来寒热亦何常。先寒后热为阴盛，先热后寒责在阳。此疾大约有三证，大小柴胡姜桂汤。中风胸满不欲食，心烦喜呕小柴良。热结在里十余日，却是大柴胡克当。已汗复下胸胁满，柴胡姜桂保安康。

（注）凡往来寒热者，阴阳相胜也。阳不足则先寒后热，阴不足则先热后寒。往来寒热有三证，小柴胡汤，大柴胡汤，柴胡桂枝干姜汤。有表证而往来寒热者，用小柴胡也；有里证而往来寒热者，大柴胡也；已表或已下而往来寒热者，皆可用柴胡桂枝干姜汤也（柴胡、桂枝、黄芩、牡蛎、甘草、干姜、栝蒌根）。仲景云：血弱气尽，腠理开，邪气因入，与正气分争，往来寒热，休作有时，小柴胡主之。又云：伤寒五六日，中风往来寒热，胸胁苦满，默默不欲食，心烦喜呕，或胸烦而不呕，或渴，或腹中痛，或胁下痞硬，或心下悸，小便不利，或不渴，身有微热，或咳者，小柴胡主之。伤寒十余日，热结在里，往来寒热者，大柴胡主之。伤寒五六日，已发汗，复下之，胸胁满，小便不利，渴而不呕，头汗出，往来寒热，心烦，柴胡桂枝干姜汤也。

柴胡桂枝干姜汤　治伤寒五六日，已发汗，而复下之，胸胁满，微结，小便不利，渴而不呕，但头汗出，往来寒热心烦者，此为未解也，此汤主之。

（药量）柴胡二钱，桂枝、黄芩各钱半，栝蒌根二钱，干姜、牡蛎、炙草各一钱。

（服法）上七味，水煎服，初服微灼，再服汗出而愈。

（歌曰）寒热往来头汗出，心烦胸胁满而窒。柴芩姜蛎合炙甘，花粉桂枝加减七。

（方解）方用柴胡、桂枝、黄芩转少阳之枢而达太阳之气，牡蛎启厥阴之气以解胸胁之结，蒌根引水液以上升而止烦渴，汗下后中风虚，故用干姜、甘草以理中，一以散胁之微结，一以清芩蒌之苦寒，使阴阳和而寒热已也。

四十三、汗之而热不退歌

已汗复下脉加躁，不食狂言谩祈祷。此证谓之阴阳交，死候难医不可道。得汗脉静自然生，汗后复热命难保。脉若浮数可再汗，沉实之时下为好。风温之候属葳蕤，虚烦竹叶汤为实。更看虚实治为宜，可细斟量休草草。

（注）《素问》云：温病汗出，辄复热而脉躁疾，不为汗衰，狂言不能食，谓之阴阳交，交者死。又云：热病已得汗，而脉躁盛者死。今不与汗相应，是不胜其病也，其死明矣。大抵病人得汗而脉静者生，今汗之而仍发热者，若脉浮数则表证犹在，汗之必愈也。仲景云：发汗解，半日许，复热烦，脉浮数者，可更发汗，宜桂枝汤，发汗后不敢再表者，为脉沉实耳。脉若浮者，须再汗也，发汗后，不恶寒，只发热，脉沉实或狂言，此为胃实阳盛，即不可再汗也，须当下之。设令下后，又不解，表里邪亦衰矣。仲景云：太阳病，三日发汗不解，蒸蒸发热者，宜调胃承气汤（大黄、甘草、芒硝）和其胃气也。太医云：若伤寒得汗后，热不退，发昏及狂言者，便可用承气汤下之，立愈，未瘥再服。若汗后热不解，但心下痞，呕逆，又自利，大柴胡去大黄主之。又有太阳证，合行桂枝，却用麻黄之类，发汗多亡阳，仍发热者，真武汤主之（茯苓、芍药、白术、附子、生姜）。呕者，去附子；咳者，加五味子、细辛、干姜。更有风温一证，初得病，发热而渴，不恶寒，汗已，身灼热者，为风温，属葳蕤汤。岐伯所谓汗出而身热。风热虽发也，若伤寒得汗后，病解，虚羸，微热不去，可行竹叶石膏汤，随其虚实而治之。此节述朱翼中之学说也。

葳蕤汤

（药量）羌活八分，麻黄四分，葛根六分，白芷八分，青木香四分，川芎五分，炙草四分，石膏六钱，葳蕤一钱，杏仁钱半。

（方歌）风温浮盛葳蕤汤，羌麻葛芷青木香。芎草石膏葳蕤杏，里实热甚入硝黄。

（方解）风温初起，六脉浮盛，表实壮热汗少者，宜葳蕤汤以发表风邪。方用羌活、麻黄、葛根、白芷为君，青木香、川芎、甘草、石膏、葳蕤、杏仁为佐也。里实热甚汗多者，去羌、麻、葛、芷，加芒硝、大黄以攻里热也。

四十四、下之而仍发热歌

病人脉微来又涩，误汗误下皆为失。既汗亡阳斯恶寒，又下阴微还热极。最忌阴阳皆已虚，热又不止病斯亟。更有劳复并食复，失于调治并将息。新瘥血气尚虚羸，劳复生热无气力。脾胃尚弱食过多，食复发热还憎食。小柴枳实栀子汤，数者用之宜审的。

（注）仲景云：病人脉微而涩，为医所病，大发其汗，使阳气微。又大下之，使阴气弱。其人亡血，病当恶寒，后乃发热，无休止时，盖阳微则恶寒，阴弱则发热。阳微大抵伤寒八日以上，大发热者，此为难治。又有医人多用圆子药下之，身热不去，微烦者，栀子十姜汤主之。伤寒五六日，大下之后，身热不去，心中结痛者，未欲解也，栀子豉汤主之。此节述朱翼中之学说也。

四十五、恶寒歌

恶寒发热在阳经，无热恶寒病发阴。阳宜发汗麻黄辈，阴宜温药理中宜。啬啬恶寒桂枝证，汗后恶寒虚不任。脉微恶寒不可下，尚宜发汁莫令深。亦有头汗恶寒者，些胡加桂值千金。汗已恶寒心下痞，附子增加入泻心。

（注）凡恶寒有二证，发热而恶寒者，发于阳也；无热而恶寒者，发于阴也。发于阳者，宜解表，脉必浮数，属桂枝汤、桂枝二越婢一汤（桂枝、芍药、甘草、石膏、麻黄、生姜、枣子）、麻黄汤（麻黄、杏仁、甘草、桂枝）、小青龙汤（芍药、桂枝、干姜、甘草、细辛、五味子、半夏、麻黄）证也。发于阴者，宜温者，脉必沉细，属理中汤（人汤、甘草、白术、干姜）、四逆汤（附子、甘草、干姜）证也。少阴病下利已，恶寒而蜷手足温者可治，宜建中汤。若少阴病，恶寒而蜷时时自烦，不欲厚衣，用大柴胡汤下之。若发热微恶寒者，属柴胡桂枝汤也（即小柴胡加桂枝）。发汗后反恶寒者，虚故也，属芍药甘草附子汤（芍药、甘草、附子）。脉微而恶寒者，此阴阳俱虚，不可更吐下也。发汗面色赤有热者，为欲解，宜桂枝麻黄各半汤（麻黄、桂枝、杏仁、芍药、甘草）。伤寒大下后，复发

其汗，心下痞，恶寒者，表未解也，不可攻其痞，当先解表，表解乃可攻痞。解表宜桂枝汤，攻痞大黄黄连泻心汤。虽然太阳、阳明、少阴皆有恶寒，要之太阳病，或已发热，或未发热，必恶寒也。阳明证俱宜下，惟恶寒、中寒为病在经。与太阳合病属表，宜发其汗。若吐、若下后，七八日不解，热结在里。表里俱热，时时恶风者，白虎证也（知母、石膏、甘草、粳米）。又有汗恶寒者，有汗出多而微恶寒者，有头汗出而微恶寒者。仲景云：太阳病，其人发热汗出，复恶寒不呕，但心下痞者，此以医下之也。心下痞出复恶寒汗出者，附子泻心汤主之（大黄、黄连、黄芩、附子）。阳明病，脉迟，汗出多微恶寒者，表未解也，可发汗，宜桂枝汤也。头汗出而微恶寒者，属少阳，宜小柴胡汤。此节述朱翼中之学说也。

柴胡桂枝汤 治伤寒六七日，发热微恶寒，支节烦疼，微呕，心下支结，外证未去者，此汤主之。又发汗多亡阳，谵语不可下，与柴胡桂枝汤，和其营卫以通津液，后自愈。

（药量）柴胡二钱，桂枝、黄芩、芍药、生姜各八分，人参钱半，炙草二分，大枣二枚，半夏一钱。

（服法）水煎服。

（歌曰）太阳未罢少阳多，支节烦疼寒热过。津液一通营卫治，小柴方内桂枝和。

（方解）按此太阳邪轻、少阳邪甚之方，故汤名以柴胡为冠也。活人往往取代桂枝汤，推其所以取代之，故以论中有“和其营卫，以通津液，后白愈”十一字也。

四十六、背恶寒歌

背阳腹阴各异位，阳弱恶寒多在背。一则三阳合病生，一则少阴寒在外。欲识阴阳病不同，口和不和各分配。合病口燥并不仁，白虎抑阳是其对。少阴口和须炙之，附子汤兼阴自退。

（注）凡背恶寒者有二证，三阳合病背恶寒者，口中不仁，口燥舌干也。少阴病，背恶寒者，口中和也，以此别之。口中不仁，口燥舌干而背恶寒者，白虎加人参汤主之（知母、人参、甘草、石膏、粳米）。口中和而背恶寒者，附子汤

主之，仍灸之。此节述朱翼中之学说也。

附子汤 治少阴病一二日，口中和，其背恶寒者，当灸之，宜此方主之。又少阴病，身体疼，手足寒，骨节痛，脉沉者，宜此方主之。

（药量）附子、人参各二钱，茯苓、芍药各三钱，白术四钱，水二杯，煎八分，温服。

（歌曰）口和脉细背憎寒，火灸关元即刻安。芍药人参苓术附，身疼肢冷效如仙。

（方解）柯韵伯曰：此大温大补之方，乃正治伤寒之药，为少阴固本御邪第一之剂也。与真武汤似同而实异，倍术、附，去姜，加参，是温补以壮元阳。真武汤还是温散而利肾水也。

四十七、厥歌

有冷厥兼有热厥，脉证当须仔细别。冷厥才病四肢冷，但脉沉微身不热。足多蜷卧并恶寒，引衣自覆仍不渴。热厥身热头且痛，三四日内厥方发。半日之间热复回，扬手掷足烦躁列。要之热深厥亦深，热微厥亦微相侵。血气不通手足冷，医人不识却疑阴。其脉沉伏而更滑，头面有汗指甲温。急便下之安可慢，不然疑似祸相仍。又有正汗来相逼，两手一手忽无脉。手足厥冷面不泽，麻辛甘草汤脱厄。心下怔忪厥有水，脉紧厥时邪在里。发热七八日身冷，此名脏厥为难治。

（注）凡手足逆冷，此名厥也。厥者，逆也，阴阳不相顺接，手足逆冷也。阳气衰阴气盛，阴胜于阳，故阳脉为之逆不通于手足，所以逆冷也。伤寒热多厥少者，其病当愈；厥多热少者，其病为进。然有冷厥，有热厥，当仔细辨认。冷厥者，初得病日便四肢逆冷，脉沉微而不数，足多挛卧而恶寒，或自引衣盖覆，不饮水，或下利清谷，或清便自调（即是大便如常），或小便数。外证多惺惺而静，脉虽沉，按之迟而弱者，知其冷厥也。四逆汤、理中汤、通脉四逆汤、当归四逆汤（当归、桂枝、芍药、细辛、通草、甘草，加枣子一枚），当归四逆加茱萸生姜汤（前方加茱萸、生姜）、白通加猪胆汤（猪胆、干姜、葱白、附子溺），皆可选用也。热厥者，初中病，必身热头痛外，别有阳证，至二三日，乃至四五日，方发厥。兼热厥者，厥至半日却身热，盖热气深则方能发厥，须在二三日后

也。若微厥即发热者，热微故也。其脉虽沉伏，按之而滑，为里有热，其人或畏热，或饮水，或扬手掷足，烦躁不得眠，大便秘，小便赤。外证多昏愦者，知其热厥也，白虎汤、承气汤，随证用之。仲景云：伤寒一二日至四五日，厥者，必发热，前热者，后必厥：厥深者，热亦深；厥微者，热亦微。厥应下之而反发汗者，必口伤烂赤，热厥当下，故云厥应下之者，若反发汗，必口伤烂赤也。又有下证悉具，而见四逆者，是失下，后血气不通，四肢便厥，医人不识，却疑是阴厥，复进热药，祸如反掌。大抵热厥须脉沉伏而滑，头上有汗，其手虽冷，时复指爪温，须便用承气汤下之，不可拘忌也。诸手足逆冷，皆属厥阴，不可下，不可汗。然有须下、有须汗证者，谓手足虽逆冷，时有温，时手掌心必暖，非正厥，逆也，当消息之。若病人寒热而厥，面色不泽，冒味而两手忽无脉，或一手无脉者，必是有战汗也，多用棉衣包手足，令温暖，急服五味子汤（人参、五味子、麦门冬、杏仁、橘皮、生姜、大枣），或兼与麻黄细辛甘草汤之类。服之晬时，必大汗而解矣。或伤寒厥逆而心下怔忡者，宜先治水，当服茯苓甘草汤（茯苓、甘草、桂枝、生姜），却治厥，不尔水渍入胃，必作利也。又有病人手足厥冷，脉乍结者，邪气结在胃也。心下满而烦，饥不能食者，病在胸中，当吐之，宜瓜蒂散（瓜蒂、赤小豆）。盖病在胃中，亦能令人手足厥，但认脉乍结者是也。阴虚则结，脉来缓时一止，复来时曰结，主胃满而烦躁。若伤寒发厥，至七八日，肤冷而躁无时暂安者，为脏厥，此为难治。又仲景少阴四逆汤，又有四逆散，何也。曰：大抵少阴病，不可便用热药，且如少阴病，亦有表热者。仲景谓之反发热，用麻黄、细辛之类以发汗，终不成少阴证，便不得发汗耶。今少阴病，四肢冷，亦有内热者，仲景用四逆散（炙草、柴胡、枳实、芍药），捣为细散，米饮下（咳者，加五味子、干姜；下利悸者，加桂枝；小便不利者，加茯苓；腹中痛者，加附子；泄利下重，先浓煎薤白汤，内药末三钱，冉煮一二沸，温服）是也。四逆汤用附子、干姜，而四逆散主四逆，而其人或咳，或悸，小便不利，或腹中痛，或泄利下重，以上病皆热证耳。此节述朱翼中之学说也。

麻黄细辛甘草汤　治将发战汗，两手、一手忽然无脉，手足厥逆，面色不泽者主之。

（药量）麻黄六分，细辛五分，甘草四分。

（服法）先煮麻黄，去沫，入诸药去滓，温服。

（歌曰）汗来相逼忽无脉，可用麻辛甘草汤。手足厥寒面不泽，温阳通脉最相当。

（方解）麻黄专走汗腺，为发汗之特效药，故以为君；臣以细辛刺激汗腺之神经，犹麻黄汤急汗之法；佐以炙草，缓和峻汗之烈性，犹桂枝汤缓汗之法也，方较麻黄附子细辛汤略为和平。

四十八、结胸歌

病发于阳下之早，热气乘虚心怏怏。按之石硬头项强，此是结胸证分晓。脉浮与大未可下，先汗后下无颠倒。热毒上攻结在胸，枳实理中应恰好。大抵结胸有三说，大结小结并水结。更有寒热二证存，热实寒实宜区别。此外有证名脏结，脉浮关小沉细绝。舌上滑苔不可医，痛引阴筋当死别。结胸之状如痉病，从心至脐不可近。心中懊侬并躁烦，阳气内陷非虚靳。

（注）心下坚满，按之石硬而痛，此名结胸也。伤寒本无结胸，应身热，下之早，热气乘虚而入，痞结不散便成结胸。若初未成结胸者，急频与理中汤服，自然解了，更不作结胸，盖理中治中焦故也，此古人亦说不到，后因人消息得之。若大段转损，有厥证，兼与四逆汤便安，胃中虽和，伤寒未退者，即俟日数足可下，却以承气再下之，盖前来下得未是故也。其证心下坚满，按之石硬而痛，项强如柔痉状，发热汗出，不恶寒，名曰柔痉。其脉寸口浮，关尺皆沉，或沉紧，名曰结胸也，治结胸大率当下。仲景云：下之则和。然脉浮与大皆不可下，下之则死，尚宜发汗也。仲景云：结胸脉浮者不可下，只可用小陷胸汤。大抵脉浮是尚有表证，兼以小柴胡汤等先发表，表证罢，方用下结胸药便安。西晋崔行功云：伤寒结胸欲绝，心膈高起，手不得近，用大陷胸汤皆不瘥者，此是下后虚逆已。不理而毒复上攻，气毒相搏结于胸中，当用枳实理中丸，先理其气，次疗诸疾，古今用之如神，应手而愈。然结胸有三种，有大结胸不按而痛，胸连脐腹坚硬，为大结胸，大陷胸丸主之；有小结胸，按之心下痛，为小结胸，小陷胸汤主之：有水结在胸胁间，亦名结胸，头微汗出，但结胸无大热，此水结在胸胁间，小半夏加茯苓汤（半夏、白茯苓、生姜）、小柴胡去枣加牡蛎主之。又有寒热二证，有热实结胸，胸中烦躁，心内懊侬，舌上燥渴，脉沉滑者，皆热证也，大陷胸汤主之；

有寒实结胸，别无热证者，三物白散（贝母、桔梗、巴豆）（腹痛者加芍药）、枳实理中丸主之（茯苓、人参、枳实、白术、甘草、干姜）（渴者，加栝蒌根，下利者，加牡蛎）。近世治结胸，多行金针丸。用硫黄、阳起石者，若寒实结胸行之，或有瘥者；若热实结胸行之，必死也。又大陷胸汤，与大陷胸丸如何。大陷胸用甘遂，太峻不可轻用，须量虚、实、轻、重，不得已，即大陷胸丸最稳；又圣饼子灸脐中，此尤不可用也；又脏结无阳证，不往来寒热，其人反静，舌上苔滑者，不可攻也。二者病人胁下旧有痞，连在脐傍，痛引小腹入阴筋者，亦名脏结，死不治，仲景无治法。大抵脏结，其证如结胸状，饮食如故，时时下利，阳脉浮，关脉小细沉紧，名曰脏结，舌上白苔滑者难治。此节述朱翼中之学说也。

四十九、痞歌

痛为结胸否为痞，关脉皆沉本同类。关上若浮宜泻心，发渴烦躁五苓对。桔梗枳实汤最佳，先与服之使行气。下利雷鸣心下硬，甘草泻心汤可治。

（注）心下满而不痛，此名痞也。伤寒本无痞，应身冷，医反下之，遂成痞，枳实理中丸最良（茯苓、人参、枳实、白术、甘草、干姜，渴者，加栝蒌根；下利者，加牡蛎）。仲景治痞气，诸汤中有生姜泻心汤、半夏泻心汤，此二方平和，宜常用之。仲景云：满而不痛者，为痞，柴胡不中与也，半夏泻心汤主之，此汤药味，盖本理中人参黄芩汤方也。审知是痞，先用桔梗枳壳汤尤妙（桔梗、枳壳），缘桔梗、枳壳行气下膈，先用之无不验也。结胸与痞，关脉须皆沉。若关脉浮者，大黄黄连黄芩泻心汤主之。关浮则结热，三黄以泻肝。若复恶寒汗出者，附子泻心汤主之。病人心下痞，与泻心汤痞不解，发渴口躁烦，小便不利者，五苓散主之。汗出表解，而胃中不和，心下痞硬，干噫食臭，胁下有水气，腹中雷鸣下利者，生姜泻心汤主之。下利日数十行，完谷不化，腹中雷鸣，心下痞硬而满，此以医下之也。若复下之，其痞益甚，甘草泻心汤主之。盖此非结热以胃中虚，客气上逆，故使硬也。下利而心下痞，服生姜泻心汤、甘草泻心汤。利不止者，当治其下焦，赤石脂禹余粮汤主之（赤石脂、禹余粮）。盖生姜泻心，甘草泻心，皆治中焦，此利在下焦，若只治中焦，则利益甚耳。服赤石脂禹余粮汤，利复不止，当利其小便，五苓散主之。凡痞服泻心汤不愈，然后可用陷胸丸（大黄、芒

硝、杏仁、苦葶苈子、炒甘遂末，白蜜调煮）下之，不可用大陷胸汤（太猛，故用陷胸丸）。大抵结胸与痞，皆应下，然表未解者不可攻也。仲景云：当先解表，表解乃可攻痞，解表宜桂枝汤，攻痞大黄黄连泻心汤。外证未解，心下妨闷者，非痞也，谓之支结，柴胡桂枝汤主之（柴胡、桂枝、黄芩、人参、芍药、半夏、甘草、生姜、大枣）。胸胁满，微结，小柴胡汤加干姜牡蛎汤主之。若太阳证未除，而数下之，遂协热而利，利不止，心下痞硬，表里不解者，桂枝人参汤主之（桂枝、甘草、干姜、人参、白术）。十枣汤、大柴胡汤，皆治心下痞，十枣汤尤难用。是表证罢，不恶寒，身凉，其人漐漐汗出，发作有时，头疼，心下痞硬满，引胁下疼，干呕短气者，乃可行十枣汤。表未解者，慎不可用也。大柴胡汤，治伤寒发热，汗出不解，心下痞硬，呕吐而下利者，非大柴胡汤不可也。若发汗吐下后，心下痞硬，噫气不除者，旋覆代赭汤证。其人或咳逆气虚者，先服四逆汤；胃寒者，先服理中丸（干姜、甘草、人参、白术），次服旋覆代赭汤为良。旋覆代赭汤，是解后心下痞硬证。此节述朱翼中之学说也。

五十、发黄歌

寒湿在里不能散，热蓄脾中成此患。湿热宿谷更相搏，郁塞不消黄色绽。头面有汗齐颈止，渴饮水浆曾莫问。浮滑紧数脉来时，茵陈五苓皆可选。瘀血之证亦相类，大便必黑此其异。血证其间多发狂，要须辨别无乖戾。白虎之证亦身热，大率异同难辨别。白虎不能遂发黄，盖为周身汗发越。更有中湿并中风，发黄大抵亦皆同。湿则熏黄身尽痛，目黄风中气难通。

（注）病人寒湿在里不散，热蓄于脾胃，腠理不开，瘀热与宿谷相薄，郁蒸不消化，故发黄。汉赞南方暑湿，近夏瘴热。盖瘴者，黄也，占人以黄为瘴。湿热相搏，民多病瘴，甚为跗踵也。然发黄与瘀血外证及脉俱相似，但小便不利为黄，小便自利为瘀血。要之发黄之人，胆脾蕴积发热引饮，脉必浮滑而紧数，若瘀血证即如狂，大便必黑，此为异耳。凡病人身体发热，头面汗出，剂颈而止，身无汗，渴饮水浆，小便不利，如此必发黄，茵陈蒿汤（茵陈蒿、大黄、栀子）加五苓散（泽泻、猪苓、茯苓、白术、桂枝）也。病人服汤，得小便利，如皂荚汁赤，一宿腹减，则黄从小便中出也。古人云：治湿不利小便，非其治也。大抵

发黄者瘀热在里，由小便不利而致之也。栀子柏皮汤（栀子、柏皮、甘草）、麻黄连翘赤小豆汤（麻黄、连翘、赤小豆、炙甘草、杏仁、生梓白皮、生姜、大枣），可选而用之。义方伤寒欲发黄者，用瓜蒂末，口含水，搐一时许，入鼻中出黄水，甚验。即刚茵陈蒿汤调五苓散服之，最良。又白虎证，亦身热、烦渴引饮、小便不利，何以不发黄，曰白虎与发黄证相近，遍身汗出，此为热越，白虎证也。头面汗出，颈以下都无汗，发黄证也、又太阳病，一身尽痛，发热身如熏黄者，太阳中湿也。仲景云：伤寒发汗已，身目为黄，所以然者，以寒湿在里不解故也，以为不可下也，于寒湿中求之。又病人脉弦、浮、大而短气，腹都满，胁下及心痛，久按之气不通，鼻干不得汗，嗜卧，一身及目悉黄，小便难，有潮热，时时咳嗽者，少阳中风也，小柴胡汤主之。此节述朱翼中之学说也。

五十一、发狂歌

发狂二证当别白，阳毒蓄血皆凭脉。阳毒发狂多干呕，烦躁脉实并面赤。蓄血如狂脉沉微，但欲嗽水不咽入。小腹硬满小便利，不发寒热大便黑。大抵当汗而不汗，热郁于血如何散。血上蓄兮喜忘多，血下蓄兮还闷乱。更有火劫发狂时，桂枝救逆汤加减。

（注）发狂有二证，阳毒发狂，蓄血如狂，其外证与脉皆不同。病人烦躁，狂走妄言，面赤咽痛，脉实潮热，独语如见鬼状，此阳毒也。病人无表证，不发寒热，唇燥，但欲嗽水，不欲入咽，其脉微而沉，小腹硬满，小便反利，大便必黑，身黄发斑，此血证谛也。病人如热状，烦满口燥，其脉反无热，此为阴伏，其血证审矣。仲景云：太阳病不解，热结膀胱，其人如狂，其血自下者愈。若外不解者，尚未可攻，当先解其表，宜桂枝汤。外已解，但小腹急结者，乃可攻之，属桃仁承气汤主之。大抵伤寒当汗不汗，热蓄在里，热化为血，其人喜忘而如狂，血上逆则喜忘，血下蓄则内争，甚者抵当汤（水蛭、大黄、虻虫、桃仁）、抵当丸（以上四味为丸），轻者桃仁承气汤（大黄、桂枝、甘草、芒硝、桃仁）、犀角地黄汤（芍药、牡丹皮、生地黄、犀角，热如狂者，如黄芩），须取尽黑物为效。夫血热蓄在膀胱经，若用抵当汤，更须仔细，审其有无表证。若有蓄血证，而外不解，亦未可便用抵当汤，先用桂枝汤以解其外，缘热在膀胱太阳经故也。

又有火邪发惊狂者，医以火于卧床下，或周身用火迫劫汗出，或熨而成火邪，其人亡阳，烦躁惊狂，卧起不安，桂枝去芍药加蜀漆牡蛎龙骨救逆汤（桂枝、甘草、生姜、大枣、蜀漆、牡蛎、龙骨）、桂枝甘草龙骨牡蛎汤主之（桂枝、甘草、龙骨、牡蛎）。凡灸及烧针后，证似火劫者，并用切法治之，《金匮》风引汤尤良，柴胡加龙骨牡蛎汤更捷（柴胡、黄芩、龙骨、铅丹、人参、桂枝、牡蛎、茯苓、半夏、大黄、生姜、枣子）。此节述朱翼中之学说也。

桂枝去芍药加蜀漆牡蛎龙骨救逆汤 治伤寒脉浮，医以火迫劫之，亡阳必惊狂，起卧不安者，此方主之。

（药量）即桂枝汤去芍药，加蜀漆二钱，牡蛎四钱煅，龙骨三钱。

（服法）先煮蜀漆，后入诸药煎，温服。

（歌曰）火劫惊狂卧不安，亡阳散乱脉浮看。龙牡蜀漆姜枣入，桂草相和救逆丹。

（方解）心藏君火而主神，为阳中之太阳。医以火迫劫亡阳，亡其主血之心阳，非下焦之元阳，今为火迫则神气外浮，故如惊狂而不安。君以龙牡，取镇静神经以制火邪；臣以桂枝，色赤入心以保心气；佐以蜀漆泄热祛痰；使以草、枣、生姜以资助中焦之气。病在阳，复以火劫，此为逆也，故曰救逆。

五十二、发斑歌

温毒热病证两般，发斑隐疹满身间。温毒冬月冒寒气，至春始发在皮端。热病表虚而里实，热毒不散锦纹斑。不可发汗重开泄，升麻汤辈可救安。

（注）发斑有两证，温毒发斑，热病发斑。温毒发斑者，冬月触冒寒毒，至春始发，或已汗下，表证未除，毒气未解，故发斑，黑膏主之（好豉、生地黄，以猪膏和雄黄、麝香调服）。或冬月温暖，人感乖戾之气，至春初为积寒所折，毒气未得泄，迨天气暄暖，温毒始发，肌肉斑烂瘾疹如锦纹，咳而心闷，呕清汁，葛根橘皮汤（葛根、橘皮、杏仁、知母、黄芩、麻黄、甘草）屡用之验，黄连橘皮汤亦佳（黄连、陈橘皮、杏仁、枳实、麻黄、葛根、厚朴、甘草）。热病发斑者，与时气发斑同，或未汗下，热毒不散，表虚里实，热毒乘虚出于皮肤，遂发斑疮瘾疹如锦纹，俗呼疮麸。《素问》谓之胗，发斑者，下之太早，热气乘虚故也。

下之太迟，热留胃中亦发斑。服热药过亦发斑；微者赤斑出，五死一生；剧者黑斑出，十死一生。大抵发斑不可用表药，表虚里实。若发汗开泄更增斑烂也，皆当用化斑汤（人参、石膏、知母、甘草、葳蕤、粳米）、元参升麻汤（玄参、升麻、炙草）、阿胶大青汤（阿胶、大青、豆豉、炙草）、猪胆鸡子汤或与紫雪大妙（猪胆、鸡子、苦酒）。可下者，与调胃承气汤。然暑月阳气重者，常宜体候，才有赤点如蚊蚤咬，却急治之。又有阳毒发斑，宜参酌之。此节述朱翼中之学说也。

五十三、发喘歌

伤寒喘急是其常，先论阳明及太阳。太阳无汗麻黄证，阳明潮热小承汤。水停心下喘而咳，加减青龙必可当。阴证喘时须喘急，反阴丹辈用为良。

（注）伤寒喘，只有太阳、阳明二证。太阳头疼发热，身疼恶风，无汗而喘者，宜汗，属麻黄汤。桂枝证，医反下之，利遂不止，脉促者，表未解也。喘而汗出者，葛根黄芩黄连汤也（葛根、甘草、黄芩、黄连）。太阳病，下之，微喘者，表未解故也，桂枝加厚朴杏子汤（桂枝、芍药、甘草、杏仁、厚朴、生姜、枣子），发汗后，不可更行桂枝汤。无汗而喘，身大热者，可与麻黄杏子甘草石膏汤也（麻黄、杏仁、甘草、石膏）。阳明病，汗出不恶寒，腹满而喘，有潮热者，宜下，属承气汤。然阳明病，脉浮无汗而喘，发汗则愈，宜麻黄汤。太阳与阳明合病，喘而胸满者，不可下，宜麻黄汤。又发汗后，饮水多，咳而微喘者，水停心下，肾气乘心故也，小青龙去麻黄，加杏仁（芍药、桂枝、干姜、甘草、细辛、五味子、半夏、杏仁）。小腹满者，去麻黄，加茯苓也。然麻黄主喘，何故去之，此治心下有水而喘，不留汗也。小便不利，小腹满，故去麻黄，加茯苓。此节述朱翼中之学说也。

返阴丹　治阴毒伤寒，心神烦躁，头痛，四肢逆冷。

（药量）硫黄五两，太阴玄精石二两另研駮，硝二两另研用，附子炮制，去皮脐、干姜炮裂、剉、桂心以上各半两。

（服法）上件药，用生针铫，先铺玄精末一半，次铺硝石末一半，中间下硫黄末，又着硝石盖硫黄，都以玄精盖上讫，用小盏合着，以三斤炭火烧令得所，勿令烟出多，急取瓦盆合着地面，四向着炭，盖勿令烟出，直候冷取出。细研如面，后三味捣罗为末，与前药同研令匀，用软饭和丸，如梧桐子大。每服十五丸至二十丸，煎艾汤下频服，汗出为度，病重则三十丸，此方甚验。喘促与吐逆者，入口便住。又服此方药三五服，服之不退，便于脐下一寸灸之，须是大段，日夜不住手灸，不限多少壮数灸之，仍艾炷勿令小，小则不得力。若其人手足冷，小腹硬，即须更于脐下两边各一寸，各安一道，三处脐下灸，仍与当归四逆汤，并返阴丹，亦须频服，内外通透，方得解退，若迟慢即便死矣。又若是阴证加以小便不通，及阴囊缩入，小腹绞痛欲死者，更于脐下二寸石门穴，大段急灸之，仍须与返阴丹、当归四逆加吴茱萸生姜汤，慎勿与寻常利小便药也，寻常利小便，多是冷滑药，此是阴毒气在小腹所致也。世有医者，见小便不通，便用炒盐及里热药，于脐下便熨，欲望小便通，缘阴气在小腹之间，致被热物熨着，无处出得，即便奔上冲心，往往有死者。

（歌曰）猝伤阴毒返阴丹，姜附玄精桂硝硫。神烦肢厥并脉伏，通脉强心莫逗留。

（方解）凡病阴毒伤寒，往往阳脱无脉，昏厥不醒，故用纯阳破阴之硫黄为君，强心机以复脉；臣以玄精醎硝，急追其阳以返阴；佐以姜附，仍寓四逆通脉之法；使以桂心，温血脉以迅使血液循环也。

五十四、发渴歌

脉浮而渴太阳病，有汗而渴阳明证。渴而自利属少阴，三者不同须审订。自非大渴莫与水，小渴惟宜滋润尔。若令剧饮心下满，变成水结难调理。太阳病热虽兼渴，无汗休供白虎汤。汗热脉洪方可与，此证思之要审量。阳明发热多兼渴，有汗且休供猪苓。小便不利汗乃少，脉浮而渴用为精。阳毒躁盛黑奴用，中暑黄连元酒蒸。

（注）脉浮而渴，属太阳，伤寒表不解，心下有水气而渴者，小青龙去半夏加栝蒌根（芍药、桂枝、干姜、甘草、细辛、五味子、栝蒌根、麻黄）。太阳病，服桂枝大汗出后，大烦渴者，白虎加人参。脉浮，小便不利，微热消渴者，五苓散。伤寒四五日，身热恶风，胁下满，手足温而渴者，小柴胡去半夏，加人参、栝蒌根主之。太阳证，身体灼热而渴者为风温，栝蒌根汤主之（栝蒌根、石膏、人参、

防风、甘草、葛根）。有汗而渴属阳明，白虎加人参汤主之。虚人、老人及春秋月，可与竹叶石膏汤。阳明病，但头汗出，小便不利，渴引水浆，身必发黄，宜茵陈汤、小柴胡去半夏，加人参、栝蒌根。伤风寒热，或发热恶风而渴，属少阳。少阳胁下硬，不大便而呕，舌上白苔而渴，小柴胡去半夏，加人参栝蒌根汤。自利而渴，属少阴，伤寒热入于脏，流于少阴之经。少阴主肾，肾恶躁，故渴引饮，少阴下利，咳而呕渴，猪苓汤主之（猪苓、茯苓、阿胶、泽泻、滑石）。下利欲饮水者，以有热也，白头翁汤主之（白头翁、黄柏、秦皮、黄连）。切戒太阳证无汗而渴者，不可与白虎汤。仲景云：渴欲饮水，无表证者，白虎加人参汤。脉浮发热无汗，是表未解也，不可与白虎汤，薏苡小青龙去半夏，加栝蒌根也（薏苡、芍药、桂枝、干姜、甘草、细辛、五味子、麻黄、栝蒌根）。伤寒四五日，身热恶风，胁下满，手足温而渴者，小柴胡去半夏，加人参、栝蒌根也。阳明证，汗多而渴者，不可与五苓散，汗多胃中躁，猪苓复利其小便故也，薏苡竹叶汤可与之。仲景云：阳明病发作有时，汗出多者，急下之。太阳病渴，终不可与白虎耶，太阳证得汗后，脉洪大而渴者，方可与之也；阳明病渴，终不可与五苓散耶，阳明证小便不利，汗少，脉浮而渴者，方可与之，皆仲景之妙法也。仲景猪苓汤证，亦云脉浮发热，渴欲饮水，小便不利，猪苓汤与之。凡病非大渴，不可与水，若小渴咽干者，只小呷滋润之，令胃中和。若大渴烦躁，甚能饮一斗者，与五升饮之。若全不与，则干燥无由作汗，发喘而死。常人见因渴饮水，得汗小渴，遂剧饮之，致停饮，心下满结喘死者甚众，当以五苓散或大陷胸丸与之（大黄、芒硝、杏仁、苦葶苈子、炒甘遂末，白蜜和丸）。《金匮要略》云：得时气至五六日，欲饮水不得多，不当与也，何者。以腹中热尚少，不能消之，便更为人作病矣。至七八日，大渴欲饮水，犹当依证与之，常令不足，勿极意也。凡人但见仲景云，得病反能饮水，此为欲愈。遂小渴者，乃强饮之，因成水逆，其祸不可胜数。大抵伤寒水气，皆因饮水过多所致。水停心下，气上乘心，则为悸，为喘；结于胸胁，则为水，结胸；胃中虚冷，则为呕，为哕；冷气相搏，则为噎；上迫于肺，则为咳；渍入肠中，则为利；邪热相搏，蓄于下焦，则为小便不利，小腹满，或里急；溢于皮肤，则为肿。若阳毒倍常，躁盛大渴者，黑奴丸主之（大黄、芒硝、小麦奴、黄芩、麻黄、釜底煤、灶突墨、梁上尘，炼蜜为丸）。中暑伏热深，累取不瘥，其人发渴不已，酒蒸黄连丸主之（黄连以好酒重汤熬干，糊为丸），吞下，以胸膈凉不渴为验。此节述朱翼中之学说也。

黑奴丸 治时行热病，六七日未得汗，脉洪大或数，面赤目瞪，身体大热，烦躁，狂言欲走，大渴甚。又五六日以上不解，热在胸中，口噤不能言，为坏伤寒，医所不治为死。或人精魂已竭，心下才暖，发开其口灌药，下咽即活。兼治阳毒及发斑。

（药量）大黄二两，釜底煤研入、黄芩、芒硝、灶突墨研入、梁上尘、小麦奴各一两，麻黄去节，泡，一二沸，焙干，秤三两。

（服法）上件捣罗为细末，炼蜜为丸，如弹子大，以新汲水研下一丸。渴者但与冷水，尽足饮之，须臾当寒，寒竟汗出便瘥。若日移五尺不汗，依前法服一丸，瘥即止，须微利。小麦奴，乃小麦未熟时丛中不成麦，捻之成黑勃是也。无此亦得，此药须是病人大渴倍当，燥盛渴者，乃可与之，不渴者若与之，翻为祸耳。

酒蒸黄连丸 治暑毒伏深，累取不瘥，无药可治，伏暑发渴者，此方尤妙。

（药量）黄连四两以无灰好酒浸面上约一寸，以重汤熬干。

（服法）上捣罗为细末，糊为丸，如梧桐子大，滚水下三五十丸，胸膈凉不渴为验。

五十五、吐血歌

诸阳受病蕴邪热，在表当汗汗不发。热毒入深结在中，瘀血既停须吐血。轻者犀角地黄汤，重者抵当方能绝。大下寸口脉沉迟，吐血升麻安可缺。

（注）伤寒吐血，由诸阳受邪，热初在表，应发汗而不发汗，热毒入深结于中，脘内有瘀积，故吐血也。瘀血甚者抵当丸，轻者桃仁承气汤（大黄、桂枝、甘草、芒硝、桃仁），兼服犀角地黄汤（赤芍药、生地黄、牡丹皮、犀角）、三黄丸（大黄、黄连、黄芩均用醋炒，为丸）。此节述朱翼中之学说也。

犀角地黄汤方详五十六歌中

抵当丸 治伤寒有热，小腹满，应小便不利，今反利者，为有血也，当下之。

（药量）水蛭石灰炒，再熬、虻虫去足翅，熬各七个，大黄三钱酒洗，桃仁十二枚去皮尖。

（服法）研末为丸，水一杯，煎取七分服，不可余药。晬时当下血，不下血再服。

（歌曰）抵当丸用抵当汤，惟减虻蛭煮丸尝。伤寒蓄血坚牢甚，缓缓攻下血安康。

（方解）立抵当丸方法者，着眼在“有热”二字，以热瘀于里而仍蒸于外，小腹又痛，小便不利。今反利者，其证较重而治之，不可急遽，故变汤为丸，以和洽其气味，令其缓达病所。曰不可余药者，谓连滓服下，不可留余，庶少许胜多许俟，晬时下血病去而正亦无伤也。

抵当汤 治太阳病，热在下焦，小腹硬满，下血乃愈，所以然者，以太阳随经，瘀热在里故也，此汤主之。

（药量）水蛭熬、虻虫各十二个，大黄三钱，桃仁七个。

（服法）熬制照上方，水一杯半，煮七分，温服，不下，再服。

（歌曰）脉见沉微证发狂，热瘀小腹硬而膨。抵当两剂分平峻，虻蛭桃仁共大黄。

（方解）抵者，抵其窠穴也；当者，当其重任也。水蛭者，水虫之善饮血也；虻虫者，陆虫之善饮血也。水陆并攻，同气相求，更佐桃仁之推陈致新，大黄之荡涤热邪，故名抵当也。

升麻汤 治肺痈吐脓血，作臭气，胸乳间皆隐痛，此方主之。

（药量）川升麻、薏苡仁、青子芩、白芍药、桔梗、地榆、牡丹皮各五钱，甘草三分。

（服法）上剉麄末，每服一两，水一碗半，煎至一碗，去滓，日二三服。

（歌曰）本事方中升麻汤，排脓消毒效非常。甘桔芩榆苡丹药，肺痈已成第一方。

（方解）川升麻气味苦辛，微温，入足太阴，阳明之表药；桔梗气味苦、辛、平，入手太阴；薏苡仁气味甘、微寒，入手足太阴、手少阴；地榆气味苦、咸、微寒，入手足阳明；子芩气味苦、平，入手足少阳、阳明；丹皮气味辛、平，入足少阳、厥阴；白芍气味微酸、微寒，入肝；甘草气味甘、平，入足太阴、阳明。此肺痈已成脓血，臭气上升，胸乳作痛，以表药提其清阳，以泄肺清热之药泻其浊阴。芍、甘二味和中，清既得升，浊亦得降，焉有不奏功耶。

五十六、衄血歌

太阳阳盛必须衄，衄已解时何幸福。浮紧无汗系麻黄，脉浮自汗桂枝属。二者服之不中病，脉尚如前宜酌服。衄后脉微血已虚，慎勿服之令病笃。且看犀角地黄汤，不止茅花须预速。阴证本来无此候，少阴强发红来触。下厥上竭不可医，血流口鼻或耳目。

（注）伤寒太阳证，衄血者乃解，盖阳气重故也。仲景所谓阳盛则衄，若脉浮紧无汗，服麻黄汤不中病，其人发烦目瞑，剧者，必衄，小衄而脉尚浮紧者，宜再与麻黄汤（方中桂宜炒炭）。衄后脉已微者，不可行麻黄汤也。若脉浮自汗，服桂枝汤不中病，桂枝证尚在，必头疼甚而致衄，小衄而脉尚浮缓者，宜再与桂枝汤（姜、桂均须炒炭）。衄后脉已微者，不可行桂枝汤也。大抵伤寒衄血，不可发汗者，为脉微故也，治法衄家不可发汗，汗出额上陷，脉紧急，直视不能瞬，不得眠，然而无汗而衄，脉尚浮紧者，须再与麻黄汤。有汗而衄，脉尚浮缓者，须再与桂枝汤。脉已弱者，黄芩芍药汤（黄芩、芍药、甘草）、犀角地黄汤（芍药、牡丹皮、生地黄、犀角）。衄血不止者，茅花汤（茅花一大把）。若衄而渴，心烦饮则吐水，先服五苓散，次服竹叶汤（淡竹叶、半夏、石膏、人参、甘草、麦门冬、生姜、粳米）。若阴证自无热，何缘有衄，

惟少阴病，但厥无汗，强发之，必动血，未知从何道出，或从口鼻或从耳目，是谓下厥上竭为难治。此节述朱翼中之学说也。

犀角地黄汤　治胃热盛。吐血衄血。发狂及阳毒发斑。

（药量）犀角八分，生地黄四钱，丹皮八分，赤芍三钱。水煎服。

（歌曰）犀角地黄汤若何，丹皮赤芍四般和。胃火焚如吐衄血，发狂阳毒发斑瘥。致血若然因怒火，加芩栀子与柴胡。

（方解）血属阴，本静，因诸经火逼，遂不安其位而妄行。犀角大寒，解胃热而清心火；赤芍酸寒，和阴血而泻肝火；丹皮泻血中伏火；生地大寒凉血而滋水，以其平诸经之攒逆也。

五十七、呃噫歌

胃虚为哕，名呃噫（呃者气逆，俗名打呃，噫即饱出息，俗称打噎），多因吐下缘虚极。橘皮干姜先服下，或灸乳下皆得力。又有阳明小柴胡，视其前后部何如。因虚攻热必生哕，仲景言之岂妄欤。更有一证欲作汗，阴阳升降致屯如。胃气上逆无休止，逡巡中汗自然除。

（注）呃逆者，仲景所谓哕者是也。通观经论，并无呃证，论中凡言哕者，俱作呃解，胃寒所生，伤寒本虚，攻其热必哕。又云：伤寒大吐下之，极虚，复发汗者，其人外怫郁，复与之水，以发其汗，因得哕，所以然者，胃中寒故也，橘皮干姜汤（橘皮、通草、干姜、桂心、人参、甘草）、羌活附子汤（羌活、附子、木香、干姜）、半夏生姜汤（半夏、生姜）、退阴散主之（川乌、干姜、盐一捻）。若服药不瘥者，灸之必愈，其法妇人屈乳头向下尽处骨间，灸三壮，丈夫及乳小者，以一指为率，正以男左女右，艾炷如小豆许，与乳相间陷中动脉处是。然亦有阳证，呃逆者，可用小柴胡汤、橘皮竹茹汤（橘皮、竹茹、甘草、人参、半夏、生姜、枣子）。仲景又云：伤寒哕而腹满，视其前后，知何部不利，利之即愈。仲景无方，前部宜猪苓汤（猪苓、茯苓、阿胶、泽泻、滑石），后部宜调胃承气汤（甘草、大黄、芒硝）。扁鹊《中藏经》治伤寒呃逆，丁香散（丁香、柿蒂各一份，甘草、良姜各半钱，沸汤点作一服，乘热猛吃极效），又有竹茹汤等方，亦丁香散方。竹茹汤治阳证也；治伤寒候呃逆，豆蔻汤；治阴证呃逆丁香、茴香、肉豆蔻等药。若阳证不可用，凡呃逆多有先热而吃生冷，或凉药多相激而成。盖阴阳二气相搏，林人之仆，本发大热，以凉药下之，想太甚。呃逆四五日，竟至于服丁香梯蒂，而后却再以小柴胡之属，解其余热，遂愈。治伤寒咳逆后二方，出抚州华盖山周先生。惟一备急方救急方，香附子、橘核，用酒半盏，先将药在石银器内炒，渐渐滴酒，炒药燃黄色，研细末。每二钱，水一小盏，煎至八分，细细旋呷服。一方单用香附子末，又方大蒜头二个煨，动研，爆入白姜末，研和如梧桐子大，捣薤菜自然汁，吞下二十丸，病退再服一十五丸。此节述朱翼中之学说也。

橘皮干姜汤　治哕。

（药量）广橘皮二钱，川干姜一钱，炒党参一钱，清炙草五分，桂心五分，川通草八分。

（服法）水煎，去滓，温服。

（歌曰）呃噫惟虚多险笃，最妙橘皮干姜汤。人参炙甘兼桂草，温中益气适相当。

（方解）仲景治哕，主用橘皮，故为治呃之君药；臣以姜桂，温胃理中；佐以人参，补中益气；使以甘草，调和诸药也。

五十八、谵语歌

实则谵语虚郑声，两般相似最难明。大小便利手足冷，郑声脉细是虚形。脉来洪数二便秘，谵语为因实得名。谵语之证本非一，或因下利或胃实。三阳合病或瘀血，或是热入于血室。大抵发热阳脉生，反见阴脉斯为逆。

（注）病人有谵语，有郑声二证，郑声为虚，当用温药，白通汤主之（附子、干姜、葱白）；谵语为实，当须凉泻，调胃承气汤主之。服调胃承气而谵语止，或更衣者，停后服，不尔，再与之。仲景云：实则谵语，虚则郑声。重也，重语也，世多不别，然谵语、郑声，亦相似难辨，须更从外证与脉别之。若大小便利，手足冷，脉微细者，必郑声也；大便秘小便赤，手足温脉洪数者，必谵语也。以此相参，然后用药万全矣。大抵伤寒里热，不应发汗，误发即谵语。仲景云：伤寒四五日，脉沉而喘满，沉为在里，反发其汗，津液越出，大便为难，表虚里实。实则谵语，谵语属胃，和中则愈，不和则烦而躁，宜调胃承气汤。然亦有三阳合病谵语者，三阳合病，腹满身重，难以转侧，口中不仁，面垢谵语，遗溺，其脉必滑实，不可汗，下宜白虎汤。有胃实谵语者，病人身热汗出，大便硬，为胃实，宜调胃承气汤或大承气汤，外台承气汤无芒硝尤稳。或发汗多，亡阳谵语者，仲景云：发汗多，亡阳谵语者，不可下，此为津液不和，与柴胡桂枝汤（柴胡、黄芩、人参、甘草、半夏、桂枝、芍药、生姜、大枣），和其荣卫以通津液，后自愈，恐人作燥屎攻之，慎不可攻也。有下利谵语者，下利谵语，有燥屎也，调胃承气汤、小承气汤主之。有下后谵语者，伤寒八九日，下之，胸满烦惊，小便不

利，谵语身重不可转侧者，柴胡加龙骨牡蛎汤（柴胡、龙骨、牡蛎、黄芩、铅丹、人参、桂枝、茯苓、半夏、大黄、生姜、枣子）。有妇人热入血室谵语者，妇人伤寒发热，经水适来适断，昼日明了，暮则谵语，如见鬼状者，此为热入血室，无犯胃气及上二焦，速用小柴胡汤主之。若行汤迟，热人胃令津燥，中焦上焦不荣，成血结胸状，须当针期门也。妇人中风，发热恶寒，经水适来，入血室也，当刺期门，随其实而泻之。以上二焦，热结在期门也。若犯胃气，昼夜谵语，喜忘，小腹满，小便利，属抵当汤证中（水蛭、大黄、虻虫、桃仁）。若仲景云无犯胃气者，盖热因经水适来，乘虚入血室，故血室有热，遂令谵语，当以小柴胡解之，即与胃实谵语不同。胃实有燥屎，故宜调胃承气汤下之。若血实有热，谵语非胃家实，仲景恐人作胃实攻之，故曰无犯胃气也。大抵谵语是热属阳而反见阴证者，逆。此节述朱翼中之学说也。

五十九、烦躁歌

伤寒烦躁证如何，阳明证与少阴科。阳明脉长大便秘，伤风之候太阳多。阴盛阳虚亦烦躁，少阴之证莫令讹。汗下而烦医者误，病解而烦气未和。更有虚烦宜竹叶，莫作伤寒致误佗。

（注）伤寒烦躁，太阳与少阴为多，阳明病或因不大便，中有燥屎，故烦躁耳。仲景云：病人不大便五六日，绕脐痛，烦躁，发作有时者，此有燥屎也，宜承气汤。大抵得病二三日，脉弱，无太阳柴胡证，烦躁，心下硬，小便利，屎定硬，以小承气汤，少少与微利之。然有病已瘥，尚微烦，必大便硬，当问其小便日几行，若小便少，津液当还入胃，不须攻也。大抵阴气少、阳气胜，则热而烦，故太阳伤风，多烦而躁也。仲景云：太阳伤风，服桂枝汤，烦不解，先刺风池、风府，却与桂枝汤。又云：太阳伤风，脉浮紧，发热恶寒，身疼痛，无汗而烦躁者，大青龙汤主之（麻黄、桂枝、甘草、杏仁、石膏、生姜、枣子）。又云：伤寒二三日，心中悸而烦者，小建中汤主之（桂枝、甘草、芍药、胶饴、生姜、大枣）。又云：伤风发热六七日，不解而烦，有表里证，渴欲饮水，水入则吐，五苓散主之（茯苓、猪苓、泽泻、白术、桂枝）。又云：伤寒得病无热，但狂言，烦躁不安，精气不与人相当，但与五苓散二大钱服之。当与新汲井水饮一升许，即以指

刺喉去之，随手愈。然太阳证自汗心烦，若小便数者，又不可用桂枝也。阳虚阴盛，亦发躁烦，阳气弱为阴所乘而躁，故少阴病亦烦躁。少阴病二三日以上，心烦不得卧，黄连阿胶汤主之（黄连、阿胶、黄芩、芍药、鸡子黄）。少阴病，吐利，手足逆冷，烦躁欲死者，吴茱萸汤主之（人参、吴茱萸、生姜、枣子）。少阴病，下利，咽痛，胸满心烦者，猪肤汤主之（猪肤汤煎，去滓，加白蜜、白粉）。少阴病，恶寒而蜷，时时自烦，欲去衣被，大柴胡汤下之。学者当以外证与脉别之，寸关浮数，身热而烦者，属太阳也。尺寸俱沉手足厥冷，自利而烦者，属少阴也。然有汗之而烦者，仲景云：太阳病发汗后，大汗出，胃中干，烦躁不得眠，欲得饮水者，少少与之，令胃中和则愈。若脉浮，小便不利，微热消渴，五苓散主之。有下之而烦者，仲景云：下之后，发汗，昼日烦躁不得眠，夜而安静，不呕乃渴，无表证，脉沉微者，干姜附子汤主之（干姜、附子）。又云：发汗吐下后，虚烦不得眠，心中懊侬者，栀子豉汤主之（香豉、栀子）。发汗欲下之病仍未解，烦躁者，茯苓四逆汤主之（茯苓、人参、甘草、附子、干姜）。又有病已解而反微烦者，此由病新瘥，不胜谷，损谷则愈，先用小柴胡汤，和其荣卫，以通津液，得屎而解，若小柴胡不中，然后以涮胃承气汤下之。此节述朱翼中之学说也。

六十、懊侬歌

伤寒懊侬意忡忡，或实或虚病胃中。结胸下早阳内陷，阳明误下胃虚空。客气动鬲心中躁，栀子汤兼大陷胸。胃中燥屎宜承气，腹满头坚不可攻（腹微满，头硬后溏者不可下）。

（注）懊侬（侬即恼字，古人通用）者，郁郁然不舒，愦愦然无奈，比之烦躁而更甚也。凡伤寒发汗吐下后，虚烦不得眠，剧者反覆颠倒，心中懊侬，与阳明病下之。其外有热，手足温而不结胸，心中懊侬，饥不能食，但头汗出，二者为邪热郁于胸中，须栀子豉汤，吐之以涌其结热也。阳明病下之，心中懊侬而烦，胃中有燥屎，与阳明病无汗，小便不利，心中懊侬者，必发黄，二者为邪热结于胃中，须大承气汤、茵陈蒿汤下之，以涤其内热也。若温病懊侬，为热毒蕴于胸中，加味凉膈散（白僵蚕、蝉蜕、广姜黄、黄连、黄芩、栀子、连翘、薄荷、大黄、枳实、甘草、竹叶），或热毒郁于胃中，解毒承气汤（白僵蚕、蝉蜕、黄连、

黄芩、黄柏、栀子、枳实、厚朴、大黄、芒硝）。识此等证候者，吐下之，不瘥，汤剂之适当则无不可愈之疾矣。此节述杨玉衡之学说也。

栀子豉汤　治发汗吐下候，虚烦不得眠，反覆颠倒，心中懊憹者。

（药量）生栀子五七枚生，香豉四钱。

（服法）先煮栀子，后入香豉，煮服得吐，止后服。

（歌曰）治后汗吐下之后虚烦不得眠虚为正气虚，烦为邪气扰，异于建中症无热之虚烦，懊憹心不得安反覆身不得宁实堪怜，山栀香豉煎温服，胸腹余邪一切蠲。

（方解）栀子苦能涌泄，寒能胜热，栀象心而入心，豉象肾而入肾。烦躁不宁，是心肾之病，故以苦寒之栀子，得豆豉之腐气作吐。凡一切烦躁、懊憹之结于心腹者，一吐而俱解矣。

六十一、怫郁歌

佛郁有虚亦有实，必须仔细明证脉。燥屎唯宜承气汤，吐下极虚胃寒疾。火熏汗出目须黄，二阳并病面还赤。脉来洪大荣气长，随经医治何由失。

（注）怫郁者，阳气怫郁，面色缘缘正赤也。伤寒汗出不澈，阳气怫郁在表不知痛处，须发汗乃愈，桂枝麻黄各半汤。若腹痛潮热，脉大而数者，因大便不通，火气上炎而作面赤，大柴胡汤。时有微热，怫郁不能眠者，谓调胃承气汤。吐汗下后虚极，胃中虚冷，外气怫郁，乃假色现于面而内寒也，理中汤加葱白，冷甚加附子。少阴下利清谷，里寒外热，面色赤者，四逆汤加葱白。若温病无阴证，满面色赤，目红如朱，烦躁饮水者，此热毒怫郁也，增损三黄石膏汤（石膏、白僵蚕、蝉蜕、薄荷、豆豉、黄芩、黄连、黄柏、栀子、知母）。内实潮热，不大便，增损大柴胡汤（柴胡、薄荷、陈皮、黄芩、黄连、黄柏、栀子、白芍、枳实、大黄、广姜黄、白僵蚕、全蝉蜕，呕加生姜），或加味凉膈散（白僵蚕、蝉蜕、广姜黄、黄连、黄芩、栀子、连翘、薄荷、大黄、枳实、甘草、竹叶）。大抵伤寒阴证怫郁，并汗吐下虚者，自是面赤而不光彩也。若伤寒阳证表不解，温病内实热甚者，赤而光盛也，不可但见面赤，以为热证也，须辨之。此节述杨玉衡之学说也。

六十二、惊惕歌

伤寒何故生惊惕，吐下温针或火刀。下之谵语牡蛎汤，妄用温针于理逆。风温被火多瘛疭，阳明被火汗流出。脉浮火劫必亡阳，三者不同同此疾。少阳中风耳无闻，吐下悸惊常惕惕。

（注）仲景论惊惕，约有六证。一如伤寒八九日，下之，胸满烦惊，小便不利，谵语，一身尽重，不可转侧者，柴胡加龙骨牡蛎汤主之。二如太阳伤寒者，加温针，必惊也。三如风温若被火者，微发黄色，剧则如惊痫，时瘛疭，若火熏之，一逆尚引日，再逆促命期。四如阳明病被火，额上微汗出，而小便不利者，必发黄（被火而惊，惊惕伤胆，胆汁逆流入血，故发黄，方书名曰胆黄）。五如伤寒脉浮，医以火迫劫之，亡阳必惊狂，卧起不安者，桂枝去芍药加蜀漆牡蛎龙骨救逆汤主之（桂枝、甘草、生姜、大枣、牡蛎、龙骨、蜀漆）。六如少阳中风，两耳无所闻，目赤，胸中满而烦者，不可吐下，吐下则悸而惊也。综而言之，病因刺激神经，神经因而紧张，陡然心中惕惕，状如惊痫，或惊狂者。龙、牡、铅丹潜镇神经，却为定惊之要药，余则当察兼症。挟痰者，佐以清化痰涎；挟热者，佐以清泄热邪，药当随症而发，不必拘执医经成方也。故柯韵伯方论曰：近世治伤寒者，无火熨之法，而病伤寒者，多烦躁惊狂之变，大抵用白虎承气辈，作有余治之。然此症属实热者，固多而属虚寒者，间有则温补安神之法，不可废也。更有阳盛阴虚而见此症者，当用炙甘草汤加减，用枣仁、远志、茯苓、当归等味，又不可不择。

柴胡加龙骨牡蛎汤　治伤寒八九日下之，胁满烦惊，小便不利，谵语，一身尽重，不可转侧者，此方主之。

（药量）柴胡、龙骨、牡蛎、生姜、人参、茯苓、铅丹、黄芩、半夏、桂枝各钱半，大枣二枚，大黄三钱。

（服法）上十二味，水煎，人大黄二钱，二三沸，温服。

（歌曰）太阳误下心烦惊，谵语身重水不行。苓夏参柴姜枣桂，芩丹龙牡合生军。

（方解）此汤治少阳经邪犯本之证，故于本方中除去甘草，减大枣上行阳分之味，而加大黄行阴以下夺其邪，兼茯苓以分利小便，龙骨、牡蛎、铅丹以镇肝胆之怯，桂枝以通血脉之滞也。与救逆汤同义，彼以龙骨、牡蛎镇太阳经火，逆之神乱，此以龙骨、牡蛎、铅丹镇少阳经误下之惊烦，亦不易之定法也。徐洄溪曰：此方治肝胆之惊痰，以之治癫痫，必效。大黄只煮一二沸，取其生而流利也。

六十三、心悸歌

伤寒心悸有多端，大抵三阳不一般。太阳便利多饮水，阳明烦呕小便难。少阳吐下仍虚悸，误下烦时胃内干。脉来结代炙甘草，小建中行三日间。汗过自冒桂甘证，肉瞤真武定须安。

（注）悸者，心中筑筑然动，怔忡不安也。伤寒心悸之由，不过气虚停饮两端，气虚由阳气内弱，心下空虚，正气内动而为悸也，小建中汤，甚则大建中汤（人参、甘草、黄芪、当归、芍药、桂心、附子、半夏），或人参三白汤（人参、柴胡、白术、白茯苓、白芍、生姜、大枣）。脉沉，心悸，头眩，身瞤振，真武汤。停饮由水停心下，水既内停，心不自安而悸，茯苓甘草汤（白茯苓、桂枝、甘草、生姜）或五苓散分利之。脉结代心动悸，炙甘草汤（炙草、阿胶、麻仁、麦门冬、生地、桂枝、人参、干姜、大枣）。又发汗过多，其人必叉手冒心，心悸喜按，桂枝甘草汤（桂枝、炙草、甘澜水），甚则炙甘草汤。又发汗过多，心液虚耗，脐下悸者，欲作奔豚，肾乘心虚，上凌而克之，故动惕于脐间，茯苓桂枝甘草大枣汤。寒热心悸，小便不利，心烦喜呕，小柴胡汤。心神不宁，怔忡不眠，朱砂安神丸。若温病心悸，郁热内盛，火性上冲，加味凉膈散（白僵蚕、蝉蜕、广姜黄、黄连、黄芩、栀子、连翘、薄荷、大黄、枳实、甘草、竹叶）、增损三黄石膏汤（石膏、白僵蚕、蝉蜕、薄荷、豆豉、黄连、黄柏、黄芩、栀子、知母），看兼证消息之。此节述杨栗山之学说也。

炙甘草汤　治伤寒脉结代，心动悸者主之。

（药量）炙甘草二钱，桂枝、生姜各钱半，人参一钱，麦冬、大麻仁各二钱半，阿胶二钱，地黄八钱，大枣二枚。

（服法）水二杯，清酒一杯，煎八分，入胶烊化，温服。

（歌曰）益虚参麦炙甘草，调和桂枝姜枣好。生地阿胶麻子仁，结代心悸此方宝。

（方解）此证必缘发汗过多所致，汗为心液，心液伤，则血虚不能养心，故心动悸；心液伤，则血不能荣脉，故脉结代。方中人参、地黄、阿胶、麦冬、大枣、麻仁皆柔润之品，以养血液，必得桂枝、生姜之辛以兴奋神经，而结代之脉乃复，尤重在炙甘草一味，主持胃气以资脉之本原，佐以清酒，使其捷行于脉道也。

桂枝甘草汤　治发汗过多，其人叉手自冒心，心下悸，欲得按者，此方主之。

（药量）桂枝四钱，甘草二钱。水煎服。

（歌曰）叉手冒心因过汗，心下悸动欲得按。桂枝炙草合辛甘，敛液安心同汗漫。

（方解）此发汗多而伤其心气也，汗为心液，汗出过多，则心液空而喜按，故用桂枝以保心气，甘草助中气以防水逆，不令肾气乘心。

真武汤　治太阳病发汗，汗出不解，其人仍发热，心下悸，头眩，身瞤动，振振欲擗地者，此方主之。少阴病三四日不已，至四五日，腹痛，小便不利，四肢沉重疼痛，自下利者，此为有水气，其人或咳，或小便自利，或呕者，此方主之。

（药量）茯苓、生姜、芍药各三钱，白术二钱，附子一钱，水煎服。

（歌曰）生姜芍茯数皆三，二钱白术一附探。便短咳频兼腹痛，驱寒镇水与君谈。

加减法　若咳者，加五味子一钱，干姜、细辛各五分，时法去生姜；若小便利者，去茯苓；若下利者，去芍药，加干姜二钱；若呕者，去附子，倍加生姜。

（方解）小青龙汤，治表不解有水气，中外皆寒实之病也。真武汤治表已解有水气，中外皆虚寒之病也。真武者，北方司水之神也，以之名汤者，借以镇水之义也。肾为胃关，聚水而从其类，倘肾中无阳，则脾之枢机虽连，则肾之关门不开，水即欲行，以无主制，故泛溢妄行而有是证也。用附子之辛热，壮肾之元阳，则水有所主矣。白术之温燥，健脾中之阳，则水有所制矣。生姜之辛散，佐附子以补阳，于补水中寓散水之意。茯苓之淡渗，佐白术以健中，于制水中寓利水之道焉。而尤重在芍药之苦降，其旨甚微，盖人身阳根于阴。若徒以辛热补阳，不少佐以苦降之品，恐真阳飞越矣。芍药为春花之殿，交夏而枯，用之以亟收散漫之阳气而归根。下利减芍药者，以其苦降通泄也；加干姜者，以其温中散寒也。水寒伤肺则咳，加细辛、干姜者，胜水寒也；加五味子者，收肺气也。小便利者，去茯苓，恐其过利伤肾也。呕者去附子，加生姜，以其病非下焦水停于胃，所以不须温肾以行水，而当温胃以散水，且生姜功能止呕也。

六十四、冒闷歌

二阳并病辄多冒，宜刺大椎当慎表。下利面赤脉沉迟，汗出中心常郁懊。吐下汗后或动经，汲水灌身那得好。汗下表里已先虚，汗出表和痊可保。

（注）冒闷者，头眩发厥，神识昏迷也，此为少厥两阴，岌岌可危之晕厥重症，二阳并病致此者，已见并病歌注中矣。仲景云：下利脉沉而迟，其人面少赤，身有微热，下利清谷者，必郁冒汗出而解，病人必微厥，所以然者，其面戴阳下虚故也。汪琥注曰：下利脉沉而迟，里寒也，所下者清谷，里寒甚也。面少赤，身微热，下焦虚寒，无根失守之火浮于上，越于表也，以少赤微热之故。其人阳气虽虚，犹能与阴寒相争，必作郁冒汗出而解。郁冒者，头目之际，郁然昏冒，乃真阳之气，能胜寒邪，里阳回而表和顺，故能解也。病人必微微晕厥者，此指未汗出郁冒之时而言。面戴阳，系下虚，此申言面少赤之故，下虚即下焦元气虚。

按：仲景虽云汗出而解，然于未解之时，当用何药。郭白云云：不解宜通脉四逆汤。仲景云：伤寒若吐若下后，心下逆满，气上冲胸，起则头眩，脉沉紧，发汗则动经，身为振振摇者，茯苓桂枝甘草白术汤主之。沈尧对曰：此误下茯苓甘草汤证也，原方用苓、桂、姜、甘四味，前论误汗欲作奔豚者，中州虚。无以坐镇也，故即于原方去姜，加枣，借以守中也。今论误下，不但客气动膈，而脉亦沉紧，则水气已陷入中州矣，故用原方去姜，加术，借以除中州之水湿也。仲景云：太阳病，先下而不愈，因复发汗，以此表里俱虚。其人因致冒，冒家汗出自愈，所以然者，汗出表和故也，里未和，然后复下之。程应旄曰：先下之而不愈，阴液先亡矣。因复发汗，营从卫泄，阳津亦耗，以此表里两处，虽无邪气扰乱，而虚阳载上，无津液之升以和之，所以怫郁而致冒，冒者清阳不彻，昏蔽及头目也，必得汗出津液到，而怫郁始去，所以然者，汗出表和故也。汗者，阳气之所酿，汗出知阳气复于表，故愈，则非用发表之剂，而和表之剂可知。里未和者，阳气虽返于内，阴气尚未滋而复。盖大便由溏而燥，由燥而硬，至此不得不斟酌下之，以助津液矣。和表药桂枝加附子汤，下之宜调胃承气汤和之，虽然冒闷尽多死证，如仲景云：少阴病，下利止而头眩，时时自冒者死，以其气脱而神散也。

六十五、干呕歌

阳明胃络从头走，气上逆行须便呕。阳明多呕小柴胡，胸中有热黄连候。水停心下茯苓甘，先呕后渴五苓救。汗后余热竹叶汤，烦虚栀子豉汤授。又有少阴呕证存，真武汤中加减否。

（注）无阳则厥，无阴则呕。呕者，足阳明胃之经，足阳明之气下行。今厥而上行，故为气逆，气逆则呕。仲景云：呕多虽不大便，不可下，可与小柴胡汤，上焦得通，津液得下，胃气因和，浃然汗出而解，大抵呕证不一，各有治法。要之小柴胡汤，尤相主当耳。如胸胁满而呕，日晡发潮热者，可小柴胡汤加芒硝也。若呕不止，心下急，郁郁微烦者，与大柴胡汤也。大便秘，老方加大黄。大柴胡治呕最妙，妙为内有枳实故也。枳实去秽，压虚气，须是去大黄。仲景云：呕多虽有阳明，慎不可下，官局桔梗汤最良，亦用枳实耳，古人治呕，多用半夏生姜。孙真人云：生姜是呕家圣药，仲景治呕皆用之。太阳与阳明合病，必下利，若不利，但呕者，葛根加半夏生姜汤主之（葛根、半夏、麻黄、甘草、桂枝、芍药、生姜、枣子）。胸中有热，胃中有邪气，腹痛欲呕者，黄连汤主之（甘草、黄连、干姜、人参、半夏、桂枝、枣子）。太阳与少阳合病而自利，若呕者，黄芩加半夏生姜汤主之（黄芩、半夏、芍药、甘草、生姜、大枣）。《金匮》诸呕吐谷不得下者，小半夏汤、小半夏加茯苓汤（半夏、茯苓、生姜）、小半夏加橘皮汤，皆可选用也。呕而发热者，小柴胡汤主之。呕而发渴者，猪苓汤主之（猪苓、茯苓、阿胶、泽泻、滑石）。先呕却渴者，此为欲解，急与之；先渴却呕者，为水停心下，此属饮家。仲景云：本渴饮水而呕者，柴胡不中与也，宜治膈间有水，赤茯苓汤主之（赤茯苓、芎䓖、半夏、人参、白术、陈橘皮、生姜）。若少阴证而呕者，真武汤去附子，加生姜也（茯苓、芍药、白术、生姜）。若汗、若吐、若下后，虚烦不得眠，若呕者，栀子生姜汤主之（栀子、生姜、香豉）；伤寒瘥后呕者，有余热在胃脘，竹叶汤加生姜主之（淡竹叶、半夏、石膏、人参、甘草、

麦门冬、生姜、粳米）；若干呕者，今人所谓畹也，或因汗出，或因有水，或因下利，脾胃有热，故使干呕，官局中桔梗最佳（桔梗、枳实、半夏、陈橘皮、生姜）。仲景治法，汗自出，干呕者，桂枝证也。表不解，心下有水气，干呕发热者，小青龙汤也（芍药、桂枝、干姜、甘草、细辛、五味子、半夏、麻黄）；身凉汗出，两胁痛，或干呕者，十枣汤也（十枚枣子、甘遂、大戟、芫花）；少阴下利脉微，与白通汤（附子、干姜、葱白）；利不止，厥逆无脉，干呕烦者，白通加猪胆汁汤也（猪胆、干姜、葱白、附子溺）；少阴下利，里寒外热，脉微欲绝，或干呕者，通脉四逆汤也（炙草、干姜、附子）。面赤者，加连须葱；腹中痛者，去葱，加芍药；呕者，加生姜；咽痛去芍药，加桔梗；利止脉不出者，去桔梗，加人参。干呕吐涎沫头痛者，吴茱萸汤也（吴茱萸、人参、生姜、大枣）。伤寒诗云：食谷欲呕，属阳明也，吴茱萸汤主之。得汤反剧者，属上焦也，仲景无治法。大抵吴茱萸汤，治少阴证也。谷入胃而呕，属阳明，宜与小柴胡汤。若病人直患呕吐，而复脚弱或疼，乃是脚气，当作脚气治之。此节述朱翼中之学说也。

黄连汤 治伤寒胸中有热，胃中有邪气，腹中痛，欲呕吐者，此方主之。

（药量）黄连、炙草、干姜、桂枝各钱半，人参五分，半夏一钱，大枣二枚。

（服法）水煎分二服，日三夜二。

（歌曰）胸中有热胃邪丽，黄连炙草干姜桂。人参夏枣理阴阳，吐腹疼为妙剂。

（方解）此即小柴胡汤变法，以桂枝易柴胡，以黄连易黄芩，以干姜易生姜。胸中热，呕吐，腹中痛者，全因胃中有邪气，阻遏阴阳升降之机，故用人参、大枣、干姜、半夏、甘草专和胃气，使入胃之后，听胃气之上下敷布，交通阴阳。再用桂枝宣发太阳之气，载黄连从上焦阳分泻热，不使其深入太阴，有碍虚寒腹痛也。

茯苓甘草汤 治伤寒汗出而渴者，五苓散主之，不渴者此方主之。

（药量）茯苓四钱，桂枝、炙草各一钱，生姜二钱。水煎服。

（方歌）甘草茯苓姜桂枝，悸而汗出两般施（五苓症汤）。五苓散症口必渴（兹无渴者），辨症分明用勿疑。

（方解）徐灵胎云：此方治发汗后，汗出不止，则亡阳在即，当与真武汤，其稍轻者，当与茯苓桂枝白术甘草汤，更轻者则与此汤，何以知之。以三方同用茯苓知之，盖汗大泄必引肾水上泛，非茯苓不能镇之，故真武则佐以附子回阳，此方则佐以桂枝、甘草敛汗，而茯苓皆以为主药，此方之义不了然乎。

六十六、吐逆歌

吐有冷热二证异，内脉外形当子细。烦渴脉数手心热，此是胃热之所致。曾经汗下关脉迟，胃中虚冷理中治。膈上寒痰四逆汤，汗后虚烦竹叶已。少阴欲吐复不吐，必竟吐之当审记。

（注）吐有冷热二证，寸口脉浮，手心热，烦渴而吐，以有热在胃脘，白虎汤主之。伤寒有表证，渴欲饮水也，水入口即吐者，名曰水逆，由心经受热，而小肠不利故也，宜服五苓散。发汗后水药不得入口，为逆，若更发汗，必吐下不止，小半夏加茯苓汤、半夏加橘皮汤主之（半夏、人参、甘草、陈橘皮、淡竹茹、生姜、大枣）。曾经汗下，关脉迟，胃中虚冷而吐，理中汤加半夏主之。寒多不饮水而吐者，理中汤去术加生姜主之。少阴病饮食入口则吐，心中温温欲吐，复不能吐，始得之，手足寒，脉弦迟者，此胸中实，不可下也，当吐之。若膈上有寒饮，干呕者，不可吐也，当温之，宜四逆汤。吐利手足逆冷，烦躁甚，吴茱萸汤主之（人参、吴茱萸、生姜、大枣）。若伤寒解后，虚羸少气，气逆欲吐，竹叶石膏汤主之（淡竹叶、半夏、石膏、人参、甘草、麦门冬、生姜、粳米）。此节述朱翼中之学说也。

六十七、霍乱歌

呕吐而利名霍乱，四肢逆冷诚斯患。寒多不饮理中圆，热多而渴五苓散。暑月忽然心撮痛，两脚转筋多冷汗。上吐下利并躁烦，水沉香需煎数盏。

（注）呕吐而下利有两证。仲景云：伤寒发热，汗出不解，心中痞硬，呕吐而下利者，大柴胡汤下之（柴胡、黄芩、芍药、半夏、枳实、大黄、生姜、枣子）。又有霍乱证，霍乱呕吐而利，热多而渴者，五苓散。寒多不饮水者，理中丸。或有寒腹满痛，或四肢拘急，下利脚转筋，理中汤加附子一枚生用，并粗末作汤服之。吐利汗出，发热恶寒，四肢拘急，手足厥冷者，四逆汤主之。少阴病，吐利，手足厥冷，烦躁欲死，吴茱萸汤主之（吴茱萸、人参、生姜、大枣）。吐利止，

而身体痛不休者，当消息和解其外，宜桂枝汤。仲景大柴胡一证云，伤寒发热，汗出不解，心中痞，呕吐而下利者，大柴胡主之，即非霍乱也。吐利已，汗出而厥，四肢拘急不解，脉微欲绝者，通脉四逆加猪胆汤（炙草、干姜、附子、猪胆汁）。若夏月中暑霍乱，上吐下利，心腹撮痛，大渴烦躁，四肢逆冷，冷汗自出，两脚转筋，宜服香薷散（厚朴、黄连、生姜、香薷、白扁豆），须井中沉令极冷。顿服之乃效。此节述朱翼中之学说也。

四味香薷散　治感冒暑气，皮肤蒸热，头疼重，或烦渴，或吐泻。

（药量）香薷一钱，厚朴一钱姜汁制，扁豆钱半，川连八分，姜汁炒。水煎服。

（歌曰）四味香薷治冒暑，皮肤蒸热头重痛。或为吐泻或烦渴，姜朴姜连扁豆共。

（方解）饮与汤稍有别，服有定数者名汤，时时不拘者名饮。饮因渴而设，用之于温暑为最宜，然胃恶燥，脾恶湿，多饮伤脾，反致下利。治之之法，心下有水气者，发汗；腹中有水气者，利小便。然与其有水患而治之，曷若先选其能汗、能利小便者用之。香薷芳香辛温，能发越阳气，有彻上彻下之功能，故治暑者，君之以解表利小便，佐厚朴以除湿，扁豆以和中，合而用之为饮，饮入于胃，热去而湿不留，内外之暑悉除矣。若心烦口渴者，去扁豆，加黄连，名黄连香薷饮。加茯苓、甘草，名五物；加木瓜、参、芪、橘、术，名十味，随症加减，尽香薷之用也。然劳倦内伤，必用清暑益气；内热大渴，必用人参白虎。若用香薷是重虚其表，而反济其内热矣。

六十八、头疼歌

三阳往往病头疼，随证医治各异能。太阳身热麻黄证，恶热阳明胃气蒸。少阳受病脉弦细，小柴胡证自分明。三阴太少无头痛，为是厥阴之证形。非时忽有痛首疾，必是停痰湿气并。

（注）头疼者，阳证也。太阳证头疼，必发热恶寒无汗者，麻黄汤；有汗者，桂枝汤；若已发汗，或未发汗，头痛如破者，连须葱白汤（生姜、连须、葱白）；服汤不止者，葛根葱白汤（葛根、葱白、芍药、川芎、知母、生姜）主之。脉弦细，头疼发热者，属少阳也，少阳不可发汗，小柴胡主之。阳明证，头疼不恶寒，

反恶热，胃实故也。阳明气实，故攻头也，调胃承气汤主之。仲景云：伤寒不大便六七日，头疼有热者，与承气汤。其小便清者，知不在里，续在表也，当须发汗。若头疼者必衄，属桂枝汤。太阴、少阴经从足至胸，俱不至头，惟厥阴经挟胃，属肝，络胆，循喉咙，上颃颡，连目出额，故太阴、少阴并无头疼之证。仲景只有厥阴一证，吴茱萸汤（人参、吴茱萸、生姜、大枣）治干呕吐涎沫头疼而已。大抵属三阳者，头疼为多也。孙真人云：阳伤寒者，体热头疼是也；阴伤寒者，不壮热不头痛是也。若非次头疼，胸中满，及发寒热，脉紧而不大者，即是膈上有涎，宜用瓜蒂末一钱，暖水调下，吐涎立愈。若病人头疼鼻塞而烦者，此属湿家头中寒湿，故鼻塞而头疼也，纳瓜蒂末鼻中则愈。此节述朱翼中之学说也。

六十九、胁痛歌

少阳胆经循胁过，邪入此经痛无那。心下坚满引胁痛，十枣医治定须可。阳明坚满大便结，项强不食并潮热。因而转入少阳经，唯小柴胡汤紧切。病人痞积贯脐傍，痛引阴筋名脏结。

（注）身凉汗出，两胁疼痛，或干呕，此十枣汤证也（甘遂、大戟、芫花、枣子十枚）。仲景云：太阳中风，下利呕逆，表解者，乃可攻之。其人漐漐汗出，发作有时，头痛，心中痞硬，满引胁下痛，干呕，短气，汗出不恶寒者，此表解里未和也，十枣汤主之。大抵胁下痛者，此为有饮，须分表里。干呕微利，发热而咳，兼胁痛者，为表有水，小青龙汤加芫花主之（芍药、麻黄、半夏、细辛、五味子、芫花、桂枝、干姜、甘草）。身体凉，表证罢，干呕而胁下痛，为里有水，十枣汤主之，但此汤非小青龙汤，之比须量人虚实，不可妄投。此节述朱翼中之学说也。

七十、腹痛歌

腹痛有实亦有虚，要观证与脉何如。尺脉带弦并泄利，阳明虚痛建中虚。关脉若实大便秘，更加腹满实中居。阴证腹痛四逆散，下之腹痛桂枝祛。胃中有邪胸中热，呕吐黄连汤可除。

（注）本太阳病，医反下之，因尔腹满时痛，是有表复有里，仲景所以用桂枝加芍药汤主之（芍药、甘草、桂枝、生姜、大枣），痛甚者，加大黄。桂枝加芍药，即是小建中也。太阴脉弱自利，设当行大黄、芍药者宜减之，其人胃虚，阳气易动故也。下利者，先煎芍药十余沸。《难经》云：痛为实，大抵痛宜下。仲景云：发汗不解，腹满痛者，急下之，宜大承气汤。又曰：腹中满痛，此为实，当下之，属大柴胡汤。腹痛有二证，有热痛，有冷痛。尺脉弦，肠鸣泄利而痛者，冷痛也，小建中汤主之。仲景云：阳脉涩，阴脉弦，法当腹中急痛，即用四逆散（甘草、柴胡、枳实、芍药）。咳者加五味、干姜；下利悸者，加桂枝；小便不利加茯苓；腹中痛者，加附子；泄利下重（先煎薤白代水），通脉四逆加芍药汤（甘草、附子、干姜、芍药）；腹痛小便不利者，真武汤（茯苓、芍药、白术、附子、生姜）；下利者，去芍药，加干姜；咳者加五味子、细辛、干姜。关脉实，腹满，大便秘，按之而痛者，实痛也，桂枝加大黄汤（桂枝、芍药、甘草、生姜、大枣、大黄）、黄连汤（甘草、黄连、干姜、人参、半夏、桂枝、枣子）、大承气汤酌用之。若又有腹胀满者，阴阳不和也，桔梗半夏汤最良（桔梗、半夏、地榆、犀角屑、黄连、茜根、黄芩、栀子仁、薤白五寸）。仲景论太阳证，发汗后腹胀满也，厚朴生姜半夏甘草人参汤（厚朴、生姜、半夏、甘草、人参）。下后心烦腹满，卧起不安者，栀子厚朴汤（栀子、厚朴、枳实）。吐后腹胀满者，与调胃承气汤。少阴病六七日腹胀不大便者，急下之，宜承气汤。此节述朱翼中之学说也。

七十一、咽痛歌

咽痛阴阳各异宜，要须脉证两参之。脉浮而数吐脓血，此是阳毒之所为。脉沉兼细手足冷，或加吐利少阴兮。少阴阴阳脉俱紧，亡阳汗出要医治。又有伏气之为病，非时寒冷着人饥。咽喉先痛次下利，作肾伤寒方可医。

（注）咽喉痛有阴阳两证，脉浮数，面赤斑斑如锦纹，咽喉痛，唾脓血者，此阳毒也。脉沉迟，手足厥冷，或吐利而咽中痛，此少阴证也。《病源》云：此为下部脉都不至，阴阳隔绝，邪客于足少阴之络，毒气上冲，故咽喉不利，或痛而生疮也。伤寒脉阴阳俱紧，及汗出者，亡阳也，此属少阴，法当咽喉痛而复吐利，此候汗下熏熨俱不可。汗出者。藁本粉传之。咽喉痛者，甘草汤（甘草）、

桔梗汤（甘草、桔梗）。猪肤汤、半夏散（半夏、桂枝、甘草）、通脉四逆去芍药加桔梗汤、麻黄升麻汤（麻黄、升麻、当归、黄芩、葳蕤、芍药、麦门冬、桂枝、茯苓、甘草、干姜、石膏、白术），可选而用之。又有伏气之病，谓非时有暴寒中人，伏气于少阴经，始不觉病，旬月乃发，脉微弱，法先咽痛，似伤寒，非喉痹之病，次必下利。始用半夏桂甘汤（甘草、桂心、半夏、生姜），次四逆散主之（甘草、柴胡、枳实、芍药）。此病只一二日便瘥，古方谓之肾伤寒。此节述朱翼中之学说也。

七十二、咳嗽歌

咳嗽三经要辨明，太阳阳明与少阴。太阳停水青龙候，小柴治咳直千金。阳明能食咽必痛，咳时头痛定难禁。少阴烦渴猪苓治，泄利须还四逆灵。忽然水气因生咳，真武汤功效最深。

（注）伤寒咳嗽有两证，有太阳证咳嗽，小青龙、小柴胡也；有少阴证咳嗽，真武汤（茯苓、芍药、闩术、附子、生姜）、四逆散（甘草、柴胡、枳实、芍药）、猪苓汤也（猪苓、茯苓、阿胶、泽泻、滑石）。大抵热在上焦，其人必饮水，水停心下，则肺为之浮，肺主咳，水气乘之，故咳而微喘。仲景伤寒表不解，心下有水，干呕发热而咳，小青龙汤主之。小便不利，小腹满者，去麻黄，加茯苓。往来寒热，胸胁满痛，或咳者，小柴胡汤主之（小柴胡去人参、大枣加五味子、干姜）。若少阴证咳嗽，四肢沉重疼痛，小便不利，自下利而咳，真武汤主之（真武汤加五味子、干姜）。大抵伤寒水气，皆因饮水过多，古人治水气而咳者，病在阳，则小青龙汤主之；病在阴，则真武汤主之。四肢厥逆，腹中痛，或泄利而咳，四逆散主之（四逆散加五味子、干姜）。下利六七日，咳而呕渴，心烦不得眠，猪苓汤主之（猪苓、茯苓、阿胶、泽泻、滑石）。古今录验橘皮汤，治嗽佳（陈橘皮、紫苑、麻黄、杏仁、当归、桂心、甘草、黄芩）。此节述朱翼中之学说也。

七十三、遗尿歌

风温被下必失溲，鼾睡难言自汗流。三阳合病身体重，不觉遗尿也可忧。下焦不约亦遗溺，三者依方病可瘳。忽然直视并狂语，肾绝如何得久留。

（注）仲景云：若发汗已，身灼热者，名曰风温。风温为病，脉阴阳俱浮，自汗出，身重多眠，鼻息必鼾，语言难出。若被下者，小便不利，直视失溲；若被火者，微发黄色，剧则如惊痫，时瘛疭；若火熏之，一逆尚引日，再逆促命期。成注云：直视失溲，为下后竭津液，损脏气也。腹满身重，难以转侧，口中不仁，面垢，谵语，遗尿，此三阳经合病也，白虎汤主之。不可发汗，汗之则谵语，下之则额上生汗，手足逆冷。若自汗者，白虎加人参也。下焦属肾，肾以阳气连于膀胱，蒸发水气，使其上腾，不得直泻。若阳气不能蒸客，则水无约束，发为遗溺。故《经》曰：不约为遗溺，治宜温胞室。温胞室者，釜底添薪也。若夫溲便遗失，两目直视，狂言者为肾绝，死不治。此节述杨玉衡之学说也。

七十四、腹满歌

太阴腹满必时痛，合病腹满身体重。阳明腹满口苦干，微喘小柴胡可用。谷瘅之时且调胃，潮热更兼便不利。勿令大下使之虚，微和胃府宜承气。下后心烦而腹满，栀子厚朴汤宜尔。汗后厚朴最为佳，吐后小承当审谛。太阴桂枝芍药汤，大实大黄汤可治。

（注）《仲景论》腹满，约有八症。一如本太阳病，医反下之，因尔腹满时痛者，属太阴也，桂枝加芍药汤主之，大实痛者，桂枝加大黄汤主之。二如三阳合病，腹满身重，难以转侧，口不仁，面垢，谵语，遗尿，发汗则谵语，下之则额上生汗，手足逆冷，若自汗出者，白虎汤主之。三如阳明中风，口苦咽干，腹满微喘，发热恶寒，脉浮而紧，若下之，则腹满小便难也。四如《金匮要略》云：阳明病脉迟，食难用饱，饱则发烦头眩，小便必难，此欲作谷疸，虽下之，腹满如故，所以然者，脉迟故也。五如阳明病脉迟，虽汗出不恶寒者，其身必重，短气，腹满而喘，有潮热者，此外欲解，可攻里也。手足濈然汗出者。此大便已硬也，大承气汤主之。若汗多微发热恶寒者，外未解也，其热不潮，未可与承气汤。若腹大满不通者，可与小承气汤，微和胃气，勿令至大泄下。六如伤寒下后，心烦腹满，起卧不安者，栀子厚朴汤主之。七如发汗后腹胀满者，厚朴生姜半夏甘草人参汤主之。八如伤寒吐后，腹胀满者，与调胃承气汤。总而言之，凡热气入

胃之实满，以小承气汤下之，寒气上逆之虚满以厚朴生姜甘草半夏人参汤温之。惟心烦且腹满，卧起不安者，热与气结壅于胸腹之间，宜与栀子枳朴汤，清烦泄满以消导之。

栀子厚朴枳实汤 治伤寒下后，心烦腹满，卧起不安者，此汤主之。

（药量）栀子五六枚，厚朴姜炙四钱，枳实二钱。水煎服。

（歌曰）腹满心烦卧不安，正虚邪炽中上抟。苦寒栀子快胸膈，枳实能消厚朴宽。

（方解）心烦则难卧，腹满则难起，起卧不安是心移热于胃，与反覆颠倒之虚烦不同。栀子治烦，枳朴泄满，此两解心腹之妙剂也。

厚朴生姜半夏甘草人参汤 治发汗后，腹胀满，此方主之。

（药量）厚朴、生姜各四钱，甘草二钱，半夏一钱五分，人参五分。水煎服。

（歌曰）发汗之后实邪戢，腹犹胀满虚邪入。厚朴生姜草夏参，除胀补虚各安辑。

（方解）汗后邪气已去，而犹胀满者，乃虚邪入腹，故以厚朴除满为君，佐以参、草、夏、姜补虚助胃也。

七十五、蚘厥歌

胃冷仍加发汗重，因成蚘厥吐长虫。病源本属厥阴证，宜用乌梅与理中。

（注）吐长虫，此名蚘厥也。蚘厥者，脏寒蚘上入膈，其人吐蚘也，此是厥阴证。或病人有寒复发其汗，胃中冷，及因发汗后身热，重发其汗，胃中虚冷，故长虫逆上，先服理中丸，次用乌梅丸。杨玉衡曰：至于肝脏，或寒或热，以致胃无谷气，蚘不安其位，至咽而吐，须看本证消息治之。如寒则静而复时烦，宜乌梅丸、理中安蚘散（人参、白术、茯苓、干姜、川椒、乌梅）。如热则烦呕不止，宜黄连解毒汤、白虎汤，俱加川楝子、使君子、乌梅，此大略也。若治温病而用理中、乌梅，正如报薪投火，轻病致重，重病致危。盖温病无阴证，若至吐蚘，则表里三焦热郁亢极。不思现在事理，徒记纸上文词，因之误人甚众。胃热如沸，蚘动不安，一F气不通，必反于上，蚘因呕出，此常事也，酌用增损三黄石膏汤、加味凉膈散（白僵蚕、蝉蜕、广姜黄、黄连、黄芩、栀子、连翘、薄荷、

大黄、枳实、甘草、竹叶），俱加川楝子、使君子、乌梅，则热退而蚘自不出耳。大抵胃脘忽痛忽止，身上乍寒乍热，面上时赤时白，脉息倏乱倏静，皆吐蚘之候也，须早辨之。此节述杨玉衡之学说也。

乌梅丸 治伤寒脉微而厥，至七八日肤冷，其人躁无暂安时者，此为脏厥，非蚘厥也。蚘厥者，其人当吐蛕，令病者静而复时烦，此为脏寒。蚘上入膈，故烦须臾复止，得食而呕又烦者，蚘闻食臭出，其人当吐蚘。蚘厥者，乌梅丸主之，又主久利方。

（药量）乌梅九十三丸，干姜一两，当归四钱，黄连一两六钱，蜀椒炒四钱，桂枝、人参、黄柏、附子、细辛各六钱。

（服法）上十味，各研末，以苦酒浸乌梅一宿，去核，饭上蒸之，捣成泥，和药令相得，人炼蜜共捣千下，丸如桐子大。先饮食，白饮和服十丸，日三服，渐加至二十九。

（歌曰）乌梅丸内柏连姜，参归椒辛桂附当。寒热散收相互用，厥阴得此定安康。

（方解）厥阴为三阴之尽，病则阳逆于上，阴陷于下，饥不欲食，下之利不止，是下寒之确证也。消渴气上冲心，心中疼热，吐蚘是上热之确证也。方用乌梅，渍以苦酒，顺曲直作酸之本性，逆者，顺之，还其所固有，去其所本无治之，所以臻于上理也。桂、椒、辛、附辛温之品，导逆上之火以下行。黄连、黄柏苦寒之品，泻心胸之热以上清。又佐以人参之甘寒，当归之苦温，干姜之辛温，三物合用，能令中焦受气取汁。而乌梅蒸于米下，服丸送以米饮，无非补养中焦之法。所谓厥阴不治取之，阳明者此也，此为厥阴证之总方。注家第谓蛕得酸则静，得辛则伏，得苦则下，犹浅之乎，测乌梅丸也。

七十六、自汗歌

伤寒自汗证有九，卫不和兮桂枝候。风温风湿及伤风，中暑亡阳柔痓有。霍乱下利四肢逆，阳明多汗津液漏。少阴无汗或有之，额上手背时时透。随证治疗莫令差，更看病形深体究。

（注）伤寒无汗者七证，自汗者九证。太阳伤寒、刚痓病、太阴病、少阴病、

厥阴病、阴易病、冬阳明病，皆无汗。凡少阴证无汗，类麻黄汤之证，然类麻黄证，脉阴阳俱紧，少阴脉微细为异也。又汗出为阳微，故仲景云：阴不得有汗，脉阴阳俱紧，而反汗出为亡阳，属少阴经也。汗出者几证。

（一）卫不和自汗。病人脏无他病，时发热，自汗出而不愈者，卫不和也。先其时发汗则愈，属桂枝也。太阳病发热汗出者，此为荣弱卫强，故汗出，欲救风邪者，宜桂枝汤。又去：病常自汗出者，此为荣气和。荣气和者，外不谐也，以卫气不与荣气谐故尔。以营行脉中，卫行脉外，复发其汗，营卫和则愈。

（二）伤风自汗。太阳病，发热汗出恶风，脉缓，为中风，属桂枝汤。又云：太阳病，项背强几几，反汗出恶风，桂枝加葛根汤主之（桂枝、甘草、芍药、葛根、麻黄、生姜、枣子）；汗出而渴者，五苓散主之；不渴者，茯苓甘草汤（桂枝、茯苓、甘草、生姜）。虽然仲景云，伤风自汗用桂枝，然桂枝汤难用，须是仔细消息之。假令伤风自汗，若脉浮而弱，设当行桂枝汤，服后无棒枝脉息证候而烦者，即不可再服也。若伤风自汗出，而小便数者，切不可与桂枝也。仲景云：太阳病自汗，四肢拘急，难以屈伸，若小便难者，可桂枝汤内加附子服之。若小便数者，慎不可与桂枝附子汤，宜服芍药甘草汤（甘草、芍药）。若误行桂枝、附子攻表，便咽干，烦躁，厥逆，呕吐作甘草干姜汤（甘草、干姜）与之以复其阳。若厥愈足温，更作芍药甘草汤，与之其脚即伸。若胃气不和，谵语者，与调胃承气汤，微溏则止。其谵语缘芍药甘草汤，主脉浮自汗，小便数者。寸口脉浮为风，大为温，风则生微热，虚则两胫攀，小便数，仍汗出，为津液少，不可误用桂枝，宜服芍药甘草，补虚退风热，通治误服桂枝汤后，病证仍在者。

（三）风温自汗。太阳病发热而渴，不恶寒者，为温病。若发汗已，身灼热者，名风温。风温为病，脉阴阳俱浮，自汗出，身重多眠睡，鼻息必鼾，语言难出，属葳蕤汤（葳蕤、石膏、白薇、麻黄、川芎、葛根、羌活、甘草、杏仁、青木香）。

（四）中湿自汗。《难经》云：何以知伤湿得之，然当喜汗出不可止，何以言之。肾主湿，故知肾人心为汗出，不可止也。

（五）中暑自汗。太阳中热者，暍是也。其人汗出恶寒，身热而渴，属白虎汤。

（六）阳明病自汗。不恶寒反恶热，濈濈然汗自出者，属阳明也。若阳明病汗出多而渴者，不可与五苓散，以汗多胃中燥，朱苓复利其小便故也。仲景云：阳明病发热汗出者，急下之。阳明病，其人汗多，以津液外出，胃中燥，大便必硬，谵语者，属调胃承气汤。虽然阳明汗多急下，若小便自利者，此为津液内竭，虽尔不可攻之，须自大便导之，宜用蜜煎导法。阳明病，汗出而脉迟，微恶寒者，表未解也，宜桂枝汤。阳明病，多汗则脉浮，无汗而喘者，发汗则愈，宜麻黄汤。

（七）亡阳自汗。太阳病发汗多，遂漏不止，其人恶风，当温其经，宜桂枝加附子汤。伤寒尺寸脉俱紧而汗出者，亡阳也，此属少阴，法当咽痛，而复吐利。其人热不去，内拘急，四肢疼，厥逆而恶寒者，四逆汤主之。汗多不止，可用温粉扑之。若汗多不止，必恶风，烦躁不得卧者，先服防风白术牡蛎汤（白术、牡蛎、防风，酒调下），次服小建中汤。

（八）柔痉自汗。太阳病发热，脉沉细，摇头口噤，背反张，汗出而不恶寒者，名柔痉，小续命汤主之（附子、防风、芍药、白术、人参、川芎、麻黄、防己、黄芩、桂枝、甘草、生姜）。柔痉去麻黄，夏间去桂枝，春冬去黄芩。

（九）霍乱自汗。吐利汗出，发热恶寒，四肢拘急，手足厥冷者，四逆汤主之。虽然少阴不得有汗，而少阴亦有反自汗出之证。阴证四肢逆冷，额上及手背冷汗濈濈者，亡阳也。阳明病，法多汗，而阳明亦有反无汗之证，不可不察也。此节述朱翼中之学说也。

七十七、头汗歌

病人里虚而表实，玄府不开腠理密。无能作汗润皮肤，阳气上行头上出。津液既竭五内干，误下重虚成大疾。头有汗兮多涂径，齐颈而还发黄病。往来寒热表未解，手足冷时非阴症。肝乘肺部刺期门，心中懊侬栀子应。膈间坚满茯苓汤，六者看详宜审订。

（注）病人表实里虚，玄府不开，则阳气上出，汗见于头。凡头汗出者，五内干枯，胃中空虚，津液少也，慎不可下，下之者，谓之重虚。然头汗出者，有数证。

（一）伤寒五六日，头汗出，微恶寒，手足冷，心下满，口不欲食，大便硬，脉细者，此为阳微结，必有表，复有里也，脉沉亦有里也。汗出为阳微，假令纯阴结，不得复有外证，悉入在里，此为半在里半在外也，脉虽沉紧，不得为少阴病，所以然者，阴不得有汗，今头汗出，故知非少阴也，小柴胡汤主之。

（二）伤寒五六日，已汗下，胸胁满，微结，小便不利，渴而不呕，但头汗出，往来寒热，心烦者，此表未解也，柴胡桂枝干姜汤主之（柴胡、桂枝、黄芩、牡蛎、甘草、干姜、栝蒌根）。

（三）病人但头汗出，身无汗，齐颈而还，小便不利，渴引水浆者，此为瘀热在里，身必发黄，五苓散、茵陈汤。

（四）阳明病下之，其外有热，手足温，不结胸，心中懊侬，饥不能食，但头汗出者，栀子豉汤主之。

（五）心下紧满，无大热头汗出者，赤茯苓汤主之（赤茯苓、芎劳、半夏、人参、白术、陈橘皮、生姜）。

（六）仲景云：伤寒心下紧满，无大热，但头汗出者，此名为水结在胸胁，以头汗出别水结证，小半夏加茯苓汤（半夏、白茯苓、生姜）。

（七）阳明病，下血谵语者，为热入血室，但头汗出者，刺期门，随其实而泻之，汗出则愈。汗出谵语者，有燥屎也，过经乃可下也，下之早，语言必乱，以表实里虚故也。此节述朱翼中之学说也。

小半夏加茯苓汤　治诸呕哕，心下坚痞，膈间有水痰，眩悸者。

（药量）半夏三钱，茯苓四钱，生姜一钱。水煎服。

（歌曰）小半夏汤姜用生，呕而不渴因支饮。如茯苓治卒呕吐，膈间有水悸眩应。

（方解）饮气逆于胃则呕吐，滞于气则心下痞，凌于心则悸，蔽于阳则眩，眩者水阻阳气不升也。半夏、生姜止呕降逆，以消胸中坚满，加茯苓去其水也。

七十八、欲得汗歌

阳加于阴有汗期，过关之脉亦须知。有时两手忽无脉，恰似重阴欲雨时。病人本虚必发战，不虚得汗战何为。不战不汗自然解，阴阳和顺更何疑。先曾吐下并亡血，内无津液故如斯。止爱濈周身润，来时最忌水淋漓。汗出如油是恶症，忽加喘急病倾危。停痰症癖皆隔汗，先须荡涤要医治。水升火降阴阳合，大汗来时命得回。

（注）凡病欲得汗解者，必须多方以取汗，以经方论。麻黄汤发经络之汗，

是疏通血脉之阴气也；桂枝汤解肌表之汗，是宣发形肉之阳气也；小柴胡汤解肌腠之汗，是疏达半表里之郁热也；葛根汤解肌肉之汗，是升提津液之清气也；大青龙汤泄胸中之汗，清内扰之阳气也；小青龙汤发心中之汗，涤荡内蓄之水气也：麻黄细辛汤发阴经之汗，用附子升肾液以为汗也，其间所最难者，战汗一关耳。魏柳洲曰：脉象忽然双伏，或单伏，而四肢厥冷，或爪甲青紫，欲战汗也，此邪正相争，吉凶判在此际。如其正胜邪却，即汗出身凉，脉静安卧矣；倘汗出肤冷而脉反急疾，躁扰不安，即为气脱之候；或汗已出而身仍热，其脉急疾而烦躁者，此正不胜邪，即《内经》所云阴阳交，交者死也。若病因湿滞，或因痰饮，阻遏气机而汗不得出者，必于发汗之中，佐以消化，俾邪气松达，与汗偕行，则一战可以成功也。若待补益而始战解者，间亦有之，以其正气素弱耳，然亦必非初在表之候。此节述诸名家之学说也。

七十九、下脓血歌

伤寒表实里还虚，热气乘虚肠里居。下利脓血赤黄汁，或如鱼脑状难拘。太阳下之脉浮滑，定知便血色殷如。阳明下血而谵语，热人血室病难除。少阴脓血桃花症，不尔刺之邪可祛。下利脉浮尺中涩，或是发厥热如初。二症皆圊脓血利，白头翁汤病可愈。

（注）《伤寒论》所谓便脓血者，即今之所谓赤白痢也。初起多属积热，末路多属虚滑。恽氏铁樵，注解其为切当。爰节述其说曰：痢疾之为病，乃肠壁之油膜，随粪而下，其原因为气不能举。大肠、直肠皆肥肿，肛门则窒，努力迫之使下，初起粪与油膜中黏液并下，既而粪反不下，专下黏液，故肠部疞痛，而里急后重，所下色白如涕者，油膜分泌之黏液也。其有红白并下者，微丝血管中渗出之血与黏液混合也。无论红白，皆胶黏如涕，即《伤寒论》所谓脓血也。此病初起，属有余，属热，属阳，白头翁最效。川连、黄柏所以解热，亦所以燥湿；秦皮所以止痛；白头翁因气下坠举之，使上升也。继而正气渐衰，则为不足，为虚，为阴寒证，为滑脱，桃花汤最效。赤石脂同涩，使不滑脱；干姜祛寒即所以止泻，粳米所以存谷气也。于此有一事当知者，滑脱之证，就今日经验言之，多胶黏黄液，色透明如玻璃，虽桃花汤可救，然既辨明为真确之阴证，当与附子并

服，否则不效。又当注意其血色、呼吸、目光、脉象，种种无败象者，方可救十之七八，否则不治。即无败象，既见滑脱，即是败证，亦难十全，此则与仲景所言不同。又滑脱虽略瘥，若见黑粪，其中有星星红点者，即是肠穿孔，例在不救。其有非胶黏之鲜血并下者，尤其是肠穿孔，确证虽其他现象甚好，亦死。此则为桃花汤后一步，事为《伤寒论》所未言者，皆初学所不可不知者也。至属少阴病，下利便脓血者，可刺此。由热迫血而便脓血者，虽可刺幽门、交信，若刺经穴不愈，则当从事白头翁汤。设更咽干，心烦，不得眠，则又须黄连阿胶汤为合法也。

桃花汤　治少阴病，下利便脓血者。又少阴病三日，腹痛，小便不利，下利不止，便脓血者，此方主之。

（药量）赤石脂八钱，干姜一钱，粳米四钱。

（服法）以上赤石脂以二钱筛末，水四杯，煎石脂、姜米二杯，去滓，入赤脂末，温服，若一服愈，余勿服。

（歌曰）少阴下利便脓血，粳米干姜赤脂啜。阳明截住肾亦安，腹疼尿短病如撤。

（方解）少阴里寒便脓血，所下之物，其色必黯而不鲜，乃胃受寒湿之邪，水谷之津液，为其凝泣，酝酿于肠胃之中，而为脓血。非若火性急速而色鲜明，盖冰伏以久其色黯黑，其气不臭，其人必脉细，神气静而腹不甚痛，喜就温暖，欲得手按之，腹痛即止，斯为少阴寒利之徵，故以赤石脂为君，涩滑固脱，干姜粳米为佐，以温中补虚也。

白头翁汤　治热利下重。及下利欲饮水者主之。

（药量）白头翁一钱，黄柏、黄连、秦皮各钱半。

（服法）上四味，水煎服，不愈，更作二服。

（歌曰）白头翁主厥阴利，下重喜水津耗类。连柏秦皮四味煎，坚下兼平中热炽。

（方解）厥阴标阴，病则为寒下。厥阴中见，病则为热利下重，即经所谓暴注是也。以白头翁临风偏静，特立不挠，用以为君者，欲平走窍之火，必先定摇动之风也。秦皮浸水青蓝色，得厥阴风木之化，故用以为臣。以黄连、黄柏为佐使者，其性寒，寒能除热，其味苦，又能坚肠也。总使风木遂其上行之性，则热利下重自除，风火不相煽而燎原，则热渴饮水自立止矣。

八十、昼夜偏剧歌

卫气循环不暂停，昼则行阳夜在阴。卫独留阳阳跷盛，阳盛阴虚夜不宁。忽若留阴阴跷满，阴满阳虚昼却争。暮谵昼了阴虚症，昼躁阳虚夜气清。必须调卫各归分，二气谐和可渐平。

（注）昼则增剧，夜则安静，是阳病，有余气病而血不病也。夜则增剧，昼则安静，是阴病有余，血病而气不病也。昼则发热，夜则安静，是阳气自盛于阳分也。昼则安静，夜则发热烦躁，是阳气下陷于阴中也，即热入血室。昼则发热烦躁，夜亦发热烦躁，是重阳无阴也，宜补阴泻阳。夜则恶寒，昼则安静，是阴气自盛于阴分也。夜则安静，昼则恶寒，是阴气上冒于阳中也。夜则恶寒，昼亦恶寒，是重阴无阳也，宜补阳泻阴。昼则恶寒，夜则烦躁，饮食不入，名曰阴阳交错者，死。此节述朱丹溪之学说也。周澂之曰：昼夜静剧，仍须辨证之寒热有余、不足。即如昼静夜剧，其证见阳热之有余者，是阳陷入阴也；其证见阴寒之不足者，是阴气自盛也；其证见虚热而不甚者，则为阴虚而非阳盛矣；其证见微寒而不甚者，又为阳虚而非阴盛矣，余依此例推之。更有寒热日夜数过，寒已即热，热已复寒，无已时者。在初病为风，气太盛，所谓风胜则动也，在汗后为里邪外争，在下后为外邪内争，皆为阴阳不和而有病进、病退之别也。在久病为阴阳败乱，元气无主也。

八十一、循衣摸床歌

伤寒吐下仍不解，大便不利潮热在。循衣摸床惕不安，独语犹如见鬼怪。微喘直视不识人，谵语狂言还可骇。大承服后脉滑生，忽若涩兮死何悔。

（注）病人潮热，独语，如见鬼状，发则不识人，寻衣撮空，直视微喘。仲景云：伤寒若吐、若下后不解，不大便五六日，上至十余日，日晡所发潮热，不恶寒，独语如见鬼状。若剧者，发则不识人，循衣摸床惕而不安，微喘直视，但发热谵语者，大承气汤主之。若一服利，则止后服，脉滑者生，涩者死。滑者阳

也，涩者阴也，阳证见阴脉者死，病人有阳证而脉涩者，慎不可下。此节述朱翼中之学说也。

八十二、筋惕肉瞤歌

病人肉瞤并筋惕，汗过经虚真武敌。不然邪入神经中，状如瘛疭惊痫疾。发汗动经身振摇，宜用茯苓桂枝术。动气在左误下之，忽尔肉瞤最为逆。

（注）太阳病发汗不解，发热心悸，头眩身瞤动，欲擗地者，属真武汤。大凡发汗过多，即身瞤动振摇，虚羸之人微发汗，便有此证，俱宜服真武汤；羸甚者，去芍药，或少用之；有热证恶温药者，去附子，余依本方加减法治之。伤寒若吐、若下后，心下逆满，气上冲胸，起则头眩，脉沉紧，发汗则动经，身为振摇者，茯苓桂枝白术甘草汤主之。伤寒应发汗，而动气在左，不可发汗，发汗则头眩汗出，筋惕内瞤，此为逆，难治，且先服防风白术牡蛎散（防风、白术、牡蛎，粉酒调下），次服建中汤。此节述朱翼中之学说也。

茯苓桂枝白术甘草汤　治伤寒若吐若下后，心中逆满，气上冲胸，起则头眩，脉沉紧，发汗则动经，身为振摇者，此汤主之。

（药量）茯苓四钱，桂枝二钱，白术、甘草各一钱。水煎服。

（歌曰）吐下气冲眩阵阵，沉紧发汗身振振。症类真武更轻些，苓桂术甘汤急进。

（方解）此治吐下后而伤脾气也。心下逆满者，心下为脾之部位，脾主中焦水谷之津，吐下以伤其津，遂致脾虚而为满，脾虚而肝气乘之，故逆满也。气上冲胸等句，皆言肝病之本脉本证。方中只用桂枝一味以治肝，其余白术、茯苓、甘草，皆补脾之药，最为得法，即《金匮》所谓知肝之病，当先实脾是也。

八十三、口燥咽干歌

脾中有热胃干枯，口燥咽干津液无。阳明白虎加参证，少阳口苦小柴胡。咽干慎不可发汗，发汗无津气愈虚。少阴口燥急须下，肾经少水致焚如。虫蚀上部声嗄蠡，咽干蚀脏下名狐。

（注）脾脏有热，则津液枯少，故令口燥而舌干。仲景云：伤寒无大热，口燥渴而烦，背微恶寒者，白虎汤加人参也。又云：阳明病渴欲饮水，口干舌燥者，白虎加人参汤主之。若咽干者，慎不可发汗，发汗则重亡津液。少阳证口苦咽干者，小柴胡主之。少阴证口燥咽干者，急下之。病人默默欲眠，目不能开，起居不安，其声嗄，或咽干者，当作狐蜮治之。此节述朱翼中之学说也。

八十四、邪中二焦歌

寸口阴阳脉俱紧，上下二焦皆受病。清邪中上洁为名，浊邪中下浑斯应。阴中于邪必内慄，足膝逆冷便溺出。阳中于邪项必强，发热头疼颈挛屈。皆因雾露气为伤，随症治之宜审的。

（注）仲景云：寸口脉阴阳俱紧者，法当清邪中于上焦，浊邪中于下焦。清邪中上，名为洁也。浊邪中下，名为浑也。阴中于邪，必内慄也，表气微虚，里气不守，故使邪中于阴也：阳中于邪，必发热头痛，项强颈挛，腰痛胫酸，所谓阳中雾露之气，故曰清邪中上，浊邪中下。阴气为慄，足膝逆冷，便溺妄出，表气虚微，里气微急，三焦相溷，内外不通，上焦怫郁，脏气相熏，口烂食断也。中焦不治，胃气上冲，脾气不转，胃中为浊，营卫不通，血凝不流。若卫气前通者，小便亦黄，与热相搏，因热作使游于经络，出入脏腑，热气所过，则为痈脓。若阴气前通者，阳气厥微，阴无所使，客气入内，嚏而出之，声嗢咽塞。寒厥相逐，为热所拥，血凝白下，状如豚肝。阴阳俱厥，脾气孤弱，五液注下，小焦不阖，清便下重，令便数难，脐筑湫痛，命将难全。叶子雨注曰：此一节系专论湿邪，谓雾露之湿属天气，为清邪中于上：水湿之湿属地气，为浊邪中于下。首揭脉阴阳俱紧者，言湿遏阳气，三焦淆溷，阴阳俱病也。浊湿之邪中于阴，则三阴之气内虚，而为战慄，足膝逆冷，便溺妄出。清湿之邪中于阳，则发热头痛，项强颈挛，腰痛胫酸，上焦怫郁，口烂食断。中焦则溷而不治，则脾失转输，胃之津液不行，下焦扰乱，营卫不通，血凝泣而不流。若卫气前通者，小便必赤黄，则三焦怫郁溷挛。寒热之邪，游行经络，出入脏腑，或为痈脓，或为厥逆，或便利脓血，或脐筑湫痛，斯皆营卫不通。升降机息之义，乃阴阳之大关，出入之枢纽。然亦假清浊之邪，以论阴阳出入之不可废，血气升降之不可息，非指一病而言也。

八十五、多眠歌

多眠四症病形殊，风温狐蜜及柴胡。更有少阴同共四，当观形与症何如。风温身热常自汗，小柴胁满项强拘。少阴自利但欲寐，狐蜜多眠非一途。

（注）多眠有四证，有风温证，有小柴胡证，有少阴证，有狐蜜证。

（一）病人尺寸脉俱浮，头疼身热，常自汗出，体重，其息必喘，四肢不收，默默但欲眠者，风温证也。风温不可发汗，宜葳蕤汤（葳蕤、石膏、白薇、麻黄、川芎、葛根、羌活、甘草、杏仁、青木香）。

（二）病人脉浮，头项强痛而恶寒者，太阳证也，十日已去，脉浮细而嗜卧者，外已解也。设胸满胁痛者，与小柴胡汤，脉但浮者麻黄汤主之。

（三）病人尺寸脉俱沉细，但欲寐者，少阴证也，急作四逆汤复其阳，不可缓也。

（四）状如伤寒，四肢沉重，忽忽喜眠，须看上下唇，上唇有疮，虫蚀其脏，下唇有疮，虫蚀其肛，当作狐蜜治之。此节述朱其中之学说也。

八十六、不得眠歌

伤寒何事不得眠，汗过胃中干烦躁。或因吐下虚烦致，或因大热语言颠。小便不利正发渴，心烦少气苦孜煎。忽然水停心下满，但与猪苓可保全。伤寒瘥后热尚在，阴未复时阳使然。

（注）阴阳证发汗，大汗出，胃中干，烦躁不得眠，欲饮水者，当少少与之，胃中和即愈。若脉浮，小便不利，发渴者，五苓散主之。下后复发汗，昼日烦躁不得眠，夜则安静，不呕不渴，无表证，脉沉微，身无大热者，干姜附子汤主之（干姜、附子）。若发汗、若吐、若下后，虚烦不得眠，剧则反复颠倒，心中懊侬者，宜栀子豉汤吐之（栀子、豉汤一盏半为一剂，分冉服，一服得吐，止后服）。伤寒大热，干呕呻吟，错语不得眠，黄连解毒汤主之（黄连、黄柏、黄芩、栀子）。伤寒吐下后，心烦乏气，昼夜不得眠，酸枣仁汤主之（酸枣仁、甘草、知母、茯

苓、川芎、干姜、麦门冬）。少阴病，得之二三日以上，心中烦不得眠，黄连阿胶汤主之（黄连、阿胶、栀子仁、黄柏）。又少阴病，下利而渴不得眠，猪苓汤主之。若伤寒瘥后不得眠者，因热气与诸阳相并，阴气未复，所以病后仍不得睡也，栀子乌梅汤主之（栀子、乌梅肉、黄芩、甘草、柴胡、生姜、竹叶、豆豉）。此节述朱翼中之学说也。

八十七、小便不利歌

胃中干则无小便，慎勿利之强使然。下焦有热不通泄，量病浮沉用药宣。咳而有水青龙候，项强无汗桂枝全。大抵中湿发黄者，先利小便当使快。阳明汗多津液无，却以小便利为戒。阳若凑之阴分虚，小便难出热中居。漏风不止桂加附，阳明风中小柴胡。

（注）伤寒发汗后，汗出多，亡津液，胃中极干，故小便不利，医见小便不利，往往利之误矣。《类纂》云：胃中干则无小便，慎不可利，故仲景云，下之后，复发汗，小便不利者，亡津液耳。若伤寒引饮，下焦有热，小便不利，脉浮者，五苓散；脉沉者。猪苓汤也。表不解，心下有水，发热而咳，小腹满，小便不利者，小青龙汤去麻黄加茯苓也。伤寒无汗，翕翕发热，头项强痛，小便不利者，桂枝汤去桂加茯苓、白术也。呕而发热，胸胁满，心下怔忪，小便不利者，小柴胡汤去黄芩加茯苓。少阴病，小便不利者，四逆散加茯苓也。伤寒有所不利者行之，取其渗泄也。有渴而饮停者，有躁而烦渴者，有病气去而水气不得行者，其表里得见，烦躁，口燥，欲饮水，水入即吐，病名水逆。及霍乱头痛发热，身疼痛，欲饮水者，有发热汗出，复恶寒，不呕，但心下痞者，并宜五苓散，其脉浮发热，渴欲饮水，小便不利。少阴病不利六七日，咳而呕渴，心烦不得眠者，宜与猪苓汤。其大病瘥后，从腰已下有水气者，牡蛎泽泻散（牡蛎、泽泻、蜀漆、商陆、葶苈、海藻、栝蒌根），此利水道渗泄之义也。大抵中湿与发黄，以利小便为先，阳明汗多以利小便为戒。又小便难者，阴虚故也，阴虚者阳必凑之，为阳所凑，故小便黄者，中有热也，宜瞿麦、滑石之类泻之。太阳病发汗，遂漏不止，其人恶风，小便难，四肢微急，难以屈伸者，桂枝加附子汤主之（桂枝、芍药、甘草、附子、生姜、大枣）。阳明中风，脉弦浮大，短气腹满，胁下及心痛，鼻干不得汗，

嗜卧身黄，小便难，潮热而哕者，小柴胡加茯苓主之。此节述朱翼中之学说也。

八十八、小便自利歌

太阳下焦有热秘，小腹必满便不利。小便不利反自利，此是抵当血症谛。阳明自汗小便结，忽若利时津液竭。屎虽坚硬不可攻，蜜导用之斯要诀。又问小便何故数，肾与膀胱虚热作。虚则故令小便频，热则迟涩相击搏。自汗不可服桂枝，趺阳浮涩是脾约。胃中不和谵语时，调胃承气宜斟酌。

（注）太阳证下焦有热，小腹必满，应小便不利，而小便反利者，下血证也，抵当汤主之。阳明证自汗出，应小便少，而小便自利者，津液内竭也，虽屎硬不可攻也，当用蜜煎导主之。少阴证四逆，而小便自利者，虚寒证也，四逆汤、真武汤去茯苓主之。又小便数者，肾与膀胱俱虚而有客热乘之也。二经既虚，致受于客热，虚则不能制水，故令数。小便热则水行涩，涩则小便不快，故令数起也。诊其趺阳脉数，胃中热，即消谷引饮，大便必硬，小便即数也。太阳病自汗，四肢拘急，难以屈伸，心烦，微恶寒，脚挛急，若小便数者，慎不可行桂枝也，宜与甘草干姜汤（甘草、干姜）、芍药甘草汤也（芍药、甘草）。大抵溲数则大便难，仲景云：趺阳脉浮而涩，浮则胃气强，涩即小便数，浮涩相搏，大便则硬，其脾为约，麻子仁丸主之（麻仁、芍药、厚朴、枳实、杏仁、大黄，蜜和丸）。太阳病，若汗、若吐、若下后，微烦，小便数，大便因硬者，与小承气汤和之愈。又云：伤寒脉浮自汗，小便数，若胃中不和谵语者，少与调胃承气汤。此节述朱翼中之学说也。

八十九、大便不利歌

大便坚硬或不通，柴胡承气可收功。亦有不可攻击者，歌在前篇里症中。寒则溏兮热则垢，可见阴阳虚实候。岁火不及大寒行，民病鹜溏肠胃吼。

（注）有数日不大便，有大便难，有大便硬，有燥屎，有大便溏。伤寒数日不大便，大便硬及有燥屎，皆知用大柴胡、大承气、小承气攻之，然仲景论大便不通，亦有数种不可攻者，详里证中。仲景又有阳结阴结之论，不可不别也。其

脉浮而数，能食不大便，此为实，名曰阳结，宜用小柴胡汤，所谓和其营卫，以通津液，纵不了了，得屎而解也。其脉沉而迟，不能食，身体重，大便反硬，名曰阴结，宜用金液丹，所谓阳盛则促，阴盛则结，促结同也。又大便溏者，古人云岁火不及，寒乃大行，民病骛溏，大率病人肠中有寒，即大便鸭溏，盖溏者胃中冷，水谷不别故也。华佗云：寒即溏，热即垢。仲景说初硬后溏有二证，小便不利，小便少，皆水谷不分耳。此节述朱翼中之学说也。

九十、大便下利歌

伤寒下利多数种，要识阴阳勿差互。三阳利时身必热，三阴但温无热具。合病自利葛根汤，或用黄芩无致误。自利不渴属太阴，少阴必渴肾虚故。外审症兮内凭脉，内外并观斯两得。脉大由来却是虚，脉滑而数有宿食。协热而利脐下热，谵语而利燥屎结。少阴心痛口躁烦，却与利之斯要诀。

（注）伤寒下利多种，须辨识阴阳，勿令差互。三阳下利则身热，太阴下利手足温，少阴、厥阴下利身不热，以此别之。人抵下利挟太阳脉证，便不得用温药，俗医但见下利，便作阴证，用温热药，鲜不发黄生斑而死也。太阳、阳明合病，必下利，葛根汤（葛根、桂枝、甘草、芍药、麻黄、生姜、大枣）主之。下利而头疼、腰痛、肌热、目疼、鼻干，其脉浮大而长者，是其证也。太阳、少阳合病，自下利，黄芩汤主之（黄芩、芍药、甘草、枣子）。若呕者，黄芩汤加半夏、生姜也（黄芩、半夏、芍药、甘草、生姜、枣子）。下利而头疼胸满，或口苦咽干，或往来寒热而呕，其脉浮大而弦者，是其证也。阳明、少阳合病，必下利，其脉不负者顺也。负者逆也，互相克贼，名为负也。下利而身热，胸胁痛满干呕，或往来寒热，其脉长大而弦者，是其证也。盖阳明者胃，其脉长大，少阳者肝，其脉弦，若合病，胃被肝贼，更下利为胃已困。若脉不弦者，顺也，为胃不负，负者死。自利不渴属太阴，四逆汤、理中汤主之；自利而渴属少阴，白通汤（附子、干姜、葱白）、白通加猪胆汤（附子、干姜、葱白、猪胆汁）、通脉四逆汤（附子、甘草、干姜）、猪苓汤（猪苓、茯苓、阿胶、泽泻、滑石）、真武汤（茯苓、芍药、白术、附子、生姜）、四逆加人参汤（附子、干姜、甘草、人参）可检证而用之，其余下利，皆因汗下后证也。大抵伤寒下利，须看脉与外

证。下利而脉大者，虚也，脉微弱者为自止，下利日十余行，脉反实者逆，下利脉数而滑者，有宿食也，下之愈。脉迟而滑者，实也，其利未得便止，更宜下之。下利三部脉皆平，按其心下硬者，急下之。协热利者，脐下必热，大便赤黄色，及肠间津汁垢腻，谓之肠垢。寒毒入胃，则脐下必寒，腹胀满，大便或黄白，或青黑，或下利清谷。湿毒气盛则下利，腹痛大便如脓血，或如烂肉汁也。下利欲饮水者，以有热也。下利谵语者，有燥屎也。寒毒入胃者，四逆汤、理中汤、白通汤加附子、四逆散加薤白主之（甘草、柴胡、枳实、芍药、薤白）。协热利者，黄芩汤、白头翁汤（白头翁、黄柏、秦皮、黄连）、三黄熟艾汤、薤白汤、赤石脂丸。湿毒下脓血者，桃花汤（赤石脂、干姜、糯米）、地榆散（地榆、犀角、黄连、茜根、黄芩、栀子仁，薤白）、黄连阿胶汤（黄连、阿胶、栀子仁、黄柏）。虽然自利而渴属少阴，然三阳下利，亦有饮水者，乃有热也。三阴下利宜温之，然少阴清水，心下痛，口干燥者，却宜下之，此义不可不知也。少阴泄利下重，不可投热药，先浓煎薤白汤，内四逆散，缘四逆散用枳实、芍药之类。又寻常胃中不和，腹中肠鸣下利，生姜泻心汤最妙（黄芩、甘草、人参、干姜、黄连、半夏、生姜、枣子），此二法不特伤寒证也。此节述朱翼中之学说也。

九十一、狐螯歌

虫食下部名曰狐，虫食上部名曰螯。狐则咽干螯声嗄，伤寒变坏成斯疾。面目红赤乍白黑，但欲睡眠昏默默。更有慝虫食脏间，舌上尽白齿无色。上唇有疮蚀其脏，下唇疮甚连肛食。多因下利而得之，此症杀人为最急。

（注）病人默默欲眠，目不能闭，起居不安，其声嗄，或咽干，此名狐螯伤寒也。狐螯与湿慝，皆虫证，初得状如伤寒，或因伤寒变成其疾，其候默默欲眠，目不能闭，起居不安。虫蚀其喉为螯，其声嗄。虫食下部为狐，其咽干。狐螯之病并恶饮食，面目乍赤乍白乍黑，是其证也。大抵伤寒病，腹内热入食小肠，胃空虚，三虫行作求食。蚀人五脏及下部为慝病，其候齿无色，舌上尽白，甚者唇黑有疮，四肢沉重，忽忽喜眠，虫蚀其肛，烂见五脏则死。当数看其上下唇，上唇有疮，虫食其脏也；下唇有疮，虫食其肛也，杀人甚急，多冈下利而得，治慝桃仁汤（槐子、艾叶、大枣、桃仁）、黄连犀角汤（黄连、乌梅、木香、犀角）、

雄黄锐散主之（雄黄、青葙子、苦参、黄连、桃仁），以生艾汁调扁竹汁更佳。此节述朱翼中之学说也。

九十二、百合歌

百脉一宗皆病形，无复经络最难明。欲卧又却不得卧，欲行还复不能行。饮食有美有不美，虽如强健步难胜。如有寒兮复无寒，如有热兮复无热。口苦小便还赤结，药才入口即吐利。如有神灵来作孽，病后虚劳多变成。百合地黄汤可啜。

（注）此名百合伤寒也，百脉一宗，悉致其病，无复经络也。其状欲食复不能食，常默默欲得卧，复不能卧，欲出行复不能行，饮食或有美时，或有不饮饭时，如强健人而卧不能行，如有寒复无寒，如有热复无热，口苦小便赤。百合之病，诸药不治，药入即吐利，如有神灵，此多因伤寒虚劳大病之后，不平复变成斯疾也。百合知母汤（百合、知母），此汗后之剂也；滑石代赭汤（百合、滑石、代赭），此下后之剂也；鸡子汤（百合、鸡子黄），此吐后之剂也；百合地黄汤（百合、生地黄），此初病未汗吐下之剂也；百合洗方（百合），饮不解渴者之剂也；栝蒌根牡蛎散（栝蒌根、牡蛎），此渴不瘥之剂也。滑石散主之（百合、滑石），此治变发寒热。此节述朱翼中之学说也。

百合地黄汤　治百合病，不经吐下发汗，病形如初。

（药量）百合七枚劈，生地黄四钱汁。

（服法）上以水洗百合，渍一宿，当白沫出，去其水，更以泉水二杯，煎取一杯，去滓，纳地黄汁，煎取一杯半。分温再服，中病勿更服，大便当如漆。

（歌曰）百脉一宗皆致病，神经错乱症非常。当使热邪从下泄，《金匮》百合地黄汤。

（方解）百脉一宗，悉致其病，仲景主用百合，百合花下覆如钟，有肺之象，其根多瓣，合而为一，百脉合宗之象，故以为君。盖病由邪热伤肺之气管，上入脑而达于鼻，路最直捷，故据脑髓以辨病之浅深。头痛者，病深；不痛者，病浅；其症如有神灵者，即神经错乱之征。鲜生地汁泄血分之热，使热邪下泄，为安静神经之正法，故以为臣。服后便如漆色，即血热从下排泄之明证也。

增订伤寒百证歌注卷三终

卷之四

九十三、可汗不可汗歌

脉浮唯宜以汗解，春夏用之何足怪。风若伤卫属桂枝，寒伤荣血麻黄快。项强几几葛根汤，胸间水气青龙对。少阴亦可微发汗，附子麻黄泄其外。风湿发汗恶淋漓，风气去兮湿气在。唯宜浥润遍周身，湿气风邪俱已退。大抵尺迟汗为逆，微弦濡弱斯为害。少阴沉细病在里，少阳弦细却主内。两厥若汗必舌萎，四动汗之还窒碍（动气在上、在下、在左、在右，皆不可发汗）。疮家汗之必成痓，淋家汗之便血杀。衄家汗之额上陷，咽干汗之咽却隘。亡血汗之必寒慄，汗家重汗精神惫。少阴强汗动经血，虚烦坏病尤须戒。月经适断适来时，切莫动经成冒昧。

（注）仲景云：须汗而不与汗之者，使诸毛孔闭塞，令人闷绝而死；不须汗而强汗之者，出其津液枯竭而死，故医经于可汗不可汗之间，最为慎重。凡病宜发汗者，谓之可汗；凡病忌发汗者，谓之不可汗。试述其可汗者，约有十三则。

（一）如凡发汗，欲令手足俱周，絷絷一时间益佳，不欲流离。

言手足则周身皆在其中，絷絷二字，着手足上说，言一时间者，不欲汗之遽收，且不欲其过此一时之外也。流离者，汗太多也，太多恐病之不除，或转生他病也。

（二）若病不解，当重发汗，汗多则亡阳，阳虚不得重发汗也。

邪不解，白当重发其汗，然恐汗多阳亡，宜郑重也。

（三）凡服汤药发汗，中病便止，不必尽剂也。

谓一剂每分三服，中病宜止后服是也。

（四）凡云宜发汗而无汤者，丸散虽亦可暂用，然不如汤药也。

本论中发汗无用丸散者，此条疑后人所增。

（五）凡浮脉者病在外，宜发其汗。

病属外感，脉浮主表，汗之无疑。

（六）太阳病，脉浮而数者，宜发其汗。

（七）太阳病，中风，阳浮而阴濡，阳浮者热自发，阴濡者汗自出，啬啬恶寒，淅淅恶风，翕翕发热，鼻鸣干呕，桂枝汤主之。

（八）太阳头痛发热，身体疼，腰痛，骨节疼痛，恶风无汗而喘，麻黄汤主之。

（九）太阳中风，脉浮紧，发热恶寒，身体疼痛，不汗出而烦躁，大青龙汤主之。

（十）阳明痛，脉浮虚者，宜发其汗。

大青龙汤下，有脉微弱，汗出恶风，不可服，服之则厥，筋惕肉瞤，此为逆也。

（十一）阳明病，其脉迟，汗出多而微恶寒者，表为未解，宜发其汗。

（十二）太阴病，脉浮，宜发其汗。

太阴病下，有太阳证桂枝、麻黄、大青龙三条。然后接少阴病又汗自出桂枝、无汗而喘麻黄、不汗出而烦躁大青龙，此为三级阶升，非三纲鼎立也。

（十三）少阴病，得之二三日，麻黄附子甘草汤，微发汗。

次述其不可汗者，如阳虚忌发汗，无待言矣，此篇皆指阳邪可汗，而津液素亏者，亦当知所忌也。大别之，约有十五则。

（一）如少阴病，脉细沉数，病在里，忌发其汗。

此手少阴病之生于本者也。其始脉微细，继从君火变为细沉数，所谓躁者在手，当以小承气和其胃，不可以麻黄、附子、甘草发其汗，为其津液之素虚也。然必审其尺中之沉候，细而有力兼滑者，可下；若弱而无力，涩而少气，但当以黄连解毒汤和之，不可下也。

（二）脉浮而紧，法当身体疼痛，当以汗解。假令尺中脉迟者，忌发其汗，何以知然，此为荣气不足，血气微少故也。

寸部浮取而紧，则近于数，尺脉沉按而迟，则与数反，一脉而两异，何也。卫行脉外，与邪相搏，故紧。荣行脉中，不能协卫以胜邪，故沉按而迟，荣气之虚已见，发其汗则荣更虚矣。许学士法，先学建中数日，后尺脉应，乃汗之。

（三）少阴病，脉微，忌发其汗，无阳故也。

忌下疑缺大字，盖少阴原有麻、附、甘草微发汗之方，但不町大发耳。

（四）咽中闭塞，忌发其汗，发其汗，即吐血，气微绝，手足逆冷。

此即小青龙噎证，及瓜蒂证之气冲咽喉者，寒饮上逆，病在气分，汗之转动其血，阴阳气不相顺接矣。

（五）厥，忌发其汗，即声乱咽嘶，舌萎。

厥在手足，以阴阳之不顺接也，然经络之支脉联贯处，尚能借别经以相通。误汗则并经脉之自里上行者，亦不相续矣，所以四逆散，纯用缓调法，乱改其常也，嘶声不扬也，萎柔而不仁也。惟脉经舌萎下，有声不得前四字。

（六）太阳病，发热恶寒，寒多热少，脉微弱，则无阳也，忌复发其汗。

（七）咽喉干燥者，忌发其汗。

此指少阴之热邪言之。

（八）亡血家，忌攻其表，汗出，则寒慄而振。

亡血家指平素血虚寒人也，攻表指桂枝汤言。啜粥取汗，即攻表法。慄，内寒也。振，外战也。《金匮》云：血不足则胸中冷，强责其汗，益伤其胸中之阳矣。

（九）衄家，忌攻其表，汗出必额上促急，脉经作汗出必额陷，脉上促急而紧，直视而不能眴，不得眠。

衄家，常鼻衄者也。太阳、阳明之脉；皆行于额。衄家血从上溢，阳经已伤，汗之，则筋脉拘急。《经》曰：阳气者，精则养神，柔则养筋，不宜攻表，重伤其阳也。

（十）汗家，重发其汗，必恍惚心乱，小便已，阴疼。

自前若有所见为恍，意中若有所失为惚。汗者，心之液，心失养则神乱。小肠为心之府，心脏虚，则气随小便以下陷而阴疼矣。

（十一）淋家，忌发其汗，发其汗必便血。

淋是肾虚而膀胱热者，辛温发汗则助膀胱之热，必引胞中之血，从小便而出也。

（十二）疮家，虽身疼痛，忌攻其表，汗出则痉。

此指身有疡者，痈脓方溃后。虽患伤寒，宜和表，不宜发汗，汗出则寒湿气从溃孔入，与破伤风无异，必变痉也。

（十三）冬时忌发其汗，发其汗，必吐利，口中烂生疮。

冬时伤寒，祇麻桂两法，忌用大青龙发汗。因方内重用石膏，恐里寒而吐利也。格阳于上，则口烂生疮矣。

（十四）咳而小便利，若失小便者，忌攻其表，汗则厥逆冷。

咳属肺，小便利与失小便，皆肺虚也。汗则肺阳愈衰，故即桂枝汤亦不可用也。

（十五）秋太阳病，发其汗，因致痉。

凡六淫之邪，皆从太阳入，不独伤寒也。秋时得太阳病，发汗不得其宜，遂至成痉者，以汗亦湿也，热为湿寒所持之故也。此节述孙氏《千金方翼》之学说，王朴荘之释义也。

（增）程钟龄论汗法

汗者，散也。《经》云：邪在皮毛者，汗而发之是也。又云：体若燔炭，汗出而散是也。然有当汗不汗误人者；有不当汗而汗误人者；有当汗不可汗而妄汗之误人者；有当汗而不可汗，又不可以不汗，汗之不得其道以误人者；有当汗而汗之不中其经，不辨其药，知发而不知敛以误人者。是不可以不审也。何则风寒初客于人也，头痛发热而恶寒，鼻塞、声重而体痛，此皮毛受病，法当汗之。若失时不汗，或汗不如法，以致腠理闭塞，荣卫不通，病邪深入，流传经络者有之，此当汗不汗之过也。

亦有头痛发热与伤寒同，而其人倦怠无力，鼻不塞，声不重，脉来虚弱，此内伤元气不足之症。又有劳心好色，真阴亏损，内热，晡热，脉细数而无力者。又有伤食病，胸膈满闷，吞酸嗳腐，日晡潮热，气口脉紧者。又有寒痰厥逆，湿淫脚气，内痈外痈，瘀热凝结，以及风温、湿温、中暑。自汗诸症，皆有寒热，与外感风寒，似同而实异。若误汗之，变症百出矣，所谓不当汗而汗者此也。

若夫症在外感应汗之例，而其人脐之左右、上下，或有动气则不可以汗。《经》云：动气在右，不可发汗，汗则衄而渴，心烦，饮水即吐；动气在左，不可发汗，汗则头眩汗不止，筋惕肉瞤；动气在上，不可发汗，汗则气上冲，正在心中；动气在下，不可发汗，汗则无汗，心大烦，骨节疼，自运食入则吐，舌不得前。又脉沉咽燥，病已入里，汗之则津液越出，大便难而谵语。又少阴病，但厥无汗而强发之，则动血，未知从何道出，或从耳目，或从口鼻出者，此为下厥上逆，为难治。又少阴中寒，不可发汗，汗则厥逆蜷卧，不能自温也。又寸脉弱者，不可发汗，汗则亡阳。尺脉弱者，不可发汗，汗则亡阴也。又伤寒病在少阳，不可汗，汗则谵妄。又坏病虚人，及女人经水适来者，皆不可汗，若妄汗之，变症百出矣，所谓当汗不可汗而妄汗误人者此也。

夫病不可汗而又不可以不汗，则将听之乎，是有道也。《伤寒赋》云：动气理中去白术，是即理中汤去术，而加汗药，保元气而除病气也。又热邪入里而表未解者，仲景有麻黄、石膏之例，有葛根、黄芩、黄连之例，是清凉解表法也。又太阳证，脉沉细，少阴症，反发热者，有麻黄、附子、细辛之例，是温中解表法也。又少阳中风，用柴胡汤加桂枝，是和解中兼表法也。又阳虚者，东垣用补中汤加表药。阴虚者用芎归汤加表药，其法精且密矣。总而言之，凡一切阳虚者，皆宜补中发汗；一切阴虚者，皆宜养阴发汗；挟热者，皆宜清凉发汗；挟寒者，皆宜温经发汗；伤食者，只宜消导发汗；感重而体实者，汗之，宜重麻黄汤；感轻而体虚者，汗之宜轻香苏散。又东南之地，不比西北，隆冬开花少霜雪，人禀常弱，腠理空疏，凡用汗药，只需对症，不必过重。予尝治伤寒初起，专用香苏散加荆、防、川芎、秦艽、蔓荆等药，一剂愈，甚则两服无有不安，而麻黄峻剂，数十年来不上两余。可见地土不同，用药迥别。其有阴虚、阳虚、挟寒、挟热、兼食而为病者，即按前法治之。但师古人用药之意而未尝尽泥其方，随时随症酌量处治，往往有验。此皆已试之成法，而与斯世共白之，所以拯灾救患者，莫切乎此，此汗之道也。

其三阳之病，浅深不同，治有次第。假如症在太阳，而发散阳明，已隔一层，病在太阳、阳明，而和解少阳，则引贼入门矣。假如病在二经，而专治一经，已遗一经；病在三经，而偏治一经，即遗二经矣。假如病在一经，而兼治二经，或兼治三经，则邪过经矣。况太阳无汗，麻黄为最：太阳有汗，桂枝可先。葛根专主阳明，柴胡专主少阳，皆的当不易之药。至于九味羌活，乃两感热症三阳三阴并治之法，初非为太阳一经设也。又柴葛解肌汤，乃治春温夏热之症，自里达表，其证不恶寒而口渴。若新感风寒，恶寒而不渴者，非所宜也。又伤风自汗，用桂枝汤，伤暑自汗，则不可用。若误用之，则热邪愈盛，而病必增剧。若于暑症而妄行发散，复伤津液，名曰重暍，多致不救。古人设为白术、防风例以治风，设益元散、香薷饮以治暑，俾不犯三阳禁忌者，良有以也。

又人知发汗退热之法，而不知敛汗退热之法。汗不出则散之，汗出多则敛之。敛也者，非五味酸枣之谓，其谓致病有因，出汗有由，治得其宜，汗自敛耳。譬如风伤卫，自汗出者，以桂枝和荣卫，祛风邪，而汗自止。若热邪传里，令人汗出者，乃热气熏蒸，如釜中吹煮，水气旁流，非虚也，急用白虎汤清之。若邪已结聚，不大便者，则用承气汤下之，热气退而汗自收矣，此与伤暑自汗略同。但暑伤气为虚邪，只有清补并行之一法、寒伤形为实邪，则清热之外，更有攻下止汗之法也。复有发散太过，遂至汗多亡阳，身瞤动，欲擗地者，宜用真武汤，此救逆之良药。与中寒冷汗自出者，同类并称。又与热症汗出者，大相径庭矣。其他少阳症，头微汗或盗汗者，小柴胡汤。水气症，头汗出者，小半夏加茯苓汤。至于虚人自汗盗汗等症，则归脾、补中、八珍、十全，按法而用，委曲寻绎，各尽其妙，而后即安。所谓汗之必中其经，必得其药，知发而知敛者此也，嗟嗟。百病起于风寒，风寒必先客表，汗得其法，何病不除，汗法一差，夭枉随之矣，吁汗岂易言哉。

九十四、可下不可下歌

宿食不消当下之，寸口浮大尺中微。阳明瘀热茵陈证，谵语柴胡汤最宜。结胸大陷胸圆对，瘀血抵当不可迟。大便坚硬惟承气，痞气泻心汤勿疑。脉若阳微下则痞，或兼虚细更难之。结胸浮大下之死，四逆若下命倾危。恶寒自是有表证，呕吐仍兼胃气亏。不转矢气必溏利，阳明自汗下难为。咽中闭塞尤须忌，趺阳浮数已虚脾。左右上下有动气，更在调和仔细医。

（注）仲景云：须下而不与下之者，令人心内懊侬，胀满、烦乱、浮肿而死。勿须下而强下之者，令人开肠洞泄不禁而死。故医经于可下不可下之间，最为慎重。试述其可下者，约十有八。

（一）大法秋宜下，此见《难经》之湿温。本于伏寒，而发于长夏者，秋尚有之，顺秋令之降而用下，与湿邪宜下法亦符。

（二）凡宜下，以汤胜丸散。

凡服汤下，中病即止，不必尽三服。

（三）阳明病，发热汗出者，急下之。

《脉经》作汗多者，急下之，属大柴胡汤。

（四）少阴病，得之二三日，口燥咽干者，急下之。

脉经属承气汤。

（五）少阴病，五六日，腹满不大便者，急下之。

脉经属承气汤。

（六）少阴病，下利清水，色青者，心下必痛，口干者，宜下之。

脉经属大柴胡汤、承气汤。

（七）下利三部脉皆实，按其心下坚者，宜下之。

三部脉皆平等，知其内实也。下利本挟热，脉又内实，热在胃而气有余，则延及心下按之而硬矣，故宜下，下之属承气汤也。

（八）下利脉迟而滑者，实也，利未欲止，宜下之。

凡迟脉须候其兼象，滑为谷气之实，迟而兼滑，内实可知。实者，热也，断其利未欲止，故宜下之。

（九）阳明与少阳合病，利而脉不负者为顺。脉数而滑者，有宿食，宜下之。

《脉经》云：负者，失也。互相克贼为负，属大柴胡承气。

（十）问曰：人病有宿食，何以别之。答曰：寸口脉浮大，按之反涩，尺中亦微而涩，故知有宿食，宜下之。

问者：言伤寒之脉，寸口必浮大，何以别为兼宿食。仲师答以：无宿食者，虽浮大按之不涩，因初起病在气分，未及于血，不至沉候见涩也。《经》曰：饮食不节，则阴受之。血先伤，故按之涩，然当更审尺部，所谓尺里以候腹者。若尺中亦涩，则热与宿食相搏，益可徵矣。此盖先知其有宿食，而以脉合之，非专就脉决其宿食也。

（十一）下利不欲食者，有宿食，宜下之。

成注：伤食则恶食，故不欲食，如伤风寒、恶风寒之类。

（十二）下利瘥，至其时复发，此为病不尽，宜复下之。

下利属厥阴证，乃阴经尽处。病愈后，余邪有匿于经络者，岁一周而气复交会，人气与天时相应，余邪发动，从胃而出，复下之则病尽矣。

（十三）凡病腹中满痛者，为实，宜下之。

曰腹中，病在幽门也。满而痛，病之实，故可下也。

（十四）伤寒六七日，目中不了了，睛不和，无表里证，大便难，身微热者，此为实，急下之。

（十五）凡脉双弦而迟，心下坚，脉大而紧者，阳中有阴，宜下之，下之属大柴胡承气。

凡脉弦主饮，一手弦者，饮伏一边，如支饮之类。若双弦，则必有寒饮在膈间。《金匮》云：脉双弦者，寒也，为大下后虚脉。今双弦而迟，迟为在脏，必有阳邪伏于阴中，加以心下坚，尤当温以下之。如寒实结胸，用三白散之类。若脉大而紧，大为阳，紧为阴，此非阴中伏阳，乃阳中有阴也，亦可温下，如《金匮》大黄附子细辛汤之类。

（十六）病者无表里证，发热七八日，虽脉浮数，宜下之。

《脉经》云：下之属大柴胡汤。

（十七）伤寒有热，而少腹满，应小便不利，今反利，此为血，宜下之。

《脉经》云：下之宜抵当丸。

（十八）病者烦热，汗出即解，复如疟，日晡所发者，属阳明。脉实者，当下之。

《脉经》云：下之宜大柴胡承气也。

次述其不可下者，约十有五。

（一）咽中闭塞忌下，下之则上轻下重，水浆不下。《脉经》又云：卧则欲蜷，身体急痛，复下利日十数行。

水饮上逆，误下而注于腹，则上轻下重矣。中气大伤，水浆所以不下也。

（二）诸外实忌下，下之皆发热微，亡脉则厥。《脉经》又云：当脐握热。

外实者，恶寒无汗，脉浮紧者也，其热必重，妄下则陷于里，变为微热，陷之深而至无脉，则入厥阴矣。

（三）诸虚忌下，下之则渴引水易愈，恶水者剧。

虚家津液素亏，下之更伤其阴，故渴饮水者，阳气犹旺，可滋阴以和阳。恶水则但喜热汤，为阴阳两虚，病变必重。

（四）脉数者忌下，下之必烦，利不止。

脉数者，阳虚也，下之则愈郁而烦矣，邪陷故利不止。

（五）尺中弱涩者，复忌下。

（六）脉浮大，医反下之，此为大逆。《脉经》脉浮大下有“应发其汗”一句。

浮大是太阳、阳明表证之脉，误下为大逆者，恶其变作结胸也。

（七）太阳证不罢，忌下，下之逆。

（八）结胸证，其脉浮大，忌下，下之即死。

（九）太阳与阳明合病，喘而胸满者，忌下。

（十）太阳与少阳合病，心下痞坚，项颈强而眩，忌下。

太少合病，必不轻，有因痞坚而误下者，不知痞坚只在心下，并未入胃，且有项颈强眩证，此岂可下耶。

（十一）凡四逆病厥者，忌下，虚家亦然。

（十二）病欲吐者，忌下。

凡病欲吐者，当和之，无用下之理。

（十三）病有外证未解，忌下，下之为逆。

《脉经》云：太阳病，有外证未解，不可下。

（十四）少阴病，始得之，手足寒，脉弦迟，此胸中实，忌下。

《脉经》云：少阴病，其人饮食入则吐，心中温温欲吐，复不能吐。

（十五）伤寒五六日，不结胸，腹濡脉虚，复厥者，忌下。

《脉经》云：下之血则死，此皆述孙氏《千金方翼》之学说，王朴荘之释义也。

（增）程钟龄论下法

下者，攻也，攻其邪也。病在表则汗之，在半表半里则和之，病在里则下之而已。然有当下不下误人者；有不当下而下误人者；有当下不可下而妄下之误人者；有当下不可下，而又不可以不下，下之不得其法以误人者；有当下而下之不知浅深，不分便溺与蓄血，不论汤丸以误人者；又杂症中不别寒热，积滞痰水，蛊血痈脓，以误人者，是不可不察也。

何谓当下不下，仲景云：少阴病，得之二三日，口燥咽干者，急下之。少阴病六七日，腹满不大便者，急下之，下利脉滑数，不欲食，按之心下硬者，有宿食也，急下之。阳明病，谵语不能食，胃中有燥屎也，可下之。阳明病，发热汗多者，急下之。少阴病，下利清水，色纯清，心下必痛，口干燥者，急下之。伤寒六七日，目中不了了，睛不和，无表证，大便难者，急下之。此皆在当下之例，若失时不下则津液枯竭，身如槁木，势难挽回矣。

然又有不当下而下者，何也。如伤寒表证未罢，病在阳也，下之则成结胸，病邪虽已入里，而散漫于三阴经络之间，尚未结实，若遽下之，亦成痞气，况有阴结之症，大便反硬，得温则行，如开冰解冻之象。又杂症中，有高年血燥不行者；有新产血枯不行者；有病后亡津液者；有亡血者；有日久不更衣，腹无所苦，别无他症者；若误下之，变症蜂起矣，所谓不当下而下者此也。

然又有当下不可下者，何也。病有热邪传里，已成可下之症，而其人脐之上下、左右，或有动气则不可以下。《经》云：动气左右不可下，下之则津液内竭，咽燥鼻干，头眩心悸也。动气在左，不可下，下之则腹内拘急，食不下，动气更剧，虽有身热，卧则欲蜷。动气在上，不可下，下之则掌握烦热，身浮汗泄，欲得水自灌。动气在下，不可下，下之则腹满头眩，食则清谷，心下痞也。又咽中闭塞者不可下，下之则上轻下重，水浆不入，蜷卧身疼，下利日数十行。又脉微弱者不可下；脉浮大，按之无力者不可下；脉迟者不可下；喘而胸满者不可下；欲吐欲呕者不可下；病人阳气素微者不可下，下之则呃；病人平素胃弱不能食者不可下；病中能食，胃无燥屎也，不可下；小便清者不可下；病人腹满时减，复如故者不可下。若误下之，变症百出矣，所谓当下不可下而妄下误人者此也。

然有当下不可下，而又不得不下者，何也。夫以羸弱之人，虚细之脉，一旦而热邪乘之，是为正虚邪盛最难措手。古人有清法焉，有润法焉，有导法焉，有少少微和之法焉，有先补后攻先攻后补之法焉，有攻补并行之法焉，不可不讲焉。如三黄解毒，清之也；麻仁、梨汁，润之也；蜜煎猪胆汁、土瓜根，导之也，凉膈散、大柴胡，少少和之也。更有脉虚体弱，不能胜任者，则先补之而后攻之，或暂攻之而随补之，或以人参汤送下三黄枳术丸，又或以人参、栝蒌、枳实攻补并行而不相悖。盖峻剂一投，即以参、术、归、芍，维持调护于其中，俾邪气潜消而正气安固，不愧为王者之师矣。又有杂症中，大便不通，其用药之法，可相参者，如老人、久病人、新产妇人，每多大便闭结之症，丹溪用四物汤，东垣用通幽汤。予尝合而酌之，而加以苁蓉、枸杞、柏子仁、芝麻、松子仁、人乳、梨汁、蜂蜜之类，随手取效。又尝于四物加升麻及前滋润药，治老人血枯，至圊数而不能便者，往往有验，此皆委曲疏通之法。若果人虚，虽传经热邪，不妨借用，宁得猛然一往败坏真元，至成洞泄，虽曰天命，岂非人事哉，所谓下之贵得其法者此也。

然又有当下而下，而不知浅深，不分便溺与蓄血，不论汤丸以误人者，何也。如仲景大承气汤，必痞满、燥实兼全者，乃可用之。若仅痞满而未燥实者，仲景只用泻心汤。痞满兼燥而未实者，仲景只用小承气汤，除去芒硝，恐伤下焦阴血也。燥实在下而痞满轻者，仲景只用调胃承气汤，除去枳朴，恐伤上焦阳气也。

又有太阳伤风症，误下而传太阴，以致腹痛者，则川桂枝汤加芍药，大实痛者，桂枝汤加大黄，是发表之中兼攻里也。又有邪从少阳来，寒热未除，则用大柴胡汤，是和解之中兼攻里也。又结胸证，项背强，从胸至腹，硬满而痛，手不可近者，仲景用大陷胸汤丸。若不按不痛者，只用小陷胸汤。若寒食结胸，用三白散热药攻之。又水结胸，头出汗者，用小半夏加茯苓汤。水停胁下，痛不可忍者，则用十枣汤。凡结胸阴阳二症，服药罔效，活人俱用枳实理中丸，应手而愈。又《河间三书》云：郁热蓄甚，神昏厥逆，脉反滞涩，有微细欲绝之象，世俗未明造化之理，投以温药，则不可救，或者妄行攻下，致残阴暴绝，势大可危，不下亦危，宜用凉膈散合解毒汤，养阴退阳，积热借以宣散，则心胸和畅，而脉渐以生。此时用药浅深之次第也。

又如太阳症未罢，口渴，小便短涩，大便如常，此为溺涩不通之症，治用五苓散。又太阴传经，热结膀胱，其人如狂，少腹硬满而痛，小便自利者，此为蓄血下焦，宜抵当汤丸。若蓄血轻微，但少腹急结，未至硬满者，则用桃仁承气汤，或用生地四物汤，加酒洗大黄各半下之，尤为稳当。盖溺涩症，大便如常，燥屎症，小便不利，蓄血症，小便自利，大便黑色也。此便溺、蓄血之所由分也。

血结膀胱，病势最急，则用抵当汤，稍轻者抵当丸，结胸恶症悉具，则用大陷胸汤，稍轻者大陷胸丸，其他荡涤肠胃，推陈致新之法，则皆用汤。古人有言，凡用下药攻邪气，汤剂胜丸散，诚以热淫于内，用汤液涤除之，为清净耳。此汤丸之别也。

然又有杂症中，不别寒热，积滞痰水，蛊血痰脓以误人者，何也。东垣治伤寒食症，腹痛便闭拒按者，因于冷食，用见晛丸；因于热食，用三黄枳术丸；若冷热互伤，则以二丸酌其所食之多寡而互用之，应手取效。又实热老痰，滚痰丸；水肿实症，神佑丸、虫积剪红丸、血积花蕊丹、失笑丸、肠痈牡丹皮散，随症立方各有攸宜。此杂症攻下之良法也。

近世庸医家，不讲于法，每视下药为畏途，病者，亦视下药为砒鸩，致令热症垂危，袖手旁观，委之天数，大可悲耳。昔张子和《儒门事亲》三法，即以下法为补，谓下去其邪而正气自复，谷肉果菜无往，而非补养之物。虽其说未合时宜，而于治病攻邪之法，正未可缺。吾愿学者仰而思之，平心而察之，得其要领，以施救济之方，将以跻斯民于寿域不难矣。

九十五、可吐不可吐歌

伤寒大法春宜吐，宿食不消胸满痓。胸中郁郁兼有涎，寸口微数知其故（胸上结实，胸中郁郁而痛，不能食，使人按之而反有涎唾，下利日十余行，脉反迟，寸口微滑，此可吐之，以上皆可吐之症）。脉微若吐大为逆，少阴寒饮无增剧。四逆虚家止可温，误吐内烦谁受责。

（注）凡病在胸中，宜吐，此定法也。若初见太阳，为病之始，不在胸而骤吐之，则吐非其时，中气必大伤，况虚证耶。兹试述其可吐者，约有七。

（一）大法，春宜吐。

此为伏寒变温者言之，病由内发，顺春气之升而吐之，则邪达矣。

（二）凡服吐汤，中病便止，不必尽剂也。

如瓜蒂散及诸栀豉汤服法。

（三）病如桂枝证，其头项不强痛，寸口脉浮，胸中痞坚，上撞咽喉，不得息，此为有寒，宜吐之。

（四）病胸中诸实，郁郁而痛，不能食，欲使人按之，而反有涎唾，下利日十余行，其脉反迟，寸口微滑，此宜吐之，吐之利即止。

此饮食生冷所伤，非外感，故但云病也。实者，寒气之实，郁痛诸证，皆实象也。下利者，胸中属肺，肺病则收令失而大肠不同也。证实脉迟，迟为在脏，病乘于肺也。寸口微滑，痰饮无疑，下利之本在肺，吐之利斯止矣。

（五）少阴病，其人饮食入则吐，心中温温欲吐，复不能吐，始得之手足寒，脉弦迟，此胸中寒，不可下也，当遂吐之。若膈上有寒饮干呕者，不可吐，当温之，宜四逆也。

风寒从鼻入，故不能纳饮食，而不饮食时，却欲吐而不吐，问其手足则寒，诊其脉则弦迟，此必中阳未衰，骤为寒气所郁者，重在始得之三字。然胸中虽实，不可下也，当乘势吐之，以达其阳。若素有寒饮在膈，则饮食入口反不吐，而不饮食时，又干呕，倘用吐法，必更伤其上焦之阳，故宜四逆汤守其中，而温以通之。

（六）病者手足逆冷，脉乍紧，邪结在胸中，心下满而烦，饥不能食，病在胸中，宜吐之。

不云伤寒云病者，兼厥阴中风言也。凡厥阴病必消渴，温暑病亦多消渴。玩乍紧二字，则必前脉不紧，而今骤紧，与手足厥冷并见，故可断为饮邪初起而用吐法也。

（七）宿食在上管，宜吐之。

上管即上脘也，宿食在此，犹未消化，故可吐。若在中脘，即不可吐矣。

次述其不可吐者，约三证。

（一）太阳病恶寒而发热，今自汗出，反不恶寒而发热，关上脉细而数，此吐之过也。

《脉经》云：若得病一二日，腹中饥，口不能食，三四日，吐之，不喜糜粥，欲冷食朝食暮吐，此吐之所致也，此为小逆。又云：太阳病，当恶寒，今吐之，反不恶寒，不欲近衣，此为吐之内烦也。

（二）少阴病，其人饮食入则吐，心中温温欲吐，复不能吐，始得之手足寒，脉弦迟，若膈上有寒饮，干呕，忌吐，当温之。

（三）诸四逆病厥，忌吐，虚家亦然。

庞安常曰：诸四逆，脉微弱虚细，虽中满不可吐，宜橘皮汤枳实散之类。又曰：虚家当吐而不敢吐，亦宜枳实散。压气毒，痰水入胃，乃可微下，若强吐之，气筑心，即死，此皆节述孙氏《千金方翼》之学说。王朴荘之释义也。

（增）程钟龄论吐法

吐者，清上焦也，胸次之间，咽喉之地，或有痰食痈脓，法当吐之。《经》曰：其高者，因而越之，是已。然有当吐不吐误人者；有不当吐而吐以误人者；有当吐不可吐而妄吐之误人者：亦有当吐不可吐，而又不可以不吐，吐之不得其法以误人者。不可不辨也。

即如缠喉、锁喉诸症，皆风痰郁火，壅塞其间，不急吐之，则胀闭难忍矣。又或食停胸膈，消化弗及，无由转输，胀满疼痛者，必须吐之，否则胸高满闷，变症莫测矣。又有停痰蓄饮，阻塞清道，日久生变，或妨碍饮食，或头眩心悸，或吞酸嗳腐，手足麻痹。种种不齐，宜用吐法，导祛其痰，诸症如失。又有胃脘痈，呕吐脓血者，《经》云：呕家有脓，不须治，呕脓尽自愈，凡此皆当吐而吐者也。

然亦有不当吐而吐者，何也。如少阳中风，胸满而烦，此邪气而非有物，不可吐，吐则惊悸也。又少阴病，始得之，手足厥冷，饮食入口则吐，此膈上有寒饮，不可吐也。病在大阳，不可吐，吐之则不能食，反生内烦，虽曰吐中有散，然邪气不除，已为小逆也，此不当吐而吐者也。

然又有当吐不可吐者，何也。盖凡病用吐，必察其病之虚实，因人取吐，先察其人之性情不可误也。夫病在上焦可吐之症，而其人病势危笃，或老弱气衰者，或体质素虚，脉息微弱者，妇人新产者，自吐不止者，诸亡血者，有动气者，四肢厥冷，冷汗自出者，不可吐。吐之则为逆候，此因其虚而禁吐也。若夫病久之人，宿积已深，一行吐法，心火自降，相火必强，设犯房劳，转生虚症，反难救药。更须戒怒凝神，调息静养，越三旬而出户，方为合法。若其人性气刚暴，好怒喜淫，不守禁忌，将何恃以无恐，此又因性情而禁吐也，所谓当吐不可吐者此也。

然有不可吐而又不得不吐者，何也。病人脉滑大，胸膈停痰，胃脘积食，非吐不除，食用瓜蒂散，与橘红淡盐汤；痰以二陈汤，刚指探喉中而出之；体质极虚者，或以桔梗芦煎汤代之，斯为稳当，而予更有法焉。予尝治寒痰闭塞，厥逆昏沉者，用半夏、橘红各八钱，浓煎半杯，和姜汁成一杯，频频灌之，痰随药出，则拭之。随灌随吐，随吐随灌，少顷痰开，药下其人即苏，如此者，甚众。又尝治风邪中脏将脱之症，其人张口痰鸣，声如曳锯，溲便自遗者，更难任吐，而稀涎皂角等药，既不可用，亦不暇用，闪以大剂参、附、姜、夏，浓煎灌之药随痰出，则拭之。随灌随吐，随吐随灌，久之药力下咽，胸膈流通，参附大进，立至数两，其人渐苏，一月之间，参药数斤遂至平复，如此者，又众。又尝治风痰热闭之症，以牛黄丸灌如前法，颈疽内攻，药不得入者，以苏合乔丸灌如前法。风热不语者，以解语丹灌如前法；中暑不醒者，以消暑丸灌如前法；中恶不醒者，以前项橘半姜汁灌如前法；魇梦不醒者，以连须葱白煎酒，灌如前法；自溢不醒者，以肉桂三钱煎水，灌如前法；喉闭喉风，以杜牛膝捣汁，研雄黄丸等，灌如前法，俱获全安，如此者，又众。更有牙关紧急，闭塞不通者，以搐鼻散吹鼻取嚏，嚏出牙关或痰或食，随吐而出，其人遂苏，如此者，尤众。盖因症用药随药取吐，不吐之吐其意更深，此皆古人之成法而予，称为变通者也。昔仲景治胸痛不能食，按之反有涎吐，下利日数十行，吐之利则止，是以吐痰止利也。丹溪治妊妇转脬，小便不通，用补中益气汤，随服而探吐之，往往有验，是以吐法通小便也。华佗以醋蒜吐蛇；河间以狗油、雄黄，同瓜蒂，以吐虫而通膈；丹溪又以非汁去瘀血，以治前症。由此观之，症在危疑之际，古人恒以通剂尽其神化莫测之用，况于显然易见者乎，则甚矣。吐法之宜讲也，近世医者，每将此法置之高阁，亦似汗下之外，并无吐法，以致病中常有自呕、自吐，而为顺症者，见者惊，闻者骇，医家亦不论虚实而亟亟止之，反成坏病，害人多矣，吁可不畏哉。

九十六、伤寒可温歌

大抵冬宜热药温，下利少阴有二门。腹滞身疼先救里，脉来迟紧痛仍在。少阴膈上有寒饮，或加呕利病难分。脉沉微涩如斯证，四逆理中汤可温。

（注）仲景《伤寒论》，其可温者，约有十症，试述于下。

（一）大法，冬宜服温热药。

冬宜温热，无伐天和也，言外有不宜大青龙意。

（二）师曰：病发热头痛，脉反沉，若不瘥，身体更疼痛，当救其里，宜温药，四逆汤。

此与少阴始得即发热同，但多一头痛耳。初起当用麻附细辛汤，若不瘥而身体更疼痛，是里寒也，故宜四逆温之。

（三）下利腹胀满，身体疼痛，先温其里，宜四逆汤。

下利不后重而腹满，非热利矣，此里寒也。身虽疼痛，宜先以四逆温之，乃可用桂枝小和之也。

（四）下利脉迟紧，为痛未欲止，宜温之。

迟紧为寒，故腹必痛，紧义盛大而涩，与滑大异。

（五）下利脉浮大者，此为虚，以强下之故也，宜温之，与水必哕。

下利为病在里，脉浮大为病在表，二者不相合，则知其虚矣。虚由于强下宜温之，如当归四逆加茱萸生姜汤，和荣以达邪，虽渴不宜与水，恐更伤其中阳也。

（六）少阴病，下利脉微涩，呕者，宜温之。

脉经属四逆汤。

（七）少阴病，饮食入则吐，心中温温欲吐，复不能吐，始得之，手足寒，脉弦迟，若膈上有寒饮干呕者，不可吐，宜温之。

（八）少阴病脉沉者，宜急温之。

（九）自利不渴者，属太阴，其脏有寒故也，宜温之。

自利便滑也，与下利之不甚畅者不同。脏指胃言，为生冷所伤，则亦属太阴也，此示太阴内伤寒饮之治法。成注：自利而渴属少阴，为寒在下焦，自利不渴属太阴，为寒在中焦，与四逆等汤以温其脏。

（十）下利欲食者，宜就温之。

厥阴病以胃气为主，下利而欲食，不可以寒凉伐胃气矣。就温者，就食物中寓温热以扶胃，非号指药言。此皆节述孙氏《千金方翼》之学说，王朴荘之释义也。

（增）程钟龄论温法

温者，温其中也，脏受寒侵，必须温剂。《经》云：寒者，热之是已。然有当温不温误人者；即有不当温以误人者；有当温而温之不得其法误人者；有当温而温之不量其人；不量其症与其时以误人者。是不可不审也。

天地杀厉之气，莫甚丁伤寒。其自表而入者，初时即行温散，则病自除。若不由表入，而直中阴经者，名曰中寒。其症恶寒，厥逆，口鼻气冷，或冷汗自出，呕吐泻利，或腹中急痛，厥逆无脉，下利清谷，种种寒症并见，法当温之。又或寒湿浸淫，四肢拘急，发为痛痹，亦宜温散，此当温而温者也。

然又有不当温而温者，何也。如伤寒邪热传里，口燥咽干，便闭谵语，以及斑黄狂乱，衄吐便血诸症，其不可温，固无论已。若乃病热已深，厥逆渐进，舌则干枯，反不知渴，又或挟热下利，神昏气弱，或脉来涩滞，反不应指，色似烟熏，形如槁木，近之无声，望之似脱，甚则血液衰耗，筋脉拘挛，但张口齿舌干燥，而不可解者，此为真热假寒之候。世俗未明亢害承制之理，误投热药，下咽即败矣。更有郁热内蓄，身反恶寒，湿热胀满，皮肤反冷，中暑烦心，脉虚白汗，燥气烁肺，痿软无力者，皆不可温。又有阴虚脉细数，阳乘而吐血者，亦不可温，温之则为逆候。此所谓不当用温而温者也。

然又有当温而温之不得其法者，何也。假如冬令伤寒，则温而散之：冬令伤风，则温而解之；寒痰壅闭，则温而开之；冷食所伤，则温而消之。至若中寒暴痛，大便反硬，温药不止者，则以热剂下之。时当暑月，而纳凉饮冷，暴受寒侵者，亦当温之。体虚挟寒者，温而补之。寒客中焦，理中汤温之。寒客下焦，四逆汤温之。又有阴盛格阳于外，温药不效者，则以白通汤加人尿猪胆汁，反佐以取之。《经》云热因寒用是已。复有真虚挟寒，命门火衰者，必须补其真阳。太仆有言大寒而盛，热之不热，是无火也，当补其心，此心字，指命门而言。《仙经》所谓七节之旁，中有小心是也。书曰：益心之阳，寒亦通行，滋肾之阴，热之犹可是也。然而医家有温热之温，有温存之温。参、芪、归、术，和平之性，温存之温也，春日煦煦是也；附子、姜、桂，辛辣之性，温热之温也，夏日烈烈是也。和煦之日，人人可近，燥烈之日，非积雪凝寒，开冰解冻不可近也。更有表里皆寒之症，始用温药，里寒顿除，表邪未散，复传经络，以致始为寒中，而其后转变为热中者，容或有之，借非斟酌时宜，对症投剂，是先以温药救之者，继以温药贼之矣。亦有三阴直中，初无表邪，而温剂太过，遂令寒退热生，初终异辙，是不可以不谨。所谓温之贵得其法者此也。

然又有温之不量其人者，何也。夫以气虚无火之人，阳气素微，一旦客寒乘之，则温剂宜重，且多服亦可无伤。若其人平素火旺，不喜辛温，或曾有阴虚失血之症，不能用温者，即中新寒，温药不宜太过，病退则止，不必尽剂，斯为克当其人矣。若论其症，寒之重者，微热不除，寒之轻者，过热则亢，且温之与补，有相兼者，有不必相兼者。虚而且寒，则兼用之，若寒而不虚，即专以温药主之。丹溪云：客寒暴痛，兼有积食者，可用桂、附，不可遽用人参，盖温即是补。予遵其法，先用姜、桂温之，审其果虚，然后以参、术补之，是以屡用屡验，无有瘥忒。此温之贵量其症也。

若论其时，盛夏之月，温剂宜轻，时值隆冬，温剂宜重，然亦有时当盛暑而得虚寒极重之症，曾用参附煎膏而治愈者，此舍时从症法也。譬如霜降以后，禁用白虎，然亦有阳明症，蒸热自汗，谵语烦躁，口渴饮冷者，虽当雨雪飘摇之际，亦曾用白虎治之而痊安，但不宜太过耳。此温之贵量其时，而清剂可类推已。

迩时医者，群尚温补，痛戒寒凉，且曰阳为君子，阴为小人，又曰阳明君子。苟有过人必知之，诚以知之而即为补救，犹可言也。不思药以疗病，及转而疗药，则病必增剧，而反成危险之候。又况桂枝下咽，阳盛则殆，承气入胃，阴盛以败安危之机，祸如反掌，每多救援不及之处。仁者，鉴此顾不痛欤。吾愿医者，精思审处，晰理不差于毫厘，用药悉归于中正，俾偏阴偏阳之药，无往不底丁中和，斯为善治噫可不勉哉。

九十七、可针不可针歌

太阳头痛经七日，不愈再传成大疾。法中当刺足阳明，可使不传邪气出。桂枝服了烦不解，风府风池刺无失。经来经断刺期门，正恐热邪居血室。项强当刺大椎间，脉有纵横肝募吉。妇人怀身及七月，从腰以下如水溢。当刺劳宫及关元，以利小便去心实。大怒大劳并大醉，大饱大饥刺之逆。熇熇之热漉漉汗，浑浑之脉安可失。浅深分寸自依经，此道相传休秘密。

（注）古谓之刺，今谓之针。凡宜刺者，谓之可针；忌刺者，谓之不可针。试述宜刺者，约有九则。

（一）太阳病头痛，至七日，自当愈，其经竟故也。若欲作再经者，宜刺足阳明，使经不传则愈。

（二）太阳病，初服桂枝汤，而反烦不解，宜先刺风池、风府，乃却与桂枝汤则愈。

风池二穴，属足少阳，颞颥后发际陷中。风府属督脉，在项发际上一寸，大筋内宛宛中。桂枝汤煎取三升，初服一升，反烦不解，风将化热之机也，刺风池、风府以泄其热，再服尽二升，则得汗而愈矣。

（三）伤寒腹满而谵语，寸口脉浮而紧者，此为肝乘脾，名曰纵，宜刺期门。

凡伏寒自内达外，发于三焦，是手经为病，然手足少阳、厥阴，同此火风之气，故三焦病多移于肝者，肝病则厥，不厥则乘脾肺。如此条腹满者，脾乏湿也；谵语者，肝之风也；寸口浮紧，是三焦之邪郁不伸，移于肝而复乘脾也。夫以三焦挟肝风而乘脾，其势直行无忌，故名曰纵。刺期门以泄肝，而三焦之气亦伸矣。

（四）伤寒发热，濇濇恶寒，其人大渴欲饮水截浆者，其腹必满，而自汗出，小便利，其病欲解，此为肝乘肺，名曰横，宜刺期门。

发热恶寒，伤寒之常，渴欲饮水，是三焦移热于肝，而肝从中见之化，相火上炎于肺，肺病而腹满，手太阴与足太阴同也，至于自汗出，小便利，而邪为之稍衰矣。夫肝挟三焦以侮肺，其势为横逆，而不易致制，故名曰横。亦刺期门，所以泄肝也。

（五）阳明症，下血而谵语，此为热入血室。但头汗出者，刺期门，随其实而泻之，濈然汗出者则愈。

此风循阳明之经脉，由气街而入血室者也。冲为血海，其脉起气街，邪与之合，热迫血下，血病则谵语，即如狂也。但头汗出，风邪亲上也。盖以热滞于血，不得通身周浃。刺期门左右穴，视其紧满者泻之。所谓开厥阴之阖，则血中之气散。而阳明之阖亦开，故针家以刺期门为能取汗也。言外有不用此法，必致用桃仁承气意。

（六）太阳与少阳合病，心下痞坚，颈项强而眩，宜刺大椎、肺俞、肝俞，勿下之。又慎不可汗，发汗即谵语，谵语则脉弦，五日谵语不止者，当刺期门。

此言似结胸而实非结胸者，宜针不宜药也。冒者，如有物蒙蔽其首也。风邪并相火而盛于上，时如结胸，太阳之气不开也。心下痞而坚，少阳之枢不转也。肺俞三穴，俱在背上，刺之则两阳齐解矣。汗则相火挟风而动，故谵语，谵语忌短脉。今风邪干胃，则弦而长，宜静以俟之。若过五日，谵语不止，则惧少阳之传入太阴，为腹满而肝乘脾也，故当刺期门，其穴值乳第二肋，肝之募也。

（七）妇人伤寒怀身，腹满不得小便，加从腰以下重，如有水气状。怀身七月，太阴当养不养，此心气实，宜刺泻劳宫及关元，小便利则愈。

孕妇患伤寒已愈，而病如水气，知其胎失肺津之养也。《脉经》论养胎脉，一月足厥阴，二月足少阳，三月手心主，四月手少阳，五月足太阴，六月足阳明，七月手太阴，八月手阳明，九月足少阴，卜月足太阳。而手太阳、少阴，又下主月水，上为乳汁，不在养胎各三十日之列。盖伤寒汗解，肺气从皮毛外泄，正届手太阴养胎时，心火乘其虚而刑之，故不得小便也。心气实者，伏寒之发必在春分后二之气，属少阴君火，入夏则火更当权，故心气实也。劳宫在手掌心，手厥阴所溜为荣，故刺以泻之，关元、小肠募也。方书言孕妇不可针，针之则胎落，此刺泻未详其理，当阙疑。

（八）伤寒喉痹，刺手少阴，穴在腕，当小指后动脉是也，针入三分补之。

喉痹，喉痛而气闭也。《经》云：一阴一阳结为喉痹。手少阴穴，名通里，在腕侧后一寸陷中。

（九）少阴病者，下利便脓血，宜刺之。

言既服桃花汤，亦可刺也。柯韵伯曰：此亦热入血室所致，宜刺期门以泻之。

病在少阴，而刺厥阴，实则泻其子也。愚谓刺期门可得汗，亦升阳散火之意。

不可针者，曰忌刺，酌述于后。

大怒无刺，新内无刺，大劳无刺，大醉饱、大渴、大惊无刺。

无刺熇熇之热，无刺渌渌之汗，无刺浑浑之脉，无刺病与脉相逆者。上工刺未生，其次刺未盛，其次刺其衰。工逆此者，是谓伐形。

出《灵枢·逆顺篇》。张景岳注曰：熇熇热之甚，渌渌汗之多，浑浑虚实未辨也，病脉相逆，形证阴阳不合也，是皆未可刺者也。未生治其几，未盛治其萌，已衰治其有隙可乘也，是皆可刺者也，不达此而强治，未有不偾事者，故曰下工。此皆节述孙氏《千金方翼》之学说，王朴荘之释义也。

九十八、可灸不可灸歌

少阴吐利时加呕，手足不冷是其候。口中虽和背恶寒，脉来微涩皆须灸。阴毒阳虚汗不止，腹胀肠鸣若雷吼。面黑更兼指甲青，速灸关元应不谬。微数之脉却慎之，用火为邪恐难救。脉浮热甚灸为难，唾血咽干诚戾谬。

（注）仲景云：须灸而不与灸之者，令人冷结重凝，久而深固，气上冲心，无地消散，病笃而死。不须灸而强与灸之者，令人火邪入腹，干错五脏，重加其烦而死。故医经于可灸不可灸之间，最为慎重。兹述其可灸者，约有六证。

（一）少阴病一二日，口中和，其背恶寒，宜灸之。

（二）少阴病，吐利，手足逆而脉不足，灸其少阴七壮。《脉经》云：手足不逆，反发热不死，脉不足者灸之。

（三）少阴病，下利，脉微涩者，即呕汗者，必数更衣，反少者，宜温其上灸之。

（四）下利，手足厥冷无脉，灸之主厥阴是也，灸之不温，反微喘者死。

（五）伤寒六七日，其脉微，手足厥，烦躁，灸其厥阴，厥不还者死。

（六）脉促，手足厥者，宜灸之。

数时一止为促，此阳盛之脉，亦诸阳浮数为乘府之脉也。手足厥逆，邪阻厥阴，恐转陷入府，无温经助阳之理，当灸厥阴以达之。又太阳脉促，当凉解厥阴，脉促当灸，叔和所谓同脉异经也。如上条脉数，亦灸厥阴，而《平脉法》云，微数之脉，慎不可灸，读书者当参观而自得之。

次述其不可灸者，约三证。

（一）微数之脉，慎不可灸，因火为邪，则为烦逆。

微为津液不足，数为火郁，加之以灸。火气内攻则烦，气血不下通则逆矣。

（二）脉浮当以汗解，而反灸之，邪无从去，因火而盛，病从腰以下必重而痹，此为火逆。

邪因火而上盛，气不下达，则重而痹。痹者，滞而不通也。

（三）脉浮热甚，而反灸之，此为实，实以虚治。因火而动，咽燥必吐血。

脉既浮而身甚热，此实也，灸所以治虚，今以实作虚治，则火伤阴而入血分，不但咽燥，可决其必吐血矣，此皆节述孙氏《千金方翼》之学说，王朴荘之释义也。

九十九、可水不可水歌

太阳汗后不得眠，少与水饮当自全。厥得烦渴思得水，斟量多寡亦如然。霍乱思水五苓妙，呕吐思水猪苓痊。过多反病成喘咳，胃冷应知呕哕愆。小噀皮上有粟起，水洗结胸热可怜。寒气得水即成饲饲即噎，同），可否医工要达权。

（注）凡病在阳者，邪热在表也，法当以汗解之，医反以冷水潠者，口含水喷也。若灌之，灌浇也，灌则更甚于潠矣。表热被水止劫，则不得去，阳邪无出路，其烦热必更甚于未用水之前矣，故医经于可水不可水之间，最为注重。兹试述其可水者，约三证。

（一）太阳病发汗后，若大汗出，胃中干燥，烦不得眠，欲饮水，当稍饮之，令胃气和则愈。

汗为水谷之精，多则精耗而胃气不和，稍与水以润之足矣。

（二）厥阴病，渴欲饮水，与水饮之，即愈。

厥阴病，本消渴喜汤，今寒从火化而欲饮水，阴已转阳矣，少与之，令水火相济，胃气和即愈也。厥阴篇只此四条，大旨已全提出。盖误下不可，早清亦不可，总求胃气之和，以化相火之燥，俟气机之自转，而脉渐微浮，乃可愈也，此厥阴中风之治法。晋阮河南云：得病热者，便以青葙、苦参、艾、苦酒疗之，无不解者，意即指此厥阴病耶。

（三）呕而吐，膈上者必思煮饼，急思水者，与五苓散饮之，水亦得也。又

《脉经》云：呕吐而病在膈上，后必思水者，急与猪苓散饮之，水亦得也。

五苓《脉经》作猪苓，当从之，呕而且吐，水物并出。若病在胃者，多不欲食，今因膈上有热，吐后胃虚，故思软滑之物。其急欲饮水者，则与猪苓汤，以清热润燥，所谓以法救渴也，否则稍与之水，亦无不可。

其不可水者，约有四证。

（一）发汗后，饮水多者，必喘，以水灌之，亦喘。

发汗则肺阳虚，水寒乘之则喘矣。

（二）下利其脉浮大，此为虚，以强下之故也。设脉浮革，因尔肠鸣，当温之，与水必哕。

弦而中立为革，比浮大更甚矣。肠鸣者，里虚有寒也，格阳于上，故渴而思饮，尤不可误与以水也。

（三）太阳病，小便利者为水多，心下必悸。

为疑当作与小便利而多与之水，其悸必矣。

（四）虚寒相搏，反饮水，令汗大出，水得寒气，必相搏，其人即饲。

言胃气虚极也。饲同噎，虽近于哕而不同。饲者，但胸喉间气，饲塞不得下通，然而无声也。饲为水寒相搏，用小青龙汤去麻黄，加附子即可矣。若哕则吃吃然有声者是也，多由热气拥郁，气不得通而成，轻者有和解之证，重者有攻下之候。《经》曰：有潮热，时时哕，与小柴胡汤者，即是和解之证也。哕而腹满，视其前后，知何部不利，利之则愈，即可攻下之候也。伤寒至于哕，则病已极，非若渴烦等轻缓之候耳。此皆节述孙氏《千金方翼》之学说、王朴荘之释义也。

一百、可火不可火歌

中风忽然被火劫，咽烂发黄津液竭。荣微血弱与烧针，烦躁昏迷并发热。阳明被火心怵惕，太阳被火必清血。少阴火劫小便难，强责汗时翻作孽。或致虚烦不得眠，或致发黄中郁结。或致下血如豚肝，或致谵言语无节。皆此误火之为病，切须仔细加分别。张苗欲汗外迎之，却取烧蒸布桃叶（宜汗症，连发汗不出，张苗用烧地布桃叶蒸湿之气，于外迎之可得汗）。

（注）寒则熨之以火，热则溪之以水，此后汉以前，历代相传之外治古法也。

故当时庸俗所通行者，有火熏法，有火灸法，有火针法，皆属火劫取汗之法，然弊多而利少，故仲景深以为戒，历言误火之为害，名曰火逆。厥后许学士亦遵医经，历述其不可火，若可火者，仅有一证。

（一）凡下利谷道中痛，宜枳实及熬盐等熨之。

枳实能去风止利，《下金》治积利脱肛，以枳实石磨蜜炙，更瓦慰之，缩乃止熬盐亦可代，取其能软坚也。

至其不可火者，约有六则。

（一）伤寒加火针，必惊。

（二）伤寒脉浮，而医以火迫劫之，亡阳，必惊狂，卧起不安。

《脉经》属桂枝去芍加蜀漆龙骨牡蛎救逆汤。

（三）伤寒，其脉不弦紧而弱，弱者必渴，被火必谵语。《脉经》云：弱者，必发热，脉浮解之，当汗出愈。

凡伏寒病，必挟寒水之气。弦为饮，紧为寒，今反弱，是阴津素亏。加以发热，则必渴也，被火而胃增燥，故谵语。

（四）太阳病，以火熏之，不得汗，其人必躁，到经不解，必清血。

此即病之太阳伤寒也。汗凝于外而无汗，复以火熏之，仍不得汗，则热郁内而燥矣。到经者，到七日经竞时也，邪结膀胱，故必下血也。

（五）阳明病，被火，额上微汗出，而小便不利，必发黄。

中风无汗，而强以火迫，邪在胃中，汗何由得，惟额上微出耳。然肺为火烁，小便因而不利，湿无从泄，久而蒸热，亦必发黄也。

（六）少阴病，咳而下利、谵语，是为被火劫故也，小便必难，为强责少阴汗也，此言少阴病之火逆也。

小便难，非徒不利之谓，盖有点滴亦不易出之意。喻嘉言曰：以火劫汗，则热邪挟火力，上攻必咳，下攻必利，内攻必谵语，三证皆妨小便，故小便难。盖肺为火气所伤，则膀胱气化不行，大肠奔迫无度，则水谷并趋一路。心包燔灼不已，则小肠必致枯涸，少阴可强责其汗乎。皆节述孙氏《千金方翼》之学说、王朴荘之释义也。

至若可和不可和，可清不可清，可消不可消，可补不可补四则，学士原书未载，后学深为缺憾。兹特增入程氏和、清、消、补四论，以补其缺，而成完璧。

（增）程钟龄论和法一

伤寒在表者可汗，在里者可下，其在半表半里者，惟有和之一法焉，仲景用小柴胡汤加减是已。然有当和不和误人者；有不当和而和以误人者；有当和而和而不知寒热之多寡，禀质之虚实，脏腑之燥湿，邪之兼并以误人者。是不可不辨也。

夫病当耳聋、胁痛，寒热往来之际，应用柴胡汤和解之。而或以麻黄桂枝发表误矣；或以大黄芒硝攻里，则尤误矣；又或因其胸满胁痛而吐之，则亦误矣。盖病在少阳，有三禁焉，汗、吐、下是也，且非惟汗、吐、下有所当禁，即舍此三法，而妄用他药，均为无益，而反有害。只有和解一法，柴胡一方，最为切当。何其所见明确，而立法精微至此乎，此所谓当和而和者也。

然亦有不当和而和者，如病邪在表，未入少阳，误用柴胡，谓之引贼入门，轻则为疟，重则传入心脑，渐变神昏不语之候。亦有邪已入里，燥渴谵语，诸症丛集，而医者仅以柴胡汤治之，则病不解。至于内伤劳倦，内伤饮食，气虚、血虚，痈肿、瘀血诸症，皆令寒热往来似疟非疟，均非柴胡汤所能去者。若不辨明症候，切实用药而借此平稳之法，巧为藏拙误人匪浅。所谓不当和而和者，此也。

然亦有当和而不知寒热之多寡者，何也。夫伤寒之邪，在表为寒，在里为热，在半表半里，则为寒热交界之所。然有偏于表者，则寒多；偏于里者，则热多。而用药，须与之相称。庶阴阳和平而邪气顿解，否则寒多而益其寒，热多而助其热，药既不平，病益增剧，此非不和也，和之而不得寒热多寡之宜者也。

然又有当和而和，而不知禀质之虚实者，何也。夫客邪在表，譬如贼甫入门，岂敢遽登吾堂，而入吾室，必窥其堂奥空虚，乃乘隙而进，是以小柴胡用人参者。所以补正气，使正气旺，则邪无所容，自然得汗而解，盖由是门入，复由是门出也。亦有表邪失汗，腠理致密，贼无出路，由此而传入少阳，热气渐盛，此不关本气之虚，故有不用人参而和解自愈者。是知病有虚实，法在变通，不可误也。

然又有当和而和而不知脏腑之燥湿者，何也。如病在少阳，而口不渴，大便如常，是津液未伤。清润之药，不宜太过，而半夏、生姜皆可用也。若口大渴、大便渐结，是邪气将入于阴，津液渐少，则辛燥之药可除，而花粉、栝蒌有必用矣。所谓脏腑有燥湿之不同者，此也。

然又有当和而和而不知邪之兼并者，何也。假如邪在少阳，而太阳、阳明症未罢，是少阳兼表邪也。小柴胡中须加表药，仲景有柴胡加桂枝之例矣。又如邪在少阳而兼里热，则便闭、谵语、燥渴之症生，小柴胡中须兼里药，仲景有柴胡加芒硝之例矣。又三阳合病，阖目则汗，面垢、谵语、遗尿者，用白虎汤和解之。盖三阳同病，必连胃腑，故以辛凉之药，内清本腑，外彻肌肤，令三经之邪一同解散，是又专以清剂为和矣。所谓邪有兼并病者也。

由是推之，有清而和者，有温而和者，有消而和者，有补而和者，有燥而和者，有润而和者，有兼表而和者，有兼攻而和者。和之义，则一而和之法，变化无穷，焉知斯意者，则温热之治，瘟疫之方，时行痎疟，皆从此推广之，不难应手而愈矣。世人漫曰和解而不能尽其和之法，将有增气助邪，而益其争，坚其病者，和云乎哉。

论清法二

清者，清其热也，脏腑有热则清之。《经》云：热者寒之，是已。然有当清不清误人者，有不当清而清误人者，有当清而清之不分内伤外感以误人者，有当清而清之不量其人、不量其症以误人者，是不可不察也。

夫六淫之邪，除中寒、寒湿外，皆不免予病热。热气熏蒸，或见于口舌唇齿之间，或见于口渴、便溺之际，灼知其热而不清，则斑黄、狂乱，厥逆、吐衄诸症丛生，不一而足，此当清不清之误也。

然又有不当清而清者，何也。有如劳力辛苦之人，中气大虚，发热倦怠，心烦溺赤，名曰虚火。盖春生之令不行，无阳以护其营卫，与外感热症，相隔霄壤。又有阴虚劳瘵之症，日晡潮热，与夫产后血虚，发热烦躁，症象白虎，误服白虎者难救。更有命门火衰，浮阳上泛，有似于火者。又有阴盛隔阳假热之症，其人面赤狂躁，欲坐卧泥水之中，数日不大便，或舌黑而润，或脉反洪大，峥峥然鼓击于指下，按之豁然而空者。或口渴欲得冷饮而不能下，或因下元虚冷，频饮热汤以自救。世俗不识投凉药，下咽即危矣，此不当清而清之误也。

然又有清之而不分内伤外感者，何也。盖风寒闭火，则散而清之。《经》云火郁发之是也。暑热伤气，则补而清之，东垣清暑益气汤是也。湿热之火，则或散、或渗、或下而清之，闭鬼门，洁净府，除陈莝是也。燥热之火，则润而清之，通大便也。伤食积热，则消而清之，食去火自平也。惟夫伤寒传入胃腑，热势如蒸，自汗口渴，饮冷而能消水者，借非白虎汤之类，鲜克有济也。更有阳盛拒阴之症，清药不入，到口随吐，则以姜汁些少为引，或姜制黄连，反佐以取之，所谓寒因热用是也。此外感实火之清法也。

若夫七情气结，喜、怒、忧、思、悲、恐、惊，互相感触，火从内发，丹溪治以越鞠丸，开六郁也；立斋主以逍遥散，调肝气也，意以一方治肝郁，而诸郁皆解也。然《经》云：怒则气上，喜则气缓，悲则气消，恐则气下，惊而气乱，思则气结。逍遥一方，以之治气上气结者，同为相宜，而于气缓、气消、气乱、气下之症，恐犹未合。盖气虚者必补其气，血虚者必溢其血，气旺血，充而七情之火悠焉。以平至若真阴不足，而火上炎者，壮水之主，以镇阳光：真阳不足，而火上炎者，引火归原，以导龙入海。此内伤虚火之治法也。

或者日，病因于火，而以热药治之。何也。不知外感之火，邪火也，人火也；有形之火，后天之火也，得水则灭，故可以水折。内伤之火，虚火也，龙雷之火也；无形之火，先天之火也，得水则炎，故不可以水折。譬如龙得水而愈奋飞，雷因雨而益震动，阴潆沉晦之气，光焰烛天，必俟雪收日出，而龙雷各归其宅耳，是以虚火可补而不可泻也。其有专用参、芪，而不用八味者，因其穴宅无寒也。其有专用六味，而不用桂、附者，因其穴宅无水也。补则同而引之者，实不同耳，盖外感之火以清，为清内伤之火以补为清也。

然又有清之而不量其人者，何也。夫以壮实之人，而患实热之症，清之稍重，尚为无碍。若本体素虚，脏腑本寒，饮食素少，肠胃虚滑，或产后、病后、房室之后，即有热症，亦宜少少用之，宁可不足，不使有余，或余热未清，即以轻药代之。庶几病去人安，倘清剂过多，则疗热未已而寒生矣。此清之贵量其人也。

热又有清之不量其症者，何也。夫以大热之症，而清剂太微，则病不除；微热之症，而清剂太过，则寒症即至。但不及犹可再清，太过则将医药矣。且凡病清之而不去者，犹有法焉，壮水是也。王太仆云：大热而甚，寒之不寒，是无水也，当滋其肾。肾水者，天真之水也，取我天真之水以制外邪，何邪不服，何热不除，而又何必沾沾于寒凉以滋罪戾乎。由是观之，外感之火尚当滋水以制之，而内伤者更可知矣。大抵清热之药，不可久恃，必归木于滋阴。滋阴之法，又不能开胃扶脾，以恢复元气，则参、苓、芪、术，亦当酌量而用。非曰清后必补，但元气无亏者，可以不补；元气有亏，必须补之俟。其饮食渐进，精神爽慧，然后止药可也。此清之贵量其症者也。总而言之，有外感之火，有内伤之火，外感为实，内伤为虚，来路不同，治法迥别。宁曰热者寒之，遂足以毕医家之能事也乎。

论消法三

消者，去其壅也。脏腑、筋络、肌肉之间，本无此物，而忽有之，必为消散，乃得其平。《经》云：坚者削之，是已。然有当消不消误人者：有不当消而消误人者：有当消而消之不得其法以误人者；有消之而不明部分以误人者；有消之而不辨夫积聚之原，有气血、积食、停痰、蓄水、痈脓、虫蛊、劳瘵，与夫痃癖、症瘕、七疝、胞痹、肠覃、石瘕，以及前后二阴诸疾以误人者，是不可不审也。

凡人起居有常，饮食有节，和平恬淡，气血周流，谷神充畅，病安从来。惟夫一有不慎，则六淫外侵，七情内动，饮食停滞，邪日留止，则诸症生焉。法当及时消导，俾其速散，气行则愈耳，倘迁延日久，积气盘踞坚牢，日渐强大，有欲拔不能之势，虽有智者，亦难为力。此当消不消之过也。

然亦有不当消而消者，何也。假如气虚中满，名之曰鼓，腹皮膨急，中空无物，取其形如鼓之状，而因以名之，此为败症，必须填实，庶乎可消。与虫症之为虫、为血，内实而有物者，大相径庭。又如脾虚水肿，中气衰不能运水也，非辅中气不可。真阳大亏，命火衰不能生气者，非温补命门不可。又有脾虚食不消者，气虚不能运化而生痰者，肾虚水泛为痰者，血枯而经水断绝者，皆非消导所可行，而或妄用者，误人多矣。所谓不当消而消者此也。

然又有当消而消之不得其法者，何也。夫积聚、症瘕之症，有初、中、末之三法焉。当其邪气初客，所积未坚，则先消之，而后和之，及其所积日久，气郁渐深，湿热相生，块因渐大，法从中治。当祛湿热之邪，削之、耎之，以底于平。但邪气久客，正气必虚，须以补泻叠相为用，如薛立斋用归脾汤，送下芦荟丸。予亦常用五味异功散，佐以和中丸，皆攻补并行中治之道也。若块消及半，便从末治，不使攻击，但补其气，调其血，导达其经脉，俾荣卫流通，而块自消矣。凡攻病之药皆损气血不可过也，此消之之法也。

然又有消之而不明部分者，何也。心、肝、脾、肺、肾，分布五方，胃、大肠、小肠、膀胱、三焦、胆与膻中，皆附丽有常所，而皮毛、肌肉、筋骨，各有浅深。凡用汤、丸、膏、散，必须按其部分而君、臣、佐、使，驾驭有方使不得移，则病处当之不至诛伐无过矣，此医门第一义也。而于消法为尤要不明乎，此而妄行克削，则病未消而元气已消，其害可胜言哉。况乎积聚之原，有气、血、食积、停痰、蓄水、痈脓、虫蛊、劳瘵，与夫痃癖、症瘕、七疝、胞痹、肠覃、石瘕，以及前后二阴诸症，各各不同，若不明辨，为害非轻。

予因约略而指数之，夫积者成于五脏，推之不移者也。聚者成于六腑，推之则移者也。其忽聚忽散者，气也。痛有定处而不散者，血也。得食则痛，嗳腐吞酸者，食积也。腹有块按之而耎者，痰也。先足肿后及腹者，水也。先腹满后及四肢者，胀也。痛引两胁咳而吐涎者，停饮也。咳而胸痛吐脓腥臭者，肺痈也。当胃而痛，呕而吐脓者，胃脘痈也。当脐而痛，小便如淋，转侧作水声者，肠痈也。憎寒壮热，饮食如常，身有痛，偏著一处者，外痈也。病人嗜食甘甜或异物，饥时则痛，唇之上下有白斑点者，虫也。虫有九，湿热所生，而为蛇、为鳖鼈，则血之所成也。胡以知为蛇鼈，腹中如有物动，而痛不可忍，吃血故也。又岭南之地，以虫害人，施于饮食，他方之虫，多因近池饮冷，阴受蛇虺之毒也。病人咳嗽痰红，抑抑不乐畏见人，喉痒而咳剧者，劳瘵生虫也。痃如弓弦，筋病也。癖则隐癖，附骨之病也。症则有块可徵积之类也。瘕者或有或无，痞气之类也。少腹如汤沃，小便涩者，胞痹也。痛引睾丸，疝也。女人经水自行，而腹块渐大如怀子者，肠覃也。经水不行，而腹块渐大并非妊者，石瘕也。有妊、无妊，可于乳之有晕与否，及脉之滑涩辨之也。至于湿热下坠，则为阴菌、阴蚀、阴挺、下脱、阴茎肿烂之类，而虚火内烁于肺，则为痔漏，为悬痈，为脏毒。种种见症，不一而足，务在明辨症候，按法而消之也。医者以一消字，视为泛常，而不知其变化曲折，较他法为尤难，则奈何不详稽博考，以尽济时之仁术也哉。

论补法四

补者，补其虚也。《经》曰：不能治其虚，安问其余。

又曰：邪之所凑，其气必虚。又曰：精气夺则虚。又曰：虚者补之。补之为义大矣哉。然有当补不补误人者；有不当补而补误人者；亦有当补而不分气血，不辨寒热，不识开阖，不知缓急，不分五脏，不明根本，不深求调摄之方以误人者。是不可不讲也。

何谓当补不补，夫虚者，损之渐；损者，虚之积也。初时不觉，久则病成。

假如阳虚不补，则气日消；阴虚不补，则血日耗。消且耗焉，则天真荣卫之气渐绝，而亏损成矣。虽欲补之，将何及矣。又有大虚之症，内实不足，外似有余，脉浮大而涩，面赤火炎，身浮、头眩，烦躁不宁，此为出汗晕脱之机。更有精神浮散，彻夜不寐者，其祸尤速，法当养荣归脾辈，加敛药以收摄元神，俾浮散之气，退藏于密，庶几可救。复有阴虚火亢，气逆上冲不得勉者，法当滋水以制之，切忌苦寒泻火之药，反伤真气，若误清之，去生远矣。古人有言：至虚有盛候。反泻含冤者，此也。此当补不补之误也。

然亦有不当补而补者，何也。病有脉实、症实，不能任补者，固无论矣。即其人本体素虚，而客邪初至，病势方张，若骤补之，未免闭门留寇。更有大实之症，积热在中，脉反细涩，神昏体倦，甚至憎寒振傈，欲者覆衣，酷肖虚汗之象，而其人必有唇焦口燥，便闭溺赤诸症，与真虚者相隔天渊。倘不明辨精切，误投补剂，陋矣。古人有言：大实有羸状。误补益疾者此也。此不当补而补之之误也。

然亦有当补而补之不分气血，不辨寒热者，何也。《经》曰：气主煦之，血主濡之。气用四君子汤，凡一切补气药，皆从此出也。血用四物汤，凡一切补血药，皆从此出也。然而少火者，生气之原；丹田者，出气之海；补气而不补火者，非也，不思少火生气，而壮火即食气。譬如伤暑之人，四肢无力，湿热成痿，不能举动者，火伤气也。人知补火可以益气，而不知清火亦所以益气。补则同，而寒热不同也。又如血热之症，宜补血、行血以清之，血寒之症，宜温经养血以和之。许叔微法，血热而吐者，谓之阳乘阴，热迫血而妄行也，治用四生丸、六味汤。血寒而吐者，谓之阴乘阳，如天寒地冻水凝成冰也，治用理中汤加当归。医家常须识此，勿令误也。更有去血过多，成升斗者，无分寒热，皆当补益。所谓血脱者，益其气，乃阳生阴长之至理。盖有形之血，不能速生无形之气，所当急固以无形生有形，先天造化，本如是耳。此气血寒热之分也。

然又有补之而不识开阖，不知缓急者，何也。天地之理，有合必有开，用药之机，有补必有泻。如补中汤用参、芪，必用陈皮以开之；六味汤用熟地，即用泽泻以导之。古人用药，补正必兼泻邪，去则补自得力，又况虚中挟邪，正当开其一而戢我，人民攻彼，贼寇或纵、或擒，有收有放，庶几贼退民安，而国本坚固更须酌其邪正之强弱，而用药多寡得宜方为合法。是以古方中有补散并行者，参苏饮、益气汤是也。有消补并行者，枳术丸、理中丸是也。有攻补并行者，泻心汤、硝石丸是也。有温补并行者，治中汤、参附汤是也。有清补并行者，参连饮、人参白虎汤是也。更有当峻补者，有当缓补者，有当平补者。如极虚之人，垂危之病，非大剂汤液不能挽回，予尝用参附煎膏，日服数两而救阳微将脱之症，又尝用参麦煎膏，服至数两而救津液将枯之症。亦有无力服参而以芪术代之者，随时处治，往往有效。至于病邪未尽，元气虽虚，不任重补，则从容和缓以补之，相其机宜循序渐进，脉症相安，渐为减药，杀肉果菜食养尽之，以底平康。其有体质素虚，别无大寒大热之症，欲服丸散以葆真元者，则用平和之药调理气血，不敢妄使偏僻之方，久而争胜，反有伤也，此开合缓急之意也。然又有补之而不分五脏者，何也。夫五脏有正补之法，有相生而补之之法。《难经》曰：损其肺者，益其气；损其心者，和其荣卫；损其脾者，调其饮食，适其寒温；损其肝者，缓其中；损其肾者，益其精。此正补也。又如肺虚者补脾，脾虚者补命门，心虚者补肝，肝虚者补肾，肾虚者补肺，此相生而补之也。而予更有根本之说焉，胚胎始兆，形骸未成，先生两肾，肾者先天之根本也。团地一声，一事未知，先求乳食，是胃者后天之根本也。然而先天之中，有水有火，水曰真阴，火曰真阳，名之曰真则非气非血，而为气血之母，生身生命，全赖乎此。周子曰：无极之真，二五之精，妙和而成，凝然不动，感而遂通，随吾神以为往来者此也。古人深知此理，用六味滋水，八味补火，十补斑龙，水火兼济，法非不善矣。然而以假补真必其真者，未曾尽丧，庶几有效。若先天祖气荡然无存，虽有灵芝，亦难续命，而况庶草乎。至于后天根本，尤当培养，不可忽视。《经》曰：安谷则昌，绝谷则亡，又云：粥浆入胃，则虚者活。古人诊脉必曰胃气，制方则曰补中。又曰：养胃健胃者，良有以也。夫饮食入胃，分布五脏，灌溉周身，如兵家之粮饷，民间之烟火，一有不继，兵民离散矣。然而因饿致病者固多，而因伤致病者亦复不少。过嗜肥甘则痰生，过嗜醇酿则饮积，瓜果乳酥，湿从内受，发为肿满泻利，五味偏啖，久而增气，皆令夭殃，可不慎哉，是知胃肾两脏皆为根本，不可偏废。古人或谓补脾不如补肾者，以命门之火可生脾阳也；或谓补肾不如补脾者，以饮食之精自不注于肾也。须知脾弱而肾不虚者，则补脾为亟；肾弱而脾不虚者，则补肾为先；若脾肾两虚，则并补之。药既补矣，更加摄养有方，斯为善道。谚有之曰药补不如食补，我则曰食补不如精补，精补不如神补。节饮食惜精神，用药得宜，病有不痊焉者寡矣。

（增）伤寒附方歌

太医院院使钱编辑

近世治四时伤寒者，咸用河间两解等法，每多神效，诚治斯症之捷法也。今复采双解散、防风通圣散，诸经验名方，编为歌诀，俾后之学者知所变通，庶几于伤寒一症，经权常变，有所遵循而无遗法云。

双解散完素解和初法

双解通圣合六一，四时温热正伤寒。两许为剂葱姜豉，汗下兼行表里宜。强者加倍弱减半，不解连进自然安。若因汗少麻倍大，便硬硝黄加倍添。

名曰双解散者，以其能发表攻里，即防风通圣散、六一散二方合剂也。河间制此，解和四时冬温春温秋燥者。正令伤寒，凡邪在三阳表里不解者，以两许为剂，加葱姜淡豉煎服之，候汗下兼行，表里即解。形气强者两半为剂，形气弱者五钱为剂。若初服因汗少不解，则为表实，倍加麻黄以汗之。因便硬不解，则为里实，倍加硝黄以下之，连进二三服，必令汗出下利而解也，令人不知其妙。以河间过用寒凉，仲景伤寒初无下法，弃而不用，真可惜也，不知其法神捷，莫不应手取效。从无寒中痞结之变，即有一二不解者，亦未尽法之善，则必已传阳明，故不解也，防风通圣散详在后。

河间解利后法

汗下已通仍不解，皆因不彻已传经。内热烦渴甘露饮，甚用白虎解毒清。有表热烦柴葛解，表里大热三黄宁。里热尿赤凉天水，胃实不便大柴承。

服双解散，汗下已通，而仍不解者，皆因汗之不彻，或以传经治之不及也。若表已解，而里有微热烦渴者，用桂苓甘露饮，以和太阳之里。若内热太甚，大热大烦大渴者，用白虎汤合黄连解毒汤，以清阳明之里。若表未解，又传阳明，身热而烦，用柴葛解肌汤，以解两阳之邪。若表实无汗，大热而烦，用三黄石膏汤，以清表里之热。若里有热，尿赤而涩者，用凉膈散合天水散以清和之。若胃实潮热不大便，有微表者用大柴胡汤下之，无表者三承气汤下之。

防风通圣散

防风通圣治风热，郁在三焦表里中。气血不宣经络壅，栀翘芩薄草归芎。硝黄芍术膏滑石，麻黄桔梗无防荆。利减硝黄呕姜半，自汗麻去桂枝增。

此方治一切风火之邪，郁于三焦，表里经络气血不得宣通，初感发热、头痛、肤疹，传经斑黄抽搐，烦渴不眠，便秘尿涩，皆可服之，功效甚奇，用之自知其妙也。

六一散 一名天水散，治夏时中暑，热伤元气，内外俱热，无气以动，烦渴欲饮，肠胃枯涸者。又能催生下乳，积聚水蓄，里急后重，暴注下迫者，宜之加朱砂三钱，名益元散。

六一散中滑石甘，热邪表里可兼探滑石六两、甘草一两，为末，灯芯汤下，亦有用新汲水下者。益元再入朱砂研加朱砂三钱，名益元散，泻北元机在补南。

柯韵伯曰：元气虚而不支者死，邪气盛而无制者亦死，今热伤元气，无气以动。斯时用参芪以补气，则邪愈甚；用芩连以清热，则气更伤；惟善攻热者，不使丧人元气；善补虚者，不使助人邪气，必得气味纯粹之品以主之。滑石禀土中冲和之气，能上清水源，下通水道，荡涤六腑之邪热，从小便而泄矣。甘草禀草中冲和之性，调和内外，止渴生津，用以为佐，保元气而泻虚火，则五脏自和矣。然心为五脏主，暑热扰中，神明不安，必得朱砂以镇之，则神气可以遽复，凉水以滋之，则邪气可以急除，此补心之阳，寒亦通行也。至于热痢初起，里急后重者，宜之以滑可去著也。催生、下乳、积聚、蓄水等证，同乎此义，故兼治之，是方也。益气而不助邪，达邪而不伤气，不负益元之名矣，宜与白虎生脉三方鼎足可也。

桂苓甘露饮 治冈暑湿，引饮过多，头疼烦渴，湿热便闭。

桂苓甘露因伤暑，渴饮头疼溲不通。天水石膏寒水石，四般加入五苓中。滑石四两、甘草石膏寒水各二两、门术茯苓泽泻各--两、猪苓肉桂各五钱、每服三钱，或五钱，去猪苓，加人参，名桂苓白术散。

消暑在于消湿清热，故用五苓去湿，三石解热，湿热既去，一若新秋，甘露降而暑气潜消矣。夫湿为阴邪，全赖太阳气化以利小便，莫若五苓散为当。若热在湿下者，则为黏着之邪，又当寒燥以胜之，莫若三石之功捷速。滑石性虽重而味淡，能上利毛腠之窍，以清水湿之源。石膏辛寒入胃，辛能发汗，寒能胜热，故能泄中焦之热，出走膀胱。寒水石辛盐入肾，为盐之精，故能凉血涤热，从小便而出也。若减桂去猪苓，加入葛、甘、木香、藿香、人参，以治伏暑脉虚，烦渴水逆等证宜之，名曰子和桂苓甘露饮。

柴葛解肌汤

四时合病在三阳，柴葛解肌柴葛羌。白芷桔芩膏芍草，利减石膏呕半姜。

此方陶华所制，以代葛根汤，凡四时太阳、阳明、少阳合病轻证，均宜以此汤增减治之。增减者，谓如无太阳证者减羌活，无少阳证者减柴胡也，即柴胡、葛根、羌活、白芷、桔梗、赤芍、石膏、黄芩、甘草也。下利减石膏，以避里虚也。呕加半夏、生姜，以降里逆也。

黄连解毒汤

栀子金花汤

三黄石膏汤

阳毒热极疹斑呕，烦渴呻吟谵语狂。下后便软热不已，连芩栀柏解毒汤。里实便硬当攻下，栀子金花加大黄。表实膏麻葱豆豉，下利除膏入葛良。

阳毒热极等证，或下后便软，壮热不已，宜黄连解毒汤，即黄连、黄芩、黄柏、栀子也。若里实当攻下，便硬者，宜加大黄，名栀子金花汤。若表实无汗，当发汗者，宜加石膏、麻黄、淡豆豉、葱白，名三黄石膏汤。下利者，减石膏加葛根，避里不实也。

凉膈散　泻三焦六经诸火

凉膈硝黄栀子翘，黄芩甘草薄荷饶。再加竹叶调蜂蜜叶生竹上，故治上焦，膈上如焚一服消。连翘钱半、大黄酒浸，芒硝、甘草各一钱、栀子、黄芩、薄荷各五分，水一杯半，加竹叶七片、生蜜一匙，煎七分服。

汪切庵曰：连翘、薄荷、竹叶以升散于上，栀、芩、硝黄以荡涤于下，使上升下行，而膈自清矣。加甘草、生蜜者，病在膈，甘以缓之也。张洁古减硝黄，加桔梗，使诸药缓缓而下，流连膈上颇妙。

消毒犀角饮

消毒犀角表疹斑，毒壅咽喉肿痛难。犀角牛蒡荆防草，热盛加薄翘芩连。

消毒犀角饮，即消毒饮之防风、荆芥、牛蒡子、甘草，加犀角也，热盛加连翘、薄荷、黄芩、黄连也。

消斑青黛饮

消毒青黛消斑毒，参虎柴犀栀地元。黄连热实减参去，苦酒加入大黄煎。

消斑青黛饮，即青黛、参、虎。谓人参白虎汤，即人参、石膏、知母、甘草、柴胡、犀角、山栀、生地、元参、黄连，用苦酒与水煎也。热甚便实者，减去人参加大黄可也。

普济消毒饮

普济大头天行病，无里邪热客高巅。芩连薄翘柴升桔，蚕草陈勃蒡蓝元。

普济消毒饮，治天行传染大头瘟疫，无里可下者，是其邪热客于高巅，即黄连、黄芩、薄荷、连翘、柴胡、升麻、桔梗、僵蚕、甘草、陈皮、马勃、牛蒡子、板蓝根、元参也。

连翘败毒散

连翘败毒散发颐，高肿掀红痛可除。花粉连翘柴胡蒡，荆防升草桔羌独。红花苏木芎归尾，肿面还加芷漏芦。肿坚皂刺穿山甲，便燥应添大黄疏。

连翘败毒散，治时毒发颐，高肿、掀红、疼痛之阳证也。即连翘、天花粉、柴胡、牛蒡子、荆芥、防风、升麻、甘草、桔梗、羌活、独活、红花、苏木、川芎、归尾。两颐连面皆肿，加白芷、漏芦；肿坚不消，加皂刺、穿山甲；大便燥结，加酒炒大黄。

都气汤

橘皮竹茹汤

呃逆肾虚都气汤，六味肉桂五味方。橘皮竹茹虚热主，橘竹参草枣生姜。

都气汤，即六味地黄汤，熟地、山萸、淮药、茯苓、丹皮、泽泻，加肉桂、五味子也。橘皮竹茹汤，即橘皮、竹茹、人参、甘草、大枣、生姜。

葳蕤汤

风温浮盛葳蕤汤，羌麻葛芷青木香。芎草石膏葳蕤杏，里实热甚入硝黄。

风温初起，六脉浮盛，表实壮热汗少者，宜葳蕤汤以发表风邪也，即羌活、麻黄、葛根、白芷、青木香、川芎、甘草、石膏、葳蕤、杏仁也。里实热甚汗多者，加芒硝、大黄以攻里热也。

桂枝白虎汤

风温虚热汗出多，难任葳蕤可奈何。须是鼾睡而燥渴，方宜桂枝虎参合。

风温初起，脉浮有力，汗少，壮热，宜于葳蕤汤。若脉虚，身热，汗多，难用葳蕤汤，合与桂枝白虎人参汤。如不鼾睡，口中和而不燥不渴，身热，汗多，脉浮盛者，乃亡阳之证，非风温也，即桂枝白虎加人参汤，亦断不可用也。

泻心导赤各半汤

越经无证如醉热，脉和导赤各半汤。芩连栀子神参麦，知滑犀草枣灯姜。

越经，病名也。无证，谓无表里证。脉和而身热不解，形如醉人者，是越经证也，宜泻心导赤各半汤治之，即黄连、黄芩、栀子、茯神、人参、麦冬、知母、滑石、犀角、甘草、灯芯、生姜、大枣也。

大羌活汤

两感伤寒病二经，大羌活汤草川芎。二防二术二活细，生地芩连知母同。

两感伤寒，病名也。二经，谓一日太阳、少阴，二日阳明、太阴，三日少阳、厥阴同病也。张洁古制大羌活汤治之，即甘草、川芎、防风、防己、苍术、白术、羌活、独活、细辛、生地、黄芩、黄连、知母也。

还阳散

退阴散

黑奴丸

阴毒还阳硫黄末，退阴炮乌干姜均。阳毒黑奴小麦疸，芩麻硝黄釜灶尘。

还阳散，即石硫黄末，每服二钱，新汲水调下，良久寒热不出，再服之，汗出愈。退阴散，即炮变色川乌，微炒干姜等分为末，每服一钱，盐汤滚数沸服。四肢不温，连服三次即温。热服若吐，冷服亦可。黑奴丸，即小麦成黑疸者，名曰小麦奴，黄芩、麻黄、芒硝、大黄、釜底煤、灶突烟、梁上尘也。为末，蜜丸，重四钱，新汲水下，服后若渴饮冷水者，令恣意饮之，须臾自当寒振汗出腹响微利而解也。若不渴者，恐是阴证似阳，服之反为害耳。

九味羌活汤

九味羌活即冲和，四时不正气为疴。洁古制此代麻桂，羌活防苍细芷芎。生地草芩喘加杏，无汗加麻有桂多。胸满去地加枳桔，烦渴知膏热自瘥。

此汤即冲和汤，张洁古制此以代麻黄、桂枝二汤，即羌活、防风、苍术、细辛、白芷、川芎、生地、甘草、黄芩也。喘加杏仁；无汗加麻黄；有汗加桂枝；胸膈满闷，去生地，加枳壳、桔梗，快膈气也；烦渴引饮，加知母、石膏，热自瘥也。

十神汤

十神外感寒气病，功在温经利气殊。升葛芎麻甘草芍，姜葱香附芷陈苏。

此方即升麻、葛根、川芎、麻黄、甘草、芍药、香附、白芷、陈皮、苏叶、生姜、葱白也，能引发寒邪内舒郁气，故曰寒气病，较之他剂，有温经利气之功殊也。

人参败毒散

荆防败毒散

食廪散

人参败毒虚感冒，发散时毒疹痢良。参苓枳桔芎草共，柴前薄荷与独羌。时毒减参加翘蒡，血风时疹入荆防。表热噤痢加仓米，温热芩连实硝黄。

人参败毒散，治气虚感冒时气之病，即枳壳、桔梗、川芎、茯苓、人参、甘草、柴胡、前胡、薄荷、独活、羌活也。时毒，谓受四时不正之气，或肿两腮两颐，或咽喉肿痛，依本方减人参，加牛蒡、连翘治之。时疹，谓初病即有之疹；血风，谓遍身瘙痒之疹。俱依本方减人参，加荆芥、防风治之，名防风败毒散。表热无汗，噤口、痢疾，依本方加仓米治之，名仓廪散。温病热病热甚，俱加黄连、黄芩；胃实便硬，俱加芒硝、大黄也。

五积散

内伤生冷外感寒，五积平胃半苓攒。麻桂枳桔归芎芍，姜芷加附逐阴寒。腹痛呕逆吴萸入，有汗除麻桂枝添。虚加参术除枳桔，妇人经痛艾醋煎。

五积散，即苍术、陈皮、厚朴、甘草、半夏、茯苓、麻黄、官桂、枳壳、桔梗、当归、川芎、白芍、干姜、白芷也。表重用桂；阴寒肢冷加附子；腹痛呕逆加吴萸；有汗除去麻黄，加桂枝；气虚加人参、白术，除去枳桔；妇人经痛加艾叶，醋煎服之。

升麻葛根汤

升葛芍草表阳明，下利斑疹两收功。麻黄太阳无汗入，柴芩同病少阳经。

升麻、葛根、白芍、甘草，以表阳明经之邪，阳明表邪不解，或数下利，及斑疹不透者，均宜主之。若兼太阳无汗之表证，入麻黄。若兼少阳口苦、耳聋，寒热往来，半表半里之症，加柴胡、黄芩也。

二圣救苦丹

初起时疫温热病，救苦汗出下俱全。热实百发而百中，大黄皂角水为丸。

此丹即大黄四两、皂角二两，为末，水为丸也。每服三钱，无根水下，弱者、老者、幼者，量减服之。此药施治于初起时疫传染、伤寒、温病、热病。热盛形气俱实者，百发百中，服后或汗、或吐、或下，三法俱全，其病立解。

温胆汤

伤寒病后津液干，虚烦燥渴不成眠。乃是竹叶石膏证，胆经余热此方先。口苦呕涎烦惊悸，半苓橘草枳竹煎。气虚加参渴去半，再加麦粉热芩连。

伤寒病后，燥渴虚烦，乃竹叶石膏汤证，非温胆汤证。若少阳胆经余热，则口苦、烦、惊悸，是温胆证也，即半夏、茯苓、橘皮、甘草、枳实、竹茹也。形气俱虚，或因汗吐下后，及气虚者，均加人参；渴去半夏，加麦冬、花粉以生津也；有热加黄芩、黄连以清热也。

伤寒附补法

钱院使主河间两解之法，利于实热之病，余又续景岳内托之法，利于虚寒之病。正法之外，得此两法，治伤寒无余蕴矣。

发表无汗病为逆，虚寒阴阳施补益。阳虚再造散如神，小建中汤生津液。东垣变用益气汤，只缘饥饱与劳役。又有无汗属阴虚，理阴归柴二方择。若宜凉解归葛煎，阳明温暑及时疫。阴阳两虚汗最难，大温中饮当考核。仲景驱外是恒经，各家内托亦上策。

李东垣云：伤寒无内伤者，用仲景法，挟内伤者，十居八九。劳役、饥饱过度，谓之内伤，只用补中益气汤加减。又云：尺脉迟者，不可发汗，当与小建中汤和之，和之而邪解。设不解，服至尺脉有力，乃与麻黄汤汗之。喻嘉言云：宜小建中汤生其津液，津液充，便自汗而愈。陶节庵云：伤寒服发表药而不作汗，名无阳症，宜再造散助阳以作汗。张景岳云：阳根于阴，汗化于液，从补血而散，此云腾致雨之妙，则犹仲景所未及。观其自制数方，平散如归柴饮；温散如大温中饮，及理阴煎；凉散如归葛饮，皆取邪从营解之义也。仲景重在驱邪，此则重在补正。驱邪是逐之于外，补正是托之于内。法虽不同，而散寒之意则一也。

再造散

阳虚再造散称奇，附子辛参草桂芪。羌活芎防姜枣入，或加芍药水煎之。

再造散，即人参一钱、黄芪二钱、桂枝一钱、甘草五分、附子炮一钱、细辛七分、羌活八分、防风七分、川芎一钱、煨姜二片、大枣二枚，加芍药一撮，夏加黄芩、石膏用之。

小建中汤

阳气素虚乏津液，伤寒温补必须急。桂枝倍芍加胶饴，小小建中大有益。

小建中汤，白芍三钱，桂枝、生姜各一钱五分，炙草一钱，水煎，入饴糖三钱，烊服。

补中益气汤

补中益气术归芪，炙草人参与橘皮。姜枣柴升煎水服，六经加味始相宜。

补中益气汤，即炙芪二钱，人参、白术、当归、炙草各一钱，陈橘皮五分，柴胡、升麻各三分，姜、枣水煎服。

太阳加羌活、藁本、桂枝，阳明加葛根，倍升麻。

少阳加黄芩、半夏、川芎，倍柴胡，太阴加枳实、厚朴。

少阴加甘草、橘皮，厥阴加川芎。

变症发斑加干葛、玄参，倍升麻。

理阴煎

熟地当归炙草姜，理阴煎剂最为良。方中加减须消息，肉桂加之用亦强。

理阴煎，即熟地四钱、当归一钱五分、炙草一钱、干姜一钱五分，水二盅，煎八分服。

归柴饮

归柴二味及甘草，伤寒平散用之好。大便多溏归易术，还有加减方中讨。

归柴饮，用当归一两、柴胡五钱、炙草八分，水煎服。

大温中汤

伤寒温散大温中，参术柴胡归桂同。草地麻黄姜入用，水煎去沫服为功。

大温中汤，即熟地五钱、白术三钱、当归一钱、人参一钱、炙草八分、柴胡一钱、麻黄一钱、肉桂一钱、干姜一钱，水二盅，煎七分，去浮沫，温服，或略盖微汗。

归葛饮

当归干葛两般宜，凉散方中此最奇。前后好将凉水浸，徐徐服下汗来时。

归葛饮，即当归五钱、干葛两钱，水二盅，煎一盅，以冷水浸凉，徐徐服之。

增订伤寒百证歌注卷四终

附：中药计量新旧对照换算

1．十六进位旧制单位与法定计量单位（克）换算

1 厘 =0.03125	5 厘 =0.15625
1 分 =0.3125	5 分 =1.5625
1 钱 =3.125	1.5 钱 =4.6875
2 钱 =6.25	2.5 钱 =7.8125
3 钱 =9.375	3.5 钱 =10.9375
4 钱 =12.5	4.5 钱 =14.0625
5 钱 =15.625	6 钱 =18.75
7 钱 =21.875	8 钱 =25
9 钱 =28.125	1 两 =31.25

2．东汉容量单位与法定计量单位换算

1 升（东汉）=0.1981 升（法定计量单位）

3．东汉重量单位与法定计量单位换算

1 斤 =99.25 克

1 两 =6.264 克

增订通俗伤寒论

第一编　伤寒要诀

浙绍陶里村俞根初先生遗著
山阴长乐乡何秀山选按
孙何廉臣校勘曾孙幼廉　筱廉同校
鄞县曹赤电炳章参订

第一章　伤寒总论

伤寒，外感百病之总名也，有小证，有大证；有新感证，有伏气证；有兼证，有夹证，有坏证，有复证，传变不测，死生反掌，非杂病比。奈扁鹊《难经》，但言伤寒有五：一曰中风，二曰伤寒，三曰湿温，四曰热病，五曰温病，仅载脉候之异同，并无证治之陈列，语焉不详，后学何所依据。惟中风自是中风，伤寒自是伤寒，湿温自是湿温，已可概见。然皆列入伤寒门中者，因后汉张仲景著《伤寒杂病论》，当时不传于世，至晋王叔和以断简残编，补方造论，混名曰《伤寒论》，而不名曰“四时感证论”，从此一切感证，通称伤寒，从古亦从俗也。予亦从俗名曰《通俗伤寒论》。人皆渭百病莫难于伤寒，予谓治伤寒何难，治伤寒兼证稍难；治伤寒夹证较难；治伤寒复证更难；治伤寒坏证最难。盖其间寒热杂感、湿燥互见、虚实混淆、阴阳疑似，非富于经验而手敏心灵、随机应变者，决不足当此重任，日与伤寒证战。谚云：熟读王叔和，不如临证多。非谓临证多者不必读书也，亦谓临证多者乃为读书耳。国初俞嘉言尝云：读书无眼，病人无命。旨哉言乎。予业伤寒专科四十余年矣，姑以心得者，历言其要。

第一节　六经形层

太阳经主皮毛，阳明经主肌肉，少阳经主腠理，太阴经主肢末，少阴经主血脉，厥阴经主筋膜。

第二节　六经气化

太阳之上，寒气治之，中见少阴；阳明之上，燥气治之，中见太阴；少阳之上，火气治之，中见厥阴；太阴之上，湿气治之，中见阳明；少阴之上，热气治之，中见太阳；厥阴之上，风气治之，中见少阳。所谓本也，本之下，中之见也；中见之下，气之标也。本标不同，气应异象，故少阳、太阴从本，少阴、太阳从标，阳明、厥阴不从标本，从乎中也。

秀按　《内经》所言，某经之上云者，谓脏腑为本，经脉为标，脏腑居经脉之上，故称上焉。某气治之云者，谓其主治者，皆其本气也，本气根于脏腑，是本气居经脉之上也。由脏腑本气，循经脉下行，其中所络之处，名为中见也。中见之下，其经脉外走手足，以成六经，各有三阳三阴之不同，则系六气之末，故曰气之标也。或标同于本，或标同于中，标本各有不同，而气化之应，亦异象矣。故六经各有病情好恶之不一，其间少阳太阴从本者，以少阳本火而标阳，太阴本湿而标阴，标本同气而从本。然少阴太阳，亦有中气，而不言从中者，以少阳之中，厥阴风木也，木火同气，木从火化矣，故不从中。太阴之中，阳明燥金也，土金相生，燥从湿化矣，故不从中。少阴太阳，从本从标者，以少阴本热而标阴，太阳本寒而标阳，标本异气，故或从本，或从标。然少阴太阳，亦有中气，以少阴之中，太阳寒水也；太阳之中，少阴君火也。同于本则异于标，同于标则异于本，故皆不从中气也。至若阳明厥阴，不从标本，从乎中者，以阳明之中，太阴湿土也，亦以燥从湿化矣；厥阴之中，少阳相火也，亦以风从火化矣，故不从标本，而从中气。要之标本生化，以风遇火，则从火化；以燥遇湿，则从湿化，总不离于水流湿，火就燥，同气相求之义耳。然有正化、有对化、有从化、有逆化，逆从得施，标本相移。故《内经》云：有其在标而求之于标，有其在本而求之于本，有其在本而求之于标，有其在标而求之于本。故治有取标而得者，有取本而得者；有逆取而得者，有从取而得者。知逆与从正行无间，知标本者万举万当。张长沙全部《伤寒论》悉根于此，此即六经气化之真理也，为治一切感证之首要。学者先于此穷究其理，又能广求古训，博采众法，则临证之际，自能应用无穷矣。

廉勘　人体脏腑经络之标本，脏腑为本，居里；十二经为标，居表；表里相络者为中气，居中。所谓络者，乃表里相维络，如足太阳膀胱经络于肾，足少阴肾经络于膀胱也，余仿此。至于六经之气，以风、寒、热、湿、火、燥为本，三阴三阳为标，本标之中见者为中气。中气如少阳厥阴为表里，阳明太阴为表里，太阳少阴为表里，表里相通，则彼此互为中气。义出《内经·六微旨大论》。此皆吴国古医论人生气化之精要也。窃谓既明六经气化，尤必明全体功用，庶于临证时，增多一番悟机，即于选药制方时，更多一番治法也。爰节述其大略云：全体各器官，各有功用。如骨主支持；筋肉主运动；皮肤主被覆、保护；脑主意思记性；心主循环血液，亦主悟性：肺主呼吸空气；脾主生白血球；肝主生胆汁；胆主藏胆汁：膵主生膵液（按：膵即胰，此即吾国所谓脾也。东西医所谓脾与胰，吾国王勋臣谓之总提）；胃主消化食物：小肠主吸收食物内之精液：大肠主吸收余液而传渣滓；肾主泌溺；男女生殖器主繁殖。此其大略也。是以就其功用而类别之，其支柱全体以为引动之基者，曰骨骼系统（有头部骨骼、干部骨骼、肢部骨骼三部，软骨韧带皆附属之）；附着于骨骼之上以起运动者，曰筋骨系统（其外部诸筋肉能使之随意运动者，曰随意筋，一曰自主筋：其内脏诸筋肉不能使之随意运动者，曰不随意筋，一曰不自主筋）；被覆于筋肉之前面以保护之者，曰皮肤系统（在外层而无神经及血管，不知痛亦不出血者，曰表皮；在内层而有神经及血管，知痛而有血者，曰真皮。其他毛发、爪甲、汗腺、皮脂腺、黏膜及结缔织皆属之）。

其他制造滋养物者，曰消化器（自口腔、咽头、食道、胃、小肠、大肠以迄肛门，谓之消化管；附丽于消化管之唾腺、胃腺、肠腺、肝脏、膵脏等，皆以分泌消化液者，谓之消化腺）。复输运滋养物以分布全身者，日循环器（此血液循环之器官也。其器官之主为心脏，余为血管，自心脏歧出，状如树枝，分派全身，渐成极细之无数小管，其小管复有此相合，愈合愈大，再归于心脏。其附属者，淋巴系也）。更收取全身之废料以运输之于体外者，日排泄器（肺脏、皮肤及泌溺器是也）。其因运输废料以致血液污暗，而又能吸收养气以使变为鲜红者，曰呼吸器（鼻腔、喉头、气管、肺脏及呼吸筋、横膈膜及肋骨内外之膜是也）。至于繁殖人类者，曰生殖器（有男性生殖器、女性生殖器二种。其为交接之作用者，谓之交接器；为繁殖之作用者，谓之繁殖器）。能统一骨骼、筋肉、皮肤、消化器、循环器、排泄器、呼吸器、生殖器，以使之各有作用者，曰神经系统（有动物性神经系统，其神经分布于动物性机关；植物性神经系统，其神经分布于植物性机关之别。其发神经之基所，曰中枢，脑脊髓及交感神经节是也，亦曰神经中枢；其分布于各部之神经，色白而状如细丝者，曰末梢，脑脊髓神经及交感神经是也，亦曰神经）。因而生特别之感觉者，曰五官器（耳、目、鼻、舌、皮肤是也）。笃志中医学者，能明乎此，则以新医学全体之功用，参合古医学六经之气化，庶乎虚实兼到，变化从心矣。惟人身百体，皮肉筋骨合成躯壳，其中实以脏腑，贯以脑筋，一物有一物之体用，以新医学为精确。而讲十二经标本气化，及八脉奇经十五大络贯穿周身、联络内外，而为血气运行之道路，以使之融会于全体，精义入神，以古医学占优胜。医必融贯古今中外，一炉而陶镕之，庶足为当今之医学大家也。

第三节　六经关键

太阳为开，阳明为阖，少阳为枢；太阴为开，厥阴为阖，少阴为枢。

秀按　少阳是开阖之枢，太阳由胸而开，阳明由胸而阖也；少阴亦开阖之枢，太阴由腹而开，厥阴由腹而阖也。试即伤寒温热证治，取譬而喻之。伤寒以阳为主，阳司开，故多治太阳太阴，表寒散太阳，里寒温太阴也。温热以阴为主，阴司阖，故多治阳明厥阴，实热清阳明，虚热滋厥阴也。寒热不齐，从乎中治，中为枢也，故多治少阳少阴，或从枢而开，或从枢而阖，旋转阴阳，环应不忒也。

廉勘　唐氏容川曰：太阳膀胱，气化上行外达，充于皮毛，以卫外为固，故太阳主开；阳明胃经，主纳水谷，化津液，洒行五脏六腑，化糟粕，传入小肠大肠，其气化主内行下达，故阳明主阖；少阳三焦，内主隔膜，外主腠理，内外出入之气，均从腠理往来，上下往来之气，均从隔膜行走，故少阳专司转枢。太阴为开者，手太阴肺主布散，足太阴脾主输运，凡血脉之周流，津液之四达，皆太阴司之，故曰太阴为开；厥阴为阖者，足厥阴肝经主藏下焦之阴气，使血脉潜而精不泄，手厥阴心包络主藏上焦之阴气，使阴血敛而火不作，故曰厥阴为阖；少阴为枢者，手少阴心经内含包络，下生脾土，能为二经之转枢，足少阴肾经上济肺经，下生肝木，亦能为二经之转枢也。此数者，为审证施治之大关键，不可不详究也。

第四节　六经部分

太阳内部主胸中，少阳内部主膈中，阳明内部主脘中，太阴内部主大腹，少阴内部主小腹，厥阴内部主少腹。

秀按　此即六经分主三焦之部分也。《内经》云：上焦心肺主之，中焦脾胃主之，下焦肝肾主之，乃略言三焦内脏之部分。合而观之，六经为感证传变之路径，三焦为感证传变之归宿也。尝读张仲景《伤寒论》，一则曰胸中，再则曰心中，又次曰心下，曰胸胁下，曰胃中，曰腹中，曰少腹，虽未明言三焦，较讲三焦者尤为鲜明。

廉勘　张长沙治伤寒法，虽分六经，亦不外三焦。言六经者，明邪所从入之门，经行之径，病之所由起所由传也：不外三焦者，以有形之痰涎、水饮、瘀血、渣滓为邪所搏结，病之所由成所由变也。窃谓病在躯壳，当分六经形层；病入内脏，当辨三焦部分。详审其所夹何邪，分际清析，庶免颟顸之弊。其分析法，首辨三焦部分，分隔膜以上，清气主之，肺与心也；隔膜以下，浊气主之，脾胃、二肠、内肾、膀胱也；界乎清浊之间者为隔膜，乃肝胆部分也。从隔下而上，上至胸，旁至胁，皆清气与津液往来之所，其病不外痰涎、水饮，为邪所击搏，与气互结；由胃中脘及腹中，下抵少腹，乃有渣滓、瘀浊之物，邪气得以依附之而成下证。此上中下三焦之大要也。

第五节　六经病证

太阳标证：头痛，身热，恶寒，怕风，项强腰痛，骨节烦疼。无汗者寒甚于风，自汗者风重于寒。

太阳本证：渴欲饮水，水入则吐，小便不利，甚或短数淋沥，或反小便裩裆，蓄血如狂。

秀按　太阳之为病，寒水之气为病也。寒为病，故宜温散；水为病，故宜利水。总以发汗为出路，利水为去路。若非水蓄而血蓄，则又以通瘀为去路。

太阳中见证：凡见太阳标证而大便不实、小便清白，甚则男子遗精，女子带多，腰脊坠痛，痛如被杖，甚或气促而喘，角弓发痉，若目戴眼上视，尤为危候。

秀按　此即张景岳所谓太阳未解，少阴先溃是也。必其人肾气先虚，则肾中之阳不足以抵御阴寒，即从太阳中络直入足少阴肾经。

太阳兼证：兼肺经证，鼻塞流涕，鼻鸣喷嚏，嗽痰稀白，甚则喘而胸满；兼脾经证，肢懈嗜卧，口腻腹泻；兼胃经证，饱闷恶食，嗳腐吞酸。

秀按 太阳经主皮毛，故《内经》云：太阳者毫毛其应，上与肺经相关，故形寒则伤肺；下与肾经相关，故汗多则溺少。若兼脾经证，必其人素禀多湿；兼胃经证，必其人新挟食滞。

少阳标证：寒热往来，耳聋胁痛。

少阳本证：目眩咽干，口苦善呕，膈中气塞。

秀按 少阳以寒热、胁痛、耳聋为半表证，口苦、咽干、目眩为半里证者，以少阳经外行腠理，内行两胁，不居身之前后而居侧也。两耳寤则闻，寐则不闻；口咽目开之则见，阖之则不见。此数者，不可谓之表，亦不可谓之里，则谓之半表里而已矣。惟寒热一证，必寒已而热，热已而汗，则为少阳之寒热往来。若发热恶寒如疟状，一日二三发，其人不呕，仍是太阳表证，非少阳之半表证也，临证时亦要辨明。

少阳中见证：手足乍温乍冷，烦满消渴，甚则谵语、发痉、四肢厥逆。

秀按 少阳与厥阴为表里，若相火之邪，不从外达，势必内窜包络肝经，发现热深厥深、火旺风动之危候。

廉勘 陆九芝曰：论经则以太阳、阳明、少阳为次，论病则太少之邪，俱入阳明。窃谓太阳主皮，为躯体最外一层；少阳主腠，为躯壳上第二层。盖腠理即网膜，《金匮》所谓“三焦通会元真之处”也。故太、少两阳，病在皮腠，证多传变；两阳合明，病归中土，故不复传。由是推之，三阳传经，亦当以太阳、少阳、阳明为次，其三阳寒热之分，身虽大热而仍恶寒者，太阳也；寒已而热，热已而汗，寒热往来者，少阳也；始虽恶寒，一热而不复恶寒者，阳明也。

少阳兼证：兼胃经证，烦闷恶心，面赤，便闭，身痛，足冷，斑点隐隐；兼脾经证，四肢倦懈，肌肉烦疼，唇燥口渴，膈中痞满，斑欲出而不出；兼肾经证，耳大聋，齿焦枯，腰背酸痛如折，甚则精自遗，冲任脉动；兼肺经证，喉痛红肿，咳则胁痛，甚则咯血；兼心经证，舌红齿燥，午后壮热，神昏不语，甚则郑声作笑；兼小肠经证，舌赤神呆，语言颠倒，小便赤涩，点滴如稠；兼大肠经证，胸膈硬满而呕，腹中痛，发潮热，大便秘，或反自利。

秀按 手足少阳经，内部膈胁，外行腠理，均司相火。相火者，游行之火也，内则三焦之膜，布膻中，络心包络，循胁里，连肝而及于胆，历络三焦，多与各脏腑相通。其相通之道路，既与三焦相关，又于隔膜相会。如手太阴肺经脉，起于中焦，还循胃口，上膈；足太阴脾经脉，络胃，上膈；手少阴心经脉，出心系，下膈；手厥阴心包络脉，起于胸中，下膈；足阳明胃经脉、手太阳小肠经脉、手阳明太阳经脉均下膈；足厥阴肝经脉，贯膈。故少阳一经，不特多中见证，抑且多各经兼证也。惟兼足少阴肾经证，则由相火炽盛，由肝及肾耳。

廉勘 兼胃经证者，是少阳转属阳明，二阳合病，胃热已盛，就欲发斑之候；兼脾经证，由于失表，腠理闭塞，相火被湿郁遏，斑不得透之候；兼肾经证，由少阳相火大炽，逼入少阴，阴伤热盛之候；兼肺经证，由相火烁肺，热咳痰嗽，胸膈气痹之候；兼心经证，必其人心虚有痰，一经相火熏蒸，痰火即蒙闭清窍，每有目睛微定，昏厥如尸之候；兼小肠经证，由相火下窜，热结小肠，小肠为火府，两火相煽，每有逆乘心包之候；兼大肠经证，由相火炽盛，热结在里，心上痞硬，复往来寒热而呕者，热结肠痹也。由是观之，刘草窗为伤寒传足不传手者，瞽言也。

阳明标证：始虽恶寒，二日自止，身大热，汗自出，不恶寒，反恶热，目痛鼻干，不得眠，或多眠睡。

阳明本证：在上脘病尚浅，咽干口苦，气上冲喉，胸满而喘，心中懊侬；在中脘病已重，大烦大渴，胃实满，手足汗，发潮热，不大便，小便不利；在下脘，由幽门直逼小肠，且与大肠相表里，病尤深重，日晡所热，谵语发狂，目睛不和，腹胀满，绕脐痛，喘冒不得卧，腹中转矢气，大便胶闭，或自利纯青水，昏不识人，甚则循衣摸床，撮空理线。

秀按 上脘象天，部居胸中，清气居多，犹可宣上解肌，使里邪从表而出；下脘象地，内接小肠，浊气居多，法可缓下，使里邪从下而出。而其能升清降浊者，全赖中脘为之运用。故中脘之气旺，则水谷之清气上升于肺，以灌输百脉；水谷之浊气下达于大小肠，从便溺而泄。法虽多端，总以健运胃气，照顾胃液，或清或下为主。俞氏细分上中下三脘现证，盖以胃虽一腑，却有浅深轻重之不同，临证者不可不详辨也。

阳明中见证：四肢烦疼，口腻而淡，脘腹痞满，便如红酱，溺短数热，甚或小便不利，便硬发黄，黄色鲜明，或斑点隐隐，发而不透，神识模糊，躁扰异常。

秀按 阳明之邪，失表失清，以致陷入太阴，故多中见湿证。当辨湿重而热轻者，失于汗解，或汗不得法，湿气内留，或其人素多脾湿，湿与热合，最为浊热黏腻；热重而湿轻者，往往内郁成斑，斑不得透，毒不得解，尤为危险，急宜提透，不使毒邪陷入少厥二阴。如大便胶闭，潮热谵语者，阳明证重，太阴证轻，缓缓下之可也。《内经》所谓“土郁夺之”是矣。总之脾胃联膜，邪入阳明，热结燥实者固多，气结湿滞者尤多，况吾绍地居卑湿，湿热病最占多数，治法甚繁，临证者尤宜详辨。

阳明兼证：兼肺经证，头胀心烦，脘闷嗽痰，痰色黄白相兼，喉燥，渴饮。若热壮、胸闷、呕恶、足冷者，将发痧疹；若胸胁滞痛、咳嗽气喘者，肺多伏痰。兼心经证，嗌干舌燥，口糜气秽，欲寐而不得寐，或似寐而非寐，甚则郑声作笑，面色娇红。兼肾经证，口燥咽干，心下急痛，腹胀便闭，或自利酸臭水。兼包络证，口燥消渴，气上冲心，膈上热痛，神昏谵语，甚或晕厥如尸，口吐黏涎。兼肝经证，脘中大痛，呕吐酸水，或吐黄绿苦水，四肢厥逆，泄利下重，或便脓血，甚则脐间动气，跃跃震手。

秀按 阳明最多兼证。胃热冲肺则咳逆痰多；冲心包络则神昏发厥；冲心则神昏呓语，或但笑而不语；下烁肝肾则风动发痉，阴竭阳越。其变证由于失清失下者多，故阳明每多死证。总之勘伤寒证，阳明最多下证，少阴最多补证。宜下失下，宜补失补，皆致殒人。虽然，用下尚易，用补最难，难在对证发药，刚刚恰好耳。

廉勘 阳明热盛，最多蒸脑一症，病即神昏发痉，前哲不讲及此者，皆忘却《内经》“胃为五脏六腑之海，其清气上注于目，其悍气上冲于头，循咽喉上走空窍，循眼系入络脑”数句耳。

太阴标证：四肢倦怠，肌肉烦疼，或一身尽痛，四末微冷，甚则发黄，黄色晦暗。

太阴本证：腹满而吐，食不下，时腹自痛，自利不渴，即渴亦不喜饮，胸脘痞满，嗌干口腻，热结则暴下赤黄，小便不利。若腹痛烦闷，欲吐不吐，欲泻不泻，多挟痧秽。

秀按 太阴以湿为主气，有阳经注入之邪，有本经自受之邪。注入之邪，多湿热证；自受之邪，多风湿、寒湿、秽湿等证。

太阴中见证：腹痛痞满，呕吐不纳，大便胶秘，小溲不利，或下赤黄，或二便俱闭，发黄鲜明。

秀按 湿与热合，脾胃同病。其人中气虚，则太阴证多，湿遏热郁；中气实，则阳明证多，热重湿轻。故同一满闷也，脾湿满，满在脐下少腹，胃热闷，闷在心下胃口；同一腹痛也，满而时痛者属脾，满而大实痛者属胃；同一发黄也，黄色之淤晦者属脾，黄色之鲜明者属胃；同一格吐也，朝食暮吐为脾寒格，食入即吐为胃热格。脾胃之证，相反如是，岂可混称湿热，而以治脾者治胃，以治胃者治脾哉？总之，胃为阳腑，宜通宜降；脾为阴脏，宜健宜升。胃恶燥，宜清宜润；脾恶湿，宜温宜燥。大旨如是而已。

太阴兼证：兼心经证，神烦而悸，汗出津津，似寐非寐，或不得卧：兼肝经证，心中痛热，饥不欲食，食即呕酸吐苦，胸胁满疼，甚则霍乱吐泻。

秀按 兼心经多血虚证，以心生血，脾统血故也。脾无血统，则脾阴将涸，势必子盗母气，阴竭阳越，故心烦不寐，汗出津津，最为虚脱危候。兼肝经多气郁血热证，如霍乱吐泻，虽属太阴湿土为病，而致所以上吐下泻者，实属厥阴风木乘脾而郁发也，故其眼目全在阳明，必以趺阳不负为顺。如胃家实者，既吐泻则湿郁已发，而风木自熄。若胃家不实而阳虚，则风木必挟寒水以凌脾，吐利不止而四逆；胃家不实而阴虚，则风木必煽相火以窜络，拘挛不伸而痉厥。至于湿竭化燥，血热生风，风动窜络之痉病，尤为太阴兼证之坏病也。

少阴标证：肌虽热而不甚恶热，反畏寒战栗，面赤目红，咽痛舌燥，胸胁烦闷而痛，痛引腰背、肩胛、肘臂，泄利下重，甚或躁扰谵语，自汗指厥。

秀按 此少阴实热现象，故为标证。盖少阴只有虚寒，以君火藏而不用故也。凡有热象，皆相火之所为，非本病也。犹之厥阴经一切虚寒之证，亦少阴之所为，非厥阴本病也。

少阴本证：肢厥四逆，腹痛吐泻，下利清谷，引衣蜷卧，喜向里睡，甚则面赤戴阳。

秀按 此少阴虚寒现象，故为本证。盖少阴虽属君火，以藏为用，其体常虚，惟赖太阳卫之于外，而表寒不侵，阳明镇之于中，而里寒不起。若卫阳不固，而胃阳尚强，寒邪尚不能斩关直入，惟胃阳失守，寒水无制，故厥阴之风而厥逆，挟太阴之湿而下利，则真火立见消亡，故少阴最多死证。

廉勘 陆九芝有少阴咽痛吐利寒热辨，语最明白，特节述其说曰：少阴病脉阴阳俱紧，反汗出者，法当咽痛而复吐利，此以热客于少阴之标，叔和《平脉法》所传师说伏气之病是也。先论咽痛，少阴之脉循喉咙，在初得病二三日，为阳邪结于会厌，但用生甘草解毒，桔梗排脓，半夏、鸡子白发声利咽，足矣。若夫下利胸满，心烦而咽痛，为阴虚液不上蒸者，治宜育阴复液，则猪肤汤加蜜粉者是；下利厥逆，面赤而咽痛，为阴盛格阳于上者，治宜驱阴复阳，则通脉四逆汤之加桔梗者是。是盖以阴虚阴盛皆可以致咽痛，故有必从两法而解者。再论吐利，饮食入口即吐，心下愠愠，欲吐复不能吐者，此胸中实，不可下而可吐也；膈有寒饮而吐，且干呕者，此有水气，不可吐而可温也。吐利交作，以手足不冷为吉。若吐且利而见厥逆，吐且利而见烦躁则凶，虽有吴茱萸一法，亦未必及救矣。终论少阴下利，与厥阴下利不同，厥阴之利，多热少寒；少阴之利，多寒少热。故惟厥冷而或咳或悸，腹痛下重，是阳为阴遏之利，用四逆散；咳而呕渴，心烦不眠，是水热互结之利，用猪苓汤；小便不利，腹痛便脓血，是寒热不调之利，用桃花汤；自利清水，心下痛，二三日咽干口燥，六七日不大便，均腹满，是阳盛烁阴之利，用承气汤。凡若此者，皆为传经之邪，固属于热。若夫下利清谷，厥逆脉微，呕而汗出，引衣自盖，欲向壁卧，不喜见明，而又面赤戴阳者，则皆合于真武、附子四逆、通脉、白通诸方，为少阴虚寒之证，正与厥阴热利相反矣。少阴下利死证五条，吐利躁烦，四肢厥逆，恶寒身蜷，脉不至，不烦而躁，下利止而眩冒，六七日而息高者，虽尚有吴茱萸一法，终为不治之证，苟非利止手足温，身反发热，未易求其生也。

少阴中见证：里寒外热，手足厥冷，身反不恶寒，下利清谷，腹痛干呕，面色娇红，咽痛口燥，渴而饮，饮而吐，吐而复渴，甚则烦躁欲死，扬手踯足，或欲坐卧水中。

秀按 此阴盛格阳之证。内真寒外假热，或下真寒上假热，当以在下在内之寒为主，用热药冷服之法，或可十救一二。

少阴兼证：兼肺经证，微见恶寒，发热不已，咳嗽不渴，咯痰稀白，身静蜷卧，似寐非寐；兼心包证，初起发热，即神呆不语，欲寐而不得寐，心烦躁扰，口干舌燥，欲吐黏涎而不吐，身虽热仍欲暖盖，或目睛上视；兼脾经证，初虽头痛恶寒，继即发热不止，口燥而渴，一食瓜果，即腹痛自利，脘满而吐；兼肝经证，初起口干舌燥，心烦恶热，即吐泻如霍乱，陡然神识昏昧，虽醒似睡，手足瘛疭。

厥阴标证：手足厥冷，一身筋挛，寒热类疟，头痛吐涎，面青目赤，耳聋颊肿，胸满呕逆，甚或男子睾丸疝疼，女人少腹肿痛。

秀按 凡阴阳气不相顺接便为厥。厥者手足逆冷是也。有寒厥、有热厥，厥阴热厥多而寒厥少，少阴寒厥多而热厥少。盖厥阴与少阳相表里，厥阴厥热之胜复，犹少阳寒热之往来，少阳之寒因乎热，厥阴之厥亦因乎热，热为阳邪向外，厥为阳邪陷内，厥与热总属阳邪出入阴分。热多厥少，而热胜于厥者，其伤阴也犹缓；厥多热少，而厥胜于热者，其伤阴也更急。故厥深者热亦深，厥微者热亦微。总之，厥阴以厥热为眼目，凡有厥而复有热者，其厥也定为热厥，更于脉滑而喉痹便脓血，脉沉短而囊缩，脉沉疾而爪甲青，不大便而腹满硬痛，诸见厥证，所用四逆散及白虎承气辈互推之，自可决定热厥矣。惟有厥无热，甚则一厥不复热，及大汗大下利，厥逆而恶寒者，呕而小便利，身无热而见厥者，其厥也方是寒厥，方可用当归四逆汤以温经。而藏厥吐沫之用吴茱萸汤，蛔厥吐蛔之用乌梅丸，胥准此耳。

厥阴本证：口渴消水，气上冲心，心中痛热，饥不欲食，食则吐蛔，泄利下重，误下则利不止，或便脓血，甚则晕厥如尸，手足瘛疭，体厥脉厥，舌卷囊缩，妇人乳缩，冲任脉动跃震手。

秀按 厥阴一经，最多寒热错杂，阴阳疑似之候，必先分际清析，庶有头绪。如热而发厥，热深厥深，上攻而为喉痹，下攻而便脓血，此纯阳无阴之证也；脉微细欲绝，手足厥冷，灸之不温，凛凛恶寒，大汗大利，躁不得卧，与夫冷结关元，此纯阴无阳之证也；渴欲饮水，饥欲得食，脉滑而数，手足自温，此阳进欲愈之证也；默默不欲食，呕吐涎沫，腹胀身疼，此阴进未愈之证也；厥三日，热亦三日，厥五日，热亦五日，手足厥冷，而邪热在膈，水热在胃，此阴少阳多之证也；下利清谷，里寒外热，呕而脉弱，本自寒下，复误吐下，面反戴阳，此阴多阳少之证也。大抵阳脉阳证，当取少阳阳明经治法；阴脉阴证，当用少阴经治法。厥阴病见阳为易愈，见阴为难痊。其表里错杂不分，又必先治其里，后解其表。若见咽喉不利，咳唾脓血，切忌温药，仍宜分解其热，清滋其枯。尝见有周身冰冷而一衣不着，半被不盖者；有令两人各用扇扇之者；有欲畅饮冰水者。此非伏火在内，热极恶热而何？盖肝为藏血之脏，中多络脉。邪热入络，其血必郁而化火，其气亦钝而不灵，故厥阴病以血热、络郁为眼目。观热厥之四逆散，寒厥之当归四逆汤，并以辛润通络为君，可知刚燥之非宜矣，又可知厥阴门之姜附，实为兼少阴病虚寒而设。凡少阴病之宜清滋者，皆属厥阴；而厥阴病之宜温热者，则皆少阴也。以厥阴风化，内藏少阳相火，而少阴虽属君火，实主太阳寒水也。

厥阴中见证：头晕目眩，口苦耳聋，乍寒乍热，寒则四肢厥冷，热则干呕渴饮，呕黄绿水，或吐黑臭浊阴，或兼吐蛔，甚则蛔厥，两胁串痛，或痉或厥。

秀按　六经惟厥阴最难调治，盖厥阴内寄相火，本属有热无寒，纵使直受寒邪，证现四逆脉细。仲景只用当归四逆，而不用姜附可悟也。而乌梅丸中乃桂附辛姜并进者何也？因厥阴火郁，必犯阳明，阳明气实，则肝火自由少阳而散，苟胃阳不支，则木邪乘土，必撤阳明之阖，而为太阴之开，以致吐利交作，亡阳可畏，故必重用温脾，俾以就阳明之实，而不陷大阴之虚，此转绝阴为生阳，即借生阳以破绝阴之法也。否则酸苦等味，虽有清泄厥阴之长，能无害胃伤阳之弊乎？总之，厥阴证全以胃阳为用神，胃阳胜，则转出少阳而病退；胃阳负，则转入太阴而病进。亦以胃阴为后盾，胃阴胜，则能制相火而邪热外达；胃阴衰，则反竭肾水而虚阳上越。观仲景一用理中以治霍乱，一用复脉以治阴竭，其主义尤易见也。昔赵养葵、高鼓峰辈，用逍遥散加生地、疏肝益肾汤等，以治伤寒化火烁阴，暗合仲景厥阴病正法。厥后叶天士乃溯源于复脉及黄连阿胶等方，前哲成法，其揆一也。

厥阴兼证：兼肺经证，气咳痰黏，胸痛串胁，甚则咯血，或痰带血丝血珠；兼心经证，舌卷焦短，鸦口嘬嘴，昏不知人，醒作睡声，撮空上视，面青目紫；兼脾经证，脘满而吐，腹痛自利，四肢厥逆，渴不喜饮，面色萎黄，神气倦怠；兼胃经证，胸脘满闷，格食不下，两胁抽痛，胃疼呕酸，饥不欲食，胃中嘈杂；兼肾经证，面色憔悴，两颧嫩红，喘息短促，气不接续，手足厥冷，腰膝疫软，男子足冷精泄，女子带下如注。

秀按　六经感证，兼带厥阴者，尚可救疗。若由三阳经传至厥阴，入里极深，风木与相火两相煽灼，伤阴最速，阴液消耗，邪热内陷包络，则神昏谵语，甚则不语如尸；内陷肝络，则四肢厥逆，甚则手足发痉，热极生风，九窍随闭，所形皆败证矣。故厥阴最多死证，惟兼肺兼胃两经，治之得法，尚可转危为安；若兼心脾肾三经，则死者多，生者少矣。

廉勘 一切感证，邪传厥阴，当辨手足两经。手厥阴为包络，主血亦主脉，横通四布。如渴欲饮水，气上冲心，心中疼热，此由包络挟心火之热发动于上；甚则发厥，不语如尸，此由包络黏涎瘀血阻塞心与脑神气出入之清窍。当以涤涎祛瘀、通络开窍为君，参以散火透热，庶可救疗。足厥阴为肝，主藏血亦主回血，气化属风，内含胆火，或寒热互相进退，为厥热往来；或外寒内热，为厥深者热亦深；或下寒上热，为饥不欲食，食则吐蛔；或阴搏阳回，为左旋右转之抽风；或阳回阴复，为厥热停匀而自愈。至于风之生虫，必先积湿，故虫从风化，亦从湿化，其证多寒热错杂，当以苦降辛通酸泄为君，或佐熄风，或佐存阴可也。

第六节　六经脉象

太阳脉浮，浮为在表。浮紧浮迟，皆主表寒；浮数浮洪，皆主表热；浮而细涩，浮而软散，凡证皆虚；浮而紧数，浮而洪滑，凡证皆实。

秀按 此以浮脉辨寒热虚实也。浮脉轻手一诊，形象彰彰，最多兼脉，如浮紧而涩，为寒邪在表；浮弦而缓，为风邪在表；浮紧而数，为邪欲传里；浮而长，为传并阳明；浮而弦，为传并少阳。要以脉中有力为有神，可用汗解；若浮而迟弱，浮而虚细，浮而微涩，皆属浮而无力为阳虚，便当温补，不可发汗；浮而尺中弱涩迟细，皆内虚夹阴，急宜温补，尤忌妄汗，恐酿误汗亡阳之危候。

浮紧风寒，浮数风热，浮濡风湿，浮涩风燥，浮虚伤暑，浮洪火盛。

秀按 同一浮脉而兼脉不同，则其病各异。盖风证多浮，寒证多紧，热证多数，湿证多濡，燥证多涩，暑证多虚，火证多洪，此外感脉候之常象也。惟感证脉无单至，最多兼脉，临证者尤宜细辨。

廉勘 六经感证，浮为风，紧为寒，虚为暑，濡为湿，涩为燥，洪为火，前哲皆以此为依据，然余历所经验，亦难尽拘。假如风无定体者也，兼寒燥者紧数而浮，兼暑湿者濡缓而浮。暑湿挟秽之气，多从口鼻吸受，病发于内，脉多似数似缓，或不浮不沉而数，甚或濡缓模糊，至数不清。即燥证亦无定体，上燥主气，脉右浮涩沉数；下燥主血，脉左细弦而涩。火则无中立者也，六气多从火化，火化在经在气分，脉必洪盛：化火入胃腑，与渣滓相搏，脉必沉实而小，或沉数而小，甚则沉微而伏。实而小，微而伏，皆遏象也。迨里邪既下，脉转浮缓而不沉遏，日内必得汗解。若汗后脉仍沉数者，邪未尽也；汗后脉转浮躁者，邪胜正也。

汗后必身凉脉静，乃为邪尽。夫静者沉细之谓，然脉虽沉细，而至数分明，与暑湿之涩滞模糊者不同。数日内进食虚回，则脉转圆浮矣。至若温病疫证，则又不同。温病有风温、冷温、湿温、温热、温燥、温毒之各异。风温之脉，脉必右大于左，左亦盛躁，尺肤热甚；冷温之脉，右虽洪盛．左反弦紧；湿温之脉，右濡而弱，左小而急；温热之脉，尺寸俱浮，浮之而滑，沉之散涩；温燥之脉，右多浮涩沉散，左多浮弦搏指；温毒之脉，脉多浮沉俱盛，愈按愈甚。疫症虽多，总由吸受种种霉菌之毒，酿成传染诸病。其为病也，不外阳毒阴毒，阳毒则血必实热，脉多右手洪搏，左则弦数盛躁；阴毒则气多虚寒，脉多微软无力，甚则沉微似伏，或浮大而散，病初虽由外而受，成证必由内而发。此六淫感证及一切疫证脉象之异如此。故俞东扶谓：治病之难，难在识证，识证之难，难在识脉，良有以也。窃为吾国诊断学，以切脉居其末。非谓脉不可凭，谓仅恃乎脉而脉无凭，徒泥乎脉而脉更无凭，必也观形察色、验舌辨苔、查病源、度病所、审病状、究病变，然后参之以脉。虽脉象无定，而治法在人，自不为脉所惑矣。

少阳脉弦，弦主半表半里。弦而浮大，偏于半表；弦而紧小，偏于半里。弦迟风寒，弦数风热，弦滑夹痰，弦急多痛，浮弦寒饮，沉弦热饮。浮弦而长，腠理邪郁；浮弦而数，相火已盛：弦少而实，邪实胃强；弦多而虚，正虚胃弱；右弦勒指，土败木贼；左弦细搏，水亏木旺。

秀按 凡病脉弦，皆阳中伏阴之象。盖初病虽在少阳，久则必归厥阴也，且多气结血郁之候。在感证表邪全盘之时，凡浮脉中按之敛直，紧脉中按之埂指，滑脉中按之勒指，便当弦脉例治，和解法中须参解结开郁之药，则弦脉渐见柔缓，而应手中和矣。若里邪传腑入脏，属邪盛而见弦滑者，十常二三，腑病居多；属正虚而见弦细者，十常六七，脏病居多。凡沉脉中按之强直，涩脉中按之细急，皆当弦脉类看，非肝阳上亢，即肝阴郁结。所以伤寒坏病，弦脉居多；杂证内伤，弦常过半。岂仅少阳一经多见弦脉哉？

阳明脉大，大主诸实，亦主病进，统主阳盛。大偏于左，邪盛于经：大偏于右，热盛于腑；大坚而长，胃多实热；大坚而涩，胃必胀满；浮取小涩，重按实大，肠中燥结；浮取盛大，重按则空，阴竭阳越；诸脉皆大，一部独小，实中夹虚；诸脉皆小，一部独大，虚中夹实；前大后小，阳邪内陷，其证多变；乍大乍小，元神无主，其病必凶。

秀按 大脉者，应指形阔，倍于寻常，有阴阳虚实之不同。大而洪搏，主热盛邪实；大而虚软，主阴虚阳亢。在伤寒脉大为阳盛，在杂证脉大为虚劳。同一大脉，当知阳盛者最易烁阴，胃为津液之腑，必直清阳明，而津液乃存；阴虚者不能维阳，肾为真阴之主，务交其心肾，而精血自足。尤必知阳伤及阴者，清必兼滋，张景岳所以创立玉女煎也；阴损及阳者，补必兼温，冯楚瞻所以创立全真益气汤也。一清阳明实证，一补少阴虚证，皆为大脉之生死开头，临证者毋以大脉作纯实无虚证勘。

太阴脉濡，濡主湿滞气虚。浮濡风湿；沉濡寒湿；濡而兼数，湿郁化热；濡而兼涩，湿竭化燥；濡而兼微，脾阳垂绝；濡而兼细，脾阴将涸。

秀按 濡作软读，其脉虚软少力，应指柔细，轻按浮软，重按小弱，为脾经湿滞，胃气未充之象。但气虽不充，血犹未败，不过含一种软滞之象。轻手乍来，按之却窒滞不来；重手乍去，举之却窒滞不去耳。以脉参证，湿重而气滞者，当以芳淡化湿为君，佐调气以导滞；湿着而气虚者，当以温补中气为君，佐香燥以化湿。亦不得一见濡脉，恣用峻补峻温也。惟濡而微，急宜峻温；濡而细，急宜峻补。

少阴脉细，甚则兼微，细主阴虚，微主阳虚。寸细而浮，心阴虚竭；尺细而沉，肾阴涸极；细而兼数，阴虚火亢；细而兼弦，水亏木旺；细而兼涩，阴枯阳结；细而兼微，阴竭阳脱；沉细欲绝，亡阴在即；沉微欲绝，亡阳顷刻。

秀按 张长沙以脉微细为少阴主脉，微主阳气衰弱而言，细主阴血虚极而言。微者薄也，微薄如纸，指下隐然，属阳气虚；细者小也，细小如发，指下显然，属阴血虚。盖卫行脉外，阳气虚，则约乎外者怯，脉故薄而微，故少阴脉微欲绝，仲景用通脉四逆汤主治；营行脉中，阴血虚，则实其中者少，脉故小而细，故厥阴脉细欲绝，仲景用当归四逆汤主治。一主回阳，一主救阴，两脉阴阳各异，最宜细辨。若形盛脉细，少气不足以息，及病热脉细，神昏不能自持，皆脉不应病之危候。

厥阴脉涩，涩主阴虚化燥。初病右涩，湿滞血结；久病左涩，血虚精极。右寸浮涩，上燥主气；左关尺涩，下燥主血；两寸弦涩，心痛亡血；两关弦涩，络中瘀结；两尺涩弱，阴阳并竭。举之浮涩，按之数盛，阴虚伏热；举之浮大，按之反涩，阳盛挟积。

秀按 涩脉往来涩滞，轻刀刮竹，如雨沾沙，俱极形似，良由血虚液燥，不能濡润经脉，脉道阻滞，所以涩滞不利也。凡物少雨露滋培，势必干涩；人少血液灌溉，亦必干涩，故以涩脉属阴虚化燥之病。此惟三阳经邪热，传入厥阴经为然。若初病见涩数模糊，多属痰食胶固；或浮涩数盛，亦有雾伤皮腠，湿流关节之候。兼有伤寒阳明腑实，不大便而脉涩，温病太热而脉涩，吐下微喘而脉涩，水肿腹大而脉涩，消瘅大渴而脉涩，痰证喘满而脉涩，妇人怀孕而脉涩，皆脉证相反之候。故前哲有舍脉从证，舍证从脉之名论。

第七节　六经舌苔

太阳表证初起，舌多无苔而润，即有亦微白而薄，甚或苔色淡白。惟素多痰湿者，苔多白滑，舌色淡红；素禀血热者，苔虽微白，舌色反红。若传入本腑，膀胱蓄溺，苔多纯白而厚，却不干糙；膀胱蓄热，苔多白兼微黄，薄而润滑。

秀按 太阳气化主水，而性本寒，寒为阴邪，白为凉象，故苔色多白，白润白薄，是其本象。若白滑者，风寒兼湿也；白滑而腻者，风寒兼湿夹痰也；或薄或厚者，视其痰湿之多少也。惟苔色淡白，白而嫩滑，素体虚寒也。

廉勘 苔色白而薄者，寒邪在表，固已。然必白浮滑薄，其苔刮去即还者，太阳经表受寒邪也；若全舌白苔，浮涨浮腻，渐积而干，微厚而刮不脱者，寒邪欲化火也；如初起白薄而燥刺者，温病因感寒而发，肺津已伤也；白薄而黏腻者，湿邪在于气分也。故同一苔色薄白，一主寒邪在表，一主气郁不舒，一主肺津受伤。

少阳主半表半里，偏于半表者，舌多苔色白滑，或舌尖苔白，或单边白，或两边白；偏于半里者，舌多红而苔白，间现杂色，或尖白中红，或边白中，红，或尖红中白，或尖白根黑，或尖白根灰。若白苔多而滑，黄灰苔少者，半表证多；红舌多而白苔少，或杂黄色灰色者，半里证多。如边白滑润，虽中心黄黑，仍属半表半里。惟白苔粗如积粉，两边色红或紫者，温疫伏于膜原也；苔白如碱者，膜原伏有浊秽也。

秀按 手少阳经，外主腠理，内主三焦膜原，故《伤寒论》曰：胸中有寒，丹田有热，舌上苔白者，不可攻之。盖胸中即上焦，丹田即下焦，若有苔白而滑腻及滑厚者，寒饮积聚膈上，伏热积于下焦。但宜苦辛和解，不可纯攻其里也。故尖白根黄，或根黑，或中黄，或半边苔灰，半边苔白，皆半表半里证。但看白色之多少，白色多者，表邪尚多，宜和解兼表，张氏柴胡桂姜汤、俞氏柴胡枳桔汤，皆使上焦得通，津液得下，胃气因和，则津津自汗而解；若黄黑灰多，或生芒刺，或黑点干裂，苔色虽白，纵表邪未尽，而里热已结，急宜和解兼下，张氏大柴胡汤、俞氏柴胡陷胸汤，正为此设，使其邪从下泄也；若足少阳经，纯乎胆火用事，舌多鲜红，即白中带红，亦多起刺，急宜和解兼清，俞氏柴胡白虎汤、俞氏蒿芩清胆汤，皆清相火而泄胆热也。

廉勘 凡寒邪已离太阳之表，未入阳明之里，正手少阳经也，故谓之半表半里。故凡白苔浮滑而带腻带涨，刮之有净有不净者，乃寒邪已传手少阳经，正半表半里之部分也，故俞氏柴胡枳桔汤适合此证。若舌苔粗如积粉，扪之糙涩，刮之不尽，湿热已结于胸膈腹膜之原，故谓之膜原。原指膜中空隙处言，外通肌肉，内近胃腑，为内外交界之地，实一身之半表半里也。故在外之邪，必由膜原入内；在内之邪，必由膜原达外。吴又可创制达原饮，具有卓识，惟知母直清阳明之热，白芍疏泄厥阴之火，与少阳经殊未惬合。俞氏去知母、白芍二味，加枳、桔、柴、青四味，较原方尤为精当。盖枳、桔轻苦微辛，轻宣上焦，厚朴、草果温通中焦，青皮、槟榔直达下焦，柴胡达膜以疏解半表，黄芩泻火以清泄半里，使一味甘草以和诸药也。为治湿温时疫初起之良方，即寻常湿热类疟，用之亦有殊功。惟伏邪内舍于营，由少阴而转出少阳者，如春温证，少火皆成壮火，舌如淡红嫩红，或白中带红，尚为温病之轻证；一起即纯红鲜红，甚则起刺，此胆火炽而营分化热，则为温病之重证矣。

阳明居里，舌苔正黄，多主里实。黄白相兼，邪犹在经；微黄而薄，邪浅中虚；黄而糙涩，邪已入腑；浅黄薄腻，胃热尚微；深黄厚腻，胃热大盛；老黄焦黄，或夹灰黑，或起芒刺，胃热已极；黄滑痰火；黄腻湿热；黄而垢腻，湿热食滞；黄起黑点，温毒夹秽；黄厚不燥，舌色青紫，多挟冷酒，或挟冷食；黄而晦黯，多挟痰饮，或挟寒瘀。

秀按 苔黄而滑者，为热未结，不可便攻；黄而燥者，为热已盛，峻下无疑；黄而生芒刺黑点者，为热已极；黄而生瓣裂纹者，为胃液干，下证尤急；亦有根黄厚腻，舌尖白而中不甚干，亦不滑，而短缩不能伸出者，此胶滞宿食郁伏胃中也；又有苔却黄厚，甚则纹裂，而舌色青紫，舌质不干者，此阴寒夹食也。诸黄苔虽属胃热，但须分缓急轻重下之，且有佐温、佐热、佐消、佐补之不同，临证者尤宜细辨。

廉勘 白苔主表，亦主半表半里；黄苔虽专主里，然有带白之分。临证时，但看舌苔带一分白，病亦带一分表。故黄白相兼，或灰白微黄，慎不可轻投三黄，一味苦泄。其中每有表邪未解，里热先结者，或气分郁热，或湿遏热伏，虽胸脘痞闷，宜从开泄，宣畅气机以达表。即黄薄而滑，亦为无形湿热，中有虚象，尤宜芳淡轻化，泄热透表。必纯黄无白，邪方离表而入里；如老黄，或深黄，或焦黄，邪方离经而入腑。然黄色不一，亦当详辨。试述刘吉人《察舌新法》以明辨之：（一）正黄色苔，乃胃热正色，为伤寒已传阳明之里，为温病始传之候，其为湿温、温热，当以脉之滑涩有力无力，分别用药。（二）嫩黄色苔，由白而变为黄，为嫩黄色，为胃浊初升之候，亦为胃阳初醒之候。（三）老黄色苔，为胃阳明盛之候。若厚腐堆起，此饮食浊气上达之候，为湿温化热之始，为温热灼液之候。（四）牙黄色苔，胃中浊腐之气始升，牙黄无孔，谓之腻苔，中焦有痰也。（五）水黄色苔，如鸡子黄白相间染成之状，乃黄而润滑，为痰饮停积湿温证候，或为温热病而有水饮者，或热入胃误服燥药变生此苔者，宜以脉证分别断之。（六）黄腐苔，苔色如豆渣炒黄堆铺者，下证也。如中有直裂，气虚也，亦不可下，当补气，以气不足运化也。（七）黄如蜡敷苔，湿温痰滞之候，故苔无孔而腻。（八）黄如虎斑纹苔，乃气血两燔之候。（九）黄如粟米色苔，颗粒分明，乃胃阳亢盛之候。（十）黄如炒枳壳色苔，为胃阳盛极，阳亢阴虚之候，胃汁干槁，故苔色如枳壳炒过状，枯而不润。（十一）黄如沉香色苔，为胃热极盛，胃液将枯之候。（十二）黄色兼灰色苔，此风温兼湿，阳气抑郁，故苔无正色，先当疏气开郁。（十三）黄黑相间如锅焦粑苔，摸之刺手，看之不泽，为胃中津液焦灼，口燥舌干之候。然有阳气为阴邪所阻，不能上蒸而化津液者，当以脉诊断之。脉滑有力鼓指者，火灼津也；脉涩无力鼓指者，痰饮瘀血阻抑阳气，不能化生津液也。

太阴主湿，舌多灰苔，甚则灰黑。灰而滑腻，湿重兼寒；灰而淡白，脾阳大虚；灰而糙腻，湿滞热结；灰而干燥，脾阴将涸；灰生腻苔而舌质粗涩干焦，刮之不能净者，湿竭化燥之热证也；灰黑腻苔而舌质嫩滑湿润，洗之不改色者，湿重夹阴之寒证也。凡舌苔或灰或黑，或灰黑相兼，病多危笃，切勿藐视。

秀按 灰如草灰，黑如墨黑，虽同为湿浊阴邪，然舌已结苔，毕竟实热多而虚寒少。除舌灰而润，并无厚苔，亦不变别色，舌色淡黑，黑中带白，舌质滑润者，为阴寒证外，余如黄苔而转灰黑者，不论尖灰尖黑，中灰中黑，根灰根黑，纯灰色，纯黑色，凡舌质干涩及生刺点裂纹，起瓣起晕，均为伤寒传经之热证，亦为温热伤脏之火证，不拘在根、在中、在尖，均宜急下以存津液，佐消佐补，临证酌用可也。惟夏月中暑，苔多灰黑，或灰滑厚腻，或黑滑腻厚，均为湿痰郁热，亦不可与传经证同论。如屡下而灰黑不退，屡清而灰黑愈增，其舌或润或不润，而舌形圆大胖嫩，更有苔不甚燥，而舌心虽黑或灰，无甚苔垢，均为伤阴之虚证，急宜壮水滋阴，固不得用硝、黄，亦不可用姜、附。

少阴主热，中藏君火，多属血虚，舌色多红。淡红浅红，血亏本色；深红紫红，血热已极；鲜红灼红，阴虚火剧；嫩红干红，阴虚水涸；舌红转绛，血液虚极；绛润虚热；绛干燥热；绛而起刺，血热火烈；绛而燥裂，阴伤液竭。

秀按 心开窍于舌，故舌红为心之正色，舌绛为心之真脏色，真脏脉现者病多危，真脏色现者病尤危，故不论脉证如何，见绛舌多不吉。凡心经血热则舌正红，色如红花；热毒重则舌深红，色如红缎；热毒尤重则舌娇红，色如桃花；热毒重而血瘀则舌紫红，色如胭脂，此皆为红色舌。尖红者心火上炎也：根红者血热下烁也；通红无苔及似有苔黏腻者，血热又挟秽浊也：红星、红斑、红裂、红碎者，热毒盛极也；红中兼有白苔者，客寒包火也；红中兼有黑苔者，邪热传肾也；红中夹两条灰色者，湿热兼夹冷食也；红中起白疱点者，心热灼肺也；红中兼黄黑有芒刺者，心热转入胃腑也；若淡红者血虚也；淡红无苔，反微红兼黄白苔者，气不化液也；甚则淡红带青者，血分虚寒也；惟红色柔嫩，如朱红柿，望之似润，扪之无津者，此为绛色舌，多由汗下大过，血液告竭，病多不治，张长沙炙甘草汤，用之亦多不及救。

厥阴气化主风，风从火化，舌多焦紫；亦有寒化，舌多青滑。舌见青紫，其病必凶；深紫而赤，肝热络瘀或阳热酒毒；淡紫带青，寒中肝肾或酒后伤冷。

秀按 舌色见紫，总属肝脏络瘀。因热而瘀者，舌必深紫而赤，或干或焦；因寒而瘀者，舌多淡紫带青，或滑或黯。他如痰瘀郁久，久饮冷酒，往往现紫色舌，惟紫而干晦。如煮熟猪肝色者，肝肾已坏，真脏色现也，必死。

廉勘 肝多络脉而藏血，血色青紫。凡皮肤上现青筋者，皆络脉也，故舌现青紫，确为厥阴肝病之正色。惟手厥阴包络，其舌仍现红色。

第八节　六经治法

太阳宜汗，少阳宜和，阳明宜下，太阴宜温，少阴宜补，厥阴宜清。

秀按　此千古不易之法。但病有合并，方有离合，故治有先后缓急彼此之殊。须如星家之推命，纵同此八字，而取用神有大不同者，取用或差，全不验矣，医家亦然。病不外此六经，治不外此六法，而错综变化之间，倘取用不真，纵方能对证，往往先后倒施，缓急失机而贻祸，况方不对证乎？故能读古书，犹非难事，善取用神，实医者之第一难也。

太阳、太阴、少阴，大旨宜温，少阳、阳明、厥阴，大旨宜清。

吾四十余年阅历以来，凡病之属阳明、少阳、厥阴而宜凉泻清滋者，十有七八；如太阳、太阴、少阴之宜温散温补者，十仅三四；表里双解，三焦并治，温凉合用，通补兼，施者，最居多数。

秀按　时代不同，南北异辙，其大端也。且也受病有浅深，气体有强弱，天质有阴阳，性情有刚柔，筋骨有坚脆，肢体有劳逸，年力有老少，风俗有习惯，奉养有膏粱藜藿之殊，心境有忧劳和乐之别，医必详辨其时、其地、其人之种种不同，而后对证发药，一病一方，方方合法，法法遵古，医能是，是亦足以对病人而无愧矣。

阳道实，故风寒实邪，从太阳汗之；燥热实邪，从阳明下之；邪之微者，从少阳和之。阴道虚，故寒湿虚邪，从太阴温之；风热虚邪，从厥阴清之；虚之甚者，从少阴补之。阳道虽实，而少阳为邪之微，故和而兼补；阴道本虚，而少阴尤虚之极，故补之须峻。

秀按　此六经证治，须用六法之原理也。故俗称伤寒无补法者谬，惟用补法、下法，较汗、和、温、清四法为尤难，难在刚刚恰好耳。

伤寒证治，全借阳明。邪在太阳，须借胃汁以汗之；邪结阳明，须借胃汁以下之；邪郁少阳，须借胃汁以和之；太阴以温为主，救胃阳也；厥阴以清为主，救胃阴也；由太阴湿胜而伤及肾阳者，救胃阳以护肾阳；由厥阴风胜而伤及肾阴者，救胃阴以滋肾阴，皆不离阳明治也。

秀按　伤寒虽分六经，而三阳为要，三阳则又以阳明为尤要，以胃主生阳故也。若三阴不过阳明甲里事耳，未有胃阳不虚而见太阴证者，亦未有胃阴不虚而见厥阴证者。至于少阴，尤为阳明之底板，惟阳明告竭，方致少阴底板外露，若阳明充盛，必无病及少阴之理。盖少阴有温、清二法，其宜温者，则由胃阳偏虚，太阴湿土偏胜而致；其宜清者，则由胃阴偏虚，厥阴风木偏胜而致。阳明偏虚，则见太阴、厥阴；阳明中竭，则露少阴底板。故阳明固三阴之外护，亦三阳之同赖也。如太阳宜发汗，少阳宜养汗，汗非阳明之津液乎。

风寒、风湿，治在太阳；风温、风火，治在少阳；暑热、燥火，治在阳明；寒湿、湿温，治在太阴；中寒治在少阴；风热治在厥阴。

秀按 六淫之邪，惟寒、湿伤阳；风、暑、燥、火，则无不伤阴。故治四时杂感，以存津液为要。

廉勘 凡六淫邪气郁勃，既不得从表透达，则必向里而走空隙。而十二脏腑之中，惟胃为水谷之海，上下有口，最虚而善受，故六经之邪，皆能入之。邪入则胃实，胃实则津液干，津液干则死。故有不传少阳及三阴之伤寒，必无不犯阳明之伤寒。所以治法在二三日内，无论汗出不彻，或发汗不得，或未经发汗，但见口干烦闷，舌苔白燥，或按之涩，纵有太阳表证，亦是邪从火化，此时急撤风药，惟宜轻清和解，以存津液，阴液既充，则汗自涌出肌表而解，此发表时存津液之法也。若热既入里，邪从火化，火必就燥，张长沙承气诸方，皆急下之以存津液，不使胃中津液为实火燔灼枯槁而死，此攻里时存津液之法也。但今人肠胃脆薄者多，血气充实者少，故后贤又制白虎承气、养荣承气、增液承气，参入润燥濡液之剂，频频而进，令胃中津液充足，实邪自解。阴气外溢则得汗，阴液下润则便通，奏效虽迟，立法尤稳。

凡伤寒病，均以开郁为先，如表郁而汗，里郁而下，寒湿而温，火燥而清，皆所以通其气之郁也。病变不同，一气之通塞耳。塞则病，通则安，无所谓补益也。补益乃服食法，非治病法，然间有因虚不能托邪者，亦须略佐补托。

秀按 病无补法，开其郁，通其塞而已，固也。但其中非无因病致虚，及病不因虚而人虚之证，自宜通补并进。然通者自通其病，补者自补其虚，虽两相兼，仍两不相背也。其要诀，治寒病须察其有无热邪，治热病须察其有无寒邪，治虚病须察其有无实邪，治实病须察其有无虚邪，留心久久，自能识病于病外，而不为病所欺弄矣。

廉勘 邪实于表为表实，邪实于里为里实。既有实邪，断不宜补于邪实之时。表实者宜发表，里实者攻其里而已。若遇有内伤宿病之人，适患外感时病，不得用峻汗峻攻之法，必参其人之形气盛衰，客邪微甚，本病之新久虚实，向来之宜寒宜热、宜燥宜润、宜降宜升、宜补宜泻，其间或挟痰、或挟瘀、或挟水、或挟火、或挟气、或挟食，务在审证详明，投剂果决，自然随手克应。故治外感或挟内伤，首必辨其虚中实、实中虚。

第九节　六经用药法

俞根初曰：太阳宜汗。轻则杏、苏、橘红，重则麻、桂、薄荷，而葱头尤为发汗之通用。

秀按 木贼草去节烘过，发汗至易。浮萍发汗，类似麻黄，当选。

少阳宜和。轻则生姜、绿茶，重则柴胡、黄芩，浅则木贼、青皮，深则青蒿、鳖甲，而阴阳水尤为和解之通用。

阳明宜下。轻则枳实、槟榔，重则大黄、芒硝，滑则桃、杏、五仁，润则当归、苁蓉，下水结则甘遂、大戟，下瘀结则醋炒生军，下寒结则巴豆霜，下热结则主生军。应用则用，别无他药可代，切勿以疲药塞责，药稳当而病反不稳当也。惟清宁丸最为缓下之通用，麻仁脾约丸亦为滑肠之要药。

太阴宜温。轻则藿、朴、橘、半，重则附、桂、姜、萸，而香、砂尤为温运之和药，姜、枣亦为温调之常品。

少阴宜补。滋阴，轻则归、芍、生地，重则阿胶、鸡黄，而石斛、麦冬，尤生津液之良药；补阳，刚则附子、肉桂，柔则鹿胶、虎骨，而黄连、官桂，尤交阴阳之良品。

厥阴宜清。清宣心包，轻则栀、翘、菖蒲，重则犀、羚、牛黄，而竹叶、灯芯，尤为清宣包络之轻品；清泄肝阳，轻则桑、菊、丹皮，重则龙胆、芦荟，而条芩、竹茹，尤为清泄肝阳之轻品。

第十节　六淫病用药法

俞根初曰：风寒暑湿燥火，为六淫之正病，亦属四时之常病，选药制方，分际最宜清析，举其要而条列之。

一、风病药

风为百病之长，善行数变，白外而入，先郁肺气，肺主卫，故治风多宣气泄卫药，轻则薄荷、荆芥，重则羌活、防风，而杏、蔻、橘、桔，尤为宣气之通用。且风郁久变热，热能生痰，故又宜用化痰药，轻则蜜炙陈皮，重则栝蒌、川贝及胆星、竺黄、蛤粉、枳实、荆沥、海粉之属，而竹沥、姜汁，尤为化痰之通用。但风既变热，善能烁液，故又宜用润燥药，轻则梨汁、花露，重则知母、花粉，而鲜地、鲜斛，尤为生津增液之良药。至主治各经风药，如肺经主用薄荷，心经主用桂枝，脾经主用升麻，肝经主用天麻、川芎，肾经主用独活、细辛，胃经主用白芷，小肠经主用藁本，大肠经主用防风，三焦经主用柴胡，膀胱经主用羌活。前哲虽有此分别，其实不必拘执也。

二、寒病药

外寒宜汗，宜用太阳汗剂药；里寒宜温，宜用太阴温剂药，同已。惟上焦可佐生姜、蔻仁；中焦可佐川朴、草果，或佐丁香、花椒；下焦可佐小茴、沉香，或佐吴萸、乌药，随症均可酌入。

三、暑病药

张风逵《治暑全书》曰：暑病首用辛凉，继用甘寒，终用酸泄敛津。虽已得治暑之要，而暑必挟湿，名曰暑湿；亦多挟秽，名曰暑秽，俗曰热痧；炎风如箭，名曰暑风；病多晕厥，名曰暑厥；亦多咳血，名曰暑瘵；至于外生暑疖热疮，内则霍乱吐利，尤数见不鲜者也。故喻西昌谓夏月病最繁苛，洵不诬焉，用药极宜慎重，切不可一见暑病，不审其有无兼症夹症，擅用清凉也。以予所验，辛凉宣上药，轻则薄荷、连翘、竹叶、荷钱，重则香薷、青蒿，而芦根、细辛，尤为辛凉疏达之能品；甘寒清中药，轻则茅根、菰根、梨汁、竹沥，重则石膏、知母、西参、生甘，而西瓜汁、绿豆清，尤为甘寒清暑之良品；酸泄敛津药，轻则梅干、冰糖，重则五味、沙参、麦冬，而梅浆泡汤，尤为敛津固气之常品。若暑湿乃浊热黏腻之邪，最难骤愈，初用芳淡，轻则藿梗、佩兰、苡仁、通草，重则苍术、石膏、草果、知母、蔻仁、滑石，而炒香枇杷叶、鲜冬瓜皮瓤，尤为芳淡清泄之良药；继用苦辛通降，轻则栀、芩、橘、半，重则连、朴、香、楝，佐以芦根、灯草，而五苓配三石，尤为辛通清泄之重剂。暑秽尤为繁重，辄致闷乱烦躁，呕恶肢冷，甚则耳聋神昏，急用芳香辟秽药，轻则葱、豉、菖蒲、紫金锭片，重则蒜头、绛雪，而鲜青蒿、鲜薄荷、鲜佩兰、鲜银花，尤为清芬辟秽之良药。外用通关取嚏，执痧挑痧诸法，急救得法，庶能速愈。暑风多挟秽浊，先郁肺气，首用辛凉轻清宣解，如芥穗、薄荷、栀皮、香豉、连翘、牛蒡、栝蒌皮、鲜茅根、绿豆皮、鲜竹叶等品，均可随证选用；身痛肢软者，佐络石、秦艽、桑枝、蜈蚣草、淡竹茹等一二。味可也；继用清凉芳烈药泄热辟秽，如青蒿、茵陈、桑叶、池菊、山栀、郁金、芦根、菰根、芽茶、青萍、灯芯等品；秽毒重者，如金汁、甘中黄、大青叶、鲜石菖蒲等，亦可随加；如识蒙窍阻，神昏苔腻者，轻则紫金锭片，重则至宝丹等，尤宜急进。暑厥乃中暑之至急证，其人面垢肢冷，神识昏厥，急用芳香开窍药，如行军散、紫雪等最效；神苏后，宜辨兼证夹证，随证用药。暑瘵乃热劫络伤之暴证，急用甘凉咸降药，两瓜汁和热童便服，历验如神：鲜茅根煎汤磨犀角汁，投无不效。暑疖乃热袭皮肤之轻证，但用天荷叶、满天星杵汁，调糊生军末搽上，屡多奏效。惟热霍乱最为夏月之急证，急进调剂阴阳药，阴阳水磨紫金锭汁一二锭，和中气以辟暑秽；继用分利清浊药，地浆水澄清，调来复丹灌服一二钱，解暑毒以定淆乱，最良。次辨其有否夹食夹气，食滞者消滞，如神曲、楂炭、枳实、青皮、陈佛手、陈香团皮、焦鸡金、嫩桑枝等选用；气郁者疏气，如香附、郁金、陈皮、枳壳、白蔻仁、青木香等选用。若干霍乱证，其人吐泻不得，腹痛昏闷，俗名绞肠痧，病虽险急而易愈，急用涌吐法，川椒五七粒和食盐拌炒微黄，开水泡汤，调入飞马金丹十四五粒，作速灌服，使其上吐下泻，急祛其邪以安正，历验如神。

四、湿病药

《内经》云：脾恶湿。湿宜淡渗，二苓、苡、滑是其主药。湿重者脾阳必虚，香砂、理中是其主方；湿着者肾阳亦亏，真武汤是正本清源之要药。他如风湿宜温散以微汗之，通用羌、防、白芷，重则二术、麻、桂，所谓风能胜湿也；寒湿宜辛热以干燥之，轻则二蔻、砂、朴，重则姜、附、丁、桂，所谓湿者燥之也；湿热宜芳淡以宣化之，通用如蔻、藿、佩兰、滑、通、二苓、茵、泽之类，重则五苓、三石，亦可暂用以通泄之，所谓辛香疏气，甘淡渗湿也。惟湿火盘踞肝络，胆火内炽，血瘀而热，与湿热但在肺脾胃气分者迥异，宜用苦寒泻火为君，佐辛香以通里窍，如栀、芩、连、柏、龙荟、清麟丸等，略参冰、麝、归须、泽兰，仿当归龙荟丸法，始能奏效。

五、燥病药

《内经》云：燥热在上。故秋燥一症，先伤肺津，次伤胃液，终伤肝血肾阴。故《内经》云：燥者润之。首必辨其凉燥、温燥。凉燥温润，宜用紫菀、杏仁、桔梗、蜜炙橘红等，开达气机为君。恶风怕冷者，加葱白、生姜，辛润以解表；咳嗽胸满者，加蜜炙苏子、百部，通润以利肺；挟湿者，加蔻仁四分拌研滑石，辛滑淡渗以祛湿：痰多者，加栝蒌仁、半夏、姜汁、荆沥等，辛滑流利以豁痰；里气抑郁，大便不爽，或竟不通而腹痛者，加春砂仁三分拌捣郁李净仁、松仁、光桃仁、柏子仁、蒌皮、酒捣薤白等，辛滑以流利气机，气机一通，大便自解；后如胃液不足，肝逆干呕者，用甜酱油、蔗浆、姜汁等，甘咸辛润以滋液而止呕；阳损及阴，肝血肾阴两亏者，用当归、苁蓉、熟地、杞子、鹿胶、菟丝子等，甘温滋润以补阴，且无阴凝阳滞之弊。温燥凉润，宜用鲜桑叶、甜杏仁、栝蒌皮、川贝等，清润轻宣为君。热盛者，如花粉、知母、芦根、菰根、银花、池菊、梨皮、蔗皮等，酌加三四味以泄热，热泄则肺气自清，肺清则气机流利，每多化津微汗而解；如咳痰不爽，甚则带血者，酌加竹沥、梨汁、藕汁、茅根汁、童便等，甘润成降以活痰而止血：若痰活而仍带血者，加犀角汁、鲜地汁等，重剂清营以止血；胃阴虚燥者，酌加鲜石斛、鲜生地、蔗浆、麦冬等，以养胃阴：便艰或秘者，酌加海蜇、荸荠、白蜜和姜汁一二滴，甘咸辛润，滋液润肠以通便。总之上燥则咳，嘉言清燥救肺汤为主药；中燥则渴，仲景人参白虎汤为主药；下燥则结，景岳济川煎为主药；肠燥则隔食，五仁橘皮汤为主药；筋燥则痉挛，阿胶鸡子黄汤为主药；阴竭阳厥，坎气潜龙汤为主药；阴虚火旺，阿胶黄连汤为主药；生津液以西参、燕窝、银耳、柿霜为主药；养血则归身、生地、阿胶、鸡血藤胶；益精则熟地、杞子、龟胶、鱼鳔、猪羊脊髓。在用者广求之。此总论凉燥、温燥、实燥、虚燥用药之要略也。

六、火病药

郁火宜发，发则火散而热泄，轻扬如葱、豉、荷、翘，升达如升、葛、柴、芎，对证酌加数味以发散之。《内经》所谓“身如燔炭，汗出而散”也。透疹斑如角刺、蝉衣、芦笋、西河柳叶，疹斑一透，郁火自从外溃矣。实火宜泻，轻则栀、芩、连、柏，但用苦寒以清之；重则硝、黄、龙荟，必须咸苦走下以泻之。虚火宜补，阳虚发热，宜以东垣补中益气为主药，李氏所谓“甘温能除大热”是也；阳浮倏热，宜以季明六神汤为主药，张氏所谓“解表已复热，攻里热已复热，利小便愈后复热，养阴滋清，热亦不除，元气无所归着，保元、归脾以除虚热”是也。阴虚火旺，由心阴虚者，阿胶黄连汤为主药；由肝阴虚者，丹地四物汤为主药；由脾阴虚者，黑归脾汤为主药；由肺阴虚者，清燥救肺汤为主药；由肾阴虚者，知柏地黄汤为主药；由冲任阴虚者，滋任益阴煎为主药；若胃未健者，则以先养胃阴为首要，西参、燕窝、银耳、白毛石斛、麦冬等品，是其主药。惟阴火宜引，破阴回阳为君，附、姜、桂是其主药，或佐甘咸如炙草、童便，或佐介潜如牡蛎、龟板，或佐镇纳如黑锡丹，或佐交济如磁朱丸，或佐纳气如坎气、蚧尾，或佐敛汗如五味、麻黄根，皆前哲所谓引火归源，导龙人海之要药。

廉勘 阴火者，命门中之元阳也。一名元气，又名真火，视之不见，求之不得，附于气血之内，宰乎气血之先，而其根本所在，即《道经》所谓“丹田”，《难经》所谓“命门”，《内经》所谓“七节之旁，中有小心”。阴阳阖辟存乎此，呼吸出入系乎此，无火而能令百体皆温，无水而能令百体皆润，此中一线未绝，则生气一线未亡，非解剖法所能知，非显微镜所能窥。故古昔大医，诊病决死生者，不视病之轻重，而视元气之存亡。元气不伤，虽病甚不死；元气或伤，虽病轻亦死。而其中又有辨焉，有先伤元气而病者，此不可治者也；有因病而伤元气者，此不可不预防者也；亦有因误治而伤及元气者；亦有元气虽伤未甚，尚可保全者，全在临证时，于四诊中细心详审也。病至阴火上升，元阳外越，有猝中证，有久病证。猝中多阳被阴逼，不走即飞；久病多阴竭阳厥，非枯则槁，药一误投，祸不旋踵。至若方药，俞氏滋补剂中，法已大备，兹不赘述。

第十一节　三焦内部病用药法

俞根初曰：上焦主胸中、膈中，橘红、蔻仁是宣畅胸中主药，枳壳、桔梗是宣畅膈中主药；中焦主脘中大腹，半夏、陈皮是疏畅脘中主药，川朴、腹皮是疏畅大腹主药；下焦主小腹少腹，乌药、官桂是温运小腹主药，小茴、橘核是辛通少腹主药；而棉芪皮为疏达三焦外膜之主药，焦山栀为清宣三焦内膜之主药，制香附为疏达三焦气分之主药，全当归为辛润三焦络脉之主药。

第十二节　用药配制法

麻黄配桂枝，重剂发汗；苏叶合葱、豉，轻剂发汗；柴胡配黄芩，固为和解；麻黄合石膏，亦为和解；蝉、蚕配生军，为升降和解；茹、橘合苏枝，是旁达和解；元明粉配白蜜，急性润下；陈海蛇合地栗，慢性润下；楂、曲配制军，是下食滞；桃、红合醋军，是下瘀积；礞、沉配制军，是下痰火；遂、戟合制军，是下水积；黄芪配当归、苁蓉，是润下老人气秘；桃仁合松、柏二仁，是润下产妇血秘；莱卜汁配瓜蒂，是急吐痰涎；淡盐汤合橘红，是缓吐痰涎；杜牛膝汁，吐喉闭毒涎；制净胆矾，吐脘中毒食；杏、蔻配姜、橘，是辛温开上；香、砂合二陈，是辛温和中；附、桂配丁、沉，是辛温暖下；葱、豉配栀、芩，是辛凉解肌；杏、橘合栀、翘，是轻清宣上；芩、连配姜、半，是苦辛清中；五苓合三石，是质重导下；芦笋配灯芯，是轻清宣气；桑叶合丹皮，是轻清凉血；知母配石、甘，是甘寒清气；犀、羚合鲜地，是咸寒清血；橘、半配茯苓，则消湿痰；蒌、贝合竹沥，则消燥痰；姜、附配荆沥，则消寒痰；海粉合梨汁，则消火痰；神曲配谷芽、麦芽，则消谷食；山楂合卜子，则消肉食；乌梅配蔗浆、葛花，则消酒积；商陆合千金霜，则消水积；参、芪配术、草，是补气虚；归、地合芍、芎，是补血虚；燕窝配冰糖，是补津液；枣仁合茯神，是补心神；熟地配杞子，是补肾精；桂、仲合川断，是补筋节；枳壳配桔梗，善开胸膈以疏气；桃仁合红花，善通血脉以消瘀。此皆配制之要略，足开后学之悟机。

第十三节　六经总诀

以六经钤百病，为确定之总诀；以三焦赅疫证，为变通之捷诀。

秀按　病变无常，不出六经之外。《伤寒论》之六经，乃百病之六经，非伤寒所独也。惟疫邪分布充斥，无复六经可辨，故喻嘉言创立三焦以施治，上焦升逐，中焦疏逐，下焦决逐，而无不注重解毒，确得治疫之要。

廉勘　俞东扶曰：《内经》云，热病者皆伤寒之类也。是指诸凡骤热之病，皆当从类伤寒观，盖不同者但在太阳，其余则无不同。温热病只究三焦，不讲六经，此属妄言。仲景之六经，百病不出其范围，岂以伤寒之类，反与伤寒截然两途乎？叶案云：温邪吸自口鼻。此亦未确。仲景明云伏气之发，李明之、王安道俱言冬伤于寒，伏邪自口内而发。奈何以吴又可《温疫论》牵混耶。惟伤寒则足经为主，温热则手经病多耳。要诀在辨明虚实，辨得真方可下手。平素精研仲景《伤寒论》者，庶有妙旨。此与杨栗山所云“温病与伤寒，初病散表，前一节治法虽日不同，而或清或攻，后一节治法原无大异”，其言适合。由此观之，定六经以治百病，乃古来历圣相传之定法；从三焦以治时证，为后贤别开生面之活法。其实六经三焦，皆创自《内经》。姑述发明三焦者，《内经》云：伤于风者上先受，伤于湿者下先受。又曰：燥热在上，湿气居中，风寒在下，火游行其间。又曰：病在上，取之下；病在中，旁取之；病在下，取之上。是《内经》论病施治，亦不执定六经也。厥后喻西昌从疫证创立三焦治法，叶长洲从《内经》六元发明三焦治法，分出卫气营血浅深辨法。吴淮阴乃演其说曰：治上焦如羽，治中焦如恒，治下焦如权。又曰：补上焦如鉴之空，补中焦如衡之平，补下焦如水之注。廉臣细参吴氏《条辨》峙立三焦，远不逮俞氏发明六经之精详，包括三焦而一无遗憾。噫！《通俗伤寒论》真堪为后学师范。

六经须分看，亦须合看，用以心中先明六经主病，然后手下乃有六经治法。

秀按　仲景六经，为千古不易之定法。百病传变，本是六经之气化，凡病发何经，或始终只在一经，或转属他经，或与他经合病、并病，各经自有各经之的证可验。医必先审定确系那一经之病证，再按各经之主气，定其微甚，卜其生死，乘其所值之经气而救治之。治伤寒然，治杂证亦然。

廉勘　陆九芝曰：六经之病以证分，于读书时，先明何经作何证，则于临证时，方知何经为何证。病者不告以我病在何经也，故必先读书而后临证，乃能明体达用。诚哉是言。

凡勘外感病，必先能治伤寒；凡勘伤寒病，必先能治阳明。阳明之为病，实证多属于火，虚证多属于水，暴病多属于食，久病多属于血。

秀按　伤寒六经并重，而俞氏独注重阳明者，以风寒、暑湿、湿温、温热，一经传到阳明，皆成燥火重病，其生其死，不过浃辰之间，即日用对病真方，尚恐不及，若仅视同他病，力求轻稳，缓缓延之，而病多有迫不及待者。俞氏善用凉泻，故能善治阳明，而名医之名，亦由此得。其实临证审病，火化水化，伤食蓄血，分析极清，即所用方法，轻重合度，非率尔操觚者比。

廉勘　陆九芝曰：病在阳明之经，虽大不大，一用芩、连、膏、知，即能化大为小；病到阳明之腑，不危亦危，非用硝、黄、枳、朴，不能转危为安。病应下，下之安，乃为稳当，勿专认不敢下而致危者为稳当也。语最精审。

凡伤寒证，恶寒自罢，汗出而热仍不解，即转属阳明之候。当此之时，无论风寒暑湿，所感不同，而同归火化。

秀按 风寒暑湿，悉能化火，故火病独多。火必就燥，阳明专主燥气，故久必归阳明。

伤寒本无定体，中阳溜经，中阴溜腑。惟入阳经气分，则太阳为首入阴经血分，则少阴为先。

秀按 《灵枢·病形篇》曰：中于面则下阳明，中于项则下太阳，中于颊则下少阳，其中于膺背两胁亦中其经。又曰：中于阴者常从珩臂始。柯韵伯注《伤寒论》云：本论太阳受邪，有中项中背之别，中项则头项强痛，中背则背强几几也；阳明有中面中膺之别，中面则目痛鼻干，中膺则胸中痞硬也；少阳有中颊中胁之别，中颊则口苦咽干，中胁则胁下痞硬也。此岐伯中阳溜经之义。其云邪中于阴从跅臂始者，谓自经及脏，脏气实而不能容，则邪还于腑，故本论三阴，皆有自利证，是寒邪还腑也。三阴皆有可下证，是热邪还腑也。此岐伯中阴溜腑之义。至于太阳主通体毫毛，为肤表之第一层，故风寒必首伤太阳。然亦有不从太阳，而竟至手太阴肺经者，以肺主皮毛，《内经》所谓"风寒客于人，病入舍于肺"是也。手少阴经属心，心主血，病入阴经血分，自当先传少阴，然亦有不先传少阴，而竟至足厥阴肝经者，以肝主藏血，《内经》所谓"风气通于肝，入则发惊骇"是也。又云：风寒虽入舍于肺，弗治，病即传而行之肝也。此皆扩充伤寒本无定体之义，故伤寒有循经传、越经传、并经传、逆经传、首尾传各种传变之不同。

凡勘伤寒，先明六气。风寒在下，燥热在上，湿气居中，火游行其间。不病则为六元，病即为六淫。

秀按 热指暑言，四时之序，春为风，夏为暑，长夏为湿，秋为燥，冬为寒，皆有外因。火则本无外因，然《内经》言百病之生，皆生于风寒暑湿燥火，则并及于火而为六，病则名曰六淫。盖以风暑湿燥寒感于外，火即应之于内，则在内之火，即此在外之五气有以致之，故火但曰游行其间。后贤所以有五气皆从火化之说也。

廉勘 气交之病，未有不因此六者。六气之病，前哲王秉衡皆主外因。爰述其说曰：伤寒为外感之总名。仲景《伤寒论》，统论外感之祖书。风暑湿燥寒，乃天地之气行于四时者也，惟夏令属火，日光最烈。《内经》云：岁火太过，炎暑流行。明指烈日之火而言，然春秋冬三时之暖燠，无非离照之光热，因皆不可以暑称，故轩岐于五气之下，赘一火字。且其言暑，明曰：在天为热，在地为火，其性为暑，是暑赅热与火二者而言，经旨已深切著明矣。而人之火病独多者，以风寒暑湿，悉能化火，五志过动，无不生火，则又天气与人性交合化火之大源也。

凡勘伤寒，首辨六气，次辨阴阳虚实。阴证必目瞑嗜卧，声低息短，少气懒言，身重恶寒；阳证必张目不眠，声音响亮，口臭气粗，身轻恶热；虚证必脉细，皮寒，气少，泄利前后，饮食不入；实证必脉盛，皮热，腹胀，闷瞀，前后不通。

秀按 此辨阴阳虚实之总诀。

伤寒新感，自太阳递入三阴；温热伏邪，自三阴发出三阳。惟疫邪吸自口鼻，直行中道，流布三焦，一经杂见二三经证者多，一日骤传一二经或二三经者尤多。

秀按 伤寒之邪，自表传里，里证皆表证所侵入；温热之邪，自里达表，表证皆里证所浮越。惟疫邪由膜原中道，随表里虚实乘隙而发，不循经络传次，亦不能一发便尽。吴又可发明九传及热结旁流，胶闭而非燥结，皆为特识。

凡病伤寒而成温者，阳经之寒变为热，则归于气，或归于血；阴经之寒变为热，则归于血，不归于气。

秀按 伤寒由气分陷入血分，温热由血分转出气分，故伤寒多始自太阳，温热多始自阳明，或始自少阴，此即热归于气或归于血之明辨也。

病无伏气，虽感风寒暑湿之邪，病尚不重，重病皆新邪引发伏邪者也。惟所伏之邪，在膜原则水与火互结，病多湿温；在营分则血与热互结，病多温热。邪气内伏，往往屡夺屡发，因而殒命者，总由邪热炽盛，郁火熏蒸，血液胶凝，脉络窒塞，营卫不通，内闭外脱而死。

秀按 伏气有二：伤寒伏气，即春温、夏热病也；伤暑伏气，即秋温、冬温病也。所伏之气不同，而受病之体质各异，故治法与伤寒伤暑正法亦异。且邪伏既久，气血亦钝而不灵，灵其气机，清其血热，为治伏邪第一要义。但人之脏性有阴阳，体质有强弱，故就中又有轻重虚实之分焉。

廉勘 伏气温病，有兼风、兼寒、兼湿、兼毒之不同；伏气热病，有兼气、兼湿、兼燥之不同。惟伏暑之邪，古无是说，至深秋而发者，始见于叶氏《指南》。霜未降者轻，霜既降者重，冬至尤重。然竟有伏至来春始发者，由于秋暑过酷，冬令仍温，收藏之令不行，中气因太泄而伤，邪热因中虚而伏，其绵延淹滞，较《指南》所论更甚，调治之法则尤难，非参、芪所能托，非芩、连所能清，惟借轻清灵通之品，缓缓拨醒其气机，疏透其血络，始可十救一二。若稍一呆钝，则非火闭，即气脱矣，临证者不可不细审也。

六经实热，总清阳明；六经虚寒，总温太阴；六经实寒，总散太阳；六经虚热，总滋厥阴。

秀按 此治六经寒热虚实之总诀，非博历知病者不能道。

外风宜散，内风宜熄；表寒宜汗，里寒宜温；伤暑宜清，中暑宜开，伏暑宜下：风湿寒湿，宜汗宜温；暑湿芳淡，湿火苦泄：寒燥温润，热燥凉润；上燥救津，中燥增液，下燥滋血，久必增精；郁火宜发，实火宜泻，暑火宜补，阴火宜引。

秀按 此治四时六淫之总诀。风无定性，视寒热燥湿为转移，故风寒温散，风热凉散，风燥辛润，风湿辛燥。寒与暑为对待，燥与湿为对待，各宜对证发药。惟火证独多，如风寒湿闭郁表气，郁而化火者，治宜辛温发散；内伤饮食生冷，遏而化火者，治宜辛热消导。此二者，皆为郁火，《内经》所谓“火郁发之”也。外感温暑燥热，增助内热成火者，治宜辛凉甘润：内伤饮食辛热，致火得热愈炽者，治宜苦寒消导。此二者，皆为实火，丹溪所谓“气有余便是火”，《内经》所谓“实者泻之”是也。气不足，致令脾阳郁而成火者，李东垣所谓“阳虚发热”也，治宜甘温以补中气，少佐甘凉以泻浮火；肾水虚，致令肝火冲而上炎者，朱丹溪所谓“阴虚发热”也，治宜甘平以滋真水，少佐酸辛以泄相火。此二者，皆为虚火，《内经》所谓“精气夺则虚，虚者补之”是也。若夫郁火、实火、虚火之外，别有一种阴火者，此即阴盛格阳之火，亦即阴极似阳之火，《木华海赋》所谓“阳冰不治，阴火潜然”者也。其于病也，虽见种种火象，如面赤戴阳，除中能食，手足躁扰，欲入泥水中坐，而用药则惟大辛大热，直破其阴以回阳，少佐甘咸以引火归元。惟温热伏邪，最多假阴火证，如热壅于上，气不下行，而见热深厥深，两足如冰，或两手亦冷，确似下寒上热之证者，切不可误认为阴火，辄用桂、附，而曰迎阳破阴，导龙归海，以致酷烈胃液，烁涸肾阴，祸不旋踵，吾辈其审慎之。

伤寒一发汗而表寒即解，温热一发汗而里热愈炽，故伤寒以发表为先，温热以清里为主。伤寒多伤阳，故末路以扶阳为急务；温热多伤阴，故末路以滋阴为要法。扶阳滋阴，均宜侧重阳明。

秀按 伤寒注重寒水，表分实寒，自宜发汗，里气虚寒，自宜扶阳；温热注重燥火，初治清里，末治滋阴，前哲确定之成法。如伏热发于上焦，虚烦懊侬，与栀豉汤，伏热发于中焦，干燥烦渴，与白虎汤；伏热发于下焦，小便赤热，与猪苓汤。上焦靖宣，中焦清降，下焦清利，此皆清里之法也。惟滋阴一法，其先后缓急之间，最宜分际清析。但俞氏独重阳明者，以胃为十二经之海，五脏六腑之大源也。以余所验，未经汗下和解者，为阳盛致燥之阳明，以清火泻阳为急；已经汗下和解者，为阴枯致燥之阳明，以润燥滋阴为主。滋阴药之先后宜否，当以此为标准。

邪留气分，每易疏透，轻则自汗而解，重则解以战汗、狂汗；邪留血分，恒多胶滞，轻则发疹而解，重则解以发瘢、发疮。

秀按 气，轻清也。正虚邪实，邪气与正气争，则发战汗出而解；正不虚，邪已甚，正气欲逼邪外出，与邪气竞争，则发狂汗出而解；邪正俱衰，阴阳自和，则不战不狂，汗自出而解。邪之从自汗、战汗、狂汗而解者以此。至于血，重浊也。邪留血分，则邪气遏伏甚重，急则从疹瘢解，稍缓则从疮疡解，皆为外解。若邪不从外解而传里，则依附胃肠糟粕，必从大便解。伤寒重病然，温热伏邪然，时行疫病亦然。

《内经》治伤寒，只有汗下两法，谓未入于腑者，可汗而已；已入于腑者，可下而已。又云：发表不远热，攻里不远寒。治法何等直捷。余谓发表不但一汗法，凡发疹、发瘢、发瘖、发痘，使邪从表而出者，皆谓之发表；攻里亦不仅一下法，凡导痰、蠲饮、消食、去积、通瘀、杀虫、利小便、逐败精，使邪从里而出者，皆谓之攻里。

秀按 此语极为明通。凡邪从外来，必从外去，发表固为外解，攻里亦为外解，总之使邪有出路而已，使邪早有出路而已。即有人虚证实者，不过佐以托邪之法、护正之方，究当以祛邪为主。邪早退一日，正即早安一日，此为治一切感证之总诀。

邪去正乃安，故逐邪以发表攻里为先；正足邪自去，故扶正以滋阴补阳为主。古人去病补虚，总不外发表、攻里、滋阴、补阳四大要法。

秀按 凡治伤寒，必先去病，病去则虚者亦生，病留则实者亦死，不拘风寒暑湿温热疫疠，总以逐邪为功，宜发则发，宜攻则攻，不必论邪之同异。惟四损四不足，如大劳大欲及大病久病后，气血两虚，阴阳并亏，名为四损。若感时邪，正气先亏，邪气自陷，此为内伤兼外感。凡遇此等，不可以常法正治，当从其损而调之，损其肺者益其气，损其心者调其营卫，损其脾者调其饮食、适其寒温，损其肝者缓其中，损其肾者益其精。调之不愈者，稍以常法治之。一损二损，轻者或可挽回，重者治之不及；三损四损，化源已绝，枯魄独存，虽卢扁亦无所施其技矣。若四不足：（一）气不足。如气不足以息，言不足以听，或欲言而不能，感邪虽重，反无胀满痞塞之证。（二）血不足。如面色萎黄，唇口刮白，或因吐衄血崩，或因产后亡血过多，或因肠风脏毒所致，感邪虽重，面目又无阳色。（三）阴不足。如五液干枯，肌肤甲错，感邪虽重，应汗不汗。（四）阳不足。如四肢厥逆，下利清谷，肌体恶寒，恒多泄泻，至夜益甚，或口鼻冷气，感邪虽重，反无发热、燥渴、苔刺等症，此为虚中夹实。若遇此等，宜急峻补，虚症补回。感邪未尽，稍从感症法治之，但必辨虚多实多，或标急本急，细参现症脉舌，如虚多实少而为本急者，先补其虚以顾本；实多虚少而为标急者，先去其实以治标。若补后虚症不退，及加变症者危；去邪后正随邪去，反现脱象者死。

廉勘 凡时感病，夹脾虚者难治，夹肾虚者尤难治。盖外感邪气，多从汗下清泄而外解，若夹脾虚者，脾阳虚则表不能作汗，脾阴虚则里不任攻下，或得汗矣则阳气随汗而脱，或得下矣则阴气从下而脱。即纯用清泄，中气亦不克支持，药愈凉而邪愈遏，脾气不得上升，往往中满便泄，气怯神倦，卒至自汗气脱而死。又夹肾虚者，有阴虚阳虚之分。阳虚者，一经汗下清利，则脱绝之症随见；阴虚者，一经汗下温散，则枯竭之症随见。往往邪未去而正气即脱，到此虚实关头，必须时时诊察。

第二章　六经方药

百病不外六经，正治不外六法，按经审证，对证立方，六法为君，十法为佐，治伤寒已无余蕴。虽然，病变不常，气血有素。穷不常之病变，须门门透彻；葆有素之气血，要息息通灵。斯可言医治之方药矣。姑详述之。

秀按　后汉张仲景著《伤寒杂病论》，传一百一十三方，方方皆古；立三百九十七法，法法遵经。又以六经钤百病，为不易之定法；以此病例彼病，为启悟之捷法。故历代名贤奉为正宗。正宗则诚正宗矣，然就余临证经验，尚不敷用者，以其间兼证、夹证、变证、坏证，证证不同，还须旁采耳。余临证时，凡遇纯实证，每参以张子和法；纯虚证，每参以张景岳法；实中夹虚证、虚中夹实证，每参以张石顽法。庶几博采众法，法法不离古人，而实未尝执古人之成法也。

廉勘　张长沙著《伤寒杂病论》一书，汉以前之大成，至宋始分《伤寒论》《金匮要略》两书。元张子和专著《儒门事亲》一书，明张景岳著有《类经》《景岳全书》及《质疑录》三种，前清国初张路玉著有《千金方衍义》《医通》两书，皆博古通今、可法可传之良书。先祖虽服膺四张，而景岳、路玉之书尤喜研求，故内伤杂证较为专长。盖因当时会诊，与城中金氏士哦、下方桥陈氏念义两前哲居多，故崇拜明清二张，良有以也。余则师事樊师开周，专从叶法，凡类于叶法者，靡不讲求而研究之。噫！祖书徒读，愧守箕裘，医术歧趋，悲深风木，想先祖有灵，应亦责我背道而驰乎。

第一节　发汗剂

苏羌达表汤　辛温发汗法　俞氏经验方

苏叶钱半至三钱　防风一钱至钱半　光杏仁二钱至三钱　羌活一钱至钱半　白芷一钱至钱半　广橘红八分至一钱，极重钱半　鲜生姜八分至一钱　浙苓皮二钱至三钱

俞根初曰：浙绍卑湿，凡伤寒恒多挟湿，故予于辛温中佐以淡渗者，防其停湿也。湖南高燥，凡伤寒最易化燥，仲景于辛温中佐以甘润者，防其化燥也。辛温发汗法虽同，而佐使之法则异。治正伤寒证，每用以代麻、桂二汤，辄效。

秀按　人有皮肉筋骨以成躯壳，皆谓之表；其中有脏腑以实之，则谓之里；而其能入里出表，全在经络，故谓之传经。方以苏叶为君，专为辛散经络之风寒而设。臣以羌活，辛散筋骨之风寒：防风、白芷，辛散肌肉之风寒。佐以杏、橘，轻苦微辛，引领筋骨肌肉之风寒，俾其从皮毛而出。使以姜、苓，辛淡发散为阳，深恐其发汗不彻，停水为患也。立法周到，故列为发汗之首剂。

俞氏加减法　如风重于寒者，通称伤风，咳嗽痰多，原方去羌活、生姜，加

仙半夏三钱，前胡二钱，苦桔梗钱半。

葱豉桔梗汤　辛凉发汗法　俞氏经验方

鲜葱白三枚至五枚　苦桔梗一钱至钱半　焦山栀二钱至三钱淡豆豉三钱至五钱　苏薄荷一钱至钱半　青连翘钱半至二钱　生甘草六分至八分　鲜淡竹叶三十片

秀按　《肘后》葱豉汤本为发汗之通剂，配合刘河间桔梗汤，君以荷、翘、桔、竹之辛凉，佐以栀、草之苦甘，合成轻扬清散之良方，善治风温、风热等初起证候，历验不爽。惟刘氏原方尚有黄芩一味，而此不用者，畏其苦寒化燥，涸其汗源也。若风火证初起，亦可酌加。

俞氏加减法　如咽阻喉痛者，加紫金锭两粒磨冲，大青叶三钱；如胸痞，原方去甘草，加生枳壳二钱，白蔻末八分冲；如发疹，加蝉衣十二只，皂角刺五分，大力子三钱；如咳甚痰多，加苦杏仁三钱，广橘红钱半；如鼻衄，加生侧柏叶四钱，鲜茅根五十支去衣；如热盛化火，加条芩二钱，绿豆二两煎药；如火旺就燥，加生石膏八钱，知母四钱。

九味仓廪汤　益气发汗法　俞氏经验方

潞党参一钱至钱半　羌活八分至一钱　薄荷一钱至钱半　茯苓二钱至三钱　防风一钱至钱半　前胡一钱至钱半　苦桔梗一钱至钱半　清炙草六分至八分　陈仓米三钱至四钱

秀按　此方妙在参、苓、仓米，益气和胃，协济羌、防、薄、前、桔、甘，各走其经以散寒，又能鼓舞胃中津液，上输于肺以化汗，正俞氏所谓“借胃汁以汗之”也。凡气虚者，适感非时之寒邪，混厕经中，屡行疏表不应，邪伏幽隐不出，非借参、苓、米辅佐之力，不能载之外泄也。独怪近世医流，偏谓参、苓助长邪气，弃而不用，专行群队升发，鼓激壮火飞腾，必至烁竭津液不已，良可慨焉。

七味葱白汤　养血发汗法　俞氏经验方　方载王氏《外台》

鲜葱白三枚至四枚　生葛根一钱至钱半　细生地钱半至三钱淡豆豉二钱至三钱　原麦冬一钱至钱半　鲜生姜一片或两片　百劳水四碗，煎药

以长流水盛桶中，以竹竿扬之数百，名百劳水。

秀按　葱白香豉汤，药味虽轻，治伤寒寒疫三日以内头痛如破，及温病初起烦热，其功最著。配以地、麦、葛根养血解肌，百劳水轻宣流利，即治虚人风热，

伏气发温，及产后感冒，靡不随手获效，真血虚发汗之良剂。凡夺血液枯者，用纯表药全然无汗，得此阴气外溢则汗出。

加减葳蕤汤　滋阴发汗法　俞氏经验方

生葳蕤二钱至三钱　生葱白二枚至三枚　桔梗一钱至钱半　东白薇五分至一钱　淡豆豉三钱至四钱　苏薄荷一钱至钱半　炙草五分　红枣两枚

秀按　方以生玉竹滋阴润燥为君；臣以葱、豉、薄、桔疏风散热；佐以白薇苦咸降泄；使以甘草、红枣甘润增液，以助玉竹之滋阴润燥，为阴虚体感冒风温及冬温咳嗽、咽干痰结之良剂。

参附再造汤　助阳发汗法　俞氏经验方　方从陶节庵再造散加减

高丽参一钱至钱半　淡附片五分　川桂枝一钱　羌活八分绵芪皮钱半，酒洗　北细辛三分　清炙草八分　防风八分

秀按　阳虚者阴必盛，故君以附、桂破阴；阴盛者气必弱，故臣以参、芪扶气；佐羌、防、细辛，以温散阴寒；使以甘草，以缓辛、附、羌、防之性。专治伤寒夹阴，阳虚不能作汗，尺脉迟弱者。方义固高出前辈，但稍嫌羌、防冗杂，然无害于温补助卫之大旨，且足为专用麻、桂、羌、防等发汗，而汗不出者进一解。

香苏葱豉汤　理气发汗法　俞氏经验方　方载《张氏医通》妇科门

制香附钱半至二钱　新会皮钱半至二钱　鲜葱白二枚至三枚紫苏钱半至三钱　清炙草六分至八分　淡香豉三钱至四钱

秀按　女子善怀，每多抑郁，故表郁无汗，以香苏饮为主方。盖香附为气中血药，善疏气郁；紫苏为血中气药，善解血郁；况又臣以葱、豉轻扬发表；佐以陈皮理气，炙草和药，又气血调和，则表郁解而津津汗出矣。此为妊妇伤寒之主方，既能疏郁达表，又能调气安胎。血虚者可略加归、芎，参严氏紫苏饮子法，专门产科者注意之。

葱豉荷米煎　和中发汗法　俞氏经验方

鲜葱白一枚，切碎　淡香豉二钱　苏薄荷四分，冲　生粳米三十粒

秀按　此即《肘后》葱豉粳米煎加薄荷，《内经》所谓“因其轻而扬之”也。治小儿伤寒初起一二日，头痛身热，发冷无汗，药虽轻稳，用之辄效，医者勿以平淡而忽之。查王氏《外台》，有升麻、葛根者，甚则有加麻黄者，有加麻、葛、栀子者，有加栀、芩、石膏、葛根者，有加童便者，有加葛根、生姜、粳米者，

有加葛根、粳米者，有加葳蕤、粳米、鼠屎者，有加冬花、麦冬、桔梗、甘草、槟榔、生地汁者，有加天冬、百部、紫菀、川贝、葛根、白前、广皮、生姜者，有加杏仁、童便者，有加生地、生姜、童便者，有加葳蕤、羚角、人参者，对证选用，投无不效。

新加三拗汤　宣上发汗法　俞氏经验方

带节麻黄六分　荆芥穗二钱　苦桔梗一钱　金橘饼一枚苦杏仁一钱半　苏薄荷一钱　生甘草五分　大蜜枣一枚

秀按　太阳经为一身之外卫，主皮毛，而皮毛又为肺之合，故足太阳与手太阴二经之病，往往互见，如《伤寒论》头痛恶寒，固太阳经症，鼻鸣而喘，即肺经症矣。此以麻黄汤去桂枝为君，而麻黄留节，发中有收，苦杏仁留尖取其发，留皮取其涩，略杵取其味易出，甘草生用，补中有散，三味与仲景法相拗故名。俞氏佐以荆、薄疏风；桔、甘宣上；使以橘饼、蜜枣，辛甘微散，变仲景峻剂为平剂，以治风伤肺、寒伤太阳、头痛恶寒、无汗而喘、咳嗽白痰等证，效如桴鼓，可谓屡用达药，善于化裁者矣。

麻附五皮饮　温下发汗法　俞氏经验方

麻黄一钱　淡附片八分　浙苓皮三钱　大腹皮二钱　细辛五分　新会皮钱半　五加皮三钱　生姜皮一钱

秀按　此以仲景麻附细辛汤合华元化五皮饮为剂，君以麻黄，外走太阳而上开肺气；臣以辛、附，温化肾气；佐以五皮，开腠理以达皮肤，为治一身尽肿，化气发汗之良方。

廉勘　麻黄虽为发汗之峻品，而用于水肿证，其力较减，其性反缓者，以水气抵抗之力大也。妙在下行之性，又能利溺，故前哲于水肿证，多用麻黄者以此。惜世俗无普通医识，辄畏麻黄如虎，致良药见弃，良可慨焉。但必须先煎数沸，掠去浮沫，以减麻烈之性，庶无流弊。

小青龙汤　化饮发汗法　俞氏经验方载《伤寒论》

麻黄八分　姜半夏三钱　炒干姜八分，拌捣五味子三分　川桂枝一钱　北细辛五分　白芍一钱　清炙草六分

秀按　风寒外搏，痰饮内伏，发为痰嗽气喘者，必须从小青龙加减施治。盖君以麻、桂辛温泄卫；即佐以芍、草酸甘护营；妙在干姜与五味拌捣为臣，一温

肺阳而化饮，一收肺气以定喘；又以半夏之辛滑降痰，细辛之辛润行水，则痰饮悉化为水气，自然津津汗出而解。若不开表而徒行水，何以解风寒之搏束；若一味开表，而不用辛以行水，又何以去其水气。此方开中有阖，升中有降，真如神龙之变化不测。设非风寒而为风温，麻、桂亦不可擅用，学者宜细心辨证，对证酌用也。

加减法　渴者去姜半夏，加天花粉三钱；喘者去麻黄，加苦杏仁三钱；小便不利，少腹满者，重加茯苓六钱；误饮冷水，寒与水相搏后，肺有支饮而呕者，去麻、桂、白芍，加浙茯苓四钱；饮去呕止，其人形肿者，加苦杏仁三钱；如胃热上冲，面热如醉者，加酒炒生锦纹一钱；如咳而上气，烦躁而喘，脉右浮滑，心下有水而肺胀者，原方加石膏八钱；其人噎者，再加淡附片一钱；但咳而不上气，脉右浮滑者，去桂枝、芍、草，加川朴钱半，苦杏仁三钱，生石膏四钱，淮小麦三钱；咳而上气，喉中作水鸡声者，亦去桂枝、芍、草，加射干二钱，款冬花三钱，紫菀四钱，大枣二枚；如汗解后，肺有支饮而呕者，去麻、桂、白芍，加浙茯苓四钱；饮去呕止，其人形肿者，加苦杏仁三钱；如胃热上冲，面热如醉者，加酒炒生锦纹一钱；如咳而上气，烦躁而喘，脉右浮滑，心下有水而肿胀者，原方加入石膏八钱。

越婢加半夏汤　蠲痰发汗法　俞氏经验方载《金匮要略》

蜜炙麻黄一钱　姜半夏四钱　鲜生姜一钱　生石膏四钱生粉甘草八分　大黑枣四枚，泡去皮

秀按　外感风寒，激动肺脏痰火，发为喘嗽，目突如脱，右脉浮大者，则以越婢加半夏汤为正治。方用麻黄、生姜开表为君，以辛散外来之风寒；石膏清里为臣，以寒降上逆之肺火；妙在佐以姜半夏之辛滑涤痰，以开肺气之壅塞；使以草、枣滋补中气，缓和诸药，俾肺窍中之痰涎净尽，则火无所依傍而自出矣。此为辛散风寒，肃清痰火之良方。

方歌　本会文牍周越铭新撰

苏羌达表汤

苏羌达表汤芷防，苓皮杏朴与生姜，辛温略佐淡渗法，伤寒挟湿治称良。

加减法：风重于寒咳嗽多，方中羌活生姜去，加半前胡与桔梗，痰消风减病斯愈。

葱豉桔梗汤

葱豉桔梗汤薄翘，栀子生甘竹叶标，风热风温及风火，辛凉发汗此为昭。

加减法：喉痛大青与紫金，胸痞去甘枳蔻入，发疹蝉衣皂角蒡，咯痰杏桔加之吉，鼻衄茅根柏叶襄，化火条芩绿豆汁，燥甚石膏知母添，俞氏加减妙无极。

九味仓廪汤

九味仓廪伏参苓，薄前甘桔羌防米，体虚散表不伤津，发汗妙在兼益气。

七味葱白汤

七味葱白葛根襄，地冬淡豉及生姜，煎药须用百劳水，养血发汗此方长。

加减葳蕤汤

加减葳蕤葱豉桔，薄薇草枣品同集，阴虚体质感风温，方能发汗兼滋液。

参附再造汤

参附再造佐芪皮，辛桂羌防炙草宜，法取助阳以作汗，伤寒阴盛用无疑。

香苏葱豉汤

香苏葱豉制原良，新会皮伺炙草尝，理气发汗兼开郁，妊娠伤寒是主方。

葱豉荷米汤

葱豉荷米共成煎，儿病伤寒此法传，独取轻清平淡品，和中发汗效如仙。

新加三拗汤

新加三拗麻杏桔，薄荷芥穗及生甘，金橘饼一蜜枣一，上焦发汗肺宜宣。

麻附五皮饮

麻附五皮广腹苓，生姜五加及细辛，伤寒水气无从出，发汗须兼温下灵。

小青龙汤

小青龙汤麻桂辛，味姜芍草夏同珍，汗无喘咳寒兼饮，惟有长沙旧法遵。

加减法：渴除半夏加花粉，喘去麻黄用杏仁，冷饮致噎宜附片，溺阻腹满重加苓，但咳去桂并芍草，朴杏石膏小麦斟，上气亦除芍草桂，加射冬花菀枣灵，解后肺有支饮呕，除麻桂芍亦加苓，饮去呕止形还肿，方内宜增苦杏仁，胃热上冲面如醉，佐以酒炒生锦纹，烦躁喘急是肺胀，石膏重用始能平。

越婢加半夏汤

越婢加半汤石甘，麻黄半夏枣姜兼，咳逆气喘脉浮大，外散风寒内涤痰。

第二节　和解剂

柴胡枳桔汤　和解表里法轻剂　俞氏经验方

川柴胡一钱至钱半　枳壳钱半　姜半夏钱半　鲜生姜一钱　青子芩一钱至钱半　桔梗一钱　新会皮钱半　雨前茶一钱

秀按　柴胡疏达腠理，黄芩清泄相火，为和解少阳之主药，专治寒热往来，故以之为君。凡外感之邪，初传少阳、三焦，势必逆于胸胁，痞满不通，而或痛或呕或哕，故必臣以宣气药，如枳、桔、橘、半之类，开达其上中二焦之壅塞。佐以生姜，以助柴胡之疏达。使以绿茶，以助黄芩之清泄。往往一剂知，二剂已。惟感邪未入少阳，或无寒但热，或无热但寒，或寒热无定候者，则柴胡原为禁药。若既见少阳症，虽因于风温暑湿，亦有何碍，然此尚为和解表里之轻剂，学者可放胆用之。

柴芩双解汤　和解表里法重剂　俞氏经验方

柴胡钱半　生葛根一钱　羌活八分　知母二钱　炙草六分　青子芩钱半　生石膏四钱，研　防风一·钱猪苓钱半　白蔻末六分，冲

秀按　少阳相火，郁于腠理而不达者，则作寒热，非柴胡不能达，亦非黄芩不能清，与少阳经气适然相应，故以为君。若表邪未罢，而兼寒水之气者，则发寒愈重，证必身疼无汗，故必臣以葛根、羌、防之辛甘气猛，助柴胡以升散阳气，使邪高于阴，而寒自已。里邪已盛，而兼燥金之气者，则发热亦甚，证必口渴恶热，亦必臣以知母、石膏之苦甘性寒，助黄芩引阴气下降，使邪离于阳，而热自已。佐以猪苓之淡渗，分离阴阳不得交并；使以白蔻之开达气机，甘草之缓和诸药，而为和解表里之重剂，亦为调剂阴阳、善止寒热之良方也。善用者往往一剂而瘳。

廉勘　此王肯堂得意之方，俞氏加减而善用之，以奏殊功，全凭辨证精确。若率尔引用，适中王孟英柴、葛、羌、防随手乱投之诮矣，学者审慎之。

柴胡达原饮　和解三焦法　俞氏经验方

柴胡钱半　生枳壳钱半　川朴钱半　青皮钱半　炙草七分　黄芩钱半　苦桔梗一钱　草果六分　槟榔二钱　荷叶梗五寸

秀按　《内经》言：邪气内薄五脏，横连膜原。膜者，横膈之膜；原者，空隙之处，外通肌腠，内近胃腑，即三焦之关键，为内外交界之地，实一身之半表

半里也。凡外邪每由膜原入内，内邪每由膜原达外，此吴又可治疫邪初犯膜原，所以有达原饮之作也。今俞氏以柴芩为君者，以柴胡疏达膜原之气机，黄芩苦泄膜原之郁火也。臣以枳、桔开上，朴、果疏中，青、槟达下，以开达三焦之气机，使膜原伏邪从三焦而外达肌腠也。佐以荷梗透之；使以甘草和之。虽云达原，实为和解三焦之良方，较之吴氏原方，奏功尤捷。然必湿重于热，阻滞膜原，始为适宜。若湿已开，热已透，相火炽盛，再投此剂，反助相火愈炽，适劫胆汁而烁肝阴，酿成火旺生风，痉厥兼臻之变矣。用此方者其审慎之。

蒿芩清胆汤　和解胆经法　俞氏经验方

青蒿脑钱半至二钱　淡竹茹三钱　仙半夏钱半　赤茯苓三钱　青子芩钱半至三钱　生枳壳钱半　陈广皮钱半　碧玉散包，三钱

秀按　足少阳胆与手少阳三焦合为一经，其气化一寄于胆中以化水谷，一发于三焦以行腠理。若受湿遏热郁，则三焦之气机不畅，胆中之相火乃炽，故以蒿、芩、竹茹为君，以清泄胆火；胆火炽，必犯胃而液郁为痰，故臣以枳壳、二陈，和胃化痰；然必下焦之气机通畅，斯胆中之相火清和，故又佐以碧玉，引相火下泄，使以赤苓，俾湿热下出，均从膀胱而去。此为和解胆经之良方。凡胸痞作呕，寒热如疟者，投无不效。

廉勘　青蒿脑清芬透络，从少阳胆经领邪外出，虽较疏达腠理之柴胡力缓，而辟秽宣络之功比柴胡为尤胜，故近世喜用青蒿而畏柴胡也。

柴胡桂姜汤　和解偏重温通法　俞氏经验方载《金匮要略》

柴胡二钱至三钱　川桂枝钱半　干姜钱半　清炙草一钱　花粉三钱至四钱　生牡蛎二钱　黄芩一钱　阴阳水四碗，分两次煎

秀按　夏伤暑邪，深伏阴分，至深秋新感冷风，重伤卫阳，发为痎疟。其证寒多热少，肢冷胁痛，故当温和其阳，微和其阴。阳分君以柴胡，而分量独重者，以正疟不离乎少阳也；阴分君以花粉，而分量亦独重者，以救液为急务也。臣以桂枝、干姜，和太阳阳明之阳；即以黄芩、牡蛎，和少阳阳明之阴。佐以甘草调和阴阳；使以阴阳水分其阴阳，俾得其平也。此为和解三阳，偏重温通之良方，然识见不到者，亦勿轻试。

廉勘　阳阴水有三：一新汲水与百沸汤和匀；二河水与井水合用；三井泉水与天雨水同煎。拙见主天雨水与煎沸清泉水和匀，尤见妙用之深意，故阴阳水一

名生熟汤，良有以也。至此方《金匮要略》云：初服微烦，复服汗出即愈。前清王晋三曰：和得其当，一剂如神。然以予所验，惟营阴充足，内伏暑湿之邪，本不甚重，而重感风寒表邪者，始易见功，但服一剂，即周身津津汗出而解。此亦惟藜藿体相宜，若膏粱体切勿轻用。

柴平汤　和解偏重温燥法　俞氏经验方

川柴胡一钱　姜半夏钱半　川朴二钱　清炙草五分　炒黄芩一钱　赤苓三钱　制苍术一钱　广橘皮钱半　鲜生姜一钱

秀按　凡寒热往来，四肢倦怠，肌肉烦疼者，名曰湿疟，故以小柴胡合平胃二方加减，取其一则达膜，一则燥湿，为和解少阳阳明，湿重热轻之良方。仲夏初秋，最多此证，历试辄验，但疟愈即止，不可多服耳。多服则湿去燥来，反伤胃液，变证蜂起矣。

新加木贼煎　和解偏重清泄法　俞氏经验方

木贼草钱半　淡香豉三钱　冬桑叶二钱　制香附二钱　鲜葱白三枚　焦山栀三钱　粉丹皮二钱　夏枯草三钱　清炙草五分　鲜荷梗五寸

秀按　木贼草味淡性温，气清质轻，色青中空，节节通灵，与柴胡之轻清疏达不甚相远，连节用之，本有截疟之功，故张景岳代柴胡以平寒热。俞氏加减其间，君以木贼，领葱、豉之辛通，从腠理而达皮毛，以轻解少阳之表寒；臣以焦栀，领桑、丹之清泄，从三焦而走胆络，以凉降少阳之里热；佐以制香附疏通三焦之气机，夏枯草轻清胆腑之相火；使以甘草和之，荷梗透之，合而为和解少阳，热重寒轻之良方。

柴胡白虎汤　和解偏重清降法　俞氏经验方

川柴胡一钱　生石膏八钱，研　天花粉三钱　生粳米三钱　青子芩钱半　知母四钱　生甘草八分　鲜荷叶一片

秀按　柴胡达膜，黄芩清火，本为和解少阳之君药；而臣以白虎法者，以其少阳证少而轻，阳明证多而重也；佐以花粉，为救液而设；使以荷叶，为升清而用，合而为和解少阳阳明，寒轻热重，火来就燥之良方。

柴胡陷胸汤　和解兼开降法　俞氏经验方

柴胡一钱　姜半夏三钱　小川连八分　苦桔梗一钱　黄芩钱半　栝蒌仁五钱，杵　小枳实钱半　生姜汁四滴，分冲

秀按 陶氏节庵曰：少阳证具，胸膈痞满，按之痛，若用柴胡枳桔汤未效，用小柴胡合小陷胸汤一剂即瘳。妙在苦与辛合，能通能降，且栝蒌之膜瓤，似人胸中之膜膈，善涤胸中垢腻，具开膈达膜之专功，故为少阳结胸之良方，历试辄验。

廉勘 小陷胸汤加枳、桔，善能疏气解结，本为宽胸开膈之良剂。俞氏酌用小柴胡中主药三味，以其尚有寒热也；减去参、草、枣之腻补；生姜用汁，辛润流利，亦其善于化裁处。

大柴胡汤 和解兼轻下法 俞氏经验方载《伤寒论》

柴胡二钱 姜半夏钱半 小枳实钱半 鲜生姜一钱 黄芩钱半 生赤芍一钱 生锦纹六分 大黑枣二枚，去皮

秀按 少阳证本不可下，而此于和解中兼以缓下者，以邪从少阳而来，渐结于阳明，而少阳证未罢，或往来寒热，或胸痛而呕，不得不借柴胡、生姜以解表，半夏、黄芩以和里；但里证已急，或腹满而痛，或面赤燥渴，或便秘溺赤，故加赤芍以破里急，枳实、生军以缓下阳明将结之热；佐以大枣，以缓柴胡、大黄发表攻里之烈性，而为和解少阳阳明、表里缓治之良方。但比小柴胡专于和解少阳一经者力量较大，故称大。

小柴胡汤 和解兼益气法 俞氏经验方载《伤寒论》

川柴胡一钱 姜半夏一钱 东洋参八分 清炙草六分 青子芩一钱 鲜生姜八分 大红枣二枚

秀按 半表症，即往来寒热，胸胁苦满，指在腠理之风寒而言；半里证，即口苦、咽干、目眩，指在胆府之里热而言。寒热互拒，所以有和解一法。君以柴胡解少阳在经之表寒，黄芩和少阳在腑之里热；犹恐表邪退而里气虚，故臣以半夏、参、草，和胃阳以壮里气而御表；使以姜、枣，助少阳生发之气，调营卫以解表。盖里气虚则不能御表，表邪反乘虚而入，识透此诀，始识仲景用参之精义。盖上焦得通，精液得下，胃气因和，不强逼其汗而自能微汗以解，此为和解少阳风寒，助胃化汗之良方。

廉勘 小柴胡汤，惟风寒正疟，邪在少阳者，可以按法而投。若温热暑湿诸疟，邪从口鼻而受，肺胃之气先已窒滞，病发即不饥恶谷，脘闷苔黄，苟不分别，但执此汤奉为圣法，则参、甘、姜、枣，温补助邪，骤则液涸神昏，缓则邪留结痞，且有耗伤阴液而成疟痨者，此王孟英阅历有得之言也。用此方者其审慎之。

柴胡四物汤　和解兼补血法　俞氏经验方

柴胡八分　仙半夏一钱　归身一钱　生白芍二钱　条芩八分　清炙草六分　生地钱半　川芎七分

秀按　少阳证初病在气，久必入络，其血在将结未结之间，而寒热如疟，胸胁串痛，至夜尤甚者，陷入于足厥阴之肝络也。若但据寒热现状，便投小柴胡原方，则人参、姜、枣，温补助阳，反令血愈亏而热愈结，热结则表里闭固，内火益炽，立竭其阴而肝风内动矣。此方君以柴胡入经和气，即臣以川芎入络和血，妙在佐以归、地、白芍之养血敛阴，即使以半夏、甘草之辛甘化阳，庶几阴阳和，俾阴液外溢则汗出，而寒热胁痛自止矣。此为疏气和血，妊妇寒热之良方。

加减小柴胡汤　和解兼通瘀法　俞氏经验方

鳖血柴胡一钱　光桃仁三钱　归尾钱半　粉丹皮二钱，酒炒黄芩一钱　杜红花一钱　生地二钱　益元散三钱，包煎

秀按　妇人中风七八日，经水适断者，此为热入血室，其血必结，寒热如疟，发作有时。此方君以柴、芩和解寒热，臣以归尾、桃仁破其血结，佐以生地、丹皮凉血泄热，以清解血中之伏火，使以益元滑窍导瘀，从前阴而出。此为和解寒热，热结血室之良方。

廉勘　叶天士先生曰：妇人经水适来适断，邪陷血室。仲景立小柴胡汤，提出所陷热邪，用参、枣扶胃气，以冲脉隶属阳明也。此惟虚者为合治。若热邪陷入，与血相结者，当从陶氏小柴胡汤去参、草、姜、枣，加生地、桃仁、楂肉、丹皮或犀角等。若本经血结自甚，必少腹满痛，身体重滞，两侧连胸背皆拘束不遂，每多谵语如狂，当从小柴胡汤去参、草、枣，加酒炒延胡、归尾、桃仁、制香附、枳壳等，去邪通络，正合其病。往往延久，上逆心包，胸中痹痛，即陶氏所谓血结胸也，王海藏出一桂枝红花汤如海蛤、桃仁，原为表里上下一齐尽解之理，此方甚为巧妙。

柴胡羚角汤　和解偏重破结法　俞氏经验方

鳖血柴胡二钱　归尾二钱　杜红花一钱　碧玉散三钱，包煎羚角片三钱，先煎桃仁九粒　小青皮钱半　炒穿甲一钱　吉林大参一钱　醋炒生锦纹三钱

临服调入牛黄膏一钱。

秀按　妇人温病发热，经水适断，昼日明了，夜则谵语，甚则昏厥，舌干口臭，

便闭溺短，此为热结血室，乃少阳内陷阳明、厥阴之危候。外无向表之机，内无下行之势，是证之重而又重者也。此方君以鳖血、柴胡，入经达气，入络利血，提出少阳之陷邪，羚角解热清肝，起阴提神；臣以归尾、桃仁，破其血结，青皮下其冲气；佐以穿甲、碧玉散、炒生军，直达瘀结之处，以攻其坚，引血室之结热，一从前阴而出，一从后阴而出，妙在人参大补元气，以协诸药而神其用，牛黄膏清醒神识，以专治谵语如狂。此为和解阴阳，大破血结，背城一战之要方。

附：牛黄膏　凉透血络芳香开窍法　方出刘河间《六书》

两牛黄二钱　广郁金三钱　丹皮三钱　梅冰一钱　飞辰砂三钱　生甘草一钱

上药研至极细，用药汤频频调下。

廉勘　热入血室，当分经适来因受病而止，经适来受病而自行，经适断而受病三种，则实与虚自见。如经水适来，因热邪陷入而搏结不行者，必有瘀血，察其腰胁及少腹，有牵引作痛拒按者，必以清热消瘀为治；如因邪热传营，逼血妄行，致经水未当期而至者，必有身热、烦躁、不卧等证，治宜凉血以安营；如经水适断而受邪者，经行已净，则血室空虚，邪必乘虚而陷，治宜养营以清热；如伏邪病发，而经水自行者，不必治经水，但治其伏邪，而病自愈。临证必须询其经期，以杜热入血室。

方歌　同上

柴胡枳桔汤

柴胡枳桔青芩广，半夏生姜谷雨茶，和解表里此轻剂，但见少阳证可加。

柴芩双解汤

柴芩双解葛羌防，膏母猪苓蔻草襄，和解阴阳推重剂，用之的当效非常。

柴胡达原饮

柴胡达原枳桔芩，槟青朴广草荷梗，开达三焦是主方，湿开热透用宜慎。

蒿芩清胆汤

蒿芩清胆竹茹珍，枳壳用生合二陈，方内更加碧玉散，既清相火化痰凝。

柴胡桂姜汤

柴胡桂姜合花粉，甘草蛎芩并奏功，水取阴阳调剂美，方原和解重温通。

柴平汤

柴胡平胃朴苍芩，陈夏姜甘与赤苓，和解中多温燥品，少阳湿虐用偏灵。

新加木贼煎

方号新加木贼煎，栀丹葱豉略加甘，桑荷香附偕枯草，和解方中清泄兼。

柴胡白虎汤

柴胡白虎用如何，芩花膏知米草荷，和解又添清降法，阳明证重用无讹。

柴胡陷胸汤

柴胡陷胸连夏蒌，黄芩枳实桔梗投，煎成冲入生姜汁，和解功从开降收。

大柴胡汤

大柴胡汤枳夏芩，赤芍枣姜生锦纹，和解法中兼缓下，少阳未罢及阳明。

小柴胡汤

小柴胡汤芩夏草，稍入洋参加姜枣，表邪退恐里气虚，和解方加益气妙。

柴胡四物汤

柴胡四物义何居，和解阴阳补血俱，夏草黄芩还并入，辛甘合化病能除。

加减小柴胡汤

方名加减小柴胡，芩丹归地桃红入，滑窍益元散并加，善治热邪陷血室。

柴胡羚角汤

柴胡羚角归桃红，青皮碧玉穿山集，人参锦纹牛黄膏，此方和解兼破结。

牛黄膏

牛黄膏中佐郁金，辰砂丹草及梅冰，凉透血络兼开窍，得此清营效倍灵。

第三节　攻下剂

调胃承气汤　缓下胃腑结热法　俞氏经验方

生锦纹一钱，酒浸　清炙草五分　鲜生姜一片　元明粉五分　大红枣两枚

秀按　调胃者，调和胃气也。大黄虽为荡涤胃肠之君药，而用酒浸，佐甘草者，一借酒性上升，一借炙草甘缓，皆以缓大黄之下性。然犹恐其随元明粉成润直下，故又使以姜、枣之辛甘，助胃中升发之气。元明粉之分量，减半于大黄，合而为节节弥留之法，否则大黄随急性之元明粉一直攻下，而无恋膈生津之用，何谓调胃耶？此为阳明燥热，初结胃腑之良方。

小承气汤　直下小肠结热法　俞氏经验方

生川军三钱，酒洗　小枳实二钱　薄川朴一钱

秀按　小肠火腑，非苦不通，故君以生军之苦寒，以涤小肠；臣以枳实之苦降，直达幽门；但苦非辛不通，故佐以厚朴之苦辛，助将军一战成功也。此为阳明实热蕴结小肠之良方。若热结旁流，加川连一钱尤妙。

大承气汤　峻下大肠结热法　俞氏经验方

元明粉三钱　生锦纹四钱　小枳实二钱　薄川朴一钱

秀按　大肠与胃同为燥金之腑，《易》曰：燥万物者莫熯乎火。燥非润不降，火非苦不泻，故君以元明粉润燥软坚，生川军荡实泻火；臣以枳实去痞，原朴泄满，合而为痞满燥实坚，大肠实火之良方。加甘草名三一承气汤。

廉勘　唐容川曰：三承气汤，不但药力有轻重之分，而其主治，亦各有部位之别。故调胃承气汤，仲景提出“心烦”二字，以见胃络通于心，而调胃承气，是注意在治胃燥也，故以大黄、芒硝泻热润燥，合之甘草，使药力缓缓留中以去胃热，故名调胃也。大承气汤，仲景提出“大便已硬”四字，是专指大肠而言，大肠居下，药力欲其直达，不欲其留于中官，故不用甘草，大肠与胃，同禀燥气，故同用硝、黄以润降其燥，用枳朴者，取木气疏泄，助其速降也。若小承气汤，则重在小肠，故仲景提出“腹大满”三字为眼目，盖小肠正当大腹之内，小肠通身接连“油网”，“油”是脾所司，“膜网”上连肝系，肝气下行，则疏泄脾土，而膏油滑利，肝属木，故枳、朴秉木气者，能疏利脾土，使油膜之气下达小肠而出也；又用大黄归于脾土者，泻膏油与肠中之实热，此小承气所以重在小肠也；其不用芒硝，以小肠不秉燥气，故不取硝之咸润。至大承气亦用枳、朴者，以肝木之气，从油膜下接大肠，《内经》所谓“肝与大肠通”也。三承气汤，药力皆当从胃中过，从大肠而去，但其命意，则各有区别，用者当审处焉。观此，则吴鞠通调胃承气、导赤承气二方，似觉多事。

三仁承气汤　缓下脾脏结热法　俞氏经验方

大麻仁三钱，炒香　松子三钱，研透　小枳实钱半，炒香　大腹皮二钱　光杏仁三钱，勿研　生川军一钱，蜜炙　油木香五分　猪胰略炒，一钱

秀按　脾与胃以膜相连。膜者脂膜也，上济胃阴，下滋肠液，皆脾所司。若发汗利小便太过，则胆火炽盛，烁胃熏脾，胃中燥而烦实，实则大便难，其脾为约，约则脾之脂膜枯缩矣。故君以麻、杏、松仁等多脂而香之物，濡油脾约，以

滋胃燥；然胃热不去，则胆火仍炽，又必臣以生军、枳实，去胃热以清胆火，所谓釜底抽薪是也；佐以油木香、大腹皮者，以脾气喜焦香，而油木香则滑利脂膜，脾络喜疏通，而大腹皮又能直达脾膜也；妙在使以猪胰，善去油腻而助消化，以洗涤肠中垢浊。此为胃燥脾约，液枯便闭之良方。

陷胸承气汤　肺与大肠并治法　俞氏经验方

栝蒌仁六钱，杵　小枳实钱半　生川军二钱　仙半夏三钱　小川连八分　风化硝钱半

秀按　肺伏痰火，则胸膈痞满而痛，甚则神昏谵语；肺气失降，则大肠之气亦痹，肠痹则腹满便闭。故君以蒌仁、半夏，辛滑开降，善能宽胸启膈；臣以枳实、川连，苦辛通降，善能消痞泄满；然下既不通，必壅乎上，又必佐以硝、黄，咸苦达下，使痰火一齐通解。此为开肺通肠，痰火结闭之良方。

犀连承气汤　心与小肠并治法　俞氏经验方

犀角汁两瓢，冲　小川连八分　小枳实钱半　鲜地汁六瓢，冲生锦纹三钱　真金汁一两，冲

秀按　心与小肠相表里。热结在腑，上蒸心包，症必神昏谵语，甚则不语如尸，世俗所谓蒙闭证也。便通者宜芳香开窍，以通神明。若便秘而妄开之，势必将小肠结热，一齐而送入心窍，是开门揖盗也。此方君以大黄、黄连，极苦泄热，凉泻心、小肠之火；臣以犀、地二汁，通心神而救心阴；佐以枳实，直达小肠幽门，俾心与小肠之火，作速通降也。然火盛者心必有毒，又必使以金汁润肠解毒。此为泻心通肠，清火逐毒之良方。

白虎承气汤　清下胃腑结热法　俞氏经验方

生石膏八钱，细研　生锦纹三钱　生甘草八分　白知母四钱　元明粉二钱　陈仓米三钱，荷叶包

秀按　胃之支脉，上络心脑，一有邪火壅闭，即堵其神明出入之窍，故昏不识人，谵语发狂，大热大烦，大渴大汗，大便燥结，小便赤涩等症俱见。是方白虎合调胃承气，一清胃经之燥热，一泻胃腑之实火，此为胃火炽盛，液燥便闭之良方。

桃仁承气汤　急下肠中瘀热法　俞氏经验方

光桃仁三钱，勿研　五灵脂二钱，包　生蒲黄钱半　鲜生地八钱　生川军二

钱，酒洗　元明粉一钱　生甘草六分　犀角汁四匙，冲

秀按　下焦瘀热，热结血室，非速通其瘀，而热不得去。瘀热不去，势必上蒸心脑，蓄血如狂，谵语；下烁肝肾，亦多小腹串疼，带下如注，腰痛如折，病最危急。此方以仲景原方去桂枝，合犀角地黄及失笑散，三方复而为剂，可谓峻猛矣。然急证非急攻不可，重证非重方不效，古圣心传，大抵如斯，但必辨证精切，明告病家，此为背城一战之策，效否亦难预必，信则服之，否则另请高明可也。

解毒承气汤　峻下三焦毒火法　俞氏经验方

银花三钱　生山栀三钱　小川连一钱　生川柏一钱　青连翘三钱　青子芩二钱　小枳实二钱　生锦纹三钱　西瓜硝五分　金汁一两，冲　白头蚯蚓两支

先用雪水六碗，煮生绿豆二两，滚取清汁，代水煎药。

秀按　疫必有毒，毒必传染，症无六经可辨，故喻嘉言从三焦立法，殊有卓识。此方用银、翘、栀、芩，轻清宣上，以解疫毒，喻氏所谓“升而逐之”也；黄连合枳实，善疏中焦，苦泄解毒，喻氏所谓“疏而逐之”也，黄柏、大黄、瓜硝、金汁，成苦达下，速攻其毒，喻氏所谓“决而逐之”也；即雪水、绿豆清，亦解火毒之良品，合而为泻火逐毒，三焦通治之良方。如神昏不语，人如尸厥，加《局方》紫雪，消解毒火，以清神识，尤良。

养荣承气汤　润燥兼下结热法　俞氏经验方　载吴又可《温疫沦》

鲜生地一两　生白芍二钱　小枳实钱半　真川朴五分　油当归三钱　白知母三钱　生锦纹一钱

秀按　火郁便闭，不下则无以去其结热；液枯肠燥，不润则适以速其亡阴。方以四物汤去川芎，重加知母，清养血液以滋燥，所谓增水行舟也；然徒增其液，而不解其结，则扬汤止沸，转身即干，故又以小承气去其结热。此为火盛烁血，液枯便闭之良方。

廉勘　吴鞠通重用细生地、元参、麦冬合调胃承气，名曰增液承气汤，从此方套出，皆为热结液枯，肠燥便闭而设。

厚朴七物汤　攻里兼解表法　俞氏经验方　载《金匮要略》

薄川朴二钱　生锦纹酒浸，一钱　鲜生姜一钱　大红枣四枚　小枳实钱半　川桂枝八分　清炙草六分

秀按　腹满而痛，大便不通，为内实气滞之的证，故君以小承气法，疏气机

以泄里实；但肢冷身热，表邪未净，佐桂枝汤去白芍之酸收，解表邪而和营卫。此为太阳阳明攻里解表之良方。

柴芩清膈煎　攻里兼和解法　俞氏经验方

川柴胡八分　生锦纹酒浸，钱半　生枳壳钱半　焦山栀三钱　青子芩钱半　苏薄荷钱半　苦桔梗一钱　青连翘二钱　生甘草六分　鲜淡竹叶三十六片

秀按　少阳表邪，内结膈中，膈上如焚，寒热如疟，心烦懊侬，大便不通，故君以凉膈散法，生军领栀、芩之苦降，荡胃实以泄里热；佐以枳、桔，引荷、翘、甘、竹之辛凉，宣膈热以解表邪；妙在柴胡合黄芩，分解寒热。此为少阳阳明攻里清膈之良方。

六磨饮子　下气通便法　俞氏经验方

上沉乔一钱　尖槟榔一钱　小枳实一钱　广木香一钱　台乌药一钱　生锦纹一钱

各用原支，用开水各磨汁两匙，仍和开水一汤碗服。

秀按　胃为阳府，宜通宜降，五磨饮子，本为气郁上逆而设，得锦纹汁则疏气滞，降实火，尤为得力。此为郁火伤中，痞满便秘之良方，功用甚多，学者宜注意之。

枳实导滞汤　下滞通便法　俞氏经验方

小枳实二钱　生锦纹钱半，酒洗　净楂肉三钱　尖槟榔钱半　薄川朴钱半　小川连六分　六和曲三钱　青连翘钱半　老紫草三钱　细木通八分　生甘草五分

秀按　凡治温病热症，往往急于清火，而忽于里滞，不知胃主肌肉，胃不宣化，肌肉无自而松，即极力凉解，反成冰伏。此方用小承气合连、槟为君，苦降辛通，善导里滞；臣以楂、曲疏中，翘、紫宣上，木通导下；佐以甘草和药。开者开，降者降，不透发而自透发。每见大便下后，而疹瘫齐发者以此。此为消积下滞，三焦并治之良方。

加味凉膈煎　下痰通便法　俞氏经验方

风化硝一钱　煨甘遂八分　葶苈子钱半　苏薄荷钱半　生锦纹一钱，酒洗　白芥子八分　片黄芩钱半　焦山栀三钱　青连翘钱半　小枳实钱半　鲜竹沥两瓢　生姜汁两滴，同冲

秀按　凡温热者，多挟痰火壅肺，其证痰多咳嗽，喉有水鸡声，鼻孔煽张，

气出入多热，胸膈痞胀，腹满便秘，甚则喘胀闷乱，胸腹坚如铁石，胀闷而死。急救之法，惟速用此方，凉膈散为君，以去其火；臣以枳、葶、芥、遂，逐其痰而降其气；佐以竹沥、姜汁，辛润通络，庶可转危为安。若畏其峻险而不用，仍以疲药塞责，则百不救一矣。

陶氏黄龙汤　攻补兼施法　俞氏经验方　载陶氏《六书》

生锦纹钱半，酒浸　真川朴六分　吉林参钱半，另煎　清炙草八分　元明粉一钱　小枳实八分，蜜炙　白归身二钱　大红枣二枚

秀按　此方为失下证循衣撮空，神昏肢厥，虚极热盛，不下必死者立法。故用大承气汤急下以存阴；又用参、归、草、枣，气血双补以扶正。此为气血两亏，邪正合治之良方。

廉勘　以上十六方，名承气者十方，暗用承气而另易方名者六方，温清消补，气血痰食，无法不备，可谓法良意美矣。然用承气者有八禁焉：一者表不解，如恶寒未除，小便清长，知病仍在表也，法当汗解；二者心下硬满，心下为膈中上脘之间，硬满则邪气尚浅，若误攻之，恐利遂不止；三者合面赤色，面赤为邪在表，浮火聚于上，而未结于下，故未可攻，又面赤而娇艳，为戴阳症，尤宜细辨；四者平素食少，或病中反能食，盖平素食少，则胃气虚，故不可攻，然病中有燥粪，即不能食，若反能食，则无燥粪，不过便硬耳，但须润之，亦未可攻也；五者呕多，呕属少阳，邪在上焦，故未可攻也；六者脉迟，迟为寒，攻之则呃；七者津液内竭，病人自汗出，小便自利，此为津液内竭，不可攻之，宜蜜煎导而通之；八者小便少，病人平日小便日三四行，今日再行，知其不久即入大肠，宜姑待之，不可妄攻也。知此八禁，庶免误投。

五仁橘皮汤　滑肠通便法　俞氏经验方

甜杏三钱，研细　松子仁三钱　郁李净仁四钱，杵　原桃仁二钱，杵柏子仁钱，杵　广橘皮钱半，蜜炙

秀按　杏仁配橘皮，以通大肠气闭；桃仁合橘皮，以通小肠血秘，气血通润，肠自滑流矣，故以为君。郁李仁得橘皮，善解气与水互结，洗涤肠中之垢腻，以滑大便，故以为臣。佐以松、柏通幽，幽通则大便自通。此为润燥滑肠，体虚便闭之良方。若欲急下，加元明粉二钱，提净白蜜一两，煎汤代水可也；挟滞，加枳实导滞丸三钱；挟痰，加礞石滚痰丸三钱；挟饮，加控涎丹一钱；挟瘀，加代

抵当丸三钱；挟火，加当归龙荟丸三钱；挟虫，加椒梅丸钱半。或吞服，或包煎，均可随证酌加。此最为世俗通行之方，时医多喜用之，取其润不滞气，下不伤饮耳。

增附丸方

枳实导滞丸　缓下食滞法　方载李明之《脾胃论》

小枳实五钱　六神曲五钱　青子芩三钱　赤苓三钱　生晒术三钱　制锦纹一两　小川连三钱　泽泻二钱

礞石滚痰丸　峻攻痰火法　方载王隐君《养生主论》

青礞石一两，火硝煅研　沉香五钱　川锦纹八两，酒蒸　青子芩八两，酒洗

控涎丹　峻攻痰涎法　方载《丹溪心法》

白芥子一两　煨甘遂一两　红牙大戟一两　生姜汁糊丸代

代抵当丸　峻攻瘀热法　方载王氏《准绳》

生川军四两，酒炒　炒川甲一两　元明粉一两　归尾一两　光桃仁三十枚　蓬莪术一两，醋炒　紫猺桂三钱　细生地一两

当归龙荟丸　峻泻肝火法方　载《丹溪心法》

龙胆草一两　当归一两　小川连一两　川黄柏一两　芦荟五钱　广木香钱半　青子芩一两　生山栀一两　生川军五钱　青黛五钱　麝香五分

椒梅丸　缓攻虫积法　方载《张氏医通》

炒川椒三钱　乌梅肉一钱　小川连一钱　饴糖为丸

附方完

雪羹合更衣丸　肝与小肠并治法　俞氏经验方

淡海蜇四两　大荸荠六个　更衣丸钱半，或吞服，或包煎

秀按　雪羹之方，始见于王晋三《古方选注》，谓海蜇味咸，荸荠味甘微成，皆性寒而质滑，有清凉内沁之妙。凡肝经热厥，少腹攻冲作痛，诸药不效者，用以泄热止痛，捷如影响。然以予所验，功不止此，凡痰喘胸痞，呕吐胀满，便闭滞下，症瘕疳黄等病，由于肝火为患者，皆可酌用。即宜下之证，而体虚不任硝、黄者，随证佐以枳、朴等品，每收默效。惟俞氏谓其力薄，辄佐以更衣丸，屡奏殊功。

蠲饮万灵汤　急下停饮法　俞氏经验方

芫花五分，酒炒　煨甘遂八分　姜半夏六钱　浙茯苓八钱　大戟一钱，酒炒

大黑枣十枚　炒广皮三钱　鲜生姜一钱

秀按　停饮为患，轻则痞满呕吐，重则腹满肢肿，甚则化胀成臌，非峻逐之，无以奏功。此方君以芫花之辛辣，轻清入肺，直从至高之分，去郁陈莝，又以甘遂、大戟之苦泄，配大枣甘而润者缓攻之，则自胸及胁腹之饮，皆从二便出矣，此仲景十枣汤之功用也。俞氏臣以二陈汤去甘草者，遵仲景痰饮以温药和之之法，佐以生姜之辛，合十枣之甘，则辛甘发散，散者散，降者降，停饮自无容留之地矣，名曰万灵，洵不愧也。

张氏济川煎　增液润肠兼调气法　俞氏经验方　方载《景岳全书》

淡苁蓉四钱　淮牛膝二钱，生　升麻五分，蜜炙　油当归三钱　福泽泻钱半　枳壳七分，蜜炙

秀按　大便秘一证，有热结，有气滞，有液枯。热结则诸承气为正治，固已；气滞必求其所以滞之者，而为之去其滞，如食滞则枳实导滞，痰滞则加味凉膈，瘀滞则桃仁承气，饮滞则蠲饮万灵，寒滞则厚朴七物，热滞则六磨饮子，皆足奏功。液枯多兼热结，则养荣承气为正治；若液枯而兼气滞，轻则五仁橘皮，重则张氏济川。夫济川煎，注重肝肾，以肾主二便，故君以苁蓉、牛膝，滋肾阴以通便也；肝主疏泄，故臣以当归、枳壳，一则辛润肝阴，一则苦泄肝气，妙在升麻升清气以输脾，泽泻降浊气以输膀胱；佐蓉膝以成润利之功。张景岳谓：病浅虚损而大便不通，则硝、黄攻击等剂必不可用：若势有不得不通者，宜此方主之。此用通于补之剂也，最妙。俞氏引用，良有以也。谤之者，妄开滋润之说. 为庸医逢迎富贵之诡术，亦未免信口雌黄矣。

方歌　同前

调胃承气汤

调胃承气酒浸黄，元明性急草先防，再加姜枣甘辛味，恋膈生津缓下方。

小承气汤

小承气汤酒洗军，佐以枳实达幽门，火腑非苦难通下，川朴加之合奏功。

大承气汤

大承气汤原峻剂，君以元明合锦纹，枳朴为臣除痞满，须知急下可存津。

三仁承气汤

三仁承气松麻杏，军枳腹皮油木香，方用猪胰资洗涤，不使垢浊稍留肠。

陷胸承气汤

陷胸承气蒌仁枳，连夏生军风化硝，痰火中停胸痞满，苦成直达一齐消。

犀连承气汤

犀连承气枳实黄，地汁还偕金汁尝，小肠热结迷心窍，便秘断宜用此方。

白虎承气汤

白虎承气膏知米，锦纹甘草及元明，泻烦汗热证俱见，清下为宜效自呈。

桃仁承气汤

桃仁承气即调胃，犀角地黄失笑同，三方合一颇峻猛，急证自宜用急攻。

解毒承气汤

解毒承气生军枳，芩连栀柏与银翘，瓜硝金汁白蚯蚓，绿豆清同雪水熬。

养荣承气汤

养荣承气地芍归，参合小承加知母，液枯肠燥最为宜，方能解结兼滋补。

厚朴七物汤

厚朴七物枳实草，锦纹桂枝合姜枣，身热腹满便不通，此方攻里兼解表。

柴芩清膈煎

柴芩清膈薄荷翘，栀桔生军枳壳标，引用生甘鲜竹叶，清宣攻里法兼操。

六磨饮子

六磨饮用沉木香，锦纹乌药枳槟榔，各磨浓汁水和服，郁火伤中法最良。

枳实导滞汤

枳实导滞生军朴，楂曲槟连紫草翘，甘草木通成一剂．三焦并治积全消。

加味凉膈煎

加味凉膈䓖黄硝，芥遂栀芩枳薄翘，竹沥还同姜汁入，胸痞腹胀此为昭。

陶氏黄龙汤

陶氏黄龙军枳朴，元明参草枣归身，应下失下成昏厥，邪盛正虚法可循。

五仁橘皮汤

五仁橘皮君杏橘，松桃郁李柏仁嘉，肠中秘结须通润，速下元明白加蜜。

附丸方

枳实导滞丸

导滞丸与汤又殊，锦纹枳实术苓俱，川连泽泻六神曲，食滞中宫缓下须。

礞石滚痰丸

礞石滚痰川锦纹，沉香为佐合青芩，缓攻痰火端宜此，每服三钱效亦灵。

控涎丹

丹号控涎取峻攻，甘遂白芥各一两，红芽大戟分量同，姜汁糊丸涤饮伏。

代抵当丸

代抵当丸亦峻攻，生军川甲元明桂，归地桃仁蓬术加，瘀热此丸各服美。

当归龙荟丸

当归龙荟芩柏连，山栀青黛木香兼，麝香还并生军入，法本丹溪峻泻肝。

椒梅丸

椒梅丸内佐川连，饴糖为衣制昔传，虫积缓攻宜用此，苦寒味合佐辛酸。

雪羹合更衣丸

海蜇荸荠号雪羹，更衣丸入效弥彰，包煎吞服皆从便，抑木还偕治小肠。

蠲饮万灵汤

蠲饮万灵遂芫花，夏苓大戟广皮夸，鲜姜十枣同加入，停饮渐成胀满嘉。

张氏济川煎

张氏济川苁蓉膝，当归枳壳炒同煎，升麻主升泽泻降，润肠调气法俱全。

第四节　温热剂

藿香正气汤　温中化浊法　俞氏经验加减方

杜藿梗三钱　薄川朴钱半　新会皮二钱　白芷二钱　嫩苏梗钱半　姜半夏三钱　浙苓皮四钱　春砂仁八分，分冲

秀按　吾绍地居卑湿，时值夏秋，湿证居十之七八，地多秽浊，人多恣食生冷油腻，故上吸秽气，中停食滞者甚多，方以藿、朴、二陈温中为君；臣以白芷、砂仁，芳香辟秽；佐以苏梗、苓皮辛淡化湿，合而为温化芳淡，湿滞挟秽之良方。惟温热暑燥，不挟寒湿者，不可妄用。

廉勘　藿香正气散原方有桔梗、甘草、苏叶同为粗末，每服三钱，用姜三片、红枣一枚煎服。治风寒外感，食滞内停，或兼湿邪，或吸秽气，或伤生冷，或不服水土等证，的是良方。故叶案引用颇多，以治温热寒湿等症。吴鞠通新定其名：一加减正气散（藿香梗二钱，厚朴二钱，光杏仁二钱，茯苓皮二钱，广皮二钱，

六神曲钱半，麦芽钱半，绵茵陈二钱，大腹皮一钱）为苦辛微寒法，治三焦湿郁，升降失司，脘连腹胀，大便不爽等症；二加减正气散（藿香梗三钱，广皮二钱，厚朴二钱，茯苓皮三钱，木防己三钱，大豆卷二钱，川通草二钱，生苡仁三钱）为苦辛淡法，治湿郁三焦，脘闷便溏，脉糊舌白，一身尽痛等症；三加减正气散（杜藿香三钱，茯苓皮三钱，厚朴二钱，广皮钱半，苦杏仁三钱，滑石五钱）为苦辛寒法，治秽湿着里，脘闷舌黄，气机不宣，久则酿热等症；四加减正气散（藿香梗三钱，厚朴二钱，茯苓三钱，广皮钱半，草果一钱，炒楂肉五钱，六神曲二钱）为苦辛温法，治秽湿着里，脉右缓，舌白滑，邪阻气分等症；五加减正气散（藿香梗二钱，广皮钱半，茯苓三钱，厚朴二钱，大腹皮钱半，生谷芽一钱，苍术二钱）为苦辛温法，治秽湿着里，脘闷便泄等症。前五法，均用正气散加减，而用药丝丝入扣，叶氏可谓善用成方，精于化裁者矣。惟昔老名医赵晴初先生《存存斋医话》三集云：吴鞠通《温病条辨》中，正气散加减有五方，主用藿、朴、陈、苓。一加神曲、麦芽，升降脾胃之气，茵陈宣湿郁，大腹皮泄湿满，杏仁利肺与大肠；二加防己、豆卷，走经络湿郁，通草、苡仁，淡渗小便，以实大便；三加杏仁利肺气，滑石清湿中之热；四加草果开发脾阳，楂、曲运中消滞；五加苍术燥脾湿，大腹皮宽肠气，谷芽升胃气。细参五方，虽无甚精义，然治湿温症，亦大都如是也。但就廉臣所验，湿温变症最多：首辨其湿重热轻，热重湿轻，湿热并重；次辨其兼风、兼寒、兼暑、兼秽；三辨其夹症，如夹宿痰、停饮、生冷、油腻、气郁、血瘀、房劳、失血、脾泄、内痔、脚气、七疝等，及经水适来适断、崩漏淋带、胎前产后、痘痦惊痫等：四辨其变症，如变疟痢、肿胀、黄疸、霍乱、沉昏、咳嗽、痰饮、水气、疝气、着痹、淋带、便血、痔疮、痈脓等。全在医者对症发药，药随病为转移，方随症为增减，庶几因物付物，而不为病变所穷。吴氏加减五方，但治湿温寒湿本症耳，他未之及。

仁香汤　温中流气法　俞氏经验方

白蔻仁六分，分冲　杜藿香钱半　广木香六分　生香附钱半春砂仁八分，同煎　白檀香五分　母丁香四分　广陈皮钱半　生甘草三分　淡竹茹三钱

秀按　凡素有肝气，一受痧秽，即胸膈烦闷，络郁腹痛，夏秋最多，吾绍通称痧气。故以二仁、五香为君，芳香辟秽，辛香流气；臣以广皮疏中，竹茹通络；使以些许生甘，以缓和辛散之气。此为疏肝快脾，辟秽散痧之良方，用处虽多，

亦勿过投，免致耗气劫液。

神术汤　温中疏滞法　俞氏经验方

杜藿香三钱　制苍术钱半　新会皮二钱，炒香　炒楂肉四钱　春砂仁一钱，杵　薄川朴二钱　清炙草五分　焦六曲三钱

秀按　素禀湿滞，恣食生冷油腻，成湿霍乱者甚多，陡然吐泻腹痛，胸膈痞满。故君以藿、朴、橘、术，温理中焦；臣以楂、曲消滞；佐以砂仁运气；使以甘草缓其燥烈之性。此为温中导滞，平胃快脾之良方。

苓术二陈煎　温中利湿法　俞氏经验方　载景岳《新方八阵》

带皮苓四钱　淡干姜五分，炒黄　广皮二钱　泽泻钱半　生晒术一钱　姜半夏三钱　猪苓钱半　清炙草五分

秀按　脾气虚寒者，最易停湿，往往腹泻溺少，脉缓舌白，肢懈神倦，胃钝气滞。故君以苓、术、姜、半，温中化湿；臣以二苓、泽泻，化气利溺；佐以橘皮疏滞；使以甘草和药。此为温脾健胃，运气利湿之良方。

大橘皮汤　温化湿热法　俞氏经验方

广陈皮三钱　赤苓三钱　飞滑石四钱　槟榔汁四匙，冲　杜苍术一钱　猪苓二钱　泽泻钱半　官桂三分

秀按　湿温初起，如湿重热轻，或湿遏热伏，必先用辛淡温化，始能湿开热透。故以橘、术温中燥湿为君，臣以二苓、滑、泽，化气利溺，佐以槟榔导下，官桂为诸药通使，合而为温通中气，导湿下行之良方。

桂枝橘皮汤　温调营卫法　俞氏经验方

桂枝尖一钱，蜜炙　生白芍钱半　鲜生姜一钱　广陈皮钱半，炒　清炙草六分　大红枣二枚，去核

秀按　桂枝汤本为太阳经中风而设，臣以广皮和中，以疏草、枣之甘滞，而白芍分量，又重于桂枝，故为脾受寒湿，调和营卫之良方。

香砂理中汤　温健脾阳法　俞氏经验方

广木香一钱　东洋参钱半　炒川姜一钱　春砂仁一钱　生晒术二钱，炒　清炙草八分

秀按　脾为阴脏：宜温宜健，如夏月饮冷过多，寒湿内留，上吐下泻，肢冷脉微，脾阳惫甚，中气不支者，则以理中汤为正治。故君以参、术、草，守补中

气；即臣以干姜，温健中阳；此佐以香、砂者，取其芳香悦脾，俾脾阳勃发也。合而为提补温运，暖培中阳之良方。

理阴煎　温理脾阴法　俞氏经验方载景岳《新方八阵》

直熟地四钱，用砂仁四分拌捣　归身二钱　干姜六分，炒黄　清炙草一钱

秀按　上焦属阳，下焦属阴，而中焦则为阴阳交会之枢。脾阳虚而胃阴尚可支持者，治以香砂理中汤，固已。若脾阴亏而胃阳尚能支持者，当君以归、地甘润和阴，佐以姜、草辛甘和阳，故景岳谓为理中汤之变方，与黑地黄丸药异法同。此为滋补脾阴，温运胃阳之良方。

香砂二陈汤　温运胃阳法　俞氏经验方

白檀香五分　姜半夏三钱　浙茯苓三钱　春砂仁八分，杵炒广皮二钱　清炙草五分

秀按　胃有停饮，或伤冷食，每致胸痞脘痛，呕吐黄水，俗皆知为肝气痛，实则胃脘痛也。妇女最多，男子亦有，皆由多吃瓜果或冷酒冷菜等而成，感寒感热，俱能触发。故以二陈温和胃阳为君；臣以茯苓化气蠲饮；佐以香砂运气止痛；使以甘草和药。此为温运胃阳，消除积饮之良方。痛甚者，加白蔻末二分拌捣瓦楞子四钱；呕甚者，加控涎丹八分包煎，速除其饮。

胃苓汤　温利胃湿法　俞氏经验方　载景岳《古方八阵》

杜苍术钱半　炒广皮钱半　生晒术钱半　泽泻钱半　薄川朴二钱　带皮苓四钱　猪苓钱半　官桂四分

秀按　夏令恣食瓜果，寒湿内蕴，每致上吐下泻，肢冷脉伏，由胃阳为寒水所侵，累及脾阳，不得健运。故以二术、橘、朴为君，温胃健脾；臣以二苓、泽泻，导水下行，利小便以实大便；佐以官桂暖气散寒，为诸药通使。此为温通胃阳，辛淡渗湿之良方。呕甚者，加姜半夏三钱，生姜汁一匙分冲；腹痛甚者，加紫金片三分烊冲；足筋拘挛者，加酒炒木瓜钱半，络石藤三钱。

白术和中汤　温和脾胃法　俞氏经验方

生晒术钱半　新会皮钱半，炒　焦六曲三钱　佛手花五分浙茯苓四钱　春砂仁一钱，杵　五谷虫三钱，漂净　陈仓米三钱，荷叶包

秀按　脾胃主中气，过服消克则中气虚，气虚则滞，滞则中满，甚或成臌，多由湿聚为满，气壅为胀，中空无物，按之不坚，亦不痛，或时胀时减，病名气

虚中满。湿证夹食，中期最多此证，用药最难，纯补则胀满愈甚，分消则中气愈虚，故以苓、术培中化湿为君；臣以陈皮、砂仁运中，神曲、谷虫导滞；佐以佛手花疏气宽胀；使以荷叶包陈仓米，升清气以和胃，补而不滞，疏而不削。此为温和脾胃，条畅气机之良方。若寒气盛，加炒干姜八分，淡吴萸五分，紫猺桂三分；若湿热盛，加川连六分，川朴一钱；兼大便闭结者，吞服枳实导滞丸三钱，以胀满多挟宿滞也，下后，随用此汤渐磨而化之；若兼络瘀，加新绛钱半，旋覆花三钱包煎，青葱管五寸冲。

加味小建中汤　温和肝脾法　俞氏经验方载《医门法律》

生白芍三钱　饴糖三钱　鲜生姜八分，蜜煨　广橘白、络各一钱，炒　川桂枝一钱，蜜炙　清炙草八分　大红枣二枚，去核　春砂仁六分，分冲

秀按　脾主中气而统血，贯注四旁，输运上下，为胃行其津液，而主一身之营阴卫阳者也。故中气立，则营卫流行，而不失其和，阴阳相循，而不极于偏。如过服香燥，耗气劫阴，则营卫不和，症多寒热类疟，四肢酸疼，手足烦热，咽干口燥，里急腹痛，肝乘脾之证见焉。故以芍、草、饴糖为君，酸得甘助而生阴，以缓肝之急；臣以桂枝、姜、枣，甘与辛合而生阳，以健脾之气，而不加参、术扶气者，恐助肝气之横逆也，故但曰小建中；俞氏仿喻西昌法，佐以橘白，橘络，使以砂仁者，深虑甘药太过，令人气滞中满耳。此为温和肝脾，调剂营卫之良法。

神香圣术煎　热通脾肾法　俞氏经验方　载景岳《新方八阵》

冬白术五钱，炒香　紫猺桂一钱　公丁香二分　川姜二钱，炒黄　广陈皮一钱，炒　白蔻仁六分

秀按　恣食生冷油腻，及过用克伐，或寒中太阴，致伤脾阳以及肾阳者，症必上吐下泻，胸膈痞满，胁肋胀痛，气怯神倦，甚至眶陷腡瘪，四肢厥冷，脉微似伏，证极危笃。故以白术、干姜为君，暖培脾阳；即臣以肉桂温肾；佐以陈皮和中；妙在使以丁、蔻，兴发气机，以速姜、桂通阳之烈性。此为热通脾肾，寒湿霍乱之主方。

廉勘　此方治直中阴寒，吐泻腹痛，脘满肢冷，俗名瘪腡痧证。一剂知，二剂已，曾用有验，不得因其虚痞虚胀，而畏重用白术也。呕甚者，加生姜汁一瓢冲；筋吊者，加酒炒木瓜二钱，络石藤五钱。但必辨其舌苔白滑，或黑润胖大，小便清白，大便有生菜汁腥气，始可用此方急救。

附子理中汤　热壮脾肾法　俞氏经验方

黑附块五钱　别直参三钱　清炙草八分　川姜三钱，炒黄冬白术三钱，炒香生姜汁一瓢，冲

秀按　猝中阴寒，口食生冷，病发而暴，忽然吐泻腹痛，手足厥逆，冷汗自出，肉瞤筋惕，神气倦怯，转盼头项若冰，浑身青紫而死，惟陡进纯阳之药，迅扫浊阴，以回复脾肾元阳，乃得功收再造。故以附、姜辛热追阳为君，即臣以参、术培中益气，佐以炙草和药，使以姜汁去阴浊而通胃阳，妙在干姜温太阴之阴，即以生姜宣阳明之阳，使参、术、姜、附收功愈速。此为热壮脾肾，急救回阳之要方。

廉勘　脾主统血，非寒中太阴，其血必凝。王清任《医林改错》中，于方内加桃仁、红花，余遵其法，加光桃仁九粒，杜红花八分，又灸中脘、丹田，治之多效。惟汗出如油，气喘不休者，亦不及救。

方歌

藿香正气散

藿香正气朴苓苏，广夏春砂白芷俱，吸受湿秽兼停食，温化芳香辛淡扶。

一加减藿香散

第一加减藿香散，杏朴三皮曲麦茵，便不爽兮脘腹胀，三焦湿郁症堪陈。

二加减藿香散

藿香第二正气方，广茯朴通薏豆防，脘闷便溏身又痛，更兼舌白脉微茫。

三加减藿香散

第三加减正气方，杏朴陈苓滑藿香，脘闷舌黄湿着裹，气机宣用苦辛凉。

四加减藿香散

第四正气藿苓陈，朴果神楂气分因，脉右缓兼苔白滑，苦辛温法变通神。

五加减藿香散

加减藿香第五方，腹陈苓朴谷芽苍，湿邪着里从何见，脘闷还兼便泄溏。

仁香汤

仁香砂蔻藿檀丁，木附陈皮茹草斟，脘闷腹疼痧秽杂，疏中通络气流行。

神术汤

神术藿香查草朴，春砂新会妙同陈，霍乱湿盛胸中痞，法用温中导滞灵。

术苓二陈煎

术苓二陈广夏猪，干姜泽泻草同施，此方疏滞兼利溺，湿泻脾虚胃钝治。

大橘皮汤

大橘皮汤术二苓，槟榔滑泽桂同烹，中焦气滞宜温运，湿热还须导下行。

桂枝橘皮汤

桂枝橘皮芍草襄，臣以大枣与鲜姜，脾受寒湿诚宜此，营卫调和法最良。

香砂理中汤

香砂理中温健方，实因生冷损脾阳，木香分量砂仁等，生术东参炙草姜。

理阴煎

理阴熟地与归身，方内干姜炙草呈，此是理中汤变法，辛温甘润补脾阴。

香砂二陈汤

香砂二陈苓夏广，檀香炙草砂仁仗，脘痛实由饮冷多，胃阳虚弱宜温养。

胃苓汤

胃苓苍朴广苓猪，桂术还兼泽泻施，脾胃两伤成吐泻，温中健运效原奇。呕加半夏生姜汁，腹痛紫金片入宜，足筋拘挛加何品，络石藤与木瓜治。

白术和中汤

白术和中苓广佐，谷虫六曲与春砂，培中消运兼疏导，陈米还偕佛手花。寒盛加姜吴萸桂，湿热川连厚朴佳，便闭导滞丸吞服，络瘀青葱绛覆加。

加味小建中汤

方名加味小建中，橘络一钱橘白同，砂仁六分原方入，不令甘药滞中宫。

神香圣术煎

神香圣术广皮姜，丁蔻功能桂术襄，方用扶脾温肾法，病伤寒湿效非常。若兼呕甚应开痞，姜汁一瓢加入良，筋吊还须添络石，木瓜酒炒品同商。

附子理中汤

附子理中热补方，阴寒猝中此为长，妙在姜汁通阳气，术附参姜效倍彰。

第五节　滋补剂

清燥养营汤　滋阴润燥法　俞氏经验方　载吴又可《温疫论》

鲜生地五钱至八钱　知母三钱　归身一钱　新会皮钱半　生白芍二钱至一钱　花粉三钱　生甘草八分　梨汁两瓢，冲

秀按 吴氏谓数下后，两目加涩，舌肉枯干，津不到咽，唇口燥裂，缘其人阳脏多火，重亡津液而阴亏也。故君以地、芍、归、甘，养营滋液；即臣以知母、花粉，生津润燥；佐以陈皮，运气疏中，防清滋诸药碍胃滞气也；使以梨汁，味甘而鲜，性凉质润，醒胃气以速增津液也。此为滋营养液，润燥清气之良方。

阿胶黄连汤　滋阴清火法　俞氏经验方　从仲景方加味

陈阿胶钱半，烊冲　生白芍二钱　小川连六分，蜜炙　鲜生地六钱　青子芩一钱　鸡子黄一枚，先煎代水

秀按 手少阴心主血，中含热气，故《内经》云：少阴之上，热气治之。凡外邪挟火而动者，总属血热，其症心烦不寐，肌肤枯燥，神气衰弱，咽干溺短。故君以阿胶、生地，滋肾水而凉心血。阿胶必须真陈，庶不碍胃；生地用鲜，庶不凝阴。但少阴只有热气，能温血而不致灼血，若挟肝胆之相火，激动心热，轻则咽干心烦，欲寐而不能寐，重则上攻咽喉而为咽痛，下奔小肠而便脓血。故臣以白芍配芩、连，酸苦泄肝以泻火，而心热乃平；白芍合生地，酸甘化阴以滋血，而心阴可复。妙在佐鸡子黄色赤入心，正中有孔，能通心气以滋心阴。此为润泽血枯，分解血热之良方。

阿胶鸡子黄汤　滋阴熄风法　俞氏经验方

陈阿胶二钱，烊冲　生白芍三钱　石决明五钱，杵　双钩藤二钱　大生地四钱　清炙草六分　生牡蛎四钱，杵　络石藤三钱茯神木四钱　鸡子黄二枚，先煎代水

秀按 血虚生风者，非真有风也，实因血不养筋，筋脉拘挛，伸缩不能自如，故手足瘛疭，类似风动，故名曰内虚暗风，通称肝风。温热病末路多见此症者，以热伤血液故也。方以阿胶、鸡子黄为君，取其血肉有情，液多质重，以滋血液而熄肝风；臣以芍、草、茯神木，一则酸甘化阴以柔肝，一则以木制木而熄风；然心血虚者，肝阳必亢，故佐以决明、牡蛎，介类潜阳；筋挛者络亦不舒，故使以钩藤、络石，通络舒筋也。此为养血滋阴，柔肝熄风之良方。

廉勘 阿胶、鸡子黄二味，昔吾老友赵君晴初，多所发明，试述其说曰：族孙诗卿妇患肝风症，周身筋脉拘挛，神志不昏，此肝风不直上巅脑而横窜筋脉者，余用阿胶、鸡子黄、生地、制首乌、女贞子、白芍、甘草、麦冬、茯神、牡蛎、木瓜、钩藤、络石、天仙藤、丝瓜络等，出入为治，八剂愈。病人自述病发时，

身体如入罗网，内外筋脉牵绊拘紧，痛苦异常，服药后辄觉渐松，迨后不时举发。觉面上肌肉蠕动，即手足筋脉抽紧，疼痛难伸，只用鸡子黄两枚，煎汤代水，溶入阿胶三钱，服下当即痛缓，筋脉放宽，不服他药，旋发旋轻，两月后竟不复发。盖二味血肉有情，质重味厚，大能育阴熄风，增液润筋，故效验若斯。吴鞠通先生曰鸡子黄为定风珠，立有大定风珠、小定风珠二方，允推卓识。观此一则，足见俞与赵所见略同，宜乎后先辉映也。

坎气潜龙汤　滋阴潜阳法　俞氏经验方

净坎气一条，切寸　青龙齿三钱　珍珠母六钱，杵　生白芍三钱大生地四钱　左牡蛎六钱，杵　磁朱丸四钱，包煎　东白薇三钱

先用大熟地八钱，切丝，用开水泡取清汁，代水煎药。

秀按　肾中真阳寄于命门，为生气之根，真阳如不归根，即发生龙雷之火。命门为精室之门，前通外肾，后通督脉，与肝、肾、冲、任各有关系。冲隶于肝，任隶于肾，若肾经阴虚，则阳无所附而上越；任阴不足，则冲气失纳而上冲。故仲景谓：阴下竭，阳上厥。欲潜其阳以定厥，必先滋其阴以镇冲。故以坎气二地为君，坎气即初生脐带，一名命蒂，以其前通神阙，后通命门，最得先天之祖气。二地质重味厚，填精益髓，善滋后天之真阴，庶几阴平阳秘，龙雷之火，不致上升，况又臣以龙、牡、珠母，滋潜龙雷；佐以磁、朱，交济心肾，阳得所附，火安其位矣。妙在使以芍、薇，一为敛肝和阴所必要，一为纳冲滋任之要药，君佐合度，臣使成宜。此为补肾滋任，镇肝纳冲之良方。然必右脉浮大，左脉细数，舌绛心悸，自汗虚烦，手足躁扰，时时欲厥者，始为恰合。若肢厥脉细，额汗如珠，宜再加人参、附子、五味等品，急追元阳以收汗。但病势危笃如斯，亦多不及救矣。

当归四逆汤　滋阴通脉法　俞氏经验　从仲景方加减

全当归三钱　桂枝尖五分　北细辛三分，蜜炙　鲜葱白一枚切寸　生白芍三钱　清炙草五分　绛通草一钱　陈绍酒一瓢，冲

秀按　心主经脉，肝主络脉，而心包主络亦主脉，横通四布，既辅心经之行血，亦助肝络之摄血。若肝不摄血，心包之血又不四布，则手足厥寒，且不能横通于经脉，则血行于脉中者少，故脉细欲绝。由是推之，肝与心及心包同病，不独足厥阴肝专受其累也。故以归、芍，荣养血络为君；即臣以桂、辛，辛通经脉，使经气通畅，络气自能四布；尤必佐以绛通、葱、酒者，一取其速通经隧，一取

其畅达络脉；使以炙草，辛得甘助而发力愈速也。此为养血滋阴，活络通脉之良方。如宿病寒疝，小腹痛甚，口吐白沫者，则加吴茱萸以止疝痛，生姜汁以止吐沫，亦属仲景成法。

复脉汤　滋阴复脉法　俞氏经验　从仲景方加减　一名炙甘草汤

大生地一两　真人参钱半，另煎，冲　炒枣仁二钱　桂枝尖五分　陈阿胶二钱，烊冲　大麦冬五钱　清炙草三钱　陈绍酒一瓢，分冲　生姜汁两滴，冲　大红枣三枚　对劈

秀按　《内经》谓：诸血皆属于心，心主脉，脉者血府也。《难经》谓“十二经中皆有动脉，独取寸口以决脏腑死生之法”者，以脉之大会，手太阴之动脉也，人一呼脉行三寸，一吸脉行三寸，呼吸定息，脉行六寸，周于身。营卫行阳二十五度，行阴二十五度，为一周，复会于手大阴，五脏六腑之所终始，故法取于寸口（两手寸关尺六部言）。由是观之，脉之动虽属心，而迫之使动者则在肺。肺主气，气主呼吸，一呼一吸，谓之一息，以促心血之跃动而发脉。病而至于心动悸，心主脉而本能动，动而至于悸，乃心筑筑然跳，按其心部动跃震手也，是为血虚；脉结代者，缓时一止为结，止有定数为代，脉行十余至一止，或七八至及五六至一止，皆有定数，是为血中之气虚。故重用胶、地、草、枣，大剂补血为君；尤必臣以参、麦之益气增液，以润经隧而复脉，和其气机以去其结代；然犹恐其脉未必复，结代未必去，又必佐以桂、酒之辛润行血，助参、麦，益无形之气以扩充有形之血，使其捷行于脉道，庶几血液充而脉道利，以复其跃动之常；使以姜、枣调卫和营，俾营行脉中，以生血之源，卫行脉外，以导血之流。此为滋阴补血，益气复脉之第一良方。

四物绛覆汤　滋阴濡络法　俞氏经验方

细生地四钱，酒洗　生白芍钱半，酒炒　真新绛钱半　广橘络一钱　全当归二钱，酒洗　川芎五分，蜜炙　旋覆花三钱，包煎　青葱管三寸，切冲

秀按　《内经》云：血主濡之。血虚则脉络郁涩，络涩则血郁化火，每致郁结伤中，脘胁串痛，甚则络松血溢，色多紫黯。故以生地、归、芍，滋阴养血为君；臣以绛、覆、川芎，辛润通络；佐以橘络，舒络中之气；使以葱管，通络中之瘀。此为轻清滋阴，辛润活络之良方。痛甚者，加桃仁七粒，蜜炙延胡钱半，活血止痛；挟火者，加川楝子钱半，丹皮钱半，苦辛泄热。

新加酒沥汤　滋阴调气法　俞氏经验　从张石顽酒沥汤加味

细生地四钱　白归身钱半　广橘白八分　苏薄荷三分　生白芍三钱　清炙草六分　川柴胡四分，蜜炙玫瑰花三朵，冲陈绍酒二匙，分冲　淡竹沥两瓢，与酒和匀同冲

秀按　丹溪谓：气血调和，则百病不生；气血抑郁，则百病蜂起。路玉谓：气郁则液凝为痰，血郁则络瘀作痛。窃谓气血暴郁，血多虚而气多滞，必先调气，继则活络，最忌辛燥克削，重伤气血。故以归、地、芍、草，养血柔肝为君，遵"肝苦急，急食甘以缓之"之经旨；臣以橘白、柴、荷，清芬疏气，以"肝喜散，急食辛以散之"也；佐以竹沥、绍酒，涤痰行血，以"肝性刚，宜柔宜疏"是也；使以玫瑰花者，色能活血，香能疏气，足为诸药之先导。此为滋阴养血，调气疏郁之良方。

补阴益气煎　滋阴补气法　俞氏经验方　载景岳《新方八阵》

潞党参三钱，米炒　淮山药三钱，杵　新会皮一钱　升麻三分，蜜炙　大熟地四钱，炒松　白归身钱半，醋炒　清炙草五分　鳖血柴胡五分

秀按　男子便血，妇人血崩，无论去血多少，但见声微气怯，面白神馁，心悸肢软者，气不摄血，血从下脱也。若用清凉止血方，必致气脱，故以滋补阴气之党参，滋填阴血之熟地为君，景岳称为两仪，本为气血双补之通用方；臣以薯、归，滋脾阴而养肝血，归身醋炒，尤得敛血之妙用；佐以升、柴、橘皮，升清气而调胃气，柴胡用鳖血拌炒，虽升气而不致劫动肝阴；使以甘草和药，缓肝急而和脾阴。此为滋阴养血，血脱益气之良方。惟党参甘平益气，究嫌力薄，膏粱体宜易吉林大参，补气之功为尤胜。阴虚有火者，加莹白童便，成平止血以降阴火，尤有专功；自汗者，加绵芪皮二三钱固表气以收汗，淮小麦三四钱养心血以敛阴。皆历试辄验之要法。

加味金匮肾气汤　滋阴纳阳法　俞氏经验方　从仲景方加减

大熟地六钱　淮山药三钱，杵　丹皮钱半，醋炒　淡附片钱半山萸肉二钱　浙茯苓三钱　泽泻钱半　紫猺桂五分，炼丸吞　北五味一钱，杵　莹白童便一杯，分冲

秀按　伤寒夹阴误服升散，及温热多服清凉克伐，以致肾中虚阳上冒，而口鼻失血，气短息促者，其足必冷，小便必白，大便必或溏、或泻，上虽假热，下

显真寒。阳既上越，阴必下虚，宜于滋阴之中，暂假热药冷服以收纳之。故以六味地黄为君，壮水之主，以镇阳光；臣以桂、附，益火之源，以消阴翳；妙在佐以重用五味，酸收咸降，引真阳以纳归命门；使以莹白童便，速降阴火以清敛血溢。此为滋补真阴，收纳元阳之良方。

廉勘 以上十方，俞氏皆以滋阴为君，参合他法以推广之，可谓善用成方，多所化裁者矣，足开后学选药制方之法门。

救阳四逆汤　回阳破阴法　俞氏经验方　载仲景《伤寒论》

川附子三钱，炮，去皮脐　川干姜三钱，炮　清炙草二钱

秀按 少阴病初起，不头痛身热，即恶寒肢厥，战栗蜷卧，甚则吐泻腹痛，脉沉或伏，此名直中阴经真寒症，俗名阴证伤寒。若兼面色青，囊缩舌短者，此名夹阴中寒，证皆危险。故急以附、姜破阴救阳为君。佐以炙草和中，辛得甘助，则有温补之功；甘与辛合，更擅调剂之长。此为破阴回阳，少阴中寒之主方。吐多者，加生姜汁两匙冲，公丁香一分；泻多者，加炒冬术三钱，煨肉果钱半；舌短囊缩，小腹绞痛者，加盐水炒吴茱萸一钱，酒炒木瓜钱半。

桂枝加附子汤　回阳摄阴法轻剂　俞氏经验方　载仲景《伤寒论》

川桂枝二钱　东白芍三钱　煨干姜一钱　炮附子三钱　清炙草二钱　大红枣三枚，劈

秀按 伤寒发汗过多，汗漏不止，恶风，小便难，四肢微急，此为亡阳之轻证。故以桂、附辛热回阳为君；即臣以白芍之酸收摄阴，炙草之甘缓和阳；佐以煨姜，使以大枣，一为调卫以助阳，一为和营以维阴。此为回阳摄阴，调营护卫之良方。

真武汤　回阳摄阴法重剂　俞氏经验方　载仲景《伤寒论》

炮附子四钱　生白芍三钱　浙茯苓三钱　鲜生姜二钱　生冬术二钱

秀按 《内经》云：阳气者，精则养神，柔则养筋。若外感证，发汗过多，津液亏少，阳气偏虚，自汗不止，筋失所养而惕惕跳动，肉失所养而瞤然蠕动，目眩心悸，振振欲擗地者，此为亡阳之重证。故以附、姜辛热回阳为君；臣以白术培中益气，茯苓通阳化气，以助附、姜峻补回阳之力；尤必佐白芍阴药以维系者，庶几阳附于阴而内返矣。此为回阳摄阴，急救亡阳之祖方。若少阴腹痛下利，内有水气者，本方宜重用茯苓，少则六钱，多则八钱或一两，以通肾阳而利水，白芍宜用酒炒，以免阴凝之弊；兼咳者，加干姜八分，五味子五分，同捣如泥，

以散水寒而止饮咳；下利者，去白芍，加干姜一钱，以散寒水而培脾阳；呕者，加姜半夏三钱，生姜取汁一小匙冲；小便利者，去茯苓，以小便既利，不当更渗以竭津液也。此皆仲景治阴水症加减之成法. 学者须知同一真武汤，一治少阴误汗亡阳，一治少阴寒水洋溢。同而不同有如此，始可以用仲景之经方。

廉勘 真武汤，加减得法，用处甚多，如俞东扶于盛暑时，以此汤治寒霍乱症，吐泻腹疼，恶寒不渴，肢冷脉微，取效甚速，一也；如王孟英治痰喘汗多，气逆脘疼，不食碍眠，肢冷便溏，面红汗冷，脉弦软无神，苔白不渴，乃寒痰上实，肾阳下虚也，以此汤加干姜、五味、人参、杏仁、川朴等品，一剂知，二剂已，二也。而善用此方者，首推叶天士先生，如治脾阳伤极，由误攻寒痞，变成单腹胀，以此方加川朴；又治食伤脾阳，腹胀足肿，以此方去芍、姜，加草果仁、厚朴、广皮；又治浊阴窃据脾肾，跗肿腹满，以此方去芍、姜，加川朴、草蔻、泽泻；又治肿胀由足入腹，食谷不能运，脉细软，以此方去芍，加厚朴、荜茇：又治脾肾虚寒，泻多腹满，小便不利，以此方去芍、姜，加人参、益智仁、菟丝子。其他加减颇多，不能尽述。

通脉四逆汤　回阳通脉法　俞氏经验方　载仲景《伤寒论》

川附子五钱，炮，去皮脐　川姜四钱　清炙草二钱　鲜葱白五枚，杵汁分冲

秀按 阳气即生气也，阴霾即死气也。是以阳被阴逼，不走即飞，但其间有结有散，结则尚可破散其阴以通阳，散则宜随阳之所在而返回。故脉沉或伏者，仅阴之结，但用四逆汤；脉微欲绝而面赤者，乃阴盛格阳也，故于四逆汤加葱白。由是推之，葱白之为用大矣。考葱之为物，寸根着土，即便森然，以其得生阳之气盛，故于死阴中得一线生阳，即可培植而生发，葱白形虽中空，具从阴达阳之性，而内含稠涎，外包紧束，能使阳仍不离于阴，所以病至下利清谷，里寒外热，手足厥逆，脉微欲绝，身反不恶寒，面赤色，一派阴霾用事。只有外热面赤，身不恶寒数症，可以知阳未尽灭。然阴盛于内，格阳于外，已经昭著，故必重用附、姜，尤赖得生阳气盛之葱白，培种微阳，庶几春回黍谷矣。此为回复残阳，急通脉道之主方。咽痛者，加桔梗一钱，宣肺气以止痛；呕者，加生姜汁一小匙冲，宣逆气以和胃；呃逆者，加公丁香九支，柿蒂三十个，降气逆以止呃；大腹痛者，加紫猺桂五分，生白芍三钱，温通脾络以止痛；小腹绞痛者，加盐水炒吴茱萸五分，小茴香四分，温运肝气以止疼；痛甚者，加蜜炙延胡钱半，明乳香六分，活

血通络以止痛；利虽止而脉微不出者，加吉林大参钱半，提神益气以生脉。

回阳急救汤　回阳生脉法　俞氏经验方　载陶节庵《伤寒六书》

黑附块三钱　紫猺桂五分　别直参二钱　原麦冬三钱，辰砂染　川姜二钱　姜半夏一钱　湖广术钱半　北五味三分　炒广皮八分　清炙草八分　真麝香三厘，冲

秀按　少阴病下利脉微，甚则利不止，肢厥无脉，干呕心烦者，经方用白通加猪胆汁汤主之，然不及此方面面顾到，故俞氏每用之以奏功。揣其方义，虽仍以四逆汤加桂温补回阳为君，而以《千金》生脉散为臣者，以参能益气生脉，麦冬能续胃络脉绝，五味子能引阳归根也；佐以白术、二陈，健脾和胃，上止干呕，下止泻利；妙在使以些许麝香，斩关直入，助参、附、姜、桂以速奏殊功，浅学者每畏其散气而不敢用，岂知麝香同冰片及诸香药用，固属散气，同参、术、附、桂、麦、味等温补收敛药用，但显其助气之功，而无散气之弊矣。此为回阳固脱，益气生脉之第一良方。

廉勘　此节庵老名医得心应手之方，凡治少阴中寒及夹阴伤寒，阳气津液并亏，暨温热病凉泻太过，克伐元阳，而阳虚神散者多效。妙在参、术、附、桂与麝香同用，世俗皆知麝香为散气通窍之药，而不知麝食各种香药，含英咀华，蕴酿香精而藏于丹田之间，故西医药物学中，推为壮脑补神之要药。阅过香港曹锡畴麝香辨者，皆深悉之。惜吾国医界尚多茫茫耳，陶俞二家，于西医学未曾进行之前，能深信麝香功用，配合于温补回阳之中，殊有卓识。吴鞠通辄诋其谬，亦未免所见不广，信口雌黄者矣。以余所验，服此方后，脉渐渐缓出者生，不出者死；暴出者亦死；手足不温者亦死；若舌卷囊缩，额汗如珠不流，两目直视者速死。

附姜白通汤　回阳通格法　俞氏经验方　载喻嘉言《医门法律》

川附子五钱，炮，去皮脐　干姜四钱　葱白五茎，取汁冲　猪胆半枚取汁冲

秀按　猝中阴寒，厥逆呕吐，下利色青气冷，肌肤凛栗无汗，脉微欲绝，甚则十指腡纹绉瘪，俗名瘪腡痧证，实则为盛阴没阳之候，故以大剂附、姜回阳为君；臣以葱汁，得生阳之气独盛，以辛通脉道；反佐以一味胆汁者，恐阳药一饮即吐，格拒而不得入也。此为温热回阳，苦辛通格之良方。然必内外兼治，庶几能奏捷效，故嘉言外治两法：一用葱一大握，以带轻束，切去两头，留白二寸许，以一面熨热，安脐上，用熨斗盛炭火，熨葱自上面，取其热气从脐入腹，甚者连

熨二三饼。二用艾灸关元、气海，各二三十壮，内外协攻，务在一时之内，令得阴散阳回，身温不冷，脉渐出者，次服附姜归桂汤，以驱营分之寒。若病人畏胆汁太苦者，代以莹白童便亦可。

附姜归桂汤　回阳温营法　俞氏经验方　载喻氏《医门法律》

川附子二钱，炮　川姜一钱，炮　紫猺桂八分　当归二钱　净白蜜两匙，冲

秀按　中寒暴病，用附、姜回阳后，继用此方者，因附、姜专主回阳，而其所中之阴寒，必先伤营，故加归、桂驱营分之寒，庶几药病相当。中以白蜜者，柔和阳药之刚烈也。此为回阳暖血，温和营分之良方。

附姜归桂参甘汤　回阳兼补血气法　俞氏经验方　载喻氏《医门法律》

淡附片一钱　白归身钱半　老东参一钱　嫩闽姜六分　川姜八分，炮　官桂六分　清炙草八分　大红枣两枚

秀按　阴寒渐衰，阳气将回，病势已有转机，故君以附、姜轻剂，温和阳气；即臣以归、桂暖血，参、草益气；佐以闽姜，使以大枣，调和营卫也。此为轻剂回阳，双补血气之良方。若阳已回，身温色活，手足不冷，吐利渐除者，本方附、姜、官桂，可减其半，加蜜炙绵芪一钱，土炒于术一钱，酒炒白芍钱半，五味子十二粒，温和平补，俾不致有药偏之害。

正阳四逆汤　回阳攻毒法　俞氏经验方　载陶氏《伤寒全生集》

生附子三钱，炮，去皮脐　清炙草一钱　真麝香五厘，冲　川姜三钱，炮，不可焦　皂荚炭八分　生姜汁两匙，冲

秀按　猝中阴毒，吐利腹疼，身如被杖，四肢厥逆，冷过肘膝，昏沉不省，心下硬满，面唇手指皆有黑色，舌卷囊缩，烦躁冷汗自出，或时呻吟，六脉或沉伏，或沉微欲绝，汤药每多不受，此皆阴寒毒气入深，乃最危最急之证，较中寒证尤笃。故用生附子以毒攻毒为君；臣以干姜回阳，皂荚、麝香速通经隧；佐以炙草和药，使以姜汁和胃，且姜汁、炙草二味，更有和解附毒之功，调剂合法。此为回阳急救，直攻阴毒之良方，然必内外兼治，庶可十救一二。外治法，先以通关散（生半夏一钱，细辛五分，川芎五分，青藜芦五分，麝香五厘）搐鼻取嚏，以通清窍；次用麝香三厘，皂荚末三分，肉桂末二分，硫黄二分，共研细末，以葱汁调黏，填入脐中；再以生姜薄片贴于脐上，放大艾火于姜片上，蒸二七壮，灸关元、气海二七壮，必将阴退阳复，手足温暖即止。知人事者生，昏沉不省，

过一周时必死，或仍用喻西昌熨脐法，亦能通阳气而利小便。

新加八味地黄汤　补阳镇冲法　俞氏经验方

厚附块钱半　大熟地六钱，炒松　山萸肉八分　紫石英四钱，杵　紫猺桂五分　淮山药三钱，杵　浙茯苓四钱　泽泻钱半

先用铁落五钱，镇元黑锡丹三钱，用水六碗，煎成四碗，取清汤代水煎药。

秀按　肾气虚喘，动则喘甚，腰痛足冷，小便不利，肾水上泛为痰，嗽出如沫而味咸，故以八味地黄温补肾气为君，去丹皮者，恐其辛散肺气也；臣以紫石英温纳冲气；妙在佐以铁落合黑锡丹，重镇冲逆，以纳气定喘，用之得当，奏效如神。此为温补肾阳，镇纳虚喘之良方。气虚自汗者，加蜜炙绵芪皮三钱，五味子三分；小便利者，去苓、泽，防其损津液也。

方歌　同上

清燥养营汤

清燥养营归地芍，生甘知粉广陈皮，两瓢梨汁同为使，甘润生泽法最宜。

阿胶黄连汤

阿胶黄连青子芩，生地用鲜芍用生，先煎鸡子黄代水，清火滋阴独擅能。

阿胶鸡子黄汤

汤号阿胶鸡子黄，炙甘地芍茯神襄，决明络石钩藤牡，滋液熄风极妙方。

坎气潜龙汤

坎气潜龙生地均，牡蛎龙齿珍珠母，生芍白薇磁朱丸，肾肝冲任能兼顾。

当归四逆汤

当归四逆桂辛葱，生芍炙甘与绛通，煎成绍酒同冲服，通脉滋阴最有功。

复脉汤

复脉参地麦阿胶，枣仁甘桂偕姜枣，一瓢绍酒药同冲，脉形结代用之效。

四物绛覆汤

四物地芍与归芎，绛覆合成橘络葱，方取滋阴兼活络，络中血瘀奏殊功。

新加酒沥汤

新加酒沥地芍草，橘薄归柴玫瑰花，竹沥和匀绍酒服，滋阴调气法堪嘉。

补阴益气煎

补阴益气参归地，陈甘淮药合升柴，阴虚有火加童便，自汗芪皮小麦佳。

加味金匮肾气汤

加味肾气萸淮地，桂附泽苓五味丹，童便一杯和冲服，滋阴妙合纳阳堪。

救阳四逆汤

救阳四逆姜甘附，直中阴经用此先，肢厥脉形沉或伏，吐泻腹痛内真寒。

加减法：吐多姜汁丁香入，泻甚术同肉果添，小腹如绞疼难忍，吴萸盐炒木瓜兼。

桂枝加附子汤

桂枝加附炙甘草，白芍煨姜与红枣，伤寒过汗欲亡阳，固卫和营为最要。

真武汤

真武术附与鲜姜，白芍茯苓共一方，温补尤宜兼敛涩，亡阳急救此为长。

加减法：腹痛水气苓加重，白芍还须酒炒良，兼咳干姜合五味，下利去芍入干姜，呕加半夏生姜汁，溺长不用茯苓襄，方虽同属少阴证，误汗寒水辨宜详。

通脉四逆汤

通脉四逆附川姜，葱白还偕炙草襄，天地不通成否象，阴霾力扫即回阳。

加减法：咽痛桔梗宣肺气，呕加姜汁以和胃，呃逆丁香柿蒂加，腹痛白芍同猺桂，小腹绞痛不可言，小茴吴萸加之美，痛甚加蜜炙延胡，乳香六分诚可贵，倘如利止脉不出，吉林大参斯为最。

回阳救急汤

回阳救急桂附姜，术参橘半味冬襄，八分炙草三厘麝，但得阳生脉渐张。

附姜白通汤

附姜白通善通格，猪胆取汁偕葱白，片时阴散可回阳，猝中阴寒宜此法。

附姜归桂汤

附姜归桂义何具，温营回阳法并施，但恐阳药多刚烈，白蜜冲和用得宜。

附姜归桂参甘汤

附姜归桂参甘汤，闽姜红枣合同尝，回阳兼能补血气，病机已转服称良。

加减法：吐利渐除体亦温，本方姜附可减半，芪术芍味酌同加，温和平补无偏判。

正阳四逆汤

正阳四逆附姜甘，附子用生取攻毒，皂炭生姜汁麝香，能通经隧功神速。

新加八味地黄汤

新加八味地黄汤，桂附萸淮苓泽紫，铁落锡丹代水煎，温补肾阳纳卫气，如见气虚自汗多，加炙芪皮与五味，小便通利去泽苓，防损津液寒肾气。

第六节　清凉剂

玳瑁郁金汤　清宣包络痰火法　俞氏经验方

生玳瑁一钱，研碎　生山栀三钱　细木通一钱　淡竹沥两瓢，冲　广郁金二钱，生打　青连翘二钱，带心　粉丹皮二钱　生姜汁两滴，冲　鲜石菖蒲汁两小匙，冲　紫金片三分，开水烊冲

先用野菰根二两，鲜卷心竹叶四十支，灯芯两小帚（约重五六分），用水六碗，煎成四碗，取清汤分作二次煎药。

秀按　邪热内陷包络，郁蒸津液而为痰，迷漫心孔，即堵其神明出入之窍，其人即妄言妄见，疑鬼疑神，神识昏蒙，咯痰不爽，俗名痰蒙。故以介类通灵之玳瑁，幽香通窍之郁金为君，一则泄热解毒之功同于犀角，一则达郁凉心之力灵于黄连；臣以带心翘之辛凉，直达包络以通窍，丹皮之辛窜，善清络热以散火；引以山栀、木通、使上焦之郁火屈曲下行，从下焦小便而泄；佐以姜、沥、石菖蒲汁，辛润流利，善涤络痰；使以紫金片芳香开窍，助全方诸药透灵；妙在野菰根功同芦笋，而凉利之功捷于芦根，配入竹叶、灯芯，轻清透络，使内陷包络之邪热及迷漫心孔之痰火，一举而肃清之。此为开窍透络，涤痰清火之良方。服一剂或二剂后，如神识狂乱不安，胸闷气急，壮热烦渴，此内陷包络之邪热欲达而不能遽达也，急用三汁宁络饮徐徐灌下令尽，良久渐觉寒战，继即睡熟，汗出津津而神清。若二时许不应，须再作一服，历试辄效。

三汁宁络饮　附方开窍透络兼解火毒法　秀山经验方

白颈活地龙四条，水洗净，入砂盆内研如水泥，滤取清汁，更用龙脑、西黄、辰砂各一分研匀，生姜汁半小匙，鲜薄荷汁二小匙，用井水半杯，调三汁及脑、黄、辰砂三味。

秀按　此方芳香开窍，辛润活络，灵验异常。如嫌西黄价昂，用九制胆星八分代之亦验。

犀地清络饮　清宣包络瘀热法　俞氏经验方

犀角汁四匙，冲　粉丹皮二钱　青连翘钱半，带心　淡竹沥二瓢，和匀　鲜生地八钱　生赤芍铰半　原桃仁九粒，去皮　生姜汁二滴，同冲

先用鲜茅根一两，灯芯五分，煎汤代水，鲜石菖蒲汁两匙冲。

秀按　热陷包络神昏，非痰迷心窍，即瘀塞心孔，必用轻清灵通之品，始能开窍而透络。故以《千金》犀角地黄汤凉通络瘀为君；臣以带心翘透包络以清心，桃仁行心经以活血；但络瘀者必有黏涎，故又佐姜、沥、菖蒲三汁，辛润以涤痰涎，而石菖蒲更有开心孔之功；妙在使茅根交春透发，善能凉血以清热，灯芯质轻味淡，更能清心以降火。此为轻清透络，通瘀泄热之良方。如服后二三时许不应，急于次煎中调入牛黄膏，以奏速效。

犀羚三汁饮　清宣包络痰瘀法　俞氏经验方

犀角尖一钱　带心翘二钱　东白薇三钱　皂角刺三分　羚角片钱半　广郁金三钱，杵　天竺黄三钱，老式　粉丹皮钱半　淡竹沥两瓢　鲜石蒲汁两匙　生藕汁二瓢，三汁和匀同冲

先用犀、羚二角，鲜茅根五十支去衣，灯芯五分，活水芦笋一两，煎汤代水，临服调入至宝丹四丸，和匀化下。

秀按　邪陷包络，挟痰瘀互结清窍，症必痉厥并发，终日昏睡不醒，或错语呻吟，或独语如见鬼，目白多现红丝，舌虽纯红，兼罩黏涎，最为危急之重证。故以犀、羚凉血熄风，至宝芳香开窍为君；臣以带心翘宣包络之气郁，郁、丹通包络之血郁，白薇专治血厥，竺黄善开痰厥；尤必佐角刺、三汁轻宣辛窜，直达病所以消痰瘀；使以芦笋、茅根、灯芯轻清透络，庶几痰活瘀散，而包络复其横通四布之常矣。此为开窍透络，豁痰通瘀之第一良方。但病势危笃至此，亦十中救一而已。

廉勘　至宝丹不应，局方紫雪及新定牛黄清心丸或吴氏安宫牛黄丸等，亦可随时应急。录方于后，以备临证时酌用。

局方至宝丹　摘录吴氏《温病条辨》方

犀角、朱砂、玳瑁、琥珀以上各一两，牛黄、麝香以上各五钱。以安息香一两重汤炖化，和诸药为丸，计一百丸，蜡护。

廉勘　原方尚有雄黄一两，龙脑三钱半，金银箔各五十张，研细为衣。许氏《本事方》中又加人参、制南星、天竺黄三味。

此方荟萃各种灵异，皆能补心体，通心用，除邪秽，解热结。徐洄溪云：安神定魂必备之方，真神丹也。

局方紫雪　吴氏从《本事方》去黄金加一“丹”字

滑石、石膏、寒水石、元参、升麻以上各一斤，灵磁石、朴硝、焰硝以上各二斤，犀角、羚角青、木香、沉香以上各五两，公丁香一两，炙甘草半斤，辰砂三钱，麝香一两二钱。

廉勘　《和剂局方》尚有黄金一百两，徐洄溪以金箔一万页代之；原方火硝四斤，朴硝十斤，徐氏谓二硝太多，只有十分之一。方氏喉科，原方去二硝，加西瓜硝八钱，梅冰三钱，专治咽痛喉风，重腭痰核，舌疔紫泡等症，最妙。

此方辟秽开窍，泻火散结。徐洄溪云：邪火毒火，穿经入脏，无药可治，此能消解，其效如神。

新定牛黄清心丸　摘录王氏《温热经纬》方

西黄、雄黄、川连、子芩、山栀、广郁金、辰砂、犀角各一两，珍珠粉五钱，梅冰、麝香各二钱五分。

上研末，树胶水丸，每重一钱，金箔为衣，蜡匮，去蜡用。

此方即万氏牛黄丸加犀、朱、冰、麝、雄黄等五味，治热陷心包，昏狂谵妄，较万方力大，重症用此，轻症仍用万方。

安宫牛黄丸　摘录吴氏《温病条辨》方

西牛黄、犀角、广郁金、川连、生山栀、雄黄、黄芩、金箔、朱砂以上各一两，梅冰、麝香各二钱五分，真珠粉五钱。

上研细匀，树胶水丸，每丸重一钱，金箔为衣，蜡护。脉虚者，人参汤下；脉实者，银花薄荷汤下。每服一丸，大人病重体实者，日再服，甚至日三服；小儿服半丸，不知，再服半丸。

廉勘　此方芳香化秽浊而利诸窍，咸寒保肾水而安心体，苦寒通火腑而泻心用。专治热陷包络，神昏谵语；兼治飞尸猝厥，五痫中恶，及大人小儿痉厥之因于热者，多效。吴鞠通先生谓：安宫牛黄丸最凉，紫雪次之，至宝又次之。主治略同，而各有所长，临用对证斟酌可也。

连翘栀豉汤　清宣心包气机法　俞氏经验方

青连翘二钱　淡香豉三钱，炒香　生枳壳八分　苦桔梗八分焦山栀三钱　辛

夷净仁三分，拌捣广郁金三钱　广橘络一钱　白蔻末四分，分作二次冲

秀按　凡外邪初陷于心胸之间，正心包络之部分也。若一切感症，汗吐下后，轻则虚烦不眠，重即心中懊侬，反复颠倒，心窝苦闷，或心下结痛，卧起不安，舌上苔滑者，皆心包气郁之见证。故以清芬轻宣心包气分主药之连翘，及善清虚烦之山栀、豆豉为君；臣以夷仁拌捣郁金，专开心包气郁；佐以轻剂枳、桔，宣畅心包气闷，以达归于肺；使以橘络疏包络之气，蔻末开心包之郁。此为清宣包络，疏畅气机之良方。

五汁一枝煎　清润心包血液法　俞氏经验方

鲜生地汁四大瓢　鲜茅根汁两大瓢　鲜生藕汁两大瓢　鲜淡竹沥两大瓢鲜生姜汁两滴　紫苏旁枝二钱，切寸

上先将紫苏旁枝煎十余沸，取清汤盛盖碗中，和入五汁，重汤炖温服。

秀按　心包邪热，开透肃清后，血液必枯，往往血虚生烦，愦愦无奈，心中不舒，间吐黏涎，呻吟错语。故以鲜地、茅根、藕汁三味，清润心包血液为君；臣以姜、沥二汁，辛润流利，以涤络痰；妙在佐紫苏旁枝，轻清宣络，以复其旁通四本之常。此为清润心包，濡血增液之良方。

增减黄连泻心汤　清泄包络心经实火法　俞氏经验从仲景方加减

小川连八分　青子芩钱半　飞滑石六钱　淡竹沥两瓢　小枳实钱半　仙半夏钱半　生苡仁五钱　生姜汁两滴，同冲

先用冬瓜子一两，丝通草二钱，灯芯五分，煎汤代水，鲜石菖蒲叶钱半搓熟生冲。

秀按　肺胃痰火湿热，内壅心经包络，每致神昏谵语，心烦懊侬，惟舌苔黄腻与舌绛神昏，由于心血虚燥者不同。故以连、芩、枳、半，苦辛通降，以除痰火为君；臣以滑、苡、瓜、通，凉淡泄湿；佐以姜、沥二汁，辛润涤痰；妙在使以菖蒲、灯芯，芳淡利窍，通神明以降心火。此为泻心通络，蠲痰泄湿之良方。

导赤清心汤　清降包络心经虚热法　俞氏经验　从导赤泻心汤加减

鲜生地六钱　辰茯神二钱　细木通五分　原麦冬一钱，辰砂染　粉丹皮二钱　益元散三钱，包煎　淡竹叶钱半　莲子心三十支，冲　辰砂染灯芯二十支　莹白童便一杯，冲

秀按　热陷心经，内蒸包络，舌赤神昏，小便短涩赤热，必使其热从小便而

泄者，以心与小肠相表里也。但舌赤无苔，又无痰火，其为血虚热盛可知，故以鲜地凉心血以泻心火，丹皮清络血以泄络热为君；然必使其热有去路，而包络心经之热乃能清降，故又臣以茯神、益元、木通、竹叶，引其热从小便而泄；佐以麦冬、灯芯均用朱染者，一滋胃液以清养心阴，一通小便以直清神识；妙在使以童便、莲心成苦达下，交济心肾以速降其热。是以小便清通者，包络心经之热，悉从下降，神气即清矣。此为清降虚热，导火下行之良方。服后二三时许，神识仍昏者，调入西黄一分，以清神气，尤良。

清肝达郁汤　清疏肝郁法　俞氏经验方　从加味逍遥散加减

焦山栀三钱　生白芍钱半　归须一钱　川柴胡四分　粉丹皮二钱　清炙草六分　广橘白一钱　苏薄荷四分，冲　滁菊花钱半　鲜青橘叶五片，剪碎

秀按　肝喜畅遂条达，达则无病，俗所谓肝气病者，皆先由肝郁不伸也。郁于胸胁，则胸满胁痛；郁于肠间，则腹满而痛，甚则欲泄不得泄，即泄亦不畅，故以丹溪逍遥散法，疏肝达郁为君。然气郁者多从热化，丹溪所谓“气有余便是火”也，故又以栀、丹、滁菊，清泄肝火为臣；佐以青橘叶清芬疏气，以助柴、薄之达郁，此为清肝泄火，疏郁宣气之良方。暴怒气盛者，加制香附三钱，醋炒青皮八分，暂为平气以伐肝；肠鸣飧泄者，加乌梅炭三分，白僵蚕钱半，升达肠气以泄肝；疝气肿痛者，加小茴香二分，炒橘核三钱，炒香荔枝核钱半，疏泄肝气以止痛；因于湿热食滞，腹中痛甚者，加《局方》越鞠丸三钱，疏畅六郁以定疼。

廉勘　逍遥散法，养血疏肝，在妇科中尤为繁用。如此方去栀、丹，加制香附二钱，苏丹参三钱，调气活血，费伯雄推为调经之总方；经迟因于血气虚寒者，加鹿角胶三分蛤粉拌炒松，猺桂心三分，以暖肝温经；因于血络凝滞者，加真新绛钱半，旋覆花三钱包煎，光桃仁九粒，以活络调经；经早因于血热者，加鲜生地四钱，丹皮二钱，霜桑叶二钱，以凉血清经；因于血热液亏者，加生地四钱，生玉竹三钱，辰砂染麦冬二钱，以养血增液，使血液充足而经自调；经闭因于络瘀者，加大黄䗪虫丸三钱，或吞服或绢包同煎，轻者但用益母膏五钱冲，消瘀以通经闭；因于血枯者，加杞菊六味丸四钱绢包煎，陈阿胶钱半，原方柴胡用鳖血拌炒，去薄荷，易玫瑰花二朵冲；惟妇女情欲不遂，左脉弦出寸口，经闭或经痛经乱者，加制香附二钱，泽兰三钱，鲜生地五钱，广郁金三钱杵，以和肝理脾，清心开郁；或崩或漏，因恚怒伤肝而气盛者，加制香附三钱，醋炒青皮一钱，伐

其气以平之；血热者，加鲜生地五钱，焦山栀三钱，鲜茅根四十支，凉其血以清之；子宫痛极，手足不能伸舒，因于湿火下注者，加龙胆草八分，青子芩二钱，清麟丸三钱包煎，急泻湿火以肃清之，外用细生地三钱，当归二钱，生白芍钱半，川芎一钱，明乳香一钱，同捣成饼，纳入阴中以止痛；阴痒因于湿热生虫者，加龙胆草一钱，川楝子钱半，蛇床子钱半盐水炒，以杀其虫而止痒，外用桃仁、光杏仁各九粒，同雄精二分，研成膏蘸雄鸡肝中，纳入阴中，虫入鸡肝中，引其虫以外出，阴痒即止；阴疮溃烂出水者，防有霉毒，加土茯苓四钱，炒黑丑二钱，杜牛膝五钱，生川柏八分，以清解霉毒，外用子宫棉塞入阴中，多用硼酸水洗涤子宫，以清其毒火；血风疮症，遍身起瘖瘰瘰如丹毒状，或痒或痛，搔之成疮者，多由于风湿血燥，加鲜生地五钱，小川连八分，以凉血润燥，清疏风湿。

增减旋覆代赭汤　清降肝逆法　俞氏经验　从仲景方加减

旋覆花三钱，包煎　吴茱萸一分，拌炒　小川连六分　制香附二钱　代赭石三钱，拌仙半夏钱半　新会皮钱半　沉香汁二匙，冲

先用鲜刮淡竹茹四钱，鲜枇杷叶一两去毛净剪去大筋，煎汤代水。

秀按　肝性刚而善怒，轻则嗳气胸痞，重则呃逆胃胀，皆有肝气横逆也。故以旋、赭重降气逆为君；臣以茱、连、橘、半苦辛通降，以清肝和胃，沉香、香附辛香流气，以疏肝平逆；妙在佐以竹茹，肝气中结者使之旁达；使以杷叶，肝气上逆者使之清降。此为清肝降逆，佐金制木之良方。然惟初病在气，气盛而血尚不亏，脉弦苔腻者，始为相宜。呃逆甚者，加公丁香九支，柿蒂三十个，辛通苦涩以止呃，痞胀甚者，加真川朴钱半，槟榔汁两匙冲，辛开重降以宽胀；因于食滞者，加莱菔子钱半拌炒春砂仁八分，消食和气以导滞；因于便秘者，加苏子钱半拌捣郁李净仁四钱，辛滑流气以通便。

连茹绛覆汤　清通肝络法　俞氏经验　从仲景方加味

小川连四分，醋炒　真新绛钱半　玫瑰瓣三朵，拌炒　丝瓜络三钱　淡竹茹三钱　旋覆花三钱，包煎　青葱管三寸　广郁金汁四匙，冲

秀按　肝病初虽在气，久必入络，症多筋脉拘挛，胸胁串疼，脉弦而涩者，皆由肝络血郁不舒也。络郁则化火而横窜，故以连、茹、绛、覆，清通肝络为君；臣以玫瓣拌炒瓜络，辛香酸泄以活络；佐以郁金活血疏郁；使以葱管宣气通络。此为清通肝络，行血止疼之良方。火盛痛甚者，加蜜炙延胡钱半，醋炒川楝子钱

半，酸苦泄肝，以清火而止疼；瘀结痛剧者，加光桃仁二十粒，杜红花八分，紫金片三分开水烊冲；肠燥便秘者，加元明粉三钱，净白蜜一两，煎汤代水，甘成润燥以通便；血枯液结者，加鲜生地六钱，归身二钱，原麦冬三钱，南沙参三钱，甘润增液以滋血。

龙胆泻肝汤　凉泻肝火法　俞氏经验载《和剂局方》

龙胆草一钱　生山栀三钱　鲜生地五钱　川柴胡五分　青子芩二钱　细木通八分　生甘梢八分　归须一钱　车前子二钱，炒　泽泻钱半

秀按　肝为风木之脏，内寄胆府相火，凡肝气有余，发生胆火者，症多口苦胁痛，耳聋耳肿，阴湿阴痒，溺血赤淋，甚则筋痿阴痛，故以胆、通、栀、芩纯苦泻肝为君；然火旺者阴必虚，故又臣以鲜地、生甘甘凉润燥，救肝阴以缓肝急；妙在佐以柴胡轻清疏气，归须辛润舒络；使以泽泻、车前咸润达下，引肝胆实火从小便而去。此为凉肝泻火，导赤救阴之良方。然惟肝胆实火炽盛，阴液未涸，脉弦数，舌紫赤，苔黄腻者，始为恰合。

羚角钩藤汤　凉熄肝风法　俞氏经验方

羚角片钱半，先煎　霜桑叶二钱　京川贝四钱，去心　鲜生地五钱　双钩藤三钱，后入　滁菊花三钱　茯神木三钱　生白芍三钱　生甘草八分　淡竹茹五钱，鲜刮，与羚角先煎代水

秀按　肝藏血而主筋，凡肝风上翔，症必头晕胀痛，耳鸣心悸，手足躁扰，甚则瘛疭，狂乱痉厥，与夫孕妇子痫，产后惊风，病皆危险。故以羚、藤、桑、菊熄风定痉为君；臣以川贝善治风痉，茯神木专平肝风；但火旺生风，风助火势，最易劫伤血液，尤必佐以芍、甘、鲜、地酸甘化阴，滋血液以缓肝急；使以竹茹，不过以竹之脉络通人之脉络耳。此为凉肝熄风，增液舒筋之良方。然惟便通者，但用甘咸静镇，酸泄清通，始能奏效；若便闭者，必须犀连承气，急泻肝火以熄风，庶可救危于俄顷。

连梅安蛔汤　清肝安蛔法　俞氏经验方

胡连一钱　炒川椒十粒　白雷丸三钱　乌梅肉两朵　生川柏八分　尖槟榔二枚，磨汁冲

秀按　肝火入胃，胃热如沸，饥不欲食，食则吐蛔，甚则蛔动不安，脘痛烦躁，昏乱欲死者，此为蛔厥。故以连、柏、椒、梅之苦辛酸法，泻肝救胃为君；

佐以雷丸、槟榔专治蛔厥，使蛔静伏而不敢蠕动，或竟使蛔从大便泻出。此为清肝安蛔，止痛定厥之良方。

芩连二陈汤　清肝和胃法　俞氏经验方

青子芩二钱　仙半夏钱半　淡竹茹二钱　赤茯苓三钱　小川连八分　新会皮钱半　小枳实钱半　碧玉散三钱，包煎　生姜汁二滴　淡竹沥两瓢，和匀同冲

秀按　肝阳犯胃，症多火动痰升，或吐黏涎，或呕酸汁，或吐苦水，或饥不欲食，食即胃满不舒，甚则胀痛，或嘈杂心烦。故以芩、连、橘、半，苦降辛通，调和肝胃为君；臣以竹茹、枳实，通络降气；佐以赤苓、碧玉，使胃中积聚之浊饮从小便而泄；使以姜、沥二汁，辛润涤痰，以复其条畅之性。此为清肝和胃，蠲痰泄饮之良方。

加味白头翁汤　清肝坚肠法　俞氏经验方

白头翁三钱　生川柏五分　青子芩二钱　鲜贯仲五钱　小川连八分，醋炒　北秦皮八分，醋炒　生白芍三钱　鲜茉莉花十朵，冲

秀按　厥阴热痢，赤痢居多，虽属小肠，而内关肝脏，故以仲景白头翁汤，疏肝达郁，纯苦坚肠为君；臣以芩、芍酸苦泄肝；佐以鲜贯仲洗涤肠中垢腻，使从大便而泄，乃“痢者利也”之意；使以茉莉清芬疏气，助白头翁轻清升达之力。此为清肝坚肠，泄热止痢之良方。

香连治中汤　清肝健脾法　俞氏经验方

广木香八分　潞党参二钱，米炒　黑炮姜三分　炒广皮一钱小川连六分，醋炒　生冬术钱半　清炙草五分　小青皮六分

秀按　《内经》谓：肝与大肠通。凡大便飧泄，肠鸣腹痛，欲泄而不得畅泄，即泄亦里急气坠，脉左弦右弱者，虽多由肝气下逼而致，然脾阳每因泄而衰，故以香、连调气厚肠为君；即臣以参、术、姜甘温运脾阳；佐以广皮调气和中；使以青皮泄肝宽肠。此为清肝健脾，和中止泻之良方。

龟柏地黄汤　清肝益肾法　俞氏经验方

生龟板四钱，杵　生白芍三钱　砂仁三分，拌捣　大熟地五钱　生川柏六分，醋炒　粉丹皮钱半　萸肉一钱　淮山药三钱，杵　辰伏神三钱　青盐陈皮八分

秀按　肝阳有余者，必须介类以潜之，酸苦以泄之，故以龟板、醋柏，介潜酸泄为君；阳盛者阴必亏，肝阴不足者，必得肾水以滋之、辛凉以疏之，故臣以

熟地、萸肉酸甘化阴，丹、芍辛润疏肝，一则滋其络血之枯，则阳亢者渐伏，一则遂其条畅之性，则络郁者亦舒；但肝强者脾必弱，肾亏者心多虚，故又佐以山药培补脾阴，茯神交心肾；使以青盐陈皮咸降辛润，疏畅胃气以运药。此为清肝益肾，潜阳育阴之良方。此惟胃气尚强，能运药力者，始为相宜；若胃气已弱者，必先养胃健中，复其胃气为首要，此方亦勿轻投。

桑丹泻白汤　清肝保肺法　俞氏经验方

霜桑叶三钱　生桑皮四钱　淡竹茹二钱　清炙草六分　粉丹皮钱半，醋炒　地骨皮五钱　川贝母三钱，去心　生粳米三钱　金橘铺一枚，切碎　大蜜枣一枚，对劈

秀按　肝火烁肺，咳则胁痛，不能转侧，甚则咳血，或痰中夹有血丝血珠，最易酿成肺痨，名曰“木扣金鸣”。故以桑、丹辛凉泄肝为君；臣以桑皮、地骨泻肺中之伏火，竹茹、川贝涤肺中之黏痰；佐以炙草、粳米温润甘淡，缓肝急以和胃气；使以橘、枣微辛甘润，畅肺气以养肺液。此为清肝保肺，蠲痰调中之良方。然惟火郁生热，液郁为痰，因而治节不行，上壅为咳喘肿满者，始为相宜；若由风寒而致者切忌，误服多成痨嗽。

新加玉女煎　清肝镇冲法　俞氏经验方　从景岳方加味

生石膏六钱，研　紫石英四钱，研　淮牛膝钱半　大熟地六钱，切丝　灵磁石四钱，研　东白薇四钱　石决明五钱，杵　原麦冬三钱，朱染　知母二钱　秋石一分，化水炒　青盐陈皮一钱

先用熟地丝泡取清汤，先煎置石百余沸，代水煎药。

秀按　冲为血室，上属阳明胃府，下隶厥阴肝脏，平人则胃府化汁变血，从肝络下输冲脉；若肝挟胆火化风上翔，则冲气上而冲心，心中痛热，甚则为气咳、为呃逆、为晕厥，故名冲咳、冲呃、冲厥，多是冲阳从中直上，成此亢逆之各证。故以三石、白薇镇逆纳冲为君；臣以牛膝、决明降逆气而潜肝阳，麦冬、熟地养胃液以滋肾阴；佐以秋石水炒知母咸苦达下；使以青盐陈皮辛润疏中。此为清肝镇冲，育阴潜阳之良方。

滋任益阴煎　清肝滋任法　俞氏经验　从补阴丸封髓丹配合

炙龟板四钱，杵　春砂仁三分，拌捣　大熟地四钱　猪脊髓一条，洗切　生川柏六分，蜜炙　白知母二钱，盐水炒　炙甘草六分　白果十粒，盐炒

秀按 任隶于肾，主精室，亦主胞胎，凡肝阳下逼任脉，男子遗精，妇女带多，以及胎漏小产等症，虽多属任阴不固，实由于冲阳不潜，故以龟板滋潜肝阳，熟地滋养任阴为君；臣以知、柏直清肝肾，治冲任之源以封髓；佐以脊髓、炙草填髓和中；使以白果敛精止带。此为清肝滋任，封固精髓之良方。

新加白虎汤　清肝胃辛凉心肺法　俞氏经验　从仲景方加减

苏薄荷五分，拌研　生石膏八钱　鲜荷叶一角，包陈仓米三钱　白知母四钱　益元散三钱，包煎　鲜竹叶三十片　嫩桑枝二尺，切寸

先用活水芦笋二两，灯芯五分，同石膏粉先煎代水。

秀按 胃为十二经之海，邪热传入胃经，外而肌腠，内而肝胆，上则心肺，下则小肠膀胱，无不受其蒸灼。是以热汗烦渴，皮肤隐隐见疹，溺短赤热，甚则咳血昏狂，但尚为散漫之浮热，未曾结实。邪既离表，不可再汗；邪未入腑，不可早下。故以白虎汤法辛凉泄热，甘寒救液为君，外清肌腠，内清腑脏；臣以芦笋化燥金之气，透疹痦而外泄，益元通燥金之郁，利小便而下泄；佐以竹叶、桑枝通气泄热；使以荷叶、陈米清热和胃；妙在石膏配薄荷拌研，既有分解热郁之功，又无凉遏冰伏之弊，较长沙原方尤为灵活。此为辛凉甘寒，清解表里三焦之良方。如痦不得速透者，加蝉衣九只，皂角刺四分；有瘫者，加鲜西河柳叶三钱（廉勘：西河柳清轻走络，性虽温发，加入清凉剂中，不厌其温，只见其发，勿拘执鞠通之说可也），大青叶四钱；昏狂甚重者，加局方紫雪五分，药汤调服；口燥渴甚者，加花粉三钱，雪梨汁一杯冲，西瓜汁尤良；有痰甚黏者，加淡竹沥一盅，生姜汁一滴和匀同冲；血溢者，加鲜刮淡竹茹四钱，鲜茅根八钱去皮，清童便一杯冲。

廉勘 以上六经正治六法，统计一百零一方，方方有法，法法不同，真可谓门门透澈，息息通灵者矣。先祖为伤寒专科，必先通杂证，而后能善治感证。今观俞氏方法，益信而有证，但必列一百一方者，推其意，大抵仿陶氏肘后百一方例耳。从此知其学虽博古通今，而宗旨则信而好古，直可新定其名曰六经百一选方，与肘后百一方，后先辉映。至若佐治十法，佳方甚多，列入下卷，以补助正法之不备。

方歌 同上

玳瑁郁金汤

玳瑁郁金汤栀翘，木通丹皮紫金片，竹沥菖蒲姜汁冲，煎汤灯竹菰根善。

三汁宁络饮附方

三汁宁络薄荷姜，地龙洗净滤清汁，西黄龙脑与辰砂，井水半杯调服吉。

犀地清络饮

犀地清络粉丹皮，连翘赤芍桃仁列，灯草茅根代水煎，冲用竹沥姜蒲汁。

犀羚三汁饮

犀羚三汁竹菖藕，翘郁薇丹皂竹黄，灯草茅根芦笋等，犀羚二味共煎汤。

局方至宝丹附方

局方至宝犀角砂，琥玳同将一两加，牛麝五钱安息化，和丸蜡护解邪夸。

局方紫雪附方

紫雪丹方羚角犀，四香五石朴硝施，元升炙草神砂入，开窍驱邪配合奇。

新定牛黄清心丸附方

新定牛黄梅麝雄，芩连栀郁砂珠粉，犀角胶丸金箔衣，心包热陷斯堪拯。

安宫牛黄丸附方

安宫犀角郁牛黄，雄片连芩栀郁香，更有砂珠金箔入，芳香通窍重奇方。

连翘栀豉汤

连翘栀豉一方传，桔橘蔻仁生枳壳，辛夷净仁捣郁金，邪陷心胸功效卓。

五汁一枝煎

五汁一枝生地藕，茅根竹沥与生姜，先将紫苏旁枝煮，并汁和匀润液良。

增减黄连泻心汤

增减泻心连芩夏，枳实滑石苡仁同，瓜仁通草灯芯煮，竹沥菖蒲姜汁冲。

导赤清心汤

导赤清心丹地通，茯神莲枣益元散，竹叶灯芯童便冲，心包虚热功能擅。

清肝达郁汤

清肝达郁丹栀芍，橘草归柴苏薄荷，滁菊花同鲜橘叶，宣疏清泄法如何。

加减法：怒加制附小青皮，飧泄僵蚕乌梅炭，疝气橘核荔枝茴，腹痛越鞠丸同赞，丹皮栀子皆宜去，香附丹参二味标，经迟血气虚寒甚，可入桂心鹿角胶，血滞桃仁同绛覆，两方合用法堪操，经早多由血分热，凉血清经四字包，桑叶丹皮鲜生地，方中加入此为高，液亏玉竹偕冬地，血液既充经自调，经闭䗪虫丸可取，轻者但服益母膏，血枯调肝兼养血，杞菊六味加阿胶，方内薄荷易玫瑰，柴胡还宜鳖血炒，费氏推此为总方，调经功不让逍遥，更有室寡师尼辈，平时情欲不能遂，经闭经痛经乱多，此方加味法诚美，香附泽兰地郁金，和肝理脾.功称最，崩漏香附炒青皮，血热茅根山栀地，子宫痛极不能伸，龙胆草加青芩暨，更用三钱清麟丸，急泻湿火功神异，阴痒虫因湿热生，胆草蛇床金铃备，外治用药纳阴中，方后查明不可废，阴疮溃烂防霉毒，膝柏黑丑兼土茯，硼酸水常涤子宫，务清其火解其毒，更有一种血风疮，状如丹毒痛且痒，此由风湿血燥成，鲜地川连力可仗。

增减旋覆代赭汤

增减旋覆代赭汤，橘半萸连合二香，肝逆自应清降法，竹茹杷叶水煎尝。

加减法：呃逆丁香柿蒂加，痞胀川朴槟榔妙，食滞钱半莱菔子，八分砂仁同拌炒，便秘郁李宜四钱，苏子钱半拌且捣。

连茹绛覆汤

连茹绛覆郁青葱，玫瑰瓣拌丝瓜络，清通肝络法精详，病久血郁用之确。

加减法：火盛痛甚延胡楝，瘀结紫金桃杏仁，肠燥元明净白蜜，液枯归地麦沙参。

龙胆泻肝汤

龙胆泻肝通泽柴，车前鲜地草归偕，栀芩一派清凉品，胆火肝邪力可排。

羚角钩藤汤

羚角钩藤桑菊襄，川贝地芍伏神木，水用茹甘羚角煎，肝风鼓荡功独推。

连梅安蛔汤

连梅安蛔椒柏佐，尖槟榔与白雷丸，蛔虫动扰成昏厥，欲使蛔安首泄肝。

芩连二陈汤

芩连二陈橘半茹，枳实赤苓碧玉散，姜汁还偕竹沥冲，清肝和胃攻堪断。

加味白头翁汤

加味白头连柏芩，白芍秦皮管仲灵，鲜茉莉花加十朵，厥阴久痢法堪钦。

香连治中汤

香连治中参术施，炮姜甘草广青皮，中阳久泻多衰弱，，抑木还须并健脾。

龟柏地黄汤

龟柏地黄砂仁拌，萸淮丹芍茯陈皮，清肝益肾推良法，胃气如衰勿乱施。

桑丹泻白汤

桑丹泻白骨桑皮，贝母竹茹甘草米，金橘镝同蜜枣加，方即清肝兼保肺。

新加玉女煎

新加玉女地麦薇，知母膝决青盐皮，石膏枳实灵磁等，镇逆清肝效最奇。

滋任益阴煎

滋任益阴柏草龟，知母白果加猪髓，砂仁拌捣熟地黄，大补阴丸合封髓。

新加白虎汤

新加白虎薄知膏，陈米还须荷叶包，竹叶桑枝益元散，芦根灯草水煎熬。

第二编　病理诊断

浙绍陶里村俞根初先生遗著
山阴长乐乡何秀山选按
孙　何廉臣　校勘　曾孙幼廉　筱廉　同校
鄞县曹赤电炳章参订

第三章　表里寒热

凡勘伤寒，必先明表里寒热。有表寒，有里寒，有表里皆寒；有表热，有里热，有表里皆热；有表寒里热，有表热里寒；有里真热而表假寒，有里真寒而表假热。发现于表者易明，隐伏于里者难辨；真寒真热者易明，假寒假热者难辨。今试举其要以析言之。

第一节　表寒证

凡头痛身热，恶寒怕风，项强腰痛，骨节烦疼者，皆表寒证，皆宜汗解。《内经》所谓"体若燔炭，汗出而散者"是也。但要辨无汗者寒甚于风，为正伤寒，必须使周身大汗淋漓而解，苏羌达表汤为主，随证加减；自汗者风重于寒，为冷伤风，必兼鼻寒声重，咳嗽喷嚏，但须漐漐微汗而解，苏羌达表汤去羌活、生姜，姜，加荆芥、前胡、桔梗为主。若发热恶寒如疟状，一日二三发，其人不呕，仍是太阳表证，苏羌达表汤主之；惟寒已而热，热已而汗者，则为少阳之寒热往来，症多目眩耳聋，口苦善呕，膈满胁痛，必须上焦得通，津液得下，胃气因和，津津汗出而解，谓之和解，轻者柴胡枳桔汤，重者柴胡陷胸汤选用；若发寒时身痛无汗，发热时口渴恶热，太阳表证未罢，阳明里证已急，则为少阳寒热之重证，柴芩双解汤主之；如身热微恶寒，无汗而微喘，头额目痛，肌肉烦疼，此风寒由皮毛袭于阳明肌肉也，仍宜发汗，苏羌达表汤去羌活，加葱、豉主之。总之，有一分恶寒，即有一分表证，虽有大汗、微汗之不同，而同归汗解。太阳发表，少阳和解，阳明解肌，其理一也。

第二节　里寒证

凡伤寒不由阳经传入，而直入阴经，肢厥脉微，下利清谷者，名曰中寒。仲景所谓“急温之，宜四逆汤者”是也。

第三节　表里皆寒证

凡身受寒邪，口食冷物，陡然腹痛吐泻，肢厥脉沉，此为两感寒证，轻者神术汤加干姜、肉桂，重者附子理中汤加姜汁、半夏。

第四节　表热证

凡温暑证，始虽微恶风寒，一发热即不恶寒，反恶热，汗自出，口大渴，目痛鼻干，齿板燥，心烦不得眠者，虽皆为阳明表热。但要辨身干热而无汗者，尚须辛凉解肌，使热从外达，葱豉桔梗汤为主，随证加减；身大热而自汗者，只宜甘寒存津，使热不劫阴，新加白虎汤主之。

第五节　里热证

凡伤寒邪传入里，温热病热结于里，皆属阳明腑证。手足汗，发潮热，不大便，小便不利，腹胀满，绕脐痛，心烦恶热，喘冒不得卧，腹中转矢气，甚则谵语发狂，昏不识人，大便胶闭，或自利纯青水，仲景所谓“急下之，而用三承气汤者”是也。

第六节　表里皆热证

凡伏气温热，至春感温气而发，至夏感暑气而发，一发即渴不恶寒，反潮热恶热，心烦谵语，咽干舌燥，皮肤隐隐见斑，甚则手足瘛疭，状如惊痫，仲景所谓“热结在里，表里俱热，白虎加人参汤主之”是也。但要辨其便通者，但须外透肌腠，内清脏腑，新加白虎汤为主，柴芩清膈煎亦可酌用；便闭者，急以攻里泻火为首要，白虎承气、犀连承气二汤为主；夹痰者，陷胸承气汤、加味凉膈煎选用；夹食者，枳实导滞汤选用；夹血瘀者，桃仁承气汤选用；夹温毒者，解毒承气汤选用；若血虚者，养荣承气汤选用；气血两亏者，陶氏黄龙汤选用。

第七节　表寒里热证

凡温病伏暑将发，适受风寒搏束者，此为外寒束内热，一名客寒包火。但要辨表急里急，寒重热重。外寒重而表证急者，先解其表，葱豉桔梗汤加减；伏热重而里证急者，先清其里，柴芩清膈煎加减。

第八节　表热里寒证

凡病人素体虚寒，而吸热冒暑，此为标热本寒，只宜轻清治标，标邪一去，即转机而用温化温补等剂，庶免虚脱之虞。

第九节　里真热而表假寒证

凡口燥舌干，苔起芒刺，咽喉肿痛，脘满腹胀，按之痛甚，渴思冰水，小便赤涩，得涓滴则痛甚，大便胶闭，或自利纯青水，臭气极重，此皆里真热之证据。惟通身肌表如冰，指甲青黑，或红而温，六脉细小如丝，寻之则有，按之则无，吴又可所谓“体厥脉厥”是也。但必辨其手足自热而至温，从四逆而至厥，上肢则冷不过肘，下肢则冷不过膝，按其胸腹，久之又久则灼手，始为阳盛格阴之真候。其血必瘀，营卫不通，故脉道闭寒而肌肤如冰。治宜先用烧酒浸葱白、紫苏汁出，用软帛浸擦胸部四肢，以温助血脉之运行；内治宜桃仁承气汤急下之．，通血脉以存阴液。然病势危笃如斯，亦十难救一矣。

第十节　里真寒而表假热证

其证有二：一寒水侮土证。吐泻腹痛，手足厥逆，冷汗自出，肉瞤筋惕，语言无力，纳少脘满，两足尤冷，小便清白，舌肉胖嫩，苔黑而滑，黑色止见于舌中，脉沉微欲绝，此皆里真寒之证据。惟肌表浮热，重按则不热，烦躁而渴欲饮水，饮亦不多，口燥咽痛，索水至前复不能饮，此为无根之阴火，乃阴盛于内，逼阳于外，外假热而内真阴寒，格阳证也。法宜热壮脾阳，附子理中汤救之。一肾气凌心证。气短息促，头晕心悸，足冷溺清，大便或溏或泻，气少不能言，强言则上气不接下气，苔虽黑色直底舌尖，而舌肉浮胖而嫩，此皆里真虚寒之证据。惟口鼻时或失血，口燥齿浮，面红娇嫩带白，或烦躁欲裸形，或欲坐卧泥水中，脉则浮数，按之欲散，或浮大满指，按之则豁豁然空，虽亦为无根之阴火，乃阴竭于下，阳越于上，上假热而下真虚寒，戴阳证也。治宜滋阴纳阳，加味金匮肾气汤救之。

总而言之，伤寒变证百出，总不外表里寒热四字。表里寒热，亦不一致，总不外此章精义。此十者，皆辨明表里寒热之要诀也。

秀按 此辨表里寒热之总诀，初学务熟读而切记之。

廉勘 表里寒热，尚不难辨。即假寒假热，能熟用温度计，以测病状发热之高低，试验精透者，亦不难辨。惟用药最难，冷用犀、羚、牛黄，热用附、桂、硫黄，补用人参、熟地，泻用大黄、芒硝。幸中病机，胆小者尚诋其猛；不幸而死，则庸医杀人，异口同声。故名医用药，辄多避重就轻。

第四章　气血虚实

凡勘伤寒，既明病所之表里，病状之寒热，尤必明病人之气血，病体之虚实。《内经》云：精气夺则虚，邪气盛则实。窃思精赅血液而言，气赅阴阳而言，盛与衰为对待，不曰衰则虚，而曰夺则虚者，知其必有所劫夺，而精血、精液、阴气、阳气乃虚。劫夺者何？非情志内伤，即邪气外侵。故《经》曰：邪之所凑，其气必虚者，盖谓邪凑气分则伤气，邪凑血分则伤血，气血既伤则正气必虚，医必求其所伤何邪而先去其病，病去则虚者亦生，病留则实者亦死。虽在气血素虚者，既受邪气，如酷暑严寒，却为虚中夹实，但清其暑散其寒以去邪，邪去则正自安；若不去其邪，而先补其虚，则病处愈实，未病处愈虚，以未病处之气血，皆挹而注于病处，此气血因夺而虚之真理也，医可不深思其理而漫曰虚者补之乎。然间有因虚不能托邪者，亦须略佐补托，如仲景《伤寒论》中“轻则佐草、枣，或佐草、米；重则佐芍、草、枣，或佐参、草、枣之类”是也。兹姑不具论，第论气血。气有盛衰，盛则实，衰则虚；血有亏瘀，亏则虚，瘀则实。析而言之，有气虚，有气实；有 m 虚，有血实；有气血皆虚，有气血皆实；有气虚血实，有气实血虚；

有气真虚而血假实，有血真实而气假虚。试举其要而述之。

第一节 气虚证

肺主宗气而运行周身，脾胃主中气而消化水谷，肾中命门主藏元阳（两肾之间有命门，中脏一点是元阳），而主一身之元气。肺气虚者，气喘息促，时时自汗，喉燥音低，气少不能言，言而微，终日乃复言；中气虚者，四末微冷，腹胀时减，复如故，痛而喜按，按之则痛止，不欲食，食不能化，大便或溏或泻，肢软微麻；元气虚者，虚阳上浮，则咽痛声嘶，耳鸣虚聋，两颧嫩红带白，头晕心悸，时或语言蹇涩，时或口角流涎，瞳神时散时缩，时而下眼皮跳，时而眼睛发直，时而语无头尾、言无伦次，时而两手发战，时而手足发麻，时而筋惕肉瞤，时而睡卧自觉身重，时而心口一阵发空、气不接续者，此皆病人平素气虚之证据。若偶感外邪，必先权衡其标本缓急，标急治标，本急顾本，选和平切病之品，一使其病势渐减，一使其正气渐复，虽无速效，亦无流弊。

第二节 气实证

肺气实而上逆，则有胸痞头眩，痰多气壅等症，甚则喘不得卧，张口抬肩。胃气实而中满，则有嘈杂懊侬，嗳腐吐酸等症，甚则食不能进，呕吐呃逆。肠气实而下结，则有腹胀满，绕脐痛，大便燥结胶闭，或挟热下利，或热结旁流等症，甚则喘冒不得卧，潮热谵语。肝气实而上冲，则有头痛目眩，呕酸吐苦等症，甚则消渴，气上冲心，心中痛热；横窜则有肢厥筋挛，手足瘛疭等症；下逼则有腹痛便泄，里急后重等症，甚或男子睾丸疝疼，女子小腹肿痛、阴肿、阴痛、带下、崩中。其中必有痰热、湿热、食滞、郁结、伏火、内风等因，治必先其所因，伏其所主，对症发药，药宜专精，直去其邪以安正。

第三节 血虚证

心主血而藏神，虚则心烦不寐，精神衰弱，甚则五液干枯，夜热盗汗；脾统血而运液，虚则唇口燥烈，津不到咽，甚则舌肉干枯，肌肤甲错；肝藏血而主筋，虚则血不养筋，筋惕肉瞤，甚则一身痉挛，手足瘛疭，至于两颧嫩红，唇淡面白，尤其血虚之显然者也。治必辨其因虚致病者，养血为先，或佐润燥清火，或佐熄风潜阳，随其利而调之。若因病致虚，去病为要，病去则虚者亦生，断不可骤进蛮补，补住其邪，使邪气反留连而不去。

第四节　血实证

实者，瘀血、蓄血是也。瘀由渐积，蓄由猝成。瘀在腠理，则乍寒乍热。瘀在肌肉，则潮热盗汗。瘀在经络，则身痛筋挛。瘀在三焦，上焦则胸膈、肩膊刺疼，心里热，舌紫黯；中焦则脘腹串痛，腰脐间刺痛痹着；下焦则少腹胀满刺痛，大便自利而黑如漆色。至若化肿、化胀，成痨、成臌，尤其瘀之深重者也。惟蓄血由外邪搏击，如六淫时疫及犬咬蛇伤等因，皆能骤然蓄聚，《内经》所谓“蓄血在上喜忘，蓄血在下如狂”是也。皆当消瘀为主，轻者通络，重则破血；寒瘀温通，热瘀凉通，瘀化则新血自生。若妇人切须详察，恐孕在疑似之间。

第五节　气血皆虚证

凡呼吸微，语言懒，动作倦，饮食少，身漉淅，体枯瘠，头眩晕，面[illegible]白，皆真虚、纯虚之候，前哲所谓“气血两亏，急用八珍汤、十全大补汤等峻补之”是也。

第六节　气血皆实证

有因本体素强者，有因外感邪盛者。本体素强者病必少，即有病，必多表里俱实证，应发表则发表，应攻里则攻里，去病务绝其根株。若外感邪盛，如皮热肺实、脉盛心实、腹胀脾实、闷瞀肝实、前后不通肾实，《内经》所谓“五实”是也，先其所急以泻之。

第七节　气虚血实证

有上虚而下实者，即血分伏热证，外证虽多似虚寒，而口微渴，便微结，溺微赤，脉细数，治必先清其血络，灵其气机。其甚者咽燥渴饮，五心烦热，溺少便结，又当救液以滋阴。有阴实而阳虚者，即阳陷入阴证，体重节痛，口苦舌干，夜热心烦，便溏溺数，症虽似湿盛阴胜，热结火炎，然洒洒恶寒，惨惨不乐，脉伏且牢，则为清阳不升，胃气虚陷之候，初角升阳以散火，继用补中益气以提陷，切忌滋阴降火。

第八节　气实血虚证

有脱血后而大动怒气者，必先调气以平肝，继则养血兼调气。有阴虚证而误服提补者：先救药误以消降之，继用甘凉救液以清滋之。尤必明其气血偏胜，调剂之以归于平。

第九节　气真虚而血假实证

即阴盛格阳症。《内经》所谓“大虚有盛候”是也。

第十节　血真实而气假虚证

即阳盛格阴症。《内经》所谓“大实有羸状”是也。

总而言之，纯虚证不多见，纯实证则常有。虚中夹实，虽通体皆现虚象，一二处独见实汪，则实证反为吃紧；实中央虚，虽通体皆现实象，一二处独见虚症，则虚证反为吃紧。景岳所谓“独处藏奸”是也。医必操独见以治之。

第五章　伤寒诊法

凡诊伤寒时病，须先观病人两目；次看口舌；以后用两手按其胸脘至小腹，有无痛处；再问其口渴与不渴，大小便通与不通，服过何药，或久或新，察其病之端的；然后切脉辨症，以症证脉。必要问得其由，切得其象，以问证切，以切证问，查明其病源，审定其现象，预料其变症，心中了了，毫无疑似，始可断其吉凶生死，庶得用药无差，问心无愧。慎毋相对斯须，便处方药，此种诊法，最关紧要。此余数十年临症之心法也，试举其要以析言之。

第一节　观两目

《内经》云：五脏六腑之精皆上注于目，目系则上入于脑，脑为髓海，髓之精为瞳子。凡病至危，必察两目，视其目色以知病之存亡也，故观目为诊法之首要。凡开目欲见人者阳症，闭目不欲见人者阴症；目瞑者鼻将衄，目暗者肾将枯；

目白发赤者血热，目白发黄者湿热；目眵多结者肝火上盛，目睛不和者热蒸脑系；目光炯炯者燥病，燥甚则目无泪而干涩：目多昏蒙者湿病，湿甚则目珠黄而眦烂；眼胞肿如卧蚕者水气，眼胞上下黑色者痰气；怒目而视者肝气盛，横目斜视者肝风动：阳气脱者目不明，阴气脱者目多瞀；目清能识人者轻，睛昏不识人者重；阳明实症可治，少阴虚症难治；目不了了，尚为可治之候；两目直视，则为不治之疾；热结胃腑，虽日中亦谵语神昏，目中妄有所见；热入血室，惟至夜则低声自语，目中如见鬼状。瞳神散大者元神虚散，瞳神缩小者脑系枯结。目现赤缕，面红娇艳者，阴虚火旺；目睛不轮，舌强不语者，元神将脱。凡目有眵有泪，精彩内含者，为有神气，凡病多吉；无眵无泪，白珠色蓝，乌珠色滞，精彩内夺及浮光外露者，皆为无神气，凡病多凶。凡目睛正圆及目斜视、上视，目瞪、目陷，皆为神气已去，病必不治；惟目睛微定，暂时即转动者痰，即目直视、斜视、上视，移时即如常者，亦多因痰闭使然，又不可竟作不治论。

廉勘 肝脉交巅入脑，由脑系而通于目，故肝开窍于目，目则受灵机于脑，脑为元神之府。故《内经》曰：头倾视深，精神将夺。俞氏以观目为诊法之首要，洵得诊断学的主脑。盖因神以心为宅，以囟为门，而其所出入之窍，得以外见者惟目。以心脉上连目系，而目系上通于脑，故瞳神散大者，心神虚散；目不了了者，脑被火燥；目眶陷下者，脑气虚脱；目瞪直观者，脑髓无气；又兼舌强不语者，脑与心神气俱脱，故昏厥如尸。王清任《医林改错》曰：脑髓中一时无气，不但无灵机，必死一时。足以发明目睛定轮，昏厥不语之精义。宋《和剂局方》定出至宝、紫雪两方，一以犀、玳、麝香为君，一以犀、羚、麝香为君，诚得治脑之要诀。以犀、羚、玳瑁，虽皆为异类通灵之品，而实有清脑退炎之功，麝香尤足兴奋神经，而为壮脑提神之要药。彼诋中医无治脑之法者，真可谓门外汉矣。

第二节 看口齿

凡口与鼻气粗，疾出疾入者，为外感邪气有余；口与鼻气微，徐出徐入者，为内伤正气不足。此辨内外虚实之大法也。若口臭、口燥者胃热，口有血腥味者亦胃热；口淡之味者，胃伤津液；口腻无味者，胃有湿滞；口干不喜饮者，脾湿内留；口咸吐白沫者，肾水上泛；口甜者脾瘅，口苦者胆热，口辛者肺热入胃，口酸者肝热犯胃；口干舌燥者心热，口燥咽痛者肾热；口燥咬牙者风痉，口噤难言者风痰；口角流稀涎者脾冷，口中吐黏涎者脾热；口吐紫血者胃络受伤，口唾淡血者脾不摄血；口张大开者脾绝，口出鸦声者肺绝；环口黧黑者死，口燥齿枯者死，口如鱼嘴尖起者死，口中气出不返者死。凡唇焦赤者脾热，唇燥烈者亦脾热。唇焦而红者吉；唇焦而黑者凶。唇干而焦者，脾受燥热；唇淡而黄者，脾积湿热。唇淡白者血虚，又主吐涎失血；唇红紫者血瘀，又主虫啮积痛。唇红而吐血者胃热，唇白而吐涎者胃虚。唇红如朱者，血热而心火旺极；唇白如雪者，血脱而脾阳将绝。唇紫声哑者虫积；唇茧舌裂者毒积。上唇有疮，虫食其脏者为狐；下唇有疮，虫食其肛者为蜮。唇燥舌干者，心脾热极；唇肿齿焦者，脾肾热极。唇蹇而缩，不能盖齿者脾绝：唇卷而反，兼连舌短者亦脾绝。唇口颤摇不止者死，唇吻反青气冷者死。凡病齿燥无津者胃热，齿焦而枯者液涸。咬牙齘齿者，风动而口筋牵引；但咬不齘者，热甚而牙关紧急。前板齿燥，脉虚者中暑；下截齿燥，脉芤者便血。上齿龈燥者胃络热极，多吐血；下齿龈燥者肠络热极，多便红。经行多而齿忽啮人者，冲任涸竭，病必危；虚损久而齿忽啮人者，心肾气绝，病不治。

廉勘 叶香岩先生曰：齿为肾之余，龈为胃之络。凡病看舌后，亦须验齿。齿垢由肾热蒸胃浊所结，其色如糕者，则枯败而津气俱亡，胃肾两竭为无治。齿焦肾水枯无垢则胃液竭，多死；有垢则火虽盛而液尚未竭，当微下之。齿光燥如石者，胃热甚也，宜辛凉泄胃；齿如枯骨色者，肾液枯也，宜甘成救肾。若上半截润，水不上承，心火炎上也，宜清火救水。热邪耗肾液者，齿色必黄，黄如酱瓣，症多险，宜救肾；热邪耗胃津者，齿色必紫，紫如干漆，尚可治，宜安胃。齿缝流血而痛者，胃火冲激也，宜清胃；不痛而出于牙根者，肾火上炎也，宜滋肾。此皆叶先生经验之心得，足补俞氏之未备。

第三节 看舌苔

《内经》云：心在窍为舌。舌者，声音之机也。又云：足太阴脾之脉，络胃，上挟咽，连舌本，散舌下；足少阴肾之脉，循喉咙，挟舌本。由是推之，舌为心、肾、脾、胃之外候。心主血，故舌色本红，成无已所谓“舌者心之苗，本红而泽。伤寒三四日，舌上有膜，白滑如苔，甚者或燥、或涩、或黄、或黑，是数者，热气之浅深”也。脾主湿而胃主燥，肾主五液，舌上生苔者，由胃热蒸脾湿所结，故苔白而滑，或灰滑，或黑滑者，皆脾湿上潮也。若舌生黄苔，则热已人胃，其则焦黑，或生芒刺，或糙、或涩、或燥、或干，甚或卷短者，皆由胃热已极，燥气上灼，肾阴下竭，不能由廉泉、玉英输出津液以上布舌本也。故舌本主心肾所属，舌膜主三焦内膜所统，舌苔主脾胃气蒸。心属上焦，故舌尖主上焦；肾属下焦，故舌根主下焦；脾胃属中焦，故舌中主中焦。而各脏腑之表里寒热，气血虚实，毕形于舌者，皆由脏腑之经气，由三焦膜络为之传递，以分布于舌本也。故舌上有苔，则辨其苔之现色；无苔，则辨舌肉之本色及其形质，于诊法上为第三要诀。其诊法，已详前六经舌苔中，及后列辨舌举要，兹不赘。

秀按 元人杜清碧《舌镜》，尚嫌其简；国初张诞先《舌鉴》，似嫌其繁。繁简得中，其惟俞氏之辨舌乎?

廉勘 茂名梁特岩先生曰：舌居肺上。腠理与胃肠相连，腹中邪气，熏蒸酝酿，亲切显露，有病与否，昭然若揭。亦确然可恃，参之望闻问切，以判表里寒热虚实之真假，虽不中，不远矣。申江周雪樵同社友曰：舌膜与消化部各器具连，故能显胃肠等消化部之病；又与循环器、呼吸器有密切之关系。验苔之法，以润燥为两大纲。血热而多，则色红；血寒而少，则色淡（与牙龈唇色，盖皆相同）。若胃有燥粪，胆汁无事，则逆流而上，其色即黄；其所以色黑者，表明血中有毒也。而舌与心、肺、肝、胃、大小肠等相关，故苔色为治病一要据。西医柯为良曰：凡舌上面有刺，刺中有脑蕊，能主尝味，亦有苔，用以察病，最为有益。合而观之，辨舌为诊断上之最要，中西一致，实有可据。张诞先著《舌鉴》，列图疏方，繁而寡要。惟叶香岩先生《温热论》，辨舌色独出手眼，洵不传之妙法也。故从石芾南重订本，附录其说，以见向往钦佩之忱。

一、初起舌苔白而欠津者，燥热伤肺津也，宜轻清泄热，为其上者上之也。如杏仁、桔梗、牛蒡之类，辛润以解搏束；桑叶、蒌皮之类，轻清以解燥热；佐山栀皮、连翘壳之微苦微燥，以燥属金，微苦能胜之也。舌苔白而底绛者，湿遏热伏也，须防其变干，宜辛淡轻清，泄湿透热，不使湿邪遏热为要。如三仁汤蔻仁易蔻皮，稍佐芦根之类，以清化之。初病舌苔白燥而薄，为胃肾阴亏，其神不昏者，宜小生地、元参、麦冬等味以救阴，银花、知母、芦根、竹叶等味以透邪，尤须加辛润以透达：若神即昏者，加以开闭，如普济丹、宁上丸之类，迟则内闭外脱不治。舌苔白燥而厚者，调胃承气下之，佐以清润养阴之品，如鲜生地、元参、梨汁、芦根之类；若舌苔白腻不燥，自觉闷极，属脾湿重，宜加减正气散、三仁汤之类，去杏仁、芦根、滑石，加省头草、神曲，辛淡开化，芳香逐秽。舌胀大不能出口，属脾湿胃热郁极，毒延于口，前法加生大黄汁利之，舌胀自消。舌苔白厚黏腻，口甜，吐浊涎沫，为脾瘅，乃脾胃湿热气聚，与谷气相搏，满则上溢，亦宜加减正气散加省头草、神曲。舌苔如碱色，或白苔夹一二条黄色，乃宿滞夹秽浊之邪，前法加宣中消滞药，否恐结闭，不能透出膜原。白苔厚如积粉，四边舌肉紫绛，乃湿土郁蒸之温邪发为温疫，仿达原饮、三仁汤加减，透邪以防传陷。苔白不燥，或黄白相兼，或灰白不渴，慎不可投苦泄清下，此湿郁未达，或素多痰饮，虽中脘痞痛，亦不可攻，宜用开泄，如杏、蔻、橘、桔，轻苦微辛以宣通气滞。

二、舌苔黄浊，胸膈按痛，或自痛，或痞胀，此湿热混合，宜苦降辛通，如蒌、贝、温胆、小陷胸、半夏泻心、黄芩滑石汤之类。然黄要有地质之黄，乃可用苦辛重剂，若消黄光滑，乃无形湿热，已见虚象，宜蒌、贝、栀、翘之类，微辛微苦，轻清开化，大忌苦辛重剂。舌苔老黄、灰黄如沉香色而有地质，不滑而涩，或中有断纹，或中心厚痞，此邪已传里，与宿滞相结，脘腹必满、必痛，皆当下之。若未见此样舌苔，恐湿聚大阴为满，寒、热、湿错杂为痛，或湿阻气机为胀，仍当从辛淡温法开化。若苔黄薄而干，与前白薄而干者同治。

三、热邪传营，舌色必绛而无苔。其有舌绛，中兼黄白苔者，及似苔非苔者，此气分遏郁之热烁津，非血分也，宜用前辛润达邪，轻清泄热法。最忌苦寒冰伏，阴柔滋腻，致气分之邪，遏伏内陷，反成纯绛无苔。其有不因冰伏，而舌纯绛鲜泽，神昏者，乃邪传包络，宜犀角、鲜地黄、银、翘、郁金、鲜石菖蒲、竹沥、姜汁等味，清化之中，佐辛润开闭。若其人平素多痰，外热一陷，里络即闭，须兼用宁上、普济丹丸之类，迟恐闭极昏厥。舌绛望之若干，扪之有津，此平昔津亏，湿热熏蒸浊痰，蒙闭心包，宜轻泄热，佐宁上丸开之。舌色紫暗，扪之湿，乃其人胸膈中素有宿瘀，与热相搏，宜鲜地黄、犀角、丹皮、丹参、赤芍、郁金、花粉、桃仁、藕汁等味，凉血化瘀，否则瘀热为伍，阻遏机窍，遂变如狂发狂之症。舌紫而肿大，乃酒毒冲心，前法加生大黄汁利之。舌绛欲伸出口，而抵齿难骤伸者，此痰阻舌根，肝风内动，宜于清化剂中加竹沥、姜汁、胆星、川贝等味，以化痰热，切勿滋腻遏伏火邪。舌绛为燥，邪火伤营也，宜犀角鲜地黄汤。其有因寒凉阴柔遏伏者，往往愈清愈燥，愈滋愈干，又宜甘平甘润，佐以辛润透邪，其津乃回。若舌有碎点黄白者，欲生疳也。舌与满口生白衣如霉苔，或生糜点，谓口糜，因其人胃肾阴虚，中无砥柱，湿热用事，混合蒸腾，症多难治，酌用导赤合犀角地黄之类救之。舌生大红点者，热毒乘心也，导赤、犀角加黄连金汁治之，或稍加生大黄汁利之。舌心绛干，乃胃热上铄心营，宜清心胃。舌尖绛干，乃心火上炎，宜导赤以泻其府。舌绛而光亮，绛而不鲜，甚至干晦枯萎者，或淡而无色如猪腰样者，此胃、肝、肾阴涸极而舌无神气者也，急宜加减炙甘草汤加沙参、玉竹、鸡子黄、生龟板等味，甘平濡润以救之。

四、黑为肾色。苔黑燥而厚，此胃肠邪结伤及肾阴，急宜大承气成苦下之；苔黑燥而不甚厚，调胃承气微和之，或增液承气润下之。若舌淡黑，如淡黑色而津不满者，此肾虚无根之火上炎，急用复脉、生脉、六味辈救之；舌苔灰黑青黯而滑润者，及舌虽无苔不燥，而有如烟煤隐隐者，无热不渴，或见肢凉，此虚寒症，水来克火之象，急宜理阴煎之类温之。若舌短缩，为肝肾气竭，难治。

第四节　按胸腹

《内经》云：胸腹者，脏腑之廓也。考其部位层次，胸上属肺，胸膺之间属心，其下有一横膈，绕肋骨一周，膈下属胃，大腹与脐属脾，脐四围又属小肠，脐下两腰属肾，两肾之旁及脐下又属大肠，膀胱亦当脐下，故脐下又属膀胱。血室乃肝所司，血室大于膀胱，故小腹两旁谓之少腹，乃血室之边际，属肝；少腹上连季胁，亦属肝。季胁上连肋骨，属胆。胸与腹向分三停，上停名胸，在膈上，心肺包络居之，即上焦也；膈下为胃，横曲如袋，胃下为小肠，为大肠，两旁一为肝胆，一为脾，是为中停，即中焦也：脐以下为下停，有膀胱，有冲任，有直肠，男有外肾，女有子宫，即下焦也。故胸腹为五脏六腑之宫城，阴阳气血之发源。若欲知其脏腑何如，则莫如按胸腹，名曰腹诊。其诊法，宜按摩数次，或轻或重，或击或抑，以察胸腹之坚软、拒按与否；并察胸腹之冷热、灼手与否，以定其病之寒热虚实。又如轻手循抚，自胸上而脐下，知皮肤之润燥，可以辨寒热：中手寻扪，问其痛不痛，以察邪气之有无；取手推按，察其硬否，更问其痛否，以辨脏腑之虚实，沉积之何如，即诊脉中浮中沉之法也。惟左乳下虚里脉、脐间冲任脉，其中虚实，最为生死攸关。故于望、闻、问、切四诊之外，更增一法，推为诊法上第四要诀。先按胸膈胁肋，按之胸痞者，湿阻气机，或肝气上逆；按之胸痛者，水结气分，或肺气上壅；按其膈中气塞者，非胆火横窜包络，即伏邪盘踞膜原；按其胁肋胀痛者，非痰热与气互结，即蓄饮与气相搏。胸前高起，按之气喘者，则为肺胀；膈间突起，按之实硬者，即是龟胸。若肝病须按两胁，两胁满实而有力者肝平；两胁下痛引小腹者肝郁。男子积在左胁下者属疝气；女子块在右胁下者属瘀血。两胁空虚，按之无力者为肝虚；两胁胀痛，手不可按者为肝痈。惟夏病霍乱痧胀者，每多夹水、夹食、夹血，与邪互并，结于胸胁。水结胸者，按之疼痛，推之漉漉；食结胸者，按之满痛，摩之嗳腐；血结胸者，痛不可按，时或昏厥，因虽不同，而其结痛拒按则同。次按满腹，凡仲景所云胃家者，指上、中二脘而言。以手按之痞硬者，为胃家实；按其中脘，虽痞硬而揉之漉漉有声者，饮癖也。如上、中、下三脘，以指抚之，平而无涩滞者，胃中平和而无宿滞也。凡满腹痛，喜按者属虚，拒按者属实；喜暖手按抚者属寒，喜冷物按放者属热。按腹而其热灼手，愈按愈甚者伏热；按腹而其热烙手，痛不可忍者内痈。痛在心下脐上，硬痛拒按，按之则痛益甚者食积；痛在脐旁小腹，按之则有块应手者血瘀。腹痛牵引两胁，按之则软，吐水则痛减者水气。惟虫病按腹有三候，腹有凝结如筋而硬者，以指久按，其硬移他处，又就所移者按之，其硬又移他处，或大腹、或脐旁、或小腹无定处，是一候也；右手轻轻按腹，为时稍久，潜心候之，有物如蚯蚓蠢动，隐然应手，是二候也；高低凸凹，如畎亩状，熟按之，起伏聚散，上下往来，浮沉出没，是三候也。若绕脐痛，按之磊磊者，乃燥屎结于肠中，欲出不出之状。水肿胀满症，按之至脐，脐随手移左右，重手按之近乎脊，失脐根者必死，此诊胸腹之大法也。然按胸必先按虚里（在左乳三寸下，脉之宗气也．即左心房尖与脉总管口衔接之处），按之微动而不应者，宗气内虚；按之跃动而应衣者，宗气外泄；按之应手，动而不紧，缓而不急者，宗气积于膻中也，是为常；按之弹手，洪大而搏，或绝而不应者，皆心胃气绝也，病不治。虚里无动脉者必死，即虚里搏动而高者，亦为恶候。孕妇胎前症最忌，产后三冲症尤忌，虚损痨瘵症，逐日动高者切忌。惟猝惊、疾走、大怒后，或强力而动肢体者，虚里脉动虽高，移时即如平人者不忌。总之虚里为脉之宗气，与寸口六部相应。虚里脉高者，寸口脉亦多高；寸口脉结者，虚里脉亦必结。往往脉候难凭时，按虚里脉确有可据。虽多属阴虚火旺之证，或血虚风动之候，阴竭阳厥之际，然按之却有三候：浅按便得，深按不得者，气虚之候；轻按洪大，重按虚细者，血虚之候；按之有形，或三四至一止，或五六至一止，积聚之候。按腹之要，以脐为先，脐间动气，即冲任脉，在脐之上下左右。《经》云：动气在右，不可发汗，汗则衄而渴，心烦，饮水即吐；动气在左，不可发汗，汗则头眩，汗不止，筋惕肉瞤；动气在上，不可发汗，汗则气上冲，正在心中；动气在下，不可发汗，汗则无汗，心大烦，骨节痛，目眩，食入则吐，舌不得前。又云：动气在右，不可下，下之则津液内竭，咽燥鼻干，头眩心悸；动气在左，不可下，下之则腹内拘急，食不下，动气更剧，虽有身热，卧则欲蜷；动气在上，不可下，下之则掌握烦热，身浮汗泄，欲得水自灌；动气在下，下之则腹满头眩，食则圊谷，心下痞。且不可涌吐，涌吐则气上逆而晕厥；亦不可提补，提补则气上冲而眩痉。故脐名神阙，是神气之穴，为保生之根。凡诊脐间动脉者，密排右三指，或左三指，以按脐之上下左右，动而和缓有力，一息二至，绕脐充实者，肾气充也：一息五六至，冲任伏热也；按之虚冷，其动沉微者，命门不足也；按之热燥，其动细数，上支中脘者，阴虚气冲也；按之分散，一息一至者，为元气虚败；按之不动，而指如入灰中者，为冲任空竭之候。且可辨其假寒假热，按冲任脉动而热，热能灼手者，症虽寒战咬牙，肢厥下利，是为真热而假寒：若按腹两旁虽热，于冲任脉久按之，无热而冷，症虽面红口渴，脉数舌赤，是为真寒而假热。总之冲任脉动，皆伏热伤阴，阴虚火动之证，平人则发病，病人则难治。惟素有肝热者，亦常有之，尚无大害；若素禀母体气郁，一病温热夹食，肠中必有积热，热盛则冲任脉动，动而底者热尚轻，动而高者热甚重，兼虚里脉亦动跃者必死。如能积热渐下，冲任脉动渐微，及下净而冲任脉不动者多生：若冲任脉动跃震手，见于久泻久痢者，乃下多亡阴之候，病终不治。

廉勘 虚里冲任，皆出自《内经》。《经》云：胃之大络，名曰虚里。动而应衣者宗气泄也，虚里无动脉者死。又云：冲为血海，又为气街，其脉起于少腹之内胞中，挟脐左右上行，并足阳明之脉，至胸中而散，上挟咽；任主胞胎，其脉起于少腹之内，胞室之下，出会阴之分，上毛际，循脐中央，至膻中，上喉咙，绕唇，终于唇下之承浆穴，与督脉交。李志锐所谓“饮食入胃，取汁变赤，由营卫上入于心，由心分布其重浊之汁，入冲脉化血；精华之汁，入任脉化精。冲是一身之总血管，任是一身之总精管者”是也。俞氏按胸以诊虚里，按腹以诊冲任，较诊太溪、趺阳，尤为可据。故腹诊之法，亦诊断上之必要。

第五节　问口渴否

《难经》云：问而知之谓之工。工于问者，即其现症以求其病源，定其病名，察其病所，明其病情，度其病势，防其病变。兹必先问其口渴与否，以胃为十二经之海，凡伤寒传变，必归阳明；伤寒证治，全借阳明。欲知里症之寒热，全在渴不渴辨之，此勘伤寒之精要也，于诊法上为第五要诀。凡症属虚寒者，口多不渴；症属实热者，口多燥渴，其常也。若论其变，凡渴喜热饮者，皆属痰饮阻中，否则气不化津；渴喜冷饮者，饮多者火就燥，饮少者湿化火。阳明实热之渴，大渴引饮；太阴湿热之渴，渴不引饮；少阴虚热之渴，口燥而渴不消水；厥阴风火之渴，口苦而渴则消水。自利而渴者，阳明热泻；自利不渴者，太阴寒泻。胃中液干而欲饮，饮必喜冷而能多；膀胱蓄水而欲饮，饮必吐水而不多。先渴后呕者，水停心下；先呕后渴者，火烁胃液。口中干而消渴者，总属肝胃热病；口中和而不渴者，多属脾肾寒症。

第六节　询二便

《内经》云：中气不足，溲便为之变。变也者，如中气不足以御寒，溲则澄澈清冷，甚则膀胱不约而遗溺；便则溏泻飧泄，甚则大小肠直倾而洞泄。中气不足以制热，溲则水液浑浊，甚则膀胱不利为癃；便则胶闭燥结，甚则大小肠胶结为痢。

廉勘　观察二便，西医于诊断上最为注重，谓二便中往往含有霉菌微虫，必以化学药品投入二便之中，细细辨析，以判其病毒之所在。此种诊断，实堪效法。凡肠寒者溺白；肠热者溺黄。清白如冷水者为阴寒；浑白如米泔者为湿热。红黄色者为实热，淡黄色者为虚热，深红老黄者为肝阳盛，浅红淡黄者为肾阴虚。清长而利者，心阳虚而肾气下陷也；短涩而痛者，心火盛而膀胱热结也。溺自遗而不知者，病必死；溺极多而虚烦者，病亦危。小儿由睡中遗溺者，谓之尿床，肾与膀胱虚寒也：小儿初溲黄赤色，落地良久凝如白膏者，谓之溺白，旰热逼成肾疳也。如饮一溲一，色亦凝如白膏，味甜无臭者，三消症中之下消也。溺时点滴，尿管痛如刀割者，砂淋、石淋、血淋、膏淋、劳淋等之五淋症也，轻为湿火，重为淋毒。溺时不痛，色凝如膏，细白稠黏者，精浊之候；色如米泔，浑浊滑流者，溺浊之候。一为房事伤肾，一为湿火下注。太阳蓄血在膀胱，验其小便之利与不利；阳明蓄血在肠胃，验其大便之黑与不黑。大抵虚寒之证，大便必或溏或泻；实热之证，大便必既燥且结。故凡大便形如鸭粪而稀者寒湿；形如蟹渤而黏者暑湿。下利清谷，有生腥气者，为阴寒；有酸臭气者，为积热。大便色青，形稀而生腥气重者为脾肾虚寒；汁黏而臭秽气重者为肝胆实热。大便老黄色者为实热，淡黄色者为虚热。大便红如桃浆者为血热，黑如胶漆者为瘀热。大便白色者属脾虚，亦主胆黄；酱色者属脾湿，亦主肠垢。大便褐色者火重，黑色者火尤重。大便酸臭如坏醋者伤食滞，腥臭如败卵者伤乳积。大便急迫作声者小肠热，肛门热灼而痛者直肠热。

第七节　查旧方

问其所服何药，某药稍效，某药不效者，明其有否药误，以便核前之因，酌己之见，默为挽救。亦不必吹毛求疵，信口雌黄，有伤雅道。如果病已垂危，无可挽救，慎勿贪功奏技，而违众处方，以招铄金之谤。而最为吾绍惯习，不究其病之寒热虚实、标本阴阳，而病家专好议药以责问医者，医家专好议方以伤残同道，酿成一议药不议病之恶俗。此喻西昌所以定议病式，有先议病后议药之名论也。

第八节　察新久

新病易治，久病难已；暴病无虚，久病无实。夫人而知之。然新病猝中，如中风、中寒、中暑、中湿、中恶、中毒及痰中、虚中、食厥、色厥之类，何尝易治，亦未尝无虚症。久病如顽痰、蓄饮、气滞、血瘀及三痼六郁之类，尽多实症似虚，果能审症详明，投剂果决，自然病势渐减，逐日见功，亦未必难已。问其病之新久者，欲察其为外感、为内伤、为外感夹内伤、为内伤夹外感、为实、为虚、为实中夹虚、为虚中夹实，以定病之准的而已。总而言之，在医者博历知病，多诊识脉，屡用达药，有真学问，肯负责任，而病人又深信不疑，善为调养，二难并，两美合，何致有世无良医，病多不治之长叹也哉。至于切脉之道，一载六经脉象，一载诊脉举要，兹不赘述。

秀按　俞氏诊法，简而得要，固足为后学典型；喻西昌议病式，繁而得当，亦足为后学模范。试述其式，某年、某月、某地、某人、年纪若干，形之肥瘦长短若何，色之黑白枯润若何，声之清浊长短若何，人之形忘苦乐若何，病始何日，初服何药，次后再服何药，某药稍效，某药不效，现在昼夜孰重，寒热孰多，饮食喜恶多寡，二便滑涩有无，脉之三部九候，何候独异，二十四脉中，何脉独见，何脉兼见，其症或内伤、或外感、或兼内外、或不内外，依经断为何病，其标本先后何在，汗吐下和、寒温补泻何施，其药宜用七方中何方，十剂中何剂，五气中何气，五味中何味，以何汤名为加减和合，其效验定于何时，一一详明，务令纤毫不爽，起众信从，允为医门矜式，不必演文可也。其自释义云：某年者，年上之干支，治病先明运气也；某月者，治病先明四时也；某地者，辨高卑燥湿，五方异宜也：某龄、某形、某声、某气者，用之合脉以图万全也；形志苦乐者，验七情劳逸也；始于何日者，察久近传变也；历问病症药物验否者，以之斟酌已见也；昼夜寒热者，辨气分血分也；饮食二便者，察肠胃乖和也；三部九候，何候独异者，推十二经脉受病之所也；二十四脉见何脉者，审阴阳表里无差忒也；依经断为何病者，名正则言顺，事成如律度也；标本先后何在者，识轻重次第也；汗吐下和、寒温补泻何施者，求一定不瘥之法也；七方，大、小、缓、急、奇、偶、复，乃药之制不敢滥也；十剂，宣、通、补、泻、轻、重、滑、涩、燥、湿，乃药之宜不敢泛也；五气中何气、五味中何味者，用药最上之法，寒热温凉平，合之酸辛甘苦成也；引汤名为加减者，循古不自由也；刻效于何时者，逐款辨之不差，以病之新久定痊期也。若是则医案之在人者，工拙自定，积之数十年，治千万人而不爽也。

廉勘 前清国初张石顽老人，于诊法多所发明，爰为节述其税，以补俞氏之不逮。

一、辨形。细观肌之滑涩，以征津液之盛衰；理之疏密，以征营卫之强弱；肉之坚软，以征胃气之虚实；筋之粗细，以征肝血之充馁；骨之大小，以征肾气之勇怯；爪之刚柔，以征胆液之淳清；指之肥瘦，以征经气之荣枯；掌之厚薄，以征脏气之丰歉；尺之寒热，以征表里之阴阳。至于深闺窈窕，往往密护屏帏，不能望见颜色，但须验其手腕色泽之苍白肥瘠，已见一斑。若夫肌之滑涩、理之疏密、肉之坚软、筋之粗细、骨之大小、爪之刚柔、指之肥瘦、掌之厚薄、尺之寒热，及乎动静之安危、气息之微盛，更合之以脉，参之以证，则气血之虚实、情性之刚柔、形体之劳逸、服食之精粗、病苦之逆顺，皆了然心目矣。

二、辨色。色贵明润，不欲沉夭。凡暴感客邪之色，不妨昏壅滞浊；病久气虚，只宜瘦削清癯。若病邪方锐，清白少神；虚羸久困，而妩媚鲜泽，咸非正色。五色之中，青黑黯惨，无论病之新久，总属阳气不振。惟黄色见于面目，而不至索泽者，皆为向愈之候。若眼胞上下如烟煤者，寒痰也；眼黑颊赤者，热痰也。眼黑而行步艰难呻吟者，痰饮入骨；眼黑而面带土色，四肢痿痹，屈伸不便者，风痰也。病人见黄色光泽者，为有胃气，不死；干黄者，为津液之槁，多凶。目睛黄者，非瘅即衄。目黄大烦为病进，平人黑气起于口鼻耳目者危。若赤色见于两颧，黑气出于神庭，乃火气入于心肾，暴亡之兆也。他如黄属脾胃，若黄而肥盛，胃中有痰湿也；黄而枯癯，胃中有火也；黄而色淡，胃气本虚也；黄而色黯，津液久耗也。黄为中央之色，其虚实寒热之机，又当以饮食便溺消息之。色白属肺，白而淖泽，肺胃之充也；肥白而按之绵软，气虚有痰也；白而消瘦，爪甲鲜赤，气虚有火也；白而夭然不泽，爪甲色淡，肺胃虚寒也；白而微青，或臂多青脉，气虚不能统血，若兼爪甲色青，则为阴寒之证矣。白为气虚之象，纵有失血发热，皆为虚火，断无实热之理。苍黑属肝与肾，苍而理粗，筋骨劳勚也；苍而枯槁，营血之涸也；黑而肥泽，骨髓之充也；黑而瘦削，阴火内戕也。苍黑为下焦气旺，虽犯客寒，亦必蕴为邪热，绝无虚寒之候也。赤属心，主三焦，深赤色坚，素禀多火也；赤而䐃坚，营血之充也；微赤而鲜，气虚有火也；赤而索泽，血虚火旺也。赤为火炎之色，只虑津枯血竭，亦无虚寒之患。大抵火形人，从未有肥盛多湿者，即有痰嗽，亦燥气耳，此皆望诊之大要也。

三、辨声。声虽发于肺，实发自丹田，其轻清重浊，虽由基始，要以不异平时为吉。而声音清朗如常者，形病气不病也；始病即气壅声浊者，邪干清道也；病未久而语声不续者，其人中气本虚也。脉之呻吟者，痛也；言迟者，风也；多言者，火之用事也；声如从室中言者，中气之湿也；言而微，终日乃复言者，正气夺也；衣被不敛，言语善恶不避亲疏者，神明之乱也；出言懒怯，先重后轻者，内伤元气也；出言壮厉，先轻后重者，外感客邪也；攒眉呻吟者，头痛也；噫气以手抚心者，中脘痛也；呻吟不能转身，坐而下一脚者，腰痛也；摇头以手扪腮者，齿颊痛也；吟呻不能行步者，腰脚痛也；诊时吁气者，郁结也；摇头而言者，里痛也；形羸声哑者劳瘵，咽中有肺花疮也；暴哑者，风痰伏火，或怒喊哀号所致也；语言蹇涩者，风痰也；诊时独言独语，不知首尾者，思虑伤神也；伤寒坏病，声哑唇口有疮者，狐惑也；平人无寒热，短气不足以息者，痰火也，此皆闻证之大要也。前清咸同间石芾南先生，于问证颇为扼要，爰为节述其说，以补俞氏之未备。病，藏于中者也；症，形于外者也。工于间者，非徒问其症，殆欲即其症见，以求其病因耳。法当先问其人之平昔，有无宿痰，有无恚怒忧思，饮食喜淡喜浓、喜燥喜润、嗜茶嗜酒，大便为燥为溏，妇人问其有无胎产，月事先期后期、有无胀痛。再问其病，初起何因，前见何症，后变何症；恶寒恶热，孰重孰轻；有汗无汗，汗多汗少，汗起何处，汗止何处；口淡口苦，渴与不渴，思饮不思饮，饮多饮少，喜热喜凉（喜热饮不皆属寒，尝有郁遏不通者，亦喜热饮，以热则流通故也）；思食不思食，能食不能食，食多食少，化速化迟；胸心胁腹，有无胀痛；二便通涩，大便为燥为溏，小便为清为浊，色黄色淡（二便最为紧要，乃病之外见者）。种种详诘，就其见证，审其病因，方得轩岐治病求本之旨，此皆问诊之大要也。他如寇宗爽曰：未诊先问，最为有准。如看妇人病，尤必先问经期。张子和云：凡看妇病，当先问孕，若孕在疑似间，不可轻用破气行血药。彭用光曰：凡看产妇病，须问恶露多少有无，及少腹中有无结块。何西池曰：凡妇人经停四五个月，当问其乳头、乳根黑否，乳房升发否。若系垢胎，必每月行经．须问其经行多少，及腹中果动否。此皆妇科扼要之问法也。至若景岳十问歌：一间寒热二问汗，三问头身四问便，五问饮食六问胸，七聋八渴俱当辨，九问旧病十问因，再兼服药参机变，妇人尤必问经期，恶露有无，盘后验。亦属问法之要略。惟赵晴初老医，谓诊病虽须详问，又当色脉合参，不可徇病人之言，为其所惑。

第六章　伤寒脉舌

脉舌已详前论总诀之中，兹又一再叮咛，重语以申明之，诚以切脉、辨舌为临证断病、医生行道之必要。证有疑似凭诸脉，脉有疑似凭诸舌。前论只详六经脉舌，而切脉则诊法若何，部分若何，常脉、怪脉若何；辨舌则形质若何，苔色若何，真苔、假苔若何，未曾一一申论，故特分切脉举要、辨舌举要两道，以作临病之指南针。然脉理精微，心中易了，指下难明；舌色显著，既能目观，又可手扪，辨舌较切脉尤为易。舌色之确切，究不同脉理之微茫，但其苔之易于变化，较脉象为尤速，即假苔、染苔，亦必细观而详问。故临病切脉辨舌，全凭活法推求，可意会不可言传。经验多，心思细，自能得诊中三味，今试晰言其要。

甲、切脉举要

第一节　诊法

切脉时，男先诊左，女先诊右。以中指先按关部（即手掌后高骨下，动脉应指处），次次下前后二指，前指按寸口，后指按尺部。人长则疏排三指，人短则密排三指。人瘦则肌肉薄，宜轻取；人肥则肌肉厚，宜重取。初排指于皮肤上，轻手诊之曰浮举。浮以候神，凡脉浮举有力不劲疾者，为有神；浮举无力而涣散者，为无神。继乃排指于皮肤之下、肌肉之间，略重诊之曰中寻。中以候胃，凡脉中候有力，应手中和而搏指者，为有胃；中候虽有力，应手急劲而勒指者，为无胃。终则重指切至肌肉之下、筋骨之间，重手诊之曰沉按。沉以候根，凡脉沉按有力有神，能应指而如按鼓上者，为有根；沉按无力无神，不应指而如人灰中者，为无根；沉按寸口数大，两尺弦劲勒指者，亦为无根；沉按寸口应指，两尺沉微欲绝者，尤为无根，以两尺为根中之根也。至证之阴阳寒热，在沉按中区分，为予数十年历验之秘诀。总之，脉以胃、神、根三字为最要，此诊寸关尺九候之要诀。

秀按　十二经动脉，上部动脉在头，中部动脉在手，下部动脉在足，是为三部。一部三候，上部天，两额之动脉，足少阳之颔厌也；上部地，两颊之动脉，足阳明之地仓、大迎也；上部人，耳前之动脉，手少阳之和髎也。中部天，手大阴之太渊、经渠也；中部地，手阳明之合谷也；中部人，手少阴之神门也。下部天，足厥阴之五里也；下部地，足太阴之太溪也；下部人，足大阴之箕门也。下部之天以候肝，地以候肾，人以候脾胃之气；中部天以候肺，地以候胸中之气，人以候心；上部天以候头角之气，地以候口齿之气，人以候耳目之气。下部天，女子则取太冲；下部人，胃气则候于阳明之冲阳，仲景谓之趺阳。此为《内经》“三部九候”之诊法。迨战国时秦越人出，著《八十一难经》，曰：脉有三部九候．三部者，寸关尺也；九候者，浮中沉也。从此脉皆诊于两手，以图简便。俞氏虽亦从《难经》诊法而和盘托出，洵诊法之要诀也。

第二节　部分

《内经》云：善诊者，按脉先别阴阳，审其清浊而知部分，按尺寸浮沉滑涩而知病所生。又云：寸以射上焦，关以射中焦，尺以射下焦，此言三焦之脉位也。射者，言十二经之血气，皆自下而射于其上，故《经》曰：气口成寸，以决死生。但迫之使射，营周于身者，则由于心，故《经》曰：心主脉。脉之所以阴阳相贯，如环无端者，则在于经络，故经日经脉，络曰络脉。经起中焦，恒随营气下行极而上，故其诊在寸；络起下焦，恒附营气上行极而下，故其诊在尺。《经》故曰：经络皆实，寸脉急而尺缓。经虚络满者，尺部热满，脉口（即寸口）寒涩；经气有余，络气不足者，脉口热满，尺部寒涩。而经脉络脉之往来运行，如环不绝者，则在于肺，故《内经》云：脉气流经，经气归于肺，肺朝百脉。又云：人一呼脉再行，一吸脉再行，盖一呼一吸为一息，脉来一息四至为平脉。诊脉之道，独取寸口，以决五脏六腑之生死者，则宗《难经》寸口者，脉之大会，手太阴之动脉也，营卫相会，为五脏六腑所终始，故独取寸口（即寸关尺三部）。至若两手寸关尺脉位，分配脏腑部分，《内经》虽有尺内两旁，则季胁也（季胁包藏脏腑），尺外以候肾，尺内以候腹中（内外者，一部中之内外，浮为外，沉为内，非两条脉也）。辨见《金鉴》，柯韵伯云：凡脏腑近背者，皆候于外；近腹中者，皆候于内。《金鉴》谓：五脏皆当候于内，六腑皆当候于外，《内经》内外字，是传写之误。中附上（关部），左外以候肝，内以候膈（按心、肺居膈上，肝、脾、肾居膈下，五藏俱注于膈，肝、脾、肾、胆、三焦，俱贯膈而上，心、心包络、肾、三焦、肠、胃之脉，俱从膈而下，是膈为十一经必南之道）；右外以候胃，内以候脾。上附上（寸部），右外以候肺，内以候胸中；左外以候心，内以候膻中。前以候前，后以候后（关前以候前，关后以候后）。七竟上者，胸喉中事也；下竟下者，少腹腰股膝胫足中事也之明文。但细观《灵枢》，经脉虽各有起止，各有支别，而实一气贯通。故特借手太阴一经之动脉，以候五脏六腑经气之有余不足，诊病之表里寒热、气血虚实，区区一寸之脉位，不必拘分，亦难尽验。故予诊脉分部之法，首尊《内经》阴阳清浊之理，凡主表、主上、主气属阳，分而轻清者，皆侧重于寸口；主里、主血、主下属阴，分而重浊者，皆侧重于尺部。次遵仲景《伤寒论》脉法，以寸口、趺阳、少阴三者并列而论，是即寸关尺三部之别号，盖推测仲景撰用《八十一难》，及“每览越人入虢之诊，慨然叹其才秀”之语气，知仲景亦必取寸关尺三部为诊法。由是以推，两寸主上焦，心生血而主脉，肺藏气而朝百脉，血气者人之神，则左右不能畸轻畸重，故通称寸口；两关主中焦，《内经》谓“胃者水谷之海，五脏六腑之气皆出于胃，变见于气口”，故诊法一以胃气为本，趺阳即阳明之冲阳，故特称趺阳，其注意专重右关；两尺主下焦，为脉道根中之根，内肾阴器之攸关，故特称少阴，其注意专重左尺。询先得我心之导师，此为诊脉活法推求之要诀。

秀按 喻西昌释仲景平脉首条曰：条中明说三部，即后面趺阳、少阴，俱指关、尺而言，然何以只言趺阳、少阴，盖两寸主乎上焦，营卫之所司，不能偏于轻重，故言寸口；两关主乎中焦，脾胃之所司，宜重在右，故言趺阳；两尺主乎下焦，肾之所司，宜重在左，故言少阴，与俞氏所见皆同。

廉勘 陈修园《伤寒论读法》云：仲景一部书，全是活泼之天机。凡寸口与趺阳、少阴对举者，其寸口是统寸关尺而言；与关尺并举者，是单指关前之寸口而言。然心营肺卫，应于两寸，即以论中所言之寸口，俱单指关前之寸口而言，亦未始不可。足太溪穴属肾，趺阳穴属胃，仲景用少阴、趺阳字眼，犹云肾气、胃气。少阴诊之于尺部，趺阳诊之于关部，不拘拘于穴道上所诊，亦何不可。然仲景不言关、尺，只言少阴、趺阳者何也？盖两寸主乎上焦，营卫之所司，不能偏轻重，故可以概言寸口；两关主乎中焦，脾胃之所司，左统于右，若剔出右关二字，执着又不赅括，不如只言趺阳之为得；两尺主乎下焦，两肾之所司，右统于左，若剔出左尺二字，执着又不赅括，不如只言少阴之为得。至于人迎穴在喉结，为足阳明之动脉，诊于右关，更不待言矣。而且，序文指出三部二字，醒出论中大眼目，其说与俞氏所见亦同。若论脉位不必拘分，亦难尽验，真多诊识脉，阅历有得之言。昔吴草庐曰：医者以寸关尺，辄名之曰此心脉、此肺脉、此脾脉、此肝脉、此肾脉者，非也。五脏六腑，凡十二经，两寸关尺，皆手太阴之一脉也。分其部位，以候他脏之气耳。脉行始于肺，终于肝，而复会于肺，肺为出气之门户，故名气口，而为六脉之大会，以占一身焉。故诊察脉位，分而不分，不分而分，全在临诊时一片灵机。又按英医合信氏曰：中国所分三部九候，实难凭信。盖周身脉管，皆由心系总管而出，散布四肢百体，流行贯通，岂两手寸许之管，五脏六腑遂遍系于此耶。且直通一贯，何以知三指分部，寸关尺必不紊耶。故谓一脉可验周身之病则可，谓某部之脉，独决某经之病则不可。合二说而观之，手脉分寸关尺，按部可知其内脏病所，却是一疑问题。考总脉管由心左下房而出，直插上房，而上离二寸许，即回屈而下，变作一拱，拱之上，歧为三大支：左二右一，离右支寸许，复歧为二，一由颈右达脑，一由右肩达手，此即右手寸口脉之源也。其左二支，一由颈左达脑，一由左肩达手，此即左手寸口脉之源也。周身皆有动脉，寸口独分三部之理由，惟唐容川解释，语尚明通，试节述其说曰：脉为血脉，西医名为脉管。脉管之内，《内经》名营；脉管之外，皆其网膜，《内经》名腠理，为卫气往来之所。故诊脉有单论脉管者，脉管只是一条，数则均数，迟则均迟，细则均细，大则均大，皆是应心而动，故无三部之分。知此，则凡脉管中营分所主者，如小、散、芤、涩、革、弱等脉理均可识矣。亦有单论气分者，气附脉行，脉动而气亦应之，气升则脉浮，气降则脉沉，气盛则脉洪，气衰则脉微，皆是随气呈露，故有寸浮尺沉、寸洪尺微之异，随气之部分，而异其强弱，所以有三部之别。知此，则凡脉管外气分所主者，如弦、紧、滑、濡、牢、结等脉理均可识矣。总之，辨脉能知气在脉外，血在脉中，脉之动根于心，气之原生于肺，于仲景一切脉法，自然贯通。

第三节　脉象

张长沙四言脉诀

王肯堂《伤寒准绳脉法》曰：此诀后人以为出王叔和，今按《脉经》载仲景论脉，只此一条，则知非叔和自撰也。爰述其说，以为诊脉之总诀。

问曰：脉有三布，阴阳相乘。营卫血气，在人体躬。呼吸出入，上下于中。因息游布，津液流通。随时动作，效象形容。春弦秋浮，冬沉夏洪。察色观脉，大小不同。一时之间，变无常经。尺寸参差，或短或长。上下乖错，或存或亡。病辄改易，进退低昂。心迷意惑，动失纲纪。愿为具陈，令得分明。师曰：子之所问，道之根源。脉有三部，尺寸及关。营卫流行，不失衡铨。肾沉心洪，肺浮肝弦。此自经常，不失铢分。出入升降。漏刻周旋。水下二刻，一周循环。当复寸口，虚实见焉。变化相乘，阴阳相干。风则浮虚，寒则牢坚。沉潜水蓄，支饮急弦。动则为痛，数则热烦。设有不应，知变所缘。三部不同，病各异端。太过可怪，不及亦然。邪不空见，中必有奸。审察表里！三焦别焉。知其所舍，消息诊看。料度脏腑，独见若神。为子条记，传与贤人。

崔真人四言脉诀

宋南康名医崔希范隐君，著四言脉诀，《东垣十书》用以冠首，《金鉴四诊》采集成编，精密简明，易诵易记，特为增删以录出之，俾后学奉为准绳。

脉为血府，气血之神。心机舒缩，逼令循行。资始于肾，资生于胃。阴阳相贯，本乎营卫。营行脉中，卫行脉外。脉不循行，营壅卫败。气如橐钥，血如波澜。血脉气息，上下循环。十二经中，皆有动脉。惟手太阴，寸口取决。脉之大会，息之出入。脉行六寸，一呼一吸。初持脉时，令仰其掌。掌后高骨，是谓关上。关前为阳，关后为阴。阳寸阴尺，先后推寻。心肝居左，肺脾居右。肾与命门，两尺推究。左大顺男，右大顺女。男左女右，各宜分主。关前一分，十二经注。左为人迎，右为气口。神门决断，两在关后。人无二脉，病死不愈。男女脉同，惟尺则异。脉有七诊，曰浮中沉。上下左右，消息求寻。又有九候，举按轻重。三部浮沉，各候五动。寸候关上，关后膈下。尺候于脐，下至跟踝。左脉候左，右脉候右。病随所在，不病者否。浮主心肺，沉主肾肝。脾胃中洲，浮沉之间。专主中气，脉宜和缓。命门元阳，右尺同断。春弦夏洪，秋毛冬石。四季和缓，是谓平脉。太过实强，病生于外。不及虚微，病生于内。四时百病，胃气为本。脉贵有神，不可不审。

秀按 此总括《内》《难》二经脉理诊法之精义，句句名言，字字金玉，学者当熟读之。

调停自气，呼吸定息。四至五至，平和之则。三至为迟，迟则为冷。六至为数，数即热症。转迟转冷，转数转热。迟数既明，浮沉当别。浮沉迟数，辨内外因。外因于天，内因于人。天有阴阳，风雨晦冥。人喜怒忧，思悲恐惊。外冈之浮，则为表症。沉里迟阴，数则阳盛。内因之浮，虚风所为。沉气迟冷，数热何疑。浮数表热，沉数里热。浮迟表虚，沉迟冷结。表里阴阳，风气冷热。辨内外因，脉症参别。脉理浩繁，总括于四。既得提纲，引申触类。浮脉法天，轻手可得。泛泛在上，如水漂木。有力洪大，来盛去悠。无力虚大，迟而且柔。虚甚则散，涣漫不收。有边无中，其名曰芤。浮小为濡，绵浮水面。濡甚则微，不任寻按。沉脉法地，近于筋骨。深深在下，沉极为伏。有力为牢，实大弦长。牢甚则实，愊愊而强。无力为弱，柔小如绵。弱甚则细，如蛛丝然。迟脉属阴，一息三至。

小駃于迟，缓不及四。三损一败，病不可治。两息夺精，脉已无气。浮大虚散，或见芤革。浮小濡微，沉小细弱。迟细为涩，往来极难。促则来数，一止即还。结则来缓，止而复来。代则来缓，止不能同。数脉属阳，六至一息。七疾八极，九至为脱。浮大者洪，沉大牢实。往来流利，是谓之滑。有力为紧，弹如转索。数见寸口，有止为促。数见关中，动脉可候。厥厥动摇，状如小豆。长则气治，过于本位。长而端直，弦脉应指。短则气病，不能满部。不见于关，惟尺寸候。

秀按　此总括各脉常象之精义。

无力血弱。浮迟风虚，浮数风热。浮紧风寒，浮缓风湿。浮虚伤暑，浮芤失血。浮洪虚火，浮微劳极。浮细阴虚，浮散虚剧。浮弦痰食，浮滑痰热。沉脉主里，主寒主积。有力痰食，无力气郁。沉迟虚寒，沉数热伏。沉紧冷痛，沉缓水蓄。沉牢痼冷，沉实热极。沉弱阴虚，沉细痹湿。沉弦饮痛，沉滑宿食。沉伏吐利，阴毒聚积。迟脉主脏，阳气伏潜。有力为痛，无力虚寒。数脉主腑，主吐主狂。有力为热，无力为疮。滑脉主痰，或伤于食。下为蓄血，上为吐逆。涩脉少血，或中寒湿。反胃结肠，自汗厥逆。弦脉主饮，病属胆肝。弦数多热，弦迟多寒。浮弦支饮，沉弦悬痛。阳弦头痛，阴弦腹痛。紧脉主寒，又主诸痛。浮紧表寒，沉紧里痛。长脉气平，短脉气病。细则血少，大则病进。浮长风痫，沉短宿食。血虚脉虚，气实脉实。洪脉为热，其阴则虚。细脉为湿，其血则虚。缓大者风，缓细者湿。缓涩血少，缓滑内热。濡小阴虚，弱小阳竭。阳竭恶寒，阴虚发热。阳微恶寒，阴微发热。男微虚损，女微泻血。阳动汗出，阴动发热。为痛与惊，崩中失血。虚寒相搏，其名为革。男子失精，女子失血。阳盛则促，肺痈阳毒。阴盛则结，疝症积郁。代则气衰，或泄脓血。伤寒心悸，女胎三月。

秀按　此为各脉主病之大要。

脉之主病，有宜不宜。阴阳顺逆，凶吉可推。中风浮缓，急实则忌。浮滑中痰，沉迟中气。尸厥沉滑，卒不知人。入脏身冷，入腑身温。风伤于卫，浮缓有汗。寒伤于营，浮紧无汗。暑伤于气，脉虚身热。湿伤于血，脉缓细涩。伤寒热病，脉喜浮洪。沉微涩小，症反必凶。汗后脉静，身凉则安。汗后脉躁，热甚必难。阳病见阴，病必危殆。阴病见阳，虽困无害。上不至关，阴气已绝。下不至关，阳气已竭。代脉止歇，脏绝倾危。散脉无根，形损难医。饮食内伤，气口急滑。劳倦内伤，右脉大弱。欲知是气，下手脉沉。沉极则伏，涩弱久深。六郁多沉，滑痰紧食。气涩血芤，数火细湿。滑主多痰，弦主留饮。热则滑数，寒则弦紧。浮滑兼风，沉滑兼气。食伤短疾，湿留濡细。疟脉自弦，数弦者热。弦迟者寒，代散者折。泄泻下痢，沉小滑弱。实大浮洪，发热则恶。呕吐反胃，浮滑者吕。弦数紧涩，结肠者亡。霍乱之候，脉代勿讶。厥逆迟微，是则可怕。咳嗽多浮，聚肺关胃。沉紧小危，浮濡易治。喘急息肩，浮滑者顺。沉涩肢寒，散脉逆症。病热有火，洪数可医。沉微无火，无根者危。骨蒸发热，脉数而虚。热而涩小，必殒其躯。劳极诸虚，浮软微弱。土败双弦，火炎急数。渚病失血，脉必见芤。缓小可喜，数大可忧。瘀血内蓄，却宜牢大。沉小涩微，反成其害。遗精白浊，微涩而弱。火盛阴虚，芤濡洪数。三消之脉，浮大者生。细小微涩，形脱可惊。小便淋闭，鼻头色黄。涩小无血，数大何妨。大便燥结，须分气血。阳数而实，阴迟而涩。癫乃重阴，狂乃重阳。浮洪吉兆，沉急凶殃。痛脉宜虚，实急者恶。浮阳沉阴，滑痰数热。喉痹之脉，数热迟寒。缠喉走马，微伏则难。渚风眩晕，有火有痰。左涩死血，右大虚看。头痛多弦，浮风紧寒。热洪湿细，缓滑厥痰。气虚弦软，血虚微涩。肾厥弦坚，真痛短涩。心腹之痛，其类有九。细迟从吉，浮大延久。疝气弦急，积聚在里。牢急者生，弱急者死。腰痛之脉，多沉而弦。兼浮者风，兼紧者寒。弦滑痰饮，濡细肾着。大乃肾虚，沉实闪肭。脚气有四，迟寒数热。浮滑者风，濡细者湿。痿病肺虚，脉多微缓。或涩或紧，或细或濡。风寒湿气，合而为痹。浮涩而紧，三脉乃备。五疸实热，脉必洪数。涩微属虚，切忌发渴。脉得诸沉，责其有水。浮气与风，沉石在里。沉数为阳，沉迟为阴。浮大出厄，虚小可惊。胀满脉弦，脾受肝克。湿热数洪，阴寒迟弱。浮为虚满，紧则中实。浮大可治，虚小危极。五脏为积，六腑为聚。实强者斗，沉细者死。中恶腹胀，紧细者生。脉若浮大，邪气已深。痈疽浮数，恶寒发热。若有痛处，痈疽所发。脉数发热，若痛者伤。不数不热，不疼阴疮。未溃痈疽，不怕洪大。已溃痈疽，洪大可怕。肺痈已成，寸数而实。肺痿之形，数而无力。肺痈色白，脉宜短涩。不宜浮大，唾糊呕血。肠痈实热，滑数可知。数而不热，关脉芤虚。微涩而紧，未脓当下。紧数脓成，切不可下。

秀按　此为脉症宜忌之大要。

廉勘　昔赵晴初老友曰：是病应得是脉者为顺，不应得是脉者为逆。此余三十余年阅历，为诊脉辨症之要诀。

妇人之脉，以血为本。血旺易胎，气旺难孕。少阴动甚，谓之有子。尺脉滑利，妊娠可喜。滑疾不散，胎必三月。但疾不散，五月可别。左疾为男，右疾为女。女腹如箕，男腹如釜。关或滑大，代促无妨。舌青脉伏，其胎必伤。尺滑带数，胎气过强。沉迟而涩，其胎防僵。六七月后，脉喜实长。八月弦实，沉细不祥。神门微紧，胎必防伤。大劳惊仆，胎血难藏。沉细短涩，终多凶殃。足月脉乱，反是吉象。临产六至，脉号离经。沉细急数，胎已下临。浮大难产，急于色征。面舌唇色，忌黑与青。面赤舌青，子死母活。面青舌赤，母死子活。面舌俱青，口喷热秽。若胎在腹，子母俱殒。新产之脉，缓滑为吉。实大弦牢，诸病皆逆。沉细虚弱，产后相合。涩疾血崩，血脱阴竭。

廉勘 古人论孕，脉多主尺，皆以左疾左大为男，右疾右大为女。独张石顽老人，谓寸口滑实为男，尺中滑实为女，两寸俱滑实为双男，两尺俱滑实为双女，右尺左寸俱滑实，为一男一女，自信历验不爽。以余所验，亦不尽然。惟孙真人《千金方》云：左乳房有核是男，右乳房有核是女。名医周八先生曰：左乳胀为男，右乳胀为女，历验多准。又中指之末名冲良穴，凡妇人血旺者，孕则此穴脉动，亦多经验。他如尺脉涩微，经期定愆；尺大而旺，有胎可庆；滑疾而代，亦为有胎；将产之脉，脉必离经；产后血崩，尺不上关，其血已尽，大命将倾，皆为专门妇科之要诀。惟以脉辨胎，不如用闻症筒按腹，听婴儿之声为有据。

小儿之脉，七至为平。更察色证，与虎口纹。

廉勘 孟河马良伯《脉法韵语》曰：小儿之脉，宜定至息。二至为殃，三至亦卒；五至为虚，四至损怯；六至平和，九十至剧。浮缓伤风，浮洪风热，浮紧伤寒；沉细乳积，沉紧腹痛；弦紧喘急，紧促痘疹；急惊弦疾，虚软慢惊；疟痢弦急，弦细为虫，便秘数实，此为四五六岁小儿脉候之要诀。若数月至二三岁，总以腹诊、问诊、望色、望苗窍为有据。若虎口纹（即手络）看法，起于滑伯仁，歌马：小儿三岁下，虎口看三关。紫热红伤寒，青惊白是疳。淡红淡黄者，斯为无病看。又谓纹见下节风关为轻，纹见中节气关为重，纹见上节命关为危，若紫黑色直透三关，为大危。是为要诀，历试辄验。其说亦本于《内经》，《灵枢》曰：凡诊络脉，脉色青则寒且痛，赤则有热。胃中寒，手鱼之络多青矣；胃中有热，鱼际络赤。其暴黑者，留久痹也；其有赤有黑有青者，寒热气也。其青短者，少气也，足见经义之渊博。

奇经八脉，其诊又别。直上直下，浮则为督，牢则为冲，紧则任脉。寸左右弹，阳跷可决；尺左右弹，阴跷可别；关左右弹，带脉当诀。尺外斜，上至寸阴微；尺内斜，上至寸阳微。督脉为病，脊强癫痫。任脉为病，男多七疝，女子带下，瘕聚症坚。冲脉为病，逆气里急，上冲则咳，为厥为呃。带主带下，腰痛精失。阳维寒热，目眩僵仆；阴维心痛，胸刺胁筑。阳跷为病，阳缓阴急；阴跷为病，阴缓阳急。癫痫症疭，寒热恍惚，八脉主病，各有所属。

秀按　此为奇经八脉脉症各殊之总诀。

雀啄连连，止而又作（肝绝）；屋漏水流，半时一落（胃绝）；弹石沉弦，按之指搏（肾绝）；乍密乍疏，乱如解索（脾绝）；本息末摇，鱼翔相若（心绝）；虾游冉冉，忽然一跃（大肠绝）；釜沸空浮，绝无根脚（肺绝）。七怪一形，医休下药。

廉勘　此为五脏及胃大肠绝脉之诀，前哲张心在，名为七怪脉。

七怪之外，又有真脏。肝真脏脉，中沉急劲，如按弓弦，如循刀刃（即脉但弦无胃曰死）；心真脏脉，紧而不柔，前曲后居，如操带钩（即脉但钩无胃曰死）；脾真脏脉，乍数乍疏，如鸟之啄，代而中阻（但脉代无胃曰死）；肺真脏脉，无根空虚，轻散无绪，如风吹羽（即脉但毛无胃曰死）；肾真脏脉，坚搏牵连，散乱而劲，如夺索然（即脉但石无胃曰死）。

廉勘　此五真脏脉，断其必死之总诀。

平人无脉，移于外络。兄位弟乘，阳溪列缺。六阴六阳，反关歧出。脉不足凭，色症为别。

秀按　此为平人异脉，医当舍脉从症之总诀。

廉勘　崔真人《脉诀》一卷，为宋道士崔嘉彦隐君撰，焦竑《国史经籍志》始载之，厥后元李东垣、明李濒湖均采之，前清《四库提要》及《医宗金鉴》均收之。其书之简而得要，便于记诵，足为后学读本，无待言矣。俞氏又加增删，尤为精实。唯七怪脉及真脏脉，未曾摭拾，即儿科脉诀暨虎口纹，亦语焉而不详，爰采张氏心在、石氏芾南、马氏良伯、滑氏伯仁，诸前哲学说以增补之，勉图完善。

第四节　钩玄

凡脉浮、大、数、动、滑为阳；沉、涩、弱、弦、微为阴。阴病见阳脉者生，阳病见阴脉者死。此为仲景按脉阴阳，断病死生之总诀。

秀按 阳病见阴脉者，如伤寒邪已传里，温病热结在里，不大便，潮热谵语，脉沉细者死。甚则不识人，独语如见鬼状，循衣摸床，微喘直视，脉涩者，死之类。但阴脉虽喜见阳，若忽然暴见，乃阳不附阴，孤阳飞越，又是脱象。如少阴下利，厥逆无脉，服汤脉暴出者死，微续者生之类。

凡脉气来虚微，是为小及，病在内；气来实强，是为太过，病在外。此为扁鹊按脉强弱．，断病虚实之总诀。

秀按 凡脉沉、虚、微、细，涩、短、结、芤，皆为无力而气来虚弱者，其症多虚；浮、洪、弦、牢，长、紧、疾、促，皆为有力而气来实强者，其症多实。然沉、虚、微、细等脉，故多虚症，而气滞血瘀者，往往多沉细如丝等脉；凝寒痼冷者，往往多沉极似伏之脉，则又当舍脉从症也。

凡初持脉来疾去迟，及出疾人迟，名曰内虚外实；初持脉米迟去疾，及出迟入疾，名曰内实外虚。此为仲景按脉来去出入，断病内外虚实之总诀。

秀按 初持脉来疾去迟，言自尺内至于寸口，为心肺盛而肝肾虚，此出疾入迟，言自筋骨出于皮肤，以脉盛于表，故曰内虚外实；初持脉来迟去疾，言自寸口下于尺内，为心肺虚而肝肾旺，此出迟入疾，言自皮肤入于筋骨，以脉盛于内，故曰内实外虚。

凡脉头小本大，病在表；来微去大，病在里。上微头小者，则汗出；下微本大者，不得尿。此为仲景按脉浮沉来去，断病表里通塞之总诀。

秀按 脉来头小本大者，言脉初来虽小，取之则渐渐大，故为病在表；脉来微去大者，言浮取则微，沉取则大，故谓病在里。上微头小者，言浮取虽微，而前小后大，故为表气通泄而自汗；下微本大者，言沉取之微，而按久益大，为里邪郁闭而关格不通，故不得尿。此症头无汗者可治，有汗则死者，盖同是邪闭膀胱，一则阳气未脱，一则阳气已脱也。

凡脉浮为在表，沉为在里；数为在腑，迟为在脏；诸阳、浮、数为乘腑，诸阴、迟、涩为乘脏。此为仲景按脉浮数沉迟为纲，断阳病由表入腑，阴病由里入脏之总诀。

秀按 浮沉以手之轻重得之，迟数以息之至数辨之，皆为显而易见，故张长沙取以为纲，以测病之在表、在里、在腑、在脏。仲景云：热极伤络，故诸阳入络乘腑，脉多浮数，甚则弦细搏数；极寒伤经，故诸阴中经连脏，脉多迟涩，甚则沉微欲绝。

凡察九候，独小、独大、独疾、独迟、独热、独寒、独陷下，皆为病脉。此为岐伯按脉三部九候，何候独异，断病所在之总决。

秀按 六脉中有一脉独乖者，即当于独乖之一脉求之，景岳所谓“操独见”也。若素小、素大，六阴、六阳，此为素禀先天之经脉，非病脉也。故《内经》谓：必先知经脉，然后知病脉。

凡脉浮滑而疾，其色不夺，及脉小而色不夺者新病；脉小弱以涩，五色俱夺，及脉不夺而其色夺者久病。此为岐伯按脉察色，断病新久之总诀。

秀按 此即善诊者察色按脉而知部分之法。前哲盛启东. 又以新病之死生，系乎右手之关脉；久病之死生，主乎左手之关尺。更谓：诊得浮脉，要尺内有力，发表无虞；诊得沉脉，要右关有力，攻下无虞。一主先天肾水，一主后天胃气，尤为断病新久死生，发表攻里之要诀。

凡脉乍疏、乍数，乍迟、乍疾者，日乘四季死。此为岐伯按脉九候不调，察其脏腑经气，按季以决死期之总诀。

秀按 此即三伍不调之脉也，皆由脏器错乱，其病却有二因：一因新病猝中。如酷暑骤中心肺，陡然昏厥如尸，初则脉厥而伏，继则脉暴见而三伍不调，即《内经》所云“脉盛躁喘数者为阳，主夏，故以日中死”是也。又如严寒直中脾肾，陡然吐泻腹痛，剧则肢厥无脉，服汤脉暴出而三伍不调，即《内经》所谓“脉沉细悬绝者为阴，主冬，故以夜半死”是也。他如病风者以日夕死，病寒热者以平旦死，均载在《内经》。此新病日乘四季而死，主一日中之四季也。一因久病内伤。无论伤心肺、伤脾胃、伤肝肾，脉至三伍不调，皆可察色以决死期。脾病色黄青不泽，脉代如鸟之啄，主春死；肺病色白赤不泽，脉数如风吹毛，主夏死；肾病色黑不泽，脉乱如夺索然，主长夏死；肝病色青白不泽，脉动如循刀刃，主秋死；心病色赤黑不泽，脉曲如操带钩，主冬死。此久病日乘四季而死，主一年中之四季也。

凡脉推而内之，外而不内者，身有热；推而外之，内而不外者，心腹积；推而下之，上而不下者，头项痛；推而上之，下而不上者，腰足冷。此为岐伯按脉外内上下，诊断外感内伤之总诀。

秀按 外而不内，上而不下者，皆是阳气有余，故身有热而头项痛；内而不外，下而不上者，皆是阴气有余，故心腹积而腰足冷。此皆《内经》诊法之要诀。

凡脉卫气盛，名曰高；营气盛，名曰章；高章相搏，名曰纲。胃气弱，名曰惵；营气弱，名曰卑；惵卑相搏，名曰损。此为仲景按脉纲损，断病实强虚损之总诀。

秀按 高者，自尺内上溢于寸口，指下涌涌，既浮且大，按之不衰；章者，自筋骨外显于皮肤，应指逼逼，既动且滑，按之益坚；纲者，高章兼赅之象，脉来数盛，病则邪正交攻。惵者，举指瞥瞥，脉虽微而似数，似心中怵惕之状；卑者，按之隐隐，脉沉涩而似状，似妾妇鄙陋之情；损者，惵卑交参之谓，脉来微细，病则阴阳并亏。此皆形容营卫盛衰之要义。

总而言之，切脉为四诊之一，一脉能兼诸病，一病亦能兼诸脉。故诊脉断生死易，知病症难，舍脉从症，舍症从脉，全在心灵神会，慎毋猝持气口，妄言作名，为粗所穷，适犯《征四失篇》之经训也。

秀按 有是病必有是脉，乃病症之常也。然有昨日浮，今日变沉；晨间脉缓，夕间脉数；午前脉细，午后脉洪；先时脉紧，后时脉伏；或小病而见危脉，或大病而见平脉；或全无病，而今脉异于昔脉。变态不常，难以拘执。但既有变态，定有变故，惟在善用心者，详问其故，核对于先后所诊之脉症，则其脉变之由及新夹之症，皆洞明矣。故诊脉须临证既多且久，胸有成竹，机圆法活，诊时自有把握。细参望、闻、问三者，庶免颟顸错误之弊。若但凭脉断症，据脉立方，鲜不误人。

廉勘 前哲王燕昌曰：临证先问病因。因，乃病之由来也。问明病因，然后切脉问证，望其形体之强弱、容色之枯润，闻其声音之巨细、吸之缓急，则是据其病因，参合望、闻、问、切四法。虽一脉有笼统，或反形、或闭伏，而病情已得于四法中矣，指下之疑自释也。否则脉仅二三十象，病乃千变无穷，一脉不仅属一病一症，而一病一症亦不仅见于一脉，故临诊先据见症，最有把握。如九窍者，脏腑之门户也，必先据九窍所见之症，与脉核对。自胸至头有症，脉必见象于寸；脐上、两手、两胁有症，脉必见象于关；少腹、两腿、二便有症，脉必见象于尺，此其大要也。总之，凡诊诸脉，均合四诊以施治，乃不致率尔操觚。如谓不须望、闻、问，但一诊脉，即能悉其病状，抉其病隐，明其病源，达其病变，乃术士欺人语耳。

又曰：每临一症，六脉皆动，须先明其何部之脉无病，然后一一比较，乃知其何经有病。如诊外感时病，执定浮沉以辨其寸关尺。盖初感由于经络，病在表，轻者寸浮盛，重者关尺亦浮盛；迨传入里生内热，则沉部盛矣。病在上则见于寸，病在中则见于关，病在下则见于尺。又诊内伤杂症，执定寸关尺以辨其浮沉。盖初病即分脏腑，其脉各见于本位，病在腑则本部浮，病在脏则本部沉；迨日久有腑病而连引脏者，有脏病而伤及腑者，有数经兼病者，皆按部而察其浮沉。凡数经兼病，须治其紧要者为主，盖有当前之症候形色，与致病之原因，核对于所诊脉象，要归一路，则得其主脑而治之。其余连类相及，与旧有之病，或可兼治缓治，尤必问其本脉，庶诊时之脉，乃能有准。观此二则，洵得诊脉之实情实理，简而得要，足补俞氏之所未言者也。总之，脉之作用，不过揣测心力之强弱、肺气之盛衰，以定其病之表里阴阳、寒热虚实而已，于望、闻、问三者，已得其病之真相，然后与脉核对互勘耳。

乙、辨舌举要

第一节　观舌形

伤寒自表传里，温热自里达表，全以舌苔为验；传里浅深，及里结多寡，亦以舌苔为验；里热渐清，谷气渐进，亦以舌苔为验。试先举观舌形之要诀。

凡舌膜由三焦膝理直接胃肠，舌本由经络直通心脾肾。故舌尖主上脘，亦主心；舌中主中脘，统主胃与小肠；舌根主下脘，亦主肾与大肠；四边属脾。此为观形分部之要诀。

凡出舌长而尖者，热未甚，尚宜透邪；出舌圆而平者，热已甚，急宜清热；出舌短，不能出齿外而形方者，热盛极，速宜泻火。若女劳复及产后坏症，舌出数寸者必死，又当别论。此为观验出舌之要诀。

凡舌伸之无力者，中气虚，宜补中；满伸似有线吊者，舌系燥，宜润燥；麻木而伸不出者，肝风挟痰，宜熄风化痰；伸以铄唇者，心脾热，宜泻火清热；伸出弄唇者，中蛇毒，宜解毒；伸出不收者，脾涎浸，宜控涎；如舌缩而边卷者，胃液燥极，宜清胃润燥；润之而舌仍卷者，病去而舌气未和，尚可养营益气；若卷而缩短者，厥阴气绝，舌质萎缩也，不治；垢腻揩去而舌仍缩者，亦不治。此为观舌伸缩之要诀。

凡舌颤掉不安者，曰舌战，由气虚者蠕蠕微动，南肝风者习习煽动，宜参舌色以辨之。如色深红、鲜红而战者，宜凉血熄风；紫红、瘀红而战者，宜泻火熄风；嫩红而战者，宜养血熄风；淡红而战者，宜峻补气血。若舌软而不能动者，曰舌痿，有暴痿、久痿之别。暴痿多由于热灼，每现于舌干之时，亦宜辨其舌色。如色深红而痿者，宜清营兼益气；紫红而痿者，宜清肝兼通腑；鲜红而痿者，宜滋阴兼降火；惟色淡红而痿者，宜大补气血。如病久而舌色绛嫩者，阴亏已极，津气不能分布于舌本，无药可治。此为观舌痿战之要诀。

廉勘 久病舌痿，由舌筋之麻痹，及舌实质之萎缩而来。或偏侧、或偏瘫，则又为神经软瘫，如延髓球麻痹、脊髓性筋肉萎缩等症，治宜大补气血，或可侥幸于什一。至舌挺出时振颤者，多见于温热病及酒客神经衰弱症。

凡病而有苔者多里滞，宜导滞；无苔者多中虚，宜补中。病本无苔而忽有者，胃浊上泛，宜泄浊；病本有苔而忽无者，胃阴将涸，宜救阴。其苔半布者，有偏外、偏内、偏左、偏右之别。偏外者外有内无，邪虽入里未深，而胃气先匮，宜祛邪兼益胃。偏内者内有外无，胃滞虽减，而肠积尚存，宜通肠兼消滞，素有痰饮者，亦多此苔，宜蠲饮。偏左者左有右无，偏右者右有左无，皆半表半里症，但看苔色之多少：白色多，表症多，但宜和解，佐温、佐清，随症酌加；黄黑灰多，或生芒刺，及黑点燥裂，则里热已结，急宜和解兼下。又有从根至尖，直分两条者，则合病与夹阴寒症；从根至尖，横分两三截者，是并病症也，均宜随症用药。苔虽有形可据，皆为偏而不全，即全舌其苔满布者，虽多湿痰食滞，亦宜辨其为白砂苔兼四边舌肉紫红者，为湿遏热伏之温邪，伏于膜原，急宜达原以透邪；白碱苔兼四边舌肉皆腻者，为脾胃湿阻气滞，与食积相搏，急宜芳淡兼消导。此为观舌有无积苔，及苔偏全之要诀。

凡舌有断纹、裂纹，如"人"字、"川"字、"爻"字及裂如直槽之类，虽多属胃燥液涸，由于实热内逼，急宜凉泻以清火；然中有直裂者，多属胃气中虚，却宜补阴益气，切忌凉泻；更有本无断纹，而下后反见"人"字裂纹者，此属肾气凌心，急宜纳气补肾。若苔点如粞者，虫蚀居多；即苔现槟榔纹，隐隐有点者，亦属虫积，皆宜杀虫祛积。此为观舌断纹细点之要诀。

廉勘 舌上面本有细点如刺，名曰味蕾，主辨味，无火则平如无点，有火则突而起点。究竟有虫与否，还宜详审现症确凿，始可投杀虫祛积之剂。

凡苔起瓣、晕，皆脏腑实火熏蒸，多见于温毒、温疫等病。瓣则黑色居多，晕则灰黑色居多。瓣有多少，一二瓣尚轻，三四瓣已重，六七瓣极重而难治；晕有层数，一晕尚轻，二晕为重，三晕多死；亦有横纹二三层者，与此不殊，宜泻火解毒，急下存阴，服至瓣、晕退净，而其人气液渐复者，庶能救活。此为观舌瓣、晕之要诀。

凡舌肿胀增大，不能出口者，须参舌色以辨之。如色白滑、黑滑者，多由于水气浸淫，宜通阳利水；黄腻满布者，由湿热郁而化毒，毒延于口，宜大泻湿火以祛毒；紫暗者，多由于酒毒冲心，心火炎上，宜泻火通瘀；白腻、黄腻者，多由于痰浊相搏，满则上溢，宜蠲痰泄浊。若舌瘦小，甚则瘪薄者，亦须兼辨其色。淡红嫩红者，心血内亏，宜养血补心；紫绛灼红者，内热风消，宜清热熄风；若色干绛，甚则紫黯如猪腰色者，皆由心肝血枯；舌质萎缩，不治。此为观舌胀瘪之要诀。

凡舌斜偏一边者为舌歪。色紫红而势急者，多由于肝风发痉，宜熄风镇痉。色淡红而势缓者，多南于中风偏枯，歪在左，宜养血益气，从阴引阳；歪在右，宜补气舒筋，从阳引阴，然多不治。若舌有血痕伤迹者为舌碎，其因有四：一因舌衄，二因抓伤，三因溃疡，四因斑痕，各宜对症施治。此为观舌歪碎之要诀。

凡舌起瘰而凸者，多见于温病、热病、温毒、时疫等证，皆属胃肠实热，枭毒内伏，急宜大剂凉泻，速攻其毒。若凹陷而有缺点者，其证有虚有实。实者多由于口糜，厥后舌起糜点，糜点脱去，则现凹点。由于霉毒上升者，宜去霉解毒；由于胃肾阴虚，浊腐蒸腾者，宜救阴去腐。果能毒去腐褪，则新肉渐生，凹点自满。虚者由胃阴中竭，心气不能上布于舌本，气盛则凸，气陷则凹。眼眶亦然，不独舌起凹点也。病已不治，可按脉症以决死期。此为观舌凸凹之要诀。

廉勘 凡舌起瘰而凸者，即舌上乳嘴肿，当辨其为热毒、为癌肿、为霉毒性护膜肿，此为最要。若舌起凹点者，多由于乳嘴凹陷，当辨其舌生溃疡及霉毒性溃疡，如无，则为脏形痿顿，乳嘴缩小成凹，决无方法可治。

第二节 察舌色

凡察色辨苔，但有白、黄、黑三种，此为结苔之现色；察色辨舌，亦有绛、紫、青三种，此为舌本之变色。苔色白而薄者，寒邪在表，宜发表，或气郁不舒，宜宣气；白而厚者，中脘素寒，宜温中，或湿痰不化，宜化痰；兼发纹满布者，多寒湿，宜温化；如碱而腻者，多浊热，宜清化。若苔白而厚，其上如刺，起焦裂纹，扪之或糙或涩者，多为热极之下证，急宜寒泻。惟淡白如无，为虚寒，宜温补；亦有属热者，宜参脉症以治之。白如煮熟者，为㿠白苔，俗称呆白苔，症多不治。若苔色黄，虽邪热渐深，但有带白、不带白之分，有质地、无质地之别。黄苔带白，簿而无质地者，表邪未罢，热未伤津，尚宜宣气达表；黄苔而浊，不带白而有质地者，邪已结里，黄浊愈甚，则入里愈深，热邪愈结。由于湿热多痰者，宦辛淡清化；由于湿热夹食者，宜苦辛通降。惟黄而糙、黄而燥、剧则黄而带灰带黑、黄而干砂刺点、黄而中心瓣裂者，皆为里热结实，均当速下以存津液。至苔黑色，有带青、带紫、焦燥、津润之不同。苔色青黑而舌本滑润者，为水来克火，多脾肾阴寒证，急宜破阴回阳#；苔色紫黑而舌本焦燥者，为火极似水，多胃肾阴涸证，急宜泻火救阴。他如灰色（即淡黑），灰带白色而滑者，为寒湿伤脾阳，宜温脾化湿；灰带黑色而燥者，为湿火伤脾阴，宜润脾救阴。霉酱色（即黄兼黑），多由夹食伤寒，浊腐上泛，急宜清下，色淡者生，色浓者死；下之得通者生，不得通者死。此辨苔色之要诀也，余已详六经舌苔中，兹不赘述。若夫舌色由红转绛转紫者，皆有色而无苔，一由心经热炽，劫伤经血，宜滋血清营，虚甚者滋阴复脉；一由肝经火旺，劫伤络血，宜凉血通络，邪盛者，泻火熄风。惟舌青为肝脏本色发现，胃中生气已极，虽有青黑寒化、青紫热化之殊，然竭力挽救，终多不治，余亦载六经舌苔中，学者参看可也。此为察色辨舌，当分苔色、舌色之要诀。

秀按 张氏诞先，本于申斗垣《舌辨》，稍加修饰，纂《舌鉴》一卷，共舌图一百二十，每借一色，即化为数十图，语多穿凿，未免眩人心目。俞氏了了数言，已括其要。

廉勘 东江刘氏吉人著《察舌辨症新法》，其目录分舌苔原理，看舌八法，黄苔类总论，白苔类总论，舌质无苔类总论，黄苔分别诊断法，舌质无苔分别诊断法，苔色变换吉凶总论，苔之真退假退驳去辨、燥润辨，厚腐之苔无寒证辨，厚腐与厚腻不同辨，舌短舌强辨。其看舌八法：一看舌色；二看舌质（质亦有色，又有大小温热之症。舌质胀大满口，迹有齿印血热之症，质底色紫色红之别）；

三看舌尖（白苔满舌，尖有红刺，勿用温燥之药）；四看舌心（四边有苔，中无，或有直裂，或有直槽，或横裂）；五看舌根（根后有无苔色接续，有无大肉瘤）；六看舌边（苔色与边齐否）；七看燥润　（燥润为辨舌两大纲，有以手扪之，或滑润，或燥刺棘手，有看似润而摸之燥者，有看似燥而摸之滑者）；八看老嫩（苍老者多实证，胖嫩者多虚证）。其第一章，论舌苔原理曰：舌为胃之外候，以输送食物入食管胃脘之用。其舌体之组织，系由第五对脑筋达舌，其功用全赖此筋运动。舌下紫青筋二条，乃少阴肾脉上达，名曰金津、玉液二穴，所以生津液以濡润舌质拌化食物者也。中医以舌苔辨证者，以其苔堆于表面，易于辨认，而未知苔因何而生，其辨证之识，必有毫厘千里之误，此原理之不可不讲也。夫舌之表面，乃多数极小乳头铺合而成，此乳头极小微点，其不易见时，非显微镜不能窥见。易见时，形如芒刺，摸之棘手，或隐或现、或大或小、或平滑或高起，随时随证，变易不定。苔即胃中食物腐化之浊气，堆于乳头之上，此舌苔所由生也。（廉勘：苔虽由胃浊上升，但其所生者，多由于胃肠内膜，层递而上，盖因舌膜直接胃肠故也。）常人一日三餐，故舌苔亦有三变，谓之活苔，无病之象也。其所以能变者，因饮食入胃时，将腐浊遏郁下降，故苔色一退，至饮食腐化，浊气上蒸，苔色又生。胃无腐浊，则苔薄而少；有腐浊，则苔多而厚，此其常理也。故苔色以微黄为正，若白为肺色，胃阳被饮食抑遏，或有积湿、或因黏涎，正色反不能直达而上，故有暂白之时。惟青为绝色，青蓝之色，现于舌上，其人命必危。此外尚有似黄非黄，似白非白，各类间色，皆条分于后，以备后学细心参考。其说可谓清切矣，足为观察苔色之目的。

凡察苔色，与虚实最多关系。如苔色黄浊者为实，可用苦辛通降；若黄白相兼，间有淡灰者为虚，但宜轻清化气（如杏、蔻、橘、桔等品）；黄厚而糙刺者为实，可攻泻之；若黄薄而光滑者为虚，切忌攻泻；苔色黑而芒刺者为实（肠有燥粪无疑），攻下刻不容缓；若黑如烟煤隐隐而光滑者为虚，虚寒、虚热，当旁参脉症以施治；白色如碱，白如腻粉者皆为实，均宜苦辛开泄；粉苔干燥者实热尤盛，急宜苦寒直降；若白薄而淡，及白而嫩滑者皆为虚，气虚、阳虚，尤必细参脉症以治之。此为察色辨苔，当分虚实之要诀。

秀按　张氏景岳曰：凡诊伤寒，以苔色辨表里寒热，确有可据。若以舌色辨虚实，不能无误。例如黑苔，实固能黑，以火盛而焦也；虚亦能黑，以水亏而枯也。竟有阴虚伤寒，其症似阳，舌黑如炭，芒刺干裂者，用甘温壮水药，诸症渐退，但舌黑不减，后数日，忽舌上脱一黑壳，内则新肉灿然，始知其肤腠焦枯，死而复活云云。观此，则舌黑起芒刺，未必皆实，尤必于其舌本之老嫩、脉症之虚实，详辨以参定之。

廉勘 杨潜村《观舌心法》云：凡舌苔由白而黄，由黄而焦，或枯黑燥裂，若察其舌边胖大、舌底滑润者，甚有舌底燥嫩，绝无津液，或糙刺如砂皮、或敛束如荔枝壳者，多因劳伤脾肺，气虚发热。医者但知为伤寒，误用发散，益虚益热；又误认为实热，复用寒凉，重阴内逼，以致虚火上炎，所以自上加黄，黄上加焦，而枯黑燥裂也。不论其脉、不论其症，大剂参附养荣汤，不时灌服，多有得生者，然其舌质，未有不胖且嫩者，苔色干燥滑润，又在所不拘也。若苔色因实火焦黑，则其形必坚敛，色必苍老，其舌质万无胖嫩，此皆察色者所不可不知也。观此，则病之虚实，验之于苔，但能据以定证之虚实，不能据以定体质之虚实。

凡舌有地质，而坚敛苍老，不拘苔色白黄灰黑，由舌中延及舌边，揩之不去，刮之不净，底仍粗涩黏腻，不见鲜红者，是为有根之真苔，中必多滞；舌无质地，而浮胖娇嫩，不拘苔色白、黄、灰、黑，满布舌中，不及舌边，揩之即去，刮之即净，底亦淡红润泽，不见垢腻者，是为无根之假苔，里必大虚。即看似苔色满布，饮食后苔即脱去，舌质圆浮胖嫩者，亦属假苔，一名活苔。他如食枇杷则苔色黄，食橄榄则苔色青黑，是为假色之染苔。故苔有地质与无地质，延及舌边与但布舌中，为辨虚实之大纲。此为察色辨苔，当分真假之要诀。

廉勘 陆氏《冷庐医话》曰：临证视舌，最为可凭，然亦未可执一。《正义》云：凡见黑舌，问其曾食酸咸等物，则能染成黑色，非因病而生也。然染成之黑，必润而不燥，刮之即退为异。又惟虚寒舌润能染。若实热舌苔干燥，何能染及耶。凡临证欲视病人舌苔燥润。禁饮汤水，饮后则难辨矣。《重庆堂随笔》云：淡舌白苔，亦有热证；黄厚满苔，亦有寒证；舌绛无津，亦有痰证，当以脉症便溺参勘。又如灯下看黄苔，每成白色。然则舌虽可凭，而亦未尽可凭，非细心审察，亦难免于误治。故俞氏谓：临证辨舌，亦须活法推求。真阅历精深之语也。

凡苔薄者表邪初见，苔厚者里滞已深，同已。但要辨其薄而松者无质，揩之即去，为正足化邪；即薄而腻者，邪人尚浅，亦宜宣气达邪。惟厚而腻者有地，揩之不去，多秽浊盘踞；若厚而松者，里滞已化，但须轻清和解。此为察色辨苔，当分厚薄松腻之要诀。

凡舌苔始终一色，不拘白、黄、灰、黑，即有厚薄、滑涩、干润、浓淡之不同，总属常苔，当参脉症以施治。如舌一日数变，或由白而黄、由黄而黑，或乍有乍无、乍赤乍黑者，皆为变苔，其症多凶而少吉。此为察色辨苔，当分常变之要诀。

凡舌苔由腻化松、由厚退薄，乃里滞逐渐减少之象，是为真退，即有续生薄白新苔者，尤为苔真退后，胃气渐复，谷气渐进之吉兆：若满舌厚苔，忽然退去，舌底仍留污质腻涩，或见朱点、或有发纹者，是为假退，一二日间，即续生厚苔；又有满舌厚苔，中间驳落一瓣，或有罅纹、或有凹点，底见红燥者，须防液脱中竭，用药切宜审慎；若厚苔忽然退去，舌光而燥者，此胃气将绝也，多凶少吉。此为察色辨苔，当分真退假退、驳去脱竭之要诀。

凡舌苔糙者多秽浊，黏者多痰涎，固已。惟厚腻与厚腐，尤宜明辨。厚腻者同多食积，亦有湿滞，刮之有净、有不净，或微厚而刮不脱。虽有邪从火化，渐积而干，而舌本尚罩一层黏涎，是为厚腻之常苔。若厚腐虽多由胃液腐败，然有脓腐、霉腐之别。如舌上生脓腐，苔白带淡红，黏厚如疮中之脓，凡内痈最多此症，肺痈、肠痈多白腐苔，胃痈多黄腐苔，肝痈、腰痈多紫黑腐苔，下疳结毒仍多白腐苔。若霉腐苔，满舌生白衣如霉苔，或生糜点如饭子样，皆由食道延上，先因咽喉而起，继则延累满舌，直至满口唇齿皆有糜点，多见于湿温、温毒、伏暑、赤痢、梅毒、疳积等证，此由胃体腐败，津液悉化为浊热，中无砥柱，蒸腾而上。无论白腐、黄腐，其病总多不治，是为厚腐之霉苔。此为察色辨苔，当分糙黏及厚腻与厚腐之要诀。

若夫察看舌色，则舌色本红，淡于红者血虚也；淡红无苔，反微似黄白苔者，气不化液也；甚则淡红带青者，血分虚寒也，妇人子宫冷者有之，胎死腹中者亦有之，久痢虚极者亦恒见之；浓于红者为绛，血热也；尖绛者，心火上炎也；根绛者，血热内燥也：通绛无苔及似有苔黏腻者，血热又挟秽浊也；绛而深紫，紫而润黯者，中脘多瘀；紫而干晦者，肝肾气绝；由绛而紫，紫而转黑者，络瘀化毒，血液已枯，不治；若舌本无苔，隐隐若罩黑光者，平素胃燥舌也，烔家多有此舌。此为察色辨舌，当分舌色淡浓之要诀。

廉勘 舌之有苔，犹地之有苔。地之苔，湿气上泛而生；舌之苔，胃蒸脾湿上潮而生，故“胎”或作“苔”。平人舌中，常有浮白苔一层，或浮黄苔一层。

夏月湿土司令，苔每较厚而微黄，但不满不板滞。其脾胃湿热素重者，往往终年有厚白苔，或舌中灰黄，至有病时，脾胃津液为邪所郁，或因泻痢，脾胃气陷，舌反无苔，或比平昔较薄。其胃肾津液不足者，舌多赤而无苔，或舌尖舌边多红点。若舌中有红路一条，俗称鸡心苔，血液尤虚，此平人舌苔之大较也。凡临证察看苔色、舌色，必先问其平素舌苔何如，始有准的。

第三节　辨舌质

辨质者，辨明其舌之本质也。其质虽满舌属胃，而内含经络甚多，与心脾肝肾实互相关系。凡病之虚实、症之吉凶，多于此中诊断之。故辨质较观形察色，尤为扼要。

凡舌质坚敛而兼苍老，不论苔色白、黄、灰、黑，病多属实；舌质浮胖而兼娇嫩，不拘苔色灰、黑、黄、白，病多属虚。此辨舌质老嫩，断病虚实之要决，

凡舌质柔软，伸缩自由者，气液自滋；舌质强硬，伸缩为难者，脉络失养。但舌强与舌短不同，舌短者舌系收紧，舌强者舌质坚硬。此辨舌质软硬，察液润燥之要诀。

凡看舌质，先辨干滑燥润。于者津之，扪之而涩；滑者津足，扪之而湿；燥者液涸，扪之而糙；润者液充，扪之而滑。如病初起而舌即干者，津竭可知；病久而舌尚润者，液存可识。望之若干，扪之却滑者，若湿热蒸浊，其色黄亮；若瘀血内蓄，其色紫黯。望之若润，扪之却燥者，若气浊痰凝，其苔白厚；若气虚伤津，其苔白薄。他如阴虚阳盛者，其舌必干；阳虚阴盛者，其舌必滑；阴虚阳盛而火旺者，其舌必干而燥；阳虚阴盛而火衰者，其舌必滑而润。此辨舌质干滑燥润，断病津液充之、阴阳盛衰之要诀。

凡舌质有光有体，不论白、黄、灰、黑，刮之而里面红润，神气荣华者，凡病多吉；舌质无光无体，不拘有苔、无苔，视之而里面枯晦，神气全无者，凡病皆凶。此辨舌质荣枯，断病吉凶之要诀。

凡舌圆大碎嫩，其质红润者，皆属心经虚热，病尚可治；舌枯小卷短，其质焦紫者，皆属肝肾阴涸，病多速死。此辨舌质圆嫩枯短，断病虚热阴涸之要诀。

凡舌色如朱柿，光如镜面，或如去膜猪腰子、或敛束如荔枝壳、或干枯红长而有直纹透舌尖者，病皆不治，尚属显而易见之舌质已枯；更有生气虽绝，而舌

质上面反罩一层苔色，洁白似雪花片，呆白如豆腐渣、或如嚼碎饭子，皖白兼青，枯白而起糜点，视其舌边舌底，必皆干晦枯萎，一无神气，乃舌质已坏，脏气皆绝也，病皆速死。此辨舌质无神无气，断病必死之要诀。

第四节　心法提要

凡以舌苔之五色，分察五脏，乃五行之死法，不足以测四时杂感之变症。惟以苔色之白、黄、灰、黑，舌色之红、绛、紫、青，察六经传变之证候，确凿可凭，历验不爽。医家把握，首赖乎此。

凡舌上苔，有垢上浮是也。不论白、黄、灰、黑，必先区分燥润及刮之坚松者，以定胃肠津液之虚实，此为要诀。若无苔而舌色变幻，多属心肾虚证，或肝胆风火证，甚则脏气绝证。尤必察色光之死活及本质之荣枯，辨其脏真绝与不绝，以决变症坏病之死生，最为要诀。

凡以手扪舌，滑而软者病属阴，粗而糙者病属阳，固已。然虚寒者舌固滑而软，而邪初传里，及真热假寒，亦间有滑软之舌；实热者舌同粗而糙，而血虚液涸，及真寒假热，抑或有粗糙之舌。其辨别处，虚寒证，必全舌色淡白滑嫩，无余苔、无点、无罅缝；邪初传里证，全舌白滑而有浮腻苔，寒滞积中者，舌亦相类；真热假寒证，必全全舌色白，而有点花、罅裂、积沙，各实苔不等，而舌上之苔，刮亦不净，舌底之色，却多隐红，若重刮之，沙点旁或少许出血；实热证及邪火入阴经证，全舌必有或黄或黑，积滞、干焦、罅裂、芒刺等苔；血虚液涸证，全舌必绛色无苔，或有横直罅纹，而舌短小不等；真寒假热证，全舌虽或有灰黑色及干糙、焦裂、芒刺厚苔，但松浮而不及边沿，一轻擦即脱净，舌底必淡白而不红，或淡红而舌圆大胖嫩。此以舌辨寒热虚实，活法推求之要诀。

凡舌短由于生就者，无关寿夭，亦无药可治；若因病缩短，则邪陷三阴，皆能短舌，先当辨其苔色。如舌红短而有白泡者，少阴血虚火旺也，宜滋阴降火；舌黑短而苔干焦者，厥阴热极火逼也，宜急下存阴，尚可十救二三。惟舌短而卷，男子囊缩，妇人乳缩，乃脏腑热极而肝阴已涸也，虽多不治，能受大剂清润泻药者，亦可十救一二。至于舌硬，有强舌、木舌、重舌、肿舌、大舌之分，强舌多痰热证，木舌、重舌多心经燥热证，肿舌、大舌多脾经湿热证，总属实热，无虚火，尤以心经血热为最多。此辨舌短、舌硬之总诀。

凡看舌苔，黄苔易辨，但有表里实热证，绝少表里虚寒证。表证风火暑燥，皆有黄苔；伤寒必邪传里入胃，其苔始黄。黑苔均属里证，无表证，寒热虚实各证皆有，亦有烟苔、染苔，较为难辨。灰苔则黑中带紫，有实热证，无虚寒证，有湿热传里证，有时疫流行证，有郁痰停胸证，有蓄血如狂证，其证不一。若淡灰即淡黑，黑中带白，多寒中脾肾证：霉酱苔则黄赤兼黑，凡内热久郁，夹食中暑、夹食伤寒传脾，皆有此苔，不论何症何脉，皆属实热里证，无表分虚寒证。若白苔尤多错杂，辨病较难，表里寒热虚实证皆有，且多夹色、变色，有合并证、有半表里证，最宜详辨。总之察看苔色，必先辨刮舌情形，凡舌刮后，有津而光滑，不起垢腻，底见淡红润泽，均属无根之浮苔，属表、属虚、属寒者多；刮不净，或刮不脱，及刮去垢腻后，舌底仍留污质，薄如浆糊一层，腻涩不见鲜红，均属有根之真苔，属里、属实、属热者多。次辨有无朱点、罅纹、芒刺及板贴与松浮，初起由白变黄，由黄变灰变黑，由黄黑变霉酱，舌中起苔，延及根尖，有朱点、芒刺、罅纹而板贴不松者，均属里证、实证、坏热证。若南淡白滑苔，忽然转灰转黑，其初无变黄之一境，望之似有焦黑芒刺下裂之状，然刮之必净，湿之必润，无朱点、无罅纹，其形浮胖者，皆属真寒假热之虚苔。此以苔色辨表里寒热虚实之总诀。

凡有舌色，全舌淡红，不浅不深者，平人也。有所偏则为病。表、里、虚、实、热证，皆有红舌，惟寒证则无之。舌红虽皆属热，而有红话、红痿、红短、红硬、红星、红癍、红战、红圈、红裂、红碎之各殊，必参现症以明辨之。舌紫有表里实热证，无虚寒证，虽有寒邪化火、温疫内发、酒食湿滞、误服温补之种种病因，总属肝脏络热证。若淡紫中夹别色，则亦有虚寒证。惟舌见青色，多闪少吉。若青滑有薄苔者，多属寒中肝脏，犹可用温药救治。妇人胎死腹中者，亦可用下药救疗。若纯青无苔而光者，脏腑生气已绝，决死不治。若舌淡红而现蓝色纹，胃有寒食结滞者，尚可急投温补、温通药救之。此以舌色辨寒热虚实吉凶生死之总诀。

总而言之，察舌断证，初无男妇老少之殊，而观舌凭目，虽较手揣脉象为有据，尤必检查病源，明辨现症，询其平素为阴脏、为阳脏、为平脏，始能随机应变，对症发药，温凉补泻，无或偏畸。审慎于表里、阴阳、寒热、虚实八字，鉴别至当，庶几常变顺逆，乃有通经达权之妙用。若不将病源证候，一一明辨在先，遽谓舌苔之征实，小比脉象之蹈虚，而以探试幸中之药品，妄事表彰，断定某药可治某舌，亦多误人之弊。后之学者，必小心谨慎之。

廉勘 原本均无歌诀，兹嘱同社友周君越铭，补撰六经舌苔歌，又录吴氏坤安察舌辨证歌，补其缺以求完善，且便初学之记诵。

丙、六经舌苔歌

俞根初先生原著

本会文牍员周越铭补撰歌括

第一节　太阳经腑舌苔歌

太阳初起舌无苔，即或有苔亦微白。白薄白润是其常，痰多、白腻滑白湿。淡白嫩滑是虚寒，全白而十化火然，白薄燥刺肺津失，或是温病兼风寒，若是素来血燥热，苔虽微白舌反红。若见淡红仍挟湿，此乃秉受不相同。一经入腑传膀胱，蓄溺蓄热辨为要。蓄热舌苔虽白厚，白厚之中不干燥。蓄溺白中微兼黄，薄而润滑形分晓。

第二节　少阳经腑舌苔歌

少阳病主表里间，表里分形苔不一。偏于半表多白苔，或则舌尖现白色，或在一边或两边，总之有表不离白。偏于半里舌多红，即白亦间多杂色，或则尖白中心红，或则中红边尖白，或则中白舌尖红，或则尖白舌根黑，或则尖白舌根灰，总之里多不甚白。黄灰苔少白苔多，其病犹是表证多。若红苔多白苔少，或杂黄黑是里多。边白滑润中黑黄，仍是半表半里分。白粗如粉边红紫，温疫之邪伏膜原。若见苔色白如齿，膜原秽浊不待言。胸中有寒丹田热，舌苔虽白不可攻。无论滑腻及滑厚，苦辛和解法亦从。若见尖白根黄黑，或则中黄边白灰，皆是半表半里证，须将白色多少裁。白多尚是表邪多，和解兼表不可失，或用柴胡桂姜汤，或用柴胡枳桔汤，上焦得通汗自出。若是黄灰黑色多，或生芒刺或干裂，看色虽然是白苔，表邪未尽里已结，和解兼下法为宜，柴胡陷胸汤最吉，或用张氏大柴胡，正使里邪从下泄。倘若舌色多鲜红，或白带红多起刺，法用和解急兼清，因为胆火正用事，或用柴胡白虎汤，蒿芩清胆亦可治，胆热一退相火清，其邪自然不复炽。

第三节 阳明经腑舌苔歌

阳明苔色必见黄，正黄多主里实证。黄白相兼邪在经，微黄而薄邪犹浅。黄中若见燥色苔，病邪人菔形已显。浅黄薄腻热尚微，深黄厚腻热太盛。老黄焦黄或夹灰，或黑起刺热极甚。黄腻多湿黄滑痰，黄而垢腻必夹食。黄中若有黑点形，温毒浊秽交相杂。黄厚不燥色紫青，非夹冷酒必冷食。若见黄而灰黯者，痰饮寒瘀必互结。

阳明宜下人皆识，讵知下法正宜筹。苔黄而滑不可下，黄燥热甚始堪投。若见芒刺并黑点，或有裂纹或生瓣，此为热极胃津干，尤亦急下毋观望。舌根厚腻舌尖白，中不甚干亦不滑，舌形短质不能伸，宿食胶痰伏不达。舌苔黄厚纹多裂，舌上又见青紫色，但看舌质不甚干，必是阴寒内夹食，轻重缓急辨分明，庶几用下无差忒。更有姜黄苔色舌，并及淡松花色苔，津润而寒阳土败，症多不治命堪哀。黄兼黑色为微酱，证自土邪传水中。口燥唇干兼大渴，虽用下夺不为功。舌生苔厚如霉色，此属伤寒并夹食。胃伤脾困下难通，有死无生可立决。

廉勘 以上三种舌色，俞氏未曾论及，予尝亲见此舌，故特补列。

第四节 太阴经脏舌苔歌

太阴主湿舌多灰，湿甚每兼灰黑色。灰而滑腻湿兼寒，灰而淡白脾阳失。灰而燥腻热结中，灰而干燥脾阴竭。灰腻粗涩刮不净，湿竭化燥成热证。黑腻滑嫩洗如常，定是湿重夹阴证。

黑如墨兮灰如草，虽属阴邪宜温燥。但看舌上已结苔，毕竟热多寒已少。灰润淡黑或白滑，亦无别色频变更。此是阴寒之确据，制方用药本宜温。他如黄苔转灰黑，不论尖黑与尖灰，不论中灰与中黑，不论根黑与根灰，不论纯灰与纯黑，但看舌质涩而干，或生刺瓣或纹裂，非是温热伤脏者，定是伤寒渐化热。法宜急下以存津，莫与阴寒混为一。惟有夏月中暑邪，其苔宜常多灰黑。灰黑中见厚腻形，均是湿痰与郁热。又有胖嫩舌形网，苔不甚燥心灰黑，亦无苔垢起中央。暑湿伤阴须别白，急亦壮水以滋阴，误投攻消祸甚烈。

第五节　少阴经脏舌苔歌

少阴主热藏君火，邪入此经舌必红。红色浅淡血亏证，深紫热邪在络中。鲜明色灼阴虚火，干嫩因知肾水枯。若见舌苔红转绛，液被火灼识阴虚。虚热舌苔多红润，燥热舌苔多绛干。绛而起刺血热极，绛而燥裂液伤残。根红下焦血热烁，若是尖红火上炎。通红无苔血热象，或兼秽浊腻且黏。苔生斑点与碎裂，热毒盛极不可言。红中兼白寒包火，兼黑热邪肾已传。又如红中杂灰色，其证显然是湿热，胃中或有冷食兼，亦使热邪被抑遏。红中若有白点疱，心热灼肺形如此。心热传入胃腑中，红兼黄黑起芒刺。淡红中兼黄白苔，气虚不能化津液。倘若红中色带青，血分虚寒定可必。更有嫩如朱红柿，汗下太过有由致。望之似润扪无津，血液告竭不能治。

第六节　厥阴经脏舌苔歌

厥阴舌苔多焦紫，亦有青滑不相同。寒青热紫宜分辨，青紫舌苔病本凶。热瘀必呈深紫色，或干或焦非一律。肝阳炽盛现斯苔，或因酒毒熏蒸烈。寒瘀紫色必兼青，或滑或黯常常改。外伤冷饮内凝痰，即见紫苔亦十晦。又有一种真脏苔，宛如煮熟猪肝色，虽有良方难挽回，肝肾二脏皆已竭。

丁、察舌辨证歌

归安吴坤安先生撰

越医何廉臣增订

六淫感证有真传，临证先将舌法看。察色分经兼手足，营卫表里辨何难。

廉勘　吴氏曰：凡诊伤寒，当先察舌苔形色，分别足经、手经，在表、在里，卫分、营分，再参脉症施治。此为辨证真传。

白肺绛心黄属胃，红胆灰黑主脾经。肾脏紫赤兼圆嫩，焦紫肝阳阴又青。

廉勘　吴氏曰：凡临证，见舌无苔而润，或微白而薄，即是太阳表证。若黄苔阳明里证，鲜红少阳胆火，灰黑太阴脾湿，绛主手少阴心经，紫赤属足少阴肾经，焦紫厥阴阳邪，青滑厥阴阴邪。

表白里黄分汗下，绛营白卫治更歧。次将津液探消息，润泽无伤涩已亏。

廉勘 吴氏曰：白苔主表，当汗；黄苔主里，当下；舌绛主营分之热，宜清，忌表；舌白主卫分之邪，宜汗，忌清。再辨其舌之燥润，验其津液之存亡，不拘何色，但以润泽为津液未伤，燥涩为津液已耗，最宜深察。

白为肺卫仍兼气，绛主心营血后看。白内兼黄多气热，边红中白肺津干。

廉勘 吴氏曰：凡外邪之入，先到卫分；不解，然后入气分而营分；不解，然后入血分。白内兼黄，仍属气分之热，不可早用清营药；白苔兼红，乃温邪犯肺，灼伤肺津，不可辛温过表，只须轻清凉散。此即叶氏所谓"卫之后方言气，营之后方言血。在卫汗之；到气始可清气；乍入营分，犹可透营泄热，转出气分而解；至入于血，就恐耗血动血，直须凉血清火"是也。

白黄气分留连久，尚冀战汗透重关。舌绛仍兼黄白色，透营泄卫两和间。

廉勘 吴氏曰：凡舌苔白中带黄，日数虽多，尚在气分留连，可冀战汗而解；若舌红绛仍带黄白等色，是邪在营卫之间，当用犀、羚以清透营热，葱、豉、荷、翘以辛散卫分，两解以和之可也。以上三歌，总论舌苔之白黄红绛，邪之在表、在里，卫分、营分，此为叶氏独得之心法，吴鞠通、王孟英、林佩琴、石芾南，悉遵此以辨证。窃思卫行脉外而主气，营行脉中而主血，凡全体手足六经、奇经八脉、十五大络、一身孙络，贯乎脏腑之内，运乎躯壳之中，连续贯通，为之道路以传变周流者，皆卫与营、气与血之作用也。故外邪之入，无不先到营卫，亦无不先伤气血，必营卫气血之功用失，而后脏腑之体质乃伤，此必然之理。叶先生以此辨证，真独出心裁，活法推求之捷诀矣。

白而薄润风寒重，温散何妨液不干。燥薄白苔津已少，只宜凉解肺家安。

廉勘 吴氏曰：此辨风寒与风热治法不同。凡风寒初入太阳经，舌多无苔，或生苔白润而薄，此津液不亏，可从足经用辛温药，轻如羌、防、苏叶，重如麻黄、桂枝之类。如白苔虽薄而燥，或舌边、舌尖带红，此风热犯肺，先伤气分，津液已少，不可过汗，当于手经用轻清疏解药，如桑叶、杏仁、焦栀、豆豉、连翘、薄荷、前胡、桔梗、栝蒌皮、淡竹叶之类。

苔白而黏风湿重，解肌通气自然安。苔干薄白边红色，润燥清金救肺看。

廉勘 此辨风湿与风燥治法迥殊。凡舌苔白而黏腻，或灰白而黏，必因身冒雨雾，湿着上焦气分，症必发热头重，一身尽痛，口腻不渴，先宜解肌去湿，如桂枝、秦艽、羌活、防风、白芷、二陈、二苓之类；次宜宣通气分，如藿梗、半夏、广皮、白蔻、滑石、通草、苡仁、枯芩、浙苓皮之类，使气分湿走，热自止矣。如苔白薄而干，或舌边兼红，气咳痰少，此风燥伤肺，津液已亏，急宜清燥救肺，如霜桑叶、甜杏仁、南沙参、栝蒌仁、川贝、生甘、柿霜、梨汁、竹沥之类。以上两歌，总论舌苔之白润、白燥、白黏、白干，辨证之风寒、风热、风湿、风燥，此为外感风邪之首要，但其中又须活变。如同为舌白口渴之症，若湿邪内聚，津液不主上承者，当以舌白为主，而用辛温开湿，不以口渴为忌也；若燥邪上受，津液不司通降者，当以口渴为主，而用清润化燥，不以舌白为据也。

舌苔黏腻分寒热，色白色黄要辨明。湿结中焦多痞满，辛开淡泄自然平。

廉勘　吴氏曰：此以舌苔黏腻为湿邪之验。白而黏腻者寒湿，其症胸腹痞满，小便不利，大便反快，乃寒湿结于中焦，宜苦辛温淡药以开泄之，如苍术、川朴、半夏、陈皮、赤苓、猪苓之类。黄而黏腻者湿热，其症脘闷呕恶，二便不利，乃湿热结于中焦，宜苦辛凉淡药以开泄之，如黄芩、川连、半夏、枳实、滑石、通草、茵陈、冬瓜皮子之类。以予所验，吾绍寒湿证少，湿热最多。湿热者，湿与热互结不解也。其先受湿，后化热，在春秋冬三时，但名湿热；先受湿，后冒暑，在夏令即名暑湿，其实皆湿热之证也。其间因湿而蒸热者，必化其湿而热方退；因暑而蒸湿者，必清其暑而湿方行。此即先其所因，伏其所主之经旨也。

暑伤气分苔多白，渴饮烦呕咳喘连。身热脉虚胸又满，无形气分热宜宣。

廉勘　暑伤气分，舌苔多白，固已。但要辨其白糙者多挟秽，宜轻清芳透，如焦栀、豆豉、连翘、薄荷、茵陈、滑石、通草、青蒿脑、鲜淡竹叶、鲜枇杷叶、西瓜翠衣、鲜荷叶边之类。白腻者必挟湿，参看后条歌诀可也。

暑湿合邪苔浊腻，三焦受病势弥漫。脘闷头胀多呕恶，腹痛还防疟痢干。

廉勘　吴氏曰：暑邪挟湿，从口鼻空窍触入，则三焦气分受病。其舌苔白而浊腻，其症头胀、脘闷、呕恶，此邪初入，其势尚轻，只用栀、豉、杏、橘、郁、朴、滑、通等，以清宣气分，余如鲜枇杷叶、鲜佩兰、鲜竹叶之类，亦可酌加。若暑湿之邪，留于膜原则变疟，结于肠中则成痢，又当随症施治。

微黄黏腻兼无渴，苦泄休投开泄安。热未伤津黄薄滑，尤堪清热透肌端。

廉勘　吴氏曰：病有外邪未解而里先结者，如舌苔黏腻微黄，口不渴饮，胸中痞满是也。此湿阻气分，宜开泄气郁，使邪仍从肺卫而出，如白蔻、橘红、杏仁、郁金、枳壳、桔梗之类，不可用陷胸泻心苦泄之法，逼邪入里。即纯黄苔虽主里热，若苔薄而滑，是热尚在气分，津液未亡，最好用轻清泄热，芳透表邪，亦可外达肌分而解，如栀、豉、翘、薄、芦笋、细辛之类。

若见边红中燥白，上焦气热血无干。但清膈上无形热，滋腻如投却疾难。

廉勘 邵氏曰：舌苔边红，中心燥白，乃上焦气分无形之热，其邪不在血分，切勿妄投滋腻血分之药，宜轻清凉解，故吴氏主凉膈散去硝、黄，加石膏。

湿热久蒸成内着，厚黄呕痞泻心权。若兼身目金黄色，五苓栀柏共茵煎。

廉勘 吴氏曰：湿热内着，多从饮食中得之，嗜酒人尤多此苔，苔必厚黄黏腻，症必痞满不饥，呕吐不纳，惟泻心法最效，如川连、干姜、黄芩、半夏、枳实、竹茹、广皮、茵陈、通草、赤苓之类。湿热内结，若误治必致成疸，宜五苓散加减，如赤苓、猪苓、泽泻、桂枝、滑石、茵陈、焦栀、川柏、伐木丸之类，但有阳黄、阴黄之别。湿热结胃，其胆必热，则成阳黄，黄色鲜明，宜茵陈蒿汤加枳、朴、猪胆汁；湿热蕴脾，其肾多寒，则成阴黄，黄色灰黯，宜茵陈附子汤加半硫丸。

太阴腹满苔黏白，苍朴陈苓湿结开。黄燥还兼心烦热，泻心陷胸二方裁。

廉勘 吴氏曰：太阴湿盛，则痞而满，满在脐间大腹，苔多白而黏腻；阳明热结，则烦而闷，闷在心下胃口，苔多老黄燥裂。湿盛者，宜苦辛温以开之，如苍朴、二陈、四苓之类；热结者，因于热痰固结，宜小陷胸法，如栝蒌仁、姜半夏、川连、枳实、竹沥、姜汁之类；因于湿热内结，宜泻心法，如川连、半夏、黄芩、广皮、白蔻、滑石、赤苓、通草之类。

苔若纯黄无白色，表邪入里胃家干。更验老黄中断裂，腹中满痛下之安。

廉勘 吴氏曰：伤寒由表入里，故舌苔先白后黄；至纯黄无白，邪已离表入里，即仲景所云"胃家实"也。然舌苔虽黄，而未至焦老裂纹起刺；大便虽秘，而未至痞满硬痛，尚属胃家热而未实，宜清不宜攻。必再验其舌苔黄厚焦老，中心裂纹，或尖起刺，腹中硬满胀痛，方用承气，下之则安。凡舌中心属胃，如肠中有燥矢，舌心必有黄燥、黑燥等苔。若腹无硬满耕痛之状，亦但须养阴润燥，不可妄用承气法攻之。

黄厚方知邪入里，黑兼燥刺热弥深。屡清不解知何故，火燥津亡急救阴。

廉勘 吴氏曰：舌苔由黄转黑，黑而且燥，虽为阳明之热，而腹无痞满硬痛，非承气证，但宜清解。若清之不应，是肠中燥矢与热邪固结，胃土过燥，肾水不支，胃液已干，宜大、小甘露饮以救胃汁，使阴液充溢，阳邪自解，二便自通。

舌见边黄中黑腻，热蒸脾湿痞难禁。吐呕便秘因伤酒，开泄中焦有泻心。

廉勘 舌苔边黄，中心黑腻，较黄厚尤为深重；呕痞便秘较痞满呕吐症尤加重。嗜酒及恣食油腻者，尤多此症。泻心者，苦泻心下之胃肠积热也。故仲景立三黄泻心汤，极苦泄热，荡涤胃肠。拙见仍拟加枳、朴、姜汁，苦与辛合，能降能通。病人如畏大黄，可用清宁丸缓通法以代之。

黑滑太阴寒水侮，腹疼吐利理中宜。更兼黏腻形浮胖，伏饮凝痰开逐之。

廉勘 吴氏曰：舌苔黑滑，为太阴之寒，所谓寒水侮土，理中证也。若兼黏腻浮胖，是湿痰寒饮，伏于太阴，当用温药和脾，如二陈、厚朴、姜汁合五苓之类，开之、逐之，痰饮自去。以上十一歌，总论舌苔之白、黄、灰、黑及其燥刺、黏腻，辨证之寒湿、湿热、暑湿、酒湿、燥火、寒水，此为外感六淫之总要。

伤寒入里阳明主，热病阳明初便缠。先白后黄寒化热，纯黄少白热蒸然。热病无寒惟壮热，黄芩栀豉古今传。恶寒发热伤寒症，发汗散寒表剂先。

廉勘 吴氏曰：伤寒由表达里，故在表属太阳，入里即属阳明腑病；热病自内发外，借阳明为出路，故初起即在阳明。但看舌苔先白后黄者，伤寒由表入里，寒化为热也；若初起纯黄少白，或黄色燥刺，是病发于阳明，由里出表，热势蒸然内盛也。更参外症，初起恶寒发热为伤寒，可用表剂发汗；壮热无汗为热病，按其胸腹热蒸灼手，如仲景阳明病之栀豉汤、少阳病之黄芩汤，皆可通治。以上一歌，论舌苔之白、黄，辨时病新感伏气之总诀。

少阳温病从何断，舌绛须知木火然。目赤耳聋身热甚，栀翘犀角牡丹鲜。

廉勘 吴氏曰：凡温病热病，皆纯热无寒。热病发于阳明，温病发于少阳，当从柯韵伯法断之。但看舌苔黄燥为阳明热病，舌色绛赤为少阳温病，温病宜用犀角、栀、翘、丹皮、鲜地之类，以清解木火之郁，大忌汗散。

舌绛须知营分热，犀翘丹地解之安。若兼鲜泽纯红色，胞络邪干菖郁攒。素有痰火成为闭，西黄竺贝可加餐。

廉勘 吴氏曰：温邪入营，舌即绛赤，急宜清营透热，如犀角、鲜地、连翘、丹皮之类；若邪入心包络，舌色鲜泽纯红，症必神昏内闭，轻加广郁金、石菖蒲等以开之，重则用牛黄丸、至宝丹、紫雪等，芳香开闭；如素有痰火，邪热内陷，里络就闭，更当加西黄、川贝、竹沥、竺黄之类，清火豁痰。

心承胃灼中心绛，清胃清心势必残。君火上炎尖独赤，犀兼导赤泻之安。

廉勘 吴氏曰：凡黄苔而中心绛者，心受胃火蒸灼也，当于清胃药中加清心药，如川连、鲜地、竹叶卷心之类。如舌尖独赤起刺，心火上炎也，犀角合导赤以泻之。

绛舌上浮黏腻质，暑兼湿浊欲蒸痰。恐防内闭芳香逐，犀珀菖蒲滑郁含。

廉勘 吴氏曰：暑蒸湿浊则成痰，痰迷则神昏谵语，宜于清暑药中加竹沥、竺黄之类。暑湿兼秽，恐蒙闭心包，酿成昏厥不语之危候，故用鲜石菖蒲、广郁金等，借其芳香逐秽；犀角以透营分暑邪；琥珀、滑石，清暑利湿。

白苔绛底因何故，热冈湿遏透之难。热毒乘心红点重，黄连金汁狂乱安。

廉勘 吴氏曰：热因湿邪遏伏。舌苔白而底绛，恐防其变干，急宜泄湿透热，如犀角、滑石、茯苓皮、猪苓、苡仁、茵陈、青蒿、芦笋、细辛之类；若湿温证，舌现红星点，此热毒乘心，必神昏谵语，宜苦寒之品泻之；狂乱者，非黄连、金汁不解，如无金汁，以人中黄代之。

暑入心营舌绛红，神呆似寐耳如聋。溺淋汗出原非鲜，失治邪干心主宫。犀滑翘丹元地觅，银花竹叶石菖同。本成内闭多昏昧，再人牛黄即奏功。

廉勘 吴氏曰：暑邪直入心经，上蒙清窍则耳聋，乘于胞络则神昏，宜清心开闭，紫雪、行军散最妙，其次至宝丹、牛黄丸等，最忌柴、葛。

湿温气分流连久，舌赤中黄燥刺干。咯血毋庸滋腻入，耳聋莫作少阳看。三焦并治通茹杏，金汁银花膏滑寒。若得疹瘀肌肉透，再清痰火养阴安。

廉勘 吴氏曰：湿温证，初尚气分郁结，肺气不得宣畅，则酿成脓血，故咯血。湿热上蒙清窍，则耳聋无闻，重则三焦俱病，变症百出。治当急清三焦，气分一松，则疹瘀得以外达。再议清火清痰，渐入养阴之品。以上七歌，统论舌色之红绛，辨证之温暑、湿温。

舌绛碎生黄白点，热淫湿䘌欲生疳。古名狐蜮皆同此，杂症伤寒仔细探。

廉勘 吴氏曰：狐蜮，即牙疳、下疳之古名也，皆属虫症。牙疳即蜮，上唇有疮，虫食其脏。蚀唇则上唇内生疮如粟；蚀齿则腐龈，甚则脱牙穿腮破唇；蚀肺则咳血、唾血，心内懊侬而痛，甚则失音声哑。《金匮》统用甘草泻心汤（清炙草、黄连、黄芩、干姜、半夏、人参、大枣）和胃杀虫，外吹珠黄十宝散（滴乳石八分，苏薄荷、儿茶各一钱二分，制川柏一钱，人中白六分，化龙骨五分，梅冰四分，飞辰砂一分五厘，牛黄、珠粉各一分），不论走马牙疳、穿牙疔毒及骨槽风、初生小儿胎毒口疳，频吹皆妙。若黑腐，原方加真铜绿一钱二分、灯草灰六分、胡黄连三分。下疳即狐，下唇有疮，虫食其肛。蚀烂肛阴，咽干便脓，如肠毒、痔漏、肛痈之类。《金匮》用赤小豆当归散（赤小豆浸芽出三钱、当归钱半）排脓活血，外用苦参汤（苦参一两煎汤，乘热熏洗三次）洗之，雄黄（雄黄末二钱、筒瓦二枚合之）烧，向肛熏之。其症状如伤寒，默默欲眠，目不得闭，卧起不安，不欲饮食，恶闻食臭，其面目乍赤、乍白、乍黑，此皆虫扰之候也。以上一歌，论舌绛碎而有黄白腐点，辨证之湿热蒸腐化虫，为狐为蜮之害人。

舌绛不鲜枯更痿，肾阴已涸救之难。紫而枯晦凋肝肾，红泽而光胃液干。

廉勘　吴氏曰：舌形紫晦如猪肝色，绝无津液者为枯；舌形敛缩，伸不过齿者为痿。此肝肾已败，不治。若舌色红泽而光，其色鲜明者，属胃阴干涸，犹可滋养胃阴，甘凉纯静之品主之，如鲜生地、鲜石斛、蔗浆、梨汁之类。以上一歌，论舌紫枯萎及舌红润而光，辨证之不治、可治。

苔形粉白四边红，疫人膜原势最雄。急用达原加引药，一兼黄黑下匆匆。

廉勘　吴氏曰：凡时症初起，苔形粉白而厚，四边红绛者，此疫症也。邪在膜原，其势最雄，顷刻传变，诊家不可轻视。吴又可用达原饮加引经表药透之、达之，如兼太阳加羌活，阳明加葛根，少阳加柴胡。如舌变黄燥色，乃疫邪入胃，加大黄下之；如变黑色，入里尤深，用承气加解毒药下之；疫势甚者，其舌一日三变，由白变黄，由黄变黑，当速下之。

若见鲜红纯绛色，疫传胞络及营中。清邪解毒银犀妙，菖郁金黄温暑通。

廉勘　吴氏曰：温疫一症，治分两途，但看舌苔白而黄，黄而黑者，疫邪自表入里，汗之、下之可也；如见舌苔鲜红绛色，此疫邪入于营分及胞络之间，汗下两禁，惟宜清营解毒、逐秽开闭，如犀角、银花、菖蒲、郁金、西黄、金汁、人中黄之类，与温热暑证，治法相通。

疹瘢色白松肌表，血热知丹犀莫迟。舌白荆防翘薄力，舌红切忌葛升医。

廉勘　吴氏曰：疹瘢发于气分，其色淡红而白者，舌苔亦白，宜葛根、防风、蝉蜕、荆芥、连翘、薄荷、牛蒡等，松肌达表。若见赤瘢丹疹，邪在营分、血分，舌必绛赤，宜犀角、连翘、鲜生地、人中黄、净银花等，透营解毒，大忌升、葛足经之药。以上三歌，统论舌色之红绛及舌苔之兼白兼黄，辨疫症之分途。

凡属正虚苔嫩薄，淡红微白补休迟。厚黄腻白邪中蕴，诊者须知清解宜。

廉勘 吴氏曰：不拘伤寒杂症，正气虚者，其舌苔必娇嫩而薄，或淡红、或微白，皆可投补。若见黄而白，厚而腻，总属内邪未清，不可遽进补药。以上一歌，总论舌质之老嫩，及舌苔之黄白厚薄，辨证候虚实之要诀。统计吴氏三十二歌，最切时用。予曾刊入于《感症宝筏》中，兹又重为增删，附录于此，以便学者记诵。近惟刘氏吉人，亦多所发明，试为之节述其说曰：（二）白苔类总论。白苔有厚薄疏密之殊，其形似亦有浅深间杂之异。有薄白如米饮敷舌者，此伤寒中寒之初候也，无表证者饮停膈上也；有白滑如豆浆敷舌者，此伤寒、中寒、湿邪、痰饮等病也，当以脉症分别断之；白而厚如豆腐脑铺舌者，痰热证也；白而疏如米粉铺舌者，伤寒伤暑初传之候也；白如粟米成颗粒者，热邪在气分也；白如银色光亮者，热证误补之变苔也；白如旱烟灰色者，不问润燥，皆热证误燥之变苔也；白如银锭底而有孔者，此热证误补误燥，津液已伤，元气欲陷，邪将深入之候也；白如腐渣堆积者，此热证误燥，腐浊积滞胃中，欲作下证也；如中心开裂，则为虚极反似实证之候，当补气，须以脉症分别之；似白非白，如画工以脂调粉者为雪青色，有深浅二种，浅者如雪青湖绉色，此乃热邪入营初候.，深者如雪青杭绉色，此乃暑热二邪已入血分之候（此苔类似薄白，但青质红而细看有乳头微点者，故以雪青色名之，为血分证必有之苔，常见之苔也。但人以白苔视之，多误作寒病，故特提出以醒眉目。古人但以舌绛二字了之，后学何从解悟，故以细心体认比例法直告之，俾无误认之弊）；舌质深红如红萝卜干有盐霜者，乃热邪深入久留，误投攻燥之药，胃阴大伤之候，温热末传危症也。（三）黄苔类总论。黄色有深浅、老嫩之殊，其形似亦有燥润、滑涩之异。有正黄色、老黄色、黄如炒枳壳色、黄如锅焦粑而兼微黑看，有嫩黄色、牙黄色，有色如表心纸而兼灰青色者，有黄如粟米染黄者，有黄如鱼子者，有黄如虎斑纹者，有黄如黄蜡敷舌上者，有水黄如鸡子黄白相兼染成者，此皆黄色之类。而证候之殊及分别诊断法，已详前六经舌苔勘语中。（四）舌质无苔类总论。舌质无苔，亦有分别。如舌质紫而无苔者，热在阴分也；舌质红而无苔者，热邪初入阴分，或老人伤食，胃气不能上升，或忧思郁抑，阳气不能上升，须以脉症参断。舌光如镜，为胃阴、胃阳两伤，肠胃中之茸毛贴壁，完谷不化，饥不受食之候；亦有顽痰胶滞胃中，茸毛不起，皆有此候，须以脉症诊断。前证完谷阴伤，脉必细涩；后证痰滞，脉必洪滑而大。质干如刺无苔，紫而干者，热伤阴液：红而干者，气不化津，须以脉症参断。舌质无苔，中凹如驳去者，胃有燥结伤阴，或盲肠有燥结久留不去之候；舌质无苔，中有直沟如刀背印成者，阴液元气皆虚也；舌中横裂，素体阴亏也；舌生裂纹如冰片者，老年阴虚常见之象也，少年罕见，有此不吉；前半光滑无苔，后根有肉瘤二粒如舌肉色者，阴虚劳证之象也；表面无苔，而皮肉有一块如钱大，或黄、或白者，正气不足，血液又虚，或有痰凝之候，须以脉症参断；苔上见圆晕分二三色者，燥气内结，燥屎不下之候，其症必险：苔见青绿二色，必死之症也。（五）苔色变换吉凶总论。总之黄苔为正，白次之。无论何证，若用药当，皆由白而黄，由黄而退，由退须生新薄白苔，此为顺象；无论何证，若用药不当，则由黄而白，由白而灰，由灰而黑，由活苔变为死苔，此逆象也。骤退骤无，不由渐退，此陷象也。更有气聚苔聚，气敛苔敛，气化苔化，气散布苔亦散布，气凝结苔亦凝结，气结于一边苔亦结于一边。故气郁之证，苔边整齐，如石阶之起边线，线内有苔，线外无苔，但红边而已；若气化则散布，内密而疏散，则不似斩然齐一之边矣。故苔有边齐如斩者，皆气聚也，有积滞抑郁者也。若苔之真退、真化，与驳去骤退有别。真退必由化而后退，何谓化退？因苔由厚而渐薄，由板而生孔，由密而渐疏，由舌根外达至舌尖，由尖渐变疏薄，由退而复生新苔，此皆吉兆；若骤然退去，不复生新苔，或如驳去，斑斑驳驳，存留如豆腐屑铺舌上，东一点、西一点，散离而不连续，皆逆象也，皆因误攻、误消或误表所致，胃气、胃汁俱伤，故有此候。

第三编　证治各论

浙绍陶里村俞根初先生遗著
山阴长乐乡何秀山选按
孙何廉臣校勘曾孙幼廉筱廉同校
鄞县曹赤电炳章参订

第七章　伤寒本证

《内经》云：治病必求于本。言求其受病之本因也。有本因，斯有本证，如伤风恶风、伤寒恶寒、伤热恶热、伤食恶食之类。病轻者无传变，重者多传变，谓之变证，其证有五，条治于后。

第一节　小伤寒　一名冒寒，通称四时感冒。

如冒风感寒之类，皆属此病

【因】四时偶感寒气，或因贪凉冒风。

【证】肌肤紧缩，皮毛粟起，头痛怕风，鼻塞声重，频打喷嚏，清涕时流，身不发热，故无传变。舌如平人，苔或白薄而润。

【脉】右浮，左弦而缓。浮则为风，弦而缓则为受风中之凉。此即偶尔冒寒之小疾，们袭皮毛，不入经络之病，俗称小伤寒是也。四时皆有，吾绍颇多。

【治】《内经》云：善治者，治皮毛。又曰：因其轻而扬之，宜以辛散轻扬法，疏达皮毛，葱白香豉汤主之。

鲜葱白五枚，切碎　淡豆豉三钱　鲜生姜一钱，去皮

上药用水碗半，煎成一碗，去渣热服，覆被而卧，俄顷即微微汗出而解。忌酸冷油腻数日，自无传变。

秀按 此例创自元丹溪翁，继起者明王氏肯堂，今则惟俞君根初矣。宜古宜今，简要不繁，后学当奉为圭臬。案语以文言道俗，罗罗清疏；方则出自《外台秘要》，最切时用。

廉勘 四时猝然感冒者，为小伤寒。叶氏云：当视其寒喧，或用辛温，或用辛凉，要在适中。惟照此立案开方，最为简要。吾侪可作立方程式、临床医典，不必趋异求新。

第二节 大伤寒 一名正伤寒，张仲景先师但名曰伤寒

【因】立冬后，严寒为重；春夏秋暴寒为轻。触受之者，或露体用力而着寒，或脱穿衣服而着寒，或汗出当风而着寒，或睡卧傍风而着寒，故张长沙一《伤寒序例》云：伤寒多从风寒得之。

【证】头痛身热，恶寒怕风，项强腰痛，骨节烦疼，无汗而喘，胸痞恶心。舌多无苔而润，即有亦白滑而薄，甚或舌苔淡白。

【脉】左浮紧有力，右多浮滑。浮则为风，紧则为寒，有力而滑，则为表寒实象，此太阳经表证标病也。

【治】法当辛温发表，使周身汗出至足为度。遵《内经》"寒者温之，体如燔炭，汗出而散"之法，苏羌达表汤主之。妇女宜理气发汗，香苏葱豉汤主之；小儿宜和中发汗，葱豉荷米煎主之。若发汗不彻，表寒虽散，而水郁在里，渴欲饮水，水入则吐，小便不利，甚或短数淋沥，舌苔纯白而厚，脉左弦滞，右浮弦而滑，此水蓄膀胱，太阳经传里证本病也。法当化气利水，苓术二陈煎治之，张氏五苓散（生晒术一钱、浙茯苓四钱、猪苓二钱、泽泻二钱、官桂五分，共研细末，每服三钱；广皮一钱、生姜二片，泡汤调下）亦可收效。虽然伤寒一证，传变颇多，不越乎火化、水化、水火合化三端；从火化者，多少阳相火证、阳明燥实证、厥阴风热证；从水化者，多阳明水结证、太阴寒湿证、少阴虚寒证；从水火合化者，多太阴湿热证、少阴厥阴寒热错杂证。试举各经腑脏形证，以印证化生之病，大抵吾绍患伤寒者，火化证多于水化，水火合化者亦不鲜。

（甲）邪传少阳经证 寒热往来，两头角痛，耳聋目眩，胸胁满疼。舌苔白滑，或舌尖苔白，或单边白，或两边白。脉右弦滑，左弦而浮大。此邪郁腠理，逆于上焦少阳经病偏于半表证也。法当和解兼表，柴胡枳桔汤主之。

（乙）邪传少阳腑证 寒轻热重，口苦膈闷，吐酸苦水，或呕黄涎而黏，甚则干呕呃逆，胸胁胀疼。舌红苔白，间现杂色，或尖白中红，或边白中红，或尖红中白，或尖白根灰，或根黄中带黑。脉右弦滑，左弦数。此相火上逆，少阳腑病偏于半里证也。法当和解兼清，蒿芩清胆汤主之。如服一剂或二剂后，呕吐虽止，而寒热未除，胸胁尚痛，膈满而闷，已成小结胸者，治以和解兼开降法，柴胡陷胸汤主之。服后胸痛膈闷虽除，而寒热仍发，腹满而痛，便秘溺赤，此少阳上焦之邪，渐结于中焦阳明也，当以和解兼轻下法，大柴胡汤去姜半夏加川朴一钱、风化硝一钱治之。

（丙）邪热传入胃经 身灼热，汗自出，不恶寒，反恶热，口大渴，心大烦，揭去衣被，瘫点隐隐，溺短赤热，甚则谵语发狂。舌尖红，苔边白中黄。脉右浮洪而数，左亦弦大。此外而肌腠，内而肝胆，上则心肺，下则小肠膀胱，无不受其蒸灼，但尚为散漫无形之燥热，未曾结实，宜清透而不宜攻下之阳明外证也。辛凉泄热为君，佐以甘寒救液，新加白虎汤主之。服后，瘫发虽透，谵语狂妄虽除，而身热不退，口燥渴，汗大出，脉见虚芤者，胃汁枯涸，肺津将亡也，急宜甘凉救液为君，大生肺津，人参白虎汤（西洋参三钱、生石膏四钱、知母四钱、生甘草一钱、生粳米三钱荷叶包）加鲜石斛四钱、鲜生地六钱、梨汁二瓢、鲜茅根五钱治之；如再不应，而虚羸少气，气短息促，口干舌燥，汗出肤冷，心神烦躁，脉虚而急疾者，胃液将亡，肺气欲脱也，急急益气固脱，增液宁神，孙氏生脉散参许氏二加龙蛎汤法（别直参钱半、原麦冬四钱、北五味五分、绵芪皮二钱、青竹皮四钱、花龙骨三钱、煅牡蛎五钱、陈阿胶三钱、鸡子黄二枚、真茄楠香汁两匙冲），力图急救，希冀侥幸于什一。此就逆证而言，若顺证则新加白虎汤，往往一剂知，二剂即已。

（丁）邪传阳明胃腑 其证甚多，以水谷之海，各经皆秉气于胃也。故病有太阳阳明、有正阳阳明、有少阳阳明、有太阴阳明、有少阴阳明、有厥阴阳明；其证有热结、痰结、水结、气结、发黄、蓄血、液枯、正虚之各异。兹将历经实验者，条述如下。

一、太阳阳明。凡太阳病，发其汗，汗先出不彻，表邪未净，肢冷身热，微微恶风，腹满而痛，大便不通，舌苔浅黄薄腻，黄中带白，脉右洪数，左尚浮缓，即仲景所谓“胃中干燥”。因转属阳明，不更衣内实，大便难者，此为太阳转属

阳明之热结也，宜以攻里兼解表法，厚朴七物汤治之。（张氏《伤寒论》太阳阳明，误作脾约，必是传讹）

二、正阳阳明。有轻重危三证。轻者，由太阳病若发汗、若吐后邪仍不解，蒸蒸发热，不吐不下，心烦，腹胀满，舌苔正黄，脉右滑大，此热已结胃，胃腑不和也，法当泻热润燥，佐以和胃，调胃承气汤微下之；重者，阳明病潮热多汗，津液外出，胃中燥，小便数，大便必硬，硬则谵语，腹大满，便不通，舌苔老黄，脉右滑数而实，此胃中热结，移入小肠也，法当苦寒泻火，佐以辛通，小承气汤缓下之（微和胃气，勿令大泄下）；危者，阳明病不大便五六日至十余日，申酉时发潮热，不恶寒，独恶热，身重短气，腹满而喘，频转矢气，手足濈然汗出，躁则头摇手痉、谵语发狂，静则独语如见鬼状、循衣摸床，剧则昏厥不识人、目睛不了了，甚则两目直视，舌苔焦黄起刺，兼有裂纹，甚或焦黑燥裂，或如沉香色苔，中后截生芒刺黑点，脉右沉弦数实，左弦数而劲，此胃、小肠热结，上蒸心脑，下移大肠也，急急峻下存阴为君，佐以熄风开窍，大承气汤加犀角二钱、羚角三钱、紫雪八分至一钱急救之。脉弦者生，涩者死，此要诀，切记之。

三、少阳阳明。热结膈中，膈上如焚，寒热如疟，热重寒轻，心烦懊侬，口苦而渴，大便不通，腹满而痛，舌赤苔黄，脉右弦大而数，左弦数而搏，此仲景所谓误发汗而利小便，胃中燥烦而实，大便难是也。轻则和解兼攻下法，大柴胡汤主之；重则攻里兼和解法，柴芩清膈煎主之。

四、太阴阳明。其证有二：一为肺胃合病。其人素有痰火，外感伤寒，一转阳明，肺气上逆，咯痰黄厚，或白而黏，胸膈满痛，神昏谵语，腹满胀疼，便闭溺涩，舌苔望之黄滑，扪之糙手，脉右滑数而实，甚或两寸沉伏，此肺中痰火，与胃中热结而成下证也。法当肺与大肠并治，开降肺气以通大便，陷胸承气汤主之。若兼鼻孔煽张，喉间有水鸡声，喘胀闷乱，胸腹坚如铁石者，速投加味凉膈煎峻逐之；又若其人素有痰饮，适患伤寒，不先解表，或发汗不透，而反下之，阳气内陷，心下因硬，从脘至少腹，坚痛拒按，申酉时小有潮热，但头上微汗出，不大便五六日，渴不引饮，舌燥苔门，脉右沉弦而紧，此水与郁热，互结在胸、脘、胁、肺、胃之间也，法当急下停饮，蠲饮万灵汤主之，若复往来寒热者，先以大柴胡汤加煨甘遂五分，和解以微下之。一为脾胃合病，其人素多湿热，外感伤寒夹食，一传阳明，热结在胃，胃火炽盛，湿火转成燥火，垢浊熏蒸，腐肠烁液，发痉撮空，谵语妄笑，按其脘腹，壮热灼手，大便不通，溺赤短涩，甚或二便俱闭，舌苔黄刺干腻，或兼灰黑，扪之涩而戟手，脉右沉弦数实，左亦弦数搏指，此脾中湿浊与胃中热结而成下证也。急急开泄下夺，承接未亡之阴气于一线，小承气汤加川连一钱、至宝丹两颗急救之。若再失下，其脾必约，盖脾与胃以膜相连，任其熏蒸灼烁，则胃液告竭，脾阴亦枯，脾上脂膜，遂干燥而收缩，腹坚而胀，矢如羊粪，仲景麻仁脾约丸，缓不济急，速投三仁承气汤加硝蜜煎（风化硝三钱、净白蜜一两）润下之，庶可转危为安。若寻常热结液枯，病势尚缓者，只需养荣承气汤，镇润以缓下之。

五、少阴阳明。有轻重危三证。轻者阳明病外证未解，不先辛凉开达，而遽下之，则胃中空虚，客热之气，乘虚而内陷心包胃络之间，轻则虚烦不眠，重即心中懊侬，反复颠倒，心窝苦闷，甚或心下结痛，卧起不安，或心愦愦，怵惕烦躁，间有谵语，饥不能食，但头汗出，舌苔白滑微黄，或淡黄光滑，或灰白不燥，脉左寸细搏数，或两寸陷下，有关弦滑。此外邪初陷于心胃之间，乃包络热郁之闷证也。法当微苦微辛，轻清开透，连翘栀豉汤主之。开透后，包络血液被邪热劫伤，往往血虚生烦，心中不舒，愦愦无奈，间吐黏涎，呻吟错语，舌底绛而苔白薄，扪之糙手，脉右寸浮滑，左寸搏动。急急濡液涤涎，宣畅络气，五汁一枝煎清润之。重者少阴病口燥咽干，心下痛，腹胀不大便，或自利清水，色纯青而气臭恶，舌深红，苔黑燥而厚，脉右沉数而实，左细坚数搏。此少阴邪从火化，合阳明燥化而成下证也。法当急下存阴，大承气汤加犀角一钱、鲜生地一两峻泻之。危者少阴病热陷神昏，似寐如醉，谵语妄笑，甚则不语如尸，六七日至十余日，大便不通，腹热灼手，小便赤涩涓滴，脉沉弦而涩，按之牢坚，左小数坚搏。此少阴少火悉成壮火，合并阳明燥热而成下证也。亟亟开泄下夺，泻燎原之邪火，以救垂竭之真阴，犀连承气汤加西黄五分、麝香五厘急拯之。

六、厥阴阳明。有轻重危三证。轻者其人素有肝气，病伤寒六七日，热陷在里，气上撞心，心中疼热，呕吐黄绿苦水，胸膈烦闷，气逆而喘，四肢微厥，腹满便闭，舌边紫，苔黄浊，脉右滑，左弦数。此厥阴气结，合阳明热结而成下证，仲景所谓“厥应下之”是也。法当苦辛通降，下气散结，六磨饮子去木香，加广郁金三钱磨汁主之。重者热陷尤深，四肢虽厥，指甲紫赤，胸胁烦满，神昏谵语，消渴恶热，大汗心烦，大便燥结，溲赤涩痛，舌苔老黄，甚则芒刺黑点，脉右滑大躁甚，左弦坚搏数。此厥阴火亢，合阳明热结而成下证，仲景所谓“脉滑而厥，厥深热亦深”也。法当清燥泻火，散结泄热。四逆散缓不济急，白虎承气汤加广郁金三钱磨汁冲润下之。若兼少腹攻冲作痛，呕酸吐苦，诸药不效者，更投雪羹合更衣丸（包煎）钱半至二钱，极重三钱，屡奏殊功。危者热深厥深，胸腹灼热，手足独冷，剧则如惊痫，时瘛疭，神迷发厥，终日昏睡不醒，或谵语呻吟，面色青惨，摇头鼓颔，忽然坐起，吐泻不得，腹中绞痛，攒眉咬牙，疼剧难忍，二便俱闭，舌紫赤，苔灰腻带青，六脉沉细数抟，甚或伏而不见。此由厥阴郁火，深伏于肝脏血络之中，而不发露于大经大络，直透胃肠而外发也，往往气闭闷毙，顷刻云亡。治宜先刺要穴出血（如少商、中冲、舌下紫筋、曲池、委中等穴），以开泄其血毒，再灌以紫雪五分、品飞龙夺命丹二分，以开清窍而透伏邪，果能邪透毒泄，脉起而数。若肝风未熄，神识时清时昏，二便不通，舌卷囊缩，少腹热痛，不可暂忍者，急用犀连承气汤加羚角钱半、绛雪二分等，凉通而芳透之，或可挽回于什一。

以上太少两阳与阳明合病，仲景已有明文；三阴与阳明合病，仲景《伤寒论》虽未指出，而细阅其书，亦未尝无是证，及临证实验，尤为数见不鲜。爰将病状、脉舌疗法药方，一一标明，以补仲景原书之不逮。从岐伯“中阴溜府”之义，悟出三阴实而邪不能容，邪正互争，还而并入胃腑以成下证也。

至若发黄、蓄血，本阳明常见之变证，所最难治者，阳明病应下失下，邪盛正虚之坏病耳。先述发黄。阳明病发热汗出，热从汗越，不能发黄，但头汗出，而身无汗，剂颈而还，小便不利，渴饮水浆，腹微满者，身必发黄，黄而鲜明如橘子色，甚则面目金黄，间或口吐黄汁，甚则心中懊侬，或热痛，溺赤黄浊，舌苔黄腻，糙而起刺。脉右滑数，左弦滞。此为瘀热在里，热不得越而成阳黄也。轻则清利小便为君，荡涤黄液佐之，茵陈蒿汤（绵茵陈一两，用水五碗，煎成四碗，分两次煎焦栀子十四枚、酒炒生川军一钱成一碗服）调下矾硫丸（绿矾一两、倭硫黄一钱、麦粉三两、黑枣肉二两，捣匀炼丸，每服三分至五分），使黄从小便去，尿如皂角汁，色正赤，一宿腹减；重则荡涤黄液为君，清利小便佐之，栀子大黄汤（焦栀子三钱、酒炒生川军钱半、小枳实一钱、淡香豉钱半）调下矾硫丸，使黄从大便去，叠解恶臭粪而愈。惟形色枯燥如烟熏者，阳黄死证也，不治。

次论蓄血。其人脘腹中素有宿瘀，邪传阳明与胃中燥热相搏，壅蔽神气出入之清窍，猝然头摇目瞪，发躁欲狂，甚则血厥，手指抽掣，厥回则脘腹串痛，身重不能转侧，屎虽硬，大便反易而色黑，小便自利，舌色紫黯，扪之滑润。脉右沉结，左反弦紧有力。此为瘀热在里，《内经》所谓“蓄血在下，其人如狂”是也。轻则凉血化瘀，犀角地黄汤（犀角片一钱、鲜生地一两、丹皮二钱、赤芍二钱）加光桃仁三钱、广郁金三钱、白薇五钱、归须二钱、青糖一钱拌炒活䗪虫五只等清消之；重则破血逐瘀，桃仁承气汤急攻之；极重用抵当汤去虻虫（光桃仁二十颗、酒醋炒生川军二钱、盐炒水蛭三支研细），加夜明砂三钱包煎、蜜炙延胡钱半、炒穿甲一钱、杜牛膝四钱、麝香五厘冲等峻攻之。

若夫邪实正虚，应下失下，不下必死，下之或可望生者，其证有四：（一）气虚甚而邪实者，气短息促，四末微冷，大便至十余日不通，矢气频转，腹满不舒，躁则惕而不安，手足瘛疭；静则独语如见鬼，循衣摸床。舌淡红，苔前中截娇嫩而薄，后根灰腻而腐。脉寸虽微，两尺沉部反坚，此仲景所谓“微涩者里虚，最为难治，不可更与承气汤”也。法当培元养正，参草姜枣汤（别直参三钱、炙粉草一钱、鲜生姜五分、大红枣四枚）提补之。外用蜜煎导而通之，用好蜜煎成膏子一二时许，将皂荚、麝香、细辛各三厘研末，和蜜捻成条子，放入肛门中，其便即通。（二）阴亏甚而邪实者，口干舌燥，心烦不寐，便闭已十余日，频转矢气，液枯肠燥，欲下不下。舌前半绛嫩，后根黑腻。脉细而涩。此景岳所谓“便虽不通，必不可用硝黄，而势有不得不通者，宜用通于补之剂”也，法当滋阴润肠，张氏济川煎润利之。或用吴氏六成汤（熟地五钱，淡苁蓉三钱，当归二钱，天冬、麦冬、白芍各一钱），使其津液流通，自能润下。（三）气血两亏而邪实者，证本应下，耽误失下，邪火壅闭，耗气烁血，以致循衣摸床，撮空理线，两目斜视，昏谵妄笑，便闭已十余日，甚或有数十日不通。舌苔干黄起刺，根带黑色。脉右弦涩，左细数，两尺细坚而搏。证虽气消血枯，而邪热独存，补之则邪火愈甚，攻之则气血不胜，补泻不能，两无生理。然与其坐以待毙，莫若含药而亡，勉用陶氏黄龙汤，或可回生于万一。（四）精神衰弱而邪实者，应下失下，邪热未除，静则郑声重语，喃喃不休，躁则惊惕不安，心神昏乱，妄笑妄哭，如见神灵，大便不通，溺赤涓滴。舌苔黄刺干涩。脉两寸陷下，关尺细坚而结。此由邪盛正虚，神明被迫，故多瞀乱之象也。急急大补阴气以提神，幽香开窍以清心，复脉汤调下妙香丸（辰砂三钱，巴霜一钱，冰麝、西黄、腻粉各三分，金箔五小张另研极细，入黄蜡三钱，白蜜一匙，司炼匀和药为丸，每一两作三十丸，弱者二三丸，壮者四五丸，大便通即止服），标本兼顾，庶可挽救于什一。

（戊）邪热传入厥阴经证 一身筋挛，寒热类疟，热重寒轻，头痛胁疼，耳聋目赤，轻则但指头冷，重则手足乍温乍冷，胸满而痛。舌紫苔黄，脉左弦滑。此阳经热邪，传入足厥阴经标病也。法当清泄肝热，清肝达郁汤主之，或用四逆散（川柴胡八分、生枳壳钱半、生白芍钱半、生甘草五分）加制香附二钱、小川连八分、霜桑叶二钱、童桑枝二尺切寸酒炒、广郁金磨汁两匙冲等疏通之。

（己）邪热传入厥阴脏证 口苦消渴，气上冲心，心中疼热，饥不欲食，食则吐蛔，或泄利下重，虽泄不爽，或便脓血，或溺血赤淋。舌紫赤，脉弦数。此阳经热邪，传入足厥阴脏本病也。法当大泻肝火，龙胆泻肝汤去柴胡加白头翁三钱、胡连一钱主之。若火旺生风，风助火势，头晕目眩，胸胁胀痛，四肢厥冷，烦闷躁扰，甚则手足瘛疭，状如痫厥，便泄不爽，溺赤涩痛。舌焦紫起刺，脉弦而劲。此肝风上翔，邪陷包络，厥深热亦深也。法当熄风开窍，羚角钩藤汤加紫雪五分或八分急救之。若吐蛔而昏厥者，此为蛔厥，厥回则卧起不安，脘疼烦躁，头摇手痉，面目乍赤乍白乍黑，甚则面青日瞪，口流涎沫者，此为虫痉。舌绛而碎，生黄白点，点小如粞，或舌苔现槟榔纹，隐隐有点，脉乍数乍疏，忽隐忽现。此胃肠灼热如沸，蛔动扰乱之危候也，小儿最多，妇人亦有。速投连梅安蛔汤调下妙香丸，清肝驱虫以救之。羚角钩藤汤不可与也。

以上少阳、阳明、厥阴三经腑脏变证，皆伤寒邪从火化之传变也。

（庚）太阳表证未罢，顺传阳明 表热里寒，肌肉烦疼，头身无汗，但手足濈然汗出，下利清谷，小便不利，舌苔白滑浮涨，脉浮而迟。此仲景所谓“胃中虚冷，水谷不别”故也。先以桂枝橘皮汤解其表。表解，即以香砂二陈汤温其里。里温，则水气化而小便利，下利自止。终以白术和中汤温脾和胃而痊。

（辛）太阳表寒虽解，而阳明中有水气 胃中寒，不能食，食谷欲呕，饮水即哕，脘腹满，小便难，大便自利，甚则吐水肢厥，下利完谷不止。舌苔淡白，白滑而嫩，脉沉弦而迟。此由胃阳素虚，猝为表寒所侵，触动里结之水气，累及脾阳不能健运也。呕多者，先与吴茱萸汤（淡吴萸一钱、米炒潞党参钱半、生姜二钱、大红枣四枚）止其呕；利多者，与胃苓汤温中化水，水气化则小便利，下利自止；继以香砂理中汤温健脾阳、升发胃气，其病即愈。

（壬）邪传太阴经证　体痛肢懈，手足微厥，肌肉烦疼，午后寒热，头胀身重，胸脘痞满，嗌干口腻。舌苔白腻浮滑，甚则灰腻满布，脉右濡滞。此太阳经邪，越传足太阴经标病也。法当芳淡温化，藿香正气汤主之。若湿流肌肉，发为阴黄，黄而昏暗，如熏黄色，而无烦渴热象者，前方送下矾硫丸，燥湿除疸以退之。

（癸）邪传太阴脏证　口淡胃钝，呕吐清水，大腹痞满，满而时痛，自利不渴，渴不喜饮，小便短少色白，甚则肢厥自汗，神倦气怯。舌苔黑滑，黏腻浮胖，或白带黑纹而黏腻，脉沉濡无力，甚则沉微似伏。此太阳寒邪，直入足太阴脏证也。法当温健脾阳，香砂理中汤主之；重则热壮脾肾，附子理中汤主之。

（子）太阳寒邪，内陷少阴经证　初起发热身痛，而头不痛，惟腰脊坠痛，痛如被杖，大便不实，苔淡红而润，或白而胖嫩，脉沉而缓。此太阳未解，少阴先溃，必其人肾阳素虚，故邪从太阳中络直入人足少阴肾经也。温调营卫为君，佐以扶阳，桂枝加附子汤治之，服药后，即啜热稀粥以微汗之，仍假太阳为出路者，以少阴与太阳为表里，故发热即可发汗，微汗出，即止服，仲景麻附细辛峻汗法，究嫌冒险，不可轻与。若脉沉紧，反发热，手足冷，是少阴合太阳之表邪，为中见寒水实证，可与麻附甘草汤（麻黄五分、淡附片八分、炙甘草五分）微发其汗，即愈。若服药后，汗不出，反自下利，手足转温，脉紧去而转暴微者，为少阴病欲解也，其寒水不从表出，反从下泄，暂虽发烦，下利必自愈。

（丑）太阳寒邪，内陷少阴脏证　上吐下利，恶寒蜷卧，但欲寐，或微烦，身重痛，口中和，手足冷，小便白，舌苔白滑胖嫩，脉沉弱，甚则沉微欲绝，此仲景所谓“下焦虚寒，不能制水”故也。先以附子理中汤加肉桂五分、云苓六钱，壮肾阳以化水气。服药后，吐利止而手足转温，或时自烦，欲去衣被者，水去而阳气回复也，可治。若下利虽止，反自汗大出，筋惕肉瞤，目眩心悸，振振欲擗地者，下多伤阴，孤阳从外而亡也，急与真武汤回阳摄阴。若下利既止，而头目晕眩，时时自冒，痰涌喘息，两足冰冷者，下多阴竭，孤阳从上而脱也，急与新加八味地黄汤镇元纳阳。此二者，皆邪传少阴，生死出入之危候也，故仲景原论，少阴独见死证。

以上阳明、太阴、少阴三经腑脏变证，皆伤寒邪从水化之传变也。

（寅）凡阳经表邪，传入太阴，往往脾湿与胃热相兼，其证有四

一、湿重于热。头胀身重，寒热如疟，汗出胸痞，肢懈体痛，渴不引饮，口腻胃滞，便溏或泻，小便不利。舌苔白滑厚腻，甚或灰腻满布，脉右弦细而缓，或沉弦而濡滞。此由其人中气素虚，故太阴证多而阳明证少也。辛淡温化为君，佐以芳透，藿香正气汤或大橘皮汤，二方酌用之。

二、热重于湿。始虽恶寒，后但热不寒，目黄而赤，唇焦齿燥，耳聋脘闷，胸腹灼热，午后尤重，心烦恶热，大便热泻，溲短赤涩。舌苔黄腻带灰，中见黑点，脉右洪数，甚或大坚而长。此由其人中气素实，故阳明证多而太阴证少也。苦降辛通为君，佐以凉淡，增减黄连泻心汤清解之。若始虽便泻，继即便闭，舌起芒刺者，加更衣丸钱半至二钱，极苦泄热，其便即通。若因循而失清失下，神昏谵语，手足发痉，甚则昏厥，舌苔黄黑糙刺，中见红点，脉右沉数，左弦数者，此由湿热化火，火旺生风，逼乱神明之危候也，急与犀连承气汤加羚角二钱、紫雪五分，开泄下夺以拯之。服后，大便虽通，发痉虽除，而神识昏厥如尸，手足躁扰，身热不扬，脉似沉缓，甚则沉伏，但舌仍灰黑，红点隐隐，此热陷太阴，防有伏瘢内发，郁于阴络之中而欲达不达也。急与犀羚三汁饮加大青叶五钱，凉血解毒，通络透瘢，果能伏瘢外达，自然毒透神清。

三、湿热并重。一起即胸膈烦闷，神识瞀乱，大叫腹痛，继即昏不知人，欲吐不吐，欲泻不泻，身发壮热，指冷甲紫。舌苔中黄尖红，甚则灰腻满布，中见红点黑刺，脉两寸陷下，关尺沉弦而涩。此湿遏热郁，夹痧秽，或夹食滞，阻闭中上二焦，俗称闷痧，实即湿热夹痧食之干霍乱也。必先搠痧放血（如刺少商、中冲、舌下紫筋、尺泽、委中等穴），继即与涌吐法，炒盐汤（食盐五钱炒黄泡汤）调下白矾二钱至三钱（生研细）；又次宣畅气机，连翘栀豉汤调下红灵丹一分或二分；终与枳实导滞汤缓下之。此就势急者言之，若病势稍缓者，壮热口渴，饮多则呕，心烦脘闷，反复颠倒，卧起不安，四肢倦怠，肌肉烦疼，大便溏热，溺短赤涩，甚则两目欲闭，神昏谵语。舌苔黄腻，或灰腻兼黄点，脉右洪数，左弦滞。此湿热蒙闭中上二焦，积滞郁结下焦也。法当三焦分消，先与连翘栀豉汤开其上，继与增减黄连泻心汤疏其中，终与枳实导滞汤逐其下，或用大橘皮汤去苍术、官桂，加茵陈三钱、贯众四钱，利其溺，以肃清湿热，其病自愈。

四、湿热俱轻。身热自汗，胸脘微闷，知饥不食，口腻微渴，渴不喜饮，便溏溺热。舌苔黄白相兼，薄而黏腻。脉右滞，左微数。此湿热阻滞上焦清阳，胃气不舒，肠热不清之轻证也。但用轻清芳淡法，苇茎汤去桃仁、活水芦根五钱、生苡仁四钱、冬瓜子四钱，加藿香叶二钱、佩兰叶钱半、枇杷叶三钱去毛筋炒香、淡竹叶钱半、青箬叶三钱等，宣畅气机，肃清三焦，自然肺胃清降，湿热去而胃开矣。

（卯）邪传少阴脏证，当分手足二经 手少阴心主热气，中含君火；足少阴肾主生阳，中藏寒水。其证有三。

一、水为火烁。心烦不寐，肌肤枯燥，神气衰弱，咽干溺短。舌红尖绛，脉左细数，按之搏指，右反大而虚软。此外邪挟火而动，阴虚而水液不能上济也。治宜壮水制火，阿胶黄连汤主之。若兼下利咽痛，胸满烦闷者，此水液为虚火下迫，郁热下注而不能上升也。治宜育阴煦气，猪肤汤（净猪肤即猪肉皮刮净脂膏一两、净白蜜五钱、炒米粉三钱，用水三碗煎猪肤成两碗，去渣，调入蜜粉，和匀，温分四服）加茄楠香汁（开水磨汁四匙，分四次冲）主之。若兼神昏谵语，溲短赤热者，此君火被相火蒸逼，水不制火而神明内乱，陶节庵所谓“过经不解”是也。治宜清火利水，导赤清心汤主之。若兼筋脉拘挛，手足瘛疭者，此水亏火亢，液涸动风，缪仲淳所谓“内虚暗风”是也。治宜滋阴熄风，阿胶鸡子黄汤主之。

二、火为水遏。四肢厥逆，干咳心悸，便泄溺涩，腹痛下重。舌苔白而底绛，脉左沉弦而滑，右弦急。此阳气内郁，不得外达，水气上冲而下注也。治宜达郁通阳，加味四逆散（川柴胡八分、炒枳实一钱、生白芍一钱、清炙草八分、干姜五分拌捣北五味三分、桂枝尖五分、浙茯苓四钱、烧酒洗捣干薤白五枚、淡附片五分，用水两碗煎成一碗，去渣温服）主之。

三、水火互结。下利口渴，小便不利，咳逆干呕，心烦不得眠。舌本绛而苔白薄，脉左沉细，按之搏数，右反浮大虚软。此水阴随热下注，郁火反从上冲，仲景所谓“少阴病，脉细沉数，病为在里，不可发汗”是也。治宜滋水泄火，猪苓汤（猪苓三钱，陈阿胶钱半烊冲，赤苓、泽泻各二钱，飞滑石三钱）加辰砂染灯芯三十支、童便二盅冲、枇杷叶五钱去毛抽筋等主之。

（辰）凡伤寒邪传厥阴，亦当分手足二经 手厥阴为包络，内含胆火，主行血通脉；足厥阴为肝脏，下含肾水，主藏血活络。《内经》虽云：厥阴之上，风气治之。然包络挟胆火发动于上，则为热风；肝气挟肾水相应而起，则为寒风。火性热，水性寒，故其证最多寒热错杂，阴阳疑似，约计之则有四。

一、外寒内热。厥则但指头寒，热则微觉烦躁，默默不欲食．渴欲饮水，微热汗出，小便不利。舌苔浅黄薄腻，或正黄带微白，脉右沉滑搏指，左微弦而数。此外虽厥而里有热，仲景所谓“厥微热少，数日小便利，色白者热除，遂欲得食而病愈”是也。法当辛凉泄热以利溺，新加白虎汤主之。若厥而兼呕，胸胁烦满，热利下重，继即便血，甚或圊脓血。舌紫苔黄，脉寸浮数，尺弦涩。此包络挟胆火而肆虐，仲景所谓“厥深热亦深”，《内经》所谓“暴注下迫，皆属于热，阴络伤则血下溢”是也。法当凉血清肝以坚肠，加味白头翁汤主之。

二、内寒外热。下利清谷，汗出肢厥，身有微热，面少赤，或郁冒。舌苔青滑，脉沉而迟。此阴多阳少，肝挟肾水之寒而肆发，仲景所谓“面戴阳，下虚”故也。急急温通回阳，通脉四逆汤主之。

三、下寒上热。热在膈脘，水在肠中，心下痞硬，嗳腐食臭，腹中雷鸣下利，医误吐之，遂致水食入口即吐，复认作热结旁流，更逆以下，从此下利不止。舌苔黄白相兼，脉弦而涩。此寒格于下，热拒于上，火逆水泻之错杂证也。当清上热开寒格为君，佐以益气健胃，先与生姜泻心汤去甘草（生姜汁一小匙冲、干姜六分、姜半夏三钱、川连八分、青子芩钱半，米炒潞党参二钱、大红枣四枚擘）加淡竹茹三钱、枇杷叶五钱去毛筋炒黄止其吐，继与乌梅丸（乌梅肉三十个，干姜一两，川连一两六钱，细辛、淡附片、桂枝、川柏、潞党参各六钱，炒川椒、当归各四钱，各研细末，加醋与蜜，共杵二千下，丸如梧桐子大，先服十丸，日三服，稍加至二十丸，禁生冷滑物食臭等）止其利。

四、上寒下热。水结胸胁，热结在肠，呕吐清水，或吐黄黑浊饮，饥不欲食，食则吐蛔，肢厥心悸，腹痛热泻，泻而不畅，或便脓血，里急后重，溲短赤热。舌苔前半白滑，后根黄腻而厚，脉右弦迟，左沉弦数。此寒格于上，热结于下，水逆火郁之错杂证也。法当先逐其水，蠲饮万灵汤主之；继则清肝泄热，加味白头翁汤主之。

以上太阴、少阴、厥阴各脏变证，皆伤寒邪从水火合化之传变也。就予所验，凡太阳伤寒，其邪有但传少阳阳明而止者，有不传少阳阳明，越传三阴者，各随其人之体质阴阳、脏腑寒热。从火化者为热证，从水化者为寒证，从水火合化者则为寒热错杂之证。医者能审其阴阳盛衰、寒热虚实，为之温凉补泻于其间，对证发药随机应变，心灵手敏，庶可以治伤寒变证矣。若拘守朱南阳“传经为热，直中为寒”，则执一不通，活人者适以杀人，良可慨焉。

秀按 此节论伤寒传变汪，抉择原论之精华，补助仲景之缺略，发明火化、水化、水火合化三端，独出心裁，非经验宏富者不能道，学者当奉为准绳。

廉勘 四时皆有伤寒，惟冬三月乃寒水司令，较三时之寒为独盛，故前哲以冬月感即病者，为正伤寒，非谓春夏秋并无伤寒也。医者苟能求原确实，辨证清楚，用药自不泥于时令矣。所最误人者，一切时感证，古人皆谓之伤寒，遂致后世只知伤寒，且但知温散发汗。若温热暑湿诸病，随时感发，并不由于风寒诱起者，自当辛凉开达，芳淡清化，对病定方。奈医家病家，无不通称曰伤寒，一见此等方药，即斥为凉遏，世俗竟成为习惯，以致冤死载途，不得不归咎于创始者之定名失实也。至循经传递，太阳由阳明而少阳，而太阴，而少阴，而厥阴。自临证经验以来，千万人中实无一人，无怪南方无真伤寒之说。若照俞氏所论，经验上数见不鲜，可谓知所取舍，不为古人所欺。但予犹有怀疑者，伤寒一证，轻则用葱白香豉汤加味，重则用苏羌达表汤加减，或用麻黄汤减其用量，往往一汗即解，热退身凉而愈，何至于缠绵床席，传变有如斯之多，变证轻重如斯之不一耶？推原其故，半由因循失治，半由纵横杂治，或由别兼他邪，或由另夹宿病，或由素禀阴虚多火，或由素体阳虚多湿，或由素性嗜好太多，或由素情忧怒无常，有此种种原因，故变证层出不穷，方法亦随机策应。俞氏特立火化、水化、水火合化三端，已握传变之主脑，然后审定各人之特性素因，再将气候、风土、寒热燥湿、老幼男女等之各异，及其体质强弱、脏性阴阳，与夫生活状态、旧病有无等关系，辨其经络脏腑之外候，断其寒热虚实之真相，以决方剂，虽多引用成方，略为加减，而信手拈来，适中病情。细绎其诊察之法，大抵以头项背腰之变化察表，以面目九窍之变化察里，以血脉睛舌之变化，察其病势之安危，断其病机之吉凶。予平日研求，服膺叶法，旁参众法以补助之。兹将叶天士先生伤寒看法及其治例，节述于后，为初学作导线。

一、凡看伤寒，先观两目。黑白分明者内无热，目视不明者里有热。

二、看唇舌。唇红而润者内无热，唇干而焦者里热重；若舌白滑者表未解，舌黄者热渐深，舌黑者热已剧。

三、审胸腹。胸满而痛者为结胸，不痛者为痞气。如未经下而有之，上焦痰水也；已经下而有之，误下坏证也。腹中痛硬者燥粪，脐下痛硬者燥粪与蓄血。脐间动跃或痛，上冲于心者冲气。腹中响，气下趋者欲作泻。燥粪者小便不利，脐下如疙瘩状；蓄血者小便利，脐下如怀孕状。

四、问口渴否。渴不饮水者邪在表，渴饮水多者内热甚，漱水不欲咽者欲作衄。

五、凡治伤寒，先辨表里，不论曰数。但有头疼身痛，怕风恶寒，脉来浮紧浮数，皆是表证，虽有便难、小便不利，亦当先解其表，后攻其里。脉浮紧者为正伤寒，宜用辛温之药以发之；浮数者为寒包火，宜用辛凉之药以解。既有腹疼吐利，溺白或赤，脉来沉弱沉滑，皆是里证，间有恶风怕冷，亦当先治其里，后解其表。脉沉弱者为中寒证，宜用辛热之药以温之；沉滑者为里热证，宜用苦寒之药以攻之。如病在表而反下，则邪乘虚入里，微为痞气结胸，甚为肠滑洞泄，此皆误下坏证。在里反汗，则表益虚而里益实，轻为衄血斑黄，重为痉厥亡阳，此皆误汗坏证。凡服汗药，如一剂无汗，再与之，复无汗，此营卫之绝，当养阴辅正而再汗之，三治无汗者死。凡服下药，先燥后溏者已解，如但利清水而无燥粪，痞满如故者未解，再下之，三下不通者液枯肠燥，当镇润之，通者生，不通者死。

六、详辨阴阳。初起时，头疼身痛，发热恶寒，脉来浮紧浮大，即是阳经之表证也。此后烦躁作渴，纯热无寒，便闭溺热，即是阳经传入阳腑之热证也，脉虽沉伏，不可误作阴证治。如初起时，脐腹绞痛，肢厥唇青，脉来沉迟沉微，即是直中阴经之寒证也，虽面赤烦躁，不可误作阳证治，阳证宜汗宜透、宜清宜下，阴证宜温宜补，其大要也。然亦有辨，阳证而其体素虚，不胜下，下之太过，忽然脐腹绞痛，洞泄不止，手足厥逆，此阳证而转为阴证也，急温之；阴证而其体素热，勿过温，温之太过，忽然烦躁大渴，自汗昏谵，二便不通，此阴证而转为阳证也，速清之。

七、凡伤寒得死症，脉尚可治者，弃症从脉，虚则补之，实则泻之。

八、凡伤寒得死脉，症有可治者，弃脉从症，表急解之，里急攻之，热则清之，寒则温之。总之定其名，分其经，审其证，察其脉，明表里，识阴阳，度虚实，知标本，此八者，为治伤寒之要诀也。至于仲景《伤寒论》，为诊治伤寒之祖，历代诸家论甚多。至明陶节庵《六书》及《全生集》，分别详悉，简要明白，后学观之，不至惑乱。若欲详悉，王肯堂有《伤寒准绳》，大纲细目，朗若列眉，可谓集大成矣，果能细细考究，治伤寒证有余。后人往往好名而立伤寒书，俱不脱前人窠臼，即其中有另立议论者，皆非纯正之言，书愈多，法愈乱，使后学茫无头绪。

近来医家，多用温补法，以治伤寒，皆《景岳全书》误之也。

第三节　两感伤寒　《内经》与《伤寒序例》皆谓之两感于寒

【因】身受阴寒之气，口食生冷之物，表里俱伤者为两感。其病多发于夏令夜间，因人多贪凉，喜食冰水瓜果故耳。

【证】头疼体痛，身重恶寒，目瞑嗜卧，少气懒言，手足微冷，虽身热亦不渴，下利清谷，甚则两脚筋吊。舌苔白而嫩滑，甚或灰而淡白，或灰黑腻苔，舌质嫩滑湿润。

【脉】沉而迟，甚则沉微。沉为邪陷，迟为寒凝，微则阳气欲绝，此朱丹溪所谓"表里皆寒，难分经络，无热可散，温补自解，不急治，去生甚远"是也。

【治】《素问》谓：两感于寒者必死，不治。仲景谓：两感病俱作，治有先后。朱南阳谓：宜先救里，以四逆汤；后救表，以桂枝汤。然就余所验，禀有虚实，感有浅深，虚而感之深者必死，实而感之浅者可治。法当先温其罩，附子理中汤加公丁香二十支、煨肉果钱半，俟里温阳回，则下利止而手足转温。若犹头身俱痛，恶寒筋急者，则以桂枝加附子汤，温通阳气以解表。表解而胃口不开者，则以香砂二陈汤，温运中阳以健胃，其病自愈。

秀按　两感伤寒，夏月最多，后贤皆名曰中寒，世俗又谓之吊脚痧，多死于挑痧及香散痧药，目击心伤。俞君参用丹溪、南阳两家治法，确是对症良方，然则两感证亦有可治之道，不可遽必其死也。

廉勘　两感伤寒一证，俞氏求原固确，惟救里救表，其间先后缓急，当消息之。如下利不止，肢冷筋吊者，则先救里；若下利尚微，足筋不吊，而头身剧痛，发热恶寒者，宜先解表，随证权变可也。

第四节　伏气伤寒　古人名肾伤寒

【因】朱奉议云：伏气之病，谓非时有暴寒中人，伏气于足少阴经，始不觉病，旬月乃发，此病古方谓之肾伤寒。就余所验，多由于其人好色，色欲伤肾，肾经先虚，故偶感暴寒之气，得以伏匿于其经，古称肾伤寒者以此。但其病有二：一因肾主水，水性寒，伏气从阴化者多，故病多阳虚伏阴；一因两肾之间有命门，其中虽藏阴精，而却含真火，火性热，伏气从阳化者多，故病多阴中伏阳。

【证】伏阴者身虽大热，反欲得衣，面赤戴阳，足冷蜷卧，先咽痛，继即下利，甚则肢厥白汗，烦躁不得眠。舌苔虽黑，却浮胖而滋润不枯。伏阳者身虽大寒，反不欲近衣，胸满恶心，头痛脊疼，指末虽冷，而内热烦躁。舌苔绛底浮白，甚或嫩红胖大。

【脉】浮取洪大而数，略按则软而无力，重按即空大而散。此热在皮肤，寒在骨髓，陶节庵所谓“阳虚伏阴”是也。若六脉沉伏不见，深按至骨，却似牢而有力，此寒在皮肤，热在骨髓，许学士所谓“阴中伏阳”是也。

【治】伏阴证当大剂温补以救其本，反佐童便凉通以滋其标。先与加味金匮肾气汤，浓煎冷服，俟阳虚证退，继以桂枝橘皮汤，温调营卫以和表。朱南阳但用半夏桂甘汤，固属病深药浅，谓病只二日便瘥，更未免轻视此证。陶氏主用局方五积散，中有麻黄、苍、芷，深恐大汗亡阳，香燥劫阴，阴阳两伤，必死不治。伏阳证当遵许氏破阴达阳法，使水升火降，得汗而解。重用破阴丹（阿硫黄、水银各五钱，熔结成砂，加青、陈皮各二钱半，各为细末，面糊丸，如桐子大）百粒，冷盐汤下。服后若烦躁狂热，手足躁扰，此伏阳外达也，不必惊慌，须臾神定而睡，汗出热退而病除矣，或用来复丹（阿硫黄、玄精石、牙硝各一两，橘红、青皮、五灵脂各二钱，醒糊丸）钱半至二钱，热童便下，小便连解青黑色，其热亦退。盖少阴与太阳为表里，破阴丹使伏阳从足太阳经外泄，来复丹使伏阳从足太阳腑下泄，方虽不同，而交通阴阳之功则一，终以育阴养胃法调理收功。

秀按 肾伤寒一证，予见时医误汗误清，治无不死，许叔微所谓“伤寒偏死下虚人”是也。俞氏断其证有阳虚伏阴、阴中伏阳两路，分际极清，治法亦食古而化，足补长沙之未备，真诱导后学之益智粽也。

廉勘 俞氏所用两路方药，虽皆是对病真方，然处今之世，医家固不敢遵用，病家亦不肯信服，盖世俗执定伤寒无补法。此种谬见，早经印入脑筋，俗见难除，积习难返，古今同慨，岂独一伏气伤寒为然哉？此笃志好学者，所以有时废书而三叹也。

第五节　阴证伤寒　　《内经》名中寒，即直中阴经真寒证

【因】其人胃肾阳虚，内寒先生，外寒后中。如《内经》曰：阴盛生内寒。

因厥气上逆，寒气积于胸中而不泄，不泄则溢气去，寒独留。留则血凝，血凝则脉不通，故中寒。中寒者，寒邪猝时直中阴经，阴邪横发而暴也。病较伤寒为尤甚，当分三阴经证为首要。

【证】寒中太阴者，初起即怕寒战栗，头不痛，身不热，口不渴，便四肢厥，上吐下利，脘满腹疼，小便不利。舌苔白滑带灰，甚或灰而滑腻，灰而淡白。寒中少阴者，初起恶寒厥冷，蜷卧不渴，心下胀满，小腹绞疼，下利澄澈清冷，水多粪少，小便白或淡黄，甚则面赤烦躁，欲坐井中，身有微热，渴欲饮水，水人即吐，少饮即脘腹胀满，复不能饮，甚或咽痛气促，或郑声呃逆。舌苔淡白胖嫩．，或苔虽灰黑，舌质嫩滑湿润，或由淡白转黑，望之似有芒刺干裂之状，扪之则湿而滑。寒中厥阴者，初起即手足厥冷，上吐涎沫，下利清水有生腥气，心下胀满，汤药入口即吐，手足指甲皆青，恶寒战栗，甚则自汗淋漓，筋惕肉𥆧，面赤戴阳，郁冒昏沉。舌卷囊缩，舌苔青滑，或青紫而滑，或淡紫带青，色黯质滑。

【脉】寒中太阴，沉濡而迟，甚或沉濡而微。寒中少阴，脉沉而微，甚则沉微欲绝。寒中厥阴，脉细欲绝，甚则脉绝。脉还出者生，不出者死；脉渐渐缓出者生，暴出者死。此皆阴盛没阳之危候，陶氏所谓“不拘脉之浮沉大小，但指下无力，重按全无，便是阴证，凭脉下药，最为切当”是也。

【治】太阴证，轻则胃苓汤为主，重则神香圣术煎为主，极重则附子理中汤为主。呕甚兼呃，加姜半夏四钱、上沉香八分、真柿蒂三十枚；腹胀痛甚，加真川朴钱半、明乳香八分；泻多不止，加煨肉果一钱、灶心土五钱包煎。少阴证，轻则真武汤为主，重则附姜白通汤为主，稍缓则附姜归桂汤，再缓则附姜归桂参甘汤。若阳回身温，吐利已除者，此汤加炙绵芪、炒冬术各一钱，酒炒白芍钱半，北五味十二粒，温和平补以收功。厥阴证，轻则当归四逆汤加吴茱萸八分、生姜汁一匙分冲，重则通脉四逆汤加吴茱萸盐水炒一钱、紫猺桂一钱研冲，极重则回阳急救汤主之。外治灸气海（在脐下一寸五分）、丹田（脐下二寸）、关元（脐下三寸）三穴，用大艾六七壮灸至肢温脉出为度。

秀按 直中太阴，手足微冷，呕吐不渴，自利腹满，脉来沉缓；少阴则手足厥冷，脉必沉微；厥阴则肢冷脉细，甚则脉绝，青唇舌卷，筋吊囊缩。然皆面色青黯，即有虚阳上泛，面虽赤色，亦不红活光彩，必多娇嫩带白；舌色或青或紫，或白苔满布而滑；手足自冷，爪甲或青或紫，血色自不红活；皮肤决无大热，甚则冰冷透手。此皆阴证之的据也。治法虽以附、姜破阴回阳为必要，而附子究为大毒之品，急救虽不得不用，过服则每有留毒，往往见面红目赤，躁扰烦渴不已。若解药稍迟，血从耳目口鼻出者必死，解药急用犀角五黄汤（犀角一钱，川连三钱，芩、柏、山栀各二钱，鲜生地、麦冬各三钱，生甘草二钱，先用生绿豆一两、水三碗煎至绿豆皮开，取清汤代水煎药，约至八分两碗，冲生莱菔汁半盏，时时冷饮），以解附毒最良。

廉勘 阴证伤寒者，即直中太阴、少阴、厥阴之寒证也，故一名直中三阴真寒证，省曰中寒，近世通称为冷痧急证。见其足蜷筋吊者，即名吊脚痧；见其眶腘瘪者，即名陷瘪腘痧；见其吐泻腹痛者，即名霍乱痧，或名吐泻痧。见形取名，以便通俗，而于病源病理，并不切实推求。就余所验，其病多发于夏秋之间，每在亢旱酷热之时，猝然大雨狂风，凡山中阴毒之浮水、住家阴沟之污水，均被狂雨之大水冲入江河。诸凡淘米洗菜、煮饭煽茶，饮之食之者，无一不沾染其毒。中其毒者猝然暴发，病势稍缓者，轻则但为寒疟、为冷泻，重则为阴霍乱，尚有三阴症状可辨。势急者，肝肾脾胃亦皆沾染其毒菌，治当先救脾胃。至若附子，固治阴毒之寒证，但生附子市肆多不备，只备淡附子，仅有温燥寒湿之功，实无破阴回阳之力，其效能远不如姜、桂、椒、萸，而其为大热大毒，世皆熟悉其性，成则归功于他药，败则归咎于附子，似此俗情，则医者何苦代为受过。故予治此证，弃而不用，别筹新法者此也。兹将历验者约略陈之。初起先解其阴毒，以止吐利腹痛，用鲜生姜四两、原粒胡椒十粒、紫金片一钱，共捣取汁，冷饮一二盏，即将其渣和入黑、白芥子各一钱，鲜葱白十枚，共捣成饼，先用麝香五厘、猺桂末一分，填入脐中，将饼罨在胸腹脐间上下，以小熨斗盛炭火烫熨之，以行其气血，干则和姜葱汁、烧酒、松节油等再熨，熨至手足温和，吐利均止者生。另用烧糟捣艾叶包擦两手足湾，以肢温筋宽为度。然后用哥啰噢酒（轻绿酸八滴、轻绿吗啡八厘、酒醇六分，四相加，加哥啰噢九分六，浓伊打、淡轻炭淡酸、印度麻酒各六分四厘，辣椒酒四分八，薄荷油六滴，树胶粉四厘，红糖露六钱，汽水加二两调匀，每服分半至八分，依病之轻重加减服之。专治各种痧气、霍乱症，极效）十滴或十五滴，和开水少许服之，其吐利腹痛自止。若吐泻脱元，六脉沉微似伏，甚则脉绝者，急用姜汁磨广木香一小匙，调当门子五厘，和入别直参三钱，重汤炖温服之，脉至者生，不出者死。惟脉绝则两手全无，须重按至骨间全无者，方是绝脉；若沉按忽隐忽现，则为脉陷下而已。

第八章　伤寒兼证

伤寒为外感百病之总名，故张仲景医圣著《伤寒论》，后贤推为通治六气感证之要书。兹言兼证者，或寒邪兼他邪，或他邪兼寒邪，二邪兼发者也。其证约二十有一，条治于后。

第一节　伤寒兼风　俗称冷伤风，仲景《伤寒论》名曰中风

【因】同一感受风寒，寒甚于风者为正伤寒，风重于寒者为冷伤风。冷伤风者，由其人猝伤冷风，或先感于寒，续伤于风，较四时感冒为重，故俗称重伤风。

【证】头痛身热，恶风怕冷，鼻塞声重，咳嗽清涕，痰多白滑而稀，或自汗而咳甚，或无汗而喘息。舌苔白薄而滑，甚或白滑而腻。

【脉】伤寒左手脉当浮紧，今反浮缓，右手浮滑者，此伤寒见风脉。《内经》所谓"伤于风者，上先受之"，风寒客于人，病入舍于肺，乃营卫并伤之候，《难经》推为五种伤寒之一。与正伤寒同而不同者，正伤寒多先伤足太阳经，冷伤风多先伤手太阴经也。

【治】自汗而咳者，先调营卫以治咳，桂枝橘皮汤加杏仁三钱去皮勿研，前胡二钱；无汗而喘者，先疏肺气以定喘，新加三拗汤加减：此后痰稀咳甚者，小青龙汤去麻黄，加杏仁、橘红，消痰止咳；痰多咳甚者，越婢加半夏汤，宣肺定喘。嘱病人切禁酸冷油腻等物，病曰除根。失治误治，往往延久不愈，酿成肺病，轻变痰饮、痰火，重变肺胀、肺痨，目见甚多，务望医家病家两慎之。

秀按　冷伤风一证，《内经》首先发明，谓：风从外入，令人振寒，汗出头痛，身重恶寒，治在风府。其次张氏《伤寒论》，一则谓：太阳病，发热汗出，恶风脉缓者，名为中风；一则谓：太阳中风，脉阳浮而阴弱，阳浮者热自发，阴弱者汗自出，啬啬恶寒，淅淅恶风，翕翕发热，鼻鸣干呕者，桂枝汤主之。此皆后世所称之风寒病也。后贤谓：有冒、伤、中之不同，冒风为轻，伤寒为重，中风为最重。故又泥于越人长沙之谓"风为中，与虚风猝倒为中风"，二病之名目相混，岂知古人伤与中字义无殊，如云"风伤卫，寒伤营"是矣。若以恶风自汗与恶寒

无汗两症，辨伤风与伤寒之异，尚未可依为的据。惟一则但有头痛鼻涕，而周身不痛，一则头身俱痛，腰与骨节亦疼，一则脉浮缓，一则脉浮紧，症与脉显然各别。至于汗之有无，正伤寒证固无汗，重伤风证亦有无汗者，故桂枝汤本是风寒发汗之剂，不过较麻黄汤为和缓耳，或谓其无汗能发，有汗能止者，骑墙语最足误人。

廉勘 重伤风一证，证虽极繁，而病人多不注意，病至难治，而医家漫不经心，皆泥于伤风为小恙故耳。岂知咳嗽一日不除，病根一日不芟，故谚云：伤风咳嗽，郎中对头。又云：伤风不醒便成痨。前哲如徐灵胎尚著《伤风难治论》，谓：伤风由皮毛以入于肺，肺为娇脏，太寒则风气凝而不出，太热则火烁肺而动血，太润则生痰饮，太燥则耗津液，太泄则汗出而阳虚，太涩则气闭而邪结。并有视为微疾，不避风寒，不慎饮食，经年累月，病机日深，或成血证，或成肺痿，或成哮喘，或成怯弱，比比皆然。观此则伤风之失治误治，古今一例，无怪久呛成痨者之层见叠出也。余治此证，每以危言警告，叮嘱其戒口避风，自制疏风止嗽汤（荆芥穗钱半、苏薄荷一钱、光杏仁二钱、广皮红八分、百部钱半、清炙草六分、紫菀二钱、白前钱半），屡投辄验。既不太热太燥太泄，又不太寒太润太涩，故病者放心肯服。方虽平淡，收效殊多，惟好赌博、贪酒色、矫情执意者，难收全功，医当忠告而善导之。若肯为医者之言是听，始可为之悉心调治，不听则止，勿自取辱，招致医药无功之讥评也。

第二节 伤寒兼湿 一名寒湿，《内经》分寒气胜者为寒痹，湿气胜者为湿痹

【因】先伤于湿，后伤于寒，或骤伤雾露雨水，或汗出当风，水停其间，多发于夏令初秋，湿由寒热合化而成。故兼湿者本有寒热二证，有寒闭于外，湿郁于内者；亦有湿遏于上，热郁于下者。不得以伤寒兼湿，概目为阴邪也。

【证】兼寒湿者，一身尽痛，关节尤疼，凛凛恶寒，甚则足冷，头重胀痛，如裹如蒙，身重肢懈，胸膈痞满，口淡不渴，小便不利，大便反快。甚或发热，身色如熏黄，神沉嗜睡。舌苔白滑而厚，或白苔带灰而滑，甚或白苔满布，厚如积粉而浮滑，或兼黑点黑纹而黏腻。兼湿热者，四肢倦怠，肌肉烦疼，头胀昏痛，面色黄赤，如熏油腻，口气秽浊，胸满而烦，口燥而渴，渴不能饮，一身无汗，但头汗出，鼻塞背强，欲得覆被向火，午后寒热，状如疟疾，腹满便溏，溲短黄

热，甚或呕吐不纳，身黄如橘皮色，或皮肤隐隐见疹。舌苔底白罩黄，或舌苔黄腻，边白尖红，或白苔渐黄，兼有灰腻，或黄中带黑，浮滑黏腻。

【脉】沉而缓，甚或沉细似伏，模糊不清，此寒闭于外，湿痹于内，足太阳经与足太阴经同病也。若沉而弦，甚或沉数，数滞不调，此胸上有寒，丹田有热，足太阳经与足少阴经同病也。

【治】兼寒湿者，先与苏羌达表汤加苍术一钱、川朴二钱，使其微汗以解表，继与苓术二陈煎，温中化湿以利溺，终与香砂二陈汤加焦谷芽三钱、炒麦芽二钱，温运中阳以开胃。兼湿热者，先与藿香正气汤加冬瓜皮子四两、丝通草五钱，二味煎汤代水，芳淡化湿以双解表里；继与增减黄连泻心汤，苦辛通降以肃清湿热；终与白术和中汤加黄草川斛三钱、长须谷芽用鲜荷叶一角剪碎拌炒香，温和中气以开胃，二证照此治法，病无不痊。

若湿竭化燥，热极发痉者，误治居多。择用清燥养营汤、羚角钩藤汤，随证加减以救误。若疹瘢不得速透者，新加白虎汤加炒牛蒡三钱、大青叶四钱、鲜西河柳叶三钱，辛凉开达以透发之。若夹食滞便闭者，枳实导滞汤下滞通便以消导之。其间权轻重，度缓急，在临证者随机策应之。

秀按 伤寒兼湿热者甚多，湿热酿痰者亦甚多。故丹溪翁大阐痰湿法门，谓：十人九湿，湿生痰，痰生热。然其所论多外生之湿，少及本身之湿热。仲景书论寒湿、风湿者多，论湿热惟黄疸及痞证而已，如茵陈栀子等方与小陷胸泻心诸法，皆为湿热发黄、湿热成痞而设。盖伤寒误遏，使内湿上甚为热，热郁发黄，轻则茵陈蒿汤、茵陈五苓散等；重则栀子大黄汤、大黄硝石汤等。或利或下，皆以祛内郁之湿热也。伤寒误下，则变痞满，亦有不经攻下而胸痞者，由其人素多痰湿热，一经外邪触动，即逆上而痞满，故仲景特立小陷胸诸泻心法，正以祛逆上之痰湿热也。罗谦甫云：泻心汤诸方，取治湿热最当，以其辛开苦降也。余谓参、草、枣究宜慎用。干姜宜易枳实、橘皮，庶免反助湿热为患之流弊。或佐利溺，如滑石、通草、二苓之类；或佐通便，如清宁丸、枳实导滞丸之类。此在临证者权宜耳。

廉勘 吾绍地居卑湿，天时温暖，人多喜饮茶酒，恣食瓜果。素禀阳旺者，胃湿恒多；素体阴盛者，脾湿亦不少。一逢夏秋之间，日间受暑，夜间贪凉，故人病伤寒兼湿为独多。俞氏区别兼寒湿、兼湿热两端，分际极清，治法方药，亦属正宗。予每宗其法，初用辛淡芳透以解表，藿香正气汤加减最为繁用。继则观其体肥而面色白者，兼顾阳气，治用苦辛淡温法，或佐桂、苓，或佐姜、术；体瘦而面色苍者，兼顾津液，治宜苦辛淡凉法，或佐芦、茅二根，或佐梨、蔗二汁。惟酒客里湿素盛，不重摄生，阴虚而挟湿热者，最为缠绵难愈。前哲善治湿证者，首推叶天士先生，其除气分之湿，用蔻仁、滑石、杏仁、川朴、姜半夏、栝蒌皮为主，有热加竹叶、连翘、芦根等，全取轻清之品，走气道以除湿。湿伤脾阳，腹膨溺涩，用五苓散加椒目。一从肺治，用辛淡清化法；一从脾治，用辛淡温通法。此二者，皆为化气利湿之正法。湿热治肺，寒湿治脾，先生独得之新传也。其他脘痞便溏之用苓桂术甘汤，吞酸形寒之用苓姜术桂汤，误攻寒湿成痞、变单腹胀之用真武汤加减，寒湿郁结伤阳、鸠聚为痛之用白通汤加味，酒客三焦皆闭、胸满不饥、二便不通之用半硫丸，酒客脾胃受伤、腹胀肢肿、二便不爽之用小温中丸，虽皆古人成法，而信手拈来，略为加减，恰中病情，足征其服古功深。又有病中啖厚味者，肠胃腻滞虽下，而留湿未解，胃不喜食，肛门坠痛，舌上白腐，用平胃散去甘草，加人参、炮姜、炒黑生附；阳伤痿弱，阴湿麻痹，虽痔血而用姜、附、苓、术。此二条，不因酒毒痔血，认作湿热血热，竟以苦辛温药通阳劫湿，尤觉高超。更有舌白身痛，足跗浮肿，太溪穴水流如注，谓湿邪伏于足少阴经，而用鹿茸、淡附子、草果仁、浙苓、菟丝，以温煦阳气；湿久脾阳消之，肾真亦败，中年未育子，用茯苓、菟丝、苍术、韭子、大茴、鹿茸、淡附子、胡芦巴、补骨脂、赤石脂，仿安肾丸法，均非浅识所能步武，此皆寒湿传变之方法也。湿热上升清窍，头胀耳聋，呃忒鼻衄，舌色带白，咽喉欲闭，谓邪阻上窍空虚之所，非苦寒直入胃中可治，而用连翘、牛蒡、银花、马勃、射干、金汁，乃轻扬肺气、清芬达郁法。湿热内陷包络，身热神昏，四肢不暖，用犀角、元参、连翘心、石菖蒲、银花、赤豆皮，煎送至宝丹，乃清热通窍、芳香辟秽法。湿热挟秽，分布营卫，充斥三焦，头胀身痛，神识昏闭，渴不多饮，小水不通，舌苔白腻，用生苡仁、茯苓皮、大腹皮、通草、猪苓、淡竹叶、广郁金汁、石菖蒲汁，煎送牛黄丸，乃淡渗宣窍、芳香通神法。湿热阻中，气滞脘痛，大便不爽，周豆豉、枳实、川连、姜汁、苓半，热轻则去黄连，加广郁金、橘红、苡仁、杏仁，此湿伤气痹治法；热甚则用川连、生晒术、川朴、橘皮、淡生姜渣、酒煨大黄，水法丸服，此治气阻不爽，治腑宜通法。若湿热甚而舌白目黄，口渴溺赤，用桂枝木、浙苓皮、猪苓、泽泻、寒水石、生白术、绵茵陈，此从桂苓甘露饮加减，以宣通三焦，此皆湿热传变之方法也。至其用药，总以苦辛温治寒湿，苦辛寒治湿热，概以淡渗佐之，甘酸腻浊，在所不用，湿证备此诸法，大致楚楚矣。

第三节　伤寒兼痧　俗称冷痧，势急者又名急痧，势缓者则名慢痧

【因】日间触闻臭秽，夜间露宿贪凉，其大要也，夏秋最多。缓则寒湿凝滞于脉络，或湿热郁遏于经隧；急则鼻闻臭毒而阻逆上气，或内因食积而壅塞中气，皆能气胀成痧，故通称痧气，又称痧胀，或称痧秽。

【证】头胀晕痛，发热恶寒，胸闷气逆，腹痛胀满。轻现红点，重现青筋，甚有上下不通，吐泻不得，四肢厥逆，绞肠剧痛。或挟臭毒，或挟食滞，面色青黯而指甲亦青。舌苔灰白而滑者，冷痧挟食也；面色紫浊而指甲亦紫，舌红苔白而糙者，热痧挟食也；甚或猝然腹痛昏倒，面色黑胀，不呼不叫，舌苔灰腻者，此为痧闭，证最危急。亦有一发即洞泄肢冷，腹胀无脉，舌苔白腻者，此为痧泻，证亦闪险。

【脉】沉弦而滞，甚则沉伏者，此寒闭于外，痧郁于内，气郁血凝而不能外达也。若沉弦而数，甚则沉牢者，此冷食中阻，痧毒内伏，湿遏热结而不能外发也。初尚弦劲搏指，继则昏厥无脉者，《内经》所谓“大气入于脏腑，病多猝死”是也。

【治】伤寒兼痧者，先去外寒，急用辛香疏气以发表，香苏葱豉汤去甘草，加越鞠丸三钱、白蔻末六分冲；继辨其因以去痧。寒湿凝滞脉络者，急用辛温流气以芳透，仁香汤加浙苓皮四钱、生苡仁六钱。湿热郁遏经隧者，急用苦辛凉淡以疏利，藿香正气汤加辰砂拌滑石五钱、绵茵陈三钱、焦山栀三钱。臭毒阻逆上气者，急用芳香辟秽以宣上，连翘栀豉汤加紫金锭二枚磨汁冲。食积壅塞中气者，若其人吐泻不得，急用涌吐法，炒盐汤冲生萝卜汁；继用理气法，香砂二陈汤冲紫金锭汁。若其人泻利无脉，当辨阴阳，阴痧急用正阳四逆汤，以回阳通脉；阳痧急用红灵丹一二分凉开水调下，或行军散二三分鲜石菖蒲汤调下，以开关通脉。至其外治法，轻则用刮痧法（用瓷碗盖搽香油，刮肩背及手足臂湾等处）、搐鼻法（用通关散吹入鼻孔以取嚏），重则用刺痧法（用银刀刺入少商、中冲、尺泽、委中及舌紫筋出血以放痧），此皆宣气活血、内外开通之法也。

秀按　自古医书，从无痧证之名，始见于赵宋三世医张季明《医说》，引叶

氏《录验方》辨痧一则，谓“痧病江南旧无，今东西皆有之。其证初发寒栗似伤寒，状似疟，头疼壮热，手足厥冷，初以饮艾汤试吐，即是其证。急以五月蚕蜕纸一片，剪碎按碗中，以碟盖密，以沸汤泡半碗许，仍以纸封碟缝，勿令透气，良久，乘热饮之。就卧，以厚衣被盖之，令汗透便愈”云云。此即后世所谓“冷痧之滥觞”也。继起者，前明张景岳，著《刮痧新案》，其说简略。惟国初郭、张、王三家，各有发明。郭右陶著《痧胀玉衡》，其说甚辨，大旨谓书虽不载痧名，而所云青筋白虎、中恶、干霍乱等名，实皆痧证之见于诸书也。至俗称绞肠痧，由来已久。其病种种不一，或为暗痧，或为闷痧，或为痧晕，或为痧痛，或为痧胀，或为痧块，或现痧筋，或现痧斑，总由于气郁血凝，湿滞食积。其总因则以地方不洁，冷热不调，饮食不节，情志不畅者居多。看法：先辨表里，次辨冷热。其治法：痧在肌肤，当刮即刮；痧在血肉，当放即放；痧在胃肠经络，当药即药；若痧气横行，表里充斥，当三法兼用。刮痧用油盐搽在瓷碗盖中，先刮胸前脘腹，次刮后背脊骨，又次刮手足两湾，使痧毒不致内攻。放痧要看痧筋，痧筋色青者，血毒初郁，证尚轻而易放；色紫红者，血毒已盛，证已重而难放；色黯黑者，证极重而放亦不出，或现于数处，或现于一处，必须用银针刺之，去其毒血。一放头顶百会穴，一放两太阳穴，一放印堂，一放舌下两旁，一放喉外两旁，一放双乳两旁，均须浅刺；一放两手足十指头，一放两臂腿湾，均须深刺。放尽，然后审因用药。痧因气郁者，藿香汤（杜藿香、制香附、小青皮各钱半，生枳壳、苏薄荷、青连翘各一钱，略煎数沸，稍冷服）理气避秽；痧因血结者，必胜汤（光桃仁、炒山楂、生川军、五灵脂、小青皮、赤芍各一钱，制香附钱半，川贝二钱，杜红花四分，煎十余沸，微温服）破血散结；痧因食结者，宣化饮（新会皮、大腹皮、炒麦芽、前胡各钱半，炒萝卜子三钱，小青皮一钱，先用小山楂一两煎汤代水，煎成去渣，稍温服）消食和气；痧因窍闭者，牛黄八宝丹（西黄、琥珀、辰砂、梅冰、雄精各一钱，羚角片、明乳香各三钱，犀角片钱半，各为细末，先用蜜银花、紫花地丁各二两，川贝、川连各三钱，煎胶，打糊为二丸，鲜石菖蒲叶一钱，灯芯三小帚，鲜卷心竹叶三十六枝，煎汤调下）开窍透毒；痧因斑隐者，活络透毒饮（荆芥穗、小青皮、净蝉衣各一钱，青连翘、蜜银花各钱半，炒牛蒡、紫花地丁各二钱，杜红花五分，先用活水芦笋一两，大青叶四钱，煎汤代水）解毒透斑；痧因痰壅者，清气化痰饮（光杏仁、川贝各二钱，广橘红、生枳壳、小青皮各一钱，莱菔子二钱，天竺黄三钱，白蔻末五分冲，煎成微冷服）理气消痰。至于伤寒兼痧，必先治痧，痧退后，乃治伤寒。痧类伤寒. ，轻则刮痧，重则放痧，用药以理气活血、透窍解毒为主，切忌误认伤寒，妄用辛温发汗，反助痧毒益张，慎之。张路玉著《臭毒番痧》二则，谓：触犯臭秽，腹痛呕逆，世俗以瓷器蘸油，刮其脊上，随发红斑者，俗为之痧；若感恶毒异气，腹疼肢麻，呕恶神昏，骤发黑斑，起于漠北，流入中原者，俗名番痧；欲吐不吐，欲泻不泻，干呕绞痛者，曰绞肠痧：甚或形寒肢厥，面青脉伏，或壮热神昏，面紫脉坚，此由其人素体火衰、火盛，猝中恶毒异气，俗称冷痧、热痧之别也。其病与瘴疠相似，霍乱相类。缓则尚可迁延时日，急则夕发早死。初觉先将纸捻点淬头额，即以荞麦焙燥，去壳取末三钱，冷开水调服，重者少顷再服即安。盖荞麦能炼肠胃滓秽，降气宽胸，善消浊滞，为痧毒之专药。其毒甚面黑者，急于两膝后委中穴刺出恶血，以泄毒邪。如荞麦一时莫得，或服之不应，即宜理气为先，如香苏饮加薄荷、荆芥，辛凉透表。次则避邪为要，栀子豉汤加牛蒡、生甘草，解毒和中。表热势甚，清热为急，黄芩汤加连翘、木通，分利阴阳；烦渴引饮遗溺，速清阳明，白虎汤加葱、豉。斑点深赤，毒在血分者，浓煎益母草两许，少投生蜜，冲入生莱菔汁半杯，放温恣服，散其恶血，取效最捷。此皆使毒从表化，若见烦扰腹胀，便闭脉疾，表里俱急者，急投凉膈散，使毒从下泄。世俗有用水搭肩背及臂者，有以苎麻水湿刮之者，有以瓷碗油润刮之者，有以瓷锋刺委中出血者，有以炒盐探吐者，有以冷水送下川椒数粒者，有以研生白矾冷水调服二三钱者，有以油纸点照，视背上有红点处皆淬之者，总欲使腠理开通，气血畅达之意耳。其脉多伏，即不伏亦浑浑不清，或细小紧涩，或紧劲搏指，中带促结，皆是阴匿阳伏之象，不可误认阴寒而投热药，亦勿以腹痛足冷而与温药。若见面青唇黑，脉劲搏指，厥逆喘促，多不可救。王晋三著《古方选注》，中有论痧一则，谓：痧者，寒热之湿气，皆可为患。轻则胃脘气逆，胀满作痛；甚则昏愦欲死。西北人以杨柳枝蘸热水鞭其腹，谓之打寒痧。东南人以油碗或油线，刮其胸背、手足、内胻，谓之刮痧；以瓷锋及扁针，刺舌下、指尖及曲池、委中出血，谓之鍸痧。更服神香散（公丁香、白豆蔻各七粒，为末，清汤调下。如小腹痛者加春砂仁七粒）　以治寒湿痧胀，益元散（滑石六钱、生甘草一钱、辰砂一钱，为末，每服三四钱）以治湿热痧胀，均有神功。是皆内外兼治以泄其气，则气血得以循度而行，其胀即已，非另有痧邪也。近世俗医，另立痧科，凡见腹痛胀满，烦闷不安，成谓之痧。惟欲自炫其术，反戒患家勿轻用药，殊堪捧腹。合观三论，右陶因龚云林青筋之说，而著《痧胀玉衡》，名状甚多，而痧之证治乃备；路玉分臭毒番痧为二，谓恶毒疠气，甚于秽浊；晋三辨痧即外邪骤入，阻塞其正气，气血失循行之道，而痧之病理益明。

廉勘 宋明时诸前哲，及前清国初石顽老人，痧皆作沙，其说有三：一谓溪砾中沙虱射人之毒气，一谓沙漠中恶毒之异气，一谓尘沙中臭秽之恶气。故其病有沙涨、沙秽之名，后贤以其为病，乃加“疒”焉。窃谓麻疹之俗称，亦名曰痧，未免彼痧与此痧相混，不如遵宋张季明《医说》，仍书沙证，较为典雅。若以其执沙刮沙之后，皮肤现红点或紫黑点者，故名曰痧，则凡皮肤不现痧点者，抑又何说？其实即系各区之地方病也，故又有翻挣龌龊之别名。其俗名约有百数十种，较古今风病伤寒为尤繁，类皆见形取名，并无坚义，而于病因病理，反多缺而不讲，王晋三所谓“俗医自炫其术”是也。余于沙秽一症，历经实验，三十余年来，确知沙之为病，赅夏秋杂感而统称之也。就予所见，可先分为两大端：一凡无传染性者，曰恒沙；一凡有传染性者，曰疫沙。于恒沙中，又分为湿秽、暑秽两种，再辨其所夹何邪，或夹气郁，或夹血瘀，或夹食积，或夹痰水，审其因而治之。疫沙乃一种中毒性之急证，虽证有阴阳之别，而其受恶菌之毒则一。前哲名病曰中恶，见证曰青筋，早已表明疫沙之病因病状。而王清任谓：疫邪吸自口鼻，由气管达于血管，将气血凝结。初得病时，宜即用针刺尺泽穴出紫黑血，使毒气外泄，一面以解毒活血之药治之，则更发明疫沙治法之正的矣。就余所验，外治除提刮针刺诸法外，先用飞龙夺命丹（辰砂二钱，明雄黄、灯芯灰各一钱，煅人中白八分，明矾、青黛各五分，梅冰、麻黄各四分，真珠、牙皂、当门子、硼砂各三分，西黄二分，杜蟾酥、牙硝各一分五厘，金箔三十页，十六味各研极细，合研匀，玻瓶紧收）少许，吹鼻取嚏，即嚏者轻，无嚏者重。即以阿嚰呢哑水（按：即氨溶液）搐鼻，兴奋神经。次用绛雪（辰砂、牙硝各一钱，明雄黄、硼砂各六分，煅礞石四分，梅冰、当门子各三分，金箔五页，各研极细，再研匀，治温疫急沙及牛马羊瘟，以少许点其眼。喉痹牙舌诸病、汤火金石诸伤，均搽患处）点两眼角，刺激神经。此皆开泄其血络机窍之气，为外治冲锋要法。又次用鸡子白对品生麻油入雄黄末调匀，以头发团蘸药遍擦周身，既可解毒，又除表热，此亦引毒外出之良法。若中寒阴沙，莫妙于回阳膏（生香附一钱八分，或用吴茱萸亦可，公丁香一钱二分，上桂心八分，倭硫黄五分，当门子四分，五味共研极细，每用二三分）安入脐中，外以膏药封之，一时病即轻减。惟口渴苔黄，二便俱热者，虽见肢冷脉伏，亦勿妄贴此膏，更张其焰。内治方药，虽以芳香辛散之剂，开闭逐秽，活血通气为正法，然亦有别。如猝中阴性恶毒者，莫妙于苏合香丸（苏合香、安息香、广木香各二两，犀角、当门子、梅冰、生香附、明乳香、上沉香、公丁香、冬术各一两，共研极匀，蜜丸，作二百丸，辰砂为衣，蜡匮，临用去蜡壳，薄荷灯芯汤磨汁服）及太乙紫金丹（川文蛤、山慈菇各二两，大戟、白檀香、安息香、苏合油各一两五钱，千金霜一两，明雄黄、琥珀各五钱，梅冰、当门子各三钱，十一味各研极细，再合研匀，浓糯米饮杵丸，如绿豆大，飞金为衣，每钱许，开水调下）；猝中阳性恶毒者，莫灵于诸葛行军散（西黄、冰麝、珠粉、硼砂各一钱，明雄黄八钱，火硝三分，金箔二十页，各研极细，再合研匀，每三五分，凉开水调下）及局方紫雪（金箔千页，寒水石、煅磁石、生石膏、滑石各五两，犀羚角、青木香、沉香各五钱，丁香一钱，元参、升麻各一两六钱，生甘草八钱，芒硝一两，焰硝三两，朱砂五钱，当门子一钱二分，每服三四分至一钱，新水调灌）；阴阳错杂者，莫捷于来复丹（元精石、倭硫黄、牙硝各一两，橘红、青皮、五灵脂各二钱，每服三十丸，阴阳水送下，善治上盛下虚、里寒外热、伏暑夹阴、霍乱危症），汤方则用梦隐解毒活血汤（生苡仁八钱，紫花地丁、益母草、晚蚕沙各五钱，银花、连翘各三钱，大黑木耳、鲜石菖蒲各钱半，青蒿、贯众各二钱，阴阳水煮生绿豆四两，取清汤煎药，和入生藕、茅根二汁各一瓢，或童便一杯，稍凉，徐徐服），重加桃仁四钱至五钱，以桃仁善杀小虫，小虫即洄溪所谓“败血所生之细虫”，其濂谓“桃仁去血中之微生物，神妙不可思议”也。至于附、姜、椒、桂等药，极宜审慎，应用则用，切勿妄用。观仲景用四逆汤，于既吐且利之下，紧接曰“小便不利”，重申曰“下利清谷”，何等叮咛郑重。故洄溪谓：一证不具，即当细审。况疫沙总属阳毒性多，阴毒性少，若忘其病之为毒，一见肢冷脉伏，骤进以附、姜、丁、桂之剂，恐多草率误人。盖因此等急证，往往脉候难凭，必须细查病源，详审舌苔，按其胸腹，询其二便，汇参默察，则阴阳虚实之真假，庶可得其真谛也。惟溪毒、砂虱、水弩、射工、短狐、蜮虾之类，俱能含沙射人，被其毒者，憎寒壮热，百体分解，胸痞腹痛，状似伤寒兼沙。当用酒煨大黄滴入松节油拌捣极烂，用软帛包裹，遍擦周身，其毒自解。再用地浆水调下太乙紫金丹，以肃清其痧毒，病自除根。或用角筒按入皮肉极痛处，以口吸出其沙。外用煨蒜捣膏，封贴疮口而愈。或用鸂鶒鹪鸟白毛煅灰，用松节油调匀，搽擦周身，亦可拔毒外出而痊。此于恒沙、疫沙外，另是一种虫毒之病，必照此杀虫解毒，方能收效。

第四节　伤寒兼疟　一名寒疟，俗称脾寒病

【因】外因多风寒暑湿，内因多夹食夹痰。其病有日发、间日发之殊，其证有经病、腑病、脏病之异。且必寒热往来，确有定候，方谓之疟。与乍寒乍热，一日二三度发，寒热无定候者迥异。其病新久轻重不一，全在临证者，细审病源，辨明病状之寒热虚实、病所之经络腑脏，应以温凉补泻耳。先述痎疟。

【证】痎疟因风寒而发，初起恶寒无汗，头身俱痛，继即寒热往来。发有定期，深者间日一发，极深者三日一发。发冷时形寒战栗，齿龂龂然有声，面头手足皆冷，甚则口唇指甲皆青；发冷过期，即发大热，皮肤壮热色赤，头甚痛，呼吸粗，渴欲饮冷，神倦嗜睡，或心烦懊侬。少则二三时，多则四五时，周身大汗，诸症若失。依此反复而作，累月经年，缠绵难愈。舌苔白滑而腻，甚或灰腻满布。

【脉】沉弦而迟，沉为在脏，弦迟者多寒。此《内经》所谓“邪气内薄五脏，横连膜原，其道远，其气深，故休数日乃作”也。亦即后贤所谓“三阴疟，俗称脾寒病，四日两头”是也。

【治】必先辨其胁下有块与否，无块者，脾脏积水与顽痰也。轻则清脾饮（浙茯苓六钱，川桂枝一钱，炒冬术钱半，清炙草五分，姜半夏四钱，炒广皮二钱，川朴、草果、柴胡、黄芩各一钱，小青皮八分，生姜二片，大红枣二枚，煎成，热退时服，忌酸冷油腻）送下除疟胜金丸（酒炒透常山四两，草果、槟榔、制苍术各二两，共为细末，水法小丸，外用半贝丸料为衣，每服二十丸至三十丸），温利积水，消化顽痰；重则补中益气汤加减（别直参、炙绵芪、炒冬术各钱半，清炙草八分，姜半夏三钱，炒广皮一钱，川柴胡六分，醋炒青皮七分，生姜一钱，红枣二枚）送下痎疟除根丸（炼人言八毫，真绿豆细粉一钱，巴霜九厘二毫，辰砂三分，须研极匀，至无声为度，用白蜜作二十丸，生甘草末为衣，每服一粒），温补中气，吐下顽痰。有块者，脾脏败血与陈莝也，先与十将平痎汤（酒炒常山钱半，槟榔

三钱，草果仁、春砂仁各八分，醋炒三棱、莪术、青皮、姜半夏、炒广皮各一钱，乌梅肉三分）送下鳖甲煎丸（炙鳖甲、牙硝各十二分，柴胡、炒蜣螂各六分，干姜、大黄、桂枝、石韦、川朴、紫葳、赤芍、丹皮、䗪虫、阿胶、姜半夏各五分，炙蜂房四分，射干、黄芩、炒鼠妇各三分，桃仁、瞿麦各二分，葶苈、人参各一分，以上二十三味为末，取煅灶下灰一斗，清酒一斗五升浸灰，俟酒尽一半入鳖甲于中，煮令如胶，绞取汁，纳诸药，煎为丸，如桐子大，空心服七丸，日三服），开豁痰结，攻利营血，以消疟母，疟母消，痎白除。至若风寒变疟，多发于深秋初冬；暑湿化疟，多发于夏末秋初；而痰食化疟、阴虚化疟、劳役化疟及妇人郁疟、小儿胎疟，四时皆有。惟疫疟不常有。爰将因证脉治，一一述如下。

一、风寒疟　俗称伤寒变疟，一名正疟

【因】浅者，先受风寒，继而变疟，随感随发；深者，夏伤于暑，久伏阴分，至深秋重感冷风，新邪引动伏邪而发疟。

【证】疟因风寒转变者，初起恶寒无汗，头疼身痛；继即邪传少阳，寒已而热，热已而汗，寒长热短，确有定候，胸胁痞满，呕吐黄涎。舌苔白多黄少，或两边白滑，中心灰腻。若伏暑重感冷风而发者，初起寒多热少，肢冷胁痛，渴喜热饮，饮即吐涎；继则寒热并重，或寒轻热重。舌苔白滑，略兼黄色，或灰腻色。

【脉】右浮滑，左弦紧者，《内经》所谓“先伤于寒，后伤于风，病以时作，名曰寒疟”是也。若右浮缓而滑，左沉弦而迟，《金匮》所谓“寒多者名曰牡疟”，《外台》改为“牝疟”是也。

【治】寒疟宜先与苏羌达表汤，发汗散寒；继与柴胡枳桔汤，轻剂以和解之。服一二剂后，疟发寒热并重者，则以柴芩双解汤，重剂以和解之。俟病势转轻，则用小柴胡汤，方中东参用常山二钱拌炒以截之。牝疟宜先与柴胡桂姜汤，和解温透；服后，表寒去而伏暑外溃，热重寒轻者，则以新加木贼煎清泄之，或用蒿芩清胆汤凉解之。

二、暑湿疟　俗称暑湿化疟，一名时疟

【因】《内经》谓：夏伤于暑，秋必痎疟。但暑必挟湿，当辨其暑重于湿者为暑疟；湿重于暑者为湿疟。

【证】暑疟初起，寒轻热重，口渴引饮，心烦自汗，面垢齿燥，便闭溺热，或泻不爽。舌苔黄而糙涩，甚或深黄而腻，或起芒刺，或起裂纹。湿疟初起，寒

热身重，四肢倦怠，肌肉烦疼，胸腹痞满，胃钝善呕，便溏溺涩。舌苔白滑厚腻，甚则灰而滑腻，或灰而糙腻，舌边滑润。

【脉】右弦洪搏数，左弦数者，疟因于暑，《金匮》所谓“弦数者多热”是也；若右弦滞，左沉弦细软者，疟因于湿，《金匮》所谓“沉细者湿痹”是也。

【治】暑疟，先与蒿芩清胆汤清其暑；暑热化燥者，则用柴胡白虎汤清其燥。若兼肢节烦疼者，去柴、芩，加桂枝五分以达肢；兼胸痞身重者，去柴、芩、花粉，加苍术一钱以化湿；肺中气液两亏者，去柴、芩，加西洋参钱半至二钱以益气生津。湿疟先与柴平汤燥其湿；湿去而热多寒少，胸膈满痛者，则以柴胡陷胸汤宽其胸；胸宽而热透口燥，溺短赤涩者，则以桂苓甘露饮（川桂枝二分拌飞滑石六钱，赤苓、猪苓各二钱，泽泻钱半，生晒术五分，生石膏、寒水石各研细四钱）辛通以清化之。

三、痰疟

【因】或肺胃素有痰饮，或膜原积湿酿痰，或夏令乘凉饮冷，坐卧湿地，湿郁化痰，皆能变疟。

【证】痰踞肺胃者，初起咳嗽痰多，胸痞呕吐，头目晕眩，寒从背起，热已微汗，舌苔白滑，甚则白滑厚腻；痰阻膜原者，初起胸膈痞满，心烦懊憹，头眩口腻，咯痰不爽，间日发疟，舌苔粗如积粉，扪之糙涩。

【脉】弦而滑，此《金匮》所谓“疟脉自弦”也。滑则为痰，故俗称“无痰不成疟”。

【治】必以消痰为主。在肺胃，先与越婢加半夏汤，开肺和胃；继与柴胡枳桔汤加炒川贝三钱、炒常山二钱，劫而截之。在膜原，先与柴胡达原饮，和解三焦；继与大柴胡汤加槟榔三钱，和解兼下，痰除则疟自止。惟肥人痰多者，寒战时，间有痰迷清窍，昏厥不语者，最险，急与淡姜汤调下《局方》妙香丸，开窍导痰以救之。救之稍缓，老年及小儿每多痰壅气闭而死。

四、食疟

【因】饮食不节，饥饱不常，胃气受伤而成，恣食瓜果油腻者独多。

【证】胸满腹痛，嗳腐吞酸，噫气恶食，食即呕逆，寒热交作。舌苔白腻而厚，或黄厚而腻。

【脉】右紧盛，或滑而有力，此《内经》所谓“饮食自倍，肠胃乃伤”，俗称“无食不成疟”是也。

【治】当分缓急轻重，势缓而轻者，只需柴平汤加莱菔子二钱拌炒春砂仁八分、小青皮一钱，和解兼消。不应，则求其属以消之。属于瓜果，加公丁香七支、白蔻末七分；属于油腻，加芒硝三分拌炒枳实二钱、炒山楂四钱。若羊肉积，非毛栗壳灰不能消；牛肉积非稻草灰汁不能化。食消则疟自除。若挟湿者，食虽消化，疟仍不止，则用大橘皮汤温化之；湿已化热者，则用增减黄连泻心汤清泄之。势急而重，脘腹刺痛胀闷者，必先朋备急丸（生川军末、干姜末各一钱，巴豆霜一分，共研极匀，蜜丸，如绿豆大，每服三丸。不知，更服三丸，腹鸣吐下，便愈），或吐或泻以逐之；继与/柴胡汤，益气以和解之。

五、阴虚疟　统称虚疟

【因】或素体阴虚而病疟，或久疟不愈而阴虚，然有胃阴虚、脾阴虚、肝阴虚、肾阴虚之别，当审其因而治之。

【证】胃阴虚者，申酉时寒热交作，寒轻热重，甚则但热不寒，少气烦郁，手足热甚，气逆欲呕，肌肉消烁，口渴自汗。舌苔黄燥起刺，中有直裂。脾阴虚者，间日发疟，寒热自汗。发于未时者，至丑时而热退；发于丑时者，至未时而热退。面白神馁，声微气怯，心悸肢软，肌肉消瘦，口干不思饮，饮则呕水，腹痛肠鸣。舌质粗涩，苔灰而干，或舌心虽灰，无甚苔垢。肝阴虚者，疟发间日，日暮时寒轻热重。发于申酉时者，每至寅卯时微汗而热退，身体枯瘦，头目晕眩，肢节酸痛，筋脉拘挛，腰痛溺涩，少腹胀满。舌紫而赤，甚或红如胭脂。肾阴虚者，间日发疟，先热后寒，寒短热长，发于子时者，每至午时而热方退净。腰脊酸痛，心烦口燥，两颧微红，足后跟痛，甚或梦泄遗精，两腿痿软。舌绛胖嫩，或舌黑燥而无刺。

【脉】右弦大而数者，《内经》所谓“阴气先伤，阳气独发，名曰瘅疟”是也。右弦软细弱者，《内经》所谓“病至善呕，呕已乃衰，足太阴之疟”也。左关尺弦小搏数者，《内经》所谓“腹中悒悒，小便如癃，足厥阴之疟”也。左关尺沉细虚数者，《内经》所谓“病藏于肾，冈遇大暑，或有所用力，邪气与汗皆出，名曰温疟”是也。

【治】胃阴虚疟，先与人参白虎汤加鲜石斛四钱，蔗浆、梨汁各一瓢冲，甘寒法以退其热；继与麦门冬汤加减（原麦冬三钱、西洋参二钱、生甘草八分、鲜官枣四枚、北秫米五钱、仙半夏一钱、建兰叶三钱、鲜稻穗露一两冲）甘润法以救胃阴。脾阴虚疟，先与加味何人饮（生首乌四钱，潞党参三钱，生黄芪二钱，归身钱半，新会皮、苏佩兰各一钱，煨生姜五分，大南枣二枚），敛补法以截其疟；继与补阴益气煎，滋补法以复其阴。肝阴虚疟，先与加减追疟饮（生首乌四钱、当归二钱、生白芍三钱、清炙草五分、青蒿脑钱半、生鳖甲五钱、银胡钱半、地骨皮六钱、醋炒青皮八分，井水河水合煎），清敛法以截其疟；继与四物绛覆汤加陈阿胶二钱、炙鳖甲五钱，清滋法以濡血络。肾阴虚疟，先与阿胶黄连汤加制首乌四钱、炙鳖甲五钱，清敛法以截其疟；继与坎气潜龙汤，滋潜法以复真阴。

六、劳疟

【因】中气素虚，遇劳即发，或一二月而愈，或半年一年不愈，或由禁截太早，或由口腹不慎。

【证】寒热往来，病以时作。轻则昼发，发时短而渐早；深则夜发，发时长而渐晏，或间一日而发，或间二日而发。肢冷自汗，神倦嗜卧，寒重热轻，食少便溏。舌苔白而嫩滑，或淡灰薄润。

【脉】右细软而弱，或虚大无力。多由劳役过度，饮食失节，内伤脾阳而发疟也。

【治】法当补气升阳以和解之。先与补中益气汤加减，继则健脾和胃以敛补之，四兽饮为主（别直参、炒于术、浙茯苓、姜半夏各钱半，广皮一钱，炙草六分，草果五分，乌梅二分，生姜一钱，红枣四枚）。

七、郁疟

【因】初病气郁，久必络瘀，甚则累及阳维，皆能酿变疟状。

【证】寒热如疟，发作有时，胸满胁痛，至夜尤甚，少腹胀满，便溏不爽。舌色紫黯而润，或舌边紫而苔糙白。

【脉】左弦而涩，弦为气郁，涩则血结，此络瘀在肝，肝病善作寒热也。

【治】初与清肝达郁汤疏其气；继以加减小柴胡汤通其瘀，气血调畅，寒热自除；终用四物绛覆汤，养血濡络以善其后。

八、胎疟

凡幼小及壮年，初次患疟者为胎疟，小儿尤多，绍俗通称开行（“行”音“杭”）。

【因】发于初春冬季者，风寒居多；发于夏秋之间者，暑湿居多，其中多挟痰食。

【证】先寒后热，热已而汗，发作有时，胃钝善呕。因于风寒者，怕冷无汗，头身俱痛，舌苔白薄而滑；因于暑湿者，体疼肢懈，热多烦渴，舌苔黄白相兼；挟痰食者，咳嗽痰涎，暖腐吞酸，舌苔白腻而厚，或黄厚而腻。若襁褓小孩，寒则战栗，热则气怯神昏，状如惊痫，当因时辨证，不可误认为惊痫，妄用挑法。

【脉】弦紧、弦迟者，风寒变疟也；弦洪、弦滞者，暑湿化疟也。弦滑有力者，痰凝也；弦实有力者，食积也。

【治】壮年初次病疟者，审其因而治之，方法已详前列。若小孩体更柔脆，易虚易实，选药制方，尤宜灵活。先分寒热之多少。寒多热少者，先与葱豉荷米煎加生姜一分、细芽茶二分，微发其汗以和之；继与平胃散（制苍术二分、川朴三分、广皮四分、炙草二分）加草果仁二分、炒常山二分以截之；终与冰糖乌梅汤（冰糖一钱、乌梅肉一分，用水一茶盅，浓煎半钟）甘酸养胃以善其后。热多寒少者，先与白虎汤（知母一钱、生石膏钱半、生甘草三分、生粳米三十粒荷叶包）加草果仁二分、炒常山三分，辛凉消痰以截之；继与五汁一枝煎去紫苏旁枝、生姜汁二味，加冰糖一钱，重汤炖温服，轻清甘润以补之。寒热平均者，则以半贝姜茶饮（姜半夏、川贝、生姜、细芽茶各三分，用阴阳水两茶钟，煎成一盅），温清并用以和之。次分新久。新疟先截后补，久疟先补后截，其大要也。然必要分阳分、阴分，昼发而病在阳分气虚者，肢厥汗多，则以露姜饮（别直参三分、生姜二分，用阴阳水两盅，煎成一盅，露一宿服），温补阳气以截之；病在阴分血虚者，夜热神烦，则以首乌鳖甲汤（生首乌、炙鳖甲各一钱，乌梅肉二分，冰糖八分，用雪水滚水两盅，煎成一盅，去渣温服），清滋阴血以截之。

九、疫疟

【因】大约有四：一由岚瘴蒸毒，二由阴水蕴毒，三由尸疰客忤，四由气候不正之时毒，皆能变疟。

【证】瘴毒初起，即身重迷闷，口喑不语，继即谵语狂言，或寒微热甚，或寒甚热微，胸痞腹满。舌苔灰腻满布，或白厚而腻。水毒初起，寒重热轻，胸膈满痛，揉按则漉漉有声，干呕短气，或吐清水，甚则腹痛便泄，肢冷足肿，腰重溺少。舌苔白润，或舌尖边俱黄，中夹一段白色。客忤初起，寒热日作，间有谵语，夜多噩梦，时或躁扰，心悸胆怯，多生恐怖。舌苔淡白，间夹淡灰。时毒初起，风毒则头痛怕风，始虽寒热日作，继即热多寒少，咽痛喉肿，或发痄腮，或发红痧，或发赤瘢。舌苔白薄，边尖红燥。秽毒则头重腹痛，胸脘痞满，恶心欲呕，腹痛闷乱，寒热交作，不甚分明。舌苔黄白相兼，或夹灰腻。

【脉】右寸伏，两关弦滑者，此由天气炎热，山气霉蒸，猝中岚瘴之毒也；双弦而缓，甚则弦迟者，此由水气郁遏，阳气受困，内伤阴凝之毒也；乍大乍小，乍数乍疏者，此由素性属阴，胆气不壮，猝被客忤，俗称"夜发为鬼疟者"是也；两手浮弦而数者，此手太阴与足少阳经同受风毒也；两手弦细而缓者，此手太阴与足太阴经同受秽毒也。

【治】瘴毒先与《局方》妙香丸，宣窍导痰以醒其神；继与藿香正气汤调冲紫金片（文蛤四钱，毛慈菇二钱五分、辰砂、腰黄各二钱，红牙大戟、千金霜各一钱八分，苏合香一钱，冰片五分，当门子三分，各研细末，再同研极匀，米糊印成小片，晒燥，瓷瓶密藏，每服三分至五分，极重一钱），避瘴解毒以除其疟；终用柴平汤合除疟胜金丸，化湿泄热以芟其根。水毒先与苓术二陈煎，化气利水以解阴毒；继与柴平汤加炒常山二钱、草果仁八分，温中涤涎以截其疟；终与香砂二陈汤，芳淡温化以和胃气。客忤先与苏合香丸（苏合香、安息香、广木香各二两，犀角、麝香、梅冰、香附、乳香、沉香、丁香、冬术各一两，共研极匀，蜜丸，作二百丸，以辰砂一两为衣，蜡匮。此从王晋三新定），辛香开发以除邪；继与温胆汤加减（淡竹茹三钱，姜半夏二钱，炒广皮钱半，辰茯神、青龙齿、左牡蛎各四钱，川桂枝、清炙草各五分，紫金片三分，烊冲），辛通镇摄以壮胆。若时毒由于厉风者，则以荆防败毒散加减（荆芥、防风、薄荷、连翘、牛蒡各三钱，柴胡、前胡各钱半，羌活、独活各一钱，橘红、枳壳、桔梗各二钱，紫金片、生甘草各一钱，研粗末，每服七钱，开水泡取清汤，随漱随咽，日二服，夜二服），辛散风毒以解表。瘢痧尚未尽透者，急与透瘢解毒汤（连翘、薄荷、炒牛蒡各二钱，蝉衣一钱，淡豆豉二钱，鲜葱白二枚切，大青叶、鲜桑叶脑头各四钱，先用野菰根二两、鲜西河柳三钱煎汤代水），宣经透络以提瘢。瘢痧透净，津气受伤者，则以人参白虎汤加鲜生地一两、鲜石斛四钱、鲜茅根八钱，大生津液以善后。由于臭秽者，先与藿香正气汤加紫金片，芳香避秽以解毒，毒解秽除；继与香砂二陈汤加炒谷麦芽，温和胃气以善后。

秀按 俞君审因辨证，对症施治，可谓知无不言，言无不尽，治疟一道，殆无遗蕴。至若截疟以常山、草果最效，半贝丸（生半夏、生川贝各三钱，研细，姜汁捣匀为丸，每服三厘至五厘，生熟汤送下）亦验。若三阴老疟，痎疟除根丸如神。截止后，仍须服药以调理之，庶免复发增重。

廉勘 前哲皆谓疟不离乎少阳，故治疟皆遵仲景法，多用小柴胡汤加减，执死法以治活病，学识如张景岳、徐灵胎、魏玉横诸公，尚犯此弊，何论其他？岂知叶天士先生早经申明，谓：疟之为病，因暑挟痰食而发者居多。初起必胸膈不宽，呕吐不食，岂非食物停滞而为痰乎？即久疟不已而成疟母，亦多因顽痰与瘀血互结为患。大方疟证，须分十二经，与咳证相等。幼稚患疟，多因脾胃受病，乃幼科多以小柴胡去参，或加香薷、葛根之属。适犯张凤逵《治暑全书》曰：柴胡劫肝阴，葛根竭胃汁，致变屡矣。后贤学博如张千里，亦谓：江浙人病多挟湿，轻投柴葛提剂，瞑眩可必，获效犹赊。叶氏忌用，实阅历之言；徐氏妄评，乃拘泥之说。刘河间所以有"古法不可盲从"之激论也。医学渊博如王孟英亦谓：疟疾本是感证，不过轻于伤寒耳。近世南方正伤寒少，温热暑湿之病多；疟亦正疟少，时疟多。温热暑湿，既不可以麻桂正伤寒法治之，时疟岂可以小柴胡正疟法治之哉！必当辨其为风温、为湿温、为暑热、为伏邪，仍以时感法清其源耳。执是三说以观之，柴胡治疟之流弊，信而有征。故予治疟，多遵叶法，凡夏秋之间，先辨暑与湿。暑疟多燥，其治在肺，桂枝白虎汤为主；湿疟多寒，其治在脾，藿香正气散加减；暑湿并重，治在脾胃，桂苓甘露饮加减。若兼痰多者，加半夏、川贝；食滞者，加枳实、青皮，屡投辄验。间有不验者，则用除疟胜金丸以截之，或用金鸡纳霜丸以劫之，亦多默收敏效。久疟则明辨气血阴阳。阳虚气馁者，四兽饮为主；阴虚血热者，青蒿鳖甲汤加桑叶、首乌、乌梅。疟母则用活血通络汤送鳖甲煎丸，外贴鳖苋膏。信任持久者，亦收成绩。其余诸疟及伤寒转疟，悉遵俞氏成法，奏功亦速。

第五节 伤寒兼疫 一名时行伤寒，通称寒疫

【因】春应温而反寒，夏应热而反凉，感而为病，长幼率皆相似，互相传染。其所以传染者，由寒气中或挟厉风，或挟秽湿。病虽与伤寒相类，而因则同中有异。

【证】初起头疼身痛，憎寒壮热，无汗不渴，胸痞恶心，或气逆作呕，或肢懈腹痛。舌苔白薄，甚或淡灰薄腻。若传里后，亦有口渴便闭，耳聋神昏者，舌

苔由白而黄，由黄而黑。

【脉】左略紧，右弦缓。

【治】春分后挟厉风而发，头疼形寒独甚者，苏羌达表汤加鲜葱白三钱、淡香豉四钱，辛温发表；秋分前挟秽湿而发，身痛肢懈独甚者，藿香正气汤加葱、豉，辛淡芳透。均加紫金片以解毒。如有变证，可仿正伤寒传变例治之。

秀按 时行寒疫，俞君区别挟厉风、挟秽湿两因，按时求原，对症立方，确有见地。若其人素体阳虚，外寒直中阴经，陡然吐利腹痛，肢冷筋吊者，则为时行中寒，应仿阴证伤寒例治之。以予所验，寒疫多发于四、五、六、七四个月。若天时晴少雨多，湿令大行，每多伤寒兼湿之证，藿香正气汤加葱豉紫金片，汗利兼行，避秽解毒，确是对病真方。若寒挟厉风，邪气独盛于表，而里无伏热者，则活人败毒散，每用三四钱，葱豉汤泡服，亦奏肤功。即圣散子治寒疫，其功亦著。

廉勘 春应温而反寒，夏应热而反凉，感此非时之寒为寒疫：秋应凉而反热，冬应寒而反温，感此非时之暖为温疫。此皆四时之常疫也，通称时疫。近世寒疫少，温疫多，医者尤宜注意。前哲吴坤安曰：治时疫，当分天时寒暄燥湿，病者虚实劳逸，因症制宜，不可执泥。如久旱天时多燥，温疫流行，宜清火解毒，忌用燥剂；久雨天时多湿，民多寒疫，或兼吐泻，宜燥湿散寒，忌用润剂。此治时疫之正法也。

第六节　风温伤寒　　一名风温兼寒，俗称风寒包火

【因】伏气温病，感冷风搏引而发，或天时温暖，感风寒郁而暴发。一为伏气，一为新感，病因不同，病势亦轻重迥异。

【证】冷风引发伏温者，初起必头疼身热，微恶风寒；继则灼热自汗，渴不恶寒，咳嗽心烦，尺肤热甚；剧则鼻鼾多眠，语言难出，状如惊痫，手足瘛疭.面若火熏。舌苔初则白薄，边尖红燥，继即舌赤苔黄，甚或深红无苔。风寒搏束温邪者，初起头痛怕风，恶寒无汗；继即身热咳嗽，烦渴自汗，咽痛喉肿。舌苔白燥边红，甚则白燥起刺，或由白而转黄。

【脉】右寸浮洪，左弦缓者，此新感引动伏气，仲景所谓“发汗已，身灼热者，名曰风温”是也；甚则寸尺浮洪，且盛而躁，乃外风引动内热，仲景所谓“伤寒七八日不解，时时恶风，舌上干燥，大渴而烦，欲饮水数升者，热结在里，表里

俱热”是也；若右浮数，左弦紧，乃外寒束搏内热，仲景所谓“心烦口渴，背微恶寒者”是也；发汗后，脉转浮洪有力，仲景所谓“服桂枝汤大汗出后，大烦渴不解，脉洪大者”是也。

【治】冷风引发伏热，先与葱豉桔梗汤，轻清疏风以解表；继与新加白虎汤，辛凉泄热以清里，里热大盛，已见风动瘛疭者，速与羚角钩藤汤，甘成静镇以熄风：终与人参白虎汤加鲜石斛、梨汁、蔗浆等，甘寒救液以善后。若风寒搏束内热，先与新加三拗汤，减轻麻黄，重加牛蒡，微散风寒以解表；继与连翘栀豉汤加嫩桑芽、鲜竹叶，轻泄温邪以清里。其问痰多者加淡竹沥两瓢、生姜汁两滴和匀同冲；食滞者加生萝卜汁两大瓢、枳实汁两小瓢和匀同冲；见疹者加炒牛蒡三钱、活水芦笋一两；喉痛者，加金果榄一钱、安南子三枚、制月石五分，吹加味冰硼散（冰片一分，硼砂一钱，风化硝、山豆根、青黛、胆矾、牛黄各二分，吹喉最效。如痰涎壅塞，以鹅翎蘸桐油和皂荚末少许探吐；喉已成痈者，以喉针刺患处流脓，脓净自愈），总以肃清肺胃为要法。

秀按 风温四时皆有，惟春为甚。新感从口鼻而内袭三焦，伏气多匿于膜原，或内舍于营，二证属于肺胃者，照俞君按证施治，自能奏效。若邪伏膜原，初用微发其汗后，风寒之表邪虽解，而膜原之伏邪，尚欲出而不能遽出，证必寒热如疟，胸膈痞满，心中懊侬，呕吐不食。速用柴胡达原饮开达膜原，使伏邪外溃，热从外透。此时辨其为燥热，则用新加白虎汤，辛凉甘寒以清泄之；为湿热，则用增减黄连泻心汤，苦辛淡渗以清利之。如有下证，辨其轻重缓急，酌用诸承气法引而竭之。若内舍于营，证较膜原伏邪为尤急，初用葱豉桔梗汤辛凉发汗后，表邪虽解，暂时热退身凉，而胸腹之热不除，继即灼热自汗，烦躁不寐，神识时清时昏，夜多谵语，脉数舌绛，甚则肢厥脉陷，急宜清透营热，使伏热转出气分，气宣卫泄，或从疹瘫而解，或从狂汗而解。轻则玳瑁郁金汤，重则犀地清络饮，皆可选用；剧则紫雪品行军散，历验如神。

廉勘 伏温自内发，风寒从外搏，而为内热外寒之证者，予治甚多。重则麻杏石甘汤加连翘、牛蒡、桑叶、丹皮；轻则桑菊饮加麻黄，惟麻黄用量极轻，二分至三分为止，但取其轻扬之性，疏肺透表，效如桴鼓。奈吴鞠通，温病初起恶风寒者，主用桂枝汤解肌，岂知桂枝辛热灼营，温病忌用。洄溪批叶案云：风温证服桂枝、生姜，必吐血，甚则失音。吴氏岂未之见耶？宜乎梦隐讥其诬圣误世也。鞠通又谓：温病忌汗，最喜解肌。予读《伤寒论》“病人脏无他病”条：发汗则愈；“病常自汗出”条：须发其汗则愈，并主桂枝汤。可见桂枝汤是风寒发汗之剂，非外寒搏内热之剂也。王大昌谓“鞠通《温病条辨》一书，以桂枝汤为治温首方”，更属可议，洵不诬焉。

第七节　风湿伤寒

即风寒湿三气合而成痹，故通称痹证，《伤寒论》总名湿痹，风胜者名风湿，寒胜者名寒湿

【因】先伤于湿，复兼风寒。但伤湿须分内外：湿从外受者，多由于居湿涉水，汗雨沾衣；湿从内伤者，多由于恣饮茶酒，贪食瓜果。《内经》通称曰“痹”，又分其同中之异，有行痹、着痹、痛痹三种，实则皆风寒湿三气所袭，流注经络而成。

【证】湿痹则一身重痛，关节尤疼，肢体则麻木不仁，头痛恶寒，身热心烦，小便不利，大便反快。风湿多伤在上，肩背麻木，手腕硬痛，头重鼻塞，恶风微汗，一身痛无定处；寒湿多伤在下，腿脚木重，足膝疼酸，状如石坠，怕冷无汗，一身痛有定处，在皮则顽不自觉，在肉则四肢不仁，在筋则屈而不伸，在脉则血凝不流，在骨则重而不举。湿胜则舌多白滑而腻，风胜则舌多白薄而润，寒胜则舌多白滑而淡。

【脉】沉濡而细者，《内经》所谓“湿气胜者为着痹”，《伤寒论》所云“湿痹之候”也；浮濡弦缓者，《内经》所谓“风气胜者为行痹”，《伤寒论》所云“风湿相搏”是也；沉濡弦迟者，《内经》所谓“寒气胜者为痛痹”，《伤寒论》所云“中寒湿”是也。

【治】着痹燥湿为君，佐以祛风散寒，藿香正气汤加羌活、防风各钱半；行痹疏风为君，佐以散寒燥湿，桂枝橘皮汤加制川乌五分、制苍术一钱；痛痹散寒为君，佐以祛风渗湿，苏羌达表汤加酒炒延胡、全当归各钱半。此为三痹分治之法。有时独用苏羌达表汤加川桂枝、光桃仁各钱半，小活络丹（制川乌、制草乌、制南星各六两，明乳香、净没药、干地龙各二两二钱，刨花水为丸，每丸约重一钱，轻服一丸，重服二丸，烧酒磨汁冲服）用流水、陈酒各半煎服。此为三痹合治之法。凡新病在皮肌血脉者，已历验不爽矣。若留连筋骨，久而不痛不仁，手足瘫痪者，必要壮筋健骨为君，佐以活血行气，蠲痹防痿汤（煅透羊胫骨二钱、

炙酥虎胫骨一钱、酒炒透蹄筋一钱、盐水炒杜仲三钱、酒炒川断二钱、炙去毛狗脊二钱、制淮牛膝三钱、骨碎补六钱、生黄芪一两、全当归三钱，酒、水各半煎服）调下一粒金丹，番木鳖煨去油、五灵脂、制草乌、干地龙、芸香各一两五钱，明乳香、净没药、当归各七钱五分，当门子二钱五分，陈京墨一钱五分烧烟尽，各研细末，再合研匀，糯米糊为丸，如鸡头子大，每服一丸，极重二丸，药汤化下，或温酒磨下，久服庶可收功。

秀按 风湿伤寒，一田野间俗名耳。俞君遵守经旨，因症施治，精切不磨，洵不愧积学之老名医也。但此证新而轻浅，能任辛散香燥者，极易奏功。予曾用五苓散加羌防治着痹，桂枝汤加二乌治行痹，麻黄汤加术附治痛痹，效如桴鼓。若久而深重，血瘀化火，液郁化痰，皮肤不荣，经络时疏，大筋软短，小筋弛长，手足麻痹，骨痿于床者，最难奏效。俗谓“痛风易治，木风难医”，真阅历之谚也。惟有用《外台》竹沥汤，化下丹溪神效活络丹，生津涤痰，活血通络，以渐取效。间服史国公酒，养血祛风，舒筋活络。一面嘱病家访求善针者，七日一针，二七一针，以疏通其脉络，内外并治而已。

廉勘 “痹”误作“痺”，肢体失其感觉，重着而不能移动也。风寒湿三气固可合成，即风湿热三气亦可合成。初病侵袭经气，继必留连血络，终则残害脑筋。故其证始而痛，继而痹，终而痿。痛尚易治，《内经》论行痹、痛痹，后世皆称为痛风，以活血祛风，宣通经隧为首要，羌防行痹汤为主（羌活、防风各一钱，秦艽、川断各二钱，威灵仙、全当归各二钱，明乳香、净没药、杜红花各五分，先用童桑枝、青松针各一两，煎汤代水。顾松园经验方），古歌所谓“治风先治血，血行风自灭”也。若肩背腰腿及周身疼痛，痛有定处，重着不移者，寒凝血瘀也，以通瘀散寒，宣通络脉为正法，身痛逐瘀汤加减（全当归、光桃仁、络石藤各三钱，片姜黄、杜红花、川芎各八分，淮牛膝、五灵脂酒炒、虎头蕉、秦艽各钱半，清炙草七分。王清任经验方），化下续命丹（小活络丹原方加羌活、天麻、僵蚕各二两，白附子、全蝎、辰砂、雄黄、轻粉各一两，片脑钱半，当门子一钱二分五厘，同研细末，后入冰麝研匀，糯米粉糊丸，每丸计重五分，蜡匮。一名神授保生丹，较小活络丹功用尤宏，轻服一丸，重服二丸）。外用冯了性酒遍擦周身痛处（用洋绒布浸擦），内外并治，屡收敏效。失治则风寒外邪、络瘀内伤均从热化，凡辛散风寒燥烈药皆忌，曾用俞氏五汁一枝煎合清宣瘀热汤（活水芦笋、鲜枇杷叶各一两，旋覆花三钱包，新绛钱半，青葱管二寸切，广郁金汁四匙冲。常熟曹仁伯经验方），历治多验。若着痹，世皆称麻木不仁，俗称“木风”，较痛风已进一层，由络瘀压迫脑筋，脑筋将失觉动之能力，丹溪翁所谓“麻是气虚，木是湿痰瘀血”是也，初用除湿蠲痹汤加减（杜苍术、赤苓各二钱，生于术、泽泻、广皮各钱半，川桂枝八分，拌研滑石四钱包，淡竹沥三瓢，姜汁三滴，和匀同冲，先用酒炒桑枝、青松针各一两，煎汤代水。林义桐经验方）调下小活络丹一二丸。如已湿郁化热，留滞关节肢络，当用防己苡仁汤（酒炒木防己、杜赤豆、川萆薢、大豆卷、绵茵陈各三钱，晚蚕沙四钱包，制苍术、宣木瓜各八分，川柏五分，木通一钱，先用生苡仁、酒炒桑枝各一两，煎汤代水。耶溪胡在兹验方）送下桃仁控涎丹（桃仁泥、煨甘遂、制大戟、白芥子各一两，姜汁、竹沥捣糊为丸，如桐子大，每服七丸至十丸。《丹溪心法》附余方），峻逐湿热痰瘀，宣经隧以通络脉。外用电气疗法，以催促血行，刺激脑筋，屡收全效。至已由痹而痿，四肢瘫痪，则神经麻痹，全失知觉运动之作用。长沙虽有“经热则痹，络热则痿”之说，然有上下左右之别。凡上截瘫、右肢瘫者，多属阳虚阴凝，每用清任补阳还五汤，送下人参再造丸；下截瘫、左肢瘫者，多属阴虚络热，每用仲淳集灵膏，或用四物绛覆汤，送下顾氏加味虎潜丸，间用河间地黄饮子去萸、味、桂，或用鞠通专翕大生膏。外治仍用电气疗法，亦可十愈五六。

第八节　湿温伤寒　一名湿温兼寒

【因】伏湿酝酿成温，新感暴寒而发，多发于首夏、初秋两时。但湿温为伏邪，寒为新邪，新旧夹发，乃寒湿温三气杂合之病，与暑湿兼寒，暑湿为伏气，寒为新感者，大同小异。惟湿温兼寒，寒湿重而温化尚缓；暑湿兼寒，湿热重而寒象多轻。

【证】初起头痛身重，恶寒无汗，胸痞腰疼，四肢倦怠，肌肉烦疼，胃钝腹满，便溏溺少。舌苔白滑，甚或白腻浮涨。

【脉】右缓而滞，左弦紧。此湿温兼寒，阻滞表分上中气机，足太阳与足太阴同病也。

【治】首宜芳淡辛散，藿香正气汤加葱、豉，和中解表，祛其搏束之外寒；次宜辛淡疏利，大橘皮汤加川朴钱半、蔻末六分冲，宣气利溺，化其郁伏之内湿。

寒散湿去，则酝酿之温邪无所依附，其热自清；即或有余热未清者，只需大橘皮汤去苍术、官桂，加焦山栀、绵茵陈各三钱，以肃清之，足矣。余详“伤寒传入太阴火化”条。

秀按 湿温兼寒，与伤寒兼湿证，大旨相同。须从湿未化热与湿已化热，及有无夹痰夹食，随证酌治，庶免贻误。

廉勘 湿温兼寒，有发于首夏梅雨蒸时者，有发于仲秋桂花蒸时者。一则防有春温伏热，一则防有夏暑内伏，其因虽有温暑之不同，而潜伏既久，酝酿蒸变，无一不同归火化。又加以外寒搏束，往往郁之愈甚，则发之愈暴，全在初起一二日。藿、朴、葱、豉，疏中发表，使寒湿从微汗而泄；蔻、苓、滑、通，芳透淡渗，使湿热从小便而泄，汗利兼行，表里双解，自然寒散湿开，伏热外达，易于措手。继辨其湿多热少，侧重太阴，用苦辛淡温法；热多湿少，侧重阳明，用苦辛淡凉法；湿热俱多，则太阴阳明并治，当开泄清热，两法兼用。其法已详于“伤寒兼湿”勘语中，兹不赘。

第九节　春温伤寒　一名客寒包火，俗称冷温

【因】伏温内发，新寒外束，有实有虚。实邪多发于少阳膜原，虚邪多发于少阴血分阴分。当审其因而分为少阳温病、手少阴温病、足少阴温病，以清界限。

【证】膜原温邪，因春寒触动而发者，初起头身俱痛，恶寒无汗；继即寒热类疟，口苦胁痛；甚则目赤耳聋，膈闷欲呕；一传阳明而外溃，必灼热心烦，大渴引饮，不恶寒，反恶热，甚或神昏谵语，胸膈间瘢疹隐隐，便闭溺涩。舌苔初则糙白如粉，边尖俱红，或舌本红而苔薄白；继即舌红起刺，中黄薄腻；甚或边红中黄，间现黑点。若温邪伏于少阴，新感春寒引发者，在血分，初虽微恶风寒，身痛无汗，继即灼热自汗，心烦不寐，或似寐非寐，面赤唇红，手足躁扰，神昏谵语，或神迷不语，或郑声作笑；内陷厥阴肝脏，状如惊痫，时时瘛疭，四肢厥逆，胸腹按之灼手。舌苔初则底红浮白，继即舌色鲜红，甚则紫绛少津。在阴分，初起微微恶寒，身痛无汗相同，惟面多油光，尺肤热甚，口干齿燥，烦躁狂言，腰疼如折，小腹重痛，男则梦泄遗精，女则带下如注，小便赤涩稠黏，状如血淋；兼厥阴肝病，气上撞心，时时欲厥，厥回则痉，痉后复厥，筋惕肉瞤，甚则两目上视，或斜视，舌卷囊缩。舌苔初则紫绛而圆；继即胖嫩，根黄黑；终则深紫而

赤，或干或焦，甚则紫而干晦，色如猪腰。

【脉】左弦紧，右弦滑而数，此外寒搏内热，《内经》所谓“冬伤于寒，春必病温”，《伤寒论》所云“太阳病发热而渴，不恶寒者为温病，俗称冷温”是也；若右洪盛而躁，左反细弦搏数，此《内经》所谓“冬不藏精，春必病温，病温虚甚死”，亦即喻西昌所谓“既伤于寒，且不藏精，至春同时并发”是也。

【治】膜原伏邪，由春感新寒触发者，法当辛凉发表，葱豉桔梗汤，先解其外寒。外寒一解，即表里俱热，热结在里，法当苦辛开泄，柴芩清膈煎，双解其表里之热。如热势犹盛，瘢疹隐隐者，新加白虎汤，更增炒牛蒡、大青叶各三钱，速透其瘢疹。瘢疹透后，但见虚烦呕恶，心悸不寐者，尚有痰热内扰也，只需蒿芩清膈煎去广皮，加北秫米三钱、辰砂染灯芯三十支，轻清以息其余热。如瘢疹既透，依然壮热谵语，大便闭结，溺赤短涩而浊者，热结小肠火腑也，急与小承气汤去川朴，加川连、木通各一钱，清降其小肠之热结，则二便利而神清矣。兼胸闷痰多者，陷胸承气汤加益元散四钱包、淡竹叶二钱，峻下之。下后热退身凉，则以《金匮》麦门冬汤（原麦冬、北秫米各三钱，西洋参、仙半夏各一钱，生甘草六分，大红枣二枚）加生谷芽一钱、广橘白八分，养胃阴，醒胃气，以善其后。若少阴伏气温病，骤感春寒而发者，必先辛凉佐甘润法，酌用七味葱白汤、加减葳蕤汤二方，以解外搏之新邪；继进甘寒复苦泄法，酌用犀地清络饮、导赤清心汤二方，以清内伏之血热。如兼痰迷清窍，神识昏蒙者，急与玳瑁郁金汤，以清宣包络痰火。服后如犹昏厥不语，急用犀羚三汁饮，以清宣心窍络痰瘀热，调下至宝丹，或冲入牛黄膏，其闭自开。开达后，如肝风内动，横窜筋脉，手足瘛疭者，急用羚角钩藤汤，熄肝风以定瘛疭。惟阴分伏热，热入精室，较热入血室为尤深。欲火与伏火交蒸，转瞬间阴竭则死，俗称夹阴温病，即属此证，切忌妄与发表，亟亟清里救阴，陶氏逍遥汤（丙洋参、知母各三钱，鲜生地一两，辰砂五分拌包飞滑石三钱，生甘细梢八分，韭根白两枚，两头尖四十粒盐水略炒包煎，先用犀角一钱，青竹皮一两，煎汤代水。小便点滴痛甚者，加杜牛膝三钱、当门子三厘冲）急泻其交蒸之火，以存阴液；继与加味知柏地黄汤（知母三钱，川柏五分，萸肉一钱，山药、浙苓各三钱，丹皮、泽泻各钱半，犀角汁、童便各一杯冲，先用熟地八钱，切丝泡汤代水煎药），滋阴降火，以交济心肾，后与甘露饮加减（淡天冬、提麦冬各二钱，生地、熟地各四钱，藿石斛三钱，生玉竹四钱，炒橘白八分，建兰叶三钱），终与坎气潜龙汤，滋填任阴，以镇摄浮阳。如已液涸动风，急与阿胶鸡子黄汤，育阴熄风，以平其瘛疭。然虚惫至此，亦多不及救，即幸而获救，不过十救一二而已。

秀按 春温兼寒，初用葱豉桔梗汤，辛凉开表，先解其外感，最稳。若不开表，则表寒何由而解。表寒既解，则伏热始可外溃。热从少阳胆经而出者，多发疹点，新加木贼煎加牛蒡、连翘以透疹；热从阳明胃经而出者，多发癍，新加白虎汤加牛蒡、连翘以透癍。疹癍既透，则里热悉从外达，应即身凉脉静而愈。若犹不愈，则胃肠必有积热，选用诸承气汤，急攻之以存津液，病多速愈。此伏气春温实证之治法也。若春温虚证，伏于少阴血分阴分者，其阴血既伤，肝风易动，切忌妄用柴、葛、荆、防，升发其阳以劫阴。阴虚则内风窜动，上窜脑户，则头摇晕厥；横窜筋脉，则手足瘛疭。如初起热因寒郁而不宣，宜用连翘栀豉汤去蔻末，加鲜葱白、苏薄荷，轻清透发以宣泄之，气宣热透，血虚液燥，继与清燥养营汤加野菰根、鲜茅根，甘凉濡润以肃清之。继则虚多邪少，当以养阴退热为主，如阿胶黄连汤之属，切不可纯用苦寒，重伤正气。此伏气春温虚证之治法也。俞君分清虚实，按证施治，于虚证侧重热入精室，尤治下虚之要着。虽然，夹阴伤寒，已为难治；夹阴温病，更多速死。全在初诊时，辨证确实，用药精切，心思灵敏，随机策应，庶可急救此种危证也。

廉勘 春温兼寒，往往新感多，伏气少。每由春令天气过暖，吸受温邪，先伏于肺，猝感暴寒而发。叶先生所谓"温邪上受，首先犯肺"是也。初起时头痛，身热，微恶寒而无汗者，仿张子培法，银翘散略加麻黄，辛凉开肺以泄卫，卫泄表解，则肺热外溃；气分化燥，不恶寒，反恶热，咳嗽烦渴，小便色黄，须展气化以轻清，叶氏荷杏石甘汤加味（薄荷、杏仁、石膏、生甘草、桑叶、连翘、栝蒌皮、焦栀皮）；乍入营分，神烦少寐，脉数舌红，犹可透营泄热，仍转气分而解，叶氏犀地元参汤为主（犀角、鲜生地、元参、连翘、桑叶、丹皮、竹叶心、石菖蒲）；入血，即舌深绛，目赤唇焦，烦躁不寐，夜多谵语，甚或神昏不语，就恐耗血伤心，直须凉血泻火，陶氏导赤泻心汤加减（川连、犀角、鲜地、赤芍、丹皮、子芩、西参、茯神、知母、麦冬、山栀、木通、益元散、灯芯）。昏厥不语者，加至宝丹，或王氏新定牛黄清心丸，幽香通窍，开内闭以清神识。此泄卫清气，透营凉血，皆使上焦之邪热，从外而解；若不从外解，必致里结胃肠，辨其症之轻重缓急，选用俞氏诸承气法，参酌而下之。若伏气春温，其热自内达外，表里俱热，故最多三阳合病，俞氏葱豉桔梗汤加知母、黄芩，两除表里之热；继则表热微而里热者，又宜酌用诸承气法，苦寒之剂以泻之。下后，若表里俱虚，液燥烦渴者，重则用张氏竹叶石膏汤，轻则用顾氏八仙玉液，清虚热以生津液。虽然春温发于三阳者宜治，发于三阴者难治，究其所因，或因酒湿伤脾，或因郁怒伤肝，或因色欲伤肾，皆正气先伤，伏邪乘虚而发。若酒湿伤脾，脾为输津运液之脏，病多湿遏热伏，液郁化痰之证；郁怒伤肝，肝为藏血濡络之脏，病多气滞血结，络郁化火之证，犹属虚中夹实，其人气血尚可支持者，犹可措手；若色欲伤肾者多死，盖冬不藏精者，东垣所谓"肾水内亏，孰为滋养，相火内燃，强阳无制"也。惟大剂养阴，佐以清热，如俞氏治阴分伏热诸方法，随其对证者选用，或可十中救二三也。

第十节　热证伤寒　一名热病伤寒，世俗通称寒包火

【因】伏热将发，新寒外束。然发在夏至以前者为瘅热，多由于暴寒而发；在夏至以后者为热病，多由于伤暑而发。古人仍以伤寒称之者，谓其初受病时，皆寒气郁伏所致耳，全在临证者先其所因，明辨其兼寒与兼暑二端，别其为热病兼寒、热病兼暑，分际自清。

【证】热病兼寒者，初必先淅然厥起，微恶风寒，身热无汗，或汗出而寒，头痛不堪，尺肤热甚；继即纯热无寒，心烦恶热，口渴引饮。热极烁阴，则耳聋目昏，颧赤唇焦，口干舌烂，咳逆而衄，或呕下血，或发呃忒，或腰痛如折，前阴出汗，或泄而腹满；热极动风，则手足瘛疭，口噤齿龄，由痉而厥，溺赤涩痛，大便燥结。舌苔初则黄白相兼，继则纯红苔少。热病兼暑者，一起即发热身痛，背微恶寒，头痛且晕，面垢齿燥，大渴引饮，心烦恶热，瘫疹隐隐。烦则喘喝，静则多言，甚则谵语遗溺，大便或闭或泻，泻而不爽。其余变症，与前相同。舌苔纯黄无白，或干黄起刺，或黄腐满布，或老黄带灰黑，甚或鲜红无苔，或紫红起刺，或绛而燥裂，或深紫而赤，或干而焦，或胖而嫩。

【脉】左浮紧，右洪盛，紧为寒束于外，洪盛则热结于内，此《内经》所谓"冬伤于寒，春生瘅热"，亦即石顽所云"热病脉见浮紧者，乃复感不正之暴寒，搏动而发"也；若左盛而躁，右洪盛而滑，躁则血被火逼，盛滑则伏热外溃，此《内

经》所谓“尺肤热甚，脉盛躁者病温，盛而滑者病且出”也，亦即石顽所云“后夏至日为热病，乃久伏之邪，随时气之暑热而勃发”也。

【治】热病兼寒，必先解其热以出其汗。轻则葱豉桔梗汤，加益元散三钱包煎，青蒿脑二钱；重则新加白虎汤，加鲜葱白三枚切，淡香豉四钱，使表里双解，或汗或瘖，或疹或瘢，一齐俱出。如犹谵语发狂，烦渴大汗，大便燥结，小便赤涩，咽干腹满，昏不识人者，急与白虎承气汤，加至宝丹，开上攻下以峻逐之。如已风动痉厥者，急与犀连承气汤，加羚角、紫雪，熄风宣窍以开逐之。若热病兼暑，必先清其暑以泄其热，初以新加白虎汤为主：继则清其余热以保气液，竹叶石膏汤加减；终则均须实其阴以补其不足。如肺胃阴虚，余热不清，虚羸少气，气逆欲吐者，竹叶石膏汤，加竹茹茅根主之（鲜淡竹叶、冰糖水炒石膏各二钱，仙半夏一钱，原麦冬三钱，西洋参钱半，生甘草八分，生粳米三钱包煎）；咳逆鼻衄者，去半夏，加鲜枇杷叶一两去毛抽筋，鲜生地六钱去皮，地锦五钱：舌烂呕血者，加经霜西瓜翠三钱、生蒲黄一钱、制月石三分、鲜生地汁两瓢冲：呃逆者，加广郁金汁四匙分冲，枇杷叶一两去毛筋炒微黄，青箬叶三钱；如脾阴既虚，累及脾阳，气弱肢软，泄而腹满，或便血面白者，补阴益气煎，加煨木香、春砂仁各六分盐水炒香：如肝阴大亏，血不养筋，筋脉拘挛，甚则手足瘛疭，头目晕眩者，阿胶鸡子黄汤主之；如心肾两亏，颧赤，耳聋，舌绛，心悸，神烦不寐，腰痛如折，前阴出汗，时欲晕厥者，坎气潜龙汤主之。阴复则生，阴竭则死。

秀按　大热证首伤气血，气分燥热，烦渴大汗，脉洪舌黄者，以长沙白虎汤为主。兼风，加桑叶、薄荷；兼寒，加葱白、豆豉；兼暑，加青蒿、香薷；兼湿，加苍术、川朴。气虚液枯者，加人参、麦冬；血虚火旺者，加鲜地、丹皮；痰多气滞者，加半夏、橘红；络痹筋挛者，加羚角、桂枝；火旺生风者，加犀、羚、桑、菊；火实便闭者，加芩、连、硝、黄。惟食积化火，宜用大黄；湿热化火，宜用清宁丸，均忌石膏，苟非四大俱全（大渴、大烦、大汗、右手脉大），白虎汤切不可用。血分火烁，烦躁谵语，脉数舌绛者，以千金犀角地黄汤为主。兼疹，加连翘、牛蒡、紫草、大青；兼瘢，加元参、大青、野菰根、鲜茅根；呕血，加醋炒生锦纹、小川连、淡竹茹、地锦；下血，加茅根、槐蕊、青蒿脑、地榆炭；血瘀，加桃仁、丹参、益母草、延胡索；风痉，加羚角、滁菊、钩藤、童便；昏厥，酌加紫雪、绛雪、行军散、至宝丹之类；毒盛，加金汁、人中黄、贯众、紫花地丁、紫金片之类。其次终损精神，精枯髓热，腰脊酸痛，遗精带下，骨蒸跟疼，冲任脉动，两颧嫩红，耳聋眼花，脉左关尺细弦数，舌质胖嫩，根或灰黑淡薄者，以二加龙蛎汤去姜、附，加大补阴丸为主。虚咳，酌加沙苑子、天冬、野百合、真柿霜之类；虚喘，酌加灵磁石、北五味、秋石拌捣甘杞子、玄精石泡水磨沉香汁之类；虚痰，酌加淡竹盐拌炒胡桃肉、秋石水拌炒沙苑子之类；虚呃，酌加青铅、铁落、盐水炒银杏、刀豆子、沉香水炒淮牛膝之类；虚热，酌加银胡、地骨皮、青蒿、炙鳖甲之类。神烦不寐，心悸胆怯，恍惚不安，躁则语言错乱，静则独语如见鬼，交睫则惊恐非常，倏醒则叫呼不宁，脉左寸浮洪，两尺沉细数搏，舌形圆大嫩红者，以阿胶黄连汤加半夏、秫米、枣仁、茯神为主。盗汗，加芪皮、竹茹、淮小麦之类：怔仲，加朱砂、西黄、玳瑁、珠粉之类；挟痰，加竹沥、竺黄、胆星、川贝之类；血厥，加白薇、归身、龙齿、牡蛎之类；昼夜不得交睡者，加猺桂与川连同研糊丸吞下；神识近于痴癫者，加《局方》妙香丸、至宝丹之类。此皆予治大热证初中末变端之大要也。

廉勘 热证伤寒，为吾绍常人所通晓。初中末治法，俞氏及先祖随病立方，多遵《内经》及《伤寒论》，辨证决疑，可谓致广大而尽精微矣。惟呃逆一证，头绪甚繁，予从顾松园、王孟英两家法例，多验，爰述于后。顾谓：热病发呃，属热属实者居多。如因胃中热壅气郁而呃者，以清胃热降逆气为主，竹叶石膏汤加竹茹、芦根，或加枳实、栝蒌；因胃中痰饮阻气而呃者，以消痰降气为主，二陈汤加旋覆花、代赭石；因胃中饮食阻气而呃者，食不消而胸脘痞满，以消食降气为主，如沉香、砂仁、枳实、橘红、青皮、槟榔之类，便不通而脉来有力，酌用大、小承气汤下之；因胃中瘀血阻气而呃者，以通瘀降气为主，犀角地黄汤加桃仁、羚角、降香、郁金。若过服寒药伤胃，冷气逆上而呃者，以温中降气为主，宜用丁香、柿蒂、沉香、砂仁、吴茱萸诸品。寒甚者加桂、附，气虚者加人参。惟屡下后及病久，与夫老人虚体，妇人产后，阴气大亏，阳气暴逆，自脐下直冲至胸嗌间而呃者，《内经》所谓“病深者其声哕”是也，急用六味地黄汤加大补阴丸、紫石英、沉香汁，或可挽救一二。王氏谓：哕气忤也，逆气也，即俗云呃忒。痰阻清阳者宜开；胃火上冲者宜清；肝气拂郁者宜疏；腑气秘塞者宜通；下虚冲逆，吸气不入者，宜镇纳。岂可专借重一旋覆代赭汤哉！查王氏开豁痰呃，辄用竹茹、橘皮、栝蒌、半夏、枳实、薤白、旋覆、菖蒲、紫菀、白前、枇杷叶等品。挟肝火，加茱连雪羹；兼营热，加犀角元参。清降热呃，多用竹叶石膏汤加紫菀、白前、旋覆、杷叶，与顾氏法同；疏降肝逆，多用萸、连、旋、赭、延、铃、五磨饮子等品：通降腑塞，虽亦以承气为主，或间用当归龙荟丸以泻肝，或间佐礞石滚痰丸以坠痰，或间投更衣丸以通腑。惟中虚寒饮致呃者，仍用代赭旋覆花汤主治。若下虚冲逆致呃者，往往用龙齿、牡蛎、龟板、鳖甲、石英、白薇、青铅、铁落、熟地、沉香、苁蓉、牛膝、蛤壳、决明、杞子、胡桃等品，出入为方。即俞东扶治气冲证，用熟地、归、杞、牛膝、石英、胡桃、坎气、青铅等药，亦与王氏法不谋而合。惟杜良一用六味地黄汤合五磨饮子去木香，立法尤新。予每引用俞、杜两法以治肾虚冲呃，多收敏效。总之伏气热病与伏气温病，皆伏火证，全在辨明虚实，庶无实实虚虚之误矣。

第十一节　暑湿伤寒　　一名暑湿兼寒

【因】先受湿，继受暑，复感暴寒而触发。亦有外感暑湿，内伤生冷而得者，夏月最多，初秋亦有。

【证】暑湿兼外寒者，初起即头痛发热，恶寒无汗，身重而痛，四肢倦怠，手足逆冷，小便已洒洒然毛耸，但前板齿燥，气粗心烦。甚则喘而嘘气；继则寒热似疟，湿重则寒多热少，暑重则热多寒少，胃不欲食，胸腹痞满，便溏或泄，溺短黄热。舌苔先白后黄，带腻或糙。暑湿兼内寒者，一起即头痛身重，凛凛畏寒，神烦而躁，肢懈胸满，腹痛吐泻，甚则手足俱冷，或两胫逆冷，小便不利，或短涩热。舌苔白滑，或灰滑，甚则黑滑，或淡白。

【脉】左弦细而紧，右迟而滞者，此由避暑纳凉，暑反为寒与湿所遏，周身阳气不得伸越，张洁古所谓“静而得之，因暑自致之病”也；若脉沉紧，甚则沉弦而细者，此由引饮过多，及恣食瓜果生冷，脾胃为寒湿所伤，张路玉所谓“因热伤冷，而为夏月之内伤寒病”也。

【治】暑湿兼外寒，法当辛温解表，芳淡疏里，藿香正气汤加西香薷钱半、光杏仁三钱为主。微汗出，外寒解，即以大橘皮汤，温化其湿，湿去则暑无所依而去矣；若犹余暑未净者，前方去苍术、官桂，加山栀、连翘、青蒿等肃清之。暑湿兼内寒，法当温化生冷，辛淡渗湿，胃苓汤加公丁香九支、广木香两匙磨汁冲为主。寒水去，吐泻止，即以香砂二陈汤，温运胃阳：阳和而暑湿渐从火化，改用大橘皮汤去桂、术，加山栀、黄芩、茵陈、青蒿子等清化之。

秀按 此夏月之杂感证也。外感多由于先受暑湿，后冒风雨之新寒，《内经》所谓“生于阳者，得之风雨寒暑”是也；内伤多由于畏热却暑，浴冷卧风，及过啖冰瓜所致，《内经》所谓“生于阴者，得之饮食居处”是也，乃暑湿病之兼证夹证，非伤暑湿之本证也。凡暑为寒湿所遏，生冷所郁，俞氏方法，稳而惬当。与前哲所立香薷饮加减五方，及大顺散、冷香饮子、浆水散等剂，意虽相同，而选药制方，尤鲜流弊，后学当遵用之。

廉勘 夏月伤暑，最多兼夹之证。凡暑轻而寒湿重者，暑即寓于寒湿之中，为寒湿吸收而同化，故散寒即所以散暑，治湿即所以治暑。此惟阳虚多湿者为然，俞氏方法，固为正治，若其人阴虚多火，暑即寓于火之中，纵感风寒，亦为客寒包火之证，初用益元散加葱、豉、薄荷，令其微汗，以解外束之新寒；继用叶氏薷杏汤（西香薷七分，光杏仁、飞滑石、丝瓜叶各三钱，丝通草钱半，白蔻末五分冲）轻宣凉淡以清利之。余邪不解者，则以吴氏清络饮（鲜银花、鲜扁豆花、鲜丝瓜皮、鲜竹叶心、鲜荷叶边、西瓜翠衣各二钱）辛凉芳香以肃清之。若其间暑湿并重者，酌用张氏苍术白虎汤加减（杜苍术一钱拌研石膏六钱，蔻末五分拌研滑石六钱，知母三钱，草果仁四分，荷叶包陈仓米三钱，卷心竹叶二钱）。其他变证，可仿热证例治。至瓜果与油腻杂进，多用六和汤加减，亦不敢率投姜、附也。

第十二节 伏暑伤寒 一名伏暑兼寒，通称伏暑晚发

【因】夏伤于暑，被湿所遏而蕴伏，至深秋霜降及立冬前后，为外寒搏动而触发。邪伏膜原而在气分者，病浅而轻；邪舍于营而在血分者，病深而重。

【证】邪伏膜原，外寒搏束而发者，初起头痛身热，恶寒无汗，体痛肢懈，脘闷恶心，口或渴或不渴，午后较重，胃不欲食，大便或秘或溏，色如红酱，溺黄浊而热；继则状如疟疾，但寒热模糊，不甚分明，或皮肤隐隐见疹，或红或白；甚或但热不寒，热甚于夜，夜多谵语，辗转反侧，烦躁无奈，渴喜冷饮，或呕或呃，天明得汗，身热虽退，而胸腹之热不除，日日如是。速则三四候即解，缓则五七候始除。舌苔初则白腻而厚，或满布如积粉；继则由白转黄，甚则转灰转黑，或糙或干，或焦而起刺，或燥而开裂，此为伏暑之实证，多吉少凶。若邪舍于营，

外寒激动而发者，一起即寒少热多，日轻夜重，头痛而晕，目赤唇红，面垢齿燥，心烦恶热，躁扰不宁，口干不喜饮，饮即干呕，咽燥如故，肢虽厥冷，而胸腹灼热如焚，脐间动气跃跃，按之震手。男则腰痛如折，先有梦遗，或临病泄精；女则少腹酸痛，带下如注，或经水不应期而骤至，大便多秘，或解而不多，或溏而不爽，肛门如灼，溺短赤涩。剧则手足瘛疭，昏厥不语，或烦则狂言乱语，静则郑声独语。舌色鲜红起刺，别无苔垢，甚则深红起裂，或嫩红而干光。必俟其血分转出气分，苔始渐布薄黄，及上罩薄苔黏腻，或红中起白点，或红中夹黑苔，或红中央黄黑起刺。此为伏暑之虚证，多凶少占。其他变证，兼寒者暑邪内郁，则成痎疟，或间一日而发，或间二日而发，总多寒轻而热重，终则瘅疟而无寒。夹积者暑毒下陷，则成赤痢，或黄脓白涕，或夹青汁黑垢，总多稠黏而无粪，终则下多而亡阴。

【脉】左弦紧，右沉滞，此《内经》所谓“夏伤于暑，秋必痎疟者”是也，实则有正疟、类疟之殊，皆暑湿伏邪，至秋后被风寒新邪引动而发也；若左弦数，右弦软，此《内经》所谓“逆夏气则伤心，内舍于营，奉收者少，冬至重病”是也，皆《内经》所论“伏暑内发”及“伏暑晚发”之明文也。

【治】邪伏膜原而在气分，先以新加木贼煎，辛凉微散以解外。外邪从微汗而解，暂觉病退，而半日一日之间，寒虽轻而热忽转重，此蕴伏膜原之暑湿，从中而作，同当辨其所传而药之，尤必辨其暑与湿孰轻孰重。传胃而暑重湿轻者，则用新加白虎汤加连翘、牛蒡，辛凉透发，从疹痦而解。传二肠则伏邪依附糟粕，即用枳实导滞汤，苦辛通降，从大便而解。解后，暂用蒿芩清胆汤，清利三焦，使余邪从小便而解。然每有迟一二日，热复作，苔复黄腻；伏邪层出不穷，往往经屡次缓下，再四清利，而伏邪始尽。邪虽尽，而气液两伤，终以竹叶石膏汤去石膏，加西洋参、鲜石斛、鲜茅根、青蔗汁，甘凉清养以善后。传脾而湿重暑轻者，先用大橘皮汤加茵陈、木通，温化清渗，使湿热从小便而泄。然脾与胃以膜相连，湿在胃肠之外，热郁在胃肠之中，其湿热黏腻之伏邪，亦多与肠中糟粕相搏，蒸作极黏腻臭秽之溏酱矢，前方酌加枳实导滞丸、更衣丸等缓下之，必俟宿垢下至五六次或七八次，而伏邪始尽。邪既尽，而身犹暮热早凉者，阳陷入阴，阴分尚有伏热也，可用清燥养营汤加鳖血柴胡八分、生鳖甲五钱、青蒿脑钱半、地骨皮五钱，清透阴分郁热，使转出阳分而解。解后，则以七鲜育阴汤（鲜生地五钱，鲜石斛四钱，鲜茅根五钱，鲜稻穗二支，鲜雅梨汁、鲜蔗汁各两瓢冲，鲜枇杷叶去毛炒香三钱），滋养阴液以善后。若邪舍于营而在血分，先与加减葳蕤汤加青蒿脑、粉丹皮，滋阴宣气，使津液外达，微微汗出以解表。继即凉血清营以透邪，轻则导赤清心汤，重则犀地清络饮，二方随证加减。若已痉厥并发者，速与犀羚三汁饮，清火熄风，开窍透络，定其痉以清神识；若神识虽清，而夜热间有谵语，舌红渐布黄腻，包络痰热未净者宜清肃，玳瑁郁金汤去紫金片加万氏牛黄丸二颗，药汤调下；口燥咽干，舌干绛而起裂，热劫液枯者宜清滋，清燥养营汤去新会皮，加鲜石斛、熟地露、甘蔗汁；心动而悸，脉见结代，舌淡红而干光，血枯气怯者宜双补，复脉汤加减；冲气上逆，或呃或厥，或顿咳气促，冲任脉搏，舌胖嫩圆大，阴竭阳厥者宜滋潜，坎气潜龙汤主之；亦有凉泻太过，其人面白唇淡，肢厥便泄，气促自汗，脉沉细或沉微，舌淡红而无苔，气脱阳亡者宜温补，附子理中汤加原麦冬、五味子救之。

秀按 此节辨明虚实，缕析条分，可谓得仲景、会卿之精蕴，而心花怒发者亦矣。虽然，实证易治，清导自愈；虚证难医，补救无功。全在临证者眼光远射，手法灵敏，有是病则用是药，病千变药亦千变，庶可救此种危险变证，如俗谓“愦表凉泻四法，已足治外感百病”，未免浅视伤寒专科矣。

廉勘 春夏间伏气温热，秋冬间伏暑晚发。其因虽有伤寒伤暑之不同，而其蒸变为伏火则一，故其证候疗法，大致相同。要诀在先辨湿燥，次明虚实，辨得真方可下手。俞公此论，颇有妙旨，耐人研究。后贤如王孟英，论伏气之治，亦语语精实。大旨谓：伏气温病，自里出表，乃先从血分而后达于气分，故起病之初，往往舌润而无苔垢，但察其脉爽，或弦或数，口未渴而心烦恶热，即宜投以清解营阴之药，迨邪从气分而化，苔始渐布，然后再清其气分可也。伏邪重者，初起即舌绛咽干，甚有肢冷脉伏之假象，亟宜大清阴分伏邪，继必厚腻黄浊之苔渐生，此伏邪与新邪先后不同处。更有邪伏深沉，不能一齐外出者，纵治之得法，而苔退舌淡之后，逾一二日，舌复干绛，苔复黄燥，正如抽蕉剥茧，层出不穷，不比外感温暑，由卫及气，自营而血也。秋冬伏暑，证势轻浅者，邪伏膜原，深沉者亦多如此。苟阅历不多，未必如其曲折乃尔也。此真阅历有得之言欤。然金针虽度，奈粗工只知新感伤寒，不知伏气温暑，羌、苏、荆、防，随手乱投，不知汗为心之液，恣用辛温燥烈药，强发其汗，则先伤其津液，涸其汗源，汗何能出？汗不出，反益病，往往发癍谵语，衄血喘满，昏迷闷乱，发痉发厥，变证百病，目击心伤。石顽老人曰：世人只知辛温药能发汗，不知辛凉药亦能发汗。华岫云曰：辛凉开肺，便是汗剂。故余治伏暑内发，新凉外束，轻则用益元散加葱、豉、薄荷；重则用叶氏荷杏石甘汤加葱、豉，皆以辛凉泄卫法解外。外解已，而热不罢，伏暑即随汗而发，必先审其上中下三焦，气营血三分，随证用药。盖暑湿内留，多潜伏于三焦膜络之间，外与皮肉相连，内与脏腑相关。伏暑传膜外溃，从皮肉而排泄者，气分病多；入络内陷，从脏腑而中结者，营分血分病多，阴分病亦不少。凡病在上焦气分者，酌与薛氏五叶芦根汤加味（杜藿香叶、苏佩兰叶、苏薄荷叶、霜桑叶、炒香枇杷叶、鲜卷心竹叶、青箬叶、活水芦笋、鲜冬瓜子、荷花露），宣上焦以清肃肺气；若在上焦营分者，酌与叶氏犀角地黄汤加味（犀角尖、鲜生地、银花、连翘、广郁金、鲜石菖蒲、鲜大青、粉丹皮、竹叶卷心、鲜茅根、野菰根，亦可重用生玳瑁代犀角），清上焦以凉透心营。若邪犯包络，舌色纯绛鲜泽者，前汤调下安宫牛黄丸；舌罩一层垢浊薄苔者，调下局方至宝丹，芳香宣窍以清包络。病在中焦气分者，酌与王氏连朴饮加味（川连、川朴、焦栀、香豉、仙半夏、水节根、石菖蒲、枳实、条芩），苦降辛通以清胃气；若在中焦血分者，酌与吴氏养营承气汤加减（鲜生地、生白芍、老紫草、白知母、小枳实、真川朴、生锦纹酒浸汁、鲜茅根），凉血泻火以保胃液。病在下焦气分者，酌与桂苓甘露饮加减（官桂、赤苓、猪苓、泽泻、滑石、石膏、寒水石、小青皮），辛淡降泄以清化肾气；若在下焦阴分血室者，酌与章氏青蒿鳖甲汤加减（青蒿脑、生鳖甲、归须、新绛、细生地、东白薇、银胡、地骨皮、鲜茅根、来复丹。虚谷治热入血室，邪结血分，长热不退，夜多谵语，左关脉沉涩。服二三剂后，夜即安睡至晓，畅解小便，色深碧，稠如胶浆，谵语止，热即退，历验。较吴氏青蒿鳖甲煎效尤速），透络热以清镇血海；若在阴分精室者，酌与陶氏逍遥汤加减（西洋参、知母、川柏、薤白、豭鼠矢、青竹皮、秋石水炒槐蕊、滑石、生甘细梢、裩裆灰。肾茎及子宫痛甚者，再加杜牛膝、当门子），逐败精以肃清髓热。善后之法，则一以滋养阴液、肃清余热为主，如叶氏加减复脉汤（北沙参、龙牙燕、陈阿胶、吉林参、麦冬、大生地、生白芍、清炙草、白毛石斛、鲜茅根）及甘露饮加西参蔗浆汁，往往得育阴垫托，从中下焦血分复还气分，阴分转出阳分，少腹部及两腰部发白痦黑疹而解。惟病在中下焦胃肠，夹食积者最多，每用陆氏润字丸，磨荡而缓下之；或用枳实导滞丸，消化而轻逐之。此皆治伏暑晚发，博采众长之疗法也。然素心谨慎，选药制方，大旨以轻清灵稳为主。以近今膏粱体，柔脆居多，故于去病之时，不得不兼顾其虚也。

第十三节　秋燥伤寒　总名秋燥，俗通称风燥

【因】秋深初凉，西风肃杀，感之者多病风燥。此属燥凉，较严冬风寒为轻：若久晴无雨，秋阳以曝，感之者多病温燥，此属燥热，较暮春风温为重。然间有夹暑湿内伏而发，故其病有肺燥脾湿者，亦有肺燥肠热者以及胃燥肝热者、脾湿肾燥者，全在临证者先其所因，伏其所主，推求其受病之源而已。

【证】凉燥犯肺者，初起头痛身热，恶寒无汗，鼻鸣而塞，状类风寒，惟唇燥嗌干，干咳连声，胸满气逆，两胁串疼，皮肤十痛，舌苔白薄而干，扪之戟手。温燥伤肺者，初起头疼身热，干咳无痰，即咯痰多稀而黏，气逆而喘，咽喉干痛，鼻干唇燥，胸懑胁癤，心烦口渴，舌苔白薄而燥，边尖俱红。若秋燥伏暑，当辨其挟湿、化火两端。如湿遏热郁者，浅则多肺燥脾湿，一起即洒淅恶寒，寒已发热，鼻唇先干，咽喉干痛，气逆干咳，肢懈身痛，渴不思饮，饮水即吐，烦闷不宁，胸胁胀疼，大腹满痛，便泄不爽，溺短赤热，舌苔粗如积粉，两边白滑；深则多脾湿肾燥，肢懈无力，周身疼重，咳痰成而稀黏，气喘息短，颧红足冷，脚心反热，甚则痿厥，后则便泄，泄而后重，前则精滑，溺后余沥，妇女则带多腰酸，舌圆胖嫩，上罩一层黏苔，边滑根燥。若暑从火化者，浅则多肺燥肠热，上则喉痒干咳，咳甚则痰黏带血，血色鲜红，胸胁串痰，下则腹热如焚，大便水泄如注，肛门热痛，甚或腹痛泄泻，泻必艰涩难行，似痢非痢，肠中切痛，有似硬梗，按之痛甚，舌苔干燥起刺，兼有裂纹；深则多胃燥肝热，大渴引饮，饮不解渴，灼热自汗，四肢虽厥，而心烦恶热，时而气逆干呕，时而气冲脘痛，筋脉拘疼，不能转侧，甚则手足瘛疭，状如惊痫，男子睾丸疝痛，妇人少腹连腰牵疼，脐间动气，按之坚而震手，便多燥结，或便脓血，或里急欲便而不得，或后重欲圊，欲了而不了，溺短赤涩，或点滴而急痛。

【脉】燥证脉多细涩，虽有因兼证变证，而化浮洪虚大弦数等兼脉，重按则无有不细不涩也。

【治】凉燥犯肺，以苦温为君，佐以辛甘，香苏葱豉汤去香附，加光杏仁三钱、

炙百部二钱、紫菀三钱、白前二钱，温润以开通上焦。上焦得通，凉燥自解。若犹痰多便闭腹痛者，则用五仁橘皮汤加全栝蒌四钱、生姜四分拌捣极烂、干薤白四枚白酒洗捣、紫菀四钱、前胡二钱，辛温以流利气机；终用归芍异功散加减（归身二钱，白芍钱半，潞党参、云茯苓、清炙草、蜜炙广皮各一钱，金橘馆、蜜枣各两枚切碎），气血双补以善后。温燥伤肺，以辛凉为君，佐以苦甘，清燥救肺汤加减（冬桑叶三钱，光杏仁二钱，冰糖水炒石膏、大麦冬、真柿霜、南沙参各钱半，生甘草八分，鸡子白两枚，秋梨皮五钱）。气喘者，加蜜炙苏子一钱、鲜柏子仁三钱、鲜茅根五钱；痰多者，加川贝三钱、淡竹沥两瓢冲、栝蒌仁五钱杵；胸闷者，加梨汁两瓢、广郁金汁四匙；呕逆者，加芦根汁两瓢、鲜淡竹茹四钱、炒黄枇杷叶一两，凉润以清肃上焦。上焦既清，若犹烦渴气逆欲呕者，则用竹叶石膏汤去半夏，加蔗浆、梨汁各两瓢冲，生姜汁两滴冲，甘寒以滋养气液。终用清燥养营汤加霍石斛三钱，营阴双补以善后。肺燥脾湿，先与辛凉解表，轻清化气，葱豉桔梗汤加紫菀、杏仁，辛润利肺以宣上。上焦得宣，气化湿开，则用加减半夏泻心汤去半夏，加川贝三钱、芦笋二两，苦辛淡滑以去湿。湿去则暑无所依，其热自退。热退而津气两伤，液郁化痰者，则用二冬二母散加味（淡天冬、提麦冬、知母各一钱，川贝母、南北沙参各三钱，梨汁、竹沥各两瓢，姜汁三滴和匀同冲），甘润佐辛润，化气生津以活痰，痰少咳减。终用加减玉竹饮子（生玉竹、川贝母各三钱，西洋参、浙苓、紫菀各二钱，蜜炙橘红、桔梗、炙草各八分），气液双补，兼理余痰以善后。脾湿肾燥较肺燥脾湿，病尤深而难疗，必须润燥合宜，始克有济。但须辨其阳虚多湿，湿伤肾气而燥者，阴凝则燥也，治宜温润，每用金匮肾气汤加减（淡附子八分、拌捣直熟地四钱、紫猺桂四分、拌捣山萸肉一钱二分、生打淮药三钱、南芡实四钱、淡苁蓉三钱、半硫丸一钱），温化肾气以流湿润燥，肾气化则阴凝自解。终与黑地黄丸（制苍术二两、大熟地四两、黑炮姜二钱、五味子四钱，先用姜半夏五钱、北秫米一两煎取浓汁为丸，每服钱半，日二服，砂仁四分泡汤送下），脾肾双补以善后。阴虚多火，湿热耗肾而燥者，阴竭则燥也，治宜清润，每用知柏地黄汤加减（知母二钱、川柏五分、陈阿胶钱半、生打山药三钱、泽泻一钱、南芡实三钱、川连四分，先用生晒术二钱、熟地六钱，切丝，清浆水泡取汁出，代水煎药），滋养阴液以坚肾燥脾，肾阴坚则液竭可回。终与补阴益气煎去升、柴，加春砂仁五分捣、甜石莲钱半杵，补中填下以善后。肺燥肠热，则用阿胶黄芩汤（陈阿胶、青子芩各三钱，甜杏仁、生桑皮各二钱，生白芍一钱，生甘草八分，鲜车前草、甘蔗梢各五钱，先用生糯米一两开水泡取汁出，代水煎药），甘凉复酸苦寒，清润肺燥以坚肠。胃燥肝热，则用清燥养营汤去归、橘，加龙胆草八分盐水炒、生川柏六分、东白薇四钱，甘寒复咸苦寒，清润胃燥以泄肝。风动瘛疭者，加羚角钱半先煎、莹白童便一杯冲；大便燥结者，加风化硝三钱、净白蜜一两，二味煎汤代水。其余对证方药，已详六淫中燥病药例，随证选用可也，兹不赘。

秀按 春月地气动而湿胜，故春分以后，风湿暑湿之证多；秋月天气肃而燥胜，故秋分以后，风燥凉燥之证多。若天气晴暖，秋阳以曝，温燥之证，反多于凉燥。前哲沈氏目南谓：《性理大全》“燥属次寒”，感其气者，遵《内经》“燥淫所胜，平以苦温，佐以辛甘”之法，主用香苏散加味，此治秋伤凉燥之方法也。喻嘉言谓：《生气通天论》“秋伤于燥，上逆而咳，发为厥”，燥病之要，一言而终，即“诸气膹郁，皆属于肺；诸痿喘呕，皆属于上”。二条指燥病言明甚，更多属于肺之燥。至左胠胁痛，不能转侧，嗌干面尘，身无膏泽，足外反热，腰痛筋挛，惊骇，丈夫㿗疝，妇人少腹痛，目眯眦疮，则又燥病之本于肝而散见不一者也，而要皆秋伤于燥之征也。故治秋燥病，须分肺肝二脏，遵《内经》“燥化于天，热反胜之”之旨，一以甘寒为主，发明《内经》“燥者润之”之法，自制清燥救肺汤，随证加药，此治秋伤温燥之方法也。张石顽谓：燥在上必乘肺经，宜《千金》麦门冬汤（大麦冬四钱，生桑皮、鲜生地、紫菀、鲜淡竹茹各三钱，仙半夏一钱，蜜炙麻黄五分，白桔梗八分，清炙草生姜一片）；燥于下必乘大肠，须分邪实、津耗、血枯三端。邪实者，通幽润燥汤（油当归二钱五分，桃仁泥、大麻仁、生川军各一钱，生、熟地各钱半，生甘草五分，杜红花一分，蜜炙升麻三分，槟榔汁二匙冲）；津耗者，异功散加减（潞党参、浙苓、蜜炙广皮、麻仁研各一钱，天、麦冬各钱半，生甘草五分，沉香汁两匙冲）；血枯者，《千金》生地黄汤（鲜生地汁二合，麦冬汁、净白蜜各一瓢，淡竹沥两瓢，生姜汁四滴，先用生玉竹、知母、花粉、茯神、鲜地骨皮各二钱，生石膏四钱，煎取清汁，和入地、冬等五汁，重汤煎十余滚服，日三夜一），或六味地黄汤加减（熟地四钱，淡苁蓉、生首乌、当归各三钱，淮药、茯苓、丹皮、泽泻各钱半）。燥在血脉，多血虚生风证，宜以滋燥养营汤（生、熟地各四钱，当归、白芍各二钱，秦艽、防风各一钱，蜜炙川连六分，生甘草八分）治外，内补地黄丸（熟地、归身、白芍、生地、元参、知母、川柏、山药、萸肉、甘杞子、淡苁蓉，蜜丸，每服三钱，空心盐汤送下）治内，润燥养营为第一义；燥在阴分，多手足痿弱证，养阴药中，必加黄柏以坚之，如虎潜丸之类（盐酒蜜炙黑川柏、炙龟板、熟地各三两，知母、淮牛膝各二两，白芍、锁阳、归身、炙虎胫骨各一两五钱，炮姜五钱，醇酒为丸。痿而厥冷，加淡附片五钱，淡盐汤下三钱）。由是三说以推之，燥病初中末之方药，洵云大备。

廉勘 凡治燥病，先辨凉温。王孟英曰：以五气而论，则燥为凉邪，阴凝则燥，乃其本气。但秋承夏后，火之余炎未息。若火即就之，阴竭则燥，是其标气。治分温润、凉润二法。费晋卿曰：燥者干也，对湿言之也。立秋以后，湿气去而燥气来。初秋尚热，则燥而热；深秋既凉，则燥而凉。以燥为全体，而以热与凉为之用。兼此二义，方见燥宇圆活，法当清润、温润。次辨虚实。叶天士先生曰：秋燥一证，颇似春月风温。温自上受，燥自上伤，均是肺先受病。但春月为病，犹是冬令固密之余；秋令感伤，恰值夏月发泄之后。其体质之虚实不同，初起治肺为急，当以辛凉甘润之方，气燥自平而愈。若果有暴凉外束，只宜葱豉汤加杏仁、苏梗、前胡、桔梗之属。延绵日久，病必入血分，须审体质证候。总之上燥治气，下燥治血，慎勿用苦燥劫烁胃汁也。又次辨燥湿。石芾南曰：病有燥湿，药有润燥。病有风燥、凉燥、暑燥、燥火、燥郁夹湿之分，药有辛润、温润、清润、成润、润燥兼施之别。燥邪初伤肺气，气为邪阻，不能布津外通毛窍，故身无汗，寒热疼痛；又不能布津上濡清窍，下润胃肠，故口干舌燥，喉痒干咳，胸懑气逆，二便不调。治者当辨燥湿二气，孰轻孰重，所兼何邪（如兼风、兼寒、兼伏暑之类），所化何邪（如化火、未化火之分），所夹何邪（如夹水、夹痰、夹食、夹内伤之类），对病发药，使之开通（开是由肺外达皮毛，与升散之直向上行者不同；通是由肺下达胃肠，通润通利，皆谓之通，非专指攻下言）。虽然，燥病夹湿，用药最要灵活。专润燥，须防其滞湿；专渗湿，须防其益燥。必先诘其已往，以治其现在；治其现在，须顾其将来。试述其用药要略：凉燥初起，宜用辛润，开达气机为君，如杏仁、牛蒡、葱白、豆豉、前胡、桔梗之属；寒重者，加以温润，如蔻仁、橘红、生姜、红枣皮之属。邪机闭遏，在上焦，咳嗽胸懑，痰黏气逆者，加以通润，宣畅上气，如远志、苏子、紫菀、百部之属；在中焦，脘闷呕恶，嗳腐吞酸者，加以消降，疏畅中气，如莱菔子、生萝卜汁、蜜炙枳实、鲜佛手之属；在下焦，里气不畅，大便燥结者，加以辛滑，通畅下气，如炒蒌皮、鲜薤白、春砂仁拌捣郁李净仁之属。气机一开，大便自解，即汗亦自出。此皆辛中带润，自不伤津。且辛润又能行水，燥郁来湿者宜之；辛润又能开闭，内外闭遏者宜之。若凉燥之气，搏遏湿热，内蒙清窍，神识昏迷者，急用辛开淡渗，如赖橘红、炒牛蒡、白芷、白芥子、细辛、鲜石菖蒲、连翘心、生苡仁、浙苓皮、通草、灯芯之属（查辛开上达之品，首推细辛。辛润而细，善能开达，用量多至二三分，少则一分。其次芥子、牛蒡。芥子辛润而圆，善能流走；牛蒡辛润而香，善能开透。属子与仁，皆寓生机。又次白芷、翘心，气香味辛，质又极滑，化湿开闭，而不伤津，皆能开表，又能通里。余已历验不爽，配芦笋、鲜冬瓜子尤妙）以开气闭。气为水母，气开乃能行水；气以养神，气宣则神自清。如燥已化热，及新感温燥，宜用辛凉甘润，清宣气机。辛凉，如苏薄荷、鲜葱白、嫩桑芽、青连翘、炒牛蒡、青蒿脑、滁菊花、银花之类；甘润，如鲜茅根、鲜野菰根、活水芦笋、栝蒌皮、雅梨皮、青蔗皮、梨汁、蔗汁、竹沥、柿霜、西瓜皮、绿豆皮、生荸荠汁、生藕汁之类。于辛润剂中，酌加三四品，清润轻灵以泄其热。热泄则清肃令行，气机流利，津液运行，亦必津津化汗而解。阴虚便结者，于辛润剂中，酌加鲜生地、元参心、鲜柏子仁、大麻仁、黑芝麻、净白蜜、淡海蜇之类，养阴润肠。夹湿而兼有伏暑者，于辛润剂中，酌加鲜冬瓜皮子、滑石、通草、淡竹叶等之淡滑清渗，生山栀、青蒿子、霜桑叶、鲜竹叶、丝瓜络、萝卜缨等之轻苦微燥。皆取轻清流利，以解蕴伏之暑湿。若重者，酌加姜汁、炒木通、芩、连、柏，及绵茵陈、鲜贯众之类，苦降辛通，开化湿热。其浊热黏腻之伏邪，依附胃肠渣滓者，则攻下一法，又未可缓施。或用苦泄，如枳实汁、酒浸生军汁之类；或用成润，如风化硝、元明粉之类；或用滑降，如泻叶、炒蒌皮、鲜圆皂仁、郁李净仁之类。但下宜适中，不可太过。且上焦邪气开通，天气下降，地气自随之以运行，又何必峻下为能乎？其有燥热窜入肌肉皮肤，发癍发疹，隐隐不现者，宜用辛凉开达，轻清芳透，如牛蒡、连翘、银花、丹皮、栝蒌皮、青蒿脑、紫草尖、鲜大青、鲜茅根、活水芦笋、鲜卷心竹叶、灯芯、青箬叶之类。其有燥热伤阴，邪闭心官，舌绛无苔，神昏谵妄者，宜用清润开透，用药最要空灵，如犀角尖、鲜生地、连翘心、银花、鲜石菖蒲、芦笋、梨汁、竹沥和姜汁少许之类。凉药热饮，取其流通。此治新感秋燥，初中末用药之大法也。张禾芬曰：燥气抟湿之病。即吴鞠通所谓“肺感燥气，脾伏湿邪”是也。但不如喻氏“燥湿”二字为简当（嘉言曰：湿统四时，春曰风湿，夏曰暑湿，秋日燥湿，冬曰寒湿）。其病秋深时最多。如秋分后天久不雨，最易剧发，人烟稠密之处尤广。若兼伏暑，病尤深重。一起即烦躁昏谵，燥渴恣饮，或闭闷无汗，或汗虽泄而邪不解，或咳血，或泄血。甚则血热肝燥，火旺生风，筋脉瘛疭，肢臂强直，目瞪口噤，舌卷囊缩，便多干结。或澼游似痢，或初虽水泻，暴注下迫，旋即干秘，溲多赤涩。脉多沉部弦数，按之细涩。证虽险变百出，大纲亦只数端。在上焦有二：一肺之化源绝；二热闭神昏。中焦亦有二：一胃络脉绝；二脏结下痢。下焦只有一：男则精竭髓枯，女则血枯肝绝。选药制方，莫如鲜药之取效较速，其次花露。如鲜苇茎、鲜菊叶、鲜忍冬藤叶、鲜枇杷叶、鲜淡竹叶、鲜大青叶、鲜桑芽、鲜梨皮、鲜橘叶、鲜青箬叶等之轻清气燥；生萝卜、生梨汁、淡竹沥、鲜石菖蒲汁等之清化燥痰，辛润开闭；鲜茅根、鲜大青、鲜益母草、鲜生地、鲜马鞭草、生藕汁、西瓜汁、金汁、童便等之凉血通瘀，解毒透瘢；鲜石斛、蔗浆、鲜稻穗露、鸡肉露、熟地露等之滋养胃汁；生地栗、淡海蜇等之咸润肠燥。皆燥热病中有利无病之品。至若燥气夹湿，是湿为地气，燥为天气，天气能包地气，先当以治燥为急，燥邪一解，湿开热透，自然随出。惟虚损体复感燥邪，势尤危险。初治以润肺养液清络泄热为主，既不能过事透表，亦不得径投滋补。继进甘润养胃，以存阴液。虚甚者，气结津枯，清润又非所宜，必得温润甘燥，如淡苁蓉、熟玉竹、菟丝子、枸杞、熟地、阿胶、鹿胶之类。方为中窾，虚燥治法，大率类此。燥门述此诸法，方药洵云全备。中惟脾湿肾燥一证，外感夹内伤者居多。外感，多由于湿热未尽，阴液先伤；内伤，多由于酒湿伤脾，色欲伤肾。外感已属难治，其证口干不渴，饮亦不能滋干，骨节隐痛不舒，溺亦赤涩不利。此时渗湿则劫阴，救阴则助湿。治必养阴逐湿，润燥合宜。予每参用薛、王两法，以元米煎合参斛冬瓜汤（北沙参六钱，黄草川斛四钱，炒麦冬钱半，炒香枇杷叶四钱，带子丝瓜络、建兰叶各三钱。先用糯米泔水泡生于术三钱，隔六小时，去术，取米泔水，煎鲜冬瓜皮、子各二两，熬取清汤，代水煎药）尚多应手。内伤尤为难治，有脾湿下流，阳损及阴者，其证肢懈气堕，肠鸣肾泄，夜发内热，腰酸溺少，每用仲淳脾肾双补法奏功（潞党参、炒莲肉、淮山药、炒扁豆、煨肉果、带壳春砂、炒白芍、炒车前、盐水炒补骨脂、五味子、菟丝子、巴戟肉，为丸如绿豆大，每眼八分至一钱，空心临卧服）。有肾燥不合，阴损及阳者，其证泄泻如注，里急后重，头晕气促，六脉两尺白无神，舌色淡红而干，每用慎斋润肾固气法取效（淡苁蓉三钱，太子参、生芍各一钱，归身、五味子各八分，炙草六分，炮姜二分）；又有湿袭精窍，阴虚多火者，其证腰酸背热，脚跟热痛，两足痿弱难行，男子精热自遗，女子带多稠黏，每用虎潜丸及加味二妙丸，以渐图功；更有纵恣酒色，湿热酿痰，虚火时升，上实下虚者，其证头晕面赤，痰嗽喘逆，胸胁虚痞，周身酸痛，腰足尤疼，甚则痿厥，每用六味地黄汤加生捣左牡蛎，冲竹沥、姜汁、童便，送下猴枣二三分，或吞黑锡丹一二分，缓图收功；更有阴虚气滞，脾湿肝火，酿痰上壅者，其证嗽痰白黏，气逆胸闷，口渴善呕，四肢倦懈，舌绛似干，上罩垢浊薄苔，脉左细数，每用自制七汁饮（人乳、梨汁、竹沥、广郁金汁、甜酱油、茄楠香汁、解瘰草根子捣汁，其根下子，形似麦冬，色白味甘，性凉质润，滋养肺胃，较麦冬为优），屡收敏效。总之阳虚多湿，气不化津，由阴结而致肾燥者，症多食少脉微，大便闭结。俞氏《金匮》肾气汤加减，曾用有验，然不多见。惟阴虚挟湿，因燥利太过，湿竭化燥，肾水亏而肝火鸱张，上则烁肺咳血，下则逼动冲任，男子遗精梦泄，女子带多髓枯，酿成下损痿厥重证，数见不鲜。多由外感而做成内伤，非柔润静药及血肉有情之品，大剂滋填不可。

第十四节　冬温伤寒　一名客寒包火，俗称冷温

【因】冬初晴暖，气候温燥，故俗称十月为小阳春。吸受其气，首先犯肺，复感冷风而发者，此为新感，病浅而轻；若冬温引动伏暑内发者，此为伏气，病深而重。必先辨其为冬温兼寒、冬温伏暑，以清界限。此为临病求原之必要。

【证】冬温兼寒：初起头痛身热，鼻塞流涕，咳嗽气逆，咽干痰结。始虽怕风恶寒，继即不恶寒而恶热，心烦口渴，甚或齿疼喉痛，胸闷胁痛，舌苔先白后黄，边尖渐红，望之似润，扪之戟手。冬温伏暑：一起即头痛壮热，咳嗽烦渴，或无汗恶风，或自汗恶热，始虽咽痛，继即下利，甚则目赤唇红，咳血便脓，肢厥胸闷，神昏谵语，或不语如尸厥，手足瘛疭，状若惊痫，胸腹灼热，大便燥结，溲短赤涩，剧则男子阴精自遗，女子带多血崩，甚或冲咳冲呃，或冲厥，舌多鲜红深红，甚则紫红干红，起刺开裂，或夹黑点或夹灰黑。

【脉】右浮滑数，左浮弦微紧者，张石顽所谓“先受冬温，更加严寒外遏”，世俗通称“寒包火”是也；两寸独数，或两关尺沉弦小数者，此新感冬温引发伏暑，《内经》所谓“阴气先伤，阳气独发”，乃冬令温燥之重证也。

【治】冬温兼寒者，先与葱豉桔梗汤加栝蒌皮二钱至三钱、川贝母三钱至五钱，辛凉宣肺以解表。表解寒除，胁痛咳血者，桑丹泻白汤加地锦五钱，竹沥、梨汁各两瓢冲，泻火清金以保肺；喉痛齿疼者，竹叶石膏汤去半夏，加制月石四分至五分、青箬叶三钱至五钱、大青叶四钱至五钱、元参三钱至四钱，外吹加味冰硼散，辛甘咸润以肃清肺胃。终与七鲜育阴汤，滋养津液以善后。若冬温兼伏暑，病较秋燥伏暑，尤为晚发而深重。初起无汗恶风者，先与辛凉透邪。血虚者，七味葱白汤；阴虚者，加减葳蕤汤，使其阴气外溢，漐漐微汗以解表。表解而伏暑内溃，咽痛下利，口干舌燥者，伏暑内陷少阴心肾也，猪肤汤加鸡子白两枚、鲜茅根一两、茄楠香汁四匙冲，甘成救阴以清热。神识昏蒙，谵语或不语者，伏暑内陷手厥阴包络也。若痰迷清窍，玳瑁郁金汤以开透之；瘀塞心孔，犀角清络饮以开透之；痰瘀互结清窍，犀羚三汁饮以开透之；痉厥并臻，状如惊痫者，伏暑内陷足厥阴肝脏也，羚角钩藤汤加紫雪，熄风开窍以急救之。目赤唇红，咳血便脓者，加味白头翁汤加竹茹、地锦各五钱，大青叶、滁菊花各三钱，白茅根二两，清肝坚肠以并治之。男子精遗梦泄，女子带多血崩者，伏暑下陷冲任也，滋任益阴煎加醋炒白芍四钱、东白薇五钱、陈阿胶三钱、清童便一杯冲，清滋冲任以封同之。甚则冲咳冲呃冲厥者，伏暑挟冲气上逆也，新加玉女煎，清肝镇冲以降纳之。冲平气纳，终用清肝益肾汤以滋潜之。若胸腹灼热，便闭溲赤者，伏暑里结胃肠也，养荣承气汤，润燥泄热以微下之。阴液已枯者，张氏济川煎去升麻，加雪羹煎汤代水，增液润肠以滑降之。此皆为阴虚多火者而设。若肥人多湿，虽感冬温伏暑，仍多湿遏热伏者，法当芳透淡渗，温化清宣，大橘皮汤去官桂、槟榔，加焦山栀、青连翘各三钱，活水芦笋二两，灯芯五分，北细辛二分煎汤代水，湿开热透，继用增减黄连泻心汤，苦降辛通，甘淡渗湿以肃清之。食积便闭者，加枳实导滞丸缓下之；痰涎上壅者，加控涎丹逐下之。终以香砂二陈汤加黄草川斛三钱、鲜石菖蒲一钱、拌炒生谷芽三钱、金橘铺两枚，温健胃气以善后。若湿去燥来，肺胃阴气不足者，当以《金匮》麦门冬汤，加鲜稻露一两、蔗浆两瓢同冲，清养气液以善后。若初起自汗恶热者，即当清解伏暑，竹叶石膏汤去半夏，加野菰根二两、鲜茅根一两去皮、灯芯五分，余与前同。但冬温变证甚多，详参诸温证治可也。

秀按 冬行春令，反有非节之暖，感其气而病者，名曰冬温，较春温症尤为燥热。罗谦甫主用阳旦汤（即桂枝汤加黄芩）加桔梗、葳蕤；张石顽主用阳旦汤加麻黄、石膏。皆治先感冬温，又被风寒所遏，外寒内热之证。温邪上受，冷食内服者，又主阴旦汤（即《千金》阳旦汤加干姜），以治外热内寒。然皆治体质素寒，忽受冬温之病。若素体阴虚，虽有芩、膏，姜、桂究难浪用。俞君证治详明，药方细切，可谓冬温正宗之法矣。

廉勘 前哲皆谓冬月多正伤寒证。以予历验，亦不尽然。最多冬温兼寒，即客寒包火，首先犯肺之证。轻则桑菊饮（霜桑叶、苇茎各二钱，滁菊花、光杏仁、青连翘各钱半，苏薄荷、桔梗、生甘草各八分）加麻黄三分至七分蜜炙、栝蒌皮二钱至三钱，或桑杏清肺汤（霜桑叶、栝蒌皮、蜜炙枇杷叶各三钱，光杏仁、川贝、炒牛蒡各二钱，桂兜铃、桔梗各一钱）加鲜葱白三枚、淡香豉三钱；重则麻杏石甘汤、越婢加半夏汤，随症加味。间有用大青龙汤、小青龙汤加石膏者，从合信氏冬多肺病看法，大旨以辛凉开肺为主。若膏粱体阴虚多火，温燥伤肺，轻者患风火候症，吴氏普济消毒饮加减（苏薄荷一钱，银花、连翘、牛蒡各二钱，鲜大青、栝蒌皮、川贝、青箬叶各三钱，元参二钱至三钱，金锁匙八分，重楼金线磨汁四匙冲。先用生莱菔二两、生橄榄三枚，煎汤代水），辛凉轻清以解毒，外吹加味冰硼散；重者患烂白喉症，养阴清肺汤（鲜生地一两，元参八钱，麦冬六钱，川贝、白芍、丹皮各四钱，苏薄荷三钱，生甘草二钱，加冬雪水煎药）加制月石六分至八分、鸡子白二枚，辛凉甘润以防腐，外吹烂喉锡类散，亦皆治肺以清喉之法。若冬温兼伏暑晚发，则邪伏既久且深。阴液先伤，气机亦钝。治法惟凉血清火，宣气透邪为扼要，而宣气尤为首务。未有气不宣而血热能清，伏火能解者。但宣气之法，非香、苏所能疏，非参、芪所能托，惟借辛凉芳透，轻清灵通之品，多用鲜药，精选秋燥门张石顽所论诸药，对症酌量，配合为剂。次渐苏醒其气机，清宣其血络，搜剔其伏邪，始可图功，若稍一孟晋，非火闭，即气脱；非气脱，即液涸。全在临证者，审病须兼众证，与脉舌并审，不可专指一症为据也。平素精研叶法，庶可得其巧妙，质诸宗匠，然乎否耶。至若俞公治则，深得此中三味，足补刘（河间）、罗（谦甫）、陶（节庵）、张（石顽）所未备，可为冬温证别开生面，独阐心法者矣。

第十五节　大头伤寒　一名大头瘟，俗称大头风，通称风温时毒

【因】风温将发，更感时毒，乃天行之疠气。感其气而发者，故名大头天行病。又系风毒．故名大头风。状如伤寒，故名大头伤寒。病多互相传染，长幼相似，故通称大头瘟。多发于春冬雨季，间有暑风挟湿热气蒸，亦多发此病。人体手足六经，惟三阳与厥阴诸经，皆上头面清窍。必先辨其为太阳时毒、少阳时毒、阳明时毒、厥阴时毒、三阳同受时毒、少厥并受时毒，分际斯清。

【证】太阳时毒，初起头项强痛，身热体重，憎寒恶风，继即头脑项下胀大，并耳后赤肿。少阳时毒，一起即寒热往来，口苦咽干，胸胁满闷，隐隐见疹，两耳上下前后硬肿而痛，两额角旁亦皆红肿，甚或咽喉不利，喉肿而痹。阳明时毒，一起即壮热气喘，口干舌燥，咽痛喉肿，额上面部，焮赤而肿，或发疱疮，瘢点隐隐，目肿难开。厥阴时毒，一起即头痛吐涎，巅顶尤疼，寒热类疟，一身筋挛，手足微厥，面青目赤，耳聋颊肿，腮颐亦皆肿硬而疼，胸满呕逆，甚则状如惊痫，时发瘛疭，上为喉痹，下便脓血。若三阳同受时毒，则头面、耳、目、鼻与咽喉，皆发红肿热痛。少厥并受时毒，则巅顶及两耳上下前后，尤为焮赤肿疼，呕吐酸苦，或兼吐蛔，甚则两胁剧疼，疼甚则厥，厥后发痉。其舌苔，在太阳，苔虽薄白，舌色反红，或白薄而燥刺，边尖俱红；少阳则红多白少，或夹灰黄杂色，甚或白如积粉，边沿色红而紫；阳明则舌苔正黄，黄而薄腻，甚或深黄厚腻，间夹灰黑，或老黄焦黑，多起芒刺；三阳同受，多舌赤苔黄，或夹灰点黑刺；少厥并受，更多舌色紫红，甚或焦紫起刺。

【脉】左浮弦而盛者，太阳经受时毒也；左浮弦搏数者，少阳经受时毒也；右不甚浮，按之洪盛搏数，右大于左者，阳明经受时毒也；左右浮沉俱盛，按之弦洪搏数者，三阳经同受时毒也；左浮弦搏数，右洪盛滑数者，少厥两经并受时毒也。此即东垣所谓“大头伤寒，风毒邪热客于心肺之间，上攻头面为肿”是也。然《经》谓：风气通于肝，肝脉直上巅顶。往往少阳火旺，搏动肝风，风助火势，火假风威，外风引起内风，而为死生反掌之危候也。

【治】法当内外并治。治之速，十全七八；不速治，十死八九。内治：以辛凉发散，宣气解毒为主。轻则葱豉桔梗汤加牛蒡、银花、大青各三钱，蝉蜕钱半，

先用三豆汤（生绿豆一两、大黑豆六钱、杜赤豆四钱、青荷叶一罔）代水煎药；重则用通圣消毒散加减（荆芥、防风、川芎、白芷各一钱，银花、连翘、牛蒡、薄荷、焦栀、滑石各二钱，风化硝、酒炒生锦纹、苦桔梗、生片草各五分，先用犀角尖一钱、大青叶五钱、鲜葱白三枚、淡香豉四钱、活水芦笋二两、鲜紫背浮萍三钱，用腊雪水煎汤代水，重则日服二剂，夜服一剂，药须开水略煎），疏风解表以宣上。上焦宣化，热毒尚盛，便结溺涩者，继与解毒承气汤，三焦分消以逐毒。毒去热减，终与清燥养营汤加鲜茅根一两、西洋参二钱，清养气液以善后。若少厥并受，时毒大盛，风火交煽，痉厥兼臻者，速与羚角钩藤汤加犀角汁二瓢、金汁二两、童便一杯冲、紫雪五分至八分，泻火熄风以消毒；继与七鲜育阴汤，清滋津液以善后。外治：以细针遍刺肿处（用绣花极细引针三十六支，用线扎成圆大空灵一支，医必预备应用），先放紫血，继放黄涎，泄出血毒以消肿，即用清凉救苦散（芙蓉叶、二桑叶、白芷、白及、白蔹、生军、川连、川柏、腰黄、乳香、没药、杜赤豆、草河车、制月石各二钱，共为末，蜜水调，肿处频扫之），涂敷肿处以退火。叫痛喉痹者，急用生桐油和皂荚末少许，白鹅翎蘸以扫喉，探吐痰涎以开痹；继吹加味冰硼散以退肿；终刚土牛膝汁二瓢和开水一碗，调入制月石二钱、紫雪二分，俟其烊化，频频含漱以祛腐。总之此毒先肿鼻，次肿耳，从耳至头上，络脑后，结块则止。不散，必成脓。故必内外兼治，始能消散。切忌骤用苦寒，如东垣普济消毒饮之芩、连并用；亦禁浪用辛热，如节庵荆防败毒散之羌、独二活。贻误颇多，学者慎毋拘守成方也。

秀按 元泰和二年四月，民多疫病。初觉憎寒壮热体重，次传头面肿甚，目不能开，咽喉不利，气逆上喘，口燥舌干。俗云：大头伤寒，染之多不救。医以承气汤加蓝根，屡下莫能愈。东垣遂创制一方，名普济消毒饮。施其方，全活甚众。方下自诠，谓：身半以上，天之气也。疫毒既客于心肺之间，上攻头面为肿，故用芩、连各五钱，苦寒泻心肺之火；元参二钱，连翘、马勃、鼠粘子、板蓝根各一钱，苦辛平清火散肿消毒；僵蚕七分，清痰利膈；甘草二钱以缓之；桔梗三分以载之；升麻七分，升气于右；柴胡五分，升气于左。气虚而滞者，用人参二钱以补虚，佐陈皮二钱以疏气；便闭者加酒煨大黄，共为细末，半用汤调，时时服之，半用蜜丸噙化，以适其病所。其方意服法均巧，宜乎刻石以传世。厥后罗谦甫仿制一方，名既济解毒汤，只多一味当归，少元参、马勃、牛蒡、板蓝根四味，与李方大同小异。惟遵《难经》“蓄则肿热，以注射之法于肿上，约正十余刺，血出紫黑如露珠状，顷时肿痛消散”，足为后学师范，洵堪效法。故俞君内外并治，奏功愈捷。

廉勘 普济消毒饮吴鞠通去升、柴、芩、连，加银花一味新定用量以治内（银花、连翘、元参、桔梗各一两，板蓝根、僵蚕、生甘草各五钱，荆芥、薄荷各三钱，牛蒡子六钱，马勃四钱，共为粗末，轻服六钱，重服八钱，鲜芦根汤煎去渣，约二时一服），外用水仙膏（水仙花根剥去老赤皮与根须，入小石臼内捣如膏，敷肿处，中留一孔，出热气，干则易之，以皮上生黍米大小黄疮为度）、三黄二香散（川连、川柏、生大黄各一两，乳香、没药各五钱，共研细末，初用陈茶汁调敷，干则易之，继用香油调敷，以泻火定痛）以治外。神昏谵语者，先与安宫牛黄丸、紫雪丹之属，继以清宫汤（元参心、连心麦冬各三钱，竹叶卷心、连翘心、犀角磨汁各二钱，莲子心五分。热痰盛，加竹沥、梨汁各五匙；咳痰不清，加栝蒌皮钱半；热毒盛，加金汁一两、人中黄钱半；渐欲神昏，加银花三钱、荷叶二钱、鲜石菖蒲一钱）。程钟龄谓：风火郁热成大头瘟，初起宜以加味甘桔汤（甘、桔、荆、薄、蒡、贝、柴胡、丹皮）清散之，散而不去，则用普济消毒饮以清之。若肿势极盛，兼用砭法。观此二说，治法尚稳，但不及俞法之约而赅，效力速。

第十六节　黄耳伤寒

【因】风温时毒，先犯少阳，续感暴寒而发，乃太少两阳合病，状类伤寒，以其两耳发黄，故见形定名曰黄耳伤寒。其病多发于春令。

【证】发热恶寒，脊强背直，状如刚痉，两耳轮黄，耳中策策作痛，继则耳鸣失聪，赤肿流脓，舌苔白中带红，继即纯红起刺。

【脉】左浮弦，右浮数者，此石顽称为太阳类伤寒。实则外寒搏动内热，两阳合病之时毒也。

【治】法当内外兼施。内治：以荆防败毒散加减（方药服法载前疫疟门中），辛散风毒以解表。表解痉止，少阳相火犹盛，耳中肿痛者，继与新加木贼煎去葱白，加连翘、牛蒡各二钱，大青三钱，生绿豆一两，杜赤豆四钱（二味煎汤代水），辛凉解毒以清火。火清毒解，尚觉耳鸣时闭者，终以聪耳达郁汤（冬桑叶、夏枯草、鲜竹茹、焦山栀、碧玉散、鲜生地各二钱，女贞子三钱，生甘草四分，鲜石菖蒲汁四匙冲），肃清余热以善后。外治：以开水泡制月石二钱，和入鲜薄荷汁、苦参、青木香磨汁各两匙，时灌耳中，清火解毒以止痛。

秀按　黄耳伤寒，非正伤寒也，乃风温时毒类伤寒耳。故石顽老人谓“风入于肾，从肾开窍于耳”立言。方用小续命汤去附子，加僵蚕、天麻、蔓荆子、白附子，以驱深入之恶风，更以苦参及骨碎补取汁滴耳中，清其火以止痛。俞君谓“风温时毒先犯少阳，从胆经亦络于耳”立言。推其意，由太阳经外寒搏束，少阳火郁不得发泄，故窜入耳中作痛。耳轮发黄，犹之阳明经湿热郁蒸，热不得从汗越，身必发黄，其病理一也。故治以辛凉发散，疏风解毒为首要，遵《内经》“火郁发之”之法，方亦清灵可喜。虽从浅一层立法，而对症发药，似较张法为稳健。盖以小续命汤之人参、姜、桂，时毒症究难浪用。后学宁从俞而不必从张也。

廉勘　黄耳伤寒，前清光绪己丑年四五月间，经过七人，皆四乡藜藿体。其证两耳红肿黄亮，扪之焮文热而痛，两腮亦红肿痛甚，耳中望之红肿，时有黄涎流出，筑筑然疼，声如蝉噪，两目白及眼睑亦皆发黄，身热体痛，恶寒无汗，背脊拘挛串痛，强直难伸，不能转侧，溺短赤涩，脉右濡滞，左浮弦略紧，舌苔白腻带黄，边尖俱红。断其病由风热挟湿温时毒，作流行性中耳炎治，以麻黄连翘赤小豆汤加味（蜜炙麻黄五分，光杏仁三钱，连须生葱白两枚，淡香豉三钱，银花、连翘、牛蒡各二钱，焦山栀、紫荆皮、梓白皮各三钱，先用杜赤小豆四钱，生绿豆、绵茵陈各八钱，煎汤代水）送下聪耳芦荟丸（生熟川军、芦荟、青黛、柴胡各五钱，龙胆草、黄芩、山栀、当归、青皮各一两，青木香、杜胆星各二钱，当门子五分，神曲糊丸，每服八分至一钱）。辛凉开达，疏风散寒以发表；苦寒清利，解毒泻火以治里。外用清涤耳毒水（硼酸二钱、盐剥一钱，开水九两炀化）以灌耳，清耳五仙散（猪胆汁炒川柏一钱、酒炒杜红花三分、制月石七分、冰片一厘、薄荷霜二厘，共研极匀，瓷瓶收藏）以吹耳；更以盐鸭蛋灰拌捣天荷叶，涂布耳轮两腮以消肿退炎。似此表里双解，内外并治，速则一候，缓则两候，七人皆愈。与俞法异曲同工，屡收成绩。

第十七节　赤膈伤寒

【因】风温时毒，先犯少阳阳明，续被暴寒搏动而发，乃三阳合病。状类伤寒，以其胸膈赤肿热痛，故见形定名曰赤膈伤寒。病亦多发于春令。

【证】初起先发热恶寒，头疼身痛，继即胸膈掀赤肿痛，甚或外发紫疱。舌苔边红，中黄糙起刺，甚或黄中夹现黑点。若胸中剧疼，口秽喷人，痰嗽气喘，咯出浊唾腥臭者，毒已内陷伤肺，欲酿内痈，舌苔多白厚起腐。

【脉】左浮弦急数，右洪盛弦滑者，张石顽所谓“赤膈属少阳风热，非正伤寒，实则二阳合病之风温时毒，猝被太阳客寒引动而发”也。

【治】法当内外兼施。内治：轻则荆防败毒散加减，冲犀角汁一瓢、金汁一两：重则通圣消毒散加减（方载“大头伤寒”治法中），表里双解以逐毒。表证已退，内火尚盛，神昏谵语，便闭溺涩者，急用解毒承气汤加紫雪，泻火逐毒以清神。若呓语痉厥，暴注下迫者，急以犀羚竹石汤（犀角八分，羚角一钱，鲜竹叶心三钱，石膏六钱，赤芍、连翘、紫草各二钱，银花露二两冲），调下至宝丹一粒，泻火熄风以清心；若二便已利，神识亦清，尚咳出浊痰腥臭，甚或吐脓，胸中犹隐隐痛，舌苔白腐满布，脉右寸滑数而实，时毒伤肺成痈者，急用加味苇茎汤（生苡仁五钱，栝蒌仁四钱，光桃仁、川贝母、甘草节各钱半，银花、连翘各二钱，制月石八分，陈芥菜卤两瓢冲。先用活水芦根、鲜菩提根、鲜冬瓜皮、子各二两煎汤代水）降气行血以宣肺痹，败脓去腐以清肺毒。毒除痛止，而肺火不清者，继与桑丹泻白汤加野百合钱半，白及、合欢皮各一钱，鲜野菰根二两，鲜白茅根、鲜菩提根各一两（上三味煎汤代水），凉泻肺中之伏火，清敛肺脏之溃穴。终与二冬二母散加西洋参、绵芪皮各钱半，鲜石斛四钱，清养气液以善后。外治：以细银针刺肿处出紫血，即以薄棉拭干滋水，随用解毒清凉散（芙蓉叶、大青叶各五钱，青黛、人中黄各二钱，共研末，鲜菊叶、天荷叶捣汁调匀用）涂敷之，泄其热毒以消肿，使其速愈。

秀按　石顽老人治此证，初以荆防败毒散去参（荆芥、防风各钱半，柴胡、前胡、羌活、独活、枳壳、桔梗、牛蒡、薄荷、赤苓、川芎、甘中黄各一钱，临服冲金汁一杯）加条芩、川连、犀角、紫荆皮为主。表证退，便燥结者，以凉膈散为主。若有半表半里证者，小柴胡汤去参加枳、桔，又以棱针刺血泄毒，大旨与俞法相同。惟毒陷伤肺，酿成内痈，大抵由病家初起失治，继由医家纵横杂治所致，或由肺痈外溃，胸前遂赤肿发疱。果如是，则俞、张荆防败毒散加减，亦不适当。甚矣，临病辨证之难乎其难也。《内经》曰：审察病机，色脉合参，乃可万全。故医以识证为第一要诀。噫，谈何容易哉。

廉勘 赤膈伤寒，如张石顽、俞根初两前哲，所述病状，显然内痈伤寒，外科诊治者居多。若先由肺痈，而后胸胁赤肿发疱者，曾经治愈四人矣，均仿洄溪老人肺痈法例，幸而收功。徐氏曰：肺痈病，脓已成者，《金匮》虽云“始萌可救，脓成则死”，然多方治之，竟有生者。盖予平日因此证甚多，集唐人以来治肺痈之法，用甘凉之药以清其火，滋润之药以养其血，滑降之药以祛其痰，芳香之药以通其气，更以珠黄之药解其毒，金石之药填其空，兼数法而行之，屡试必效。此真肺痈正治之良法，而非自炫其能之谎语也。惟《徐氏医案》，往往有法无药，此亦巧于藏拙，一则避后人吹毛求疵；一则欲后学勤求古训，博采众方之深意耳。今年秋，吾绍某部中一兵士，处州人姓陈名士卿者，夏初患肺病，屡服西药，痰嗽病终莫能愈。夏末初秋，患暑湿兼寒夹食，初次邀诊，见病人面赤如朱，胸膈赤肿，昏厥不语，已五昼夜，口秽喷人，唇焦齿黑，目瞪口噤，四肢厥冷，按其胸腹，灼热异常，大便水泻如注，臭秽难闻，溺短赤涩，脐间冲脉，动跃震手。诊其脉两寸陷下似伏，两关尺沉弦搏数，愈按愈盛。抉其口，望其舌，焦紫起刺，层层黑晕。遂检验温度，已达一百零五度，遂断为暑湿病中之坏热症。遂立俞氏解毒承气汤加紫雪九分、品三物白散一分（方用桔梗五分、川贝四分、巴霜一分，嘱药肆现研匀细，以药汤频频调下）。进一煎后，时隔四点多钟，毫无变动。又进次煎，毕，即大吐臭痰一瓯。乃开言，云腹中如锥刺，或如刀割，疼剧不可忍。同人为其抚摩一句钟，乃大泻黑垢一摊。次日上午又邀诊视，察其脉两寸起而数促，关尺如昨，舌苔只退黑晕一层，二便均闭，躁则狂言乱话，静则独语而笑，温度计仅退一度，惟四肢不厥而转温。于原方略为加减，去紫雪及三物白散，加犀角汁一瓢（约计一钱）、鲜车前草汁一瓢（与金汁和匀同冲）、安宫牛黄丸一颗、生锦纹又加二钱，服两煎后，连下黑垢两次，热度昏谵依然，咳吐臭痰如米粥状，则加多矣。满屋臭不可闻，同人皆为之掩鼻。从此连诊七日，皆从前方加减，或减安宫牛黄丸，加王孟英新定牛黄清心丸；或仍用紫雪四分、品绛雪一分；或减西瓜硝，加风化硝。臭痰日吐两瓯，黑垢一日一次，多则两次，惟小便逐次加多，色终紫赤浑浊，温度退至百零一度半，昏谵犹多，清晨时神识较清，略能应对一二语，脉搏数而不弦，脐中冲动渐底，舌苔白腐满布，略现黑点。约计生川军已服至三两，金汁已有九两，紫雪服至二钱余分，牛黄丸等服至六颗，外感之暑湿食滞已去大半，乃一意疗其肺痈，改与俞氏加味苇茎汤，磨冲太乙紫金丹一颗，遵徐氏甘凉清火、芳香通气之法。连诊五日，皆从此方加减，去紫金丹，加紫金片，或加新绛、旋覆、橘络，通其肺络；或加竹沥、梨汁、鲜石菖蒲汁，豁其臭痰；或加制月石、甘中黄、尿浸石膏，解其毒以防腐。连诊五日，忽然寒战壮热，手足躁扰，头面胸背遍发黑瘢疱疮，而胸膈赤肿始退，臭痰全无，日吐白痰两瓯，或痰中带脓，或夹紫血，如丝如珠，谵语大减，神识转清，但睡醒后，仍有昏言，面唇转白，体亦憔悴，脉搏小数微弦，舌苔白腐大减，胃动思食，口燥善饮。改用顾晓澜八汁饮去西瓜汁、荷叶汁（甘蔗汁、藕汁、梨汁、芦根汁、鲜生地汁、鲜茅根汁各一酒杯，重汤炖温服），加麦冬汁二匙、淡竹沥二瓢、解痕草根汁一瓢，甘润养胃，以补其血。连服四剂，胃口大开，每飧食粥一大瓯，日夜须服五飧，而痰中血丝血珠，终不能除，胸中尚隐隐痛，大便已转嫩黄，时溏时燥。改用《古今录验》桔梗汤（白桔梗、生甘节、归身、白术各一钱，生苡仁五钱，生桑皮三钱，细生地二钱，败酱草八分）加北沙参四钱、甜石莲钱半杵，双补肺脾以清余毒，另服王氏圣灵丹加减（珠粉、西黄各三分，琥珀六分，滴乳石、制月石、尿浸石膏各一钱，没石子、辰砂各五分，各药研细，入磨坊中倒挂飞面丝五钱五分，研和极匀，妙在飞面丝善走肺中细管），每用五分，以鲜茅根、鲜菩提根各一两，煎汤送下。日夜各一服，服完，胸痛止，痰血除，益信徐氏“珠黄等品解其毒，金石等药填其空”之说，精确不磨也。且知马培之“麝香走窜，盗泄真气，肺痈忌服”之说，亦难拘执也。终以《金匮》麦门冬汤加霍石斛、生玉竹各三钱，气液双补以善后。幸而其人年壮体实，病乃霍然，起居饮食如常矣。陈军医官，乃叹为奇事，始信中医救学之确有研究价值也，已将前后方案一一全录，请省城高等军医长穷究治疗方法之理由，俾使中西医学之沟通，殆亦国医学保存之一转机欤（此部中各兵士亲对予言，异口同声，谅非虚语）。

第十八节　发瘢伤寒

【闪】凡伤寒当汗不汗，当下不下，热毒蕴于胃中，血热气盛，从肌透肤而外溃，乃发瘢。即温毒、热病、发瘢者，亦由于血热毒盛而发，此皆谓之阳证发瘢。有瘢疹并发者，甚有瘢疮并发者，鲜红者为胃热，紫红者为热甚，紫黑者为胃烂。先发于胸背两胁脘腹，续发于头面项颈四肢。若先由房劳太过，内伤肾阴，及凉遏太过（如多服凉药恣食生冷等），内伤脾阳，一经新感寒气，逼其无根失守之火，上熏肺经，浮游于皮肤而发癍点者，此皆谓之阴证发癍，亦谓之虚癍。其形如蚊蚤虱咬痕，稀少而色多淡红，或淡白微红，亦有淡黑色而仅发于两腰小腹之间者。故发癍必察其虚实寒热四端，为临病求源之首要。

【证】阳证发癍，新感伤寒为轻，伏气热病较重，时行温毒尤重。伤寒应汗失汗，其癍当欲出未出之际，证尚头疼体痛，壮热无汗，微恶风寒，胸闷不舒。舌苔黄白相兼，或白薄微燥，边尖已红。应下失下，其癍当欲出未透之时，证必热壮脘闷，躁扰不安，头疼鼻干，咽干口燥，呻吟不寐，便闭溺涩。舌苔由白转黄，轻则嫩黄薄腻，重则深黄带灰。热病发癍，急则发热一二日便出，缓亦发热四五日而出。浅则鲜红起发，松浮皮面；深则紫赤稠密，坚束有根。证必胸膈烦闷，热壮神昏，呕恶不纳，咽痛喉肿，渴喜冷饮，口秽喷人。舌苔正黄，轻浅者，黄而糙涩，舌质鲜红；深重者，黄夹灰点，舌本紫红。温毒发癍，当癍毒内伏之际，症反身热不扬，神识不清，糊言妄笑，甚或昏厥如尸。舌苔灰黑，中心黑晕。在癍毒暴出之时，每多癍疹并发，或癍夹疱疮，剧则皮肤统红。癍如针头稠密，紫黑成片，或杂烂癍黑烂，症必面红咽痛，喉疼赤肿，甚则起腐，目赤唇焦，脘闷烦灼，大渴引饮，口开吹气，臭秽喷人，耳聋足冷，便闭溺赤，神昏谵语，甚或不语如尸厥。舌紫苔黄，或黄腻带灰，甚则焦紫起瓣，或见黑晕。此皆发癍浅深轻重之阳证，有实无虚。若阴证发癍，皆属内伤夹外感。内伤脾阳者，癍点隐隐而稀，色多淡红，或夹淡灰，或夹皖白，多则六七点，少则三五点，形如蚊迹，只见于手足，或略见于腹部，似癍而实为细疹，症多四肢厥冷，神倦嗜卧，喜向里睡，神识似寐非寐，乍清乍昧，声低息短，少气懒言，大便多溏，溺色清白，或淡黄。舌苔白而嫩滑，或胖嫩而黑润。内伤肾阴者，癍多淡黑而枯，或淡白而嫩，多者十余点，少者八九点，多发于两腰及少腹部，症多头晕目眩，或头重难举，或目闭畏光，耳鸣似聋，两颧嫩红，腰酸足冷，精神衰弱，五液干枯，甚则筋惕肉瞤，手足微微瘛疭，男多精滑梦遗，女多带下腰重。舌形圆嫩胖大，苔色淡黑而少津，或舌红而苔如烟煤隐隐，或舌紫绛而圆，虽干无刺，或紫而鲜润，间有微白苔。此皆似癍非癍之阴证，多虚少实。总之发癍形状，并无点粒高起，以手摸之，皆平贴于皮肉之间，不拘或大或小，总无碍手之质，但有触目之形。红色成片，稠如锦纹者，属胃热血毒。毒盛者色红而紫，毒重者色黑而青。色淡不鲜稀如蚊迹者，属虚多邪少。气虚者色淡微红；阴虚者色淡微黑。必先辨其病状之寒热虚实，以定病势之轻重吉凶。

【脉】左浮弦而急，右浮洪而滑者，此客寒包火，当汗不汗，热毒乘隙而发癍也；有洪盛滑数，数大过于左手者，此胃热大盛，当下不下，火毒外溃而发癍也；右长大滑数，左亦浮弦搏数者，此胃中血热大盛，毒邪传遍三焦而发癍也；脉伏而癍亦伏，癍现而脉亦现者，此胃中血毒壅结，瘀热凝塞营卫而伏癍，癍出必夹丹疹，甚则夹发豌豆疮也；有浮濡而虚，左沉涩欲绝者，此阳为阴逼，不走即飞，故淡红癍微发于四肢大腹，陶节庵所谓“内伤寒发癍”也；左细数而急，有浮大而空者，此阴被阳消，非枯则槁，故淡黑癍点微发于两腰少腹，陈念义所谓“肾阴虚发癍”也。总之，凡癍既出，脉洪滑有力，手足温而神识清爽者，病势顺而多吉；脉沉弱无神，四肢厥而神识昏沉者，病势逆而多凶。

【治】伤寒应汗失汗者，宜与透癍解毒汤（方载疫疟治法中）加生葛根一钱至钱半，辛凉解肌以发表，速使癍与汗并达；应下失下者，宜与柴芩清膈煎，去柴胡，加生葛根一钱、炒牛蒡三钱、活水芦笋二两、鲜茅根一两（上二味煎汤代水），开上达下以清中，务使癍与便并出。热病发癍，便通者，新加白虎汤加青连翘、炒牛蒡各三钱，辛凉透癍以泄热；便闭者，白虎承气汤加连翘牛蒡各三钱，活水芦笋、鲜野菰根尖各二两煎汤代水，表里双解以逐热。温毒发癍，便通者，宜与犀羚竹石汤（方载赤膈治法中）加活水芦笋二两、大青叶五钱，清凉解毒以透癍；便闭者，解毒承气汤加紫雪，直攻三焦以逐毒。阴证发癍，内伤脾阳，阳为阴逼者，缓则参附三白汤（老东参、生白术、白茯苓、炒白芍各钱半，黑附块一钱，清炙草八分，生姜两片，大红枣二枚），补中益气以扶阳；急则回阳急救汤，益气固脱以追阳。陶氏引用调中汤，辛散之品太多，反速虚阳外越，未免方不对证，慎勿妄投。内伤肾阴，阴被阳消者，龟柏地黄汤、滋肾益阴煎，酌用二方以清滋之。若因房劳及阴阳易，热入精室者，则以陶氏逍遥汤加减之。此二者，皆虚癍证，均不必见癍治癍。总而言之，凡见癍不可专以癍治，必须察脉之浮大滑数、沉弱涩微，病人之气血虚实，病状之寒热湿燥，而分别用药，随证制方。此治癍之要诀也。

秀按 伤寒证汗下适宜，温热病清解得法，邪不壅塞，并不发癍，即有隐隐见点者，亦惟疹子居多。孙络血热者多发红疹，膜留湿热者多发白疹（“白疹”后人改曰“白痦”，其实“痦”是“疹”之俗称）。今世俗通称发癍伤寒者，实因发疹误作发癍耳。或有发癍，大率由温热兼寒，初起不敢用辛凉开达，仍拘守伤寒成法，恣用辛温燥烈之药，强逼邪热走入营中而发。故凡伤寒发癍，多由于汗下失当；温热发癍，多由于应清失清。皆由邪遏于胃而热蒸成癍。如果初治不误，何致成癍？惟温毒、热疫两证，必发癍疹。若已成癍，当其将发末发之际，首必辨其证候。凡若汗、若清、若下后，邪仍不解，其人壮热无汗，胸膈烦闷，喘嗽呕恶，起卧不安，呻吟不寐，耳聋足冷，两寸关脉躁盛，甚或沉伏，便是癍点欲出之候。及其既出，先将红纸蘸香油燃着，照看病人面部、背心、胸膛、四肢，有大红点平铺于皮肤之上，谓之癍；若小红点突起于皮肤之上，谓之疹。癍大而疹小，癍平而疹突，癍重而疹轻。癍夹丹疹并发者重，癍夹豌疮并发者尤重。黑癍如果实靥，蓝癍如烂青果，极重而必死不治。至其治法，总以凉血宣气、解毒透癍为首要。凉血如犀角、羚角、大青叶、鲜生地、鲜茅根、青蒿脑、紫草、丹皮、山栀、元参之类，宣气如葱白、豆豉、葛根、薄荷、嫩桑芽、水芦笋、菰根尖、青箬叶、鲜竹叶卷心、鲜石菖蒲叶之类；解毒如净银花、鲜菊叶、鲜蒲公英、紫花：也丁、生绿豆汁、莹白金汁、人中黄、尿浸石膏、大黑木耳、紫金锭片之类；透癍如牛蒡、连翘、蝉衣、僵蚕、角刺、钩藤钩、刺蒺藜、鲜西河柳叶之类（蒺藜、河柳二味配入于清凉药中，善能循经速达，提癍最捷，切勿嫌其性温透，弃而不用）。如癍伏而不出，嵌于肉里，非略佐以升麻、细辛之升窜，癍毒终不得速透。若毒蕴便闭，又当以解毒承气、犀连承气等汤速下之，必里气通而伏癍随出。如果内伤脾阳，气虚下陷，脉虚大无力者，则以补中益气汤、人参三白汤等，升补中气以提透之。内伤肾阳，阳被阴遏，脉沉细或沉微者，则以真武汤加高丽参、鹿角尖，通脉四逆汤加人参、鹿茸，温化阴凝以补托之。二者必阳气通而虚癍乃出，盖温毒证内邪壅结，得凉泻药，疏通其里而癍出，与虚寒证阴气寒凝，得温补药，鼓舞其阳而癍出，其法虽殊，其理则一。若脾肾阴虚、冲任阴虚，则以张氏补阴益气煎、陶氏逍遥汤二方为主，随证加减。一则峻补其下，疏启其中；一则清补其阴，疏启其气。得屡次补托滋垫，而虚癍始出，又与阴证发癍，得温补以鼓舞而出，同一理也。故凡治癍，必察病人元气虚实，阴阳盛衰，先其所因，辨其现证，察其色脉，庶免草率误人之弊。俞君治癍方法，大致已备，学者由此而推广之，足以尽治癍之精微矣。

廉勘　前清光绪时名医陆九芝，著《丹痧癍疹辨》，独操已见。爰节述其说曰：

丹、痧、瘢、疹四者，丹与瘢类，痧与疹类。痧轻而丹重，疹轻而瘢重。丹与瘢皆出于肤，平而成片；痧与疹皆高出于肤而成点。痧自痧，丹自丹也，浑言之则通曰痧；亦疹自疹，瘢自瘢也，浑言之则通曰疹。而痧之原出于肺，因先有痧邪而始发表热，治痧者当治肺，以升达为主，而稍佐以清凉；疹之原出于胃，因表热不解，已成里热，而蕴为疹邪，治疹者当治胃，以清凉为主，而稍佐以升达。痧于当主表散时，不可早用寒泻；疹子当主苦泄时，不可更从辛散。大旨升达主升、葛、柴之属；清凉主芩、栀、桑、丹之属。惟宗仲景葛根芩连一法，出入增减（方用升、葛、翘、蒡、柴、芩、栀、草、银花、赤芍、元参，或加蚕、蝉、河柳，升散清凉合法），则于此际之细微层折，皆能曲中而无差忒，此治痧疹之要道也。自来治此证者，主辛散则禁寒泄，主寒泄则禁辛散。故两失之，至不仅为痧与疹，而为丹为瘢，则皆里热之甚，惟大剂寒药（须用石膏，切忌犀角），乃克胜任，非第痧疹之比矣。有是四者脘必闷，四者之齐与不齐，以脘闷之解与未解为辨；有是四者热必壮，四者之解与不解，以汗出之透与未透为辨。故当正治痧疹时，必兼行升清两法，表里交治，务使痧疹与汗并达。惟痧疹当发出之际，病人每闷极不可耐，稍一辗转反侧，其点即隐，病邪反从内陷，此正不必有外来之风也。即袖端被角间略有疏忽，其汗便缩，一缩之后，旋即周身皆干。此时厥有二弊：一则汗方出时，毛孔尽开，新风易入；一则汗已大出，不可再汗。非特痧疹之隐，且津液既泄，热必益炽，后此变端，皆从此起。病家只道未愈，医家亦但说变病，孰知皆汗不如法之故耶。凡病之宜从汗解者，无不皆然，而兼痧疹者尤甚。故特于此发之，其言如此。窃思痧即麻疹之俗称，故邵仙根前哲，谓疹即痧痦一类，即时毒入肺经而发。邪盛者，点子稠密，肌肤微肿而稍痒，有红白二种。邪入营者红疹，邪入卫者白疹。大忌冒风凉遏，犯则肺闭内陷，发喘而死。治法不外辛凉清透，宣肺化邪。观此，则痧与疹二而一，均当横开以轻宣肺气，肺气宣，则痧疹自从皮肤外出。且其证每兼咽喉肿痛，咳嗽气逆，岂可用升柴葛一意直升，独不虑其肺痹气喘而死耶！方中宜去升、柴、黄芩三味，加芦笋、通草、灯芯，斯合轻扬清透之法矣。至其所谓丹与瘢，皆由里热之甚，法当大剂寒泻，其说甚善。但谓须用石膏，切忌犀角。将古来犀角大青汤（犀角二钱半、大青五钱、栀子十枚、香豉一撮）之治瘢毒热甚，心烦咽痛；犀角元参汤（犀角、元参、大青、升麻、射干、黄芩、人参、生甘草，加连、柏、山栀，去射干、人参，亦名犀角大青汤）之治发癍毒盛，心烦狂言；消毒犀角饮（犀角、牛蒡、荆芥、防风、薄荷、大青、连翘、桔梗、生甘，内热加芩连）之治发癍瘾疹，咽喉肿痛，一概抹杀，未免执一偏之见矣。惟余师愚《疫疹一得》，详辨癍疹，确有见地，足为近今猩红热疫之标准。今特节述其说曰：古人言热未入胃，早下之，热乘虚入胃，故发癍；热已入胃，不即下之，胃热不得泄，亦发癍。此指伤寒化热，误下失下而言。若疫证未经表下，不一二日而即发癍疹者，若迟至四五日而仍不透者，非胃虚受毒愈深，即发表攻里过当。至论赤者胃热极，五死一生；紫黑者胃烂，九死一生。余断生死，则又不在癍之大小紫黑，总以其形之松浮紧束为凭。如癍一出，松活浮于皮面，红如朱点纸，黑如墨涂肤，此毒之松活外见者，虽紫黑成片可生；一出虽小如粟，紧束有根，如履透针，如矢贯的，此毒之有根锢结者，纵不紫黑亦死。其色红而活，荣而润，或淡而润，皆癍疹之佳境也；若淡而不荣，或娇而艳，或干而滞，其血最热；若色深红，较淡红稍重；色紫艳如胭脂，较深红更恶；色紫赤类鸡冠花，较艳红毒火更盛。色青紫如浮萍之背，多见于胸背，乃胃热将烂之候。其治法，总宜大清胃热，兼凉血解毒，以清瘟败毒饮为主（生石膏、知母、犀角、鲜生地、赤芍、丹皮、栀子、黄芩、连翘、元参、桔梗、生甘、鲜竹叶。重加大青，少佐升麻；或加紫草、红花；或加桃仁、归尾）。此治温毒、热疫、癍疹并发及时行烂喉丹疹，出死入生之正法眼藏也。凡温热病发癍疹，予每用俞氏透癍解毒汤加葛根、石膏。若温毒热疫及烂喉痧，或发癍疹，或发丹痧，皆主清瘟败毒饮加减。二方皆屡投辄验，较之秦皇士透化癍疹之升麻清胃汤（升麻、鲜生地、丹皮、川连、木通、生甘草。误食荤腥者，加山楂、砂仁），奏功尤捷。独内癍一证，最难诊察，特述赵晴初《存存斋医话》一则。时毒温疫，口鼻吸受，直行中道，邪伏募原，毒凝气滞，发为内癍，犹内痈之类。其证似躁非躁，耳热面红，目赤口干，手足指冷，或作寒噤，心烦气急，不欲见火，恶闻人声，甚则昏不知人，郑声作笑。其脉短滑，其舌苔多黄浊，中见黑点，或纯黑中见红点，或黑苔聚于中心。治宜宣通气血，解毒化癍为主（银花、连翘、僵蚕、钩藤勾、紫花地丁、赤芍、丹皮、紫草、楂肉、人中黄等），得脉和神清，方为毒化癍解，但其癍发于肠胃嗌膈之间，肌肤间不得而见，往往不知为癍证，而误治者多矣。此则俞氏所未备，节录之，以为临证之一助。

第十九节　发狂伤寒

【因】胃热蒸心，阳盛发狂，其主因也。伤寒少，温热病多，温热病夹癍毒、夹痰火者尤多，其先夹醉饱、夹惊、夹怒者亦多。此皆谓之阳狂，他如作汗发狂、蓄血发狂、阴躁发狂、心风发狂，此皆谓之如狂。病源既异，病状自殊，故治病必求其受病之源。

【证】伤寒化热传里，及温热病里热亢盛，症皆目赤唇焦，齿燥舌干，大渴饮水，始得少卧，不安，妄语悲叹，继即弃衣狂奔，骂詈叫喊，不避亲疏，甚则逾垣上屋，登高而歌。舌苔深黄厚腻，甚则老黄焦黄，或夹灰黑，多起芒刺。夹癍毒者，胸闷心烦，起卧无定，静躁不常，癍点隐隐，壮热无汗，舌苔纯黄边黑，中见红点；夹痰火者，痰壅气逆，胸闷呕吐，静则迷蒙昏厥，躁则狂妄舞蹈，舌苔黄厚而滑，或黄白相兼，或夹灰腻，扪之湿润；夹醉饱者，或歌或骂，或笑或哭，嗳腐难闻，酒气喷人，舌色深紫而黯，扪之滑润，或中见黄腻，或后根黄厚：夹受惊者，痰涎壅塞，牙关紧急，躁则狂言多惊，卧起不安，静则短气心悸，神识如痴，舌苔多黄而滑，或夹红星；夹触怒者，两目斜视，势欲杀人，见人欲啮，咬牙齘齿，发则怒狂骂詈，醒则歌哭吁叹，舌多焦紫，或鲜红起刺。此皆阳狂之本证夹证，有实无虚。若作汗发狂，其人欲食，大便自调，溺反不利，骨节作痛，翕然发热，奄然发狂，濈然汗出而解，舌苔薄白微黄；蓄血发狂，太阳病不解，热在下焦，少腹硬满而痛，小便自利，大便反黑，瘀热在里，其人发狂，舌色多紫而黯，扪之滑润；阴躁发狂，初起无头痛，不烦闷，但手足逆冷，阴极发躁，欲坐卧于泥水井中，或欲阴凉处坐，或烦渴而不能饮水，躁乱不安，如发狂状，舌多灰而淡白，或灰黑而嫩滑；心风发狂，发则牙关紧急，痰涎上塞，口吐白沫，迷闷恍惚，醒则狂言多惊，喜怒不常，甚则或歌或哭，舌色纯绛鲜泽，略有垢浊薄苔，或红而上罩黏腻，似苔非苔。此皆如狂之阴阳错杂证，虚实皆有。

【脉】右浮大而数者，此由表里俱热，热结在胃，陶节庵所谓“热郁不得汗出则发狂”，汗出者生，不汗出者死：右洪数而实者，此由中下皆热，热结胃肠，《难经》所谓“重阳者狂”，乃里热蒸心，逼乱神明，急宜大下之候也；右关尺沉数，两寸陷下似伏者，陶节庵所谓“阳毒发狂”，头面胸背状如锦纹，或如豌豆，与阳盛发狂相同是也；右滑数有力，左沉弦而结者，此由痰热互结，乘于心则神明狂乱，乘于胃则神气狂暴，世俗通称为“痰水热狂”是也：右洪盛搏数，左弦数有力者，此王节斋所谓“大醉过饱，膏粱厚味，填塞胸脘而发狂”，吴又可所谓“醉后狂言妄动，醒后全然不知”，世俗通称为“酒狂”是也；左乍数乍疏，右忽浮忽沉者，此由大惊伤胆，胆涎沃心，或由伤寒无汗，医以火逼取汗，遂发惊狂是也；左弦劲搏数，右沉弦坚大者，《内经》所谓“阳厥怒狂”，又称“大癫”是也；左浮紧有力，右浮滑而数者，陶节庵所谓“谷气与汗相并，故发狂，脉紧则汗出而愈”是也；左沉弦而涩，右沉数而实者，《内经》所谓“蓄血下焦，其人如狂”，《伤寒论》所谓“热结膀胱，其人如狂，血下者愈”是也；左沉细，右沉微，或数大而空者，陶节庵所谓“阴证发躁，如狂而实非狂”也；左沉弦而滑，右滑大而虚者，此由痰迷心窍，或瘀塞心孔，阻其神气出入，世俗通称为“心风”是也。

【治】发狂无汗者，新加白虎汤加葱、豉，凉泄郁热以出汗。汗仍不出，而热甚狂乱者，三黄石膏汤（川连、条芩、川柏各一钱，石膏八钱，知母四钱，生山栀、淡香豉各三钱，麻黄六分，雪水煎药）加辰砂、连翘心各一钱，竹叶卷心三钱，大发其汗以泄热。热泄汗出，其狂自止。发狂便结者，白虎承气汤加芦笋、竹叶心，凉泻实火以通便。便仍不畅，而热闭狂昏者，牛黄泻心汤（西牛黄、辰砂各五分，生大黄三钱，梅冰一分，共研，先用生姜汁一滴，白蜜两小匙，和开水调服），两清心胃以泻火。火泄热清，其狂自愈。阳毒发狂，解毒承气汤加紫雪丹八分（药汤调下）、活水芦笋二两、大青叶八钱（与方中绿豆煎汤代水），峻逐毒火以泻阳。阳毒虽解，而瘫发未透，神识昏迷者，犀地清络饮加三黄泻心丸（川连三钱、青子芩、煨甘遂各二钱，两牛黄、广郁金各钱半，猪心血一枚为丸，重一钱，朱砂为衣，药汤调下），开窍透瘫以清神。神清瘫透，其病自痊。痰火发狂，轻则陷胸承气汤，重则加味凉膈煎，调下安神滚痰丸（煅礞石、风化硝、辰砂各一两，沉香、珠粉各五钱，研细，竹沥、姜汁、皂荚膏为丸，如芡实大，每服三丸），峻下痰火以除狂。狂除而神识迷蒙者，玳瑁郁金汤去紫金片，调下《局方》妙香丸，清凉芳烈以开窍，肃清痰火以醒神。神识清醒，其根自除。醉饱发狂，先以炒盐汤调下瓜蒂末一钱吐之；继以枳实导滞汤加槟榔三钱、枳椇子五钱下之；终以葛花解醒汤加减（生葛花一钱，枳椇子四钱，青皮八分，广皮钱半，生于术一钱，赤苓、猪苓、泽泻各钱半，六神曲三钱，广木香、春砂仁各六分，鲜青果二枚），解其酒毒，调其脾胃以善后。触惊发狂，先与蒿芩清胆汤，调下许氏惊气丸（铁粉、橘红、姜南星、南木香、白僵蚕、白花蛇、麻黄、天麻各五钱，苏子一两，全蝎、辰砂各一钱，龙脑、麝香各一厘，同研极匀，蜜丸如龙眼大，每服一丸），镇肝清胆以定狂；终与十味温胆汤（潞党参、辰茯神、淡竹茹、熟地、枳实各钱半，姜半夏、广皮各二钱，炒枣仁、远志肉各一钱，炙甘草五分，生姜一片，红枣一枚），补虚壮胆以善后。大怒发狂，便通而痰气上逆者，生铁落饮加减（生石膏八钱，天竺黄、青龙齿、辰茯神各三钱，制香附、元参心各二钱，淡竹沥两瓢，石菖蒲汁二匙同冲，先用生铁落一两同生石膏煎汤代水），坠痰镇肝以定狂。便闭而火势大盛者，白虎承气汤去粳米，加川连一钱、铁粉三钱（同石膏先煎清汤代水），泻火解结以除狂。欲汗发狂，只与葱豉荷米煎，和中解肌以助汗，或但饮沸水以发汗，汗出则狂自止。蓄血如狂，轻则犀角地黄汤加味（方载伤寒变证蓄血条），重则代抵当汤加减（酒浸生川军四钱，光桃仁十粒，风化硝、酒炒莪术、归尾各一钱，鲜生地一两炒，穿甲八分，官桂三分，青糖一钱拌炒䗪虫五只），搜逐瘀积以消之。瘀消血行，如狂自止，终与四物绛覆汤，养血活络以善后。阴躁如狂，脉沉细而肢冷烦躁者，真武汤加辰砂一钱冲，冷服，回阳摄阴以除之；脉数大而空，阴盛格阳而躁者，通脉四逆汤去葱白，加别直参三钱冷服，破阴回阳以救之；若仍躁不得眠，脉伏不出者，回阳急救汤，生脉回阳以同其脱。心风如狂，参珀茯神汤（西洋参、炒枣仁各钱半，茯神四钱，石菖蒲、远志肉各一钱，乳香六分，琥珀、辰砂各五分，二味和匀同冲）调下金箔镇心丸（金箔五片，人参、茯神、犀角各一钱，西牛黄、天竺黄、青龙齿、龙胆草、生地、远志、朱砂、铁粉各七分，为细末，蜜丸如桐子大，每服七丸），镇心宣窍以安神，神安则如狂白止。总之发狂一证，虽有虚实寒热之不同，毕竟实证多，虚证少。治此者，总以泻火为先，参以消痰、理气、凉血、通络，察其孰轻孰重而兼治之，此为治狂之要诀。若夫似狂非狂，则求其病源而分治之。若误作阳狂实热，骤用凉泻，反速其死，临证者务详审而明辨之。当其狂势正盛之时，莫妙于病人处生火一盆，用醋一碗，倾于火上，使其气冲入病人鼻内，再将冷姜水，喷于病人头面心胸，狂即暂安，方可审察病机，色脉合参，以辨其阴阳虚实，对证发药，庶免草率误人之弊。一面嘱病家洞开窗户，揭起床帐，放入清爽之气，使病人心气豁然开朗，亦为要务。

秀按 热结在胃，胃热蒸心，窜入阳络则发狂，窜入阴络则发厥，多兼痰气郁结。治以辛凉清胃，芳香开结为首要。予治狂证，每用内外兼施。外治以芒硝一斤，用开水一盆烊化，将青布方圆一尺许三五块，浸于硝水中，俟冷，微搅半干，搭在病人胸膛并后心上，频易冷者搭之，如得睡汗，狂势即轻；内治以陶氏解结汤（即三汁宁络饮，用竹沥姜汁调下），开窍透络，两清心胃之热，以解其痰结气结，服后，作寒战汗出，狂势即定，陶氏谓：发狂得汗出者生，不得汗出者死。诚心得之言也。但此就伤寒失汗，病转阳狂而言。若伏气温热，时行温疫，多因失清失下，以致阳盛发狂。失清者，以白虎合黄连解毒汤清之；失下者，以白虎承气汤下之；痰盛者，佐以礞石滚痰丸；火盛者，佐以当归龙荟丸。皆狂证应用之正方。惟热结胸口噤不能言，阳毒狂言不得汗，温热病狂妄不得汗，热毒壅闭，精神将竭者，每以人参竹沥饮（吉林参钱半、淡竹沥两瓢，重汤炖好，去参渣，冲热童便一杯）调下狂证夺命丹（釜底墨、灶突墨、梁上倒挂尘、青子芩、小麦奴、寒水石、麻黄各一两，川连一两五钱，雄精三钱，辰砂二钱，西牛黄钱半，珍珠粉一钱，各为细末，同研极匀，炼蜜为丸，每重一钱，晒干蜡匮，每服一丸。寻常以新汲水一盏，研一丸放水中，令化尽服之。若病人渴欲饮水者与之，多饮为妙），须臾，当发寒战汗出，其狂即止。若服一时许不作汗，再服一丸，以汗出狂定为止。此皆予从陶氏历治多验之方法，节录之，以备后学采用。至若如狂诸证，俞君治法尽善尽美，学者信用之可也。

廉勘 前哲皆谓胃热蒸心乃发狂，余独谓胃热蒸脑则发狂，胃热蒸心则发厥。盖头为六阳之首，脑在其间，而为元神之府。包络为手厥阴经，心居其中，而为藏神之脏。神明被逼而内乱，故邪热入阳则狂，入阴则厥。前哲又谓：阳盛发狂。固已。余谓：胃阳盛乃发狂，肝阳盛亦发狂。何则？胃为脏腑之海，其清气上注于目，其悍气上冲于头，循咽喉，上走空窍，循眼系入络脑，脑被胃热蒸腾，故发神经诸病。肝脉挟胃贯膈，循咽喉，上目系，与督脉会于巅顶，巅顶之内，即脑之神经中枢，脑被肝火熏灼，故亦发神经诸病。狂特神经病之一证耳，其发时种种不同，有杀人狂、自尽狂、放火狂、忧闷狂、情欲狂、快乐狂，总由神明内乱使然，其致病之由，外感多由于阳盛，《内经》曰：阳盛则四肢实，实则能登高，热盛于身，则弃衣而走。《难经》所谓“重阳者狂也”，故通称为“阳狂”。内伤多由于郁怒。石顽曰：阳厥暴怒发狂者，以阳气暴折，郁而多怒，则发狂。《内经》所谓“狂病善怒也”，故通称为“怒狂”。治阳狂法，李氏《入门》以大承气汤加黄连主之；治怒狂法，张氏《绪论》以大承气汤加铁落主之。此即龚商年所谓“狂之实者，以承气白虎等汤，直折阳明之火；生铁落饮，重制肝胆之邪”是也。俞东扶曰：发狂实证十居八九。故予治狂，多用吐、下、清、镇四法。吐法以紫雪九分、品三物白散一分，通神明以涌痰涎；下法，以尤氏泻狂汤（生大黄、青龙齿、煅牡蛎各三钱，炒蜀漆一钱，小川连五分），泻实火以劫惊痰；清法以羚熊清狂汤（羚角片钱半、老竺黄三钱、寒水石四钱、小川连八分、九制胆星五分、金汁一两、鲜石菖蒲汁两小匙同冲、熊胆一分，药汤调下），消痰热以熄风火；镇法以生铁落饮，平肝火以坠痰涎；吐下并治法，轻则遂心丸（煨甘遂二钱、猪心血一枚为丸，分作四粒，鲜石菖蒲叶一钱、鲜竹叶心五十支、灯芯三小帚，煎汤调下），重则龙虎丸（白石、辰砂各二分，西牛黄、巴霜各三分，共研极匀，作二十丸，辰砂为衣。轻者一丸，重者二三丸，温开水送下。约半时许，非吐即泻，武者即愈，文者较迟。如年远者，须服十余丸，方见效。愈后，忌食猪肉二年），吐尽胸膈之痰浊，攻下肠胃之宿垢。此治实狂之方法也，历治多验。然虚狂亦不鲜，余每作神经衰弱，骤有感触，五志之火，上烁脑髓，神经顿失其常性，遂发似狂非狂之证，东医所谓“性情之狂”，通称为“精神病”是也，与感证之阳盛发狂迥异，自制牛马二宝散（西牛黄、马宝各一钱，共研匀细，每服二分，一日二服），用人参竹沥饮调下，历：治多验。此外以六味地黄汤加犀角汁约磨六分至八分，清童便一杯同冲，治快乐狂（其人时发狂笑，手舞足蹈，倏而狂言，倏而狂跳）；以新加甘麦大枣汤（生白芍、山萸肉各钱半，淮小麦、红枣肉、白石英各三钱，清炙草一钱。此叶氏治验方）治悲苦狂（其人数欠伸，喜悲伤欲哭，像如神灵所作，妇女最多此病，《金匮》名曰“脏燥”，日医名曰“脏躁”）；以加减散花去癫汤（生白芍一两，当归、麦冬各五钱，焦栀、元参、辰茯神、杜牛膝各三钱，川柴胡二钱，生甘草、白芥子、鲜石菖蒲各一钱，当门子五厘冲）治情欲狂（妇女思慕男子不得，忽然发狂，见男子抱住不放，以为情人，罔识羞耻，甚至裸体奔走，脉必弦出寸口，此名“花癫”，俗称“发花呆”），皆有特效。惟忧闷狂多由失望而来，必如其愿而病始痊，非无情之草木所可疗。前哲谓：药逍遥而人不逍遥，何益之有？诚哉是言！昔吾老友赵晴初君曾对予言，耶溪胡在兹先生，善治狂证。其自述云：狂病或善食，或不食，若声音壮厉，面色黄赤，目神郁忿，气力逾常，二便秘涩黄赤者，只须别其气机之清浊，而决治法。面色清皎者，多从忿郁暴怒上逆，而为狂躁笑哭。若大便通调者，宜加味铁落饮（生石膏三两，青龙齿、辰茯神、青防风各一两五钱，元参、秦艽各一两，鲜生地四两，先用铁落八两，长流水一斗，煮取五升，并以上七味，加竹沥半升、羚角五钱，入铁汁中，煮取二升，去渣，和入竹沥，温分五服，一日服尽），以泄肝阳。如面色浊闷，二便结涩者，多从醇酒厚味，种热蒸痰，或乘天气极热，盛怒不释，而为狂妄骂詈歌笑，甚则逾垣上屋，宜加减大承气汤（生川军、风化硝、枳实各五钱，煅礞石、皂荚各二钱，煎成，冲入猪胆汁、米醋各两小匙，调服西牛黄二分），以下浊秽。若面色板钝，目神滞顿，迷妄少语，喜阴恶阳，饮食起居若无病者，多从屈郁不伸，而为失志痴呆，宜癫狂霹雳散（雄黄、雌黄、冰片、西牛黄各五分，生山栀二十枚，白急性子一钱，生白砒四分，生绿豆百八十粒，将绿豆冷水浸少顷，去皮，同余各生晒为末，另研入冰黄），大人可服一钱，十五六岁者用四分，白汤下。再令食粉面糕饼等少许，当吐。如一时未吐，以硬鹅毛蘸桐油搅喉探吐，吐后人倦，安卧半日。欲食，少少进微温米饮，切勿多，亦勿热，越日方进米粥。吐后每多口渴，不可饮茶，即取清童便饮之，或服自己小便，名轮回酒，皆能洗涤余浊，兼解毒药。

廉勘　此方较龙虎丸稍烈，比张天池红白断狂丸稍轻。方用生白砒、巴豆霜、朱砂各一钱，面糊为丸，如芥菜籽大，每服七八丸，新汲井花水送下，以吐顽痰浊涎。如面色赤亮，或色青赤不常，日夜不寐，月余遂发狂言，逾垣上屋，经闭三月，脉搏长大有力，多从心火炽盛，燔胃烧肝，而为狂惑哭詈，宜犀羚三黄汤（犀角、川连各一钱，羚角、铁粉、桃仁各二钱，鲜生地、丹参、石决明各五钱，琥珀、青黛各五分，西牛黄二分调服。此方治男子多五六日而愈，治妇女必半月经至而定），以清心而泻肝。发狂虽有阴阳虚实、经络脏腑新久之异，要皆必经心肝两脏而发。以心藏神，主知识；肝藏魂，主云为。未有神魂清醒，而昏狂迷妄至于此极者也。噫，胡君能立此镇、下、吐、清四大剂，可谓大手笔矣。即其补法两方，亦颇稳健。一参茯安神丸（人参、茯神、炒枣仁、当归、生地、酒炒川连、橘红、姜南星各一两，天竺黄五钱，雄黄、西牛黄各二钱，为末蜜丸，梧子大，朱砂为衣，米饮下五十丸，忌动风辛热荤浊甜腻之物），治失志惊狂，经吐下后，大势已瘥，尚有目神昏钝，迷妄无定之状，以此镇心安神，涤痰清火而痉；一柔肝息风煎（制首乌、黄甘菊、辰茯神、归身、石斛、川断、广郁金各三钱，白蒺藜、远志肉各钱半，川芎、明矾各八分），治肝阴虚，内风上冒神明，兼挟涎沫，而为失心癫狂，延久不愈，以此柔肝育阴，熄风除涎而愈。赵晴老谓其善治狂证，洵不愧焉。总之外感发狂，一时之狂也，其死速，其愈亦速；内伤发狂，终年之狂也，其死缓，其愈亦缓。俞氏分辨阳狂如狂，虽为狂病之正治，然药力之峻，效验之速，尚不逮胡君在兹手笔之大，故节述之。

第二十节　漏底伤寒

【因】外感证一起，即直肠洞泻，不因攻下而自利者，世俗通称为漏底伤寒。然有协风、协寒、协热、协食之别，必先其所因而明辨之。

【证】协风自利者，初起头痛怕风，自汗腹疼，肠鸣飧泄，完谷不化，舌苔白薄而润，或淡白而嫩滑。协寒自利者，初起恶寒蜷卧，身虽发热而手足厥冷，或吐清水，大便色青，完谷不变，形如鹜溏，小便清白，脐下必冷，腹多胀满，舌苔白嫩而滑，或灰滑而淡白。协热自利者，一起即身发壮热，背微恶寒，面垢齿燥，口干渴饮，大便虽亦有完谷不化，而状如垢腻，色多黄赤黑，且皆热臭，气暖如汤，后重而滞，溺色黄赤，或涩或闭，脐下必热，舌苔黄腻而糙，中后截厚腐垢腻。协食自利者，初起虽微恶风寒，而身热口燥，渴饮而呕，胸脘硬痛，嗳腐吞酸，傍流粪水，热臭难闻，矢气亦臭，舌苔黄而垢腻，厚腐堆起，中后愈厚，或如豆腐渣炒黄满布。

【脉】左弦浮，右沉濡者，乃外风搏动肠风，《内经》所谓“清气在下，则生飧泄”是也；沉迟无力，甚则沉微似伏者，《伤寒论》所谓“胃中虚冷，水谷不别”故也；数而有力，甚则洪弦而实者，王太仆谓“大热内结，淫泻不止”，陶节庵所云“热邪不杀谷”是也；弦长而滑，或滑数而实者，《伤寒论》所谓“下利有宿食”也，若下利谵语者，肠中必有燥粪也。

【治】协风自利，初与刘氏肠风汤加味（生晒术、炒白芍各钱半，炒广皮、煨防风、焦麦芽各一钱，煨葛根、川芎各八分），疏表建中以止泻；继与补中益气汤去当归，加煨木香、带壳春砂各八分，调中益气以善后。协寒自利，轻则胃苓汤，温胃利水以止泻；重则附子理中汤，热壮脾阳以住泄；终与白术和中汤，温和脾胃以善后。协热自利，先与葛根芩连汤加味（生葛根、青子芩各钱半，小川连八分，拌炒广木香六分，滑石三钱，清炙草六分），清中解表以泄热；继与加味白头翁汤，清热坚肠以止利；终与三黄熟艾汤（条芩一钱，川连六分，川柏四分，熟艾二分，猪苓、泽泻、生白芍各钱半，乌梅肉二分，灯芯两小帚），酸苦泄热，芳淡利湿以善后。协食自利，先与枳实导滞汤，消积下滞以廓清胃肠；继与芩连二陈汤，苦降辛通以肃清余热；终与麦门冬汤加鲜石斛、蔗浆，清养津液以调和胃气。总之，证既自利，当先其所因以治利，利止内实，正气得复，邪气自解，往往微汗出而愈。盖下利为内虚里急，仲景所谓“里急者即当救里”也。若不救里，专发其汗以治表，则内外俱虚，变证蜂起。轻则气上逆而为呕哕；重则气内虚而成痞满。虚则误汗亡阳而转脱，实则误汗助火而转闭，临证者慎之。

秀按 漏底伤寒，始见于陶氏《六书》，乃田野间俗名耳。陶氏谓：伤寒自利，多责于热；杂病自利，多责于寒。亦不尽然。又谓：伤寒三阳下利，身必热；太阴下利，手足温；少阴厥阴下利，身凉无热。此亦言其大概耳。总以审察病机，色脉合参为首要。俞君明辨病因，别风、寒、热、食四端，对证发药，分际自清，庶不致草率误人矣。虽然，凡病一起即下利，甚至洞泄不止，如俗称“漏底”者，虽由外感，必夹内伤，死证甚多。约计之则有六：（一）下利谵语，两目直视。（二）下利厥逆，烦躁不眠。（三）下利发热，厥逆自汗。（四）下利清谷，肢厥无脉，灸之不温，脉终不出。（五）下利一日十数行，脉反实。（六）下利脉弦，大热不止。此六者，虽对证施治，竭力挽救，效者甚鲜，不效者多。虽医圣如仲景，《伤寒论》具在，善用其方者，亦未必方方奏效也。食古不化者，其亦深长思哉。

廉勘 漏底伤寒一症，曾见上海工部局《卫生册》摘要云：西人之侨居海上者，今岁计有五十人患漏底伤寒症，内有七人，因感病甚深，不及医治而卒。在上海地面，本不视此为险要重症，第细究各医生之报告，间有杂以毛而敦热症，使人误认为漏底伤寒者，因两病形式相同，且毛而敦病势，较漏底伤寒为轻，故医生竟有不能辨别，指鹿为马，误认居多。此症于将愈时，略一不慎，即行复病，亦与毛而敦大致无异。前数次有人由外埠暨本埠邮来病人血点，托化学所细为查验，曾测得血内含有毛而敦之微生物在内。此种漏底伤寒传染之始，由毒伏于菜蔬、蛎蛤、河水及秽水羼入之牛乳内；或其毒隐处尘埃，被风卷起，吹于口鼻之内；抑或由病人体中，遗祸于无病人。如此病症，冀图幸免，尚非力所难能，且人人可以自操其权。只须将本局医官刊发之传单，取其所列检治良法，自行采择施用，则其病乌能为害。盖食物不洁，毒入胃肠，即为病之基础，而于地内菜蔬之毒最烈。自经秽物浸灌，发生种种漏底伤寒之危症，人欲预杜其害，务将货食房所贮之生菜蔬，当与藏度盆碗、刀叉、冷水、冰箱、牛乳、馒首，及其滤水器具，暨煮熟鱼肉食物，分隔两室，不相通连。贮物所内装配洗涤盆碗器皿，每次食毕，就近收拾清洁，勿庸携归庖厨洗净。仆前闻人述及浙省宁波之贩运蛤蛎来沪者，其培养之法，用人粪浸灌。设人误食生蛤，即易染受漏底伤寒之疾。观此，则漏底伤寒之为病，于协风、协寒、协热、协食外，更有胃肠蕴毒一端。故予治此症初起，每用藿香正气汤，以百劳地浆水（于山中掘土二三尺深，加入清水，用木棒扬之百遍，澄取黄泥中清水候用）煎药，临服烊冲紫金片三分至五六分，辄多默收敏效者，解其胃肠蕴伏之菌毒也。至于风、寒、热、食四端作泻．俞君方法，大致已备，临证时酌用可也。

第二十一节　脱脚伤寒　　一名刖足伤寒，又名肢脱

【因】大约有三：一跣足踏雪后，骤用热水洗足，逼令寒湿深入肢节；二伤寒化热转燥，渴饮冷水过度，身不出汗，水气溢入肢节；三农家粪地上，经烈日晒过，赤脚行走，受其毒气，骤用冷水洗足，逼令热毒深入肢节。皆足以致肢脱。

【证】初起寒热足肿，状类脚气，惟皮色紫黯，肢节木痛，继即趾缝流水不止，足趾肿疼，似溃非溃，即防溃烂堕落。舌苔多起白腐，或黄腐而现黑点。若热毒深入肢节，两胫多红肿焮痛，呻吟啼哭，昼夜不寐，舌多紫红起刺。

【脉】左弦紧，右沉弦而涩者，寒湿或水气下注足胫也；若两尺弦滑搏数者，热毒留于足胫也。

【治】由于寒湿及水气者，内服大橘皮汤，加生苡仁、鲜车前草各二两，杜赤小豆一两（三味煎汤代水），畅利小便以逐水湿。外治先用洗法（羌活、防风、白芷、角刺、红花、降香、桂皮、川乌各五钱，川芎、艾叶、樟木片、油松节、桑枝、葱白各一两，水煎数沸，先淋洗，继擦患处，避风。日洗三次，夜两次，食后洗更宜。药冷，加开水泡葱白汤和温之。重可转轻，竟有因洗而散者）；次用隔蒜灸法（用独头大蒜，切片置患处，以艾茸放蒜上灸之，每三壮换蒜。务令不痛者灸至大痛，痛者灸至不痛；痒者灸至不痒，不痒者灸至极痒为度。若口干

烦躁，甚或头项浮肿神昏，不必疑惧。此阴证转阳而阳暴回之象，切不可大用凉药，只宜用生绿豆一两，麦冬、粳米各五钱，生甘草一钱，煎汤服之即瘥）；又次用掺药法（千年石灰一两、白芷二两，共研细匀，少许掺之，稠水涌出，出尽即愈）。内外兼治以防其脱脚，七日收功。若热毒蕴伏肢节，内治以大橘皮汤去桂术，加酒炒防己二钱，鲜贯众五钱，忍冬藤、梗叶、嫩桑枝各二两（先煎代水），凉通小便以驱热毒。外治以鸭毛煎汤冲入皂矾一两，乘热洗足，日三次，避风，三日即愈。

秀按 踝下曰足，足背曰跗（一名足趺，俗称足面）。足后跟曰跟，足指曰趾（趾者，别于手也，足之趾节，与手指节同）。其大趾之本节后内侧，圆骨核突者名核骨。足大趾爪甲后为三毛，毛后横纹为聚毛。足下面着地者为踵（俗称脚底板）。予所见脱脚一证，有脱一足者，有脱两足者，统称肢脱。有仅脱足趾者，初起色白麻痛，或不痛者，名脱疽；初起色赤肿痛，如汤泼火烧者，名敦痛。肢脱由秋夏露卧，为寒所袭，掀热内作，搏于肢节，痛彻于骨，遇寒尤甚，以热熨之稍减者，主以大防风汤（防风二钱，当归、熟地、生黄芪、川杜仲各三钱，党参、白术、羌活、川芎各钱半，淮牛膝、生赤芍各一钱，淡附片、官桂、清炙草各五分）；肢脱由霉雨湿地，跣足长行，水气浸淫，留于肢节，隐隐木痛，足跗胖肿，趾缝出水不止者，主以消趺汤（生米仁、带皮苓各二两，绵茵陈、泽泻各三钱，酒炒防己、木瓜各一钱，官桂、苍术各钱半）。脱疽由沉寒痼冷，阴毒搏于趾节，屈不能伸者病在筋. 伸不能屈者病在骨，或生于趾头，或生于趾缝，初虽色白，继则色黑，久则溃烂，节节脱落，延至足背脚跟，白腐黑烂，痛不可忍，法当内外兼治。外治以活蟾蜍剖去肝胆肠杂，但用其皮，用线扎缚足趾以拔毒；内服驱毒保脱汤（当归一两，煅羊胫骨三钱，桂心、生甘草各一钱，黑炮姜、麻黄、明乳香、净没药各五分），活血和阳以散其阴毒。敦痛由湿热下注，亦当内外兼施，外搽清凉渗湿膏（用矿石灰化于缸内，次日水之面上结一层如薄冰者，取起，以桐油对调腻厚，每日搽上二三次，数日痊愈，忌食猪肉）；内服仙方活命饮（银花五钱，花粉、赤芍各钱半，防风、白芷、广皮、归尾、皂角刺、生甘节、川贝各一钱，蛤粉、炒穿甲、净没药各八分），加生淮牛膝三钱以解毒壅。如痒痛相兼，破流黄水，浸淫成片，甚至腿肉浮肿，皆属脾肾亏损，主以补中益气汤加防风、独活，痛加丹皮、焦栀、炒川柏，兼服六味地黄丸；外以贯众煎汤淋洗，五倍子细末津调，于逐疮四围涂之，自外收内，每日一次，渐渐自愈，不可妄投攻发。俞君分别三因，对症发药，殆亦多所经验欤。

廉勘 脱脚伤寒一症，就外科医治者多，临证三十余年来，从未经验，见诸前哲方书者亦鲜。惟洄溪老人，载刖足伤寒一案。述嘉善黄姓，外感而兼郁热，乱投药石，继用补剂，邪留经络，无从而出，下注于足，两胫红肿大痛，气逆冲心，呼号不寐。余曰此所谓“刖足伤寒”也，足将落矣。急用外治之法，熏之蒸之，以提毒散瘀；又用丸散内消其痰火，并化其毒涎，从大便出，而以辛凉之煎剂，托其未透之邪，三日而安。大凡风寒留于经络，无从发泄，往往变为痈肿，上为发颐，中为肺痈、肝痈、痞积，下为肠痈、便毒，外则散为瘫疹疮疡；留于关节，则为痿痹拘挛；注于足胫，则为刖足矣。此等证俱载于《内经》诸书，自内外科各分一门，此等证遂无人知之矣。王氏《温热经纬》谓“今人不读《内经》，虽温热暑疫诸病，一概治同伤寒，禁其凉饮，厚其衣被，闭其户牖，因而致殆”者，我见实多。然饮冷亦须有节，过度则有停饮肿满呕利等患，更有愈后手指足缝出水，速投驱湿保脱汤（生苡仁、浙茯苓各三两，生白术一两，车前子五两，桂心一钱），连服十剂，可免脚趾脱落。此即谚所谓“脱脚伤寒”也，亦不可不知。沈岷源《奇证汇》云：一男子患脚跟骨脱落，动之则痛，艰于行步。叶天士先生视之曰：此湿伤筋络也，以炒苦葶苈四两，炒防己、广木香、茯苓、木通、人参各二钱五分，为末，枣肉丸如桐子大，每三十丸，桑皮汤下，名圣灵丹，服之果愈。由此三则以观之：一为痈肿内溃；一为水气下注；一为湿伤足筋。皆足致肢节脱落，而病因各异，治法悬殊。盖一病有一病之法，医学不可不博也。徐洄溪曰：凡治病各有对证方药，非可以泛治之方，希图侥幸，但不明理之医，则偏僻固执，又方法绝少，安能肆应不穷。所以动手辄误，病变日增，而药无一验，即束手无策矣。

第九章 伤寒夹证

后汉张仲景著《伤寒杂病论》，以“伤寒”二字，统括四时六气之外感证；以“杂病”二字，统括全体脏腑之内伤证。外感时病者，言其病从外受，非专指正伤寒也；内伤杂病者，言其病从内生，非但属虚损病也。伤寒最多夹证，其病内外夹发，较兼证尤为难治。凡伤寒用正治法，而其病不愈，或反加重者，必有所夹而致，或夹食、或夹痰、或夹饮、或夹血、或夹阴、或夹哮、或夹痞、或夹痛、或夹胀、或夹泻、或夹痢、或夹疝、或夹痨、或夹临经、或夹妊娠、或夹产后，必先辨明因证，刻意精别，用药庶无差误。故前哲善治伤寒者，其致力虽在杂病未研之先，而得心转在杂病悉通之后，不亲历者不知也，临证不博者更不知也。其证约计二十，条治于后。

第一节　夹食伤寒　　一名伤寒夹食，或名停食感冒

【因】伤寒夹食，十常七八。或先伤食而后感寒；或先受寒而后伤食；或病势少间，强与饮食，重复发热，变证百出。

【证】头痛身热，恶寒无汗，胸痞恶心，嗳腐吞酸，甚或呕吐泄泻，或脘闷腹痛，剧则昏厥不语。舌苔白厚，或兼淡黄，或兼灰腻。

【脉】左右俱紧盛有力，沉涩似伏者，食填膈上，仲景所谓“宿食在上脘者，当吐之”是也；有数而滑者，食积胃肠，仲景所谓“下利不欲食者，有宿食故，脉反滑，当有所去，下之乃愈”是也；紧如转索无常者，宿食中结，仲景所谓“脉紧头痛有风寒，腹中有宿食不化”也。

【治】先去外邪。春冬香苏葱豉汤加生枳壳一钱或钱半、苦桔梗八分；夏秋藿香正气汤加枳、桔。继除里实。在胃宜消，消导二陈汤主之（生枳壳钱半、六和曲三钱、炒楂肉二钱、真川朴一钱、仙半夏二钱、广皮红一钱、焦苍术八分、童桑枝一两），急则先用吐法，姜盐汤探叶最稳（牛姜末五分、拌炒食盐五钱，开水冲一汤碗，顿服后，以鸡毛掀其咽喉，于不透风处吐之）；在肠宜下，枳实导滞汤主之，不应，可用大承气汤急下之，若因冷食同结者，大黄必须姜炒，略加附子行经，庶免下利稀水之弊。总以舌干口燥，大便不通，手按胸胁脐腹，硬满而痛，手不可近，频转矢气，方是急下之证。前哲谓：发表未除，不可攻里；上盛未除，不可下夺。真先后缓急之定例也。另有一种刚刚感冒风寒，而误食冷物；或先食冷物，而又感冒风寒，此冷物入于胃邪传于脾，而为寒中太阴之证。其证胸膈膜满，腹胀闭塞，面目及唇，皆无色泽，手足冷，脉沉细，或腹痛少神。治宜理中汤加青皮、陈皮，或枳实理中丸（即理中丸加枳实）及五积散之类。若误投巴霜急下，必愈不快，甚或吐利，一二日后，遂致不救，盖不知寒中太阴及

损动胃气而成也。

秀按 古谚云：病从口入。故凡外感时证，夹食最多。不但正伤寒为然，如初起头痛身热，不论恶风恶寒恶热，即见胸前大热，颅胀腹满，按之痛；或呕逆，或泄利，或腹疼，皆是外感夹食之候。俞君先表后里，在胃则消，在肠则下，法固井然有条。即春冬主香苏葱豉，夏秋主藿香正气，二汤均加枳、桔，理气疏滞。既不纯用升散表药，使宿食上逆，而成膜胀不通之弊；又不混用消导里药，致引邪内陷，而成结胸下利之患。必俟表邪解散，或消或下，庶免引贼破家之虑，方法恰当。若四五日右脉滑数，苔白转黄，宿食化火也。法当清化，小陷胸合栀朴枳实汤（全栝蒌四钱，半夏曲二钱，姜炒川连八分，焦山栀三钱，川朴、枳实各一钱）。口甜而腻，加苏佩兰钱半至二钱；腹满而痛，加酒炒延胡一钱至钱半；痛甚便秘，加青木香六分、酒炒生川军钱半至三钱。若因误下而热邪内陷，中气受伤，愈加胀满，热虽不止而右脉虚小者，小陷胸合枳实理中汤（栝蒌仁四钱、姜半夏二钱，姜炒川连一钱、小枳实一钱拌炒生晒术一钱、米炒潞党参一钱、炒干姜五分、炙黑甘草三分）。若右脉坚大，重按沉滞有力，便秘已五六日，脐下按之痛甚者，此为大肠气郁而实也，当用大承气汤急下之。虽然，脏性有阴阳，宿食亦有寒热。如其人胃素虚寒，寒食结而不化，右脉反涩滞伏结，身虽热而两足反冷者，必兼温中疏滞，神术汤加减为主。如其人胃素强盛，宿食不久化热，右脉多洪盛滑数，身壮热而胸膈烦闷者，必兼清中疏滞，调中饮加减为主（小枳实、姜炒川连各一钱，六神曲、炒楂肉各二钱，真川朴、广橘红各八分，青木香汁两匙，生萝卜、汁一瓢同冲）。若过用消克伤胃，其证自利肢厥，胸膈痞满，按之不坚不痛，时胀时减，右脉始虽浮大，久按渐转虚小者，必兼温和脾胃，白术和中汤为主。总之右脉滑盛，手足温和者易治；右脉短涩，四肢逆冷者难疗。此为外感夹食之总诀。

廉勘 傅学渊曰：凡外感病挟食者颇多，当思食为邪裹，散其邪则食自下。若杂消导于发散中，不专达表，胃汁复伤，因而陷闭者有之。说与俞氏符合，然亦不可尽拘。凡治外感夹食，先辨舌苔，挟食者苔必白厚，根兼黄腻，或黄白相兼而必厚；次察胸脘，挟食者胸脘必痞满，且必拒按，按之坚痛。虽舌赤神昏，但胸下拒按，即不可率投凉润及早用苦寒。发表药中，必参以辛开之品，轻则葱、豉、橘、蔻；重则枳、朴、蒌、薤，始有效力。虽然，伤寒为外感通称，凡勘夹食证治，不但四时有异，即四方风土，亦各不同。如西北高原，病多风寒；东南卑下，病多湿热。即四季之中，亦有暴冷暴暖，久晴久雨之各殊，风寒风热，不少变迁，寒湿温燥，常多间杂。虽同一夹食，而感症不同，治法亦异。就余所验．凡有外感，胃肠中气，即不健运，不必伤于食也，特伤于食者，多而尤甚。故余治外感夹食，必先辨其病因。因子风寒者，荆防楂曲汤加减（荆芥、防风各钱半，苏叶梗二钱，苦桔梗一钱，建神曲三钱，南楂炭二钱，莱菔子钱半拌炒春砂仁六分。伤面食，加焦麦芽钱半；伤饭食，加焦谷芽二钱；伤酒，加生葛花一钱、枳椇子三钱；伤瓜果冷食，加公丁香七支、清化桂二三分、黑炮姜五分。方载陆九芝先生《世补斋》）；因于风热者，葱豉桔梗汤加枳壳为主，或陆氏桑薄银翘汤加减（冬桑叶钱半、苏薄荷八分、济银花钱半、青连翘二钱、光杏仁三钱、广橘红一钱、生枳壳一钱、苦桔梗八分、生甘草四分、鲜淡竹叶三十片。目赤，加滁菊花、夏枯草各二钱；颐肿，加鲜大青、天葵草各三钱；牙疼，加谷精草二钱、北细辛二分、白知母三钱；喉痧，加牛蒡子钱半，用水芦笋二两、青箬叶一两，煎汤代水）；因于湿温者，三仁汤加保和丸（光杏仁、生苡仁各三钱，蔻末六分拌滑石四钱，姜半夏钱半，真川朴一钱，丝通草、淡竹叶各钱半，丹溪保和丸四钱包煎）；因于伤暑者，陆氏青蒿二香汤加减（青蒿脑钱半，杜藿香二钱，西香薷、薄川朴、扁豆花、陈木瓜各一钱，六一散三钱荷叶包煎，用西瓜翠衣、嫩桑枝各一两，煎汤代水）；因于风燥者，陆氏桑杏蒌贝汤加减（冬桑叶、光杏仁、栝蒌皮、川贝母各二钱，苏薄荷一钱，牛蒡子钱半，生枳壳一钱，苦桔梗七分，生甘草三分，鲜枇杷叶五钱去毛筋净）；因于痧疹者，陆氏蒡葛银翘汤加减（牛蒡子钱半，生葛根一钱，济银花钱半，青连翘三钱，净蝉蜕一钱，制僵蚕、焦栀皮、绿豆皮各钱半，生甘草四分）。继则辨其在胃宜消者，会解神曲汤加减（范制曲三钱，炒山楂二钱，半夏曲、生枳壳各钱半，广橘红一钱，连翘壳二钱，焦麦芽一钱，莱菔子钱半拌炒砂仁六分），或用枳实栀豉汤加生萝卜汁、淡竹沥各二瓢，生姜汁四滴和匀同冲；在肠宜下者，栀朴枳实汤合陆氏润字丸为主（汤方：焦山栀三钱，川朴、枳实各钱半；丸方：半夏、橘红、牙皂各一两，杏仁、前胡、花粉、枳实、楂肉各二两，炙甘草三钱，槟榔七钱，生川军十二两，水发丸，每服三钱或四钱）。其间有瘢疹内伏，连用开透而不出，用消导法，如会解神曲汤加芦笋二两、细辛二分，往往瘢出神清而愈；若因肝火甚而热结不下者，另吞更衣丸一钱，最效。惟荤腥油腻与邪热痧毒，扭结不解，唇舌焦裂，口臭牙疳，烦热昏沉，与以寻常消导，病必不解。徒用清里，其热愈甚；设用下夺，其死更速。惟用秦皇士升麻清胃汤加枳壳、楂肉（升麻五分、丹皮钱半、鲜生地五钱、小川连八分、细木通一钱、生甘细梢七分、生枳壳钱半、炒楂肉二钱），庶能清理肠胃血分中之膏粱积热，多获生全。故临证处方之际，苟非胸有定规，必难合辙。

第二节　夹痰伤寒　　一名风寒夹痰

【因】外感风寒，每涉于痰，多由素有痰积，或夹痰饮，或夹痰火，复感风寒，及形寒饮冷所致。多属肺病，或风从皮毛而入肺，或寒从背俞而人肺。痰证多端，姑就于风寒有关者，推求其源。

【证】风伤肺而夹痰火者，头痛发热，恶风自汗，咳嗽气逆，甚则头眩胸痞，痰多黄浊稠黏，或凝结成块、成条，咳逆难出，渐成恶味，剧则带血。舌苔白滑而厚，或黄白相兼而糙。寒伤肺而夹痰饮者，头痛发热，恶寒无汗，鼻鸣气喘，咳嗽多痰，清白稀薄，气味亦淡，甚或咯吐不爽，呕逆眩晕。舌苔白滑而薄，或灰白相兼而滑。

【脉】右寸浮滑，左手弦缓者，伤风而夹痰火也；右脉弦滑，左手紧盛者，伤寒而夹痰饮也。

【治】风夹痰火，轻则葱豉桔梗汤加杏仁、橘红；重则越婢加半夏汤。寒夹痰饮，轻则新加三拗汤增姜、夏、橘红；重则小青龙汤。惟夹痰火较痰饮为难治，往往有痰迷清窍，口吐黏涎，发狂如祟，妄言妄见，神识昏迷，俗称“痰蒙”，当用玳瑁郁金汤开透之。更有痰伏膈上，心下烦满，气上冲胸，饥不能食，甚则手足厥冷，脉乍紧乍结者，此痰与邪结在胸中，当用瓜蒂散加生萝卜汁涌吐之（甜瓜蒂二十粒、杜赤豆三十粒、淡香豉三钱，用开水一碗煎成大半碗，冲人生萝卜汁两瓢顿服之，得快吐为度）；不吐者，改用三物白散急吐之（川贝母三钱、苦桔梗二钱、巴豆霜一钱，轻用一分，重则二分，开水和服，痰在膈上必吐，在膈下者必利。不利，进热稀粥一杯；利过不止，进冷粥一杯即愈）。至若痰症类伤寒者亦甚多，其症胸满气冲，憎寒壮热，恶风自汗，胸中郁痛，饥不能食，使人揉按之，反多涎唾，甚或下利日十余行。右脉微滑，左脉反迟。此有寒痰在胸中，仲景所谓“病如桂枝证，头不痛，项不强，寸脉微浮，胸中痞硬，气上冲咽喉不得息者"是也。法当吐之，切忌发汗，当用瓜蒂二陈汤（甜瓜蒂二十粒，姜半夏、广橘红各钱半，以水煎成，冲生莱菔汁二瓢）。惟诸亡血虚家，亦不可与此汤，宜求其痰病之源，细心酌治。

秀按 感症夹痰，外内合邪，邪正交攻，最多经络脏腑纠结之症。初治莫妙于《活人》豁痰汤（紫苏、薄荷各一钱，羌活、川朴各八分，枳壳、前胡、制南星、姜半夏各钱半，酒芩一钱，炙草四分），然痰症头绪甚繁，断非见病治病者可以胜任。俞君分清伤风、伤寒，痰火、痰饮，使阅者较有头绪。惟风热、风燥二症，常多夹痰，均当用辛润法，解其邪以豁其痰。如加减葳蕤汤、清燥救肺汤之类，并加竹沥莱菔汁等，临证时屡奏殊功。若误与辛热发汗，温燥劫痰，则变证百出矣，慎之。

廉勘 伤寒为外感六气之通称，凡夹痰症，必先分辨六淫以施治。如冒风邪而生痰，痰因肺津郁结而化，仍当从肺管咳出。肺位最高，风为阳邪，当用辛凉轻剂，吴氏桑菊饮加减（冬桑叶二钱，滁菊花钱半，苏薄荷、苦桔梗、广皮红各八分，栝蒌皮、光杏仁各二钱，生萝、一两，饴糖一钱）；重则张氏银翘麻黄汤（银花一钱、连翘钱半、带节麻黄三分、苏薄荷六分、炒牛蒡一钱、广橘红八分、苦桔梗六分、生甘草五分）。若风已化热，热蒸胃液以成痰，宜佐以清胃之品，知母、花粉各三钱，萝卜汁、竹沥等是也。如感寒邪而生痰，势必毛窍外闭，肺气逆满，邪气无从发泄，形寒伤肺，肺气抑郁，当用辛温宣剂，轻则三子导痰汤加荆、防（荆芥、防风、姜半夏、莱菔子、苏子、枳壳、茯苓各钱半，广皮红一钱，白芥子六分，炙甘草五分）；重则麻黄二陈汤（麻黄五分，光杏仁三钱，姜半夏二钱，广橘红一钱，前胡、白前各钱半，茯苓三钱，炙草五分）。若郁而化火，热盛痰壅，当用加味麻杏石甘汤（蜜炙麻黄四分，光杏仁二钱，生石膏四钱，生甘草四分，栝蒌仁四钱，竹沥半夏钱半，广皮红、小枳实各一钱）。如暑邪由口鼻吸受，伤肺犯胃，津液郁结而化痰，痰因火动，当用辛凉重剂，竹叶石膏汤加枳实、竹沥（鲜竹叶二钱、生石膏八钱、仙半夏二钱、毛西参一钱、生甘草五分、陈仓米一百粒荷叶包煎、枳实汁两小匙、竹沥两大瓢和匀同冲）。如湿郁于中，脾胃气滞，壅结为痰，治必运脾清胃，藿朴二陈汤加减（杜藿梗三钱，真川朴一钱，半夏曲、新会皮、苏佩兰各钱半，浙茯苓三钱，淡竹茹二钱，小枳实钱半，滑石四钱）。若湿郁成热，热重湿轻者，当用清热渗湿，俞氏增减黄连泻心汤。如感秋燥而伤肺，烁津液而化黏痰，当用辛凉润剂，陆氏桑杏蒌贝汤加减，或用五汁饮（竹沥、梨汁、莱菔汁各两瓢，鲜石菖蒲汁一小匙，薄荷油三滴，重汤炖温服）。六淫中惟火最生痰，石顽老人名曰“痰火”。其症痰涎壅盛，咳嗽喘满，甚则屡咳而痰不得出，咳剧则呕，创立玉竹饮子（生玉竹、川贝各三钱，紫菀、浙苓各二钱，蜜炙广皮红一钱，苦桔梗、生甘草各六分，梨汁两瓢、生姜汁两滴和匀同冲。气塞，加沉香汁两小匙冲）。若肥人气虚多痰，用六君子汤加竹沥、姜汁；瘦人阴虚多火，六味地黄汤去泽泻，合生脉散，然生脉散不及参贝六贤散（制半夏四两，元参、甘草各三两，姜制南星二两，青盐十两，陈皮一斤去白煎去辣味，六味以好泉水同煮，候干晒燥，为细末，以西洋参、川贝母去心各二两，海蛤壳煅飞六两，共研细和匀，每用五六分，或一钱，药汤调下），涤痰止嗽，清火降气。虽然，火有君相之别，皆能消烁肺胃之津液，酝酿为痰。痰火冲心，心主君火而藏神，轻则神烦不寐，重则痰厥昏迷。法当豁痰清心，轻则吴氏清宫汤加减（犀角一钱磨汁冲，竹叶卷心二钱，元参心钱半，连翘心一钱，莲子心五分，竹沥、梨汁各一瓢，鲜石菖蒲汁一匙和匀同冲）。重则俞氏犀羚三汁饮，急则先用吐痰法，紫雪五分、品三物白散一分；次用金箔镇心丹（老竺黄、真琥珀、飞辰砂各三钱，金箔、九制胆星、珍珠粉各一钱，西牛黄五分，麝香一厘，蜜丸，金箔为衣，约重一分，每服三粒至五粒），薄荷三分、灯芯三帚，泡汤送下以宁其神；又次用正诚露珠丹（透明辰砂一两，以瓷器盛，露四十九夜，猪心中血，丝绵绞去滓，用净血三两，每次一个，拌砂晒干，再拌再晒，三个用讫，再研极细，加西牛黄一钱，共研匀细，用糯米糊和捣万杵为丸，每重七分，阴干得五分，瓷瓶密收。夜卧时噙化一丸，治殚虑劳神，火升痰壅，心悸不寐，遇事善忘等证，最效），善其后以防复发。痰火烁肝，肝藏相火而主筋，轻则头晕耳鸣，嘈杂不寐，手足躁扰，甚发瘛疭，法当清火镇肝，羚角钩藤汤加减（冬桑叶、滁菊花各二钱，双钩藤、京川贝、茯神木、青蛤散各四钱绢包，天竺黄钱半，竹沥、童便各二瓢冲，先用羚角片钱半、石决明一两煎汤代水）。重则昏狂痉厥，癫痫痴呆，直上巅顶，冲激神经，法当先通脑气，藜香散（白藜芦九分、真麝香一分，共研匀细）搐鼻取嚏，次用导痰开关散（杜牛膝根汁晒取净末、生皂角各一两，炒僵蚕、枯白矾各五钱，共研细匀，轻用八分，重则一钱，开水一茶盅调服）涌吐痰涎。痰涎虽吐，而神识时清时昏者，当用四汁饮（竹沥、梨汁、萝卜汁各二瓢，鲜石菖蒲汁二匙，重汤炖温服）调下《局方》妙香丸，肃清痰火以醒神。俟神识清醒，再用柔肝熄风煎（方载发狂勘语中，如嫌明矾难吃，原方中去郁、矾两味，代以白金丸钱半或二钱，亦可）善其后以防微。终用坎气潜龙汤，滋阴潜阳以除根。痰火蕴结胃肠，多由痰涎上壅气管，咯吐不及，咽入食管而落胃；或杂食油腻厚味，胃气不清，液郁为痰，久则嵌入于胃肠膜络之间，酿成老痰顽痰，胶黏坚固；或由瘀热凝结，成为结痰；或由伏饮化浊，成为痰浊。发现恶心呕吐，胸膈壅塞，嘈杂脘满，便溏腹泻，或胸中、肠中辘辘有声。法当清化下泄，廓清肠胃。轻则节斋化痰丸（栝蒌霜、苦杏仁、煅瓦楞子、青海粉各一两，制香附、海蛤粉、风化硝、青连翘各五钱，苦桔梗、广皮红各三钱，姜汁一匙，和竹沥捣药为丸，轻用三钱，重则四钱，清茶送下），或豁痰丸（栝蒌霜五钱，花粉、射干、苦杏仁、茯苓、白前、当归各三钱，知母、川贝、枳壳、桔梗各二钱，生甘草一钱，姜汁少许，和竹沥捣丸，每服三四钱），轻清润降以搜涤之：重则礞石滚痰丸，或竹沥达痰丸（大黄、黄芩、仙半夏、橘红各二两，青礞石、炙甘草各一两，上沉香五钱，竹沥、姜汁泛丸，每服二三钱），苦辛成降以荡涤之。此皆治六淫夹痰之大要也。总之痰涎为物，随气升降，无处不到，变证最多，试为约举十端，以扼其要。如抬头屋转，眼常黑花，见物飞动，猝然晕倒者，此风痰上冲头脑也，名曰“痰晕”。治必先辨其因。因于外风者，麻菊二陈汤为主（明天麻一钱，滁菊花钱半，钩藤钩、茯神木各四钱，荆芥钱半，川芎八分，姜半夏三钱，广皮红一钱，清炙草四分）；因于内风者，香茸六味丸加减（鹿茸血片一钱，生地、熟地各一两，山萸肉四钱，淮山药、茯神各八钱，桑叶、丹皮各四钱，定风草三钱，真麝香五厘，共研细末，豆淋酒捣糊为丸，每服三钱。细芽茶五分、杭茶菊五朵，泡汤送下）。如痰涎壅盛，语言蹇涩，甚则暴喑，四肢厥冷者，此风痰挟火阻塞喉中也，名曰痰厥，治必先吐其痰，导痰开关散为主；继则豁痰降气，三子导痰汤加减。若在夏月，由冒暑挟痰而眩晕，甚则昏厥者，又不得概作风痰治，法当先开清窍，紫金片五分至八分，鲜石菖蒲汤烊化灌服；继则辛凉芳透，清络饮（鲜荷叶边、鲜银花、鲜竹叶、鲜丝瓜皮各二钱，扁豆花一钱，西瓜翠衣五钱）加竹沥、莱菔汁各两瓢冲。然因痰而晕厥者，多兼气厥，轻则用苏合香丸（姜汁两滴，和童便两瓢，磨服），重则用《局方》妙香丸（鲜石菖蒲汁两小匙，和竹沥两瓢送服）。如手足牵引，四肢麻木，骨节串疼，或肿而痛者，此湿痰挟瘀流注经络也，名曰“痰注”。法当搜涤络痰，轻则《三因》控涎丹；重则蠲痛活络丹（川乌、草乌、地龙各五钱，杜胆星六钱，明乳香、净没药各三钱，炒黑丑四十九粒，全蝎七只，麝香五分，酒糊丸，每重四分，轻用一丸，重用二丸，姜汁竹沥送服）；久则用《圣济》大活络丹（白花蛇、乌梢蛇、威灵仙、两头尖（俱酒炒）、制草乌、煨天麻、全蝎、炙龟板、首乌、黑豆、水浸麻黄、贯仲、炙草、羌活、官桂、杜藿香、小川连、乌药、熟地、酒蒸大黄、广木香、沉香，以上各二两，北细辛、净没药、赤芍、僵蚕、明乳香、公丁香、姜制南星、小青皮、骨碎补、白豆蔻、安息香、酒蒸制附子、黄芩、酒蒸茯苓、制香附、生白术、元参，以上各一两，犀角、麝香另研、松脂、炙地龙各五钱，当归、葛根、虎胫骨炙酥各两半，牛黄、龙脑各钱半，防风二两五钱，人参三两，血竭另研七钱，以上五十味研细末，蜜丸如桂圆大，金箔为衣，每服一丸），并用芥子竹沥汤送服（淡竹沥三瓢、黄荆沥两瓢、生姜汁四滴、陈绍酒两小匙，先用白芥子八分，煎取清汤，重炖三汁，陈绍酒和服，日二夜一）。如中满腹胀，上气喘逆，二便不利，甚或面肢俱肿者，此湿痰挟气阻滞胸腹也，名曰“痰胀”。先当去郁陈莝，经验理中消胀丸为主（大戟二钱五分、制牙皂三钱、广木香二钱、炒黑丑钱半、煨甘遂一钱，用红枣肉捣丸，每用三钱，匀三次进服。第一次葱白、陈酒送；二次莱菔子、砂仁汤送；三次牛膝、木瓜汤送。体虚者勿服）；继则视其喘肿胀之进退，酌量施治，若腹胀轻减，喘肿未除者，法当降气达膜，五子五皮饮加减（紫苏子、莱菔子各钱半，白芥子六分，葶苈子八分，车前子三钱，生桑皮、浙苓皮各四钱，大腹皮三钱，新会皮钱半，生姜皮一钱，先用杜赤豆一两，鲜茅根二两，煎汤代水）；终则培元利水，七味枳术汤（枳实一钱，拌炒生晒术三钱，六神曲、炒麦芽各三钱，先用浙茯苓二两，杜赤豆、车前草各一两，煎汤代水）调服天一丸（灯芯草一斤，以米粉浆染晒干，研末入水澄之，浮者为灯草心，取出又晒干，入药用二两五钱，而沉者为米粉浆不用矣。赤白茯苓去皮兼用、茯神去木各五两，滑石水飞过五两，猪苓去皮二两，泽泻去芦三两，五味各为细末，以潞党参熬膏和丸，龙眼大，辰砂为衣，飞金为裹，每服一丸），善其后以杜复发。如咳逆无痰，喉间如含炙脔，咯之不出，咽之不下者，此燥痰黏结喉头也，名曰“痰结”（即梅核气）。法当散结活痰，加味甘桔汤为主（生甘草五分，苦桔梗、嫩苏梗、紫菀、白前、橘红、制香附、旋覆花各钱半），口含清化丸（川贝一两、甜杏仁五钱、上青黛一钱，共研细，生姜汁少许，和冰糖粉捣药丸，如樱桃大，含化而咽之）。如咳逆气粗，咯痰稠黏，甚则目突如脱，喉间辘辘有声者，此寒痰遏热壅塞气管也，名曰“痰喘”。法当豁痰下气，白果定喘汤为主（生白果二十一个杵，姜半夏、生桑皮、款冬花、光杏仁各三钱，苏子二钱，橘红、片芩各钱半，麻黄一钱，生甘草五分）；重则小青龙加石膏汤（即小青龙汤本方加生石膏八钱），或用定喘五虎汤（麻黄一钱、光杏仁三钱、生石膏四钱、炙甘草四分、北细辛五分）；久则口噙王氏痰喘丸（白檀香、白豆蔻、蛤粉、川贝、麦冬、儿茶各一两，淡天冬、薄荷叶各五钱，苦桔梗、广木香各三钱，麝香、梅冰各五分，共研细，以甘草四两熬膏丸如芡实大，每噙化一丸）。如痰结喉间，咳而上气，或呷或呀，喉中作水鸡声者，此寒痰包热阻塞喉管也，名曰“痰哮”。法当开肺豁痰，射干麻黄汤（射干钱半，麻黄一钱，姜半夏、款冬花、紫菀各三钱，干姜八分拌捣北五味三分，北细辛五分，大红枣三枚），口噙清金丸（牙皂三钱，拌炒莱菔子一两，研细，姜汁少许，和竹沥捣丸，如芡实大，每用一丸含化）。如咳嗽不爽，胸中气闷，夜不得眠，烦躁不宁者，此火痰郁遏胸膈也，名曰“痰躁”。法当豁痰降火，陷胸泻心汤加减（栝蒌仁四钱，仙半夏钱半，小川连八分，小枳实、青子芩各一钱，淡竹茹三钱，姜汁两滴，和竹沥两瓢同冲）；甚则吞服王氏四黄涤痰丸（川大黄四两，用竹沥一两、姜汁一钱、朴硝三钱，拌蒸三次，姜炒川连五钱，天竺黄三钱，栝蒌仁、海蛤壳、广橘红各四两，浙茯苓、杜胆星、炒苍术各三两，明天麻、浮海石、炒芥子各二两，薄荷叶一两六钱，石菖蒲、上沉香、上青黛各一两，竹沥半夏六钱，白蔻仁三钱，梅冰一钱，二十味为细末，以竹沥九分、姜汁一分，泛丸，如细绿豆大，再用石膏粉五钱、广牛黄二钱、辰砂一钱，三味研细为衣，轻用一钱，重用二钱，开水送下，并治饮食化痰、胸膈迷闷、气逆咳嗽及哮喘中痰诸证。方载孟英《鸡鸣录》）。如小瘰大疬，初生项间，不觉痛痒，累累如串者，此气结痰凝吸核变大也，初名“痰核”，继称“痰串”。治必先辨其因。因于肝火痰凝者，内服逍遥二陈汤加减（全当归、丹皮各钱半，生白芍、紫背天葵各五钱，竹沥半夏、天花粉、蒲公英各三钱，广皮一钱，川柴胡六分，薄荷叶五分冲）送下程氏消瘰丸（元参、川贝、煅牡蛎各四两，姜汁少许和竹沥捣丸，如绿豆大，每服二钱至三钱），外贴抑阳乌龙膏，先用陈小粉四两，炒黄研细，陈米醋调成糊，熬如黑漆，瓷罐收藏，用时量核大小调抑阳散，即天花粉三钱，姜黄、白芷、赤芍各一钱，研细调匀涂布。如核上虽痒，不可搔动，久则自消。因于阳虚痰凝者，内服王氏阳和汤（麻黄五分拌捣熟地五钱，鹿角胶钱半烊冲，白芥子一钱，紫猺桂、清炙草各五分，干姜炭四分，酒水各半煎），外贴抑阴消核膏（制甘遂二两，红芽大戟三两，白芥子八钱，麻黄四钱，生南星、直天虫、朴硝、藤黄、姜半夏各一两六钱），用时调入抑阴散（即制草乌二钱，制南星、独活、白芷、狼毒各一钱，研细调匀涂布）。若已溃及溃久不敛者，内服归芍六君子汤（全当归二钱，生白芍、潞党参、浙茯苓、姜半夏各三钱，生晒术、广皮各钱半，清炙草八分，鲜生姜六分，大红枣三枚）送服犀黄丸（制乳香、制没药各一两，西黄三分，麝香三分，研匀，取黄米饭一两捣药，入药末再捣为丸，萝卜子大，晒干忌烘，每服钱半）；继服大枣丸收功（山羊屎三钱，晒干炒存性研粉，先将黑枣肉捣烂如泥，然后入羊屎末捣匀为丸，如绿豆大，每服二三钱），外贴阳和解凝膏（新鲜牛蒡子草连根叶梗三斤，活白凤仙梗四两，用香油十斤，将二味熬枯去渣，次日再入川芎四两，附子、桂枝、大黄、当归、肉桂、官桂、草乌、川乌、地龙、僵蚕、赤芍、白芷、白蔹、白及各二两，续断、防风、荆芥、五灵脂、木香、香橼、陈皮各一两，再煎药枯沥渣，隔宿油冷，见过斤两，每油一斤，加炒透桃丹七两，搅和，文火慢熬，熬至滴水成珠，不粘指为度，即以湿粗纸罨火，以油锅移放冷灶上，取乳香、没药末各二两，苏合油四两，麝香一两，研细入膏搅和，半月后摊贴，一应烂溃阴疽，冻疮贴一夜全消，溃者三张痊愈）。因于风痰及风湿酿痰者，内服麻菊二陈汤去甘草，送服控涎丹三分，消沥根以杜复发，外贴王氏化核膏（菜油四斤、壁虎十四条、蜘蛛二十八个、蜗牛三十六枚，入锅熬至枯浮油面取出，再入新鲜首乌藤叶、甘菊根、薄荷、牛蒡、苍耳等草各半斤，武火熬至草枯出渣，俟油冷再入连翘、元参、苦参、白蔹、白芥子、僵蚕、水红子仁各捣碎，大黄、荆芥、防风各四两，浸一宵，熬至黑枯，以油沥清，见过斤两，熬至滴水不散，将前制木鳖油归入配炒东丹，慢入慢搅，搅匀，文火再熬，熬至滴水成珠，膏不粘指为度，加入丁香油、麝香各二钱，苏合油一两，搅匀火退摊贴。凡瘰疬结核恶核，此膏贴即暗消）。如饮食入胃，便吐黏涎，膈塞不通，便结而粪如羊矢者，此气郁挟痰阻塞胃脘也，名曰“痰膈”。法当辛润涤痰，五汁饮加狗宝为主（梨汁、蔗汁、莱菔汁各两瓢，鲜石菖蒲汁一小匙，生姜汁两滴，和匀，重汤炖温，调下狗宝末三分）；或用程氏启膈饮加味（北沙参、丹参各三钱，京川贝、广郁金各钱半，蜜炙橘红、浙茯苓各一钱，春砂壳、杵头糠各五分，荷叶蒂两个，煎成）调下玉鼠散五分（即新生小鼠，新瓦上焙干，研末）；剧则云岐人参散（吉林参一钱煎成，冲麝香三厘、冰片厘半），尽人事以挽天机。

第三节　夹饮伤寒　　一名伤寒夹水

【因】素有停饮，外感风寒；或先受风寒，后饮冷水；及恣饮冷茶冷酒，或贪食瓜果生冷。

【证】头痛身热，恶寒无汗，胸痞干呕，咳吐稀涎，甚则胸胁串痛，喘不得卧，舌苔白滑，甚或黑滑，或半边夹一二条白色，或中间夹一段白色。

【脉】浮弦而缓，甚则迟弦，仲景所谓“伤寒脉浮缓，身但重，无少阴证”是也。

【治】先当辛温发散，轻则苏羌达表汤加半夏、茯苓；重则小青龙汤加减。如风寒外解，或变心下痞硬，引胁下痛，干呕短气者，即当急下停饮，蠲饮万灵汤主之。若变腹痛自利，四肢重痛，咳而兼呕者，即当通阳利水，真武汤加减为主（本方重用茯苓八钱，去白芍，加干姜八分拌捣五味子五分、姜半夏四钱）。势轻者，但用苓术二陈煎，温中利水可也。

秀按　风寒邪从外入，裹其停饮，虽当以小青龙汤，散邪涤饮。然惟夹溢饮症，水流四肢，身体疼重，最为的对。若夹支饮症，咳逆倚息，短气不得卧，形肿胸满，喉中如水鸡声者，则当用射干麻黄汤（射干钱半，麻黄八分，姜半夏二钱，款冬花、紫菀各三钱，五味子、细辛各三分，生姜两片，红枣两枚，去射干、紫菀、款冬、姜枣、五味，加川朴一钱、石膏四钱、杏仁四钱、干姜一钱、淮小麦三钱，名厚朴麻黄汤，亦治咳而脉浮、喉中水鸡声），发表下气，润燥开痰。四法一方，以分解其外内夹发之证，始有效力。若支饮射肺则肺胀，咳而上气，烦躁而喘，脉浮者，则当用小青龙加石膏汤，发表利水，豁痰清热，始效。至若蠲饮万灵汤，则合小半夏加茯苓、甘遂、半夏、十枣三汤为剂，无论心下支饮、膈间留饮、胃肠悬饮、为喘为满、为痛为胀、为巅眩心悸、为呕涎吐沫，善用者投无不效，然皆治夹饮之属实也。惟苓术二陈及真武加减，一主外饮治脾，一主内饮治肾，则治夹饮之属虚者也。夹饮症得此七方，则表里虚实，皆可从此类推矣。

廉勘 饮入于胃，经火蒸变而稠浊者为痰，未经蒸变而清稀者为水。观此则痰从火化，水从寒凝；痰能作热，水能作冷。此夹痰与夹水病源之异也。故其脉舌证治，亦因而各异。一辨其脉，脉必弦，或偏弦、或双弦、或弦缓、或迟弦、或沉弦、或弦紧类数。二辨其舌，苔多白润，间有转黄转黑者，亦必仍有滑苔，或满舌黄黑，每夹一二条白色，或舌苔边尖俱黄，中间辨一段白色，久则舌前半光滑而不生苔，后半白滑而厚。三辨其证，胸脘虽满痛，按之则软，略加揉按，辘辘有声，甚则肠下抽痛，干呕短气，或腰重足肿，下利溺少。四辨其治，风寒夹饮，固当以辛药散之、温药和之；即温热症见夹水，虽有表邪，不宜纯用辛凉发散，纯用则表不能解，而转见沉困；有里证不可早用苦寒，早用则必转加昏愦，此水气郁遏热邪，阳气受困，宜于发表清里药中，加辛淡利水利气之品，以祛水气，迨水气去，郁遏发，然后议攻议凉，则无不效者矣。总之夹饮病初起，不外乎风寒外侵，肥甘内滞，气机因而不利，往往畏风畏寒，汗闭溲闭，咳逆倚息不得卧，甚则肤肿。水为阴邪，故时而头目眩晕，是水邪怫郁，阳气不上升，非痰火湿热之谓也，总宜以宣气涤饮，振胃阳以逐寒水，宜汗则汗，宜利则利，随证酌加他药，而不可遽补。虽在高年，亦必先通后补；即补，亦惟参、术、姜、附是宜。如仲景苓桂术甘汤及理中汤、真武汤辈，为水饮正治之方。纵使久咳肺虚，终是水寒在胃，故虽行补剂，但当壮气以通阳，不可益阴而助病。若洋参、石斛之养胃，生、熟二地之滋阴，麦冬、阿胶之保肺，兜铃、蛤壳之清金，贝母、栝楼辈之滑痰润燥，则皆宜于夹痰之火燥，适相反于夹饮之水寒。即有热饮，达表宜越脾加半夏汤，逐里宜己椒苈黄丸及控涎丹，三方加减为宜。时医不读《伤寒》《金匮》，不知饮证，放弃仲景良方，反有所谓阴虚痰饮者，岂知痰饮为阴盛之病，乃以阴盛而误认阴虚，一味清滋，宜乎饮咳久病之数见不鲜也。

第四节　夹气伤寒　　一名伤寒夹郁

【因】或先由郁怒伤肝，或先由暴怒伤气，或先由气食相搏，或先由气血互结，后感风寒；或有奋力斗殴之人，脱衣露体，触犯冷风。

【证】头痛身热，恶寒体疼，胸膈胀满，气逆喘呼，甚则发厥，不语如瘖。舌苔白薄而滑，或黄白相兼而薄。

【脉】左浮紧，右沉迟；或左弦紧，右伏结。盖浮则风伤卫，紧则寒伤营，沉则气郁不舒也。

【治】先以理气发汗，祛其表邪，香苏葱豉汤加减。继则调畅气机，气食相搏者，神术汤加减；气血互结者，清肝达郁汤加减。怒郁不泄，昏厥不语者，先用通关散取嚏；次用仁香汤去丁香、白蔻，烊冲紫金片。世医但知用理气药，以治夹气伤寒，不知夹气之证，每间有夹食、夹血者，必须佐消食活血之品，始能速奏全功也。

秀按 夹气伤寒，妇女最多，男子亦间有之。初起香苏葱豉汤最为的对。若发自少阳经，寒热往来，胸胁串痛者，柴胡枳桔汤亦多取效；若发自阴经，郁积伤中，形厥如尸者，用三合绛覆汤（真新绛钱半、旋覆花三钱、青葱管五寸、冲光桃仁七粒、东白薇三钱、归须钱半、广郁金三钱、苏合丸一颗磨汁冲）。若但郁闷不得发泄者，偶感风寒，但略兼开郁理气，不可擅行破血消滞也。

廉勘 夹气郁与夹食滞，初起时症多相同，而多右脉沉，手足冷。若呕逆胸满，颇类夹食，但夹食为有物，为实邪，舌苔厚白而微黄，胸膈满痛不可按，而亦不移；夹气为无物，为虚邪，舌苔白薄，胸膈满痛，半软而可按。先宜宣通其郁，然后解表清里，自无不效。若不舒郁而徒发表，则里气不能外达，而难于澉汗；遽用清下，则上气不宣，多致痞逆。惟于解表药中，加苏梗、青皮、郁金、香附之类，以宣其气，则表易解；于清里药中，加栝蒌、川贝以舒其郁，则里易和。但川贝虽为舒郁要药，而力薄性缓，必用至五钱、一两，方能奏效。若加四磨饮子（即六磨饮子去乌药、生军），则尤捷。若气郁化火，阻碍中焦，上则胸闷，下则便闭，用六磨饮子，最效。

第五节　夹血伤寒　一名伤寒夹瘀

【因】内伤血郁，外感风寒；或脱衣斗殴，触冒冷风；又或跌扑打伤，一时不觉，过数日作寒热，状似伤寒。

【证】头痛身热，恶寒烦渴，胸胁串疼，腹有痛处不移。或少腹痛甚，手不可按，乍寒乍热，夜有谵语，甚至昏厥不省，少顷复苏，苏后或变如狂，剧则疼极发狂，舌色紫暗，扪之滑润，或深紫而赤，甚或青紫。

【脉】左紧而涩，右多沉弦，总宜弦强，最忌细涩。仲景所谓“弦为阳逆，涩则营气不足”也。

【治】活血解表为先，轻则香苏葱豉汤去香附，加枳、芎、归须；重则桂枝桃仁汤加味（川桂枝八分、光桃仁七粒、赤白芍各一钱、炒细生地钱半、清炙草五分、黑炮姜三分、大红枣二枚）。次下瘀血，轻则五仁橘皮汤合代抵当丸，重则桃仁承气汤。俟瘀降便黑，痛势轻减者，可用四物绛覆汤，滋血活络以善后；或用新加酒沥汤，滋阴调气以芟根。若少腹痛剧，寒热如疟，夜则谵语如见鬼者，热结血室也，加减小柴胡汤以去邪通络。甚则昏厥不省，一苏转痉，便闭腹胀，剧则如狂者，热瘀上冲心胞也，柴胡羚角汤以破结逐瘀。病势轻减后，调营活络饮加减（归尾、赤芍、生地、生淮、牛膝各二钱，光桃仁、酒炒生锦纹、川芎、干地龙各一钱，杜红花、炒川甲各五分），消余瘀以除根。若筋脉时痛时止，或愈或发者，宿瘀结在孙络也，四物绛覆汤调乳香定痛散（明乳香、净没药、生淮牛膝各五钱，川芎、白芷、赤芍、丹皮、生地各七钱半，炙甘草二钱，为末），以补血活络，络通瘀去，则筋络之内伤自愈矣。若跌扑内伤，瘀血上壅，气喘胸闷，大便秘结者，急用当归导气散（酒洗生川军一两、当归三钱、麝香三分，为末，每服三钱，醇酒一盅、童便两杯调下，日二夜一），降瘀下行，以平肺气。总之夹血一证，最难辨而易忽，大要有痛处定而不移者，多是夹血；痛处散而不定者，多是夹气。治必先辨其所因，详察其部分，消息其微甚，随证用药，分经制方，始能奏效。临时不可不观形察色，审问明辨也。

秀按 伤寒夹气证固多，夹血证亦不鲜。或素因内伤跌扑，或素因郁怒伤肝，及妇人停经血症，皆先有瘀积在内，因感时病，引动痼疾，谓之夹血，与太阳病当汗不汗，邪陷暴结而为蓄血者，似同实异。其证必有痛处定而不移，或胸脘痛，或胸胁痛，或大腹痛，或少腹痛，或腰胁痛，或肢臂痛，初起虽有风寒表邪，不得用麻黄青龙等剂。每见发汗太过，误触瘀血，证变或呕或泄，或发呃逆，即感温暑热病，亦不得纯用苦寒凉血。血得寒则凝，凝则瘀结不散，或发如狂，或变咳喘，甚至瘀血上冲，昏迷不醒，酿成血厥。大便或闭或黑，黑兼紫红而散者可治；黑如败虾，凝结成块者难治；黑如污泥，黏腻不断，臭秽异常者不治，以其正气已脱，血液已败，与浊腐同下故也。俞君谓先审病原，继察部分，消息瘀血之微甚，对证发药，正治感症夹血之准绳也。

廉勘 伤寒夹血，初治香苏葱豉汤加减，方尚轻稳；寒重桂枝桃仁汤加味，亦可暂用。若温热伏邪夹瘀，初起一二日，病之表证悉具，而脉或芤或涩，颇类阳证阴脉，但须细询其胸腹胁肋四肢，有痛不可按而拒手者，即为瘀血。确知其非阳证见阴脉，则是表证见里脉矣，治法必兼消瘀，如红花、桃仁、归尾、赤芍、元胡、山楂之类，量加一二味；重则加炒川甲、酒炒活䗪虫等，则表邪易解，而芤涩之脉亦易起。若误认芤涩为阴，而投温剂，轻则变剧，重则危矣。至于里证发现，可用俞氏桃仁承气汤，加干漆炒川连，泻火攻血，其瘀血或从呕出，或从泄出。若不呕泄而出，多变呃逆，甚发血厥，但用活血消瘀，如二仁绛覆汤（光桃仁七粒，柏子仁二钱，归须、真新绛各钱半，旋覆花三钱包煎，青葱管五寸冲），调下七厘散（真血竭一两，粉口儿茶二钱四分，明乳香、净没药、杜红花各钱半，飞辰砂一钱二分，冰片、麝香各一分二厘，研细匀，每服四五分），则呃逆血厥自除。若宿瘀与邪热并结者，必胸腹胁肋结痛，甚则神思如狂，更宜清热逐瘀兼行，使之一齐顿解，如《千金》犀角地黄汤加味（犀角片八分，鲜生地六钱，赤芍、丹皮、丹参各钱半，广郁金、花粉各三钱，光桃仁七粒，生藕汁二瓢冲）；重则再调下失笑散二三钱，以奏速效；最重用局方聚宝丹（广木香、上沉香、春砂仁、明乳香、净没药、炒延胡各三钱，血竭钱半，麝香八分，共研细末，糯米浆糊丸，弹子大，辰砂为衣），以童便、陈酒、藕汁各四瓢，活䗪虫浆一小匙，重汤炖温，磨冲丹药，尤多捷效。虽然，消瘀当分部位。消一身经络之瘀，如王氏身痛逐瘀汤（羌活、秦艽、川芎、杜红花、制香附各一钱，全当归三钱，淮牛膝、酒炒地龙各二钱，光桃仁、净没药各钱半，炙甘草八分，陈酒、童便各半煎药）；消上焦肺络之瘀，如仁伯清宣瘀热汤（活水芦笋、鲜茅根、鲜枇杷叶各一两，新绛钱半，旋覆花二钱，青葱管三寸，广郁金汁四匙同冲），消上焦血府之瘀，如王氏血府逐瘀汤（全当归、鲜生地、广郁金各三钱，生枳壳、光桃仁、赤芍各钱半，川芎、苦桔梗各八分，藏红花四分，陈酒、童便煎药）；消中焦膈下之瘀，如王氏膈下逐瘀汤（当归、桃仁各三钱，五灵脂、酒炒延胡、赤芍、丹皮各二钱，制香附、炒枳壳各钱半，乌药、川芎各一钱，炙甘草六分，藏红花五分，陈酒、童便煎药）；消下焦少腹之瘀，如王氏少腹逐瘀汤（归尾、生蒲黄各三钱，酒炒五灵脂、没药、赤芍各二钱，蜜炙延胡钱半，川芎一钱，官桂四分，黑炮姜二分，酒炒小茴香七粒，陈酒童便煎药）；消一身窍隧之瘀，如王氏通窍活血汤（光桃仁三钱，赤芍、川芎各一钱，藏红花五分，青葱管五寸，红枣二枚，生姜汁二滴，麝香五厘同冲），此皆按经分部活血消瘀之要剂也。惟曾被斗殴，或失足跌扑，察所伤止及皮面，跌扑处非关隐要，跌堕后亦绝无他故，眠食照常，隔数日，或二三日，而见寒热体疼，吐衄便溺诸血，及烦躁恶心喘急，而不因伤起，即痛而不在伤处者，审系他病，切勿妄施逐瘀等药，反致失血。至若夹失血证，较夹瘀血为尤多。

一、夹衄血，血从鼻中来也。伤寒衄血有三：一因太阳失表，热瘀于经而衄者，证必兼头疼目瞑，治宜清解，桑杏蒌贝汤去甘、桔，加鲜竹茹、鲜茅根、鲜生地清降之，不可再汗；二因阳明失下，热瘀于里而衄者，证必兼漱水不欲咽，治宜清下，养荣承气汤去归、朴，加茅根、丹皮、生川牛膝等，釜底抽薪；三因外寒束内热，药宜辛凉开透，误用辛温而动经血，亦多致衄，治宜清血，犀地清络饮去桃仁、姜沥，加元参、地锦、蜜炙剪草之属，清营宁络。如衄后身凉脉静，邪从衄解，名曰红汗，不必止其血而血自止。惟衄后病势反剧，衄多不止者，重伤其阴也，大为危候，急用龟柏地黄汤加麦冬、五味，育阴潜阳以滋补之，衄止则生。更有衄势太甚，阳随阴走，四肢厥冷者，虚阳随阴火上越也，加味金匮肾气汤增牛膝，引火下行以镇纳之，阳秘则生。

二、夹咳血，血从咳嗽而出也。风寒咳血有四。一因素有血证，风寒犯肺而咳，震伤血络而上溢者，证必兼头痛身热，形寒怕风，喉痒胸痛，治宜清疏营卫，吴氏泄卫安营汤加减（苏叶梗、炒黑荆芥、苏薄荷各一钱，光杏仁、紫菀、生白芍各钱半，蜜炙橘红、片芩各八分，清炙草五分，生藕汁二瓢冲），庶几营卫之邪解，自然咳止身凉，血不治自止矣。或用疏风止嗽汤（方载兼风勘语中）加藕汁、童便，亦多奏效。二因内有伏火，外感风寒，热被寒束，火逼络伤而致咳血者，外证同前，更兼口渴舌干，亦宜清解营卫，银翘麻黄汤去麻黄、桔梗，加桑叶、丹皮、藕汁、童便，次用和血清络，五汁一枝煎去姜，加梨汁、童便，参甘咸以安宁之。三因素饮烧酒，及吸水旱烟过多，一经风燥犯肺，干咳失血者，治宜祛风润燥，清燥救肺汤、桑杏蒌贝汤二方增减。止血加地锦、藕节；清火加枯芩、寸冬；降痰加竹沥、梨汁；降气加白前、蜜炙苏子；补血加生地、鲜藕。继用胡氏保肺雪梨膏（雪梨六十枚，压取汁二十杯，生地、白茅根、生藕合取汁十杯，白萝卜、麦冬、荸荠合取汁五杯，再入白蜜一斤、饴糖八两、竹沥一杯、柿霜一两，熬成膏，每饭后及临卧取汁一杯，冲开水服之。并治肺痿失血、肺痈大势已退、余热未除，多服自愈，须痛戒烟酒，方除根。胡在兹先生方）。终用参燕麦冬汤（北沙参、麦冬各三钱，光燕条一钱，奎冰糖四钱）清补肺脏以善后。四因外感既久，陈寒入肺，久咳喘满，因而失血者。乃咳嗽气逆，牵动诸经之火以烁肺，肺气亦能牵动胸背脉络之血，随咳而出，是病虽生于寒，而实因寒动火，火中伏寒，寒中包火，治宜清火之中，佐以搜剔陈寒，用《千金》麦门冬汤（麦冬三钱，桑皮三钱，生地、紫菀、竹茹各三钱，竹沥半夏钱半，苦桔梗八分，蜜炙麻黄、北五味各五分，炙甘草四分，或用细辛二三分代麻黄，再加黑炮姜五分拌捣五味，尤去肺寒要药）。虽然，寒伏肺中，久亦都从火化，即上焦血滞痰凝，亦属因火所致，便当专清其火，佐以消痰宁络，人参泻肺汤加减（西洋参、片黄芩、青连翘各钱半，生桑皮、焦山栀、甜杏仁各三钱，生枳壳一钱，苦桔梗、苏薄荷各六分，酒炒生军八分，淡竹茹四钱）送下葛氏保和丸（知母、川贝、天门冬、款冬花、天花粉、生苡仁、马兜铃、生地、紫菀、苏百合、蜜炙百部、生姜、阿胶、当归身各三钱，紫苏二钱，五味子、薄荷、甘草各一钱，各研细末，饴糖二两为丸，每服二钱，早晚空心服）。如咳犹不止，痰中兼有血丝血珠者，防变肺痿肺痨，宜早服吴氏宁嗽丸（南沙参、桑叶、薄荷、川贝、前胡、茯苓、甜杏仁、竹沥半夏各二两，苏子、橘红各一两，生苡仁三两，炙草五钱，各研细末，用川斛一两、生谷芽二两煎汤法丸，每服二三钱），夜服五汁猪肺丸（雄猪肺一具去筋膜，藕汁、蔗汁、梨汁、茅根汁、百合汁各一碗代水，将猪肺入白砂罐内煮烂滤去渣，再将肺之浓汁煎成如膏，量加白莲粉、米仁粉、粳米粉、川贝末、人乳，共捣为丸，每服二三钱），清金保肺、止嗽宁血以除根。

三、夹呕血吐血。同是血出口中，呕则血出有声，吐则血出无声；吐则其气尚顺，呕则其气更逆；呕血病在于肝，吐血病在于肺，故呕血重而吐血轻。风寒病呕血吐血者，每因失治所致，有因太阳感寒，恶寒无汗，头痛发热，寒邪外束，法当发汗，若失于表，阳气不得外泄，则逆走阳络，络血妄行，则致呕血吐血。治当清疏营卫，表散风寒为先，泄卫安营汤或疏风止嗽汤，二方酌加藕汁、童便。不拘口鼻失血，但起于头痛，怕冷发热，无汗者，无论热之久暂，而怕冷等证仍在者，当解其表，表解，则血自止。如表邪虽解，血尚不止者，则以止血为第一法，庶血复其道，不致奔脱，轻则四生地黄汤（鲜生地五钱，生侧柏叶、焦山栀、元参心各三钱，广郁金二钱，黑丹皮、丹参各钱半，广三七八分，生艾叶二分，生荷叶汁、陈京墨汁、童便各一瓢冲），最稳而效；重则犀地清络饮去桃仁、姜、蒲二汁，冲下立止吐血膏（鲜生地一斤，生锦纹三两，桑叶、丹皮、血见愁、杜牛膝各二两，土三七、苏子、降香各一两，用冰糖四两收膏，每服八钱至一两）。血止之后，其离经而未吐出者，则为瘀血，必亟为消除，以免后患，故以消瘀为第二法。上焦之瘀，多属阳热，五汁一枝煎加陈酒、童便，最为轻稳，重则俞氏桃仁承气汤加减；下焦之瘀，多属阴凝，少腹逐瘀汤加减。若血室热瘀，则仍是桃仁承气之证，其他广郁金、参三七、生川牛膝、醋炒生军等，皆有迅扫之功，而为去瘀要药，均可随证酌加。如止吐消瘀之后，仍恐血再潮动，则须用药安之，故以宁络为第三法，连茹绛覆汤加茅根、藕汁。惟肝旺气冲者，轻则桑丹泻白汤去橘、枣，加白芍、白薇、鲜茅根等；重则新加玉女煎，尤为镇肝纳冲之要剂。其火如不归根，即为龙雷之火，用滋任益阴煎加龙骨、牡蛎，以育阴潜阳，此尤治冲逆更进一层之法。然络血虽宁，而去血既多，阴液必虚，阴虚则阳无所附，故终以补虚为善后收功之法。补肺如辛字润肺膏（羊肺一具，去筋膜白沫净，柿霜、真乳酥各五钱，甜杏仁四钱，天花粉三钱，白蜜四钱，为末搅匀，入肺中，炖熟食），三参冬燕汤（太子参、西洋参各一钱，北沙参四钱，麦冬二钱，光燕条一钱，青蔗浆一盏，建兰叶三片），参麦阿胶汤（北沙参四钱、麦冬三钱、阿胶钱半、芪皮一钱、北五味二十粒、糯米三十粒），清燥救肺汤之类；补心如麦冬养荣汤（潞党参、麦冬、归身、生地、生白芍各三钱，白知母二钱，北五味念粒，青盐陈皮八分，清炙草六分，大红枣三枚），十味补心汤（辰茯神八钱，潞党参、生熟地各三钱，麦冬、炒枣仁、归身各二钱，制香附钱半，远志八分，龙眼肉五朵），琼玉膏（鲜生地一斤取汁，净白蜜一斤，西洋参八两，云苓十二两，先将地汁白蜜入瓷瓶内，后将参、苓为末，和匀放水中，煮三昼夜，悬井中一夜，取起白汤化服一两），八仙玉液（鲜生地汁、藕汁各二杯，梨汁、蔗汁、人乳各一杯，先将鸡子白两枚、鲜茅根一百枝、龙眼肉七朵，煎取浓汁二杯，和入前四汁人乳，重汤炖温服），天王补心丹之类（熟地五钱，归身、生地、天冬、麦冬、元参、炒枣仁、柏子仁、木茯神、党参、丹参各三钱，远志、五味、桔梗各一钱，净蜜为丸，每服三钱）；补脾如加味归脾汤（潞党参、炙黄芪、生晒术、茯神、归身各三钱，枣仁、远志各二钱，阿胶、焦山栀、丹皮各一钱，清炙草、广木香各五分，龙眼肉五枚），养真汤（党参、黄芪、白术、麦冬各钱半，云苓、山药、莲子、白芍各三钱，五味子、炙甘草各五分），参燕异功煎（吉林参、光燕条各一钱，生于术、云苓各钱半，广橘白六分，清炙草四分），补阴益气煎之类；补肝如地骨皮饮（地骨皮、生地、白芍各三钱，丹皮、归身各钱半，川芎六分），唐氏补肝寄生汤（生地、归身、萸肉、淮山药、炒枣仁、桑寄生各三钱，木瓜一钱、白术五分，川芎六分，北五味二十粒），三甲复脉汤（即复脉汤去麻仁、姜、桂，加化龙骨三钱，左牡蛎、生龟甲心各四钱），清燥养营汤，四物绛覆汤之类：补肾如张氏左归饮（熟地六钱，茯苓、山药、甘杞子、山萸肉各三钱，盐水炒甘草六分），六味地黄汤（即左归饮去杞、草，加丹皮、泽泻各一钱。若济君火，加元参、杞子；益肺气，加人参、麦冬、五味子；火甚者，加川柏、知母），丹溪大补阴丸（熟地八两，川柏、知母各三两，炙龟板四两，猪脊髓四条，蜜丸，每服三四钱，淡盐汤送下），龟柏地黄汤，坎气潜龙汤，滋任益阴煎之类。此四法者，乃通治血证之大纲也。总之外感风寒，变为咳血，此证最多，失治误治，往往酿成肺痨。若春夏秋感温热暑邪失血者，必兼身热心烦不卧等证，乃邪热扰营迫血所致，宜清营分之邪热为主，犀地清络饮去桃仁，以藕汁、广郁金汁易姜蒲二汁，轻则羚角清营汤（羚角片一钱，鲜生地六钱，焦山栀、银花、青连翘、血见愁各三钱，生蒲黄钱半，童便一杯冲）。若失血后热退身凉，神清气静者，邪热已去也，审无别疾他故，只以生藕汁，或童便，日服一二杯，以济其阴可也，不必穷治，或服玉露饮（大白萝卜、一个，切下蒂，挖空，入白糖填满，仍盖定，以线扎紧，取鲜稻上露三碗，煮极烂，以纱笼罩，露一宿，炖温，空腹服，善治邪热伤肺胃营分而吐血者，并治烟酒过度，致咳血失血久不愈，均验），尤多收效。他若肥甘过度，肺胃湿热蕴隆，蒸痰动血，及烟酒不节，戕伤清气，咳呕频并，痰血时出，或便血溲血者，宜清肃中上气机，菀贝茅根汤主之（紫菀五钱，川贝四钱，鲜茅根一两，生桑皮、生苡仁、赤苓各三钱，青子芩、竹沥半夏各钱半），并戒荤酒，自能渐愈。若旧有闪挫等伤，其胸膈胁肋间，必向有一定痛痹之处，凡感邪热内攻，冲动宿瘀，瘀血从上或从下出者，乃宿疾乘势欲除之机，慎勿止涩。如去之不快，身有结痛者，孙络之瘀行而不尽也，犹需行血和络之药，如生蒲黄、生荷叶、蜜炙延胡、生藕汁之类，加入散邪清热方中，以除其宿瘀。宿瘀一净，吐血已罢，心中不闷者，必止；若烦躁闷乱刺胀者，尚有瘀血在内也，以生萝卜汁一大碗，顿饮，探吐之令净，或以开水调七厘散五分，日二服，以化之令散，否则牵延不愈，令瘀血不去，新血不守，时时溢出，百治无功，不成痨瘀，则变内外诸痛矣。若因远行负重，劳伤失血，气逆于上，胸胁闷痛，甚则呼吸亦痛，咳嗽带红，此等劳力伤气，宜用结者散之之法。初用降气和络饮（栝蒌皮、甜杏仁、紫菀、川贝各三钱，枇杷叶去毛筋净一两，苏丹参、生淮牛膝各三钱，参三七汁、广郁金汁各四匙，生藕汁两瓢，和匀同冲），轻降辛润以疏化之；继用藕汁木耳煎（生藕汁一杯，和入童便一杯、酒半杯，木耳洗去砂，瓦上焙脆，研入三钱，白者更佳，但用一钱，日三服，数日愈），和血宁络以除根。惟外感温热，内夹愤怒，怒则气逆，血从上溢而大吐者，必见胸胁热痛，口燥心烦，二便赤热，手足躁扰等症，宜用龙胆泻肝汤去柴、归、车、泽，加醋炒川连、广郁金、川楝子、代赭石等，以清肝火而止血。血失仍多，而精神声色，起居如常，唇舌红赤者，尚属热逼血溢，宜三黄犀角汤（生川军、青子芩、粉丹皮各二钱，加醋炒黑，鲜生地一两，生赤白芍各三钱，黑犀角、盐水炒川连各八分，淡竹茹五钱），大剂以泄降之。外用清盐卤一盆，令病人坐浸两足，若血出虽少，已见头晕耳鸣，腰痛脚酸等症者，肾阴虚而肝阳不藏也，宜多服阿胶鸡子黄汤及龟板地黄汤等，育阴潜阳以善后。

四、夹齿血，血从牙龈流出也，故一名牙宣。甚有盈碗成盆，如线索牵拽而出。症见身热口渴，龈肿溺赤便闭者，胃有实火也，治以咸苦泄降，犀连承气汤加藕节、童便。轻则大便通利者，不必凉泻，但用清解，犀地清络饮，去桃仁、姜、蒲二汁，加藕汁、童便。如脉细数，舌光绛，口烂龈糜者，胃中虚火也，宜清热兼滋阴，新加玉女煎去石英、磁石，加骨碎补、黑蒲黄，外用冷醋水漱口，十灰散掺，内外并治，奏功更速。

五、夹便血，《金匮》但分远血、近血。先粪后血曰远血，属小肠寒湿；先血后粪曰近血，属大肠湿热。寒湿用黄土汤（焦冬术、熟地炭各三钱，条芩炭、陈阿胶各二钱，淡附片、清炙草各六分，先用灶心黄土一两，冷水搅化，澄清取水煎药）；湿热用赤豆当归散（赤豆芽五钱，全当归三钱，研细，每服三钱，清浆水调下）。岂知便血一证，外感六淫，皆能致病，非黄土汤、当归散二方所可统治，必先治肠以去其标，后治各脏以清其源。若纯下清血，其疾如箭，肛门不肿痛，而肠中鸣响者，此为肠风下血，治以清火疏风为主，清肝达郁汤去归菊，送下保元槐角丸（槐角、当归、生地、黄芩、黄柏、侧柏叶各三钱，枳壳、地榆、荆芥、防风各二钱，黄连、川芎、生姜各一钱，乌梅三枚，用鲜荷叶汁白蜜炼丸，每服二三钱）；继用加味白头翁汤去贯仲、茉莉，加阿胶、炙甘草，清肝坚肠，凉血滋阴以善后。若粪前下血，散而紫黯，或血色淡红，胃弱便溏，素无痔漏证者，此为小肠寒湿下血，治以温补敛肠为主，加减黄土汤（土炒刍术、花龙骨、地榆炭各三钱，陈阿胶二钱，黑炮姜、炙甘草、春砂仁各八分，先用伏龙肝一两，水化搅烊，澄清煎药。胡在兹先生验方）；继用加味石脂禹粮汤（赤石脂、禹余粮各三钱，土炒川桔子、生于术、川芎炭各二钱，醋炒蕲艾一钱），填窍补络以善后。若下血色如烟尘，沉晦瘀浊，便溏不畅，胃气不健，肢体倦怠者，此由膏粱积热，酒酪聚湿，而为脏毒下血，宜以苦辛淡泄，芩连二陈汤去姜、沥二汁，加炒槐米二钱、大黑木耳三钱、茅根、藕节各一两；重则清肠解毒汤（焦山栀三钱，银花炭、青子芩、连翘、赤芍各二钱，川连、川柏、生川军、焦枳壳、煨防风各一钱），继用木耳豆腐煎（大黑木耳五钱、生豆腐四两、食盐一钱）送下加味脏连丸（川连五两，苦参三两，生川军二两，圆皂角仁、白芷各一两五钱，光桃仁一两，各为细末，取猪大肠洗净，纳入肠中，酒水各半，煮烂捣研，和入百草霜一两、红曲三两，共捣为丸，每服三钱，朝晚空肚服。胡在兹先生验方），清涤肠浊以除根。若粪后下血，鲜红光泽，或色深紫，或有凝块紫亮者，此为肠热下血。宜以凉血泄热，地柏清肠汤（鲜生地六钱，生侧柏叶四钱，银花、茜草、赤芍、夏枯草、血见愁各二钱，紫葳花二钱，先用鲜茅根、生藕各二两，煎汤代水。胡在兹先生验方）；继用脏连六味丸（熟地五钱，萸肉、山药、赤苓、丹皮、泽泻、川连各三钱，白矾一钱，嵌柿饼焙焦二枚，入猪大肠内，同糯米煮熟，去米，共捣为丸，每服二三钱，朝晚空肚服）。如肛门肿坠，滴血淋漓，或血线如溅，里急后重，因大便随下清血不止，甚则焮赤肿痛，此为内痔下血，名曰血痔。治先荡涤瘀热，清肠解毒汤去防风，加槐米、桃仁、生地、炒猬皮。痛极而下血多者，加乳香、没药、发灰；红肿痛而不克收进者，外用点痔法（大水田螺一个，挑去厣，入冰麝少许，过一宿，即化水，点上痔即收进。如无水田螺，用大蜗牛一个去壳、生白果一枚，同捣烂，代之亦效），俟肿痛血止，即用补阴益气煎去熟地，加阿胶、生地、黑木耳，升气滋阴以善后。

六、夹溺血。如证见淋漓割痛，小便点滴不畅者，此为染毒赤淋，治宜去毒通淋，导赤八珍散加味（鲜生地、滑石包煎各六钱，瞿麦、扁蓄、海金砂包煎、焦山栀各三钱，淡竹叶二钱，木通、生锦纹各一钱，生甘梢八分，先用土茯苓、鲜车前草、去皮鲜茅根各一两，煎汤代水）。若无淋毒，但心经遗热于膀胱，膀胱热结则尿血，症见虚烦不寐，或昏睡不省，或舌咽作痛，或怔忡懊侬，治宜凉血泄热，导赤清心汤去茯、麦，加焦栀、瞿麦、琥珀。如由肝经遗热者，必兼少腹满，胁肋刺痛，口苦耳聋，寒热往来，溺多赤淋，甚则筋痿茎疼，治宜凉肝泻火，龙胆泻肝汤加丹皮、郁金。轻则清肝达郁汤去荷、菊，加龙胆草、生牛膝梢、鲜车前草。若治心肝不效，当清其肺。肺为肾水之上源，肺清则水清，水宁则血宁，清燥救肺汤加蒲黄、茅根、藕节可也。总而言之，止血之法，先要虚实寒热认得清，始能补泻温凉用得当。补如阿胶、熟地、线鱼胶等，壮水补虚之药也，人参、沙参、燕窝，益气补虚之药也。泻如大黄、芩、连、胆草，苦寒泻火之药也；鲜地、梨、蔗、藕、四汁，甘寒泻火之药也；干姜炭、肉桂炭、鹿角炭、枸杞炭，温寒止血之药也；葛氏十灰散，清热止血之药也。他如苏子、郁金、降香、青皮、韭汁，则为降气伐肝药；石决明、左牡蛎、海蛤壳、代赭石，则为降血镇肝药，皆治血随气上之法也。血瘀则大黄灰、干漆灰、山楂灰、红曲灰；血滑则棕皮灰、莲房灰、榴皮灰、没石子。三七、郁金、丹皮，行血中之气也；大蓟、小蓟、茜根，消血中之滞也；侧柏、紫葳、剪草、竹茹，凉血中之热也；犀角、玳瑁、珠粉、琥珀，清血中之神也；茅根、牛膝、童便，引血使之下行也；藕节汁、荷叶汁、陈蔗汁，止血而兼行瘀也。血药多端，岂仅止涩之剂哉。然越中名医，凡是内外止血诸方，多主于涩，以为气行则血行，气止则血止，欲血中之复行故道，必先行涩以收气之脱，气既收，斯血无一从泄而自止，岂知外因失血或有破伤风寒暑湿，及留瘀宜去之，故内因失血，或有阴阳表里虚实，胜负交错之机，临证施治，每有不止而自止，不止而无碍，止而未必止，止之且有害者，治失血诸证者，其可徒执涩止之一法乎。

幼廉注　缪氏治吐血三诀，首条云：宜行血不宜止血，深恐止则血凝，血凝则发热恶食而病日锢，每致血瘀成痨。然行血之药，首推大黄，家君创制立止吐血膏一方，既能引血下行，又能止血逐瘀。凡治血来汹涌，屡投辄验，较葛氏十灰散，奏功尤捷。但宜下于妄行之初，不宜下于脱血之后。其次立止咳血膏（剪草一斤，地锦二斤，野百合、黑木耳、白及、没石子各一两，鲜藕节二两，鲜枇杷叶去毛筋净、鲜刮淡竹茹、鲜茭白根各八两，先煎去渣，滤净，入净白蜜一斤、奎冰糖八两，煎浓成膏），治寻常咳血妄行，每服一小匙，日二夜一，空心服，十日即愈。如久病损肺咳血，五更服此，上下午服琼玉膏，一月亦愈，历收成绩。盖因血溢上窍，阳盛阴虚，有升无降者，十居八九。故家君立此降气泻火、补络垫窍二方，随证酌治以取效。惟杨仁斋谓“失血一证，有阳虚阴必走者，百中常见三四”，故舒驰远于虚损失血，极斥滋阴之谬。陈修园亦主此说，皆属此等因证。治以陕西丁雁峰先生秘传血证二方，最多神效。治血第一方：广郁金炒黑，紫苏、真川朴、酒炒生锦纹各八分，枳壳、桔梗、当归各七分，紫猺桂五分，水二盅，煎成加童便半盏、姜汁一小匙，和匀同冲，只服一二剂。治血第二方：麦冬二钱，川贝、川断各一钱，赤芍七分，远志六分，山药四分，益母草三分，水二盅，煎八分，服十剂。不论老少男女、新旧吐血之症，照服立愈除根。如服数剂，吐血已止，亦须服完十剂之数，切勿加减药味，改动分量，至嘱至嘱。此症忌服寒凉，以致血凝气滞。倘失误服凉药者，服此方，渐次咳嗽痰涎，阴寒尽，化服完后，或空咳不止，可服健脾丸。蓉城名医张少泉先生发明曰：前方妙在枳、桔、朴、苏，提降疏通，使邪无所留滞，再以当归、郁金，从血中开导，后以肉桂佐大黄，温通下行，引以姜汁、童便，俾浊液仍归浊道而出，血何能上逆耶？时医遇此症，专主育阴清火，填涩阴腻，使内瘀一无去路，宜其愈治愈剧也。前方极力廓清后，或伤脏气，故后方用续断补肝，远志补心，山药补脾，麦冬补肺，犹虑余瘀不尽，复以赤芍、益母通涤之，以川贝清化之，与前方攻补兼施，立收奇效。此方百试百验，医家及病家，宜广传之。其次鼓峰固元汤加五味（潞党参、炙黄芪、酒炒白芍各三钱，归身二钱，炙黑甘草一钱，黑炮姜五分，拌捣五味子三分，陈南枣两枚），亦治阳虚阴走之失血。其因多属内伤情志，饥饱失时，脾胃先病，必见恶心神倦、自汗肢厥等症，故用参、芪为君，固其元气，气固则血循经络，不止血而血自止。但阴走血必虚，臣以归、芍、甘草，补血养胃。僧慎柔云：凡欲止吐血，必须炒黑干姜、五味子二物。故佐以干姜炮黑，血见黑即止；五味酸收，能收逆气也。虽然，真阴失守而走，势必格阳于上，血随而溢，以致大吐、大衄，恶心、干呕，手足厥冷，六脉微细．元阳脱在顷刻者，速宜景岳镇阴煎（别直参三钱，附子二钱，紫猺桂八分，拌捣大熟地六钱，黑炮姜七分，淮牛膝、泽泻各钱半，炙甘草一钱），益气固脱，滋阴纳阳，以救气随血脱之危症。失血狂吐之候，临证时每有所见，不可不知此急急救之法也。

第六节　夹阴伤寒　　一名伤寒夹房劳

【因】房劳伤精而后，骤感风寒，或夏月行房后，恣意乘凉，触犯风露。

【证】身热面赤，或不热而面青，小腹绞痛，足冷蜷卧，或吐或利，心下胀满，甚则舌卷囊缩，阴极发躁。或昏沉不省，手足指甲皆青，冷过肘膝，舌苔淡白滑嫩，或苔黑滑，舌本胖嫩。

【脉】六部沉细，甚或伏绝，或反浮大无伦，沉按豁豁然空。陶节庵所谓“不拘脉之浮沉大小，但指下无力而软，或空大而散，甚则重按全无，皆为色欲内伤，猝受寒邪，阴气独盛，阳气以衰”是也。

【治】外则先灸关元、气海，以回元汤；内则先用参附再造汤，助阳发表，或用麻附细辛汤加人参、干姜，温经散寒。如脉伏绝，阴极发躁，继即神气昏沉，不省人事者，速用回阳急救汤，提神益气，回阳生脉。如脉沉迟，身疼足冷，下利清谷，俗呼漏底者，速用附姜归桂参甘汤去当归，加白术、肉果、砂仁、升麻，破阴回阳，提气止泻。如脉沉微，手足指甲皆青，四肢冷过肘膝，舌卷囊缩者，速用附子理中汤加吴萸、坎气、肉桂、姜汁，温补命阳，热壮脾肾。一俟阳气将回，病势已有转机者，但用附姜归桂参甘汤，双补气血，调和阴阳；次用理阴煎加砂仁、红枣，滋补肾阴，温运脾阳；终用左归饮，峻补肾阴以善后。总之，夹阴症，不分热与不热、面赤面青，凭脉下药，最为切当。

秀按　不但房劳不谨后，感冒风寒者，谓之夹阴伤寒；即曾犯房室，及冒雨涉水伤肾，一起即身热面赤，足胫逆冷者，亦当参夹阴例治。伤寒夹阴，由太阳少阴二经同时受病，较直中寒证尤危。盖夹阴者，虽患表邪发热，其中必夹虚寒，所以尺脉必不能实，足胫必不能温也，乃世俗混称夹阴。医者亦漫不加察，岂知伤寒阴证有三：一传经之阴证，阴中之热证也：二直中之阴证，阴中之寒证也；三房室之阴证，阴中之虚证也。既犯房室而得寒证，则阴寒极甚，温剂宜重。俞君于发表温里药中，每兼热药破阴以回阳，阳回而阴寒自散，寒散而元阴自固，庶不致阴下竭，阳上厥，酿变虚脱危候。况末路理阴左归等剂，填补真阴，以复房室所伤之元精，治法井然，可为夹阴伤寒之标准。虽然，予每见春夏感寒夹阴，足冷阳缩者，骤用四逆汤辛热回阳，多致烦躁血溢而死者，以阴中既虚，不胜附子之雄悍也。故《伤寒秘旨》治夹阴伤寒，凡诊尺脉迟弱，而足冷阳缩者，但于黄芪建中汤内，用附子汁炒黄芪以温卫气、肉桂酒炒白芍以调营血。不应，改用麻附细辛汁炒甘草以汗之。若尺中弦数而多虚火，面赤戴阳者，但于小建中汤内，用党参汁炒甘草以助胃气，丹皮、酒炒白芍以降阴火。不应，加连附汁炒黄芪，略加葱豉以摄之，方药较俞君所用虽轻，而稳健则过之。亦其人阳气虽虚，本无大寒伤犯，阴邪尚轻，犹可收敛。若夹阴伤寒，病于严冬，则真阳惫极，阴邪亢甚者多死。故许学士述古谚云：伤寒偏死下虚人，至若曾犯房室，而遭风溺水，最忌热酒火烘，但宜温暖覆盖。原其溺水之时，必多惊恐，心肾受伤，虽有发热头痛，骨节烦疼等症，治必解表药中，兼通心肾。在冬月用麻附细辛汤，以麻黄发汗通心，附子温经通肾，细辛通彻表里之邪，更加苓、半以开豁惊痰；若在夏月，当以五苓散加葱、豉、辰砂，因惊则气乱，故于发汗利水中加辰砂以镇之。或脉浮而见表症多者，五苓散加羌、防、益元，微汗以疏利之。至于暴怒悲号，投河跃井，虽有表证当解，只需香苏葱豉汤加木香、乌药、川芎、郁金，理气发汗为要。兼有跌伤作痛者，方中去木香、乌药，再加当归、桂枝、桃仁，活血去瘀以止痛。

廉勘 房劳后得外感病，病适至行房，不过比他人略重。寒证则发寒更甚，热证则灼热尤极。在医者识时审证，辨体立方，宜发表则发表，宜温中则温中，宜清里则清里，察其受病之浅深，决其用药之轻重。量其素体之阴虚阳虚，于发表、温中、清里等法之中，兼顾其虚而补托之。如辨其人真阳素虚者，阴寒为本，邪多挟水而动，除表寒症外，必兼为呕为咳，或腹痛下利，甚或面青足冷等症，发表药中，急宜加附子桂枝等品，如参附再造汤，助阳破阴以发汗，庶免逼汗亡阳之患。如辨其人真阴素虚者，阳亢为本，邪多挟火而动，除新感症外，必兼口燥咽干，或心烦不寐，甚或面赤肢厥等症，发表药中，亦宜加生地、麦冬，如七味葱白汤，养血滋阴以发汗，始能津津汗出而解。表邪解后，阳虚者中气必亏，温中药中，早宜加肉桂、附子等品，如附子理中汤加肉桂，以助阳而御阴，庶免中阳暴脱之患。阴虚者元精益亏，清里药中，亦宜加生地、麦冬，如导赤清心汤，以救阴而生津，庶免元精暴绝之虞。即或有寒入精室，其症阴肿足冷，小腹绞痛，面赤阳缩，筋惕肉瞤，犹可用真武汤，加两头尖、韭白等；或用当归四逆汤加烧裩裆（即妇人裩裆近阴处，剪取一块，烧灰，调入药汤中服。妇人病取男子裩裆，如前一般），回阳摄阴，兼通阴浊，以救济之。外罨通阴达阳法（用来复丹二钱，研末，放入脐中，上罨活杀白鹁鸽对剖半只，内去肠杂，外不去毛，再加软绵扎紧，约三小时即去之）；或用生姜汁一碗，浸肾囊，汁渐收干，肾茎即出；或用回阳散二三分，放入脐中，外贴阳和解凝膏，即痛除而茎出。如热入精室，即俗称夹阴温病，较夹阴伤寒尤险，由欲火与伏火交蒸，深恐转瞬阴竭，急宜救阴泄浊，峻泻其交蒸之火，以存真阴，如陶氏逍遥汤及滋任益阴煎加减（本方去砂仁、熟地、炙草、加烧裩裆、槐米、白薇、生甘细梢、熟地露代水煎药）。神气昏厥者，外用通窍透邪法（用安宫牛黄丸两颗研细，用银花露调和成饼，安入心下，上罨对剖白鹁鸽半只，用帛扎紧，一俟鸽有臭气，即揭去之），犹可十救三四。如谓仅有一次之房事，直可以此殒命。而谓夹阴病必不可救，亦不尽然。今观俞氏方药，不但治房劳后伤寒，竟是救房劳后直中阴寒，始合夹阴伤寒之名称，否则阴而曰夹，其为阴经之阴乎？其为阴证之阴乎？抑竟以男为阳女为阴乎？如窥其人或当新婚，或蓄少艾，或问病前曾患夺精，如梦遗、精滑等，及重犯一次房劳，一有寒热外感，便称夹阴伤寒，不审其症之寒热虚实，便谓必当温散热补，切忌辛凉清滋，片面执见，贻误必多。周扬俊曰：感症夹房劳，亦有属阳症者。若因曾犯房劳，便用温药，杀人多矣。陆九芝曰：吾苏津津乐道夹阴者，只用桂枝三分，谓得夹阴秘法，而三分之桂枝，尚不见十分之坏象，因即以未见坏象之桂枝为据，而一切赖以撤热，赖以救阴之药，悉付一勾，而其病反多不起，皆此夹阴之说阶之厉也。周陆二家之论，真救世嫉俗之言欤。且因其病不起，在病家一闻夹阴，方且引为己咎，一若本是不起之症，非医药所能为，哀哉病家。其时病者之妇，有因此而贻笑于戚党者矣，有因此而失欢于舅姑者矣，且有因此而直以身殉者矣。此种医风，苏沪为甚。吾绍亦间有之，殊深浩叹。深愿当世为名医者，遇外感夹房劳症，不必称夹阴，但曰夹下虚，则症之为寒为热、为虚为实，而药之宜温宜凉，宜补宜泻，均可因病施治，不致为习俗所囿矣。

第七节　夹哮伤寒

【因】外感风寒，内发哮喘，但有夹痰饮寒哮、痰火热哮之异。寒哮较多于热哮，寒包热哮则尤多。

【证】素有痰饮寒哮，猝受风寒大发者，一起即头痛身热，恶寒无汗，喘咳稀痰，喉中作水鸡声，日夜俯几而坐，不得着枕，胸膈痞满，舌苔白滑，中后满布而厚。素有痰火热哮，猝被风寒外束者，一起即头疼发热，畏风恶寒，喘咳浓痰，喉中有痰吼声，日夜坐不得卧，面浮睛突，胸前痞塞，舌苔黄滑，中后满布厚腻。

【脉】左弦紧，右弦滑者，风寒夹冷哮痰喘也；左浮弦，右滑数者，风寒夹热哮痰火也。

【治】冷哮痰喘，先用射干麻黄汤，以发表散寒为主，送下冷哮丸（麻黄、川乌、细辛、蜀椒、白矾、牙皂、半夏曲、陈胆星、杏仁、甘草各一两，紫菀、款冬花各二两，上为细末，姜汁调神曲末，打糊为丸，每遇发时，临卧生姜汤服二钱，羸者一钱），除寒哮以定喘；俟表邪去而哮喘平，即用六君子汤，扶正气以涤饮，外用冷哮涂法以除根（白芥子、延胡索各一两，甘遂、细辛各五钱，共为末，人麝香五分杵匀，调涂肺俞、膏肓、百劳等穴，涂后，麻瞀疼痛，切勿便去，候三炷香足，方去之，十日后涂一次，三次病根去矣）。热哮痰喘，先用白果定喘汤，以宣气豁痰为主，口噙清金丹，除热哮以平喘；若表邪去而喘未平，继用导痰汤加旋覆、海石、苏子、白前，肃肺气以除痰；终用加减玉竹饮子以保肺。总之哮喘一症，寒包火为最多，遇寒即发，饮冷亦发，虽亦有感温暑而发，初治必兼辛散，开发肺气切不可纯用寒凉，使痰壅肺闭，猝致闷毙，惟见胸突背驼者，必为痼疾，不可救药。

秀按　哮症与喘不同，盖哮症多有兼喘，而喘有不兼哮者。因哮症似喘而非，呼吸有声，呀呷不已，良由痰火郁于内，风寒束其外。古方如厚朴麻黄汤、越婢加半夏汤；时方如白果定喘汤、五虎汤加节斋化痰丸，表散寒邪，肃清痰火，此四方最为的对。或由初感寒邪，失于表散，邪伏于里，留于肺俞，此即冷哮痰喘。若因遇冷即发，顽痰结聚者，宜用小青龙汤，送下立除冷哮散（用胡椒四十九粒，入活癞虾蟆腹中，盐泥裹煅存性，分五七服，若有伏热者忌用）。如因病根深久，难以猝除，频发频止，淹缠岁月者，即当口噙钟乳丸（滴乳石。制法：酒湿研七日，水飞七次，甘草汤煮三伏时，蘸少许捻开，光亮如蠹鱼为度。麻黄：醋汤泡焙干。光杏仁、炙甘草各三钱，研极细匀，炼白蜜丸，弹子大，五更临卧各噙化一丸，去枕仰卧，勿开言，数日效，但必一生忌术，以石药傈悍、白术壅滞，犯之恐有暴绝之虞），逐渐以缓消之。或因坐卧寒湿，遇冷则发，此属中外皆寒，苓术二陈煎加麻、杏，调下芦吸散（款冬花、川贝母、肉桂、炙甘草各三钱，鹅管石煅透五钱即钟乳之最精者，共研细匀，每服一分，若平时，但以芦管吸少许，噙化咽之，日三五次）；外炙肺俞、膏肓、天突三穴以除根。或因酸盐过食，遇冷饮食而发者，宜用三白饼子（用白面粉、白糖各二钱，饴糖饼化汁，捻作饼子，炉内炸熟，划出，加轻粉四钱捣匀，分作二三服。令病人食尽，吐出病根即愈。体虚及年幼者，分四五次服之），搜涤淤积以涌痰；继用异功散加细辛，补助宗气以保肺，三涌三补，屡建奇功。或因积火熏蒸，遇风而发，用五虎汤加竹沥达痰丸，上宣肺气，下逐痰火；再避风寒，节厚味，自能痊愈。总之哮症禁用纯凉剂，恐风邪难解；禁用大热剂，恐痰火易升。宣气疏风，勿忘病根。轻品如杏仁、橘红、薄荷、前胡；重则如麻、桂、细辛、苏、葶。未发时以扶正气为主，《外台》茯苓饮、苓术二陈煎酌用；既发时以攻邪气为主，大概以温通肺脏，古方如小青龙、射干麻黄汤等，时方如白果定喘、苏子降气汤等；继则下摄肾真为要，古方如金匮肾气汤、真武合桂苓甘味汤等，时方如新加八味地黄汤、六味地黄汤加青铅。若久发中虚，又必补益中气，其辛散苦寒，豁痰破气之剂，在所不用。俞氏方法，按症施治，简而得要，可谓治病必求其本矣。

廉勘　《内经》有喘无哮，至唐宋始哮喘并论，虽皆属呼吸困难，而病理证候不同。哮者气闭而不得出，其初多冷痰入肺窍，寒闭于上，则气之开阖不利，遂抑郁而发声，故俗称气吼病。有肺症，有胃症，有督脉症。肺症多起于风寒，遇冷则发，气急欲死，其时惟麻黄、砒石之性味猛烈，始可开其关而劫其痰。麝香之气性走窜，始能通其窍而宣其气。予治哮症，审其外内皆寒者，每用麻黄二陈汤，迅散外邪以豁痰，送下加味紫金丹（信砒五分，研细，水飞如粉，淡豆豉晒干研末，一两五钱。麻黄去节四钱，当门子四分，共研细而极匀。真绿豆粉捣和为丸，如芥菜籽大，每服十丸，少则五丸），速通内闭以除哮，用以救入，屡多神效。审其客寒包火者，每用白果定喘汤，调下猴麝二宝散（猴枣一钱、麝香一分，共研细匀，每服二分），用以治哮，屡奏殊功。

胃症多起于痰积，内兼湿热，惟脾有积湿，胃有蕴热，湿与热交蒸，脾胃中先有顽痰胶黏不解，然后入胃之水，遇痰而停，化为浊痰热饮，不能疾趋于下，渐滋暗长，绵延白久，致肺气呼吸不利，因之呀呷有声而为哮。遇风遇劳皆发，秋冬以后，日夜如此。痰虽因引而潮上，而其气较肺症稍缓，必待郁闷之极，咳出一二点宿痰，如鱼脑髓之形，而气始宽，哮渐减。予治此症，审其湿痰上泛，窒滞中气者，初用香苏二陈汤（沉香汁两小匙冲，苏子、竹沥、半夏各二钱，广皮红、生枳壳、真川朴各一钱，光杏仁、广郁金各三钱，生苡仁、浙茯苓各六钱，生姜汁四滴冲。费伯雄先生方），调下导痰开关散，或送下丹溪豁痰丸（制南星、姜半夏、轻粉各三钱，飞滑石六钱，巴霜一分半，研极细匀，皂角仁浸浓汁为丸，如芥菜籽大，辰砂为衣，每服十粒，多则十五粒，开水送下亦可）；继用三子导痰汤加炙皂角，豁痰利气以燥湿；终用丹溪湿痰丸（姜制南星、姜半夏各一两，海蛤粉二两，上青黛二钱，共研细匀，神曲糊丸，如梧桐子大，朝晚各服钱半或二钱，广皮汤送下），日夜久服以除根。审其痰随火升，上壅胸膈者，初用竹沥涤痰汤（栝蒌仁四钱，生桑皮、川贝、光杏仁各三钱，旋覆花二钱拌包飞滑石六钱，石决明八钱，天竺黄钱半，淡竹沥半杯，姜汁两滴同）中，挟肝火者加羚角一钱。费伯雄先生验方），送下节斋化痰丸，以蠲痰而降火；继用费氏鹅梨汤（鹅管石煅研、蜜炙麻黄各三分，栝蒌仁四钱，光杏仁三钱，川贝、茯苓各二钱，广皮红、竹沥半夏、苏子各钱半，射干一钱，梨汁两大瓢，姜汁四滴同冲。费伯雄先生验方），缓通肺窍，除其积痰以芟根。

督脉症与肺常相因，多起于太阳经受风寒，内伤冷饮水果，积成冷痰，日久浸淫于肺脏，乃成哮喘。遇冷即发，背脊恶寒，喘息不得着枕，日夜俯几而坐。初起虽用小青龙汤加减，辛散太阳以温肺，继用金匮肾气汤加减，温通肾阳以煦督，亦多时止时发，盖因伏饮久踞，始则阳衰浊泛，继则阴亦渐损。每见咳痰不出，上气郁闷，勉强咳出一二口，痰中稍杂以血点，此哮喘属于虚寒，而阳伤略及阴分也。用药偏刚偏柔，两难措置。予仿吴门缪松心治范某哮喘案法，初用金水六君煎加减（熟地炭四钱，当归炭、青盐陈皮各一钱，川贝二钱，盐水炒光杏仁、浙茯苓、生苡仁各三钱，炙甘草四分）；继则晨用通补肺督丸（生芪皮、杏仁霜、姜半夏各两半，米泔水浸晒生于术、云茯苓、炙黄羊脊骨、生晒菟丝子各三两，嫩毛鹿角镑二两，桂枝木七钱，蜜炙麻黄、北细辛各三钱，广皮红一两，炙黑甘草五钱，共研为末，用生苡仁煮浆糊丸，每服三钱），以治病之本，晚用加味苓桂术甘丸（米泔浸生于术、浙茯苓、鹿脊骨用麻黄四钱煎汤炙各三两，桂枝木八钱，竹沥半夏二两，杏仁霜两半，北细辛三钱，炙甘草六钱，水泛丸，每服钱半至二钱，淡姜盐汤送下），以治病之标；终用纳肾通督丸（熟地四两水煮，归身、嫩毛鹿角、泽泻、姜半夏炒黄各一两五钱，茯苓、生白术米泔浸晒干、羊脊骨炙黄打碎、杏仁霜各三两，橘红一两晒，炙黑甘草五钱，熟附子七钱，怀牛膝一两四钱，生牡蛎二两研细水飞，北细辛三钱晒，蛤蚧两对，去头足炙为末，薏苡煮浆捣丸，每服三钱，早晚空肚，淡姜盐汤送下），摄纳肾阳，温通督脉，疏刷肺气，开豁浊痰，标本兼顾，每多宿疾全瘳。病势稍轻者，酌用新加金水六君丸（熟地四两，姜半夏、归身各两半，茯苓三两，广橘红一两，炙黑甘草五钱，淡附子七钱，北细辛三钱，五味子二钱，煮米仁浆糊丸，外用水澄生半夏、生姜二粉为衣，每服三钱，早晚空心，淡姜盐汤送下），以治积虚哮喘，效亦如神。此外若能按穴灸治，外贴膏药，尤易除根。

总之感症夹哮，纯寒症固多，寒包热者亦不少，久必实中夹虚，总必色脉合参，随证辨其寒热虚实。而施治法，不必拘于冷痰入肺窍一语，横于胸中，偏执辛散温补之法也。至若但夹喘症，气升而不得降者，多由表寒外束，痰涎内郁，则肺气出入不利，随逼迫而直升，故俗称气急病。每用白果定喘、苏子降气二汤，临证奏效者多。虽然，喘症之因，在肺为实，在肾为虚，实证易治。如实而寒者，必有凝痰宿饮，上阻气机，酌用小青龙、桂枝加朴杏汤；实而热者，不外痰火湿热，上干清窍，酌用麻杏石甘加桑皮、苏子，苇茎汤加葶苈、大枣，外寒散而内热清，则喘自止。后少复发，虚证难医。若因根本素亏，肾虚气逆，阴火上冲而喘者，此不过一二日之间，势必危笃，但有精伤气脱之分：填精以浓厚之剂，必兼镇摄，《济生》肾气汤加铁落、沉香，都气汤加青铅、蛤尾，则分从阴从阳以治之；气脱则元海无根，阴竭阳越，全真益气汤、参麦散加河车、石英、坎气，急续元真以挽之。若平时气弱，呼吸不调，呼气短者，酌用苓桂术甘汤；吸气短者，酌用金匮肾气丸，则分补中纳下以治之。

第八节　夹痞伤寒　一名伤寒夹痞结

【因】素有痰结成痞，或有气聚为满，猝感风寒，引动宿疾而发。或先由气食相搏，或先由气血互结，后感风寒而成。若由风寒犯太阳经，初治先当发汗，早用下药，每成痞满。

【证】初起头痛身热，恶寒无汗，胸膈痞满，满而不痛，气从上逆，甚则发厥，不语如喑。或胸满而兼痛，或胁满痛，或腹胀疼。舌苔白滑，甚或白滑而厚，或前半无苔，中后白腻而厚。

【脉】左浮紧，右沉弦，或沉涩，或右寸关沉滑，或弦急而滑，皆伤寒夹痞结之候也。

【治】先用理气发汗，香苏葱豉汤加枳、桔，或用十味流气饮（制香附、苏叶梗各钱半，枳壳、橘红、姜半夏、川朴、赤苓各一钱，桔梗七分，广木香五分，炙甘草三分），表散外邪，畅其气以宽痞。若胸膈不宽，寒热似疟者，轻则柴胡枳桔汤，重则柴胡陷胸汤；气食相搏者，神术汤加减；气血互结者，清肝达郁汤加减；怒郁不泄，昏厥不语者，先用通关取嚏，次用仁香汤去丁香、白蔻，烊冲紫金片。若邪从火化，蒸痰壅气，轻则膈上如焚，心烦懊侬，寒热便闭者，用柴芩清膈煎，攻其里以和解；甚则胸膈痞闷，腹满便闭，喘胀躁乱，胸腹坚如铁石者，速用加味凉膈煎，下痰通便，以宽胸腹。若郁火伤中，气逆痞满，腹痛便秘者，即用六磨饮子，下气通便，以畅胸腹；必俟里热清，痞满解，始可用白术和中汤，温和脾胃以善后。若痞满虽解，而胃脘胀痛者，则用香砂理甲汤加炒猬皮、蜜炙延胡，疏畅中气以除痛，终用木香理中汤（广木香六分，姜半夏、广皮、枳实拌炒白术各一钱，青皮、春砂仁各五分，清炙草四分。烦热，加姜炒川连七分；便闭，加海南子，炒黑丑各钱半），调和中气以除根。若但误下成痞，满而不痛者，在胸膈，用柴胡陷胸汤；在心下，用半夏泻心汤加减（姜半夏、姜炒条芩各钱半，枳实一钱拌炒川连七分，炒干姜四分，清炙草二分。寒热加川柴胡八分；渴加花粉三钱，去半夏、干姜；呕加淡竹茹三钱、广皮钱半、姜汁四滴冲；腹痛自利者，加白术一钱、拌炒白芍一钱、浙茯苓三钱；溺少加赤苓、泽泻各钱半）。如不因下早而为痞，乃表邪初传上焦，尚未入胃，证虽痞满，尚为在表，只用柴胡枳桔汤，和解以宽痞气可也。

秀按 痞者气不通泰也，内觉满闷，外无胀形。有湿热太甚，痰气上壅气机为痞者；有饮食过多，滞气上逆胸膈为痞者；有过服消克，不能疏化饮食为痞者；有中气久虚，不能运行精微为痞者；有阳气素亏，不能疏降浊阴为痞者；有大怒气盛，不能发泄成痞者；有痰与气搏，不得疏通成痞者；有痰挟血瘀，酿成窠囊作痞者。因不一，治亦不同。而其所以痞满者，总由于气不通畅，方以香砂宽中散为君（制香附、广木香各五钱，春砂仁、白蔻仁各三钱，真川朴一两，炙黑甘草二钱，共研细末，每服二三钱）。因于湿热挟痰者，必兼胃钝肢懈，痰多溺涩，用小陷胸合四苓汤调下；因于饮食阻滞者，必兼嗳腐吞酸，恶心腹痛，用消导二陈汤调下；因于克削伤中者，必兼时胀时减，中空无物，用六君子汤去甘草调下；

因于中气久虚者，必兼或宽或急，喜手按摩，用补中益气汤调下；因于阳气素亏者，必兼朝宽暮急，膜胀难忍，用附子理中汤去草调下；因于大怒气盛者，口中多血腥气，甚则气逆血溢，更或痰中见血，宜从气郁血瘀治，苏子降香汤调下（蜜炙苏子、制香附、广郁金、焦栀、丹皮、山楂各钱半，紫降香、醋炒红曲一钱，红花四分，童便一杯冲，甚则加醋炒生锦纹钱半，光桃仁七粒）；因于痰与气搏者，气为痰腻而滞，痰为气激而上，必多喘满噫气，宜从气逆痰郁治，增减旋覆代赭汤调下；因于痰瘀成囊者，脘腹虽多满痛，按之呱呱有声，甚则肠间抽疼，宜从痰凝血郁治，新加栝蒌薤白汤调下（栝蒌仁炒香三钱，光桃仁七粒，干薤白二钱酒洗捣，杜苍术八分，制香附、丹皮各钱半，控涎丹七分，藏红花五分，薤白汁两匙，姜汁两滴同冲）。此外调气宽痞之药，如香附、紫苏、薄荷、葱白之疏泄卫气；杏仁、蔻仁、枳壳、桔梗之疏畅肺气；前胡、橘红、苏子、郁金之疏化痰气；神曲、广皮、莱菔子、砂仁之疏消食气。他若藿香之上行胃气，厚朴之下泄胃气，枳实能从上焦泻小肠之气，槟榔能从中焦泻大肠之气，青皮能伐肝气以疏胃，沉香能平肝气以纳肾，柴胡、升麻能从下焦而升其清气，猪苓、泽泻能从上焦而降其浊气。气药虽多，然多服过服，恣行疏利以求速效，反损真气，每致愈疏愈痞而成气虚中满之臌症，皆由不辨因证，笼统治痞，喜行疏剂，但求暂时通快者阶之厉也。故凡辨症不精，莫如先用外治烫运法（麸皮一两，拌炒生姜渣五钱，盐水炒枳壳片一两，炒热布包，揉熨软快为度），收效甚速。俞氏方法，但举其大要而言，尽美而未尽完善，特为补缀数条，以弥其阙。

满而不痛者为痞，属无形之气；满而兼痛者为结，属有形之物。凡有感症，夹痞结者颇多，但痞轻而结重。有邪未结而但满者，有邪已结而满痛者。痞满以宽气为主，轻则杏、蔻、橘、桔；重则蒌、薤、朴、枳，俞氏方法粗备，先祖详为申明，已大致楚楚矣。若满而兼痛，邪早结实，每因夹食、夹痰、夹瘀之故，与新邪或伏邪互结，或结于胸胁，或结于脘腹，痛不可按，甚则昏冒。虽因所夹不同，而其结痛拒按，闭塞不容喘息之状则同，倘不细察详问，鲜不认为本病应得之候。不先行速去之，则所受之邪，每为其羁留伏匿，不得透达，以致凶变，宜先与一服飞马金丹（生川军、广郁金、五灵脂、上雄黄各一两，巴豆霜、广木香、赖橘红各三钱，明乳香、净没药、百草霜、辰砂、山慈菇各二钱，各秤另研净末分量，再合研一时许，令匀，米醋法丸，金箔为衣，如绿豆大，隔纸晒干，瓷器紧贮。二十岁以上者，每服十二丸；禀强者加三丸；老年者七丸或九丸；二三岁者三丸或五丸，温开水送下。半日或一二时许，非吐必泻，此丹治夹痰食血等，结于胸脘，高突痛胀，不可抑按，不得呼吸，甚则欲吐不得吐，欲泻不得泻者，凡外感夹内伤，见有此状者，无论大小，均可用之），自能随所结之上下，而施其吐下之功。得夹邪一解，正气自伸，邪气自现，按法调治本症，为较易耳。若夹宿饮而气郁成痞，甚则成窠囊者，许氏神术丸，每多不效，予仿薛生白先生法，用千金五香汤 （千金霜一钱煎汤，磨沉香、木香、檀香、降香、丁香各一两匙），效亦如神。若夹积水停饮，酿成痞气，绵延日久，腹胀如鼓，按之呱呱有声者，仿危亦林先生法，用加味控涎丹（炒黑丑二两，煨甘遂、红牙大戟、白芥子、炒葶苈各一两，芫花、上沉香各五钱，巴霜一钱，研细，姜汁糊丸，金箔为衣，如梧桐子大，每服五丸，淡姜汤送下）；继用六君子汤去甘草加香附，补而兼疏，往往三泻三补，厥疾顿瘳。总之因积成痞，初为痞气，继为痞块，必审其何经受病，何物成积，认得分明，发直入之兵以讨之。血积如桃、红、穿甲、䗪虫、莪术、瓦楞子、干漆灰、醋炒生军等选用；痰积如风化硝、浮海石、海蛤粉、半夏曲、杜胆星、生枳实、礞石、白芥子、萝卜子、海粉、竹沥、荆沥、姜汁、石菖蒲汁等选用；水积如大戟、甘遂、芫花、商陆、千金霜、黑白丑等选用；酒积如酒曲、葛花、槟榔、橄榄、枳椇子等选用；茶积如姜黄、茱萸、川椒、生干姜等选用；肉积如山楂、萝卜子、阿魏、朴硝、毛栗壳灰等选用；虫积如雷丸、鹤虱、雄黄、锡灰、芜荑、巴霜、使君子、枣儿槟榔等选用；瘀积如三棱、莪术、巴豆、大黄、鳖甲、䗪虫、虻虫、水蛭、夜明砂、地栗粉等选用，各从其类，以直捣其巢穴。如《经》云：大积大聚，其可犯也衰其大半而止。即调脾胃以养正，使积自除。前哲周慎斋曰：凡痞积不可先用下药，徒损正气，病亦不去，当用消积药使之熔化，则除根矣，积去须大补。诚治由积成痞之格言也。惟素有遗泄，气虚于下，痰结于上，饮食难化，而成郁结痞满之证，似隔非隔之候，最为难治，不但滋补阴虚药，于开膈进食，固有大碍，即用香砂六君子汤，调补兼施，往往痞满益甚，食即停留不下。因下虚者不宜骤升，升则浊气在上，反生䐜胀；亦不宜专用破气，愈破愈痞。总宜疏导郁滞，升降互用，合成疏通，使胸膈日宽一日，谷气日增一日，则津液从上输下，阴气不补而自补矣。初用升降疏郁汤（苏子、山楂各二钱，广皮红、半夏曲各钱半，茯苓、乌药、制香附拌炒五谷虫各一钱，蜜炙升麻三分，柴胡四分，韭汁二匙，姜汁二滴，同冲）；次用和中畅卫汤（制香附、苏叶梗炒神曲、北沙参各一钱，杜苍术、川贝、抚芎、连翘各八分，苦桔梗六分，广木香四分，春砂仁三分冲）；又次用八物顺气汤（白芷、乌药、青皮、陈皮各一钱，茯苓、白术各钱半，米炒党参八分，清炙草五分），送下沉附都气丸（熟地八两，山萸肉、山药各四两，茯苓、泽泻、丹皮各三两，沉香、淡附片各一两，北五味五钱，蜜丸，如桐子大，每服二钱），临卧口含陈氏噙化丸（米炒西洋参六钱，醋制香附、广皮红各四钱，川贝、桔梗各三钱，松萝茶二钱蒸烂，同竹沥梨膏为丸，每丸一钱），使睡中常有药气，徐徐沁入，以疏通其胸膈中脘之间，必使新结不增，旧结渐解，然后朝用二加龙蛎汤（生白芍、化龙骨各二钱，东白薇二钱，清炙草八分，煅牡蛎四钱，蜜煨生姜一钱，大红枣三钱，淡附片五分），滋阴潜阳，封固下焦以收火，夜用运痰丸（半夏曲四两，姜汁竹沥制，姜炒川连一两，广木香、沉香、清炙草各五钱，党参、于术、茯苓各三两，姜汁竹沥泛丸，每服二钱），益气化痰，疏补中上以除根。此痞结之上实下虚，最为绵延难愈者也。虽然，气虚中满症，亦属难治，每仿陆肖愚先生法，进退调补，酌用补气养荣汤（党参、白术、归身、白芍、川芎、茯苓木、香豆蔻，初用香蔻七八分至一钱），调下宽膨散一钱（顶大蛤蟆一只，破开，用春砂仁、萝卜子填满，黄泥封固，炭上煅烧研，去渣），参术但用六七分。而中满稍减，继则参术不减，香蔻宽膨，增至钱半，而饮食渐加，中满较宽大半；后渐加参术至二三钱，减香蔻宽膨至三分。或进或退，约二三十剂，始奏全功。先祖尝述景岳云：虚症难医，百补无功。固已。岂知上实下虚，虚不受补，实不可攻者，尤为难医。诚然诚然。

第九节　夹痛伤寒　一名伤寒夹胃脘痛

【因】素有肝胃气痛，外感风寒，触动而发，有表里上下左右之别，气血虚实寒热之分。

【证】头痛身热，恶寒无汗，胸脘满痛，恶心吐酸。或两胁痛，或腹胀痛，或少腹痛。舌苔白滑，或黄白相兼，或灰白不燥，甚或黄浊。

【脉】左浮紧，右弦急，或浮或沉，甚则沉弦而涩，皆伤寒夹内痛之候也。

【治】先当理气发汗，香苏葱豉汤加延胡、乳香，去表邪以止痛。表邪去而痛不止者，必有凝痰伏饮，或有宿食瘀血，当明辨病根，细审部位以施治。胸引两胁串疼者，属痰气互结，初用柴胡陷胸汤加乳香、没药，和解郁结以住痛；继用大柴胡汤送下控涎丹，缓下痰饮以除根；不应，即用蠲饮万灵汤调下紫金片，速除痰饮。胃脘坚痛，甚或有块，痛不可按者，属宿食阻气，初用神术汤加乳、没，温中疏滞以缓痛；继则枳实导滞汤加延胡，逐下宿滞以除根；不应，即用六磨饮子调下当归导气散，下气攻滞。痛不可按，按之却软，甚则痛极如狂，或至昏厥不省者，属瘀血凝结，轻则五仁橘皮汤合代抵当丸，滑利通瘀以止痛；重则桃仁承气汤，峻攻瘀热以除根。若肝火烁胃，饥不欲食，食则吐蛔，甚则烦躁昏厥者，属蛔厥虫疼，初用连梅安蛔汤，清肝止痛以定厥；继用雪羹吞下更衣丸，泻肝杀虫以除根。惟屡经通逐而痛益甚者，属虚痛，偏寒者，加味小建中汤倍当归，温和肝脾以调补之；偏热者，四物绛覆汤，濡润血络以缓和之；甚则导火归原，如加味金匮肾气汤，纳气归肾，或新加八味地黄汤等，皆可对病酌用，然不多见。临症时细心斟酌，不可轻试。总之痛则不通，通则不痛，或用温通，或用凉通，或用疏通，或用攻通，因时审症，量体制方，必使其气血通调，则抑塞者通畅，郁结者通达，而痛自止矣。此皆伤寒夹痛之要法也。

秀按 凡素有胸胁脘腹诸痛，因外感触动宿疾而发者，俞君用香苏葱豉汤加延胡、乳香，既能解表，又能缓痛，宣气活血，行经通络，外内兼理，方殊轻稳。盖因表气宣通，则里气亦得疏通，痛必稍缓。即有胃脘留伏痰饮之腹痛，肾虚足不任地之脚心痛，肾衰风袭之下体痿弱，骨节疼痛，病虽从内而发，其实痛在经络，所以治表之药，总无妨于本病。其次胸胁肩背诸痛，证虽不一，然悉为阳分之疾，纵有伤寒表证，而痛楚不堪者，不妨兼治其痛，此方加延胡、乳香，止痛最妙，且无引邪入犯三阴之虞。又次腰脐少腹诸痛，虽皆阴分之患，然既有表证，必当先解其表，表解然后治里。俞君明辨挟痰、挟饮、挟食、挟瘀、挟虫、挟虚之故，审症既明，处方必效，真得通则不痛之要诀也。

廉勘 风寒夹诸痛证，俞氏临病求源，对症发药，方法固多惬合，然必参以上夹食、夹痰、夹饮、夹痞、夹血诸篇，始能随病策应。而安蛔止痛之法，照俞法治，轻症可效，症势重者不应，必用沉香至珍丸（沉香、广木香、公丁香各四钱，广皮、青皮、乌药、莪术、巴霜、川连、槟榔各一两，神曲糊为丸，每服三五粒，淡姜盐汤送下，或玫瑰花汤送下，善治九种胃痛。一切肝胃气痛，两胁胀满，及呕吐反胃，痰气食滞诸症，杀虫下虫，尤有专功），始克逐虫下出，虫出则疼自止。若素有头风，偶患风寒者，每见服香苏葱豉汤，一二剂汗出身凉，往往头痛愈剧，彻夜叫号，此由辛散过汗，激动风火，重伤血液，故痛益甚。当用菊花茶调散加减（滁菊花、苏薄荷、嫩桑芽、荆芥穗、制香附、夏枯草、苦丁茶、荷叶边各一钱，炙甘草五分，细研为散，食后茶清调服二钱），辛凉散风以泄热；外用蓖麻贴法（蓖麻、乳香各五分，麝香三厘，同捣烂成饼，贴太阳穴上。如痛定，急于头上解开头发出气，即去药饼），或用透顶散搐法（细辛三茎、公丁香七粒、甜瓜蒂七枚、赤小豆七粒、梅冰五厘、麝香一分，前四味先研细末，后入冰麝同研极匀，盛小口瓶中，紧塞瓶口，令患人口含清水，随左右搐一豆大许于鼻中，良久涎出即安。不愈，三日后再搐）。痛久不愈，须防起翳以害目，前哲如东垣、丹溪，以为右属湿属痰，多气虚，用半夏白术天麻汤（姜半夏、生于术、明天麻各钱半，潞党参、姜汁炒黄芪、浙茯苓、广皮红、六神曲、泽泻各一钱，制苍术七分）；左属风属火，多血虚，用四物汤加苍耳、细辛、薄荷、芽茶。盖一主肥人头痛，多是湿痰上冒；一主瘦人头痛，多是血虚有火。斯诚要言，然就余所验，靡不兼风。无风入，但作眩，不作痛也。且多是风毒，傍阻于髓海之旁，侵入于脑膜孙络，脑系通目，目系入脑，故病之去路，多从目出而解，不解则伤目，目盲则头风顿愈，历验不爽。予治偏头风痛，每用淡婆婆根汤（淡婆婆根三钱，明天麻、蔓荆子各钱半，滁菊花、白芷各一钱，川芎、当归、木贼草各七分，小黑豆百粒。考淡婆婆，即俗呼淡亲家母，味淡性平，草药肆购之），初起屡效。外治以解毒去风，性味之平正者，淡淡注之，如滁菊花、细芽茶泡汤冷注，以鼻注药，而清窍自通，窍通则头风自愈。或用点眼止痛法（雄精、西瓜硝各一分，冰片、麝香少许，菊花、芽茶泡汤调，点目内眦睛明穴，男左女右，扶行数步，止偏正头风固效，即治胃脘痛亦立效），效亦如神。虽然，头风一症，往往标寒而本热，况属风毒久踞，多从火化，当用轻清宣上，如羚角荷翘汤（羚角片一钱，苏薄荷八分，青连翘、夏枯草、苦丁茶、焦栀皮各钱半，鲜荷叶边三钱，鲜青菊叶七片），成绩最多。外用一滴金（人中白、干地龙各二钱，共研细末，羊胆汁为丸，芥子大，每用一丸，新汲水一滴化开，滴鼻内），时时注入鼻孔，奏功尤捷。俞氏但就夹胃痛言，未免阙漏，初用香苏葱豉汤加味，专治风寒。岂知夹胃痛一症，温热病亦最多，虽平时因寒而发，于此则但治其热。盖湿温伏于膜原，温热伏于血络，蕴酿蒸变，必从火化。伏邪自里达表，而发其胃痛痼疾者，多属热痛，则但于治伏邪药中，加乳香、没药以止痛；延胡、桃仁以活络，速使其伏邪透发，而胃痛自已，不必概以普通止痛之方混治也。总之通则不痛，治痛之理也。但通之之法，各有不同，调气以和血，如疏肝流气饮（制香附、苏叶梗、郁金、蜜炙延胡各钱半，枳壳、青皮、通草各一钱，当归二钱，乌药、佛手片各八分，葱管五寸冲），六磨汤（沉香、乌药、枳实、广木香、尖槟榔、酒磨各一匙，毛西参二钱煎汤，入盐少许，将五汁和服。本方去枳实、木香，名四磨饮），香砂达郁汤（广木香、春砂仁各七分，制香附、焦山栀、广郁金各二钱，川芎、制苍术各六分，六神曲钱半。若湿郁重，加赤苓、滑石；热郁重，加青黛、川连；痰郁重，加浮海石、竹沥半夏；食郁重，加枳实、山楂；血郁重，加桃仁、红花。虽以理气为主，亦可因病变通），绿萼梅花丸（党参、茯苓、益智仁、砂仁各三钱，四制香附二两，滑石七两，山药、黄芪各钱半，甘松、莪术各五钱，远志二钱半，桔梗一钱，炙甘草七分，用绿萼梅三两、丹皮八两煎汤，煮前药晒干为末，蜜丸，每重一钱，蜡封固，每服一丸，开水化送。王孟英曰：此方用药颇奇，分两多寡亦难测识，而功效甚著），九制香附丸（制香附十四两、艾四两，春三日、夏一日、秋三日、冬七日，一次酒、二次醋、三次盐、四次童便、五次小茴香二两、六次益智仁二两、七次丹参二两、八次姜汁、九次萝卜子二两，制如法糊丸，每服三四钱，开水送下。武叔卿云：香附乃血中气药，开郁行气，而血自调，妇人宜常服之），局方聚宝丹、仁香汤、香砂二陈汤之属。调血以和气，如七厘散、琥珀散（三棱、莪术、赤芍、丹皮、当归、熟地、官桂、乌药、延胡索、琥珀、刘寄奴各一两，研细，每服二钱。许叔微云：止血气痛尤妙，救人不少）、四物绛覆汤、四物加二香汤 （加南木香六分、小茴香二分）、四物加兰香汤 （加泽兰、制香附各二钱，乌贼骨三钱，茜根八分）、四物加桃红汤（加光桃仁七粒、藏红花四分）、济阴八物汤（即四物汤加延胡索、川楝子各一钱，广木香、尖槟榔各五分）、归芍调肝汤（当归、白芍各钱半，银花、川断各一钱，南木香片、红花各五分）、丹参饮（苏丹参五钱，紫檀香一钱，春砂仁、明乳香各五分）、四物益母丸（当归一两五钱，川芎、赤芍、红木香各一两，为末，益母膏打丸，每重一钱二分）之属通也。上逆者使之下行，如苏子降气汤（苏子、前胡、橘红、仙半夏各钱半，当归、川朴各一钱，炙甘草五分，沉香汁两匙冲）、苏子降香汤（苏子一钱，降香八分，冬桑叶、炒丹皮各钱半，川贝、丹参、广郁金各二钱，枇杷叶去毛筋净五钱，生藕汁一杯冲）、沉香降气散（沉香、砂仁各六分，制香附钱半，蜜炙延胡、川楝子各一钱，盐水炒甘草四分）、安东散（苏罗子炒、瓦楞子醋炙各四两，陈香橼、陈木瓜各两只炒，生蛤壳二斤生杵，研极细，每服三钱，赤砂糖汤调服）、丹溪海蛤丸（海蛤粉二两、栝蒌仁一两，同捣为丸，用陈皮、生姜各一钱，红枣肉七枚，煎汤送下，此丸涤饮降气，专治痰饮胃病）、肝胃二气丹（一次醋煅赭石、煅石决明、煅瓦楞子、路路通各八两，旋覆花四两，新绛、乌药各二两，青葱管一把，以上八味，煎浓汁听用；二次淡附子、吴茱萸、元胡、五灵脂、蒲公英、佛手柑各一两，当归二两，制香附一两五钱，炙草五钱，以上九味法制各取净末；三次沉香、公丁香各一两，木香、砂仁、川连各一两五钱，寸香五分。以上各药，照方法制，将前药末和匀，以前药汁搀入，量加曲糊杵丸，每粒潮重一钱五分，阴干，辰砂为衣，白蜡封固，每服一丸，重者二丸，玫瑰花冰糖汤化下。此丹专治肝逆犯胃，脘胁作痛，呕吐酸水，食不得入，兼治酒膈湿郁等证，大有奇效）、沉香化滞丸（沉香六钱，山楂肉、川锦纹各一两五钱，川朴、枳实、槟榔、条芩、陈皮、半夏曲、生晒术、广木香、杜藿香、春砂仁各一两二钱，姜汁竹沥泛丸，每服二三钱，淡姜盐汤送下。专治脾胃不和、过食生冷油腻、停滞不化、胸膈饱闷、胁腹疼痛、一切气痰痞积诸症，皆效）。下郁者使之上行，如逍遥散（川柴胡七分，当归、白术、茯苓各一钱，酒炒白芍钱半，广皮红八分，苏薄荷、炙甘草各五分，蜜煨生姜二片。加丹皮、焦栀各钱半，名加味逍遥散。加青蒿钱半、生鳖甲四钱，以治骨蒸，名逍遥加蒿鳖汤）、柴胡调经汤（川柴胡七分，羌活、独活、藁本、升麻、苍术各五分，葛根、当归、炙甘草各三分，片红花一分）、和血逐邪汤（川柴胡、焦枳壳、绛通各一钱，荆芥穗、嫩苏梗、制香附、左秦艽各钱半，川芎、川朴各八分，益母草、泽兰各二钱，生姜皮二分）、逍遥加减汤（本方去白术加制香附、广郁金各二钱）、逍遥二陈汤、柴胡四物汤、加减小柴胡汤之属亦通也。中结者使之旁达，如新绛旋覆花汤（真新绛二钱、旋覆花钱半包煎、青葱管五寸冲）、三仁绛覆汤、三合绛覆汤、四物绛覆汤、通窍活血汤、清肝活络汤（归须、泽兰各二钱，新绛、赤芍、广郁金、紫苏旁枝各钱半，桃仁、三七、枳壳、青皮各一钱，瓦楞子四钱煅研。马培之先生验方）、舒筋通络汤（归须三钱，秦艽、川芎、桑叶、酒炒赤芍各钱半，广橘络、鸡血藤膏各一钱。雷少逸先生验方）、蒌薤绛覆汤（栝蒌仁二钱，干薤三枚白烧酒洗捣，仙半夏、赤苓、新绛、旋覆花各钱半，春砂壳七分，桂枝三分，青葱管五寸。徐守愚先生验方）、蠲痛丹（制川乌、地龙各五钱，全蝎七只酒洗，炒黑丑四十九粒，麝香五分，酒糊丸，每重四分，每服一丸，好酒送下）、蠲痛活络丹之属（蠲痛丹加制草乌、陈胆星各六钱，乳香、净没药各三钱）。周痹者使之走窜，如桃仁䗪虫丸（光桃仁二两，䗪虫、炙蜣螂虫、五灵脂炒各一两，桂枝尖五钱，蜀漆炒黑三钱，用老韭根白捣汁泛丸，每服二钱，桑枝尖、青松针各五钱，煎汤送下）、龙鲤宣痹丸（干地龙一两酒炒，蜣螂、全蝎、穿甲俱用酒炒各五钱，露蜂房炒、制川乌各三钱，明乳香二钱，麝香三分，用酒煮黑大豆汁泛丸，每服一钱，陈酒送下）、当归䗪虫丸（归须二两，䗪虫炙、光桃仁延胡酒炒、山楂肉炒各一两，蜣螂虫焙、川甲片酥炙、五灵脂酒炒各五钱，酒煮黑大豆、赤小豆汁泛丸，每服一钱，陈酒送下。以上三丸，皆叶天士先生验方）、地龙汤（地龙焙干、独活、黄芪酒炒各一钱，当归梢、羌活各钱半，苏木、炙甘草各八分，紫猺桂、麻黄蜜炙各五分，光桃仁十粒，专治瘀积督脉，腰脊痛不可忍）之属皆通也。寒者温之使通，如乌附椒姜汤（制川乌炒黑、川附子炮黑各三钱，川椒炒黑一钱，黑炮姜钱半）、桂苓二姜汤（川桂枝八分，浙茯苓三钱，蜜炙生姜钱半，高良姜、延胡索、姜半夏各一钱）、加味栝蒌薤白汤（栝蒌仁炒香、干薤白烧酒洗捣、姜半夏、浙茯苓各三钱，川桂枝一钱，生姜汁四滴冲）、良附蠲痛汤 （高良姜一钱，制香附、光桃仁各二钱，姜半夏、云茯苓各三钱，酒炒延胡一钱，红豆蔻三分研冲）、厚朴温中汤 （川朴、广皮、赤苓各一钱，草豆蔻、广木香、干姜各五分，炙甘草四分。以上五剂皆叶氏验方）、神香圣术煎、加味小建中汤、当归建中汤（小建中汤加当归三钱）、当归四逆汤、正阳四逆汤、尤氏灵香丸（白胡椒、炒枳实、白檀香、广木香、杜红花各一两，五灵脂五两去砂，水泛为丸，如梧桐子大，每用七丸噙化，痛即止）、铁弹丸（川乌一两五钱炮，乳香、没药各一两，五灵脂四两酒研澄去砂石晒干净，麝香一钱，为末，滴水为丸，弹子大，食后薄荷，临卧温酒各服一丸。专治阴湿风毒，入伤血络，筋挛骨痛，麻瘖不仁）、丁香烂饭丸（丁香、木香各一钱，香附、益智、青皮、三棱、莪术各三钱，甘草二钱，蒸饼糊丸，每服一钱，淡姜汤送下。专治胃弱饮冷，脘腹滞痛）、金匮九痛丸（淡附子三钱，炙狼牙、淡吴萸、干姜、党参各一钱，巴豆霜一分，研细，炼白蜜丸，梧子大，温酒送下，强人三丸，弱者二丸。兼治卒中恶，腹胀痛，口不能言；又治连年积冷，流注心胸痛，并冷冲上气，落马坠车血疾等皆主之）、胡芦巴丸（胡芦巴、川楝子、小茴香各两半，吴茱萸一两，炒黑丑八钱，巴戟肉六钱，酒糊丸，每服一钱。专治奔豚疝气，小腹有形如卵，上下来去，痛不可忍，及绕脐绞结，攻痛呕吐等症）、良附丸之属（高良姜、生香附各四两，蜜丸，每服二三钱，米饮送下。专治胃寒气滞，胸膛软处一点痛，经年不愈，或母子相传，最宜服此）。热者清之使通，如枳连二陈汤（枳实一钱拌炒川连八分，竹沥半夏、广皮、赤苓、山楂各钱半，滑石三钱包，木通、葛根各七分，生、炙草各二分。专治食积痰饮、脘痛痞胀）、统旨清中汤（川连、姜半夏各一钱，焦山栀二钱，广皮、茯苓各钱半，草豆蔻七分，清炙草六分）、清中蠲痛汤（焦山栀、制香附各钱半，姜炒川连六分，焦六曲一钱，川芎、苍术、橘红各五分，炮姜三分。专治中脘火郁痛作即发寒热）、梅连泄肝汤（乌梅肉三分、拌炒小川连六分、生白芍二钱、川楝子一钱、左牡蛎三钱生打、桂枝木二分）、连梅安胃汤（川连六分，乌梅肉三分，生白芍三钱，川楝子一钱，归须、橘络各八分，淡姜渣三分，炒川椒二粒）、五汁一枝煎、新加酒沥汤、清肝达郁汤、龙胆泻肝汤、连梅安蛔汤、加味金铃子散（金铃子三钱，蜜炙延胡、赤芍、焦山栀各钱半，枳壳、青皮、橘红、通草各一钱，生甘草五分。善治怒动肝火、胁肋作痛、呼吸不利、手不可按）、芎犀丸（川芎、龙脑、石膏各四钱，西洋参、浙茯苓、细辛、炙甘草各二钱，犀角、生山栀各一钱，阿胶钱半，麦冬三钱，蜜丸如弹子大，辰砂为衣，每服一丸，食必细嚼，茶酒任下）、枳实消痞丸（枳实、川连、川朴各五钱，党参、白术、茯苓、仙半夏、炮姜、麦芽各二钱，生甘草一钱，蒸饼糊丸，每服三四钱，开水送下。专治心下虚痞、腹中胀疼、食难运化、欲成痞块）、左金丸之属（川连六两、吴茱萸一两，研细，水法丸，每服一钱，开水送下。专治肝火郁结、胁肋攻痛、吞酸吐沫、疝气痞结。此丸加生白芍二两名戊己丸，专治肝脾不和、脘腹作痛、热泻热痢）。虚者助之使通，如《外台》建中汤（炙黄芪、生白芍各三钱，姜半夏五钱，桂心、炙甘草各一钱，生姜二钱，大红枣六枚，饴糖一两。善治气血虚寒，不能荣养心脾，其痛绵绵不绝，轻按反痛，重按则缓，正是虚痛，奇效）、景岳暖肝煎（甘杞子、当归各二钱，乌药、沉香、小茴、赤苓各一钱，紫猺桂五分，蜜炙生姜八分。专治肝肾虚寒、小腹疝疼，再加桃仁五粒、山萸肉八分、防风五分、细辛二分，治肝虚胁痛奇效）、胶归四逆汤（即当归四逆汤加陈阿胶钱半。专治肝脏虚寒、四肢厥逆、两旁季胁串痛，吞下乌梅丸十粒，尤效。若当脐左右而痛，此属冲脉虚寒，加吴萸五分、蜜炙生姜一钱，水酒各半煎服）、延胡川楝汤（蜜炙延胡钱半，酒炒川楝子、炙甘草各一钱，熟地二钱，淡附子、紫猺桂各七分。治脐下冷撮痛，及阴内冷如冰，最效）、地黄双桂汤（熟地三钱，桂枝尖、紫猺桂各五分，酒炒白芍钱半，当归、茯苓各一钱。治怯寒脉虚、当脐痛、便溺不利，多效）、疏肝益肾汤（即六味地黄汤加川柴胡七分、酒炒白芍三钱，加肉桂、沉香各五分，名香桂六味汤。加归身、白芍各三钱，名归芍六味汤，皆能疏肝益肾，善治虚寒疼痛）、胶地寄生汤（陈阿胶钱半烊冲，细生地、桑寄生、黄草川斛各三钱，甘杞子、浙茯苓各钱半，九孔石决明一两生打。专治血虚络空、肝厥胃痛、痛引背胁、头晕嘈杂、两膝胫冷，多效）、制肝益胃汤（炒白芍钱半、炒焦乌梅三分、蜜炙化橘红五分、真伽南香磨汁四小匙冲、吉林参一钱、云茯苓五钱切小块。善治体虚动怒、肝乘脾胃、痛不饮食、上吐涎沫、下泄腹痛。以上皆叶氏验方）、魏氏一贯煎（细生地、北沙参各三钱，归身、白芍各钱半，甘杞子、川楝子各一钱。口苦燥者加酒炒川连四分。善治胸脘胁痛、吞酸吐苦、疝气瘕聚、一切肝病。魏玉横先生验方）、胶艾绛覆汤（陈阿胶二钱烊冲，醋炒艾叶三分，墨鱼骨三钱，真新绛、旋覆花包煎各钱半，青葱管三寸冲。善治虚体郁结伤中、脘胁串痛。胡在兹先生经验方）、小安肾丸（制川乌、川楝子、制香附各四两，食盐二两，河水二升，煮尽为度，晒干后，入药，小茴香三两、熟地二两、花椒一两，酒糊丸，每服二三钱，温酒送下。专治肾气虚寒，男子睾丸肿痛，妇女小腹胀疼，及阴盛格阳，牙龈动摇出血）、香砂六君丸（党参，于术、茯苓、制香附各二两，姜半夏、广皮、炙甘草各一两，春砂仁两半，法为丸，每服两三钱。专治中虚气滞、饮食不化、呕恶胀满、胃痛、腹鸣泄泻等症）、乌梅安胃丸（乌梅三十枚炒，干姜一两，川连一两六钱，淡附子、党参、桂枝、细辛、川柏各六钱，当归、川椒炒各四钱，将乌梅肉酒浸和蜜捣丸，每服一二钱，米饮送下。专治胃虚脏寒、得食则呕，及厥阴症蛔厥吐蛔、腹痛久痢等症）、乌龙丸（川杜仲八钱盐水炒，于术五钱，九香虫五两、广皮、车前子各四钱，玫瑰膏捣丸，每服二三钱，淡盐汤送下。专治脾肾阳虚、肝郁犯胃、脘胁胀疼、腹痛溺涩）、小安胃丸（熟地、四制香附各四两，炒川椒、小茴香、金铃子各二两，蜜丸，每服二三钱。治肝肾虚寒、犯胃疼呕）、虎骨木瓜丸（虎骨炙、淡附子、木瓜、淮牛膝各二两，天麻两半，淡苁蓉三两，将虎骨酒拌透，共为末，蜜丸，每服二三钱，淡盐汤送下。专治肝肾两亏、腰腿酸疼、脚膝拘痛，或热痛如火，或冷疼若冰。加当归三两、秦艽二两，名虎骨四斤丸，治症同前，更加步履艰难，似瘫似痪，多由酒色所伤，寒湿所袭）、虎骨四斤丸之属。实者攻之使通，如陷胸承气汤、枳实导滞汤、蠲饮万灵汤、六磨饮子、加味凉膈煎、桃仁承气汤、解毒承气汤、雪羹送更衣丸、厚朴七物汤、厚朴三物汤（即七物汤去桂、甘、姜、枣。专治湿热裹食，不得化而闷痛便闭者）、《千金》备急丸（生川军、干姜各二钱，巴霜一钱，蜜丸，如绿豆大，红灵丹为衣，开水送下，先服一二丸，不应，服三丸。治冷饮食过度，心腹猝痛，如针刺状，腹中肠鸣，下行便愈）、局方神保丸（全蝎十枚酒炒，巴霜一分，广木香、白胡椒各二钱五分，研细极匀，绿豆粉丸，如麻子大，辰砂为衣，每服三五丸，不应，可服七丸，姜汤温酒任下。善能宣通脏腑，诸积气疰痛，及胸腹胀疼皆治）、小胃丹（即控涎丹加川柏姜酒炒一两、生川军两半酒炒，研匀，白术膏捣丸，每服一钱，临卧空心淡姜汤送下。专治湿热痰饮，郁结胸膈胃肠之间，痞满胀疼）、木香槟榔丸（广木香、槟榔、广皮、青皮、枳壳、三棱、莪术、黑丑、川连、川柏、生川军、制香附各二两，芒硝三两，水法丸，每服一二三钱。善治实积腹痛便闭，痢疾里急后重）、沉香化气丸（沉香四钱，党参、于术各三钱，生川军、青子芩各一两，姜汁竹沥和丸，每服二三钱。善治胸膈痞结、短气喘促、嗳气吐酸、心腹疼痛）、消痞阿魏丸（阿魏、川连、制南星、姜半夏、栝蒌仁、白芥子、连翘、神曲、川贝、麦芽、山楂、莱菔子各一两，风化硝、食盐、胡连各五钱，蜜丸，辰砂为衣，每服一二钱，开水送下，服后，食胡桃肉以除药气）、三物䗪虫丸䗪虫十个酒炒、光桃仁十粒、生川军一两酒炒，研匀蜜丸，陈酒送下五丸，日三服。专治干血内滞、目暗腹疼，及妇人经闭作痛）、沉香化滞丸（沉香六钱，山楂、生军各两半，川朴、枳实、槟榔、条芩、广皮、于术、广木香、姜半夏、鲜杜藿香、砂仁各一两二钱，姜汁竹沥泛丸，每服二三钱。专治过食生冷油腻、停滞不化、胸膈饱闷、腹胁满疼，一切气痰痞积诸症）、钱氏泻青丸（龙胆草、生川军、焦山栀各一两，川芎、当归、羌活、防风各五钱，蜜丸，每服二三钱，薄荷竹叶汤下。专治外感风热、内挟肝火、多怒善惊、筋热发痉、目赤肿痛）、沉香至珍丸、枳实导滞丸、礞石滚痰丸、控涎丹、代抵当丸、当归龙荟丸之属，无非通之之法也。如偏执痛无补法，专以行气下泄为通，则执一不通，安能免人痛苦哉。盖因胸腹上下诸痛，寒热虚实皆能致之，温清消补诸剂，及发表攻里诸法，皆所以止其痛，故止痛无定方也。今因俞氏夹痛伤寒疗法，简漏殊多，爰胪举以补述之。方法粗备，庶免道少之患焉。

第十节　夹胀伤寒　一名伤寒夹肿胀，又名肿胀兼伤寒

【因】宿病肿胀为本，新感风寒为标，当察其肿之为阴为阳，胀之属寒属热、属虚属实。或但肿而不胀，或但胀而不肿，或先肿而后胀，或先胀而后肿，或胀而兼喘，或胀而变臌，或胀而成蛊，必先其所因，伏其所主为首要。

【证】但肿而不胀者，属水被邪结，当辨阴阳。阴水则肢厥体重，先肿下焦，继则一身悉肿，阴股间寒，足胫肿甚，按之窗而不起，口淡不渴，大便自调，或竟溏泻，小便虽少，却不赤涩，甚或不利，舌苔白滑，或淡白而胖滑。阳水则面浮恶风，自汗心烦，先肿上焦，遍身尽肿，按之热而即起，口苦而渴，小便黄浊，或竟赤涩，大便坚燥，或多胶闭，甚则二便不通，阴囊肿大，舌苔黄滑，或深黄而厚腻。但胀而不肿者，属气被邪裹，气裹食胀，即胃胀，一名谷胀，胸腹满，胃脘痛，上支两胁，妨于食，食即益甚，鼻闻焦臭，大便甚难，甚则少腹䐜胀，引腰而痛，舌苔黄腻而厚。气裹痰胀，即肺胀，一名喘胀，胸中痞满，气喘咳逆，目突如脱，鼻塞涕出，甚则肠鸣濯濯，满腹胀痛，飧泄不化，舌苔白滑而腻。气裹水胀，即脾肾胀，一名寒胀，肢懈体重，不能胜衣，气闷善哕，睡卧不安，甚则腹满引背，腰髀胀痛，小便癃闭，舌苔灰滑而腻。气裹血胀，即心肝胀，一名血胀，烦心短气，卧寐不安，甚则胁下满痛，痛引小腹，腹起红丝，重则青筋亦露，舌色深紫而赤。气裹虫胀，即大小肠胀，一名腑胀，腹大而硬，以指久按，其硬即移他处，又就所移者按之，其硬又移他处，或大腹，或脐旁，或小腹，无定处，或有物如蚯蚓蠢物，隐然指下，或凝结如筋而耕痛，起伏聚散，上下往来，浮沉出没，变幻多端，舌苔现槟榔纹，隐隐有点如粞。先肿而后胀者，属水凝气结，先目窠上微肿，如新卧起之状，颈脉动而时咳，身尽肿，手足尤甚，继即由四肢而入腹，腹乃胀大，初以手按其腹，随手而起，其状如囊裹水，甚则按之窅而不起，如糟如泥，舌苔灰黑而腻，舌本胖大而滑。先胀而后肿者，属气化水行，初则胸腹胀满，起于骤然，按其腹窅而不起，腹色不变，后乃渐散于四肢，气满于皮肤中，身尽肿而皮厚，鼟鼟然而不坚，舌苔滑白，或薄或厚不一。胀而兼喘

者，属脾水久渍，逆行犯肺，始则腹胀浮肿，小便不利，继即咳嗽气喘，甚则坐不得卧，俯不得仰，舌苔灰白而滑，或黄白相兼而腻。胀而变臌者，属脾肾阳虚，阴浊满布，独胀于腹，腹膨如鼓，外虽坚满，中空无物，任人揉按，痛痒不关，初则旦食不能暮食，继即稍进饮食，饱闷难受，四肢日见瘦削，大便溏而溺涩，舌苔淡白胖滑。胀而成蛊，则非血即虫，非虫即血。虫蛊则腹大如箕，时或胀痛，重按则痛始缓，四肢瘦削，饮食乍进乍退，面色或红或白，口唇独红，内有白点，多嗜肥甘，饥即口吐涎沫，嘈杂难忍，饱则腹虽不痛，脘满难受，舌苔有点如粞。血蛊则腹胀如鼓，青筋横绊腹上，或手足有红缕赤痕，甚则爪甲青紫，小便利，大便黑，舌色紫赤而黯，甚或青紫，总之肿本乎水，胀必有滞。一兼外感风寒，外证虽有头痛身热，恶寒畏风，而无不先犯胸膈，而为烦闷不舒，气逆呕恶。

【脉】左浮弦，右沉小者，风寒夹阴水肿也；左浮弦，右沉数者，风寒夹阳水肿也；浮大而坚，按之反涩者，《内经》所谓“坚大以涩者胀”也。沉迟者为寒胀，沉数者为热胀，沉小者为虚胀，沉滑者为实胀。弦大浮洪者易治，沉微细小者难治，沉细虚数者不治。

【治】阴水肿，初用麻附五皮饮，温下发汗以消肿；继用胃苓汤，实脾利水以除根；终用香砂理中汤，健脾阳以培元气。阳水肿，初用五皮饮加荷、翘、浮萍，宣上发汗以消肿：继用大橘皮汤去桂、术，加木通、车前、琥珀、灯芯，通利小便以除根：终用百合茅根汤（苏百合、生桑皮、通草各一钱，鲜茅根五十支），清肺气以滋化源。胀病兼感风寒者，初用十味流气饮，先散其表，兼通其里，使表气达，里气亦松；继治其胀。胀有食、痰、水、血、虫之别，虽是气阻，总属邪滞，统以五胀分消丸为主（萝卜子四两、巴豆肉十六粒拌炒去油、炙牙皂两半、枳壳四两烧酒煮干切片炒、生川军一两醋酒同炒、琥珀末一两、紫降香五钱、蝼蛄十只去足翅上截酒炒，各研细，再研极匀，水法丸，如芥菜籽大，用景岳十香丸半料为衣，每服五分，日二夜一，空心吞下。附十香丸方（沉香、木香、丁香、广皮、皂角刺各二钱半，荔枝核、小茴、香附、乌药、泽泻各五钱，生晒为末）。通用消胀万应汤（地蛄蝼三钱、大腹皮二钱、真川朴一钱、莱菔子二钱拌炒春砂仁五分、六神曲钱半、陈香团皮八分、鸡内金两张、人中白煅透五分、灯芯五小帚），送下消臌万应丹（治黄疸变臌，气喘胸闷，脘痛翻胃，痞胀结热，伤力黄肿，噤口痢等症。煅透人中白一两，地蛄蝼、莱菔子、六神曲各五钱，砂仁二钱，以上俱炒，陈香团一个，共研细匀，蜜丸，每服五七丸，灯芯汤下），分消其滞以通逐之。一俟胀退十之七八，即用白术和中汤，除其根以善后。胀而兼喘，初用五子五皮饮，降其气以平喘，气降喘平，即用大橘皮汤加川朴、腹皮，快脾利溺以消胀。胀消十之六七，终用香砂六君子汤去草加朴，送下加减肾气丸（熟地四两，茯苓三两，官桂、泽泻、萸肉、山药、丹皮、车前、牛膝各一两，淡附子五钱，为末，和熟地同捣蜜丸，每服七八十丸），通补脾肾以善后。胀而变臌，名曰气臌，俗稍称腹胀，又称为膨，全属脾肾阳虚，故《内经》谓"足太阴虚则膨胀"。又曰：脏寒生满病。《内经》鸡矢醴、《东垣》分消汤，每不济事。予用神香圣术煎为主，朝送天真丹（青化桂五分，沉香、琥珀、巴戟肉酒浸、小茴香、补骨脂炒香、葫芦巴炒香、川杜仲炒去丝、川萆薢酒浸炒香、黑丑炒香各一两，研极细匀，如桐子大，每服二钱至三钱。专治阳虚湿胜，腹胀坚大，按之不窅，脐腹痼冷，甚则腿肿如斗，囊肿如升），夜送禹余粮丸（禹余粮石、蛇含石、真针砂同醋煮透煅研各三两，制附子、紫猺桂、干姜、茯苓、当归、羌活、川芎、炒蒺藜、淮牛膝、青皮、大茴、蔻仁、广木香、莪术、三棱同醋炒各五钱，同研细匀，蒸熟为丸，如桐子大，每服二钱至三钱。叶氏去附子、莪术、青皮加赤苓三两，名铁砂丸。忌盐，一毫不可入口，否则发疾愈甚。善治湿滞伤脾，食不运化，肝郁乘脾，气臌虚胀，小便短涩，久则腿膝脚肿、上气喘息等症。许学士、朱丹溪云：此方乃治臌胀之要药，病从小便内旋去，不动脏腑真气，兼以温和调补气血药助之，真神方也），峻补其下，疏肩其中，往往十全三四。胀而成蛊，虫蛊易愈，小儿居多；血蛊难痊，妇女为甚。初起通用五胀分消丸，虫蛊用槟榔大枣汤送下（枣儿槟榔炒研三钱，炒香使君子肉，每岁一枚，照此递加，大红枣十枚，清晨空心服），血蛊用当归大戟汤送下（全当归一两、红牙大戟五钱、蜣螂虫焙四只），一俟虫下瘀降，胀退十之六七，即以白术和中汤，随症加减，调补脾胃以善后。总而言之，腰以上肿宜发汗；腰以下肿利小便，即《内经》"开鬼门，洁净府，治水肿之正法"也。荡涤胃肠，直清阳明，即《内经》"去郁陈莝"。工在疾泻，近者一下，远者三下，治一切实胀，胀必有滞之正法也。临病求源，对症发药，皆可反掌收功。惟气臌一症，最为难痊，虽属脾肾阳虚，亦必由阴浊填满，《内经》所谓"浊气在上，则生䐜胀"也。所以直攻不可，蛮补不能，必须温补之中，佐以辛通，通补兼施，以渐取效。必俟阴散阳通，浊降清升，腹皮日渐宽软，胀大日渐收小，渐次康复。近者一月，远者百日，乃可克奏全功。但临证时，必先明告病家，此病仍瘫、痨、臌、膈之一，古今医法，从无速愈痼疾之方，务必耐心调养，戒忿怒，绝房劳，慎起居，节饮食，调剂则缓缓图功。不可以小不效见疑，亦不可以小见效中止，方有黍谷春回，转危为安之一日。若病者求速愈，医生图速效，概从峻削直攻，其始非不暂消，其后攻之不消矣。再后愈攻则愈胀，腹皮绷急，以手按之，坚如铁石矣，而其病从此必死不治矣。

秀按 肿、胀、臌、蛊四端，辨明因证，分际极清，妙在五胀分消丸。取精用宏，执简御繁，以少胜多，较之王金坛尊重丸（沉香、母丁香、青木香、炙槟榔、枳实、青皮、广皮、白芷、葶苈、蔻仁、木通、车前、滑石、参须各四钱，海金砂、胡椒拌炒蝎尾各二钱半，莱菔子炒六钱，白丁香钱半，郁李净仁两半，共研细而极匀，姜汁竹沥和为丸，如桐子大，每服五七八丸，日二夜一，莲须葱白三枚、生姜皮一钱煎汤下。专治便闭溺涩之实胀水肿，与琥珀散相间服，服后先大便爽利，六七日，则小便渐长，腹胀渐消，屡收捷效。但要食淡粥百日，诸般鱼蟹虾及猪羊肉，一不可犯，犯则复发不治。附琥珀散方：琥珀末五钱，黑丑炒香二两半，葶苈子隔纸炒二两，猪苓、泽泻各炒取末两半，同研细匀，每服三钱，五更时用酸糯米泔水，长葱三根，煎至一碗，取起去葱，入好酒一杯送下），尤为力大而效速。即消胀万应汤、白术和中汤两方，看似寻常，实有成绩。予治胀病，审其起于骤然，先胀于内，后肿于外，小便赤涩，大便秘结，气色红亮，声音高爽，脉滑数有力者，实胀也。每用万应汤，取其消而不峻，随症佐丸散以缓下之。气胀调下香砂宽中散；水胀调下王氏琥珀散；痰胀送下竹沥达痰丸；谷胀送下枳实导滞丸，不应，即用木香槟榔丸（木香、川连、槟榔、川柏、广皮、青皮、香附、枳壳、三棱、莪术二味醋炒、黑丑炒香、生军酒炒各二两，芒硝三两，水法丸，每服二三钱）；血胀送下琥珀人参丸（党参、五灵脂酒炒各一两，紫猺桂、生附子各五钱，赤苓、川芎、沉香、穿甲酒炒各三钱，共研细匀，浓煎苏木汁为丸，每服钱半至二钱，早晚各一服。张石顽曰：此方人参与灵脂并用，最能溶血，为血蛊之的方也）；蛊胀送下消疳金蟾丸（大癞虾蟆十只，将砂仁填满其腹，以线系其脚，倒挂当风处阴干，炙脆为末，同山楂、枳实、广皮、槟榔、胡连、雷丸、使君子肉炒香、麦芽各一两。党参、于术各五钱，共研匀细，丸如米粒大，炙甘草粉为衣，每服十丸至十五丸，五更空心时糖汤吞下。善治小儿疳胀，面黄胀大，肌瘦骨立，奇效）。小便不通，危在旦夕者，送下沉香琥珀丸（琥珀另研、光杏仁、沉香、广皮、防己、苏木、赤苓、泽泻各五钱，郁李净仁捣如泥、葶苈隔纸炒各一两，麝香一钱，共研细匀，蜜丸如绿豆大，每服四五十丸）；阴囊胀大，二便不通者，送下三白散（白丑炒取头末二两，桑白皮姜汁炒、广皮、木通各一两，生白术五钱，共研细匀，每服二钱）。酒毒伤胃，积成酒臌者，送下解酲猪肚丸（雄猪肝一个，装入小川连末一两、槟榔末五钱、春砂仁末二钱、煨甘遂二钱、白酒药炒二钱，用河水煮极烂，捣透为丸，每服一钱，如有酒缸内不化之糯米，团成一段者，焙干研细，加入三钱，尤妙）；积久成痞，痞散为臌者，送下消痞丸（生香附四两醋炒，延胡索两半醋炒，归尾二两，川芎、红花、浮海石、瓦楞子火煅醋淬各一两，醋打面糊为丸，如桐子大，每服四五十丸），每多默收敏效。审其成于积渐，先肿于外，后胀于内，小便淡黄，大便稀溏，气色枯白，语言低怯，脉细微无力者，虚胀也，每用和中汤，取其补而不滞，随症佐丸散以缓消之。气喘，冲下四磨饮（即六磨饮子去枳实、木香、大黄，加高丽参汁两匙，和匀同冲）；不应，吞下《局方》黑锡丹（黑铅、阿硫黄、煨肉果、紫猺桂各五钱，淡附子、沉香、广木香、小茴香、胡芦巴、补骨脂、阳起石、金铃子各一两，将黑铅熔化，入硫黄候结成片研细，入余药再研极匀，绿豆粉为丸，每服四五十丸。专治阴气上冲，痰壅气喘，肢冷脉伏，不省人事）；有痰，原方去神曲，加姜汁炒霞天曲烊冲、戈制半夏，继即调下理中化痰丸（党参、白术、茯苓、干姜各四两，姜半夏六两，炙黑甘草二两，姜汁糊丸，每服二三钱。专治脾胃虚寒，痰饮内停，食减便溏，咳吐涎沫等症）。脾虚肝旺，腹胀如鼓者，送下小温中丸（醋煅针砂、制香附、炒于术各四两，姜半夏、云茯苓、广皮、六神曲、川连、苦参、生甘细梢各一两，共研细匀，醋制神曲糊为丸，每服二三钱，服至溺利者即效，忌盐）；黄胖水臌，腹膨肿满者，送下大温中丸（制苍术二两，炒山楂两半，川朴、广皮、青皮、云苓、炒白术、醋炒针砂各一两，生甘细梢二钱，六神曲糊丸，每服二三钱），屡多奏效。惟酒客好色，脾肾大虚，病由足胫先肿，渐渐胀及于腹，按之如鼓，坚而且硬，咳吐涎沫，气短喘息，脉虽浮大，重按即空，两手脉皆不及于寸口，初用白术和中汤加霞天曲、戈半夏，服两剂，少腹愈胀，痰涎愈多，二便不利，不能睡卧，继用薛氏加减肾气汤，服两剂，虽无所碍，亦不见效，遂仿景岳大剂温补法，用理阴煎加参、术、附子，五剂后足肿渐消，十剂后腹胀大退，终以六君子煎（即异功散加干姜）善其后以除根。益信《内经》“久塞其空，塞因塞用”之法，以治病起于经年累月，臌胀全属虚寒者，为精确不磨也。此证却为俞君所未及，爰赘言之。此外应有尽有，意美法良，足为肿胀之准绳。自谓吃煞苦辛，将所心得者，一一指教后学，其信然欤，其薪传之率真欤。

廉勘 肿、胀、蛊、臌诸病，俞氏多从原因疗法，法固至当，然予推求其成病之总因，浅言之，不出外因、内因及不内外因之三端；深言之，必从生理上推求病理，从病理上推求病源。汇通古今中外，始有精当之学识，而后能下正确之诊断。试先论肿，原其病因，陈无择水肿叙论，冒风寒暑湿属外；悲怒忧思属内；饮食劳逸，背于常经，属不内外，皆致此病。张筱衫曰：肿分阴水、阳水。脾肺肾虚，致水泛者为阴水；湿热浊滞，致水溢者为阳水。《内经》谓：水为至阴，其标在肺，其本在肾，其制在脾。故水溢为肿，无不本于脾肺肾三经。必先辨明虚实，虚因情志操劳，酒色过度，病后气虚，其肿渐至；实因六淫外客，饮食内伤，忽然浮肿，其来必速。惟西医谓回血管先有阻塞，然后水溢胞膜而为肿。如心以上大回管有一处阻塞，脑颈手之血，难返心房，上半身即见肿证；心以下大回管有一处阻塞，肝肾足之血，难返心房，下半身即见肿证。若水但聚在周身皮膜间，则手足肿，或全体肿；若水聚于腹，则为腹胀。其外因劳倦时，汗气被冷风雨湿遏止，不得外泄于汗孔，势必由吸管内泄；泄于大小肠则泻，泄于皮膜则为肿。内因身虚心弱，则心房失功用，其力不足以逼血，血行阻碍，因而血中之水汁，妄从他处渗泄，泄于外膜则为肿，泄于内膜则为胀。故血管水泄为肿，最宜分别虚实，此与陈无择所云：肾虚则火亏，致阴水凝滞；肺满则泛溢，使阳水沉潜，沉潜则气闭，凝滞则血淖，经络不通，枢机不转，水乃不行，渗透皮肤，皮肤浮肿，足胫尤甚，两目下肿，腿股间冷，胸腹坚胀，不得正偃，偃则咳嗽，上为喘急，下为肿满。其说大同而小异。辨其病状，阴水肿，先肿下体腰腹胫跗，后遍身肿，皮色青白，口不渴，大便溏，小便少；阳水肿，先肿上体肩背手面，后遍身肿，皮色黄赤，口烦渴，大便闭，溺热涩；气肿，皮厚色苍，遍身尽肿，自上而下，按之不成凹而即起，四肢消瘦，胸膜痞满；水肿，皮薄色泽，肿有分界，自下而上，按之成凹不即起，小便不利，上气喘咳；痛风肿头痛恶风，面浮身肿，皮粗麻木，流走注疼；黄疸肿，身目俱黄，面浮肢肿，便溏腹满，溺短赤热。妇女水分肿，病发于上，先水肿而后经断，皮无赤痕，心下坚大，便溏溺少；血分肿，病发于下，先经断而后水肿，皮现赤缕，小腹硬痛，便黑溺清。更有湿渍于脾，脾气横泄，四肢浮肿，喘不得卧，心腹胀满，饮食难进，湿流于脚，脚气支满，上攻心胸，脘中胀闷，甚则呕逆，二便不利。此皆水肿之类症，首当甄别。西医谓皮肤水肿，大约有七：（一）心脏性水肿，皮现青色，呼吸困难。（二）肾脏性水肿，先肿颜脸，尿含蛋白。（三）炎症性水肿，寒战发热，头痛恶心，皮色赤浊，溺短赤涸。（四）恶液质性水肿，用手压之，皮不凹陷，先肿于眼睑唇鼻颊颈，后及于腰腹四肢。（五）血管神经性水肿，起自血管运动神经障碍，时用手指压之，不留痕迹，有硬度弹力性。（六）局部性水肿，多起于水血症或恶液质，或偏肿左侧，或偏肿右侧，或偏肿上肢，或偏肿下肢，或但头面肿，或但肾囊肿。（七）麻痹性水肿，多生于组织液缺及筋肉援助，或半侧麻痹，或四肢全麻。予按心脏、肾脏性等水肿，多因于情志操劳，酒色过度，吾国通称阴水肿，症虽属虚，而有虚寒虚热之不同；炎症恶液质局部性等水肿，多因于六淫外客，饮食内伤，吾国通称阳水肿，症虽属实，而有风热、湿热、积热、瘀热之各异；至于血管神经性水肿，吾国通称气肿，《内经》所谓“肤胀”是也；若麻痹性水肿，即吾国所云“痛风身肿”是也。惟陈氏谓“经络不通，枢机不转，水乃不行，渗透皮肤”，此四语实为肿病之总因，与西医回管阻塞，水溢胞膜，其学说病理，可谓中外一揆矣，叶天士先生曰：初病治气，久必通络。予尝推其理以治肿，及先肿后胀，先胀后肿，每于治肿各方中，佐以行气通络之品，往往获效。因此予治肿症，但执简以御繁，首分寒热虚实，临病求原以用药。如因寒客皮肤而成气肿者，林氏所谓“肤胀属肺”是也，每用叶氏五皮饮，加生香附、紫苏旁枝、鲜葱须等，辛通络气以消肿。寒郁下焦而成水肿者，《金匮》所谓“石水、正水”是也，每用麻附五皮饮，重用泽兰梗五六钱，温通络气以退肿。寒饮浸肺，肺气不化而先喘后肿者，《金匮》所谓“溢饮肢肿，支饮咳逆”是也，轻则用麻杏三皮饮（蜜炙麻黄八分，光杏仁三钱，浙苓皮四钱，新会皮钱半，生姜皮一钱，紫菀、前胡各二钱，牛蒡子钱半。以上即叶氏验方）；稍重用白果定喘汤；重则用小青龙汤加苓皮、石膏（生石膏、浙苓皮各一两，先煎代水），宣肺降气以行水。寒湿滞脾，脾气失运而先肿后喘者，《内经》所谓“诸湿肿满，皆属于脾”是也，轻则用大橘皮汤；稍重用杏苏胃苓汤（光杏仁三钱，苏子钱半，制苍术八分，真川朴一钱，赤苓、桑皮各三钱，广皮、猪苓、泽泻、大腹皮各钱半，春砂仁五分，生姜皮八分，此方去杏苏，李惺庵先生名加减胃苓汤。统治水肿，随症寒热虚实加减，用之多验）；重则用加减实脾饮（老于术二钱，浙茯苓三钱，川朴一钱，青化桂、黑附块各五分，广木香、酒炒木瓜各八分，生姜皮一钱，大红枣三枚，上沉香磨汁冲四匙，此方去沉香、肉桂，加草果、炮姜、大腹皮、陈皮、炙甘草，《济生方》名实脾饮，统治阴水发肿，随症加减），温脾利湿以降气。风热入肺，肺气肿盛，不能通调水道，致上身肿而喘息者，此中医所谓肺痹，西医所谓肺积气也，风重热轻者，越婢加半夏汤，散风热以降肺气；热重风轻者，苇茎苈枣汤（鲜苇茎、即活水芦根之青色者、冬瓜子各一两，先煎代水，光桃仁七粒、生苡仁五钱、葶苈子二钱、大红枣两枚），或用荷杏石甘汤（苏薄荷八分，光杏仁、栝蒌皮各三钱，霜桑叶、青连翘各二钱，焦栀皮钱半，用生石膏研细八钱、生甘细梢八分，先煎代水。此皆叶氏验万），送下清肺葶苈丸（葶苈隔纸炒、川贝、木通各一两，光杏仁、木防己各二两，为末，红枣肉丸，每服二三钱。李惺庵先生验方），泻气热以消肿痹。湿热壅肺，肺水肿满，不能下输膀胱，致小便闭而喘肿者，此中医所谓肺水，西医所谓肺积气与水也，湿郁热蒸者，枇杷叶煎（枇杷叶去毛筋净剪碎一两，浙苓皮五钱，先煎代水，光杏仁十粒，生苡仁三钱，淡香豉、飞滑石各钱半，黑栀皮、川通草各一钱。《叶案》验方），肃肺气以平喘肿；热重湿轻者，茅根清络饮（海金砂五钱拌包飞滑石六钱，生川柏、川通草各钱半，猪苓三钱，杜赤豆四钱，北细辛一分，鲜葱须二分，用鲜茅根二两、全丝瓜络一枚，煎汤代水。《叶案》验方），清三焦以定肿喘。积热壅脾，脾气横泄，或上肢肿而目金黄，或下肢肿而脘腹痞满者，此中医所谓黄肿及脚气肿者，西医所谓局部性水肿也，手肿面黄者，加味二金汤（鸡内金五钱，川朴、猪苓、焦山栀、大腹皮各三钱，通草二钱，用西茵陈一两、海金砂五钱，煎汤澄清代水。吴氏《条辨》方加味），去积热以退黄肿；脚肿腹满者，加味大承气汤（川朴、广皮各二钱，枳实、槟榔、苡仁、元明粉各三钱，生川军四钱，木瓜钱半），泻积热以退脚气。瘀热阻肝，肝络郁塞，或先经断而后水肿，或先水肿而后经断者，中医所谓血分肿及水分肿者，西医所谓恶液质性水肿也，先经停而后水肿者，三合绛覆汤（新绛、旋覆花包各二钱，乌贼骨四钱，茜草根一钱，光桃仁九粒，归尾二钱，泽兰五钱，青葱管五寸冲）送下理冲丸（生黄芪两半，生水蛭一两，当归、桃仁、知母各六钱，生三棱、生莪术各五钱，共研细匀，蜜丸，每服二钱。以上《叶案》方及张寿甫验方），通经闭以退水肿；先水肿而后经停者，加减《千金》鲤鱼汤（归尾、泽兰、赤芍各三钱，绛通草钱半，生姜皮一钱，连须葱白十个，用活鲤鱼一尾，约重十二两，马鞭草一两，煎汤代水），送下沉香琥珀丸，退水肿以通经闭。至若虚肿，或外感病后，失于调养；或内伤情志，不能解脱；或平素恣酒贪色，日积月累，酿成肿病，皆由肺脾肾三经气化失司，此即西医所谓心脏性及肾脏性水肿也。肺气虚不能通调水道，致水溢外膜而成肿者，黄芪秫米煎（生黄芪四两、北秫米一酒盅，煎一大碗，用小瓢逐渐呷服。许珊林《观察》验方），大补宗气以退肿；脾气虚不能为胃行津液，致水聚膜络而为肿者，乌蠡鱼汤（生于术、云茯苓各二钱半，广皮红、木瓜蜜炙、桑皮各二钱，秦艽三钱酒洗，生姜皮钱半，苏叶一钱，用大乌蠡鱼一枚、河水五碗，煎至三大碗，去鱼骨滤清煎药。缪仲淳验方）不应，则用水肿至神汤（浙茯苓二两切小块，生于术黄土炒、杜赤小豆、车前草各一两，大麦须五钱，小枳实二钱，六神曲四钱，大罐浓煎，须一日夜服尽，连服三剂，溺畅肿消。汪氏方原名水肿神方），大补中气以消肿；肾气虚不能下输膀胱，致水积肾盂而为肿者，先用林氏肾气汤（桂心五分后煎、黑附块三分、浙茯苓三钱、淮牛膝炒车前各二钱、大腹绒钱半、川椒目二十粒。林佩琴验方），温化肾气以通溺道，继用加减金匮肾气汤（熟地、生淮药、云茯苓各四钱，萸肉、泽泻、丹皮各钱半，紫猺桂五分后入，知母三钱，生白芍五钱。治阴虚不能化阳，致溺闭积成水肿。张寿甫验方），补化肾气以消水肿。若夫实肿，或由胸膈停饮，或由腹膜积水，或由胃肠积滞，忽然浮肿，肿必兼胀，停饮以蠲饮万灵汤为主（俞根初方）；积水惟逐水至神汤最效（炒黑丑三钱、煨甘遂三钱、炒车前一两、紫猺桂五分。傅青主男科方）；积滞以枳实导滞汤最稳（俞根初方），他如舟车神祐丸之逐饮（煨甘遂二钱，芫花一钱醋炒，红牙大戟三钱，黑丑、拌炒生川军各四钱，青皮、广皮各钱半，广木香、轻粉各一钱，尖槟榔三钱，红枣肉煮熟去皮核炼丸，如梧桐子大，先服三十丸，次服二十丸。服三十丸，以肿退为度。张子和方），神芎导水丸之泄水（黑丑、拌炒生军各五钱，川芎、薄荷叶各三钱，条芩、川连各二钱，滑石一两，水泛丸，每服三四钱。张子和方），阴阳攻积丸之袪积（茱萸、干姜、官桂、川芎各一两，黄连、半夏、橘红、茯苓、槟榔、厚朴、枳实、菖蒲、延胡、人参、沉香、琥珀、桔梗各八钱，巴霜另研五钱，皂角六两，煎汁泛丸，每服八分，渐加至一钱半，姜汤下。此丸通治五积六聚，七症八瘕，痃癖蛊血痰食，皆效。乔三余方），对证酌用，皆有捷效。其次论胀，胀病头绪甚繁，先宜辨有形无形，无形多属气郁，故治以理气为主；有形多属血瘀，故治以通络为君，此胀病之大要也。然必辨寒、热、虚、实，继辨痰、水、谷、虫，约计十种，分证条治。

一、气胀。多因于七情郁结，气道壅隔，上不得降，下不得升，胸腹胀满，四肢瘦削，《内经》所谓"浊气在上，则生䐜胀"是也。治宜升清降浊，达郁宽中汤（沉香片五分，莱砂散一钱，生鸡内金三钱，白芍五钱，归须、真川朴、陈香橼皮各一钱，川柴胡五分，用晚蚕沙五钱、鲜茅根二两、葱须五分，煎汤代水。廉臣验方）磨冲聚宝丹一丸（真沉香、广木香、春砂仁各二钱，血竭、乳香各钱半，玄胡索一钱，麝香八分，没药五分，共研细末，糯米为丸，如弹子大，约重五分，用辰砂钱半为衣。《和剂局方》，善治气胀，兼治男妇翻胃呕吐，饮食不降，胃脘寒痰结阻，及诸气胀痛，产后血气攻心，小儿天吊作痛，啼叫不已，通用葱汤磨服），先通其气以宽胀；继用宣清导浊汤加减（晚蚕沙四钱拌包飞滑石四钱，赤苓、猪苓各五钱，蜜炙皂荚子一钱，两头尖一钱包煎，泽兰三钱，鲜葱须三分。叶案验方），降浊分清以除根。

二、血胀。多因络瘀，或早服截疟药。胀在右边者为肝胀：在左边者为脾胀。或妇人寒郁子宫，子宫积瘀，胀在少腹者为石瘕，《内经》所谓"恶血不泻，衃以留止，日以益大，可导而下"是也。治宜行血通络，二仁通幽汤（光桃仁九粒、郁李净仁二钱、归尾钱半、小茴三分拌炒川楝子一钱、藏红花五分、酒炒生锦纹钱半、桂枝尖四分。《叶案》验方），磨冲良方桃奴丸（桃奴，延胡索、豭鼠粪、香附、官桂、砂仁、五灵脂、光桃仁各三钱，共研匀细，如弹子大，约重一钱，辰砂为衣。陈氏《妇人良方》），先通其瘀以消胀；继用四物绛覆汤，养营活络以善后。

三、寒胀。阴气凝聚，久而不散，内攻胃肠，则为寒中胀满，便泄溺涩等证，《内经》所谓"藏寒生满病"是也。治宜温中泄满，苓术朴附汤（浙茯苓五钱、生于术钱半、真川朴一钱、淡附片七分、广皮一钱、木瓜五分。《叶案》验方），送下木香塌气丸（公丁香、胡椒各三钱，郁李净仁四钱，炒白丑、枳实各一两，槟榔、广木香、蝎尾各五钱，为细末，饭丸，绿豆大，每服十丸，加至十五丸。

王好古《医垒元戎》方），先温其中以宽胀；继用白术和中汤，送下加味桂苓丸（紫猺桂五钱，浙茯苓二两，生于术、真川朴各一两，姜汁和丸，如桐子大，每服二十粒至三十粒。《叶案》验方），温中通阳以除根。若命门火衰，脾胃虚寒，不能克化水饮，致成寒水臌胀者，必服神效虎腊丸（虎腊一具、川朴片十五两、大戟四两、杜酥五钱，烧酒米糊打丸，金箔为衣，每服三四钱。凌晓五《饲鹤亭集方》。善治寒水臌胀，兼治痰饮痞结、翻胃噎膈、呕吐泄泻等症），始克收温中宽膨之功。其他扁鹊玉壶丸（制透倭硫黄八两，糯米糊为丸，每服一钱，开水送下），《局方》半硫丸（生半夏、倭硫黄各一两，开水泡七次，姜汁为丸，每服一二钱，米饮下），亦皆寒胀之要药。（张寿甫曰：生倭硫黄治愈沉寒锢冷之病甚多，先由己徐徐尝试，确知其功效甚奇，又甚稳妥，然后敢以之治病，较之制熟者其效更捷，愚谓近来上海药房，皆备析净毒质之倭硫黄，尤无流弊）。

四、热胀。多因于肝郁络瘀，或湿热盘踞中焦，少腹坚胀，左胁聚气，口苦不饥，溺赤便艰，形瘦肢冷，舌赤苔黄，《内经》所谓“诸胀腹大，皆属于热”是也。治宜通络泻肝，龙荟绛覆汤（新绛二钱，旋覆花、蜜炙延胡、川楝子各钱半，生白芍五钱，青皮一钱，鲜葱须二分，用淡海蜇四两、大地栗六个、鲜刮淡竹茹五钱，煎汤代水。王孟英验方），吞送当归龙荟丸二三钱，极苦泄热，略佐微辛以通络。若湿热郁积于中，而成胀满者，只需清热导湿，朴果四皮饮（川朴、广皮、猪苓各钱半，浙苓皮、大腹皮各三钱，草果仁、青皮各一钱，用冬瓜皮子各一两，煎汤代水。《叶案》验方）送下中满分消丸（子芩一两二钱，川朴一两，川连、枳实、仙半夏各五钱，炒知母四钱，广皮、泽泻各三钱，浙苓、砂仁、干姜各二钱，党参、于术、猪苓、姜黄、炙草各一钱，共研匀细，蒸饼为丸，如小桐子大，每服三钱。李东垣验方），苦辛通降，略佐疏郁以和中。

五、虚胀。多因于脾胃衰弱，气虚中满，腹虽膨胀，按之不痛，便溏肠鸣，舌白脉软。暮宽朝急气虚；朝宽暮急血虚；朝暮急气血俱虚，《内经》所谓“足太阴虚则膨胀”也。治宜温养阳气，初用参术健脾汤（太子参、生于术、浙茯苓、姜半夏、广皮、川朴各钱半，生麦芽、炒山楂、春砂仁各一钱。尤在泾《金匮翼》方），继投健脾制肝汤（太子参、生于术各钱半，制苍术、浙茯苓、陈广皮各一钱，炒子芩、原麦冬、真川朴各八分，广木香四分。气下陷者，加川柴胡五分、升麻三分；血虚，加归身、生白芍各钱半；痰盛者，加姜半夏三钱、远志肉钱半。丹溪翁方），补中理气以宽胀；胀消十之七八，则用香砂理中汤，温健脾胃以善后。

六、实胀。虽属气郁，然或由积水，或由积饮，或由积食，或由湿热陈积，而无不由回血管之障碍。余每于治胀药中，佐以行血通络之品，大旨以四七绛覆汤为君（川朴、仙半夏、紫苏嫩枝、旋覆花包煎各钱半，新绛二钱，赤苓三钱，鲜葱须五分，广橘络八分，用鲜茅根、杜赤豆各一两，煎汤代水。廉臣验方），随证佐以丸散，屡奏殊功。如积水，轻则送下神芎导水丸，重则送下三化神辛右丸（煨甘遂、红牙大戟、醋炒芫花各五钱，黑丑拌炒生锦纹各一两，轻粉一钱，共为细末，再同轻粉拌匀，熟红枣肉为丸，如赤小豆大，初服五丸，每服加五丸，加至快利为度。张子和《儒门事亲》方）；积食，轻则送下木香槟榔丸，重则送下秘制五香丸（杜藿香、甘松、降香各一两，枳壳八钱，沉香、母丁香各五钱，巴霜三钱，共研极匀，米糊为丸，如芥菜籽大，辰砂为衣，每服四五分。廉臣验方）；湿热陈积，轻则送下枳实导滞丸，重则送下三霜散（百草霜三钱，薄荷霜、巴霜各六分，生锦纹、生三棱、生莪术、扁蓄、瞿麦各二钱，共研极匀，每服四五分。廉臣验方）；惟积饮，《千金》五香汤最灵（千金霜一钱煎汤，磨上沉香、广木香、白檀香、紫降香、母丁香五汁各两小匙，和匀同服。薛生白验方）。

七、痰胀。证治方药，已详于夹痰伤寒勘语中。惟妇人血裹痰饮，汪朴齐名曰：痰臌类孕，腹大异常，偶一腹痛，即肠鸣辘辘，如车水声，溺涩便艰，甚则气喘倚息，不能平卧，六脉滑大无伦，按之坚实，予曾三遇其症，皆由专门产科家，于痰体停经症，误认为妊，连进清滋安胎药，致痰饮不行，与血互结而成。每仿汪氏法，用滚痰二陈汤（姜水炒生锦纹钱半，青礞石火硝煅透三钱，竹沥半夏、赤苓、槟榔、广皮各三钱，川朴、制南星、生三棱、生莪术各钱半，桂心五分。汪朴斋《产科心法》方），日下二三行，所下者皆色如赭石成块，挑开内裹白溽，从此腹渐消而宽；继用林氏香橼丸（炒莱菔子六两，陈香橼四两，醋制香附、广皮、赤苓、泽泻、生三棱、生莪术各二两，净楂肉、小青皮各一两，神曲糊丸，如绿豆大，每服一二钱，日三服，空心用绿萼梅七朵，泡汤送下。林药樵验方），煎香砂二陈汤送下，疏中蠲痰以除根；终用六君子汤去炙草，加制香附竹沥姜汁，补中涤痰以善后。

八、水胀。体实暴病者易治，方法已详于前；体虚久病者难疗。予于临证实验上，用《济生》实脾饮送下《济生》肾气丸下或用东垣补中益气汤送下扁鹊玉壶丹，或用参术健脾汤送下天真丸，或用香砂理中汤送下禹余粮丸，如水投石，一无成效。益信洄溪云胀俱在肠外三焦膈膜之间，其为病虽是正虚，终属邪实，慎用补法。其言确有卓识也。由是改变方针，从疏达三焦、开泄隔膜着想，竟用修园消水圣愈汤加味（桂枝尖、黑附块、北细辛、蜜炙麻黄、生甘梢各一钱，知母三钱，焙蝼蛄下截七只，生姜皮钱半，大红枣二枚，用生芪皮一两、干蟾皮一只，煎汤代水），温凉并用，通补兼施，要在生芪皮善达三焦，干蟾皮专通肾络，蝼蛄又为利水之能品，故加用之。外用蓖麻油、品松节油，用药制棉浸擦膈脘腹，自上至下，日擦四五次。似此内外并治，始得肠鸣如桴鼓。初则津津汗出，继则小溲如注，腹胀骤退，而两足仍肿，内用牡蛎泽泻汤（左牡蛎四钱生打，泽泻、花粉各钱半，川桂枝五分，白茯苓三钱，川朴一钱。《叶案》验方）；外用毫针浅刺足跗，以放其水之出路，乃奏全功。此为阴水之寒胀而设。然阳水之热胀，较阴水寒胀为尤多，王孟英曰：水胀初起，虽有寒有热，久则寒少而热多，每因肝气不疏，则郁而为火；肺气不肃，则液郁为痰；脾气不达，则滞其枢机；胃气不通，则废其容纳；四气皆愆，愆则邪留着而为胀，不愆则气健运而渐消。前哲治胀，多用温补，反阻气机，是不调其愆而反锢其疾，疾日锢，腹愈胀，气日愆，血愈枯，此酿成单腹胀之由来也，治法首重调愆，展以轻清，每用北沙参、淡竹茹、丝瓜络、银花、川楝子、枇杷叶、冬瓜皮、川柏、归须、生白芍等，以气蒸水煮芦根、生藕汤煎药；继参以西洋参、细生地、川连、花粉、生苡仁、焦山栀等，出入为方。服至匝月，忽然汗出涔涔，肿胀皆退。予每仿其法而治此症，参以行血通络之品，如鲜茅根、杜赤豆、绛通草、马鞭草、念篦须、鲜葱须、天仙藤、络石藤等，随症加减，每多获效。

九、谷胀。即食胀，多由肝气怫郁，恣饮贪食，停滞中焦。其症恶闻食臭，吞酸嗳气，恶心呕逆，胸膈痞塞，食入则脘腹益胀，便艰溺涩，《内经》所谓“饮食自倍，肠胃乃伤”，又云“饮食不节，起居不时者，阴受之；阴受之则入五脏，入五脏则䐜满闭塞，中满者泻之于内”是也。治法轻则消而去之，疏郁消滞汤（莱菔子三钱拌炒川连六分，川朴、广皮、丹皮各钱半，焦山栀、双钩藤各三钱，小青皮、薄荷梗各一钱。《叶案》验方），送下枳实导滞丸；重则攻而下之，二陈平胃汤（仙半夏、新会皮、小枳实、川朴各钱半，六神曲、净楂肉、赤苓各三钱，制苍术八分，生甘梢四分。《简明医要》验方），送下木香槟榔丸。若屡下而胀仍不消，此由肝郁络瘀，或由湿热入络，用开郁通络饮合雪羹（陈香团皮、酒炒延胡、新绛、木瓜各钱半，广郁金三钱生打，远志、通草、佛手片各一钱，生苡仁四钱，蜜炙蜣螂一对。先用丝瓜络一枚、路路通十枚、淡海蜇四两、大地栗六个，煎汤代水。若消滞，加红曲二钱、鸡内金三钱；达下，加车前子五钱：降气，加苏子二钱、川贝三钱。薛瘦吟验方），或用三露五汁饮（银花露、藿香露、枇杷叶露各一瓢，用生藕汁、芦根汁、梨汁、广郁金汁各四瓢，生姜汁四滴，重汤炖温，冲入三露，和服。孟英验方），送下木香三棱丸（青木香、破故纸、茴香、黑丑、甘遂、芫花、大戟、京三棱、蓬莪术、川楝子、胡芦巴、巴戟各一两，巴霜四分，陈仓米三合，砂仁一两五钱，上细切，用好米醋二升。除砂仁、木香外，余药入醋中浸一宿，入锅内煮醋尽干为度，同木香、砂仁为细末，醋煮面糊为丸，如绿豆大，每服五丸或七丸。载虞花溪《医学正传》），仿洄溪"胀必有滞，缓缓下之"之法，始克胀消肿退而痊。

十、虫胀。多因于脾胃虚弱，恣食甘肥生冷，留而为积，积久生虫，如扁虫（即姜片虫）、线虫（即钩虫、蛔虫）、圆虫　（即鳖瘕）等。其证腹虽胀大，时发攻痛，以手摸之，腹内有块，或一条埂起，痛有来去，乍作乍止，痛止即能饮食；甚至一痛即厥，呕恶吐涎，口流清水，面白唇红，口馋好甜，或喜食泥土茶叶火炭等物，《内经》所谓"肠中有虫瘕虫夕蛔，虫动则胃缓，胃缓则涎出"是也。治宜攻积驱虫，轻则使君子汤（煨香使君子肉二钱、青糖一钱拌炒净楂肉三钱。何廉臣验方），送下蒋氏遇仙丹（黑白丑头末炒香各五钱，枣儿槟榔半生、半炒各一两，三棱、莪术醋炒冬五钱，炙牙皂三钱，共研细匀，青糖为丸，如赤小豆大，小儿服一钱，大人二三钱。蒋仲芳验方），或单服鸡肝药（白雷丸一两，用苍术一两同煮一二十滚，去苍术，切片，使君子肉一两，二味焙干研细，用不落水鸡软肝一具，男用雌，女用雄，将末药一钱掺上，饭上蒸熟，小儿食之。轻则二三服即愈，重则六七服而痊。吴门王仙师验方）；重则必须蒋氏珍珠丹（皂荚八钱，枣儿槟榔肉六钱、黑白丑各四钱，巴豆肉六分，捶碎，包夏布中，四味用阴阳水各一汤碗，煮干取起，去巴豆肉，晒干研细，瓷瓶收藏，每服男用三五分，女用四六分，小儿只服三分，黑砂糖拌，青糖茶送下，或白蜜汤调下。蒋仲芳验方），及沉香至珍丸（每服三五粒。方载前夹痛伤寒勘语中）。又次论蛊症，程钟龄谓"非虫即血，非血即虫"。但从字面象形，尚非成蛊之原理。惟石芾南谓"郁怒伤肝，肝热血燥，经络凝滞不通，下部回血壅胀，即有水血溢于肤膜之里，渐渍渐深，终成蛊胀，实由肝叶撑张则胀也。肚大筋青不治。夫青筋，非筋也，血络也。青者，血燥而结也。血结则不独血滞于中，即水饮亦无由吸摄，不能循其常道，下输膀胱。故蛊胀多水，医者见水行水，不审水由肝血燥结所致，所以不效。”其说中西合参，言之成理，语甚精当，惜未对证立方耳。余于临证实验上，每用辛润通络，以行肝血，自制三仁绛覆汤（栝蒌仁四钱，柏子仁三钱，光桃仁、泽兰、新绛各二钱，归须、旋覆花各钱半，鲜葱须三分，用鲜茅根二两、全丝瓜络一钱，煎汤代水）送下诸蛊保命丹（肉苁蓉三两，红枣、青矾各一斤，入罐内煅烟尽，为末，再将四制香附、生麦芽各一斤为末，和前末糊丸，每服二三十丸。专治单腹胀大，四肢极瘦。王孟英《内科简效》方），及通络消蛊丸（即当归蟅虫丸，方载夹痛伤寒勘语中，专治络瘀单胀。叶氏验方），遵叶氏络瘀则胀之法，往往十全二三，久服收功。终论臌证，通称单腹胀，前哲如程钟龄、陈修园辈，皆谓腹胀如鼓，中空无物，遵《内经》“足太阴虚则鼓胀”之旨立言，此为脾虚成臌之一种。然臌胀亦不尽属纯虚证，就予临证实验，约有五臌。

一、气臌。多因于情志内伤，愤怒抑郁，无不动肝，肝纵乘肺，气逆息粗，胸满膈塞，腹虽胀大，按之尚软，《内经》所谓“诸气膹郁，皆属于肺”，叶天士所谓“初病在气”也。每用四七绛覆汤送下陈香团散（陈香团连穰一枚、大胡桃肉连皮二枚、春砂仁去壳二钱各煅存性，研为细末，每服一钱。方载张石顽《本经逢原》），理气宽膨以消胀；继用陈麦草汤（陈麦秆草五钱，生麦芽二钱，陈大麦须、莱砂散各一钱。何廉臣验方）送下佛手丸（鲜佛手用银胡三钱煎汤，拌炒切片，鲜香团去子，用川楝子三钱煎汤拌炒，冬桑叶、京川贝、炒枣仁、建神曲、湘莲肉各五两，太子参一钱，另研擂丸，共研细末，先将佛手枣仁煎浓汁泛丸，再用糯米饮汤泛上，每服一钱。凌氏《饲鹤亭集方》），舒畅气机以善后，往往十全七八。若失治，及病人不能戒怒，势必肝横乘脾，脾失健运，腹胀减食，食益膜胀，按之如鼓，形瘦肢削，溺涩而急，《内经》所谓之“如鼓，皆属于热”，叶天士所谓“久必入络”也，每用三仁绛覆汤，送下消臌蛛连丸（白蜘蛛十只，蚕绵灰五钱，紫猺桂、麝香各五分，小川连五钱，共研细匀，藕粉为丸，如小绿豆大，每服一钱。专治气郁成臌。何廉臣验方），泄肝运脾以消臌。俾腹胀转软而宽，用五汁一枝煎，送下绿萼梅花丸（方载夹痛伤寒勘语中）辛润通补以除根。

似此治法，亦可十全一二。

二、疟臌。即疟母成臌，多因于疟邪未净，截之太早，误服甘肥滋补，留邪入络，腹胀如鼓，按之左边尤坚，此中医所谓“疟母”，西医所谓“脾胀”也。治以活血通络，叶氏二仁绛覆汤（用马鞭草一两、紫苏嫩枝三钱，煎汤代水），送下鳖甲煎丸，外贴鳖苋膏以消块。

三、疮臌。多因于周身疥疮，误用熏法，及凉药涂布，将疮遏进，湿热盘踞膜络，初则腹痛便泄，继则囊肿腹胀，下至少腹。此王洪绪所谓“疮臌”，叶天士所谓“疮蛊”，徐洄溪所谓“疮臌”也。治以解毒发表，银翘败毒散（薄荷钱半，青连翘三钱，羌活、独活各八分，柴胡、前胡各一钱，枳壳、桔梗各七分，用银花、杜赤豆各八钱，煎汤代水），送下疮臌红枣丸（白僵蚕、红枣各四两，先用水煮红枣一二滚，取枣汤洗白僵蚕，弃汤，以枣去皮核捣烂，僵蚕晒干为末二两，同枣捣和为丸四两，丸如小赤豆大，每服二钱。王洪绪《外科全生集》），使周身仍发疥疮，则疮臌全消。或用紫苏一两，煮大长脐蟹，约重斤余，饮酒将蟹吃完，覆被而睡。不两时，身仍发疮，更狠于前，而臌全消。然后再治疥疮，以竟全功。

四、水臌，多因于湿滞肿满，大剂峻逐，频进不休，力求速愈，初服少效，久必伤残脾阳，始由四肢归腹，腹大如箕（俗称“筲箕胀”），手足反瘦，逐渐坚胀，按之如鼓，旦食不能暮食。不知增液通络，又用攻坚分消，更损肾阳，重伤气化，腰痰足软，溺色淡黄而少，甚至小便癃闭。病势至此，本不可为，即遇明医，亦惟用加减金匮肾气汤，送下桂附理中丸，温补脾肾，以救残阳，尽人事以挽天机而已。予屡遵嘉言三法，初用辛甘通阳，如桂甘姜枣、麻辛附子汤加味；继用培养元阳，如真武汤送金匮肾气丸；三用转旋大气，如补中益气汤重用芪术，送下《局方》禹余粮丸；外用罨脐法以通溺（大水田螺一个，雄黄、甘遂末各一钱，麝香一分，同捣为饼，罨脐上），病家虽甚信从，而医者药无一效，无任惭汗；末遵张景岳大补法，用参附理阴煎仍加于术，送服蜘蛛散（白蜘蛛十六只焙焦、青化桂一钱，同研极细，每服一钱。《金匮》方），终归无功，从此信景岳“虚症难医，百补无功”之语，真虚损专家之名论也。急嘱病人赴西医处开臌放水，讵知放水而水全无，但有淡血黏液，西医即将腹皮缝好，劝其速回，后至一旬而毙。于是专觅单方，约有十剂：（一）丑冰散（先将黄牛粪阴干，微炒黄香为末，每服一两，煎十余滚，滤清，冲入梅冰一厘，乘热顿服）。（二）猪肚煎

（雄猪肚子一个，入大蒜头四两，尖槟榔、砂仁末各三钱，广木香二钱，砂锅内河水煮熟，空心但服猪肚汤）。（三）千金散（千金霜二分半、飞滑石二分、陈芭蕉扇五分去筋烧灰存性，用湿豆腐皮包好开水送下）。（四）黑鱼羹（乌蠡鱼一尾，重七八两，去鳞甲，将肚剖开去尽肠杂，入好青矾五分、松萝茶三钱，男子用大蒜八瓣，女用七瓣，同入鱼腹内，放在瓦罐中煮熟，令病人吃鱼，连茶蒜吃更好）。（五）葫芦散（三五年陈葫芦一个，悬放于炭火上炙热，入酒浸之，如此五次，将葫芦壳煅存性为末，每服三钱，酒下）。（六）宽膨散（大癞虾蟆一只. 剖开，用大砂仁填满腹中，黄泥封固，炭火煅红，冷定去泥，研末，每服一钱，陈皮汤调服，至频频矢气而宽）。（七）瓜灰散（西瓜一个，开去盖，挖去子肉，加鸡内金四张，车前子四两，入西瓜中，仍用旧盖盖好，瓜外遍涂烂泥，在瓦上炙灰存性，去泥研末，每服一钱，用青糖拌好，用陈葫芦壳一钱，煎汤调下）。（八）丝瓜络丸（丝瓜络一个，用小巴豆十四粒，拌炒巴豆黄色，去豆不用，再用陈仓米，如丝瓜络之分量，同炒，米黄，研匀，玫瑰膏捣丸，如梧桐子大，每服一钱，用绿萼梅五朵泡汤送下）。（九）鸡矢白散（腊月用雄鸡五只，饲以煮干大麦一二日，鸡矢中自有白块，逐渐取出，随取随用酒洗，阴干，藏入瓷瓶，每服三分，和入广木香末一分，随酒送下）。（十）败鼓皮丸（破旧铜鼓皮一张，切碎，河砂拌炒松脆，研末，陈烧酒和糯米粉糊丸，每服一钱. ，陈酒送下）。其间临病实验，一旬至二旬间臌胀，效者颇多。若至一二月，不效者多。

五、痞臌。多因于失饥伤饱，鱼肉中误服虫子，虫吸血液，生长繁殖，积久而成臌，形如蜘蛛，故俗称“蜘蛛胀”，《万氏全书》谓之“痞臌”。治以驱虫消痞，轻则七味保婴汤（莱菔子、生麦芽各一钱，薄荷叶三分，嫩竹叶七片，灯芯一小帚，陈仓米二十粒，白蜜一匙，袋盛煮汤），调下癞蛤散（癞蛤蟆一只，酒洗净，将白豆蔻四十九粒，从口徐徐灌入，外涂酒渣盖泥令遍，炭火烘脆，去泥，研末，筛净，每服三分至五分。《良方集腋》）；重则加味五香汤（五灵脂五分用青糖拌炒、醋制香附八分、黑白丑头末炒香各六分、白雷丸一钱、煨香使君子肉三枚、炒川椒一粒、乌梅肉二分。何廉臣验方），调下灶马散（蟑螂肉十只、莱菔子五钱，拌炒研服五分），屡奏捷效。

总而言之，肿胀蛊臌，皆以病状定病名也。《内经》云：治病必求其本。其本即中医所谓“病源”，西医所谓“原因”也。余临斯证，必先辨其病属何因，继必察其质性何似，更审其有无宿恙，然后权其先后之宜，对症发药，庶可药到病除，无枘凿之不入矣。至于辨证，尤在泾曰："腹胀属脾胃者，则饮食少，属他脏腑者，则饮食如常；其胀在皮肤脉之间者，饮食亦如常，其在肠胃盲膜之间者，则饮食亦少；其气亦壅塞于五脏，则气促急不食而病危矣。是故病在表者易治，在腑者难治，入脏者不治。"此亦扼要之论也。

第十一节　夹泻伤寒　一名伤寒夹泄泻

【因】素有脾虚泄泻，或肝邪侮脾作泻，或寒邪先中太阴，而为泄泻，或先伤食物，欲泻不畅，再感风寒，而犯太阳证者。

【证】头痛身热，胸闷或不闷，溲短大便泄泻，舌苔白为中寒泄泻；舌黄而厚，胸满腹疗痛，头痛身热，口黏而秽，为宿食化泻；若舌淡红，苔青白色，脘闷腹满，鸣响作痛而泄泻，得泻则腹满痛鸣响皆瘥，为肝邪侮脾化泻，再新受外感，亦头痛发热。

【脉】左脉濡数，右脉沉弱，为寒泻；若左弦坚或弦劲，右软弱或沉缓，肝强脾弱，为肝邪侮脾。

【治】中寒感邪，用葱豉胃苓汤（即胃苓汤去甘草加葱豉）；夹食化泻身热，用楂曲平胃散，加豆豉、藿香、薄荷、猪苓、茯苓、泽泻之类；肝邪侮脾，腹鸣痛泻，用扶土抑木煎（炒白芍六钱、炒白术三钱、煨防风钱半、新会皮一钱、炒黄芩二钱、煨葛根一钱），加豆豉、焦栀之类。

秀按　俞氏所分泄泻为三种，乃因先泄泻，后受风寒感邪，而病头痛身热，与伤寒自病之下利不同。所谓伤寒下利者，不因攻下，自然溏泻也。要在辨寒热而治之，庶几无差。大抵阳热之利，渴欲饮水，溺色赤，发热后重，粪色必焦黄，或为肠垢，所下皆热臭，脐下必热，得凉药则止，得热药愈增；阴寒之利，口不渴，小便色白，肢或厥冷，脉沉迟无力，必洞下清谷，或为鹜溏，粪色或白或淡黄，脐下多寒。三阳证下利身热，太阴下利手足温，少阴厥阴下利，身凉无热，此其大概耳。太阳阳明合病下利，葛根汤；太阳少阳合病下利，黄芩汤；阳明少阳合病下利，小柴胡汤加葛根、芍药。合病发热自利，则为表邪，不可例以为里证也。温热病发热而渴，小便赤色，大便自利，五苓散去桂加黄芩；热内盛而利不止，黄连解毒汤；躁闷狂乱者，三黄石膏汤，或大柴胡汤。自利不渴属太阴，以其藏有寒故也，当温之，宜服四逆辈，以太阴藏寒，或用理中汤。若寒甚逆冷，脉沉细者，理中汤加附子；若腹满小便不利者，五苓散合理中汤主之；若呕者，加半夏、生姜；自利而渴属少阴虚，故引水自救，白通汤主之，以通其阳而消其阴；与白通汤利不止，厥逆无脉，干呕烦者，白通加猪胆汁汤主之，借猪胆汁向导之力，以引阳药深入；服汤后，脉暴出者死，正气因发泄而脱也；脉微续者生，阳气渐复也；少阴病，腹痛小便不利，四肢沉重疼痛，自下利者，此为有水气，其人或咳，或小便利，或下利，或呕者，真武汤主之，以运脾渗水为务；少阴病，下利清谷，里寒外热，手足厥冷，脉微欲绝，身反不恶寒，其人面色赤，通脉四逆汤主之；少阴病，吐利手足厥冷，烦躁欲死者，吴茱萸汤主之，自汗不止，里寒下脱，此利在下焦，赤石脂禹余粮汤主之；少阴病四逆，其人或咳或悸，或小便不利，或腹中痛，或泄利下重者，四逆散主之，此阳邪传至少阴，陷入于里，而不能交通阳分，故不宜苦寒攻之，而但以此利解之；少阴病，自利清水，心下必痛，口干燥者，急下之，热邪传入少阴，逼迫津水，注为自利，质清而无滓秽相杂，色青而无赤黄相间，此正阳邪暴横，反类阴邪，但阳邪传自上焦，其人心下必痛，口必干燥，设系阴邪，则心下满而不痛，口中和而不渴，必无此枯槁之象，故宜急下以救其阴也。厥阴下利清谷，里寒外热，汗出而厥者，通脉四逆汤主之。下利腹胀满，身体疼痛者，先温其里，乃攻其表，温里四逆汤、攻表桂枝汤，此总以温里为急也；大汗出，热不止，内拘急，四肢痛，又下利厥逆而恶寒者，四逆汤主之；恶寒脉微而复利，利止亡血也，四逆加人参汤主之。亡血本不宜用姜附以损阴，阳虚又不当用归芍以敛阳气，以利后恶寒，阳虚下脱已甚，故用四逆以复阳。为阳脱加人参，则阳药愈加得力，阳生则阴长；设误用阴药，必致腹满不食，或重加泄利呕逆，转成下脱矣。下利手足厥冷无脉者，灸之；下利谵语者有燥屎也，宜小承气汤下之。盖下利则热不结，胃不实，何缘得有谵语，此必邪返于胃，内有燥粪，故虽下利而结者自若也，爰用小承气以微攻其胃。大抵下利脱气至急，五夺之中，惟此为甚，故不厌详审。下利日十余行，脉反实者死；伤寒发热下利至甚，厥不止者死。厥证但发热则不死，以发热则邪出于表，而里证自除，下利自止也；若反下利厥逆，烦躁有加，则其发热又为真阳外散之候，阴阳两绝，故主死也：伤寒发热下利，厥逆，躁不得卧者死，躁不得卧，肾中阳气越绝之象也；下利而手足厥冷，皆为危候，加以发热躁不得卧，不但虚阳发露，而真阴亦以烁尽无余矣，安得不死乎。《金匮要略》云：六府气绝于外者手足寒，五藏气绝于内者利下不禁，气已脱矣。此参合陈素中辨证之大略也。

廉勘 伤寒协热下利，十有七八，俗人不识，呼为漏底伤寒，往往妄用温燥止涩之剂，以助热邪，转变危症，可悲也夫。然据前辨，皆以伤寒之下利以立法，其他泄泻类证甚多，原因尤别，今举其重要者，再辨于下。景岳云：泄泻之本，无不由于饮食不节，起居不时，脾胃受伤，则水反为湿，谷反为滞，水谷精华之气不能输化，而泄泻作矣。泄者，大便溏薄，或作或止；泻者，大便直下，水去如注。虽分轻重，总属脾伤，脾受湿而不能渗泄，伤阑门之元气，而分利无权，并入大肠，遂致成泄，故肠鸣溺少，大便反快，是泄固由于湿矣。《难经》云：湿多成五泄，曰飧、日溏、曰鹜、曰濡、曰滑。飧泄者，完谷不化，湿兼风也。兼恶风自汗，肠鸣，脉弦者，宜胃苓汤加升麻、煨防风。又有久风入中，令清气下降而不升，则风邪入胃，是木贼土也，故冲和之气不能化，能令腹鸣而痛，完谷出而为泻也，宜痛泻要方合四苓散（焦白术三钱、炒白芍五钱、新会皮钱半、煨防风钱半、茯苓四钱、猪苓三钱、泽泻三钱）。若飧泄脉弦，腹痛而渴，及头痛微汗，宜防风芍药汤（煨防风三钱、炒白芍五钱、炒黄芩三钱）；或饮食太过，肠胃受伤，亦致水谷不化，下者举之，宜加减木香散（木香一钱、干姜八分、党参二钱、六神曲二钱、肉豆蔻一钱、新会皮一钱、焦白术二钱、阳春砂五分、升麻八分、槟榔一钱）。溏泄者、肠垢污积，湿兼热也，其证脉数，溲赤涩，所下稠黏垢秽，宜黄芩芍药汤，合益元散（黄芩三钱、白芍五钱、益元散八钱）。鹜溏者，澄清溺白，湿兼寒也，其证大便如水，其中稍有结粪者是也。若清冷如鸭粪，脉见沉迟，小溲清白，理中汤加橘红、茯苓治之；若泄不已，更加附子。濡泄者（一名洞泄），身重脉软，湿自胜也，由脾虚不能制湿，湿反胜而成病，故腹不痛，而肠鸣溺少，利下多水，宜五苓散主之。滑泄者，久下不禁，湿胜气脱也，其证大泻如竹筒直下不止，宜用扶脾丸（炒白术二钱、茯苓三钱、新会皮钱半、姜半夏钱半、诃子皮钱半、炙甘草八分、乌梅二枚、干姜钱半、藿香二钱、杜赤豆三钱、肉桂一钱、炒麦芽三钱、六神曲二钱，荷叶包烧饭为丸），或补中益气汤加诃子、肉蔻，或四柱饮（人参、附子、茯苓、木香，加生姜、盐少许），或六柱饮（即四柱饮加肉蔻、诃子）。其他尚有胃泄，则面黄而饮食不化，宜理中汤；脾泄则呕吐而腹胀注下，如食后饱满，泻出即宽，宜香砂六君子汤；大肠泄则食已窘迫，大便色白，而肠鸣切痛，宜五苓散加木香：小肠泄则溲涩而便脓血，小腹痛，先宜下之，继用清利；肾泄则五更便泄，足冷腹痛，宜四神丸（肉豆蔻、破故纸、五味子、吴茱萸、姜枣为丸）；肝泄则木来侮土，腹痛兼胀，脾虚故泻，宜泄肝培土，刘草窗痛泻方（炒白术、炒白芍、新会皮、煨防风）。有因痰而泄者，胸满泻沫，右脉弦滑，甚则呕吐，腹中觉冷，隐隐作痛，宜厚朴二陈汤（川朴、半夏、茯苓、陈皮、甘草）；肥人滑泻，多属于痰；不食不饥，亦责之痰，宜青州白丸子（半夏、南星、白附子、川乌）；有因食而泻者，泻下臭腐，意气作酸，腹痛、泻后痛减，宜香砂胃苓汤（即胃苓汤加木香、砂仁），或保和丸，加砂仁、豆蔻。有大瘕泄者，里急后重，每至圊而不能便，似痢非痢，所下皆是粪水，茎中痛，乃寒湿化为湿热也，宜八珍散（木通、车前子、焦栀子、扁蓄、瞿麦、滑石、甘草梢、大黄、灯草），加木香、槟榔。有伤酒而泻，晨起必泄，素嗜饮，经年不愈者，宜葛花解酲汤（葛花、豆蔻、木香、陈皮、青皮、神曲、茯苓、干姜、人参、白术、泽泻、猪苓、砂仁），或理中汤加葛根，吞酒煮川连丸（酒煮黄连一味为丸）。夏月暴注水泻，脉虚细，口干烦闷，肠胃之暑湿也，宜五苓散加煨葛根。兼胀者，加厚朴、茅术；小便赤涩，加木通；兼烦，加山栀、淡竹叶。暑火泻者，去官桂，加川连、黄芩炭；暑食泻者，加神曲、木香；暑湿泻者，加茅术、滑石，兼呕加半夏、厚朴、竹茹、藿香。若伤暑又伤生冷而化泻者，宜连理汤（川连、人参、白术、甘草、炮姜）。泄泻虽有多端，大要不离乎脾伤积湿，治法则初用调中分利，继用风药燥湿，久则升提，滑须固涩，风兼解表，寒佐温中，食者消之，痰者化之，虚者补之，热者清之，随证施治，自无不愈。此条乃参合吴云峰治泄泻之心法也。

第十二节　夹痢伤寒　俗名伤寒夹痢疾

【因】痢疾古称滞下，皆由暑湿与食积胶固腑中，流行阻遏而成；或饱餐饭肉浓鲜之后，再食瓜果生冷，令脾胃之血不行于四肢八脉，渗入胃肠而为痢；再复感表邪，如身热恶寒头痛，或染时疫成痢，或有外感陷里而化痢。

【证】凡痢疾兼挟寒邪者，如下痢里急后重，腹有痛有不痛，恶寒头痛身热，或兼寒热恶心。舌苔厚腻，口渴不食，变态多端。

【脉】痢脉微小滑利者吉；浮弦洪数者凶。浮大者未止，微弱者自愈。此无外感者，大旨如此。若兼表邪，初痢身热脉浮者，先解表；初痢身热脉沉者，可攻下。久痢身热脉虚者，属正虚可治；久痢身热脉大者，属邪盛难医。

【治】凡挟表邪之痢，与时行疫痢，皆有身热，但当先撤表邪，如恶寒头痛身热之类，因其表而行散之，表邪解而痢亦轻矣，如仓廪汤（人参、茯苓、甘草、柴胡、羌活、独活、枳壳、桔梗、川芎、薄荷、生姜、陈廪米），以解表化滞，自然身凉痢止。因于湿热者，以苦辛寒为治，苦以燥湿，寒以清热，稍加辛热佐之，以为发散宣通之用，无不效矣。因于气者调之，因于血者和之。邵氏谓：在气分，有苦辛调气，及辛甘益气等法；在血分者，有苦辛行血，及咸柔养血诸方。治赤痢者，气分药必不可少，气行而血自止也；治白痢者，血分药必不可兼，恐引邪入于血分，反变脓血也。此治痢者，不可不知也。

秀按 痢疾一证，大都以赤者属热，白者属寒。然白色亦多属湿热者，如肌肉腐熟而成脓也；赤色亦有属寒湿者，因血瘀凝涩而入肠也，不可据赤白分寒热，当以舌苔脉象辨之。大抵赤属血，自小肠来；白属气，自大肠来；赤白相杂，气血俱病。盖心主血，肺主气，凝滞则伤气，郁热则伤血，气血既病，则心肺亦病矣。而小肠者，心之合也；大肠者，肺之合也，二经皆出纳水谷，转输糟粕之官也。而胃又为大小肠之总使，肺移病于大肠，则气凝涩而成白痢；心移病于小肠，则血凝涩而成赤痢。大小肠俱病，则赤白互下。其血与气之凝结，必挟饮食痰涎，始成积滞。其饮食痰涎，皆聚于胃，故痢证亦不离乎胃，谓“由心肺而及于胃”也。此辨致痢之原因也。再详证候，以定疗法。所云里急后重，其证在广肠最下之处。里急与后重不同，里急者，急迫欲便；后重者，肛门重坠。里急有虚实之分，实为火邪有余，虚为营阴不足。里急而不得便者火也，重者承气汤，轻者芍药汤。久病见之为气脱。里急而至固反不能出者，气滞也，以疏通为主。后重亦有虚实之异，实为邪实下压，虚由气虚下陷。因邪压大肠，大肠不能升上，而下坠乃后重，宜大黄、槟榔，或香连丸，泻其所压之邪而愈。若积滞已行，后重不减，脉无力，不食者，此脾气下陷，或大肠虚滑，不能自收，治以升涩之剂，固其脱，升其坠而愈。二者何以辨之？凡邪迫而后重者，至圊稍减，未甚复甚；虚滑而后重者，圊后不减，而得解愈虚故也。亦由积滞已去，过服肉面生冷而后重者，运脾消导为主。但虚坐努责，不得大便，此为无血证，倍用四物汤加新会皮，和胃生血自安。如痢后后重不除者，宜三奇散（枳壳、黄芪、防风）最妙；若下痢脓血，里急后重，日夜无度，或渴者，宜导气汤（白芍、大黄、归尾、黄芩、黄连、木香、枳壳）；下痢赤白，里急后重，宜香连丸，或木香槟榔丸，审证用之；冷热不调，里急后重，腹痛口渴，小便不利，宜黄连阿胶丸（黄连、阿胶、茯苓。此方去茯苓，加黄柏、山栀。海藏名黄连阿胶汤），后重当调气，亦有积与气坠下者，当兼升兼消。凡用诸承气等药，攻积之后，仍后重者，乃阳气不升，药中当加升麻升其阳，其重自去也。至于腹痛，亦有寒热虚实之不同。实痛者，非食积即火邪，食必痛而拒按。若脉洪实有力，腹胀坚硬，为积滞作痛；若火则畏热喜寒，脉洪而数，口渴喜冷，兼见热证，为火邪作痛。邪实于中，每多气逆，故治痛之法，皆以行气为主。食则消之，火则清之。丹溪云：初病得之亦可用大承气、调胃承气下之，看其气病血病，然后加减用药。治痢止痛，宜如神汤（川连、枳壳、槐花），或芍药甘草汤（芍药、甘草）。热痛加芩连之类。虚寒之痛，未有不宜乎温脏也。寒在中者，宜温脾；寒在下者，宜温肾。总以拒按喜按，好冷恶冷为辨。若守痛无补法，不知因虚而痛者，愈攻则愈虚愈痛矣。古人谓"痢而后泻，自肾传脾则易治；泻而后痢，自脾传肾则难疗"。叶天士云：命门火衰，泄泻则有，若讲痢疾，断无此理。又云：寒无上迫之理，火性急速，故下迫，脾肾气虚泄泻者有之。夏秋之痢，属湿热下迫者多，补脾补肾之法，惟久泻而无积滞腹痛者可用，非夏秋之痢，所可用也。然又不可轻用涩药，早投兜涩，积聚不去，多至死亡。更须慎用参芪，误服则为胀满。误服升麻，即为噤口，惟气虚下陷者宜之，否则下焦湿热与积，升至上焦，速死之道也。饮食之油腻酒面，尤宜禁戒也。凡痢时吃酒则难愈，愈后吃酒则复发。痢之最危险者，莫如噤口。大抵初痢噤口，多属湿瘀热郁，胃气伏而不宣，脾气因而涩滞者，宜香连枳朴之类，清疏肠胃。亦有积秽在下，浊气熏蒸，宜下之，如香连加大黄。若久痢而致噤口，是胃气虚惫，独活、理中，尚难为力也。若脉细弱者，宜参苓白术散（人参、茯苓、白术、扁豆、山药、米仁、桔梗、陈皮、砂仁、莲肉、甘草、大枣），加菖蒲末，米饮调下。沈金鳌云：石菖蒲治噤口痢，屡试屡效。古人云：胃虚有火，丹溪用人参、川连、石莲、粳米，加姜汁细细呷之，如吐再服，或用姜炒川连、人参汤和之。叶氏半夏泻心汤，减去大枣、甘草守中之品。又有休息痢，乃屡止屡发，经年累月，未得霍愈者也，多因兜涩太早，湿热未清，加以调摄失宜；或因饮食不节，遂令脏腑受伤，漫无止期，用补中益气汤为最妥。有加肉果、木香，吞驻车丸；亦有阴虚多火，不能胜任升麻、木香、白术者，只用驻车丸，加人参、乌梅之类。有积加枳实、楂炭；积热未清，用清六丸（滑石、甘草、红曲），加香连。又有疟后痢，痢后疟，疟痢并作者。既疟而后痢，非表邪内缩，即元气下陷，此似痢非痢证。若多食肉面，亦有疟后痢，宜葛根、炒麦芽、六神曲之类化之。既痢而后疟，是邪从外达，迎其机而达之可也。初起即疟痢并作，即宜专用发散，如荆、防、柴、葛，佐以赤苓、神曲；血痢则参加归、芎，使在腑之邪，提并于经而外解之；如不应，则辨其挟热挟寒，表里分消之。热者去荆、防，加芩、连；寒者去柴、葛，加桂、姜。下痢兼证，亦当辨之。如痢而呕者，胃气不和，宜加姜炒川连、竹茹、广郁金；虚则加参，因食消之，因痰化之；有痢而小便不通者，由邪热在里，迫于大肠，必郁结于膀胱，则气不化，宜清膀胱之热，兼清肺气。喻氏有"急开支河"一法，令气化行，而分清其热势也。以小便涩痛，方是真热，轻者用六一散，凉水调服亦效。有兼大孔痛者，须辨其新久寒热，热留于下，黄芩芍药汤清之；虚寒而痛，理中汤温之。此证宜食淡味，可用熏法，以熟艾、黄蜡、诃子烧烟熏之，热则肛门闭，寒则肛门脱。所以兼脱肛者，虚寒多而实热少也。若久痢寒滑脱肛，宜诃子皮散（诃子、粟壳、炮姜、橘红）一法，以磁石末食前米饮下；外以铁锈汤洗肛门。有痢后呃哕，为胃气虚寒，最为恶候，橘皮干姜汤（陈皮、干姜、竹茹）。误食生冷而呃者，理中加丁香，此秀积年经验，并参考吴云峰心得治痢法也。

廉勘 伤寒变痢，而痢亦能化为伤寒。既夹下痢，犹当辨其下痢之色，参合外证，庶几不致误治也。如初起里急后重，痢下色白，此为湿热凝滞，气分受邪，宜胃苓汤加香砂。兼热者，加炒黄芩、滑石；色如豆汁者，亦属脾中湿热，燥脾分利，亦宜胃苓汤为主；或如鱼脑及鼻涕冻胶者，脾虚冷痢也，宜二术、炮姜等味；如白脓努责而出者，气与热结也，宜木香、槟榔、黄芩之类；如屋漏水尘腐色者，皆元气虚惫也，宜理中汤，加煨葛根、炒黄芩、茯苓。至于赤痢为血分之邪，湿热多者，以行湿清热为主，如炒黄芩、炒银花、滑石、木香、楂炭之类；兼见紫块或稠黏，用黄芩、延胡索、桃仁、赤芍，行瘀治之：若血色鲜浓紫厚者，则为热盛，宜用白头翁汤；或初起势盛，里急后重，脉有力者，加制大黄下之；若纯下清血，而脉弦者，风入胃也，宜用炒枳壳、荆芥炭、煨防风；血色紫黯，屡服凉药，而血愈多者，寒湿也，宜理中汤，加芎、归、木香；或如猪肝、如苋菜汁者，皆寒也，非炮姜不治；若血色稀淡，或如玛瑙色者，为阳虚不能制阴而下，非温理其气，则血不清也。若辨黄黑二色，凡深黄而秽臭，热证也；浅黄色淡不甚臭，或兼腥馊气者，寒证也；黑而焦浓厚大臭者，火证也；黑如漆光者，瘀血也。若青黑而腥薄者，肝肾腐败之色也。又有五色痢，亦有虚有实。丹溪云：脾胃有食积，及四气相并，则痢有五色之相杂，当先通利，宜归连丸（当归、黄连、黄柏、黄芩、阿胶、熟艾）。亦有因湿毒内盛，马元仪云：五色痢。乃五脏之气化并伤，而治法则求之于肾，仲景所谓"五液注下者"是也，宜益火消阴，实脾堤水，兼分理其气，或可救其万一。张三锡云：诸痢坏证，久下脓血，或如死猪肝色，或五色杂下，俗名"刮肠痢"，乃脏腑俱虚，脾气下脱，若再投痢药则误矣，宜用真人养脏汤。大抵下痢属里证，不当更见表热，如头痛身热之类。若表证有热，则外内俱困，故俞氏治法，以先撤表邪，冀清其痢，举其一以例其余，亦可谓扼要之论也。

第十三节　夹疝伤寒　一名伤寒夹疝气

【因】素有疝气，时发时止，复伤寒湿，直入太阳之里，膀胱气化失利，则诸状发矣。疝名有七，其始皆因于气，故曰疝气。然有内外之别，或发时诸状复现，发过全无形迹；或素有定所，发则心腹胀痛绞切，冲逆攻突，发过则罢，而腹部仍有瘕聚者，均名内疝。或睾丸肿坠掣痛，牵引小腹；或外肾肿溃，脓水淋溢，二便滞涩，阴络不利者，皆名外疝。考之古训，多责之肝，其实内外诸气杂凑，而病踞阴部，皆足以致之。

【证】发热头疼，脘腹满痛，阴囊肿硬，茎肿溺涩，大便燥结，此为寒湿直入太阳之里，气化不利之一例。其余七疝，不克备载。

【脉】疝脉弦急搏指，凡弦数有热，弦紧有寒，弦细亦为寒湿，弦濡而数为湿热。牢急者生，弱急者死。

【治】伤寒寒湿，直入太阳之里，膀胱化气不利，引动素因疝气者，宜五苓散加独活、防己；其他疝证，别有治法。惟仲景独以"寒疝"为名，所立三方，亦以温散祛寒、调营补虚为主；而子和治法，又以辛香疏气为主，谓肝得疏泄，而病愈矣。用金铃子散、虎潜丸等法，可谓发前人所未发。且治疝之方，必加治气之药。

秀按 疝气之病，虽多责之于肝，实与诸经亦多有关系。《内经》云：任脉为病，男子内结七疝，女子带下瘕聚。又云，督脉生病，从小腹上冲心而痛，不得前后为冲疝。又曰：脾传之肾，病名疝症。又曰：三阳为病发寒热，其传为症疝。又曰：邪客于足厥阴之络，令人卒疝暴痛。此《素问》言诸经之疝也。《经脉篇》云：足阳明之经病，㿗疝腹筋急；足太阴之经病，阴器扭痛，下引脐，两胁痛；足厥阴之经病，阴器不用。此《灵枢》言诸经之疝也。《难经》云：五藏谓之疝，六府谓之瘕。又云：男子谓之疝，女子谓之瘕。《病源论》云：阴气积于内，复为寒气所加，故使营卫不调，血气虚弱，故风冷入于腹内而成疝也。疝者痛也，或小腹痛，不得大小便；或手足厥冷，绕脐痛，自汗出；或冷气逆上抢心腹，令人心痛；或里急而肠痛。此诸候非一，故云诸疝也。《病源论》又云：七疝者，厥逆心痛，足寒，诸饮食吐不下，名曰胕疝；腹中气乍满，心下尽痛，气积如臂，名曰瘕疝；寒饮即胁下腹中尽痛，名曰寒疝；腹中乍满乍减而痛，名曰气疝；腹中痛在脐左旁，名曰盘疝；腹痛在右脐下有积聚，名曰胕疝；腹与阴相引而痛，大便难，名曰狼疝。皆由血气虚弱，饮食寒温不调之所生也。《录验方》七疝丸，治前七疝证，方用（人参、桔梗、黄芩、细辛、干姜、蜀椒、当归、芍药、厚朴、乌头各五分），凡十物，治下筛和，以白蜜丸，如梧子大，食先服四丸，日三，不知稍增，禁生鱼猪肉；按《僧深方》有八物（桔梗、细字、桂心、芍药、厚朴、黄芩各一两半，蜀椒二两半，乌喙二合），服三丸，日三；《范汪方》有十二物 （蜀椒五分，干姜、厚朴、黄芩、细辛、芍药各四分，桔梗二分，乌喙、茈胡、茯苓、丹皮各一分，桂心二分），先铺食，以酒服七丸，日三。张子和因有筋、水、狐、癞、气、血、寒七疝之名，与《病源论》以厥、症、寒、气、盘、胕、狼为七疝，其病名与证候多不相同，特将张氏七疝病状及疗法，汇录于下，以备参考。

筋疝者，即《经》之疝症，《病源》谓之症疝。有因房劳及服壮阳邪方得之。其证阴囊肿胀，或溃或痛，而里急筋缩，或茎中痛，甚则兼痒。或挺纵不收，小腹热痛，出白物如精，随溺而下。宜治肝经湿热，以龙胆泻肝汤加减。丹溪谓内郁湿热之证，用乌头栀子汤（乌头末、山栀子）。

水疝者，即《经》之症疝。得之酒醉使内，过劳汗出而遇风，寒湿之气，聚于囊中。其证囊肿而痛，阴汗时出；或囊肿如水晶；或囊痒搔之出黄水；或小腹按之有水声。由寒湿乘虚下注，故内宜逐水之剂下之，如禹功散（黑丑、茴香为末），加肉桂末，或加生姜汁、木香汁调服一二钱，或用胃苓汤。外宜用漏针去水法。

狐疝者（狐则昼出穴溺，夜入穴不溺，此疝出入与狐相类，故名），《经》云：肝所生病为狐疝，其状如仰瓦，卧则入小腹，行立则出小腹入囊中，如狐之上下出入无定也。与气疝同，宜逐气温经之药，如《金匮》蜘蛛散（蜘蛛十四枚微炒、桂心五分，共为末，白汤调服），或酒煮当归丸（当归、附子、茴香、川楝子、丁香、木香、玄胡、全蝎为末，酒和丸酒下）治之。

㿗疝者，得之地气卑湿所生。其证阴囊肿而如斗，不痒不痛，甚则溃流脓水，二便涩滞。宜辛香燥利之方，如荔枝散（荔枝核、沉香、大茴香、小茴香、木香、川楝子、青盐，共为末），三层茴香丸（大茴香、川楝子、沙参、木香各一两，为末，饭糊丸，每服三钱，空心盐汤下；此第一层服完，照前方加荜茇一两，槟榔五钱，丸法服法如前；此第二层再不愈，服第三层，即前二方，加入茯苓四两，附子一两，丸法服法如前。此方虽数十年之久，囊肿如升如斗，皆可除根），或香附散（香附、青皮二味为末），或越鞠丸，加茯苓皮、海藻、昆布、白术、泽泻等治之。

气疝者，其证上连肾俞，下及阴囊，偏坠而痛或不痛。此得之忿怒号哭，气郁而胀，悒郁不泄故也。内服辛香利气，如气疝饮（吴萸、炒川连、人参、白术、白芍、陈皮、甘草、生姜），聚香饮子（乳香、沉香、檀香、藿香、木香、丁香、广郁金、乌药、桔梗、延胡、肉桂、甘草、姜、枣）；外治以微针出气，而愈更速。婴儿患此者，名胎疝。因父阴痿，强力入房；或父素有疝疾；或母怀孕，悒郁不伸，皆能致此。惟灸筑宾穴（穴在内踝上腨分中阴维之郄可消。大抵睾丸偏坠，有大小左右之不同。在左因怒气伤肝，外寒内郁；在右因肾气亏损，湿痰食滞。皆使真气不升，客邪下陷故也。又有阴虚偏坠一证，用一味龟板为末，茴香煎汤送下，如不应，乃入厥阴也，加醋炒蝎尾三分更效。

血疝者，得之盛暑入房，气血失道，渗入脬囊，留而不去；或情欲太浓，当泄不泄而成。其状如黄瓜，在小腹两旁，横骨两端约纹中，结成痈肿，脓少血多，俗名便痈。宜调气通瘀为治，如当归尾、赤芍、牛膝梢、延胡、木香、五灵脂、鼠粪、乳香、没药、人中白、郁李仁肉等味治之。

寒疝者，得之坐卧湿地，及寒月涉水，或坐卧砖石，或当风凉处使内过劳。其证阴囊冷，结硬如石，阴茎不举，如控睾丸而痛。久不愈，则无子。宜辛热散寒，以吴茱萸加附子汤（吴茱萸、附子、人参、姜枣），《小品方》治寒疝心痛如刺，绕脐绞痛，用蜀椒、附子、干姜、半夏、粳米、大枣、甘草等治之。若疝气在小腹左右，久不愈，而聚坠者，高丽昆布一斤，米泔浸去咸味，切细煮烂，和以盐醋、生姜、橘皮、花椒、粉，作臛服。

小肠气，奔豚偏坠，及小腹有形如卵，上下走痛不可忍，大人小儿均宜用胡芦巴八钱，小茴香六钱，巴戟肉、炮乌头各二钱，川楝子四钱，淡吴萸五钱，并炒为末，酒糊丸，如梧子大，每服钱许，淡盐汤下，日三服。凡外疝掣引肿冷，用大荔枝核十枚，炒焦黑存性，小茴香二钱，炮川乌一钱，研细酒调，空腹温服。凡小肠疝气，阴囊偏坠或肿大，得热称快，小便清白，内无渴热者，用生姜切薄片，铺凑板上，上堆蕲艾一尖丛，点火烧之，候将完，即连姜并艾，捣极烂，盛生菜叶内，随手兜托于肾囊，更护以棉絮，令其坐定。初时其冷如冰，须臾便热，直至有汗自愈，此法甚验，弗轻视之。

廉勘　疝气虽有因虚而得者，不可以虚而骤补。《经》云：邪之所凑，其气必虚。留而不去，其病则实。故必先涤蓄邪，然后补之。至有虚甚迫痛，上为呕逆，或下有遗精者，此邪实正虚之甚，恐补之无益，泻之则正气愈虚，幸而获生者鲜矣。总之内外邪气所感，攻于脏腑，则为腹中之疝；会于阴器，则为睾丸之疝。李士材云：疝之为病，受热则挺纵不收，受寒则腹中牵引作痛，因湿则胀满重坠，因虚则其痛必轻。在血分不移，在气分多动。患左丸者，痛多肿少；患右丸者，痛少肿多。其论甚确。王肯堂云：疝与小肠气、膀胱气不同，小肠气，小肠之病，膀胱气，膀胱之病。疝气，肝经之病。疝必睾丸先痛，次连小腹，次攻胸胁，有自下而上之象。小肠气者，脐旁钓痛，连及腰脊，或绕脐走注，少腹攻刺。若膀胱气，在毛际之上，则小腹之分肿痛，不得小便是也。又有肾气，脐下绕身撮急，周身皆痛，便数而清，诸脉洪缓。惟肾脉弦急，宜肾气丸，及酒煮当归丸治之。三证之发，必从腹而下及睾丸，有自上而下之可辨也。因小肠膀胱，并于厥阴之经，所以受病连及于肝，亦控引睾丸而痛。然只是二经之病，不可以为疝也。又有木肾一症，外肾则坚硬顽痹，不痛不痒，阴茎不垂，常如麻木；便溺之时，闷胀不顺。此因肾虚，而沉寒痼冷凝滞其间，先当温散温利，以泄其邪。如二妙丸，加肉桂、吴萸、半夏、茯苓之类。亦有囊痒不已，甚则疙瘩顽麻，破流脂水，谓之肾囊风证，是由肝经风湿，宜敷药，或熏洗以治之，宜蛇床子、绣球花，或大叶杨柳，煎汤，乘热熏洗，再以蚯蚓焙为末，掺之即愈。如无脂水，以井水调敷，或吴萸煎汤熏洗，若但阴囊开花，以枸橘七枚，煎汤熏洗，三日可愈。

炳章按 疝气初病在气分之间，聚则塞痛，高突攻冲；散则鸣响，上嗳气，下泄气而休。宜青木香散（青木香、槟榔各二钱，川楝子三钱，淡吴萸、炮川乌、小茴香各一钱，乌药、橘核、木通各钱半，降香八分，公丁香四分，食盐少许，生研为末，以酒水各半，葱白五枚，煎汤调送之。少顷再进，一日三服）最效。若症疝水疝，因败精恶血结气凝湿，伏风积在阴囊所致，延及胀大、麻木、钓痛、奔突等候，宜七制金铃子丸（大川楝子四十九个，分七处，每处七个，各以酒浸胀取起，俟干，秤小茴香五钱、阿魏三钱、破故纸三钱、黑丑三钱、槟榔三钱、巴豆肉十四粒去衣、斑蝥十四个去头足各以炒川楝子七个，炒至焦黑为度。惟巴豆斑蝥，炒后拣去不用，余药与川楝子共研末，再加肉桂、广木香、香附各三钱，合为细末，酒面糊为丸，梧子大，空心每服三十丸，青盐汤送下，日一服）。二方皆屡经效验，故附录之。亦有因春温、风温、时毒喉痧，先发热自汗，曾经发颐，误用凉遏，余毒由少阳循经，传入厥阴，下流睾丸，亦偏坠肿痛，形似疝气，宜疏通血络，以鲜生地五钱，捣豆豉二钱，黑山栀、延胡索各二钱，土贝母二钱，川楝子三个，蝉衣钱半，苏木、红花各八分，赤芍钱半，丹皮二钱，桃仁十四粒，水煎服，此证甚多，是方亦验，古今方书多未载，特附志之。

第十四节　夹阴伤寒　　一名伤寒夹阴证

【因】世俗谓伤寒房室，为夹阴伤寒，其实此证是房复也。若真正夹阴伤寒者，乃食阴也。谷如白，外感头疼发热口干，身痛恶风等症，其中有夹阴一二分者，有夹阴二三分者。从古至今，无人议论及此，亦不见于方书也。余遇此等证，见其夹阴证候，察其六脉毫厘丝忽之间，明知夹阴之深浅，投温暖之剂，酌其轻重，一药而愈矣。夫阴有三阴：足太阴脾、足厥阴肝、足少阴肾。此阴非少阴、厥阴之阴，乃阴寒之阴。正当感冒风寒，而误食冷物，或先食冷物，而又感冒风寒，此冷物入于胃，邪传于脾，而为太阴之夹阴，是曰夹阴伤寒。

【证】其证胸膈膜满，腹胀闭塞，面目及唇，皆无色泽，手足冷，脉沉细。

或腹痛少神，亦不因嗜欲，但内伤冷物，直中太阴，及损动胃气而成。若误投巴豆之类，必愈不快，或吐而利，一二日后，遂致不救。盖不知寒中太阴也，太阴者，脾之经也。

【脉】大抵寒中太阴者，脉多沉细，如外感夹阴，脉得浮大而软。浮大主外感，濡主阴寒。若纯阴证，脉当沉迟而微；若纯系外感，脉当浮大而紧，俗医安知之。

【治】若伤冷物，阴寒之夹阴，宜理中汤（方见前）加青皮、陈皮，或枳实理中丸（即理中丸加枳实），及五积散之类，阴寒既退，元阳复而愈矣。又或饮食之时，恣意一饱，伤阳明胃，及太阴脾，是曰夹食伤寒。须用兼消导之类，如保和丸、楂曲平胃散（方均见前），肠胃流通，其病即去。又有咳嗽痰喘，伤食夹阴者；有咳嗽痰喘，伤寒夹阴者。有感寒夹阴者；有伤风夹阴者。有伤食腹痛夹阴者；有腹痛呕恶，伤寒夹阴者。治法不一，方不备列，各随现证治之。

秀按 若房室后饮冷，致孤阳飞越者，多为阴盛夹阳症，亦非夹阴伤寒也。《伤寒折衷》《类证》篇四，辨论甚详。近世因色欲而兼感伤寒，误作夹阴伤寒，其治法亦有用理中汤加减者，此大谬特谬，实速死之道，不可不禁戒之也。

廉勘 辟夹阴伤寒之说，前《康健报》有谢金声君，采先哲陆九芝、徐灵胎、喻嘉言诸说，辨正甚详，兹补录之，以辟世俗之谬妄。谢金声曰，兹读陆九芝论曰，夹阴之说，天下同之，而吾苏为尤甚。试问阴而曰夹，通乎不通？天下岂有不可通之说，而谓生死系之者，此所谓阴，其为阴经之阴乎，抑竟以男为阳，女为阴之阴乎？自平人惟虚是尚，而无奈病症是男，其年正强，其形体又充盛，则所说气血两亏，小船重载，素体娇弱之三虚字，皆不得出诸口。而潜窥其人，或当新婚，或蓄少艾，一有寒热外感，即无不以夹阴为辞。不幸病者偏有太阳病之恶寒脉浮弱；伤暑病之脉弦细芤迟，足胫冷，洒洒然毛耸；厥阴证之热深厥深，而脉沉伏等象，为之凑集于其间，适足以实其夹阴之言，而病家亦不敢不信。或其父兄问之而对曰无者，则曰不问可也，即问之亦不肯说。吾于脉自有凭，盖即借此数种之脉，与证言之耳。黠者又遁而之他，改作病前夺精之说，则夺字即足耸听，且有梦遗、梦泄，或并本人亦未经心，而其言更无扞格，此所以可作三虚外一条出路也，否则如此年壮气盛何？徐灵胎曰：阴证无发热之理，药亦无补寒之法，乃有温热之邪，认作阴证，又以梦泄房劳之后，而得外感，谓为阴证，更属奇谈。吴又可云：即使房事后得病，病适至行房，亦不过比他人略重，到底总是阳证，即四逆亦为阳逆。刘松峰曰：世间原有一种寒疫，其人必不发热也，或因过服寒凉听致，到其时亦必无身热。周扬俊曰：房劳亦有属阳症者，前因曾患房劳，便用温药，杀人多矣。综数说以观之，惟有发热不是阴症，阴症必不发热，则世间夹阴伤寒一说，直可削而去之，以救天下之馆甥，以全少年之伉俪。乃津津乐道者，只用桂枝三分，谓为夹阴秘法。而三分之桂枝，尚不见十分坏象，因即以未见坏象之桂枝为据，而一切赖以澈热，赖以救阴之要药，悉付一勾，转以钳不言夹阴之口。而病始不以门外汉目之，及其表不解而成壮热，仍用犀角之凉。邪既陷而发为阳厥，又用鹿角之温。凡所谓寒热温凉，皆用过者，此即夹阴说阶之厉也。而其时病者之妇，有因此而贻笑于戚党者矣，有因此而失欢于舅姑者矣，且有因此而以身殉者矣。若无其事，不容置辩；即有其事，亦不知病不因此。如灵胎诸人之言者，而病家一闻夹阴，方且引为已咎，一若本是不起之证，非医药所能为，哀哉病家。其如大阳证，有恶寒脉弱；伤暑证，有足冷脉芤迟；厥阴证，有厥逆而脉沉者，皆为外感病应有之事，且皆是阳证，并非阴证。而果为阴证，又必无发热哉。然此种常见之脉证，而一作夹阴，则动关生死，他人即未能悉知此，则不可不理会也。若其人果荒淫无度，以至于病，自当如《经》言“醉饱入房大甚，发为筋痿白淫”，《金匮》所言“卧不时摇动，当得血痹虚劳之证者，而不必作发热宜汗之病”也。又况其所谓夹阴病，不可救者，但指一次八房而言，岂有一次之入房，而直可因此殒命哉。

炳章按 宋爱人曰：徐灵胎《医学源流论》曰，今之医者曰，有人入房之后，或遗精之后，其复感冒风寒而发热者，谓之阴证，不问其见证若何，总用参、术、附、桂、姜、萸等温热峻补之药，此可称绝倒者也。阴虚之人，而感风寒，亦由太阳经入，仍属阳邪，其热必盛，兼以躁闷烦闷，尤宜清热解邪，岂可反用热药？若果直入三阴，则断无发热之理，必有恶寒蜷卧，厥冷喜热等症，方可用温散也。然亦终无用滋补之法者。即如伤寒瘥后，房事不慎，又发寒热，谓之女劳复，此乃久虚之人，复患大证。依今人之见，尤宜峻补者也，而古人治之，仅用竹茹一升煎汤后。故凡治病之法，总视目前之现症状况，如果六脉沉迟，表里皆寒，的系三阴寒证者，即使其人本体强壮，又或绝欲十年，亦从阴治。若使所见脉证，的系阳邪，发热烦渴便闭，并无三阴寒证者，即使其人本体虚弱，又复房劳过度，亦从阳治。如《伤寒论》中，阳明大寒之症，宜用葛根、黄芩、白虎承气之类。

设使转瞬之间，转入三阴，即改用温补。若阴症转变阳症，治法亦可于温补后，改用凉散，此一定之法也。

喻嘉言治黄长人犯房劳，病伤寒十余日厥逆，医将投以姜、桂温散之药，作阴症治矣。喻改进调胃承气汤，而厥还热透，继以大柴胡汤，而热退身安。归而告门人曰：凡伤寒病，初起发热，煎熬津液，鼻干口渴便闭，渐至发厥者，不问而知为热也。若阳证勿变阴厥者，万中无一也。盖阴厥得之阴证，一起便直中阴证，唇青面白，遍体冷汗，便利不渴，身倦多睡，醒则人事了了，与伤寒传经之热邪转入转深，人事昏厥者万万不同。如是证先犯房事后成伤寒，世医无不为阴证之名所惑，往往投以四逆等汤，促其暴亡，而卒至阴竭莫救，致冤鬼夜号，尚不知悟也。夫房劳而至伤寒者，其势不过比常较重，如发热则热之极，恶寒则寒之甚，关痛则痛之剧。所以然者，以阴虚阳往乘之，非阴盛无阳之比也。伤寒初起，便觉发热发渴，定然阴分先亏，是以治阴症以救阳为主，治伤寒以救阴为主。伤寒纵有阳虚，治当看其人之血肉充甚，阴分可受阳药者，方可还阳。若面黧舌黑，身如枯柴，一团邪火内燔腑脏，则阴已先尽，何阳可还耶？故见厥除热，存津液之气于什一，已失之晚，况敢助阳劫阴乎？

汪苓友《伤寒辨证广注》曰：人身一阴阳耳，而阴阳之根蒂，皆本于肾。好色之徒，两肾受伤，阴虚者多，阳虚者少。阳虚者，命门火衰也；阴虚者，肾中水竭也。凡人入房过度，则精多所遗，所遗之精，皆为水而属阴。况其作强之时，心火必炽，火炽则水流，水愈流则火愈炽，五内燥热，外复伤寒而病邪热，两热相交，肾水必枯。其人发烦躁，而舌黑生芒，则就死矣。语曰：伤寒偏打下虚人者，正此谓也。或曰诚如子言，则是人病伤寒，无所为阴症矣。余曰有之。阴证中寒也，其证乃是阳虚。阳虚之人，命门火衰，其平日必言语底微，饮食不化，四肢痿厥，腰以下冷，前阴不举，小便清白。此为正气不足，复为寒邪所袭，表里四末皆冷，是为真寒之症。然亦不全因入房所致，即小儿亦有阴症者，斯恍然于房后不可尽作阴症观矣。据炳章经验所得，风寒感冒于表，食物生冷由胃传脾，为真夹阴伤寒。若行房后，伤寒身热，其病不从行房而得，无夹阴可言，其治法亦照表症用药。惟伤寒热退新瘥，即犯房事，名曰房劳复，身热、下身沉重疼痛。大病初瘥，元气精血本虚，犯房失精，重虚其虚，新邪乘虚而入故身热，败精留于精室，而下身沉重作痛，治宜扶元清热，化瘀导浊，仍大小便而出。凡房劳复，详明治法，已另补于第六章伤寒复证条下，本节不复重赘。

第十五节　夹痨伤寒　　一名伤寒夹虚痨

【因】痨之一症，皆因气虚怯弱之人，困之劳伤之后，中气不足，下流肝肾。阴火独旺则发热头痛；营卫失守，则恶风恶寒。或兼感风寒，内外生热，其势更剧。

【证】头痛发热，或肌肤壮热，恶风恶寒，须渴引饮，日晡转甚；或昼夜不息，证似阳明白虎，但脉不长实洪数为异；或气短而烦，气高而喘，怠惰嗜卧，而四肢不收，自汗不敛，而口不知味；亦有阴火沸腾，歇息凉处，阳气抑遏而不行，无以卫外，故不任风寒，与外感相似，惟气息短促，懒言困倦有别。凡元气不足，而心火独旺，上乘阳分，则头痛口渴，烦躁肌热，脉虽洪大，重按无力，名曰热中；若脾胃久虚，阳气衰少，则骨之无力，足不任身，不渴不烦，而多溺多汗，脉盛大而涩，名曰寒中。阴病则胃冷恶心，饮食难化，痰涎倦怠，溏泻溺多；阳病则口干声哑，咽痛心烦，嗜味燥结溺赤。蒸上则喘咳痰血，唇焦面红，耳鸣目眩，肺痿肺痈。蒸中则胁肋疼胀，肢体倦怠，多食易饥，善食消瘦；蒸下则阳强盗汗，腰痛脚酸，燥结便闭，淋浊遗精。盖思虑劳倦，外感等症则伤阳，伤于阳者，病必自上而下也；色欲醉饱，内伤等症则伤阴，伤于阴者，病必自下而上也。自上而下者，先伤乎气，故一损损于肺，而病在声息肤腠，肺主皮毛，故皮聚毛落；二损损于心，而病在血脉颜色，心主血脉，血脉虚少，不能荣于五脏六腑；三损损于胃，而病在饮食不调，胃主肌肉，故肌肉消瘦，饮食不润肌肤；四损损于肝，而病为瘛疭疼痛，肝主筋，筋缓不能自收持；五损损于肾，肾主骨，故骨痿不能起于床，肾司二便，故二便不禁。此先伤乎阳，后及乎阴。阳竭于下，则孤阴无以独存，而不可为也。自下而上者，先伤乎精，故一损于肾，而病为泉源干涸；二损于肝，而病为血动筋枯；三损于脾，而病为痰涎壅盛；四损于心，而病为神魂失守；五损于肺，而病为短气喘呼。此先伤乎阴，后及乎阳。阴竭于上，则孤阳无以独存，而不可为也。然二者之损，又皆以脾胃为生死之大关。盖脾胃者，土也，万物之本也。若上过乎此，则传肝传肾不可治矣；下过乎此，则传心传肺，不可治矣。故曰：心肺损而神衰，肝肾损而形敝，脾胃损而饮食不归血气。迨其传变已深，而希望回生，不亦戛戛乎其难哉。

【脉】内伤从内而出，故右脉阔大；外感从外而入，故左脉浮盛。平人脉大为劳，脉虚极亦为劳。内伤劳倦，豁大不禁。若损胃气，则隐而难寻。劳损之脉，或弦或大。大而无力为阳虚，甚则脉细；弦而无力为阴虚，甚则脉数。大者易治，血气未竭，犹可敛而正之；弦者难治，血气已耗，挽回补救需难。尺脉洪大，为阴虚火旺；左细右劲，为正虚邪盛。脉细而数，或濡而散者，皆不治。

【治】外感风寒，是伤其形；内伤脾胃，乃伤其气。伤其形为有余，有余可泻；伤其气为不足，不足当补。故汗之、吐之、消之，皆泻也：温之、和之、养之、调之，皆补也。如虚劳兼挟外感，宜扶正祛邪而治之。大抵劳伤脾胃，兼夹外感，以补中益气汤，随六经见证，加减治之。若肝肾阴虚，复感表邪，宜滋阴降火汤，或四物汤加味为治。故治劳过用大寒，则愈虚其中；过用大热，则愈竭其阴。惟滋阴降火，以澄其源；化痰和血，以洁其流。虽有外感表邪，解表之中，仍须理劳。若外感轻微而心虚者，主以归脾汤，脾虚补中益气汤；肺虚生脉散；肝虚道遥散；肾虚地黄汤。若肺脾兼病，邪郁劳嗽，食少痰多，便溏溺涩，清宁膏（生地十两、麦冬六两、制白术六两、桔梗四两、米仁十两、炒川贝二两去心、橘红一两、薄荷三两、桂圆十两去壳核、米仁川贝薄荷研细末，桂圆捣烂，余药煎去，滓搅和收炼成膏，噙化咽下）；肝肾俱虚生熟地黄丸（生地、熟地各五两，白芍、茯苓、天麻、地骨皮、元参各一两五钱，川芎一两，当归、石斛、黑豆各三两，为末蜜丸，白汤送下三钱）；心肺俱虚，人参养荣汤（方见前）；气血两虚八珍汤（方见前）；任劳伤肾，困之精虚，阴阳两虚者，十补丸（熟地八两，莲肉、淮药各四两，附子、肉桂、泽泻、丹皮、五味子各一两，鹿茸三两，制为末，炼蜜捣千下丸，滚水下三五钱）；至脾肾俱虚者，补脾之中，加以沉香、砂仁，壮肾之中，加以五味、肉桂。若风劳郁劳，当辨脉证调治。传尸劳瘵，以黑虎丹三方：初服黑虎丹，下诸般劳虫，黄白可治，青黑不治（真两黄一钱、真阿魏一钱、南木香三钱、鸡内金焙二钱、真雷丸三钱，为细末，用使君子二两，研细和前药一两，面糊为丸任用）；次服小红丸，通肠逐虫，继前药之不及，脉数实者可用（锦纹大黄一两，晒脆为末，和前药末一两，炼白蜜丸，朱砂为衣听用）；三服打虫化积丸，逐虫未尽，脉沉实者可用（大黄末三两、和槟榔末三两、黑丑末三两，面糊为丸听用）。以此三方，取下恶物，烧以烈火，埋之深坑，葱粥调养，以希徐复其元。各随脏腑见证用药，当滋补药中，加青蒿、百部、乌梅、朱砂之类。近世多有以四物加知柏治劳，不知四物皆阴，行秋冬之令，非所以生万物者也。且血药常腻，非痰多食少者所宜；血药常润，久用必致滑肠。况知柏苦寒，能泄实火，名曰滋阴，其实燥而损血；名曰降火，其实苦先入心，久而增气，反能助火；至其败胃，固不待言，亦不可不知也。

秀按 大抵外感寒热，齐作无间；兼内伤寒热，间作不齐。外感头痛，如破中裂；兼内伤头痛，时作时止。外感恶寒，虽近烈火不除；兼内伤恶寒，得就温暖即解。外感恶风，不耐一切贼风；兼内伤恶风，偏恶些少隙风。外感发热，无有休息，直待汗下方退；内伤发热，昼夜不常，略自袒裸似凉。外感筋骨疼痛难支，便着床褥；内伤四肢不收，无力倦怠，间有气衰火旺，日久变成骨消筋缓，为痼疾也。内伤神思昏倦，语言懒惰，先重而后轻；外感神思壮猛，语言强健，先轻而后重。内伤手心热，手背不热；外感手背热，手心不热。内伤证显在口，故口不知味：外感证显在鼻，故鼻息不利。此劳伤兼外感，外证之鉴别法也。阴虚于下，逼阳于上，两颧发红，面唇亦红，即仲景云：其面戴阳者，下虚故也。

廉勘 虚劳之辨证尤详者，莫如汪缵功之论曰：虚劳一证，皆由内伤。如酒伤肺，则湿热熏蒸，肺阴消烁；好色伤肾，则精血空虚，相火无制；思虑伤心则血耗，而火易上炎；劳倦伤脾则热生，而内伐真阴。惟忿怒伤肝有二：郁怒则肝火内炽而灼血：大怒则肝火上升而吐血。此五者，皆能劳其精血。《道经》云：涕唾津精汗血液，七般灵物皆属阴。阴虚内热，而成虚劳之证，大约酒色为多。然有童子未室，而患此证者，或由先天不足，或禀母气阴虚。其师尼寡妇，室女愆期，气血郁结，致寒热如疟，朝凉暮热，饮食不思，经期不准，或致闭绝，而成此病者，多由郁火内蒸也。方书言此证者，皆以气虚血虚，阴虚阳虚，混同论治，不知气虚者，面白无神，言语轻微，四肢之力，脉来微弱；阳虚者，体冷畏寒，手足逆冷，溺清便溏，脉沉小迟。此二者，能服参芪温补，乃为受补可治，此气虚阳虚之证也。虽血脱亦有补气之法，乃指卒暴失血，素非血虚之人，如妇人新产之类耳。其余患此证者，皆纵欲伤阴居多。其为病也，在肾则为腰脊腿痰，或攸隐而痛，为骨蒸盗汗；或至夜发热，为遍身骨酸；或疼痛如折，为梦泄遗精；或耳中鸣，为足心热。在心则为惊悸怔忡，为掌中干热，为虚烦不寐，或梦魇不宁，为口苦舌干，或口舌糜烂；在肺则为痰嗽干咳，为气逆喘促，为鼻中气热，为颧红吐衄，甚则吐涎白沫，侧眠咽痛，音哑声嘶；在肝则为寒热如疟，为颈项瘰疬，为胁胀肋疼，为两目涩痛，为头晕眼花，为多怒，为吐血，在脾则为食减不化，为恶心呕吐，为胀满腹疼，为肠鸣泄泻，肌肉消瘦。此皆五脏虚劳之本证。《经》云：治病必求其本。须审其因何致损，何脏受伤。如因于色者，则知肾伤，纵有他经夹证，亦当补肾为主，而兼治夹证；若因于酒者，以清肺为先也。

炳章按 景岳曰：虚损之症，必有所因；而似损非损之症，其来则骤。盖以外感风寒不为解散，而误作内伤，或用温补，或用清凉，或用消导，以致外邪郁伏，久留不散，而为寒热往来。及为潮热咳嗽，其证全似劳损。若用治损之法，滋阴等剂以治，愈更留邪，热蒸日久。非损成损矣，欲辨此者，但当审其并无积渐之因：或身有疼痛，而微汗则热退，无汗则复热；或见大声咳嗽，脉虽弦紧，而不甚数；或兼和缓等症，则虽病至一二月，而邪有不解，病终不退者，本非劳损，误治以假弄真也。如寒热往来不止者，宜用一二三四五柴胡等饮，斟酌用之。兼咳嗽者，柴陈煎；若脾肾气虚，而兼咳嗽者，金水六君煎；或邪有未解，而兼寒热者，仍加柴胡（诸方均见景岳《新方八阵》）。有一种血分郁滞，气行而血不行，徒为蒸热，俟蒸气散，微汗而热退者，此宜活血为主。总之外感多而虚劳少者，以解外感表邪为重，惟避忌刚燥伤阴之味足矣。若外感轻微内虚甚者，则阳虚护阳，阴虚滋阴，见证施治，必须详辨属虚属实，属寒属热，斟酌尽善，庶几不误治矣。

又按吴又可曰：凡人向有他病尪羸，或久疟，或内伤瘀血，或吐血、便血、咳血，男子遗精白浊，精气枯涸，女人崩漏带下，血枯经闭之类，以致肌肉消烁，邪火独存，故脉近于数也。此际稍感疫气，医家病家，见其谷食暴绝，更加胸膈痞闷，身疼发热，彻夜不寐，指为原病加重，误以绝谷为脾虚，以身痛为血虚，以不寐为神虚，遂投参、术、归、地、茯神、枣仁之类，愈进愈危。知者稍以疫法治之，发热减半，不时得睡，谷食渐进，但数脉不去，肢体时疼，胸胁锥痛，过期不愈，医以杂药频试，补之则邪火愈炽，泻之则损脾坏胃，滋之则胶邪愈固，散之则经络益虚，疏之则精气愈耗，守之则日削近死。盖但知其伏邪已溃，表里分传，里证虽除，不知正气衰微，不能托出，表邪留而不去，因与血脉合而为一，结为痼疾也。肢体时疼者，邪与荣气搏也；脉数身热不去者，邪火病郁也；胁下锥痛者，火邪结于膜膈也；过期不愈者，凡疫邪交卸，近在一七，远在二七，甚至三七，过此不愈者，因非其治，不为坏症，即为痼疾也。夫痼疾者，所谓客邪胶固于血脉，主客交浑，最难得解，且愈久益固，治法当乘其大肉未消，真元未败，急用三甲散（鳖甲、龟甲炙各一钱，炒穿甲、蝉衣、僵蚕、煅牡蛎、当归各五分，蟅虫三个，炒白芍七分，甘草三分，为末，水二盅，煎八分，滤清温服），多有得生者。若素有老疟，或瘅疟者，加牛膝、首乌各一钱；若胃弱作泻者，各药宜用九蒸九晒；若素有郁痰者，加贝母一钱；老痰者，加栝蒌霜五分；若呕者勿用；若咽干作痒者，加花粉知母各五分；若素有干咳者，加甜杏仁二钱五分捣烂，若素有内伤瘀血者，倍蟅虫，加桃仁一钱研。是证外感夹体虚，若非审慎周详，一或误治，死生随之。

第十六节　临经伤寒　又名行经伤寒

【因】吴又可云：妇人伤寒时疫，与男子同；惟经水适来适断，及崩漏产后，与男子迥然不同。夫经水之来，乃诸经血满，归注于血室，下泄为月水。血室者，一名血海，即冲任脉也，为诸经之总任。经水适来，疫邪不入于胃，乘势入于血室，故夜发热谵语。盖卫气昼行于阳，不与阴争，故昼则明了；夜行于阴，与邪相搏，故夜则发热谵语。至夜止发热而不谵语者，亦为热入血室，因有轻重之分，不必拘于谵语也。《伤寒折衷》云：冲脉为血之海，即血室也。男女皆有此血气，亦均有此冲脉。冲脉得热，血必妄行，在男子则为下血谵语，邪气传入正阳明府也；在妇人则为寒热如疟，邪随经而入也，皆为热入血室；逼血下行，挟热而痢。是热入血室，男女皆有之也。

【证】妇人中风，发热恶寒，经水适来，得之七八日，热除，而脉迟身凉，胸胁下满，如结胸状，谵语者，此为热入血室也。当刺期门，随其实而取之。

妇人中风七八日，续得寒热，发作有时，经水适断者，此为热入血室。其血必结，故使如疟状，发作有时，小柴胡汤主之。

（程云：前条之热入血室，由中风在血来之先，邪热乘血空而入之，室中略无血，而深是邪，故可用刺法，尽泻其实；此条之热入血室，由中风在血来之后，邪乘血半离其室而内之，血与热搏所以结，正邪争，故如疟状，而休作有时，邪半实而血半虚，故只可用小柴胡汤为和解法。钱天来云：小柴胡汤中，应量加血药，如牛膝、桃仁、丹皮之药。其脉迟身凉者，或少加姜桂，及酒煮大黄少许，取效尤速。所谓随其实而泻之也。若不应用补者，人参亦当去取。按热入血室，许叔微小柴胡汤加生地黄，张璧加丹皮。杨士瀛云：小柴胡力不及者，于内加五灵脂。方氏云：适来者，因热入血室，迫使血来，血出而热随遗也；适断者，热乘血来，而遂入之，与后血相搏，俱留而不出，故曰血必结也。）

妇人伤寒发热，经水适必，昼日明了，夜则谵语如见鬼状者，此为热入血室，无犯胃气，及上二焦必自愈。

（成无已曰：伤寒发热者，寒已成热也。经水适来，则血室空虚，邪热乘虚人于血室。若昼日谵语，为邪客于府，与阳争也；此昼日明了，夜则谵语如见鬼状，是邪不入府，入于血室，与阴争也。阳盛谵语则宜下，此热入血室，不可与下药，犯其胃气；热入血室，血结寒热者，与小柴胡汤散邪发汗，此虽热入血室，而无血结寒热，不可与小柴胡汤发汗，以犯上焦；热入血室，胸胁满如结胸状者，可刺期门，此虽热入血室，而无满结，不可刺期门，犯其中焦。必自愈者，以经行则热随血去而下也，已则邪热悉除而愈矣。方中行云：无，禁止之辞，犯胃气，言下也；必自愈者，言伺其经行血下，则邪热得以随血而俱出，犹之鼻衄红汗，故自愈也。盖警人勿妄攻，以致变乱之意。程林云：上章以往来寒热如疟，故用小柴胡以解其邪；下章以胸胁下满如结胸状，故刺期门以泻其实；此章则无上下二证，似待其经行血去，邪热得以随血出而解也。）

许叔微《本事》方记一妇人患热入血室证，医者不识，用补血调气药，涵养数日，遂成血结胸，或劝用小柴胡汤。予曰：小柴胡用已迟，不可行也。无已则有一焉，刺期门穴斯可矣。予不能针，请善针者治之。如言而愈，或者问云：热入血室，何为而成结胸也？予曰：邪气传入经络，与正气相搏，上下流行；或遇经水适来适断，邪气乘虚而入血室，为邪迫上入肝经，受肝邪则谵语如见鬼，复入膻中，则血结于胸也。何以言之？妇人平居，水当养于术，血当养于肝也。方未受孕，则下行以为月事；既妊娠，则中蓄之以养胎；及已产，则上壅之以为乳，皆血也。今邪逐血并归丁肝经，聚于膻中，结于乳下，放手触之则痛，非汤剂可及，故当刺期门也。此语甚确，即辨证着眼处。

【脉】尺脉洪大，阳陷入阴；寸大尺衰，阴虚阳盛。血虚脉虚，血枯脉涩，涩大血瘀，洪数热蒸。《折衷》云：挟血之脉，乍涩乍数，或伏或沉；咖热交并，则脉洪盛。大抵男多应于左手，女多右手见之。

【治】《伤寒折衷》云：男子热入血室，下血谵语，但头汗出，宜刺期门；妇人热入血室，经水适断，寒热如疟，发作有时，小柴胡汤加生地、丹皮、桃仁。

经水适来，热除身凉，脉迟，胸胁满如结胸，谵语，刺期门；经水适来，昼日明了，暮则谵语如见鬼状，不须治自愈。陶节庵云：妇人热入血室有三，经水适来，二条不言药者，盖以经血方来，热气乘虚而入，经血出则热亦出矣。故不可用汗下药，犯其胃气，及上二焦。如其胸满谵语，此则实也，刺期门以泻之。若经水适断，续得寒热，其血必结，故用小柴胡汤加丹皮、红花、桃仁。若阳明热入血室，此男子蓄血之症，但当刺以泄热也。又云：太阳不解，热结膀胱，其人如狂，而血自下者，宜用桂枝汤；阳明下血谵语，胸膈满如结胸，夜则如见鬼，此为热入血室，小柴胡汤；下焦蓄血，其人如狂，小腹急结，小便自利，大便黑，与夫下利，无表里证，脉数不解，消谷易饥，多日不大便，此为瘀血，桃仁承气汤下之。吴又可云：无犯胃气及上二焦，必自愈。言其胸膈并胃无邪，勿以谵语为胃实，而妄攻之，但热随血下则自愈。若有如结胸状者，血因邪结也，当刺期门以通其结。《活人书》治以柴胡汤，然不若刺期门者之功效。《活人书》治妇人伤寒解后，热邪内陷，血结胸膈，二便不通，晡夜发热而语妄如狂等证，用海蛤散（海蛤、滑石各一两，炙甘草五钱，芒硝一两，上为末，每服以鸡子清调之）。盖小肠通利，则胸膈血散。膻中血聚，则小肠壅，小肠壅，腕中血不行，宜此方。若因经水适断，血室空虚，其邪乘虚传入，邪胜正亏，经气不振，不能鼓散其邪为难治。且不从血泄，邪气何由即解。与适来者，则有血虚血实之分，宜柴胡养荣汤（柴胡、黄芩、陈皮、甘草、当归、生地、白芍、知母、花粉、生姜、大枣）。凡新产后亡血过多，冲任空虚，与素善崩漏，经气久虚，皆能受邪，与经水适断同治。

秀按　冲为血海，即血室也。冲脉得热，血必妄行，在男子则下血谵语，在妇人则月事适来。阳明病下血谵语，兼男子言，不止谓妇人也，但以妇人经气所虚，邪得乘虚而入，故病热入血室为多。然妇人热入血室，有须治而愈者，有不须治而愈者，仲景皆有明文，已详证治条下，兹不复赘。云岐子曰：妇入伤寒，身热脉长而弦，属阳明少阳。往来寒热，夜躁昼静，如见鬼状，经水适断，热入血室，不实满者，小柴胡汤去参枣，加丹皮、桃仁、归尾、穿山甲以消之；大实满者，桃仁承气汤下之，妇人伤寒，表虚自汗身凉，四肢拘急，脉沉而迟，太阳表病，少阳本病。经水适断，桂枝加附子红花汤。妇人伤寒汗解表除，热入血室，扰其经水过多，不受补益，芍药甘草汤治之。徐灵胎曰：妇人伤寒，经水才来，邪入血室，寒热见鬼如狂，脉紧细数者，以姜桂柴胡汤（干姜六分、桂枝三分、柴胡六分、牡蛎三钱、栝蒌根三钱、甘草六分，水煎去渣），热服取汗。若中风伤寒，表罢后经至，而上犯心包，神明失措，而意志不清，如狂见鬼不已，脉涩微数者，以牛黄丸（牛黄、郁金、丹皮、朱砂各一钱，冰片三分，生甘草五分，研为末，蜜丸，新汲水化下三分）治之。

廉勘 周澹然云：妇人经水适来，温邪恰受，血为邪遏，多致腹痛胀满。治温法中，再加桃仁、红花、元胡、丹皮、鳖甲之类。经水适去，血室空虚，邪因虚乘入，多致谵妄神昏，舌黑潮热，又当以增损小柴胡，加养阴之品。如患温时，经自行不间断，热随血泄，只治其经行自已。朱瑞生云：妇人病温，经水适来或适断，热入血室，耳聋口苦，昼则脉静身凉，夜则发热脉数，柴蒿鳖甲汤（柴胡二钱，青蒿钱半，生鳖甲三钱，黄芩二钱，白芍三钱，丹皮三钱，鲜生地四钱，麦冬二钱，栀子二钱，生甘草一钱，水五杯，煎二杯，分两次服）。渴者，加花粉；胸胁痞满而痛者，加枳实、栝蒌仁、牡蛎各三钱；热入血室，少腹痛硬，大便闭，或通而色黑，脉沉实，夜热甚时，则脉洪数，昏狂谵语，加减桃仁承气汤（桃仁三钱，生锦纹三钱，芒硝三钱，生甘草二钱，黑犀角二钱磨汁冲入，丹皮三钱，鲜生地八钱，水四杯，煎取二杯，纳芒硝煎化服一杯，历三小时许，当下瘀血，不下再服，得下弗服）主之。热入血室，邪少正虚，夜微烦热者，柴胡人参汤（柴胡三钱，人参一钱，麦冬三钱，白芍二钱，鲜生地三钱，阿胶三钱，炙甘草三钱，水三杯，煎取一杯，顿服之，不愈再服）。此温病与伤寒不同之异点，有司命之责者，不可不知也。

炳章按 朱丹溪云：血室。方氏云：血室为营血停留之所，经血集会之处，即冲脉，所谓血海是也。诸家皆从其说，惟柯氏云：血室，肝也。肝为藏血之藏，故称血室。陈自明云：巢氏《病源》并《产宝方》，并谓之胞门、子户，张仲景谓之血室。《卫生宝鉴》云“血室”者，《素问》所谓“女子胞”，即产肠也。程式《医彀》云：子宫，即血室也。张介宾《类经附翼》云：子户，即子宫，俗谓子肠。医家以冲任之脉盛于此，则月事以时下，故名曰血室。据最近西医学说，亦名子宫。许叔微所谓“方未受孕，则下行之，以为月事；既妊娠，则中蓄之以养胎；及已产，则上壅之以为乳，皆血也”。据炳章意察，为月事，为养胎，皆血是也，其既产以为乳者，乳非血也。乳者，乃饮食入胃化出之乳糜汁而为乳，实未成血之物也。若不为乳，以此汁再入循环器，则化赤而为血，再经运行于周身，后清血荣经，其浊血流入血室，下行为月事，已妊娠者以养胎。盖血室即子官，平时则蓄血以行经，妊娠则系胎。凡行经时，则子门开张而下泄。故伤寒中风，适值经来，而邪热得直入血室。亦有经未至期，因热盛蒸迫血室，则血亦下行。顺则热随血泄，经行后热反化轻。否则热甚冲入胞门，阻拒其行经，下泄之血，留蓄胞门为瘀，以致血室之热，无从得泄，病必增剧。炳章前治偏门快阁姚姓妇伏暑，初病时尚食荤腥肉面，兼服补品，迨热重胃闭始停，而后身灼热，胸痞便闭，小溲短涩，因热逼血室，经水受迫而来，以致热入血室，俄倾未净经止，证现耳聋目闭，手足瘛疭，神昏谵语，便闭溲涩。前医皆遵热入血室例，治多罔效，至病势危殆，始邀余诊治。余诊其脉，弦数搏指，舌底苔灰黑黄焦，浮铺苔上，且腻厚板实，舌尖深绛，边紫兼青，询其前由，阅其服方，参考现症，断其为热入血室淤塞胞门，胞门淤阻不除，清血室热之药，无从得进，故诸治不应。余主先去除胞门积瘀，冀以清热熄风，遂重用蚕沙、鼠粪、蜣螂，化浊道以通胞门之淤塞；硝、黄、攻坚积；牙皂涤污垢；地鳖、桃仁，逐瘀通络；鲜地合大黄，能化瘀泄热；鲜大青、钩藤、羚羊，清血热而熄肝风；鲜菖蒲、天竺黄，豁痰而开心窍。服一剂，逾五六句钟，大便即下黑垢瘀血块，成团成颗粒者甚多，热退其半，瘛疭即定，神识略清。次晨复诊，脉势已平，而舌苔松腐，黑垢满堆，刮去瓢余，未减其半，逾时又厚，继进桃仁承气汤，加化滞清热之品。服至五剂，苔垢始净，身热亦退，胃纳渐动，调理而痊。考此证先病伏暑挟湿，继则挟食，再则阻经停瘀，湿蒸热灼，便闭溲涩，血室伏热内灼，胞门凝瘀阻塞，以致邪无出路。前医以凉血清热之剂，以清血室，然药力不能直入淤塞之胞门，故皆罔效。余之收效，在通瘀导浊，以二矢浊味，攻胞门之浊道也。前证若用小柴胡汤，则大误矣。盖温暑治法，与正伤寒不同，叶氏《温热论》，已辨之甚详，再节录于下，以资参考。叶天士云：经水适来适断，邪将陷入血室，少阳伤寒言之详悉，不复多赘。但数动（数动，辨脉也，温病之脉数动，与伤寒热入血室之脉迟者不同），与正伤寒不同，仲景立小柴胡汤，提出所陷热邪，以参枣扶胃气，冲脉隶属阳明也。此惟虚者为合法。若热邪陷入，与血相结者（较热入血室、不与血相结者为重），当从陶氏小柴胡汤去参、枣，加鲜生地、桃仁、楂肉、丹皮、或犀角等，凉血散血，使血不与热相搏，而后能和解，如陶氏之法也。若本经血结自甚，或挟有瘀伤宿血，挟热而得者，其证必少腹满痛，轻者刺期门 （期门二穴，在第二肋端，不容穴傍各一寸五分，上直两乳，足太阴、厥阴、阴维之会，举臂取之，刺入四分，灸五壮，肝募也），以泄其实，使气行瘀散也。重者小柴胡汤，去参枣之甘药，加延胡索、归尾、桃仁，以利其气，破其血也。挟寒加桂心，气滞加香附、陈皮、枳壳。然热陷血室之证，多有谵语如狂之象，与阳明胃实相似，此种病机，最需辨别。血结者，身体必重，非若阳明之轻转便捷。何以故？盖阴主重浊，络脉被阻，身之侧傍气痹，连及胸背，皆拘束不遂，故去邪通络，正合其治。往往延久，致上逆心胞，胸中痹痛，即陶氏所谓“血结胸”也，用犀角地黄汤，加大黄、桃仁、红花、枳实，最为合法。诸本于此节下，有王海藏出一桂枝红花汤，是方断非可治血结胸者，故删去之。

第十七节　妊娠伤寒　一名胎前伤寒

【因】妇人怀孕，寒邪外束，营气不能灌注，故发热恶寒，身疼腰痛，谓之伤寒；头痛恶风，身热心烦，谓之伤风。邪在半表半里，则往来寒热。

【证】邪在表身热，恶寒无汗，头疼身痛；在里则腑热壅闭，大便不通。若寒在半表，热在半里，则往来寒热，烦渴不解；若寒侵于表，风伤营气，则身疼头痛，发热恶寒。妊娠气血不足，不能营卫于外，而风邪乘虚袭入经中，则身热自汗，倦怠恶风；妊娠营血不足，寒即袭入经中，则身疼无汗，发热恶寒。

【脉】妊娠人迎紧盛，伤于寒，营气虚者，脉必浮弱，气口浮缓；伤于风，卫气虚者，脉必浮软；营卫两虚，邪不解散，脉必细微。

【治】疏邪解表，以治其标；扶元托散，以培其本。营虚者，养血为先；卫虚者，补气为亟；营卫两虚，温补并施。邪在表者，其证恶寒身热，头痛无汗，脉浮者，主以香苏饮（生香附、紫苏、陈皮、甘草、生姜、葱头）；病在里者，其证里热壅闭，大便不通，脉洪数者，治以三黄解毒汤（黄连、黄芩、黄柏、焦栀子、大黄）；在半表半里者，寒热往来，烦渴不解，脉弦数者，主以黄龙汤（柴胡、黄芩、人参、甘草、生姜、大枣）。营虚者，寒多热少，不烦不渴，脉弦浮涩者，主以当归桂枝汤（当归、桂枝、白芍、甘草、煨姜、大枣）；卫虚者，寒邪留恋经中，则寒热不解，脉浮软者，主以黄芪建中汤（炙黄芪、桂枝、白芍、炙甘草、生姜、大枣）。伤寒寒已外解，脾气虚馁，热乘虚陷，胎动不安，主以安胎散（生白术、黄芩、炒白芍等分为散，以生姜二片、大枣三枚，煎浓汁调服三钱），兼有潮热者，主以安胎阿胶散（炒阿胶三两、党参一两五钱、白术一两五钱、茯苓一两五钱、桑寄生三两，炒制为散，米饮调下三钱）。妊娠伤寒，侵表伤营，头痛发热，恶寒身痛，胎孕不安，脉浮紧涩者，主以羌活散（羌活、生白术、防风、炒白芍、黄芩各一两五钱，当归三两，白芷、川芎各一两，甘草六钱，制为散，水煎五钱，去渣温服）；妊娠伤风，风邪乘虚袭入经中，身热自汗，倦怠恶风，胎孕不安，脉浮缓者，主以黄芪解肌散（人参一两五钱、黄芪三两炙、当归三两、炒白芍一两五钱、川芎一两、炙甘草五钱，制为散，紫苏汤下三钱）。妊娠营血不足，寒袭经中，身疼无汗，发热恶寒，胀浮弱者，主以桂枝芍药汤（桂枝、芍药各钱半，当归三钱，生姜两片，葱头三枚）。妊娠伤寒表解后，里气不和，腹中痛，下利胎动，脉沉者，主以芍药汤（炒白芍三钱，炒白术、茯苓各钱半，炙甘草八分）；妊娠伤寒表解后，腹中不和，协热下利，胎不安，脉数者，主以加味黄芩汤（炒白芍、炒白术、黄芩、茯苓各钱半，炒阿胶二钱，炙甘草五分）。妊娠伤寒，火郁不解，营阴受伤，而夹湿热，发斑紫黑，胎凶不安，脉数弦大者，主以栀子大青汤（鲜生地五钱、升麻五分、焦栀子三钱、鲜大青四钱、黄芩二钱、葱头三枚）。妊娠伤寒，热郁阳明，热极而发紫黑斑，脉洪数者，若不急治，胎殒在即，主以青黛石膏汤（真青黛钱半、鲜生地二两捣汁、生石膏八钱、升麻六分、黄芩二钱、焦栀子三钱、葱头三枚）。妊娠伤寒后，余热阻膈，血气暗耗，潮热不解，胎孕不安，脉数濡弦者，主以黄龙四物汤（鲜生地五钱，党参、黄芩、白芍各钱半，柴胡五分，当归三钱，川芎、甘草各八分）。妊娠伤寒，发汗后，余热内陷，卫气无所止息，漏汗不止，胎孕不安，脉浮数者，主以加减当归六黄汤（大生地五钱，清炙芪皮三钱，炒白芍、炙甘草、黄芩各钱半，白芷盐水炒黑二钱，当归、炒阿胶各三钱，浮小麦三钱）。妊娠伤寒汗下后，津液暴亡，虚烦不眠，胎孕不安，脉濡数者，主以加味竹叶汤（淡竹叶三钱，北沙参三钱，鲜生地五钱，麦冬、炒阿胶各三钱，炙甘草五分）。妊娠伤寒，热极伤营，血室受病，恐损坏其胎，徐洄溪以白药脂八两研末，以鸡子清调涂油纸上，贴脐下胎存处，十则以水润之，解毒润燥以护胎元；叶天士亦谓“胎前病，以护胎为要，恐邪来害娠”也。如热极，用井底泥，蓝布浸透，覆盖脐腹上，此亦保护胎元之法。然亦须看其邪之可解而用之。如用血分滋腻之药不效，又当审察应下则下，惟中病则止，不可固执成法，仍须步步保护胎元，恐正损邪陷也。

秀按 妊娠伤寒治法，前论已备，不复再赘。凡邪热壅盛之症，不可固执成例，以滋腻安胎之药投之，以助长邪热，反损胎元。即《经》云“有故无殒，亦无殒”也。大积大聚，不可犯也，损其大半而止，过则杀也. 亦为治妊娠伤寒之要诀。吴又可云：孕妇伤寒时疫，设应用三承气汤，须随证施治，慎毋惑于参术阿胶之说，病家见用承气，先自惊疑，或更左右嘈杂，必致医家掣肘，为子母大不祥。若应下之证，反用补剂，邪火壅郁，热毒愈炽，胎更不安，耗气搏血，胞胎何赖？是以古人有悬钟之喻，梁腐而钟未有不落者。惟用承气逐去其邪，火毒消散，炎熇顿为清凉，气回而胎自固。当此证候，反见大黄为安胎之圣药，历治历当，子母俱安。若腹痛如锥，腰痛如折，此胎将堕欲堕之候，服药亦无及矣，虽投承气，但可愈疾而全母。味者以为胎堕，必反咎于医也。或诘余曰：孕妇而投承气，设邪未逐，先损其胎，当如之何？余曰：结粪淤热，肠胃间事也；胎附于脊，肠胃之外，子宫内事也。药先到胃，淤热才通，胎气便得舒养。是以兴利除害于顷刻之间，何虑之有？但投药之际，病衰七八，余邪自愈，慎弗过剂耳，即《经》所言“损其大半而止”也。

廉勘 周澹然云：妊娠之妇，一受温邪，胎为热伤，势在必下，胎下母亦难全。处此危急之际，不妨向病家说明原委，急当速彻其热，以希侥幸。往往如此施治，不但胎不下坠，而反安然无事。岐伯云：有故无殒，亦无殒也。诚哉斯言。吴又可又有悬钟之喻，于理更切。要之此时下胎亦坠，不下胎亦坠，然下之胎坠，母犹可救十中二三，不下则母无生理，胎亦焉能独存。更有妊妇一病温证，舌即干红，苔或黑或焦燥，此属邪热过重，非大剂重剂，不能破格救人，攻下药中，惟减去芒硝，恐损胎也；亦有胎死腹中，舌见青黑，又非芒硝，死胎不能下也。尤宜向病家声明再用，不致受人谤毁。至于幸与不幸，天也命也，而人事不可不尽也。

第十八节　产后伤寒

【因】产妇始生，气血俱虚，外失卫护，内无主持，最宜调养，设受风寒，岂非难治。故产后伤寒，邪得以深入，非比寻常伤寒，内有郁热，与邪相拒，循经渐入之缓也；产后伤风，腠理空虚，风邪得以留恋，非若寻常伤风，元气壮盛，邪易解散，自无留邪致损之患者不同。

【证】证状多与妊娠同，兹不复赘。

【脉】伤寒脉紧，产后伤寒脉必紧细；伤风脉浮，产后伤风，脉必空浮。

【治】寒宜温中达邪，俾中气温，而寒自散；风宜扶元托表，俾元气充，而风自解。若血气大虚，生阳不振，虽大温大补，不能破其范围。大抵产后血亏挟滞，营气不能布护，寒邪得以直入冲任，恶寒无汗，发热不休，脉紧细涩者，主以建中汤（当归三钱、赤芍钱半、肉桂一钱）。无汗加炒黑荆芥；腹痛加炒焦砂糖。产后卫气空虚，腠理不密，风邪得以留恋经中，故恶风无汗，发热不休，脉浮软者，主以玉屏风散（炒黄芪、炒白术各三两，防风一两五钱，砂糖炒黑为散，水煎五钱服）。产后气血两虚，风寒得以伤之，故发热无汗，而恶风寒，脉浮涩者，主以疏风芎归散（当归三两，人参、川芎、紫苏、葛根各一两五钱，砂糖炒黑为散，生姜两片，葱白三枚，水煎）。产后冒风，手足烦热，面赤气喘，脉浮数者，主以人参竹叶汤（人参钱半，竹叶三钱，防风钱半，甘草、桔梗各八分）；产后冒风留恋不解，风热陷入少阳，身热烦渴，时作时止，脉弦数者，主以黄龙汤（人参钱半，柴胡八分，黄芩、甘草各钱半）。产后伤寒身热，恶露为热搏不下，烦闷胀瑞狂言者，抵当汤及桃仁承气汤主之。伤寒小产，恶露不行，腹胀烦闷欲死，大黄桃仁汤（朴硝、大黄等分末之，每一钱或二钱，桃仁去皮尖碎之，浓煎汤调下），以通为补。此皆庞安常之法也。

秀按 陶节庵治产后伤寒十余日不解，头痛恶寒，时时有热，心下坚，干呕汗出，以阳旦汤（即桂枝汤倍桂枝，加附子）；产后亡津液，大便多闭，或谵语烦躁，以神功丸（麻子仁、人参各二两，大黄、诃子皮各四两，为末，麻仁研匀蜜丸桐子大）；产后头痛身热，兼腹内拘急疼痛，以桂心牡蛎汤（桂心、牡蛎、白芍、地黄、黄芩）；产后伤风发热，面赤而喘，头痛，以竹叶防风汤（竹叶一把，防风、桔梗、桂枝、人参、甘草各一两，葛根三两，生姜五两，大枣十五枚）。

廉勘 周澹然云：若产后受邪，较胎前更难施治，缘气血已亏，温邪直入难化。此时攻之不可，补之亦不可，惟审明证候，以固本为主，去邪佐之。邪轻宜大复苏饮（白僵蚕、蝉衣、当归、人参、生地、茯神、麦冬、天麻、犀角、丹皮、栀子、黄芩、知母、甘草、滑石）、小复苏饮（白僵蚕、蝉衣、神曲、生地、木通、车前子、黄芩、黄柏、焦栀子、黄连、知母、桔梗、丹皮，白蜜后入）或神解散合四物汤（白僵蚕、蝉衣、神曲、金银花、生地、木通、车前子、黄芩、黄柏、黄连、桔梗、当归、赤芍、川抚芎）；邪重以复苏为主，攻里邪如升降散（白僵蚕、炒蝉衣、广姜黄、生锦纹）或太极丸（白僵蚕、蝉衣、广姜黄、大黄、天竺黄、杜胆星、冰片为丸），至于放手攻里则不可。若果邪热深重，舌干黑，神昏，已成燎原之势，非大剂凉下急救，不能有济，或兼扶元，或佐育阴，总须临证时细心审察，攻补得宜，方治产后温热病之要诀也。

炳章按 叶天士云：至于产后之法，按方书谓慎用苦寒，恐伤其已亡之阴也。然亦要辨其邪能从上中解者，稍从证用之，亦无妨也。不果弗犯下焦，且属虚体，当如虚怯人病邪而治。总之毋犯实实虚虚之戒。况产后当气血沸腾之候，最多空窦，邪势必乘虚内陷，虚处受邪，为难治也。吴鞠通云：无粮之师，利于速战。若畏产后虚怯，用药过轻，延至三四日后，反不胜药矣。又云：治产后之症，自有妙法，手下所治系实证，目中心中意中注定是产后。识证真，对病确，一击而罢。治上不犯中，治中不犯下，目中清楚，指下明了，治产后之能事毕矣。可为后学之圭臬，吾人宜熟读而谨记之。

第十章　伤寒坏证

第一节　伤寒转痉

【因】痉者，强直反张之象。以其筋肉牵引，身体强直也。伤寒有变痉病者，项背强是也。太阳中风，重感寒湿则变痉，或太阳病发汗太多因致痉。余谓痉即“脑筋病”也，如《金匮》所谓“痉病者，身热足寒，颈项强急，背反张者，乃脊髓之脑筋病”，《内经·骨空沦》所谓“督脉为病，脊强反折”是也；“恶寒，时头热面赤，独颈动摇，卒口噤”者，乃头巅之脑筋病，《难经》所谓“督脉为病，脊强而厥”，《内经》所谓“厥成为癫疾”是也。徐灵胎云：诸痉项强，皆属于燥。诸暴强直，皆属于风。燥乃太阴燥金之气，风乃厥阴风木之气。大抵气血虚弱，有火有痰。陈无择云：人之筋脉，各随经络结束于身，血气内虚，筋失所养，则风寒湿热之气乘之则痉。或七情六欲内扰，均必挟痰火而后发痉。吴鞠通曰：痉症必兼风而后成。风为百病之长，六淫之邪，皆因风而入，其强直、背反、瘛疭之状，皆肝风内动为之也。吴云峰云：痉症体劲直而背反张，头摇戴眼，筋之病也。原其所因，多由亡血，筋无所荣，故邪得以袭之。所以伤寒汗下过多，与夫病疮人，乃产后致斯疾者，概可见矣。景岳云：其病在筋脉，筋脉拘急，所以反张；其病在血液，血液枯燥，所以筋挛。仲景以汗下为言，谓其误治亡阴所致。如太阳病发汗太多因致痉，风家下之则成痉，疮家发汗亦成痉。盖发汗必伤血液，误下必伤真阴，阴血伤则筋失所养，反张强直之病，势所必至也。无择谓气血内虚，邪客为痉。斯言不无有误。若其所云，则仍是风湿为邪，而虚反次之，不知风随汗散，而既汗之后，何复言风湿随下行？而既下之后，何反致湿？岂误治之外，必再受邪而后成痉，无邪则无痉哉？喻嘉言云：小儿体脆神怯，外感壮热，多成痉病。后世妄以惊风立名，有四证生八候之说，实则指痉病之头摇手痉者，为惊风之抽掣；指痉病之口噤脚挛急者，为惊风之搐搦；指痉病之卧不着席者，为惊风之角弓反张。幼科翕然宗之，病家坦然任之，不治外淫之邪，反投金石冰麝之药，十中几死而不悟也。又如新产妇人，血室空虚，外感袭入而成痉，仲景之所明言，乃辄称产后惊风，妄投汤药，亦于中千死。俗医谓产后宜温之说，最足误人。产后外感，生化汤加荆芥穗之方，亦最足误事。余历年临证，窃见产后病寒者，十中二三；病热者，十中七八。轻年少妇，肝阳盛者，尤易病热，时医罔不误治，轻则烦闷不宁，重则痉厥殒命者，比比然也。张石顽云：痉病有不冈误治者，必阴虚血少之人，不能荣养筋脉，以致筋挛僵仆。如产后之去血过多，冲任竭也，疮家之血随脓出，营气涸也，小儿之有此者，或以风热伤阴，或以汗泻亡阴，遂为慢惊，总属阴虚，盖精血不亏，虽有邪干，断无筋脉拘急之病，而病至坚强，其枯可知。故治此者，必以气血为主，而邪甚者兼治邪。若邪微者，不必治，盖此证所急在元气，元气复，血脉行，则微邪自不能留，何足虑哉。

【证】发热恶寒，搐搦无汗为刚痉；不发热，但恶寒，厥冷汗出为柔痉。产后血虚，腠理不密，风邪搏之则成痉。病后身软时醒为痫症；身强直反张不醒为痉证。伤寒有变痉病者，项背强直是也。《经》曰：病身热足寒，头项强急，恶寒时，头热面赤，目脉赤，独头而摇，卒口噤，背反张者痉病。夫仲景所谓“刚痉、柔痉”者，并属太阳，以太阳行身之后，故头项强急而反张也。《要略》云：痉之为病，胸满口噤，卧不着席，脚挛急，必齘齿（筋脉屈伸，齿牙作响，是为齘齿），此属阳明。盖阳明行身之前，不能为反张之证，与太阳痉，自是两般也。《此事难知》云：头低视下，手足牵引，肘膝相搆，阳明痉也。然欲行大承气，必须察其内实，脉沉有力者可下之。若经来寒热，或左右一目斜牵，或左右一手搐搦，脉弦数者少阳痉也。又有伤寒结胸证，项亦强为柔痉状，此似痉而非痉也，不可以风药误治之。夫风病下之则痉，复发汗必拘急。太阳病发汗太多者，因致痉。太阳病发热脉沉细名曰痉，为难治。疮家身虽疼痛，不可发汗，汗出则痉。太阳病，其症状身体强，几几然，脉反沉迟，此为痉。此张仲景辨痉之证候也。

【脉】痉脉紧急，如经直上下行者，急实为阳痉，沉细为阴痉。浮紧数者属阳，沉细涩者属阴。浮盛为风热，洪滑为痰火，虚濡为气虚，涩数为阴虚，脉浛浛如蛇者，汗虚致痉也。《活人书》云：痉病，外证发热恶寒，与伤寒同，但脉沉迟弦细为异耳。若脉沉弦而迟及伏弦，或散于指外者，皆危候也。

【治】阳痉，宜滋阴养血；阴痉，宜扶脾抑肝。至清痉降火，祛风利湿，各随症治。暴起多属邪盛，久病必是血虚。痉病虚为本，邪为表。太阳证备，身体强，几几然，脉反沉迟者，主以栝蒌桂枝汤（栝蒌根三钱、桂枝八分、白芍钱半、甘草五分、姜二片、枣三枚）。刚痉发热，无汗恶寒，小便反少，脉浮紧者，属中风，重感于寒，葛根汤或加独活、防风。脉弦细数者，属风热伤筋。血脉失约束之权，致搐搦反张者，主以如圣饮（羌活、秦艽、川芎、白芍、当归、白芷、黄芩、人参、半夏、甘草）。风痰多，加竹沥、姜汁；无汗加苍术、麻黄；热痰加贝母、栝蒌；火盛加山栀、花粉；口噤便闭，加大黄；气虚口闭，加参、芪；血虚筋急，加归、地；舒筋，加秦艽、川断、钩藤；活血加丹参、红花、牛膝。柔痉则汗出不恶寒，脉沉细者属中风，重感于湿，栝蒌桂枝汤，或桂枝加葛根独活防风汤（即桂枝汤加葛根、独活、防风）。表有风邪未解，为寒所袭者，宜风药解散。风寒为湿所袭者，风药亦能胜湿。阳明痉，胸满口噤，卧不着席，挛急龄齿，宜大承气汤，或防风通圣散，去麻黄下之。必须察脉有力可下，无力切不可下。少阳痉往来寒热，或一目斜牵，或一手搐搦，小柴胡加防风汤。发热头摇，反张、口噤、脉弦者，防风当归饮（生地、防风、当归、川芎）主之。若汗下太过，亡失血液，致筋脉失养，不柔和而痉，无外邪可解者，惟宜补养气血为主，以八珍汤加减，或十全大补汤加竹沥、姜汁。气虚筋纵，加参芪以补之；血虚筋挛，加归、地以润之；脉小虚甚者，加熟附子，或大建中汤加羌活、防风。产后去血过多，筋无血养，挛急发痉，脉浮软者，加味当归补血汤（炙黄芪五钱，当归三钱，炙甘草钱半，炒防风、羌活各钱半，竹沥一杯，姜汁一瓢）主之。新产亡血，腠理疏豁，风邪乘虚袭伤筋脉，遽尔发痉，脉浮者，举轻古拜散（荆芥穗四两，炒黑为末），每服三钱，酒淋大豆黄卷净汁调下。吴仁斋云：仰面卧，开目者为阳；合面卧，闭日者为阴。口燥渴者为阳，口中和者为阴。属阳易治，属阴难治。口张目瞪，昏昧无知者治；戴眼反折遗溺者，必死。手足瘛疭，汗出如油如珠者，不治。反张离席一掌者死，小儿离席一指者亦死。

秀按 云峰注云：几几者，颈不舒也。颈属阳明，于太阳风伤卫中，才见阳明一证，即于桂枝汤中加葛根一味，则两经尽解。喻氏曰：伤寒中项背几几，用桂枝加葛根汤。因时令不同，故方亦少变。彼之汗出恶风，其邪在表，此脉沉迟，知其表邪为内湿所持而不解，即系湿热二邪交合。故用栝蒌根生津彻热，合桂枝汤，和营卫养筋脉以治痉也。又云：太阳病无汗，而小便反少，气上中胸，口噤不得语，欲作刚痉者，葛根汤主之。喻氏曰：邪在太阳阳光之界，两经之热并于胸中，伤肺金清肃之气，故水道不行而小便少，津液不布而无汗也。阳明之脉环口，热并阳明，斯筋脉牵引，口噤不得语也。然刚痉无汗，湿邪内郁，必从汗解，故用此汤合解两经之湿热也。又云：痉为病，胸满口噤，卧不着席，脚挛急，必齿介齿，可与大承气汤。喻氏云：仲景用此，其说甚长，乃死里求死之治。经谓：热而痉者，腰折瘛疭齘齿也。兹云：卧不着席，即腰折之变文；脚挛急，即瘛疭之变文。且齿介齿加以胸满口噤，上、中、下三焦热邪充斥，死不旋踵矣。故用大下之，以承领其一线阴气，阴气不尽为阳热所劫，则因而得生者必多矣。陈修园云：此节为痉之既成，出一救治之正方，大旨在泻阳明之燥气，而救其津液，清少阴之热气，而复其元阴，大有起死回生之妙。或一下之后，病势已减，审以阳明，以人参白虎汤滋阳明之燥；审以少阴，以黄连阿胶汤救少阴之阴。二方可以频服，后又以竹叶石膏汤收功。陈灵石云：竹叶石膏汤，去秫米之逗留热气，以竹沥半杯易竹叶，可从古法而变通之。

廉勘 吴氏鞠通谓痉当分寒、热、虚、实四大纲。小儿痉病、瘛病，复列九大纲。较方中行《痉书》，更精且密，实可补仲景之不足，兹节述于后。如六淫致痉，实证也；产妇亡血，病久致痉，风家误下，温病误汗，疮家发汗者，虚痉也。风寒湿致痉者，寒证也；风温、风热、暑、燥、火致痉者，热证也。俗称慢脾风者，虚寒痉也；本论后述本脏自病者，虚热痉。此四大纲也。再将小儿痉病瘛病之九大纲论，亦分条列后，以资参考。

一、寒痉。仲景先师所述方法具在，但须对症细加寻绎。如所云：“大阳症项强，几几然，脉沉迟”之类，有汗为柔痉，为风多寒少，而用桂枝汤加法；无汗为刚痉，为寒痉，而用葛根汤，汤内有麻黄，乃不以桂枝立名，亦不以麻黄立名者，以其病已至阳明也。诸如此类，须平时熟读其书，临时再加谨慎，手下自有准的矣。风寒咳嗽致痉者，用杏苏散辛温例，自当附入寒门。

二、风温痉。此即瘛症，少阳之气为之也。乃风之正令，阳气发泄之候，君火主气之时（廉按：其症候，则头身热，面目赤，猝口噤，背反张，自汗出，足反冷，或恶风，或咳嗽，甚则气逆痰涌。风盛者，颈项强急，头亦动摇，目眶瞤动，手足抽掣；热盛者，灼热大汗，神昏谵语，口燥渴饮，咋唇弄舌；痰盛者，一痉即厥，喉间痰鸣、语言不出，不省人事，此张仲景所谓“风温之为病，剧则状如惊痫，时瘛疭，而若火熏”之候也，亦即徐嗣伯所谓“痰气相触而动风，风火相乱则闷瞀”也），宜用辛凉正法。轻者用辛凉轻剂，重者用辛凉重剂。如本论上焦篇银翘散、白虎汤之类。伤津液者加甘凉，如银翘散加鲜生地、麦冬、玉女煎，以白虎合冬、地之类。神昏谵语，兼用芳香以开膻中，如清宫汤、牛黄丸、紫雪丹之类。愈后用六味、三才、复脉辈，以复其丧失之津液。风温咳嗽致痉者，用桑菊饮、银翘散辛凉例，与风寒咳嗽迥别，断不可一概用杏苏辛温也。

三、温热痉。即六淫之火气，消烁真阴者也，《内经》谓“先夏至日为病温者”是也。即同上风温论治。但风温之病痉者，轻而少；温热之致痉者，多而重也。药之轻重浅深，视病之轻重浅深而已。（廉按：吴氏此言未免笼统。夫吴氏所谓风温者，即叶氏论温二十则，所云温邪上受，首先犯肺，逆传心包之证，乃新感风热之为病也。若温热之为病，《素问》所谓“冬伤于寒，春必病温”，《灵枢》所谓“冬伤于寒，春生瘅热”是也。病之轻重浅深，一因新感，一因伏气，原因既异，证治自不得混同，况在温热痉乎！就廉实验所知，凡伏温化火刺激神经而发痉者，则为温痉；伏热化火冲动神经而发痉者，则为热痉。温痉之中，有因胃肠燥火而发痉者，有因心肝壮火而发痉者，有因劫烁肾阴而发痉者，有因热伏冲督而发痉者；热痉之中，有因胎热而发痉者，有因痫热而发痉者，有因丹毒胎毒而发痉者。且温热二痉之中，以夹积食积热为多，若不查明原因，辨明证候，鲜不误殇人命。鞠通曾谓：只治致痉之由，而痉自止，不必沾沾但于痉中求之。若执痉以求痉，吾不知痉为何物。此说诚然果如其说，未免前后自相矛盾矣。故余特将温、热二痉，分作两节论治，庶几分际清晰，以免笼统之弊。）

（一）温痉。因：其因有四，一因胃肠积热，二因心肝壮火，三因热烁肾阴，四因热伏冲督。皆足以刺激神经，而致痉瘛之原因。证：其证灼热自汗，渴不恶寒，面赤唇红，手足瘛疭，口噤鼻煽。此因于胃肠积热致痉，即《内经》所谓“气上不下，搏阳而为巅疾”也。若初起目赤唇红，上视惊啼，角弓反张，手足发搐，嗌干喉塞，甚或头摇，此因于心肝壮火致痉，即《内经》所谓“诸风掉眩，皆属于肝”也。若初起暮热朝凉，渴不喜饮，颧红齿槁，脊强反折，手足厥冷，溺短或闭，此因于热烁肾阴，即《内经》所谓“病藏于肾，阴虚阳盛”也。若初起脊强头摇，腰背反张，手足抽搐，昏厥不语，牙关紧急，啼声不出，此因于热伏冲督，即《内经》所谓“诸热瞀瘛，皆属于火”也。脉：胃肠积热者，脉必洪数而实，舌必绛红，苔多黄腻，甚或焦黄；心肝壮火者，脉必弦数，舌必紫赤，苔多深黄，指纹皆青紫浮红；热烁肾阴者，脉多沉数，舌红胖嫩，苔或焦紫；热伏冲任者，脉必弦劲，舌多紫赤，苔或焦黄，指纹多青紫而黯滞。其症皆因伏温发痉，而其间实热窒塞，阴液耗伤，及有无痰涌，最宜明辨。治：胃肠积热症，便闭者，三黄五色丸（小川连、青子芩、生锦纹各五钱为末，雪水泛丸，如芝麻大，分作五份，一份辰砂为衣，一份青黛为衣，一份腰黄为衣，一份轻粉为衣，一份芦荟为衣），乳子服五粒，小儿服十五粒，余视年龄酌加，通用竹叶灯芯汤调下；便通者，羚麻白虎汤（羚羊角、天麻、生石膏、知母、生甘草、粳米）或加减竹叶石膏汤（鲜竹叶、知母、栝蒌仁、生石膏、天花粉、川连、竹沥、半夏、鲜枇杷叶、淡海蜇、大地栗，二味煎汤代水），临服药，调下紫雪丹二分。心肝壮火症，便闭热盛者，用当归龙荟丸；挟痰上涌者，用何氏小红丸（羚半角屑一钱、飞辰砂五分、真猴枣三分、巴豆霜一分为末，绿豆粉糊为丸，如黍米大），乳子服一丸，一岁者二丸，二三岁者三丸，冰糖汤化下；便通溺塞者，用导赤泻心汤（鲜生地、黄芩、淡竹叶、小川连、汉木通）。热烁肾阴症，火盛便燥者，青蒿地骨皮汤（青蒿子、地骨皮、冬桑叶、知母、丹皮、生川柏、元明粉、白蜜）；阴虚溺塞者，用三汁饮（鲜生地汁两瓢、雅梨汁一瓢、解晕草根汁一瓢，重汤滚数沸）调下知柏六味丸十粒。热伏冲督症，冲动者，加味青铅镇冲汤（鲜生地四钱、生白芍钱半、生甘草三分、鲜石斛二钱、天冬钱半、鸭梨汁一瓢、淡竹沥一瓢、鲜石菖蒲汁一匙，先用青铅一斤化烊，倾入水盆内捞起，再烊再倾三次，取此清水，煎鲜生地等五味，滚百余沸，滤清，再将梨汁竹沥，滚十余沸，滗出，冲入鲜菖蒲汁，乘热即服），或用龙牡潜镇汤（青龙齿、珍珠母、左牡蛎、生白芍、海蛤壳、东白薇）；髓热者，黄柏猪脊髓汤（生川柏、猪脊髓、木通、石决明、鲜生地、生甘梢、冰片少许，童便冲入）。

（二）热痉。因：其因有五。一因胎热，二因痫热，三因丹毒，四因胎毒，五因积热。皆能使热极生风，刺激神经而发痉。证：其证面色深红，口中气热，目赤唇紫，便闭溺少，呵欠顿闷，手足瘛疭，此因于胎热致痉，即钱仲阳所谓“热盛生风，时发惊搐”也。若猝然仆倒，项强瘛疭，眼翻不转，口噤痰鸣，或作畜声，或吐涎沫，此因痫热致痉，即孙真人所谓“小儿痫热甚，亦发痉”也。若身热如火，赤若丹砂，形似锦纹，其痛非常，项背反张，手足瘛疭，此因于丹毒致痉，即孙真人所谓“丹毒皆风热恶毒所为，入腹则杀人”也。若面赤目闭，浑身壮热，小溲红黄，大便闭结，口鼻气粗. 手足瘛疭，此因于胎毒致痉，即万密斋所谓“半岁之真搐，乃胎毒至酷至烈者”也。若壮热惊啼，面红目赤，上视蚧齿，便闭溺涩，角弓反张，手足瘛疭，此因积热致痉，即陈无择所谓“小儿积热者，表里俱热”也。脉：胎热发痉，脉多沉数，舌多深红，指纹多青；痫热发痉者，脉多弦滑，舌多灰滑，指纹青紫；丹毒发痉者，脉多浮数，舌多鲜红，指纹紫青；胎热发痉者，脉多洪数，舌多紫红，纹亦青紫；积热发痉者，脉多数实，舌多焦黄，指纹紫滞。以上五症，若指纹三关纯黑，推之不动者，症皆不治。治：胎热发痉，宜四顺清凉饮（鲜生地、当归、生锦纹、生甘草）调下秘授珍珠丸（西黄五分，琥珀三钱，珠粉一钱，雷丸、天竺黄、胡连各五钱，银胡、广木香、陈胆星各三钱，鸡内金一两，槟榔七钱，赤金箔五十张为末，神曲糊为丸，如芥子大，金箔为衣），每服五七丸，专治小儿急惊风，痰迷心窍，抽搐昏晕，牙关紧闭，口不能啼，命在须臾，急用此丸，立可回生。痫热发痉，初用羚角钩藤汤（羚羊角、双钩藤、九制胆星、天竺黄、嫩桑芽、鲜竹叶心）调下猴马二宝散（真猴枣一分、真马宝一分，共为末），药汤调下；或用菊花天麻汤（真滁菊、明天麻、白知母、生玳瑁、石决明、蜣螂虫）调下病症镇心丹（真珠粉、真马宝、羚羊角各五分，川贝母二钱，为末糊丸，如绿豆大），每次一二丸，药汤调下。丹毒发痉，初用银翘浮萍汤（金银花、连翘、牛蒡子、生甘草、苦桔梗、鲜竹叶、水芦根、紫背浮萍草），药汤调下五福化毒丸；或用五味化毒汤（金银花、野菊花、紫花地丁草、蒲公英、紫背天葵草）调下犀角解毒丸。胎毒发痉，初用胡连甘草汤（胡黄连、生甘草、淡竹叶、鲜生地、木通）调下解毒延龄丹（收儿脐带寸许焙研末五分、小川连二分半、飞辰砂一分，蜜和为丸）三分，药汤下，以逐毒定痉；或用三豆银翘汤（生扁豆、生绿豆、黑料豆、银花、连翘、生甘草）调下生熟解毒丸（生炒子芩、生炒川柏、生炒胡连各一钱，生炙甘草各八分，上擂水为丸，如小米大，辰砂雄黄为衣，每服十丸）。积热发痉，便闭者，凉膈加羚羊汤（薄荷、连翘、生锦纹、焦山栀、青子芩、生甘草、羚羊角、元明粉、淡竹叶、白蜜）；便通者，四物镇痉汤（羚羊角、浙茯苓、生石膏、淡竹沥）。善后之法，或用鞠通五汁饮（鸭梨汁、麦冬汁、荸荠汁、生藕汁、鲜芦根汁或用蔗浆），和匀凉服，重汤炖温。

四、暑痉。暑兼湿热后，有湿痉一条，此则偏于热多湿少之病，《经》谓“后夏至为病暑者”是也。按俗名小儿急惊风者，惟暑月最多，而兼证最杂，非心如澄潭，目如珠智，笔如分水犀者，未易辨此。盖小儿肤薄神怯，经络脏腑较小，不耐暑气发泄。邪之来也，势如奔马。其传变也，急如掣电；岂粗疏者所能当此任哉！如暑月小儿身热头痛，项强无汗，此暑兼风寒者也，宜新加香薷饮；有汗，则仍用银翘散，重加桑叶；咳嗽，则用桑菊饮；汗多，则用白虎汤；脉芤而喘，则用人参白虎汤；身重汗少，则用苍术白虎汤；脉芤面赤，多言喘喝欲脱者，即用生脉散；神识不清者，即用清营汤加钩藤、丹皮、羚羊角；神昏者，兼用紫雪丹、牛黄丸等；病势轻微者，如清络饮之类，方法悉载上焦篇。学者当与前三焦篇、暑门中细心求之。余按婴儿头脊两部脑筋最灵，凡猝然伤暑，即风翔火炽，借乳酿痰，激动脑筋，发痉而似惊者，夏月最多。其因有二：一为猝冒暑风，一为骤中暑秽。世俗通称急惊，皆不查病因，见形取名，以欺病家。盖暑风初起，其症有二：一头痛壮热，项强无汗，角弓反张，咳痰惊啼，吴鞠通所谓“暑兼风寒”者也；二面红灼热，目赤自汗，脊强肢瘛，此张寿甫所谓“热动肝风而脑筋妄行”者也。暑秽初起，壮热面红，目赤上视，龂齿弄舌，手足瘛疭，神识昏迷，四肢厥逆，二便不通，或泻不爽，此叶天士所谓“热气闭塞，孔窍昏迷若惊，是为暑厥”也。凡暑兼风寒者，苔白微黄，脉左浮紧，右浮滑，指纹浮红带青，或兼淡紫，无汗，宜用加味香薷饮（西香薷、制川朴、羌活、扁豆衣、秦艽、钩藤），或用新加香薷饮（香薷、制川朴、金银花、扁豆花、连翘、竹叶），有汗则用加减凉膈散（牛蒡子、滁菊花、明天麻、连翘、天水散、荷叶包、鲜竹叶、桑芽、灯芯）；暑重，加西瓜翠衣；兼咳，则用桑菊饮；暑动肝风者，舌黄或赤，脉多弦数，甚或弦滑，指纹青紫窜出气关，热渴汗多者，古方竹叶石膏汤主之（方见前），或新加白虎汤（生石膏、益元散、知母、西洋参、竹叶、荷花露）。营热昏痉者，暑陷营分，舌必绛赤，痉而且厥，再挟乳汁酿痰，蒙蔽心包，堵其神气出入之清窍，不论暑风、暑温、暑痉、暑厥，皆宜羚羊清营汤（羚羊角、金银花、生山栀、鲜生地、青连翘、淡竹沥）调下紫雪丹三分。面赤多言，喘喝欲脱，急用生脉散（太子参、麦冬、五味子）救之。暑秽闭窍者，舌多黄赤浊腻，脉多沉伏，指纹紫赤不鲜。若脉芤而喘，大汗息促，指纹青黑，直出命关者，此内闭外脱之危候，治宜清芬宣窍为主。舌苔垢腻者，清芬辟疫汤（苏薄荷、佩兰叶、活水芦根、青蒿脑、鲜石菖蒲、鲜茅根）调下玉枢丹二粒或至宝丹一颗：舌上无苔者，石氏犀角地黄汤（犀角尖、银花、鲜生地、连翘、活水芦根、鲜石菖蒲、广郁金、梨汁、竹沥、姜汁少许）调下瓜霜紫雪丹二分，或用陆氏犀羚镇痉汤（犀角、羚羊角、鲜生地、元参、银花、连翘、人中黄、竹沥）调下至宝丹一颗；痉定神苏以后，或用清肺轻剂，清络饮（鲜荷叶边、鲜银花、西瓜翠衣、鲜扁豆花、鲜丝瓜皮、鲜竹叶）主之，或用清凉血分，四汁二心汤（鲜生地汁、雪梨汁、西瓜汁、生藕汁，先用卷心竹叶五十支，用水两碗，煎取清汤，将四汁和入，约煎二十余沸，）中入莲子心二十支，时时灌饮主之。

五、湿痉。按此一条，瘛疭兼有。其因于寒湿者，则兼太阳之气；其泄泻太甚，下多亡阴者，木气来乘则瘛矣。按中湿即痉者少。盖湿性柔而下行，不似风刚而上升也。其间有兼风之痉，《名医类案》中有一条云：小儿吐口见欲作痫者，五苓散最妙。本论湿温上焦篇，有三仁汤一法。邪入心包，用清官汤，去莲心、麦冬，加银花、赤小豆皮一法，用紫雪丹一法，银翘马勃散一法，《千金》苇茎汤加滑石、杏仁一法。而寒湿例中，有形似伤寒，舌白不渴，经络拘急，桂枝姜附汤一法。凡此非必皆现痉病而后治。盖既感外邪，久则致痉，于其未痉之先，知系感受何邪，当以何法治之，而痉病之源绝矣。岂不愈于见痉治痉哉！廉按中湿即痉者少，其间必有兼证，约有二因：一因湿滞兼风，外袭太阳经，发汗太多，致项脊强而痉挛者，但痉不搐；一因湿热动风，直窜脑神经，致脑膜炎而发痉瘛者，痉厥兼搐。古时皆称柔痉，惟方吴二家则名湿痉，盖风湿过汗而发痉挛者，必身热自汗，肌肉烦疼，项强口噤，四肢拘急，角弓反张，手足微冷，此《内经》

所谓“诸痉项强皆属于湿”是也，亦即《金匮要略》所谓“太阳病发热汗出，而不恶寒者，名曰柔痉”也。湿热动风而发痉瘛者，卒然口噤，角弓反张，壮热自汗，口燥渴饮，手足瘛疭，目瞪昏厥，此《内经》所谓“诸热瞀瘛，皆属于火”是也，陈平伯所谓“湿热化火，火动则风生，风煽则火炽，外窜督脉则成痉，上窜脑中则为厥”，正《素问》所谓“血之与气并走于上，则为大厥，厥则暴死”是也。凡痉挛脉多浮眩，甚或弦急，舌多白滑，或白而糙，首当活络舒筋为君，佐以熄风化湿，古方观音散加减（生苡仁、生明乳香、川桂枝、竹茹、生没药、茯苓、天麻、桑枝），时方陈氏熄风胜湿汤（羚羊角、竹茹、秦艽、钩藤、丝瓜络、飞滑石、梗通草、鲜桑枝）。痉瘛脉多弦数，甚则弦劲，舌多黄腻，甚或焦黄，指纹色多青紫而显明。若天庭青黯，目瞪直视，脉细劲，或伏坚，纹则粗硬如露青筋，推之血不流利，昏厥过二十四小时不醒者，则必其气不复返而死矣。初起时，首当熄风定瘛为君，佐以豁痰泄热，古方竹叶石膏汤加减（方见前），时方羚麻白虎汤加减（方见前）。善后之法，总以濡血养筋为君，佐以健胃，加减四物汤（细生地、生白芍、黄草石斛、当归、炙甘草、桑枝）。尚有余热者，仍佐清热；见有气虚者，当佐益气。如见关节处微肿且疼，不能屈伸者，则用茅根桑枝煎（鲜茅根、嫩桑枝各五钱，阿斯必林片一片冲）退筋节之炎，以定挛痛。

六、燥痉。燥气化火，消烁津液，亦能致痉。其治略似风温，学者当于本论前三焦篇秋燥门中求之。但正秋之时，有伏暑内发，新凉外加之证。燥者，宜辛凉甘润，有伏暑则兼湿矣，轻则苦辛淡，甚则苦辛寒矣。不可不细加察。如燥气化寒，胁痛呕吐，法用苦温，佐以甘辛。廉按燥痉其因有二：一因五气化火，火必就燥，液涸动风，每致痉瘛；一因秋燥时，伏暑内发，新凉外搏，燥热动风，亦多发痉瘛。液涸动风者，舌绛且干，口干齿燥，手指蠕动，继则目窜斜视，手足瘛疭，或厥或呃，却无痰涎，脉左细劲，右浮大，指纹淡红带青，或兼淡紫，此胡在兹所谓“阴虚阳亢，肝风上翔，猝发痉厥”也。初用阿胶鸡子黄汤（陈阿胶、生白芍、生牡蛎、鲜生地、女贞子、黄甘菊、鸡子黄），并治妇女血虚生风，见有头晕心悸，耳鸣躁扰，或发痉，或猝厥者，屡投辄效；或小定风珠（陈阿胶、生龟板、淡菜、鸡子黄、童便），或鸡子黄煎（鸡子黄十枚，乱发一团，沸汤洗净，二味入铜锅内，以炭火缓缓拌熬，令同化如水，即置地上出火气，频频灌之），并治胎毒丹毒火疮，涂之亦效；若肝络尚有伏热者，用加减阿胶黄连汤（陈阿胶、小川连、生白芍、羚羊角、鸡子黄，童便冲）；肺经有黏痰者，用青铅镇冲汤（方见前），加竹沥、梨汁，终用五汁饮以善后。燥热动风者，舌干苔焦，唇焦齿干，头痛身热，继则脊强肢瘛，气升痰壅，或喘或厥，神烦惊啼，脉左弦数，右滑搏，指纹青紫，直窜命关，此吴鞠通所谓“燥气化火，消烁津液，亦能致痉”也。便通者，用清离定巽汤（青连翘、冬桑叶、鲜生地、鲜竹叶、滁菊花、元参、木瓜、钩藤）；便闭者，用元蜜煎（元明粉四分、白蜜四钱泡汤），调下瓜霜紫雪丹二分，终用四汁二心汤（方见前）以善后。不论虚燥实燥，若津液未能回复，指纹或淡或紫，透关射甲者，症多不治，惟虚燥尤为危险。

七、内伤饮食痉（俗名慢脾风）。按此证必先由于吐泻，有脾胃两伤者，有专伤脾阳者，有专伤胃阳者，有伤及肾阳者。参苓白术散、四君、六君、异功、补中益气、理中等汤，皆可选用。虚寒甚者，理中加丁香、肉桂、肉果、诃子之类；因他病伤寒凉药者，亦同此例。《叶案》中有“阴风入脾络”一条，方在小儿痫痉厥门中，其小儿吐泻门中，言此证最为详细，案后华岫云驳俗论最妙，学者不可不静心体察焉。再参之钱仲阳、薛立斋、李东垣、张景岳诸家，可无余蕴矣。再按此证最险最为难治，世之讹传妄治已久，四海同风，历有年所，方中行驳之于前，诸君子畅论于后，至今日而其伪风不息，是所望于后之强有力者，悉取其伪书而焚耳。细观《叶案》治法之妙，全在见吐泻时，先防其痉，非于既痉而后设法也。

八、客忤痉（俗谓惊吓）。按小儿神怯气弱，或见非常之物，听非常之响，或失足落空跌仆之类，百证中或有一二。非小儿所有痉病，皆因于惊吓也。证现发热，或有汗，或无汗，面时青时赤，梦中呓语，手足蠕动。宜复脉汤，去参、桂、姜、枣，加丹参、丹皮、犀角，补心之体以配心之用。大便结者加元参；溏者，加牡蛎；汗多神不宁，有恐惧之象者，加龙骨、整琥珀、整朱砂块（取其气、而不取其质），必细询病家确有所见者，方用此例。若语涉支离，猜疑不定者，静心再诊，必得确情，而后用药。愚儿三岁，六月初九辰时，依门落空，少时发热，随热随痉，昏不知人，手足如冰，无脉；至戌时而痉止，身热神昏无汗；次日早，余方与复脉汤，去参、桂、姜、枣，每日一帖，服至三四杯，不饮不食；至十四日巳时，得战汗而愈。若当痉厥神昏之际，妄动乱治，岂有生理乎，盖痉厥则阴阳逆乱，少不合拍，则不可救。病家情急，因乱投药石，胡针乱灸，而死者不可胜纪也。按朱遂生云：痉不待治而自止，此证不必责其痉也。发热无汗，纯是外感，自初九至十四，凡六日，恰合经尽汗解之期，复脉汤非其治也。若以浮萍银翘汤治之，不过一药病愈矣。若包络热重，唇舌干燥，目睛有赤缕者，牛黄清心丸，本论牛黄安官丸、紫雪丹辈，亦可酌用之。汪瑟庵云：世妄传惊风之证，惟此一证，乃副其名。其因风因热等项之惊，神气昏愦，往往对面击鼓放铳，全然不知；客忤之证，则神惊胆怯，畏见异言异服，极易分别也。朱遂生曰：客忤痉，轻者仅神惊胆怯，重者则神气昏愦。王氏子年十七，夜出为疯狂人所逐，因而成痉，背反张，腿强直，气闭肢冷，呼唤不应，用通窍散，吹其鼻孔，复用水磨紫金锭灌之立愈。

九、本脏自病痉（此证则瘛病也）。此证由于小儿之父母恐儿受寒，覆被过多，着衣过厚；或冬月房屋热炕过暖，以致小儿每日出汗，汗多亡血，与产妇亡血致痉一理。肝主血，血足则柔，血虚则强，故曰本脏自病，此一痉也，又实为六淫致痉之根。盖汗多亡血者，本脏自病；汗多亡卫外之阳，则易感六淫之邪也。全赖明医参透此理，于平日预先告谕小儿之父母，勿令过暖汗多亡血，暗中减少无穷之病矣，所谓治未病也。治本脏自病法，一以育阴柔肝为主，与治产后亡血病痉同法，所谓血足风自灭也。复脉汤、三甲复脉三方、大小定风珠二方，皆可选用。专翕膏，在痉止后，每日服四五钱，分两次，为填阴善后计也。六淫无汗致痉者，亦同此例。救风温温热误汗者，先与存阴，不比伤寒误汗者，急于护阳也。盖寒病不足在阳，温病不足在阴也。

炳章按 石氏《医原》“论痉病证治”一则，颇有发明，录之以备参考。石芾南云：世俗未解六气致病之理，不知六气最易化燥，及小儿尤易化燥之理，见儿发热，不问何邪，概曰风寒，辄与辛燥升散，杂以苦温苦涩消导，津液耗伤，致成痉瘛。乃见儿痉瘛，便称惊风，乱投冰麝金石苦寒慓悍毒药，以为开窍镇惊，清热祛风，家藏丹丸，世传秘方，多系如此，误治甚多。又或将惊字误作筋字，挑筋刺血，强推强拿，其在富贵之家，酿祸尤速。尝见荐医荐万，接踵而至，此医用热，彼医用寒，一日之间，七方十剂遍尝，刀针金石全施；又或送鬼叩神，此摇彼唤，使儿无片刻之安；重棉厚絮，炉火壶汤，使儿在热盒之内。假使延一明理之医，对症施治，夫何至于此极。大抵痉病多由于燥热化风，虽名曰风，实是肝阳为病，筋失滋养，故致强急，试举其大略言之。风寒初起，发热无汗，无论痉与不痉，治以辛润，如杏仁、牛蒡、桔梗之类。寒重者，加温润，如葱白、生姜之类。风温温热，治以辛凉，于辛润法中，酌加微苦，如桑叶、姜皮、栀皮、连翘、蔗皮、梨皮、沙参之类。热重者，酌加凉润轻品，如银花、菊花、知母、羚角、竹叶、芦根、梨汁、蔗汁之类；湿痰，加半夏、蜜炙橘红之类；热痰，加川贝母、天竺黄、栝蒌霜、花粉、胆星之类。燥火甚者，清燥救肺汤，在所必用：湿夹热者，加辛凉辛苦，如蔻仁、通草、茯苓、滑石、鲜竹叶、鲜荷叶、扁豆花、姜炒川连之类；阴液亏极，色悴窍干，无涕无泪，口喑不能言，宜速救液，如鲜生地、麦冬、元参、鲜首乌、阿胶、鸡子黄、鲜石斛、生玉竹、女贞子、牡蛎、龟板之类，液虚燥极，必多进方回，切勿中途易法，致令不救。又按王勋臣小儿抽风之论，实亦瘛疭之类，即吴鞠通所谓“内伤饮食痉”，世俗所谓慢脾风是也。王清任曰：夫抽风一症，今人治之不效者，非今人错治，乃古方误人。此证多由于伤寒温疫，或痘疹吐泻等证，病久而抽，则名曰慢惊风。慢惊风三字相连立名，不但文义不通，亦未细察病源。若真是风，风之中人，必有由皮肤入经络，亦必有由表入里之证可查。既查无外感之表证，何得总言是风？其所以言风者，因见其病发作之时，项背反张，两目天吊，口噤不开，口流涎沫，咽喉痰声，昏沉不省人事，以为中风无疑。殊不知项背反张，四肢抽搐，手指固握，乃气虚不固肢体也；两目天吊，口噤不开，乃气虚不上升也；口流涎沫，乃气虚不归原也。元气既虚，必不能达于血管，血管无气，必停留而瘀，以一气虚血瘀之证，反用散风清火之方，服散风药，无风则散气；服清火药，无火则凝血；再服攻伐克消之方，气败血亡，岂能望生。每见业小儿科阅历多者，绝不误人。因抽风古方不效，见抽风则弃而不治。亦有看小儿现在之证，知必抽风，虽无方调治，亦必告知病家，此病恐将来抽风。凡将欲抽风之前，必先见抽风之证，如见顶门下陷，昏睡露睛，口中摇舌，不能啼哭，哭无眼泪，鼻孔煽动，咽喉痰声，头低不抬，口噤无声，四肢冰冷，口吐白沫，胸高如碗，喘息气促，面色青白，汗出如水，不能裹乳，大便绿色 （大便色青，有寒有热），腹内空鸣，下泻上嗽，肌肉跳动，俱是抽风先兆。前二十证，不必全见，但见一二证，则知将来必抽。其中有可治者，有不可治者。若露睛天吊，不食不哭，痰鸣气喘，病虽沉重，乃可治之证；若天庭灰黑，肾子收缩，或脉微细，或脉全无，外形虽轻，乃不治之症。可治者，宜可保立苏汤主之（生黄芪一两五钱、党参三钱、白术二钱、甘草二钱、当归二钱、白芍二钱、炒枣仁三钱、萸肉二钱、枸杞子二钱、破故纸一钱、桃核肉一枚，水煎服。此方专治小儿因伤寒瘟疫，或痘疹吐泻等证，病久气虚，四肢抽搐，项背反张，两目天吊，口流涎沫，昏沉不省人事。至其分两，指四岁小儿而言；若两岁者可减半；若一岁者可用三分之一；若二三月者，可用四分之一，不必拘于剂数。余治此证一日之间，用至二三剂者，服至不抽，必告知病家，不可因不抽，遂不服药，必多服数剂，气足方妥）。又按所述二十余证，皆虚寒之象，故尚可救药，若虚中挟热，则难治矣。余治马氏小儿，甫匝月患痉病，发表攻里，汤丸杂投，针刺兼施，而痉不止，昼夜十数作。诊之左臂上伸，右臂下垂，手固握，目斜视，口流涎，肢搐搦，身微热，用灯草、薄荷、白蜜煎汤，少点姜汁，磨紫金锭灌之，痉减半，再服热退而痉未全止，改用可保立苏汤两剂痊愈。

第二节　伤寒转厥

【因】厥有二症：曰阳厥，曰阴厥。阳厥者，热厥也，必先自三阳传入阴分，故初起必因头痛发热，自浅入深，然后及于三阴，变为四肢逆冷，或时乍温，其证由邪热内结，或伏阳失下之所致也；阴厥者，塞厥也，初无三阳传经实热等证。仲景曰：“凡厥者，阴阳气不相顺接，便为厥，厥者，手足逆冷”是也。

【证】阳蕨证初起，必头痛发热，然后入于三阴，变为四肢逆冷，或时乍温。其症必便结躁烦，谵语发渴，不恶寒，反恶热。吴云峰云：阳厥者，外感六淫初起，头疼身热，口干脉数，或变乍凉乍冷，有似阴证，但寒不过肘膝，冷不过一时，大便闭结，目红溺赤，此热邪入里，气血不得宣通，所谓“阳极发厥，火极似水”也。阴厥证，畏寒厥冷，腹痛吐泻，战栗不渴，脉沉无力者，此阴寒厥逆，独阴无阳也，故为阴厥。吴云峰云：阴厥者，素有内寒，或食凉物，或中寒邪，或因病后自汗自利，变而身寒厥冷，倦卧不渴，面青溺白，脉沉细迟，忽然烦躁不宁，欲坐卧泥水井中，此阴极发躁，阴竭似阳也。脏厥证，仲景曰：伤寒脉微而厥，至七八日肤冷，其人躁无暂安时者，此为脏厥，其人必心腹痛。脏厥者死，阳气绝也。蛔厥证，其人当吐蛔，令病者静而复时烦，此为脏寒，蛔上入膈故烦；须臾复止，得食而呕，又烦者，蛔闻食臭出，其人当自吐蛔。蛔厥者，乌梅丸主之。成无己云：蛔厥虽厥而烦，蛔吐已则静，不若脏厥而躁无暂安时也。病人脏寒胃虚，故宜与乌梅丸，温脏安蛔，此仲景之论厥也。至于《内经》论厥则不同，以猝然倒仆，昏冒不知人，手足冰冷，色脱口噤，状若中风，但无歪斜搐搦之异。夫厥者，尽也；逆者，乱也，即气血败乱之谓也。景岳云：凡厥之将作，则寒热麻痹，必先由手足而起，猝然仆倒，手足冰冷，面色不泽，昏冒不知，牙关紧闭，或六脉沉伏，状若中风，而无痰声搐搦之异。

【脉】凡伤寒阳厥，脉沉有力；阴厥脉沉无力。李士材云：阴厥脉沉弱，指甲青而冷；阳厥脉沉滑，指甲红而温。脏厥脉微而厥；寸口脉沉实滑大，为痰气食厥诸有余之证；微濡而弦，为阴阳虚厥诸不足之证；大小无常为尺厥；沉细无力为蛔厥。浮大者风，紧细者寒，芤数暑热，促急瘴湿，涩滞血逆，无脉脱元。

【治】阳厥厥微则热亦微，官四逆散（柴胡、芍药、枳实、甘草）；厥甚热亦甚，宜承气汤，或三黄石膏汤。中寒阴厥，轻则理中汤，重则四逆回阳等汤。寒厥三建汤（川乌、附子、天雄，生姜水煎）加人参。热厥人参白虎汤，蛔厥理中汤，加乌梅炒花椒。煎厥因于烦劳过度，阳气外张，阴精内竭者，宜六味地黄汤加知母、黄柏、龟板；因于元气虚衰，不能收摄阴火，而昏昧卒仆发厥，脉软数者，宜黄芪人参汤（人参、黄芪、生地、麦冬、五味子、天冬、黄柏、炙甘草）。薄厥因大怒则形气绝，血菀于上，使人薄厥，宜犀角地黄汤，加消瘀降气之品；或八味顺气散（人参、白术、青皮、陈皮、茯苓、白芷、乌药、甘草）。痰厥者，忽然气闷痰鸣，吐涎肢冷，脉见沉滑，重者不醒，为痰中，轻者渐醒为痰厥，宜导痰汤（制半夏、制南星、枳实、茯苓、陈皮、甘草、姜），或四君子汤加竹沥、姜汁。尸厥，因冒犯不正之气，如登冢入庙，吊死问丧，猝中恶气，忽然肢冷口噤，昏晕妄言，则为尸厥，治以苏合香丸，姜汁调灌之。更宜醋炭熏鼻即醒。气厥之证有二：气虚气实，皆能为厥。实则形气愤然，卒倒肢冷，口无涎沫，其脉沉弦或伏，治宜顺气调肝，四磨饮、乌药顺气汤之类，与中风身温多痰涎者大异；虚则形气索然，色青脉弱，肢体微冷，治当大补元气，如补中益气汤、八珍汤，皆可选用。血厥之证亦有二，血逆血脱，皆能为厥。逆则因产后适有恚怒而见者，血从气逆，必先调气，与薄厥相似，气行则血亦行，重者宜桃仁承气汤。血脱如大吐大崩，或产后恶露过多不止，则气随血散，卒仆无知，宜先掐人中，或烧醋炭，以收其气，急服独参大剂，血脱益气之法也。因醉得者为酒厥，宜葛化解醒汤。因饱得者为食厥，如饮食醉饱之后，或感风寒，或肴恼怒，食填胸中，胃气不行，须臾厥逆，名曰食厥。证必昏迷不醒，肢不能举，气口脉形急大，或沉伏为辨。先以盐汤探吐，吐不出者危，再以和平消导治之，如二陈汤加枳、朴、楂、曲。又有男女交接而厥脱者，多致不救，男子名脱阳，宜参附汤加鹿茸，其死后阳事不倒；女子名脱阴，宜参附汤，合龟鹿二仙胶。或梦中遗泄而脱者，名脱元，其阳必举，精必遗泄，形容犹带喜笑。体温者，宜参附汤加熟地，急煎灌救之；体冷则不治矣。

秀按 《内经》所谓“阳气衰于下，则为寒厥，必肢冷脉沉微数，或虽数无力”，然似热非热之证尤多，故凡手足逆冷，而脉证无实热者，即寒厥也，宜益元汤、附子理中汤。阴气衰于下则为热厥，必先多热，脉沉滑而数，畏热喜冷，或烦躁便闭，形证多昏冒。因乘醉入房，湿热下陷，酒气慓悍，肾水日衰，阳气独盛，阴水渐涸，令人发厥，宜壮水之主，六味地黄汤。以足三阳起于足趾之端，足三阴聚于足心之下，故热厥必从足下始，而阴虚之病，足心多热也。寒厥必起于足五趾，而上行于膝。所以阳虚之病，四肢多不温也。故寒厥补阳，热厥补阴，正合王太仆“壮水之主，以制阳亢；益火之源，以消阴翳”之法也。《经》云：血与气并走于上，则为大厥，厥者暴死。又云：内夺而厥，则为瘖痱，此肾虚也，或曰肾厥。沈又彭云：厥证卒倒，是下气逆上之病。《经》云：气复返则生，不返则死。言气复返于下，非散而复聚之谓。首章言病状，次章言病因，一由于肾，一由于肝也。《经》言内夺，病发于肾，肾脏藏精，即真阴也，而真阳亦寓矣。肾络上挟舌本，阳喜升浮，借阴涵吸。若内夺其精，则阳气无依，升浮于上，涎随气逆，填塞舌络，故舌瘖不能言。阳气既升而下焦存阳必微，故足痱不能履。倘能绝欲戒怒，犹未至大厥也。《经》云：大怒病发于肝也。肝为风木之脏，性最喜升，其络循喉咙之后，上至巅顶，精血足则肝阳有所附，虽怒亦不至大厥。惟精血衰少之人，失于涵蓄，肝阳本自易动，怒则勃然而上，通身之气血随之，则下焦之气脱矣，故卒倒。上焦之气壅矣，故不言。是名大厥，又名暴厥，此解甚是。吴云峰云：蛔厥者，其人素有食蛔在胃，又犯寒伤胃，或饥不得食，蛔求食而上攻。或外感证，不应发汗，而妄发其汗，以致胃气虚寒，虫上入膈，舌干口燥，漱水不欲咽，烦躁昏乱，手足逆冷，不省人事，甚至吐蛔，宜理中安蛔汤（人参、白术、茯苓、炒川椒、乌梅、生姜）治之，勿用甘草，勿食甜物。盖蛔虫得甘则动，得苦则安，得酸则静，得辛则伏故也。亦有食填太阴，脘腹痛而吐蛔者，温中化滞为宜。厥证身温汗出，入腑者生，身冷唇青，入脏者凶。如手冷过肘，足冷过膝者死。指甲红赤者生，青黑者死。或醒或未醒，或初病，或久病，忽吐出紫红色痰涎者死。如口开手撒，五脏绝症已见一二，惟大剂参芪，兼灸气海丹田，间有得生者。

廉勘 厥者，从下逆上之病也。惟厥症返魂丹（方见前）可以统治诸厥。邵新甫云：大砥杂证变生之厥，与伤寒门所载者有间。想是证气血日偏，阴阳一并而成，譬如风雷之猛烈郁极而发也。若发而渐复者，犹可转危为安；若发而转逆者，必至直拔根荄乃已。斯存亡之机，在乎命脏之盈亏耳。考方书之名目不一，致病之因由亦繁。大抵可吐者，如痰食填塞于胸中，用栝蒂散之类，及烧盐探引方法；可清可折者，如厥阴壮火升逆而无制，用玉女煎及宣明龙荟丸法；可开可降者，如气厥薄厥，而形气暴绝，五磨饮子及菖蒲酒法；秽浊蒙邪，而昏乱无知，有牛黄至宝丹及苏合香丸之两法；飞尸卒厥，先宜酒醋以引导，并可按穴而施针法及灸法。若从虚而论者，如内夺而厥，则为瘖痱，或谓风厥，有地黄饮子之通摄下焦法；烦劳阳张，令人煎厥，有人参固本丸，加入金箔方；血厥而阳腾络沸，参乎从阴从阳法；色厥而精脱于下，急与大剂挽元法；肾厥宗许学士椒附以通阳，蛔厥有仲景之安蛔法。阳极用救阴峻剂，阴极有扶阳方法。种种规模，已属全备，参考叶案中自明。香岩于是证独重在肝，盖肝者将军之官，善于他脏者也。要知肝气一逆，则诸气皆逆，气逆则痰生，遂火沸风旋，神迷魂荡，无所不至矣。若犯于上者，不免凌肺烁液，有麦门冬汤及琼玉膏之补金柔制法；若犯于中，而为呕为胀者，用六君子去术，加木瓜、姜、芍之类，及附子粳米汤加人参，为补胃凝肝法；若震及心脾而为悸为消者，用甘麦大枣汤合龙牡之属，为缓急重镇法；若挟少阳之威，而乘巅摇络者，用羚角、钩藤、玄参、连翘之剂，为熄风清络法；若本脏自病，而体用失和者，以椒梅桂芍之类，为益体宣用法；若因母脏之虚，而扰及子脏之位者，用三才配合龟甲、磁朱及复脉减辛味，复入鸡子黄之属，为安摄其子母法。至于痿厥之法，尤觉神奇，取血肉介类，改汤为膏，谓其力味着实，填隙止厥最速。此岂非补前人之未备，开后学之法门者乎！参阅叶案者，幸毋忽诸。朱遂生云：按吴氏所谓“冷如冰，热如火，乃厥逆之厥”，若《经》所谓“大厥、薄厥、阳厥、风厥、阴厥、尸厥”等类，治法宜通阴纳阳，降气镇肝，开窍行血涤痰。王氏妇病气厥，昏不知人，腿强直，两臂忽上忽下，忽左忽右，脉不得诊，用铁落饮，和紫金锭，灌之立愈。二年中连发三次，如法治之皆效。

乙巳岁腊月十有一日三句钟，沙氏妇突患奇病，骨如播鼓，动摇不已，二三人力不能持，言语迷离，自云头为人窃去，在九里以外，叩魂送祟者纷纷然。诊之脉如平人，因思诸风掉眩，皆属于肝，足厥阴逆传手厥阴，则风邪上乘心包而窍闭，用铁锤烧赤淬水，煎钩藤、芍药，和紫金锭一枚灌之，移时神清，而形不复摇动矣。此亦厥病之类也。

第三节　伤寒转闭

【因】其因有三：一热邪烁营，逆传心包而闭者；二痰因火动，蒙蔽神明而闭者；三湿热熏蒸，上蒙心包如闭者。

【证】（一）身热口渴，烦躁而动，揭去衣被，扬手掷足，循衣摸床，撮空理线，便闭溲短，舌质绛，苔黄焦，或黑糙，此因实热转闭。（二）面赤气粗，口噤目张，两手握固，语言蹇涩，身热便闭，神志昏沉，舌苔黄腻，胖短，此因痰火转闭。（三）壮热口燥，不喜饮水，脘闷懊侬，神识昏沉，如痴如醉，嗜卧懒动，好向壁卧，懒与人言，或眼喜闭，或开目不欲见光明，此因湿蒙转闭。

【脉】由于热闭者，脉必沉实而数，有力者为实热，濡数者为暑热；南于痰闭者，脉必滑大；由于湿蒙者，脉必濡数，或软弱无力。

【治】由于实热而闭，便闭者，宜服犀连承气汤（犀角一钱、川水连一钱、生锦纹三钱、小枳实钱半、元明粉二钱、真川朴五分）加鲜生地六钱、连翘三钱主之。牛黄丸，紫雪丹，至宝丹，临证酌加之。由于痰热而闭，口闭不语如厥者，宜先用卧龙丹（西黄、金箔各四分，梅冰、荆芥、闹羊花各二钱，麝香、辰砂各五分，牙皂角钱半，细辛一钱，灯芯灰二钱四分，共研极细末），搐鼻取嚏，以通肺窍；次用导痰开关散（见过玉书《治疔汇要》），开水调服八分，以吐稠痰；再用雪羹汤（陈海蜇漂淡二两、大荸荠五枚去脐蒂）煎汁，加萝卜汁、鸭梨汁各一杯，鲜石菖蒲钱半捣汁，合调牛黄清心丸，徐徐灌下，分作两次服。由于湿蒙者，宜芳香逐秽汤（藿香、佩兰、蔻仁、白芥子、飞滑石、广郁金、真川朴、光杏仁、生苡仁）加鲜芦根二两，紫金片八分调冲。便闭者，加陆氏润字丸（生锦纹一两，漂半夏、前胡、生楂肉、天花粉、广皮、白术、枳实、槟榔各一钱二分半，晒干为末，神曲糊为丸）三钱，另吞服。湿蒙偏于热重者，加叶氏神犀丹（犀角六钱磨汁、鲜石菖蒲六钱、鲜银花一两六钱、鲜生地四两，三味捣汁，青连翘一两、人中黄四钱、上青黛九钱、青子芩六钱、淡香豉八钱、元参七钱、老紫草四钱、天花粉四钱，上药各生晒研细，以各汁捣和，将豆豉煮烂为丸，每重三钱），开水调服之。

秀按 周澹然云：温邪初起，腰痛身疼，脉伏神昏，咽燥不语者，乃邪热内闭，治不合法，死期最速。大凡邪来迅速，直传心胞，乃有内闭神昏之候。或热传胃府，与浊滞相合，亦令谵语神昏。湿与浊最能昏入神智。往往温病初起，即能令人神识模糊，烦躁不知所苦。间有神清，而能自主者，梦寐亦多不安，或闭目即有所见，有所见即谵妄之起蒂。若湿热甚，则熏蒸膻中。蒙蔽心胞，则神智昏沉，如醉如痴，嗜卧懒动，渴不多饮，好向壁卧，闭目不欲见光明，宜芳香化浊，辛淡宣气（全青蒿、佩兰、白蔻仁、光杏仁、连翘、滑石、广郁金、鲜石菖蒲、生米仁、白薇、棉茵陈），使气行浊化，如拨去云雾，即见青天，此即湿蒙之治法也。若夫热邪传营，舌色必绛而无苔，其有舌绛中兼黄白苔者，及似苔非苔者，此气分遏郁之热，非血分也，宜用辛润达邪，轻清泄热法。最忌苦寒冰伏，阴柔滋腻，致气分之邪，遏伏内陷，反成纯绛无苔。其有不因冰伏，而舌纯绛鲜泽，神昏者，乃邪传包络，宜犀角、鲜生地、黄连、银花、连翘、郁金、鲜石菖蒲、竹沥、姜汁等味，清化之中，佐以辛润开闭。若舌色紫黯，扪之且湿，乃其人胸膈中素有宿瘀与热相搏，宜鲜生地、犀角、丹皮、丹参、赤芍、郁金、花粉、桃仁、藕汁，凉血化瘀。否则瘀热为互，阻遏机窍，遂变如狂发狂之证。亦有夏令新受暑热，昏迷若惊，此为暑厥，即热气闭塞孔窍所致。其邪入络，以牛黄丸、至宝丹，芳香利窍可效。神苏已后，用清凉血分，如连翘心、竹叶心、元参、鲜生地、银花、绿豆衣、麦冬之属。此症初起时大忌风药，暑火之邪，得风药而更炽矣。

廉勘 邪热内闭，神昏谵语，必先辨其陷入之浅深，别其轻重以定方。如热初蒸及心之经，心烦多言，间有糊涂语，其邪虽陷，尚浅而轻，但须丹溪清心汤，去硝黄，以泄卫透营可也。迨陷入心包，妄言妄见，疑鬼疑神，其邪渐深而重，先以茶竹灯芯汤（细芽茶五分、卷心竹叶三十片、灯芯两帚），调下万氏牛黄丸一二颗，每多奏效。若厥后犹不清醒，反昏冒不语，全不省人事者，则邪热直陷心脏，极深而重，急用新定牛黄清心丸，或安宫牛黄丸，甚或瓜霜紫雪丹，调入石氏犀地汤（黑犀角、鲜生地、青连翘、银花、广郁金、鸭梨汁、淡竹沥、姜汁、鲜石菖蒲、活水芦根、灯芯），以开透之，犹可十全一二；或用加减服蛮煎（鲜生地五钱，鲜金钗、知母、丹皮、辰茯神各二钱，麦冬、木通、广皮、鲜石菖蒲各一钱，犀角汁一瓢，西黄一分。祝春渠《歌方集论》方），调入厥症返魂丹四五丸，亦可幸全十中之一。如或不应，必至内闭外脱而毙，此热陷浅深之次第，用药轻重之方法也。然昏虽系热深，却有夹痰浊、夹湿秽、夹胃实、夹血结、夹毒攻、夹冲逆之分，而无不关系于神经。其分布于心肺胃三经者，即第十对迷走神经，主心肺胃之知觉运动，凡结邪在此神经，其人知觉即昏迷。即肝肾冲督，亦有交感神经反射之作用。由是推之，肺主气，气闭而神昏迷者，由于痰浊迷漫神经也，故曰痰迷，亦曰痰厥，治宜先用卧龙丹（西牛黄、金箔各四分，梅冰、荆芥炭、闹羊花各二钱，麝香、辰砂各五分，猪牙皂钱半，细辛一钱，灯芯灰二钱五分，共研极细末），搐鼻取嚏，以通肺窍；次用导痰开关散（方载过玉书《治疔汇要》）开水调灌一钱，以吐稠痰。若痰虽吐，而神犹不醒，急用犀角二汁饮（犀角汁五匙、生萝卜汁半碗、梨汁两瓢、雪水三杯煮沸，和入三汁即服），调入炼雄丹（明雄黄一分、牙硝六分，研细同入铜勺内，微火熔化拨匀，俟如水时，即滤清者于碗内，候其将凝，即印成锭），三厘或五厘，徐徐冷灌，一日三服，每见有吐出清痰黏涎数碗，而神识全清；终以枇杷叶饮子（《外台》方）调岩制川贝（廉臣经验方）一二块，去余痰以肃清肺气，或用二陈汤善其后。此治痰迷重症之方法也。其夹湿秽而神迷者，由于湿热郁蒸过极，迷蒙神经也，故曰湿蒙。治以芳香辟秽，辛淡开闭，藿朴夏苓汤去蔻朴，加细辛三分、白芥子八分、芦笋一两、滑石五钱，煎汤代水，乘热即饮，蒙闭即开，甚则调入太乙紫金丹一丸，投无不效。若热势稍重者，宜以清凉透热，芳烈宣窍，清芳透邪汤（鲜石菖蒲钱半、泽兰叶二钱、薄荷叶八分、青蒿脑钱半、鲜茅根四十支、活水芦根一两、紫金片五分），亦屡投辄验。樊师每用藿朴二陈汤，亦屡奏功。或去本方中紫金片，磨冲苏合丸一颗，尤效。若夹胃实而神昏迷者，属胃热蒸脑，脑筋起炎，神即昏蒙，头摇目瞪矣。延及脊髓筋亦发炎，则手足发痉，甚则角弓反张矣。盖胃为五脏六腑之海，其清气上注于目，其悍气上冲于头，循咽喉，上走空窍，循眼系，入络脑，脑为元神之府，所以胃热蒸脑，无不发现神经诸病也。此为温热病最多之候。其夹血结而神昏迷者，蓄血迷乱神经也。蓄血在上焦者，属心包络，证必脉细肢厥，胸痹痛厥，故曰血结胸。法宜横开旁达，加味桂枝红花汤（桂枝汤加红花、桃仁、海蛤壳）。若舌红燥，脉弦数者，陶氏用犀角地黄汤，加大黄、桃仁、红花、枳实，最为合法。蓄血在中焦者，属脾络，证必脘痛串胁，脉涩肢厥，胀痛在左胁者居多，故名脾胀，和血逐邪汤（鳖血柴胡、荆芥、制香附、嫩苏梗、秦艽各钱半，川朴、枳壳各一钱，川芎八分，益母草、泽兰各三钱，绛通一钱，生姜皮五分），甚效；五枝松针汤（紫苏嫩枝钱半，川桂枝五分，樟枝、桃枝各六钱，酒炒嫩桑枝二尺，青松针八钱。何氏验方），亦验；重则加《金匮》鳖甲煎丸四五钱、或加宽膨散（叶氏验方）一钱，奏效最捷。蓄血在下焦者，属肝络冲脉，证必左脉弦涩，手足厥冷，大便溏黑，小便自利，神昏如狂，治宜宣气解结，透络通瘀，叶氏加减小柴胡汤（鳖血柴胡、黄芩、炙甘草、鲜生地、丹皮、桃仁、楂肉、或犀角），或舒氏增损小柴胡汤（舒驰远《伤寒集注》方），随证酌用；延久而变肝胀血蛊，治宜开郁通络，如新加绛覆汤（旋覆花包煎、真新绛、原桃仁、柏子仁、当归须、乌贼骨、延胡、川楝子、茜根、青葱管。徐氏《医学举要》方），开郁通络饮（陈香团、广郁金、延胡、远志、真新绛、宣木瓜、蜣螂虫、通草、佛手片、丝瓜络、路路通、生米仁），开郁正元散（生白术、陈皮、青皮、香附、山楂、海粉、桔梗、茯苓、砂仁、延胡、麦芽、甘草、神曲），代抵当丸（酒炒锦纹四两，桃仁三十粒，炒穿甲、醋炒莪术、归尾、细生地、元明粉各一两，官桂三钱，为末，蜜为丸，如萝卜子大。如蓄血在上部者，黄昏去枕仰卧，以津咽之，令停喉以搜逐瘀积；在中部食远服；下部空心服，俱丸如梧子，百劳水煎汤下之。如血老成积，攻之不动，去归地，倍莪术官桂），桃仁承气合逍遥散加味（原桃仁、全当归、赤苓各三钱，生锦纹钱半，赤芍二钱，风化硝一钱，川柴胡、苏薄荷、炙甘草、官桂各五分，生晒术八分，细辛三分，蝼蛄十只，研末包煎）之类，临时对证选用可也。若夹毒攻而神昏迷者，血毒攻心也，名曰血闭。其症有三：一为温毒烁血，血毒攻心，法当峻下，如桃仁承气汤、合抵当丸之类；二为产后积瘀，血毒攻心，宜回生至宝丹（华氏妇科方）最灵，黑神丸（百年陈京墨二锭，无根水磨成浓汁，倾入瓷盘中，晒燥刮下，研细，每料约用净墨粉四钱、陈百草霜二钱，烧各种野草者佳，取灶门上积烟、明天麻二钱、淮小麦粉二钱，赤金箔五十张各研极细，称准分量，再研匀，即将淮麦粉一钱，打糊为丸，金箔为衣，每丸约重一分，外用蜡封固，轻者服一丸，重者服二三丸，童便陈酒合送下），最稳而效；三为溺毒入血，血毒攻心，甚则血毒上脑，其症极危，急宜通窍开闭，利溺逐毒，导赤泻心汤（鲜生地、木通、甘草梢、淡竹叶、小川连、青子芩、山栀、知母、辰砂拌茯神、麦冬、益元散）调入犀珀至宝丹，或导赤、合加味虎杖散（鲜生地一两，淡竹叶钱半，生甘梢、木通各一钱，鲜杜牛膝一两，茺蔚子三钱，琥珀末五分冲，麝香一分冲），调入《局方》来复丹二三钱，尚能幸全一二，此皆治实闭之开透法也。

炳章按 心为一身之主宰，心藏神，其体清虚，外衣膜络（即心包络），乃神之宫室，即神气出入之里窍也。上通于脑，盖神以心为宅，以囟为门，故心为藏神之脏。脑为元神之府，神明出焉，灵机发焉，若为痰火所蒸，瘀热所闭，则心灵顿失，神明内乱，谵语如狂，或为痉为厥，急则内闭外脱，若不细辨明晰，焉能起死回生。吴鞠通云：内闭谵语之由，载《伤寒论》中，已有八条，有被火劫谵语者，有汗出谵语者，有下利谵语者，有燥屎在肠谵语者，有三阳合病谵语者，有过经谵语者，有亡阳谵语者，皆当色脉合参，详辨因证而救之。至于《叶案》温病论治，尚有心阳素扰，神不安而谵语者；暑邪烁营，逆传心胞而谵语者；痰因火动，蒙蔽神明而谵语者（以上俞、何二公已各有经验治法）。他如伤寒误遏，邪闭血管，变血结胸而谵语者：暑湿邪闭血脉，热甚神昏谵语者。较伤寒为尤多。章虚谷云：如风寒等邪发表汗出，病仍不退，而又表之，反加神昏谵语。于是更用凉泻，误而又误，以至于死。此因初起不明，或止用卫分之药，腠开汗泄，而营分之邪反陷，或挟寒湿阴邪，应用辛温，而表药中，杂以凉药，既重虚其卫，而凉药闭其邪于血脉之中。心主营血，故亦神昏谵语；若胃腑邪重热盛，心胞近心，心受胃热蒸逼，故其神昏，皆全然不知人事；若由邪闭血脉者，离心稍远，故呼之即觉，与之言不知人事；若任其自睡而心放，即神昏谵语矣，其脉必兼涩滞，以邪闭血脉，使脉涩滞也。此叶氏用桂枝红花汤，加海蛤壳、桃仁，以开邪闭。或佐归须、赤芍之类，以通血脉。如热甚略佐凉味，无热必须温通，盖血得凉则愈闭也。又有暑湿邪盛，至下午晚间身热更甚，神昏谵语；至早上午前，则神识清楚，身热亦微。此邪在三焦脾胃。因湿重遏热不得透发，湿为阴邪，旺于下午阴分，热不得外泄，则内扰而神昏；至早上阳旺气升，则神清矣。此与热入血室相似，而病因治法大异。其舌苔无论黄白，必兼滑腻，宜辛香苦温，先开逐其湿秽，使三焦气通，热邪得透发。再用辛凉清之自愈。若治不如法，轻则变疟痢，重则必死也。此皆似闭非闭，欲闭未闭之证，特重为揭出辨之，使后学不致误入歧路，以误人也。

第四节 伤寒转脱

喻嘉言云：人生之阴阳，本相抱而不脱，故阳欲上脱，阴必下吸之而不脱；阴欲下脱，阳必上吸之而不脱。人病则阴阳偏胜，偏胜至极则脱矣。然脱有上下之分：上脱者，身轻快而汗淋漓，妄见妄闻，如有神灵所附；下脱者，身重著而肉色青紫，不闻不见，如聋聩之形。且阳者亲上，所以汗多亡阳也，阴者亲下，所以下多亡阴也。故回阳之中，必佐阴药（如真武汤重用白芍，其义显然）。摄阴之内，必顾阳气（生脉散之义可见），务使阳潜阴固，不致有偏胜之虞。至于内闭外脱之症，乃由脏腑之窒塞，而不尽关乎元气之虚脱。爰将致脱之原因证治，分列四例于下。

（甲）汗下清消后大虚将脱例

【因】一因过汗误汗，以致白汗不止。几有亡阳气脱之虞；二因消伐攻下太过，下泻不止，以致阴脱；三因多服寒冷药，致伤肠胃，命火式微，食减下利，脾阳下脱之症生矣。

【证】一因误汗气脱者，自汗不止，四肢厥冷，面色苍白，气少息促，二便通利，神识困倦而昏，似寐非寐，呼之不应；二因妄下阴脱者，心中懊侬，起卧不安，下泻不止，神志昏沉，肢冷息微，语不接续，如痴如迷，舌色淡晦少神；三因凉药太过，脾阳下脱者，不喜食物，下利清谷，及下脓血，或漏底不止，肢体厥冷，面色淡白，舌色淡红无神，动则出汗，独语如见鬼，声颤无力，喜向里卧，似寐非寐，呼之不应。以上三症，皆属大虚将脱之候。

【脉】一气脱者，脉必沉细而软弱；二阴脱，及三脾阳脱者，脉必沉伏，或微弱无力。若脉阴阳俱盛，重按无根，大汗出，是正气已脱，顷刻即死也。脉至乍疏乍数者，为脾败，阴阳散乱者亦死。凡大虚欲脱之症，脉浮而洪，身汗如油，喘而不休，水浆不下，形体不仁，乍静乍乱，五脏之气皆脱，命根已绝也。然未知何脏先绝。若汗出发润，喘而不休者，此为肺先绝也；阳反独留，形体如烟熏，直视摇头者，此为心绝也；唇吻反青，四肢漐极者，此为肝绝也；环口黧黑，柔汗发黄者，此为脾绝也；溲便遗失狂言，目反直视者，此为肾绝也。

【治】一误汗气脱。凡过汗误汗，自汗不止者，宜卢氏桂枝参芪煎（桂枝、太子参、生芪、白芍、白术各二钱，新会皮八分，炙甘草五分，浮小麦五钱，麻黄根三钱醋炒）。若仍不止，几有亡阳者，宜同汗屏风散（生黄芪、生白术、防风、煅牡蛎各三钱，浮小麦五钱，麻黄根四钱醋炒，五味子一钱）；阳虚自汗脉沉细者，宜回阳正气饮（人参、附子各一钱，生芪三钱，生白术、当归、枣仁各二钱，炙甘草五分，麻黄根二钱醋炒）。二妄下阴脱。凡伤寒温热，攻下太过，脾胃受伤，心中懊侬，起卧不安，下泻不止者，宜举陷参芪煎（文元参、黄芪各二钱，炒白术、茯苓、陈皮、柴胡、升麻各一钱，炙甘草五分，泽泻二钱，姜枣、灶心土引）。三寒凉过剂伤脾损胃。下利清谷及下脓血，漏底不止者，宜同下人参煎（党参、炒白术、附子、化龙骨、肉果霜各钱半，诃子、炮姜、木香各一钱，陈粳米、大枣引）。

（乙）邪陷正虚内闭外脱例

【因】伤寒温热，已经汗下清透后，内伤气血精神，其人由倦而渐昏，由昏而渐沉，乃大虚将脱，邪热乘虚内陷之兆。

【证】舌红燥起刺，欲伸无力，神昏谵语，或不语如尸，气短息促，手足厥冷，烦躁不得卧，冷汗自出，扬手掷足，大便闭，在男子则囊缩，在妇人则乳缩。叶天士云：平时心虚有痰，外热一陷，里络就闭，人即昏厥发痉。若不急开其闭，或开闭不得法，必致心气与肺气不相顺接。而其人肤冷汗出，躁扰不卧，脉细而急疾，便为气脱之症矣。

【脉】内闭外脱之症，脉细而急疾，或沉细而数。

【治】急救之法，先宜开其内闭，固其外脱，如叶氏加减复脉汤去米仁、枇杷叶，加芪皮五味子方（炙甘草、燕窝各一钱，真阿胶钱半，鲜生地四钱，麦冬三钱，吉林参五分，北沙参三钱，绵芪皮钱半，五味子五分，南枣二枚），调入王氏牛黄清心丸，或神犀丹亦可酌用。

（丙）热深阳郁外闭内脱例

【因】凡伤寒温热病，多由兼风兼寒之候，不先祛风散寒以解表，早用苦寒直降，致表不解，而邪反陷入内，外闭者，邪束阳郁之谓也；内脱者，阳盛阴涸之谓也。

【证】目眦赤，或眼白现红丝，鼻干，唇红燥，耳聋心烦，渴喜凉饮，舌苔黄黑而燥，小便黄赤涩痛，大便黄黑稠黏，或溏泻而极臭，或下鲜血，下时肛门热痛，胸至少腹热甚，按之灼手，一身肌表反不发热，虽热亦微，恶寒无汗，反欲拥被向火，甚则四肢厥冷，指甲青紫。

【脉】浮虚兼数，重按濡数无力。

【治】先以轻扬发表解其外，而外不闭，如邵氏热郁汤（苏薄荷一钱，青连翘、栝蒌皮、青子芩、青蒿脑各钱半，焦山栀、广郁金各三钱，桔梗一钱，生甘草六分，鲜竹叶三十片），五叶芦根汤（藿香叶、薄荷叶、佩兰叶、荷叶各钱半，先用枇杷叶一两、活水芦根一两二钱、鲜冬瓜二两，煎汤代水）之类，以撤热存阴者救其内；而内不脱，如缪氏竹叶石膏汤（生石膏五钱，苏薄荷、荆芥、蝉衣、炒牛蒡子、生葛根、知母、麦冬各钱半，生甘草一钱，元参二钱，鲜两河柳五钱，竹叶三十片，冬米一撮。凡温毒痧疹，热壅于肺，逆传心包，喘咳烦闷，躁乱狂越者，非此方不治），加减竹叶石膏汤（西洋参一钱、生石膏五钱、生甘草八分、麦冬钱半、仙半夏一钱、青蔗浆三钱、生姜汁两滴、淡竹叶三十片、鲜茅根一两：鲜稻穗三支），皆可酌用以奏功。一方并治，表里双解，如《外台》三黄石膏汤（麻黄六分，淡豆豉三钱，小川连、生山栀、生川柏各一钱，青子芩二钱，生石膏五钱）。若表里三焦大热，五心烦灼，两目如火，鼻干面赤，舌黄唇焦，形如涂朱，燥渴引饮，神昏谵语，宜杨氏增损三黄石膏汤（炒僵蚕三钱，蝉衣十只，苏薄荷二钱，知母二钱，生石膏五钱，小川连、生山栀、生川柏各一钱，青子芩二钱）。如热郁腠理，能内外分消。若胸腹胀满，痛而拒按，大便不通者，宜斟酌下之。

（丁）真阴下竭虚阳上脱例

【因】凡阴虚人，病伤寒温热，误用刚燥汗下药过量，缠绵日久，以致真阴虚极于下，致无根之火，仓猝飞腾，气壅痰升，上蒙清窍，忽然痉厥，此属元阴告匮，真气不续。若厥而不同，其命遂倾。

【证】舌红短，面青，目合口开手不握固，音嘶气促，甚则冷汗淋漓，手足逆冷，二便自遗，气息俱微，是为龙雷暴动之脱症。若兼有虚寒者，面色唇色多淡白无华，甚且青黯；必不红润。亦有四肢清冷，而两颧独红，是为虚火上炎之戴阳症，非温补不可。

【脉】真元式微，龙雷暴动欲脱之际，脉必沉伏不见，或微弱无神，或不应指。

【治】急宜同扶元气，敛阴益液，摄纳真阴，镇潜虚阳，宜龙牡复脉汤（吉林参一钱，陈阿胶钱半，鸡子黄一枚包煎，生龟板、生牡蛎各八钱，化龙骨二钱，生鳖甲四钱，真玳瑁钱半，生白芍三钱，麦冬三钱，大生地四钱，炙甘草钱半，大坎气一条酒洗，水两碗，煎至半碗服）。若肢冷脉伏，自汗，头汗，汗出如油者，则阴亡而阳亦随亡，吉林参易别直参二钱，加淡附片钱半。若痰塞喉间，欲吐无力，药不能下者，先用真猴枣末四分，煎鲜石菖蒲汤，先服，暂平其上逆之痰。继续服药，再用《局方》黑锡丹三钱，煎服，以镇纳浮阳，温养下元。苟能痰涎一开，神醒气续，则育阴潜阳，固元摄纳之药，急急续进，不可间断，必能元气渐回，形神渐振，神志清明。惟倦怠嗜卧，尤须照前方大剂投之，以固根基，而扶正气。若确是热痰上涌之闭症，此方切不可用，反能阻凝痰涎于喉间，更速其死矣。

秀按　《内经》云：阴平阳秘，精神乃治；阴阳离决，精气乃绝。夫至精气绝则真元脱矣。然脱之先，必有形状也。《经》又云：精脱者耳聋，宜龟鹿二仙胶；气脱者目不明，宜生脉散，合保元汤；津脱者，腠理开，汗大泄，宜人参固本汤，合生脉散；液脱者，骨属屈伸不利，色夭，脑髓消，胫痠，耳数鸣，宜保阴煎、斑龙丸之类；血脱者色白，夭然不泽，其脉空虚，宜归脾汤、人参养荣汤之类。《难经》又言：脱阳者见鬼，脱阴者目盲。备考古书，证象显然可指，设明理者预为挽救，何致阴阳枢纽不相交，以至厥脱哉。

廉勘　伤寒温病，已经汗下后，内伤气血精神，故其人常多肢体倦怠，神志昏沉，乃元气精神大虚欲脱之兆，急宜强壮心机，兴奋神经，不得不于开透法中，筹一特开生面之峻补提陷法，庶几九死尚可一生。一为强壮心脑，如参归鹿茸汤（吉林参三钱、白归身一钱、炙绵芪二钱、炙甘草五分、鹿茸血片三分、龙眼肉三枚、鲜生姜一片，上药煎成，冲陈酒一杯，或冲入葡萄酒一瓢），人参养荣汤（西党参、炙芪、熟地各三钱，归身、生晒术、浙苓、生白芍各钱半，远志、炙甘草各八分，炒广皮一钱，官桂五分，五味子九粒）冲鹿茸酒一瓢，补中益气汤加鹿茸血片三分之类。能治脑气衰弱，心神虚散者，惟此三方，最力大而效速，为急救大虚昏沉之峻剂。凡治伤寒热病，用凉泻太过，克伐元阳，而阳虚神散者，必须阴阳并救，如陶氏回阳救急汤（黑附片、官桂、炮姜各五分，别直参、湖广术、辰茯神各一钱，姜半夏、炒桶白各七分，炙甘草五分，五味子三分，麝香三厘冲）最妙。妙在参附桂与麝香同用，世俗皆知麝香为散气通窍之药。而不知其实为壮脑补神之要药，丁氏《化学实验新本草》，曹氏《麝香辨》皆已发明之，惜吾医界多茫茫耳。次如冯氏全真一气汤（别直参二钱、提麦冬五钱、北五味子三分、大熟地五钱至一两、江西术二钱、淡附片一钱、酒蒸淮牛膝二钱），亦佳。凡治湿热症，劫伤太甚，阴损及阳，而神沉不语者，颇验。此为冯楚瞻《锦囊》中得意之方，功在于一派滋养阴液之中，得参附气化，俾上能散津于肺，下能输精于肾，且附子得牛膝引火下行，不为食气之壮火，而为生气之少火，大有云腾致雨之妙，故救阴最速。陶冯二方，虽同为急救阴阳之良剂，而一则注重阳气，一则注重阴气，临症用方时，务宜注意。而复脉振神如复脉汤，冲入参桂养荣酒一瓢，奏功最速。其次《千金》生脉散煎汤，冲鹿茸酒一瓢，亦灵。二方之效，效在酒能提神刺激血液之循环，以强壮心机，而复经脉之运行，庶几脉无歇止，而神亦因之清醒矣。

第十一章　伤寒复证

第一节　伤寒劳复

【因】大病瘥后，血气津液未平复，余热未尽，若因劳动，再发热为劳复。孙真人云：新瘥后，当静卧以养血气，慎勿早起梳洗，以劳其体；亦不可多言语用心，使意劳烦。凡此皆令劳复。喻嘉言云：劳复乃起居作劳，复生余热之病。

【证】舌红淡，或微有白苔。身发热，肢体疲倦，懒于言语，或白汗出，神志虽清，沉迷欲睡，饮食无味。陶氏云：劳役使血气沸腾，而邪热遂还于经络而发热也，谓之遗热。

【脉】凡劳后发热，在表脉浮，在里脉沉，气弱脉细。

【治】大凡热在表者，脉浮，宜汗解。热在里者，脉沉，宜下解。小柴胡汤，随证增损和解之。或濈然汗出而解，或战而汗解。气弱脉细而复者，补中益气汤；劳神而复者，宜归脾汤。杨仁斋云：《千金》治劳复，以麦门冬汤（麦冬、甘草、粳米、人参、黄芪、当归、柴胡、知母、姜、枣，水煎服）。若身热食少无力，以柴胡三白汤（人参、茯苓、白芍、白术、柴胡、姜、枣，煎服）。心烦不安者，加麦冬、五味；口渴加花粉、知母；阴火动，加黄柏、知母；走精，加煅牡蛎；心烦口苦痞满，加枳实、黄连；不眠，加远志、竹茹、辰砂。吴又可云：劳复者，大病后因劳碌而复。复则复热，诸症复起，惟脉不沉实为辨。轻者静养自愈；重者必大补，以调其营卫，待其表里融和方愈。误用攻下清凉，必致不救。安神养血汤（茯神、枣仁、当归、远志、桔梗、甘草、地黄、陈皮，龙眼肉引）。若身热虚烦不寐，或食少无力，用参胡温胆汤（人参、柴胡、茯苓、枳实、橘红、半夏、甘草、姜、枣），加枣仁、远志；气虚烦呕，竹叶石膏汤；渴甚，去半夏，加知母，倍花粉。若虚热不止者，《千金》麦冬汤（方见前）。

廉勘 劳复之证，吴坤安分挟邪劳复、气虚劳复、阴虚劳复，更为清明，采录于后。

一、夹邪劳复。感症瘥后，元气未复，余邪余热，留结于中，稍加劳动，或复受外邪，其热复作，即或多语梳头洗面更衣，皆能致复。既复复热，宜枳实栀豉汤主之。以豆豉彻表邪，栀子清里热，枳实开胸中余邪之结。凡治夹邪劳复，当以此方为主。如兼呕恶痞满，痰结胃府，加半夏、竹茹；如阳明胃热，舌黄口渴者，加黄芩、连翘；如食滞中官，胸脘饱闷者，加楂肉、麦芽；如复受表邪，必兼头痛恶寒，加薄荷、葱白；如兼寒热，寒多加桂枝、苏叶，热多加柴、芩。一二剂后，必复汗而解。此屡试屡验者，不可妄投补中，以致闭邪增病。

二、气虚劳复。亦有瘥后余火余邪已尽，止因正气大虚，因劳复热，微兼恶寒，四肢倦怠，无气以动，脉虚右大，舌润无苔，胸膈宽畅者，此真气虚劳复也。宜补中益气汤，甘温补中。升、柴须蜜炙，若汗多恶寒者，归芪建中汤最妙。

三、阴虚劳复。热病伤阴，肾气已亏，稍加劳动，微挟风寒，其病复作（热伤阴液，肾精亏之，动即复，受外邪亦是劳复）。症仍头痛，发热恶风，舌燥口渴，六脉浮数者，此阴虚劳复也。凡复症必兼风寒外邪，仍宜栀子豉汤，加葱白、薄荷、鲜生地、淡竹叶、麦冬、骨皮之类微汗之。如见太阳，加羌活；阳明，加葛根；少阳，加柴胡。

第二节　伤寒食复

【因】热病热退之后，胃气尚虚，余邪未尽，先进清粥汤，次进浓粥汤，次进糜粥，亦须少少与之，切勿任意过食也。若纳谷太骤，则运化不及，余邪假食滞而复作也，名曰食复。大抵强人足两月，虚弱人足百日，则无复病矣。

【证】发热头痛，烦闷不纳，轻则日暮微烦，此食谷早，或多食故也。胃虚弱不能消谷食，宜损谷则愈。甚则发热，大便难，谵语。

【脉】轻者脉滞缓。若重者，烦渴，谵语，大便闭，关脉实。

【治】若邪食上蒸，发热头痛，此伤食而兼有外邪，宜枳实栀豉汤，加生楂肉、麦芽、连翘、莱菔子等凉疏之。无火，舌润不渴者，调中汤、香砂枳术汤，皆可用。若发热燥渴谵语，大便闭，关脉实者，用枳实栀子豉汤（枳实、栀子、豆豉、石膏、鼠屎）加大黄下之。如热不解，大便如常者，参附三白汤、加减治之。心下痞满，加枳实、黄连、桔梗；有痰呕，加半夏、竹茹；米食不化，加神曲、麦芽；肉食不化，加生楂肉，草果。

炳章按 热病瘥后，饮酒而复热。盖酒味辛而大热，伤寒前热未已，而又饮酒，则转加热甚而增剧，必兼烦闷干呕，口燥不纳等症，急用川连、葛花、连翘、生栀、枳实、乌梅、银花解之。林澜用小柴胡汤加葛根、黄连、乌梅。脉洪大者，人参白虎汤加葛根、黄连．或竹叶石膏汤加鸡距子亦妙。《千金方》云：大病瘥后，食猪肉及羊血肥鱼油腻等，必大下利，难治；食饼、饵、粢、黍、饴、铺、侩、馐，枣、栗、诸果坚实难消之物，胃气虚弱，不能消化。必更结热。不下必死，下之复危，皆难治也。瘥后食一切肉面者，病更发；饮酒又食蒜韭菜者，病更发；食生鱼鲜，下利不止；食生菜及瓜，令颜色终身不复；食生枣、羊肉，膈上作热蒸；食犬羊等肉，作骨蒸；新汗解后，饮冷水者，损心胞，令人虚，虽补不复。《金匮》云：时病新瘥，食生菜者，手足必肿。此皆瘥后食物之禁也。

第三节 伤寒房复 附阴阳易

【因】喻嘉言云：伤寒瘥后，热毒遗于精髓中者，无由发泄，骤难消散，故新瘥人与不病人交媾，而无病之人反得病也。男病新瘥，妇人与之交合而得病，名曰阳易；妇人病新瘥，男子与之交合而得病，名曰阴易。所以呼为易者，以阴阳相感动，其毒遗着于人，如换易然也。若新瘥人，因交合而自病复发，不遗传与人，谓之房劳复。钱天来云：男女一交之后，自然元气空虚，余邪错杂于精气之中，走人精隧，溢入经络，乘其交后虚隙之中，入而浸深于脏腑、筋骨、脉络、俞穴之间，则正气因邪而益虚，邪气因虚而益盛，故有此阴盛阳衰之诸证也。邪入阴经，身体必重，真阳亏虚，三焦不运，宗气不行，所以少气；邪从阴窍而溜入少阴厥阴，故少腹里急；若里急之甚，或引阴中拘挛，皆阴邪之所致也。阴邪在下，而虚阳上走，故热上冲胸，头重不欲举，眼中生花，下焦虚冷，所以膝胫拘急也。此真所谓阴阳之患，故以烧裩裆主之。

【证】其候身重气之，百节解散，头重不举，目中生花，热上冲胸，火浮头面，憎寒壮热。在男子则阴肿，少腹绞痛；在妇人里急，连腰胯内痛。甚者，手足冷挛蜷，男子卵陷入腹，妇人痛引阴中，皆难治也。其有不即死者，筋脉缓弱，血气虚，骨髓竭，恍恍翕翕（《千金方》作“嘘嘘吸吸”），气力转少，着床不能动摇，起止仰人，或牵引岁月方死矣。舌出数寸者死。若卵缩入阴，手足拳亦死。

【脉】虚弱者，脉微；四肢逆冷者，脉沉；离经脉见者死。

【治】《伤寒蕴要》云：房劳复，阴阳易，仲景治以烧裩散（治男子病，用妇人裩裆近阴处，一般样，剪取一块，烧灰，调入药服，或白汤下；亦治妇人，取男子裩裆如前法），水服方寸七，日三服，小便即利，阴头微肿，此为愈矣。（方义）钱天来云：男女之交媾，《易》所谓“二气感应，以相与”也。以未净之邪随交合之情，精神魂魄，无不动摇，翕然而感，感而遂通，混入于少阴之里。故以近阴处之裩裆，引出其阴中之邪，所谓“物从其类，同气相求”之义也。

炳章按 王士雄云：阴阳二易，余谓之热入血室症。第阴易较重于阳易，以女人病热之气，本从阴户出也。古人用烧棍之义最精，取其能引热邪，仍由原路去，故阴易须剪所交接女人未浣裩裆。《千金》用月经赤帛，亦从此脱胎。《活人书》治房劳头重眼花，小腹绞痛，用豭鼠粪汤（鼠粪两头尖者十四粒、韭白根一握，水二盅煎），不可热服，随症加减，有黏汗为效。或调烧裩散，同服。女劳复，头重目花，腹中绞痛有热者，用刮青竹皮半升，煎服，随症加减，调烧裩裆、赤衣散（治女劳复，并阴易，以室女月经布近阴处，剪一方，烧灰，调药服下）。虚弱脉微者，以四君子汤，送烧裩裆；或人参三白汤，调赤衣散服之。小腹里急，脉沉逆冷，当归四逆汤加附子、吴萸，送赤衣散，仍以吴萸一升，酒炒熨少腹。大便不通，昏乱惊惕者，宜妙香丸（辰砂三钱，冰片三分，腻粉、麝香、牛黄各三分，金箔五张，巴豆霜一钱，上为末，另研入黄蜡三钱、蜜一匙，同炼匀，和药为丸，每两作三十丸）。弱者服三丸，壮者五丸，米汤送下，大便通即止。若妇人病未平复，有犯房事，小腹急痛，连腰胯痛，四肢不仁，无热者，宜当归白术散（当归、白术、附子、桂枝、炙甘、白芍、黄芪、人参、姜、枣，水煎），调服烧裩散。阴阳易病，热气上冲，胸中烦闷，手足挛拳，搐搦如风状者，宜栝蒌竹茹汤（栝蒌根、青竹茹，水煎），吞服烧裩裆。易老则分寒热而治：若伤在少阴肾经，有寒无热者，以附子汤，调下烧裩散；若伤在厥阴肝经者，以当归四逆汤，加吴茱萸、附子，送下烧裩散主之：如有热者，以鼠屎竹茹汤之类，送下烧裩散主之。要在审察脉证，分其寒热而治矣。《阴证略例》云：阴阳房劳，果得阴脉，当随证用之。若脉在厥阴，当归四逆汤，送下烧裩散；若脉在少阴，通脉四逆汤，送下烧裩散；若脉在太阴，四顺理中丸，送下烧裩散。王肯堂曰：尝治伤寒病未平复，犯房室，命在须臾，用独参汤，调烧裩裆。凡服参一二斤余，得愈者三四人。信哉，用药不可执一也。

廉勘 病后气阴两虚，早犯房事，真元大伤，而复触外邪，深入下焦阴分，销烁阴精，为病极重。其症头重不举，目中生花，腰胁痛，小腹里急绞痛，憎寒发热，或阴火上冲，头面烘热，胸中烦闷是也。宜用吴氏六味饮，加麦冬、豆豉、栀子，煎汤，调下烧裩散。若小腹急痛，脉灶足冷，须用当归四逆，加吴茱萸汤，煎成，调下烧裩散。

炳章按 余尝治温热瘥后房复，头重眼花，腰背痛，小腹里急绞痛，串胯筋挛，身热，心胸烦闷，便闭溲短，用鼠屎二钱、人中白三钱、晚蚕沙三钱、鲜生地五钱、捣生锦纹一钱、蜣螂虫一钱、桃仁钱半、冬葵子三钱、川黄柏一钱、木通钱半、甘草梢八分，取其以浊导浊，效如桴鼓。经治验多人，而不用烧裩散亦能取效。王士雄云：竹茹、花粉、韭白、滑石、白薇、川楝子、槐米、绿豆、甘草梢、土茯苓等药，亦可采用。考古人房劳复，多为不治之症，如《千金方》曰：魏督邮顾子献，伤寒瘥后，请华佗视脉曰，虽瘥，尚虚未得复，阳气不足，慎勿劳事尚可，女劳则死，当吐舌数寸，其妇闻其夫瘥，从百余里来省之，经数交接，三日发热，口噤，临死舌出数寸。凡大病新瘥，未满百日，气力未平复，而房室者，略无不死。有盖正者，疾愈后六十日，已能射猎，以房室即吐涎而死。近一大夫，小得伤寒，瘥已十余日，能乘马往来，自谓平复，以房室即小腹急痛，手足拘挛而死。庞安常曰：新瘥精髓枯燥，故犯房事必死，如前举之类是也。

第四节　伤寒感复

【因】瘥后伏热未尽，复感新邪，其病复作。

【证】头痛发热，恶风或恶寒，舌燥口渴，或兼咳嗽。

【脉】兼风者脉浮缓，兼湿者濡数，兼寒脉紧或浮数。

【治】感寒身热恶寒者，葱豉葛根汤（鲜葱白二枚、淡豆豉三钱、生葛根钱半），加薄荷、连翘壳；寒重骨疼者，加羌活、苏叶；偏于热重者，加花粉、知母；咳嗽者，加光杏仁、前胡、桔梗。兼风热重者，银翘散、桑菊饮、桑杏汤，随症酌用。邪郁于内，见烦躁者，荷杏石甘汤（苏薄荷一钱、光杏仁三钱、石膏四钱、知母三钱、生甘六分、细辛三分、鲜竹叶三十片），或葱豉白虎汤（鲜葱白三枚、豆豉三钱、生石膏四钱、知母三钱、细辛三分、生甘五分、粳米三钱荷叶包）。营分有伏热者，七味葱白汤（淡豆豉三钱、生葛根钱半、鲜生地三钱、麦冬钱半、葱白三枚、生姜二片，百劳水煎）。

第五节　伤寒怒复

【因】伤寒瘥后，因事触怒，相火暴发，因而余热复作。

【证】身热胸闷，心烦懊侬，气逆喘呼，甚则胁痛呕血，或少腹急痛，不语如瘖，形厥如尸者。

【脉】多弦浮躁盛，或弦劲，或弦涩，或沉弦搏坚。

【治】先宜苏子降香汤（炙苏子、制香附各钱半，降香一钱，川贝、广郁金、焦山栀、旋覆花包煎各三钱，淡竹茹、白薇各二钱，葱须三分冲），加桑叶、丹皮、银胡、地骨皮，平其气以清泄之。若瘀血结聚，少腹急痛者，代抵当汤（酒炒锦纹二钱，桃仁钱半，炒穿甲一钱，醋炒莪术、归尾、玄明粉各一钱，细生地三钱，官桂三分）加杜牛膝主之，香壳散（制香附、归尾各三钱，炒枳壳二钱，炒青皮、新会皮、乌药、赤芍、醋炒莪术各一钱，西藏红花、炙甘草各五分，上药共研为散，每用五钱，水煎去渣，调童便半杯，空心温服）加白薇、玄胡索、炒穿甲，尤捷。不语如瘖，形如尸者，宜犀角地黄汤（黑犀角一钱、鲜生地六钱、丹皮二钱、赤芍二钱），加桃仁、归尾、白薇，厥症返魂丹等，甘咸以平之，芳香以宣之。虽然，怒复有大怒、郁怒之分，大怒者，其志愤激，则气血易于奔迫，而无所节制，《经》所谓“怒则伤志”也，脉多浮弦躁盛，症多失血，甚或痛厥，仍宜苏子降香汤，加蜜炙延胡、醋炒锦纹、盐水炒川连等，以降泄之。血虚火旺者，《拔萃》犀角地黄汤（白犀角一钱、鲜生地一两五钱、生锦纹三钱、川连一钱、青于芩二钱）加白芍、白薇、童便、金汁等，以通降之；郁怒者，其志怫戾，则气血易于瘀壅，而不克宽舒，《经》所谓“怒则气逆”也，脉多弦涩，甚则沉弦搏坚，症多瘕疝，久则成痨成蛊。治法：瘕疝，宜开郁正元散（方见前）、茴香橘核丸（小茴香五钱、橘核炒三两、延胡一两五钱、青皮八钱、桃仁三两、川楝子一两五钱、两头尖五钱、归须一两五钱、杜牛膝一两五钱、炒穿甲一两、柏子仁三两，上为末，葱白汁捣丸，朱砂为衣，每服钱半，淡盐汤下）等选用；成痨宜紫菀散（紫菀、北沙参各二两，麦冬、桔梗、茯苓、阿胶、川贝母各一两，五味子、炙甘草各五钱，上药为末，每四五钱，水煎去滓服），劫痨散（细生地、生白芍各三钱，白归身二钱，潞党参、阿胶、仙半夏、炙绵芪各钱半，炙甘草一钱，五味子五分，以上各药为散，每服三四钱，温汤调下，空心服），顾氏清金散（生桑皮、百合、冬花、川贝各三钱，生苡仁五钱，地骨皮四钱，麦冬二钱，生甘八分，生藕汁一杯冲，童便一杯冲，枇杷叶去毛一两，鲜茅根一两，煎汤代水）等选用。成蛊当归活血汤（全当归三钱，桃仁二钱，桂枝钱半，炒枳壳、赤芍、鳖血、柴胡各八分，赤苓一钱，黑炮姜四分，藏红花二分，炙甘草五分，鲜生地一两，陈酒一瓢冲入），服之不应，再加炙穿甲五分；又不应，加附子三分；有实热者，禁用，须加大黄一钱亦可，或下瘀血汤（原桃仁三钱、生锦纹钱半、醋炒地鳖虫卜只），或桃仁承气汤合逍遥散（原桃仁、全当归、赤苓各三钱，生锦纹钱半，风化硝一钱，川柴胡、官桂、炙甘草各五分，薄荷四分，细辛三分，生白术八分，炒蝼蛄十只研包），奏功更捷。

第四编　调理诸法

浙绍陶里村俞根初先生遗著
山阴长乐乡何秀山选按
孙何廉臣校勘曾孙幼廉筱廉同校
鄞县曹赤电炳章参订

第十二章　瘥后调理法

第一节　药物调理法

伤寒温热，大邪退后，余热未尽，元气已虚，胃虚少纳，脾弱不运，稍动则复，若调理失当，不知禁忌，随时可以转复。若非药物调理合宜，瘥后遗症，何能辄除，爰举其要，胪列二十四则于后。

一、瘥后浮肿。伤寒瘥后，脾虚不能制水，水溢于皮肤络脉间，肢体浮肿者，须实脾利水，宜焦冬术、茯苓皮、米仁、杜赤豆、扁豆、山药、木瓜、车前于、泽泻之属治之，或以糯米、米仁煮粥食最妙。有因食滞中宫者，乃病后脾胃大虚，不能消谷也。病者胃中犹燥，偏欲多食，食停心下脐上，则水不得上输于肺，肺亦不能通水道于膀胱，故溢于肢体而为肿，其症以心下脐上有硬处，按之则痛为异，小便或利或不利，当用平胃散，加枳实、山楂、麦芽、莱菔子、六神曲为主。硬处消则肿自愈，或加苓、泽，兼利水亦可。亦有气复未归者，热病大伤阴气之后，由阴精损及阳气，愈后阳气暴复，阴尚亏歉之至，切忌消利，吴又可所谓“病后气复血未复，气无所归，放暂浮肿，不可治肿，调其饮食，节其劳役，静养自愈”。吴鞠通曰：余见世人，每遇浮肿，便与渗利小便方法，岂不畏津液消亡，而成三消证，快利津液，为肺痈与阴虚咳嗽身热之痨损证哉。余治是证，悉用复脉汤，重加甘草，只补其未足之阴以配其已复之阳，而肿自消。至其辨法，气肿异于停水食滞者，停水身重，而小便不利；气肿身轻，而小便自利。食滞腹中有结，气肿腹中自和也。又有脾胃气虚，土不制水，溢于下焦，故从腰以下有水气而为肿也，宜牡蛎泽泻散，利小便而泄下焦之水也。

二、虚羸少气。伤寒解后，肺胃津亏气馁，余热挟胃火上升，致虚羸少气，气逆欲吐者，胃有虚热，气不下降，竹叶石膏汤加竹茹、白薇主之。

三、日暮微烦。热病新瘥，人强与谷，脾胃气尚弱，不能消谷，故令人微烦，损谷则愈。

四、瘥后发蒸。热症新瘥蒸蒸骨热如痨瘵者，乃余热留于阴分也，不可以其羸瘦，而遽用虚损法。必察其六府有结邪，则仍以攻邪为主；次察其筋络有壅瘀，仍以通瘀为主；次察其气道有痰涎，仍以祛其痰涎为主。数者俱无，方可清热；或无邪而阴伤，方可纯用养阴之药；或分其余邪之轻重、亏损之多少，而兼用养阴清热药进退加减以和之。

五、瘥后咳嗽。凡热退之后，尚有咳嗽未除，此肺胃津亏，而有余热恋肺，宜滋养肺胃之阴，其嗽自止，如南沙参、麦冬、地骨皮、川贝母、川石斛、花粉、茯苓、杏仁、桑皮、蔗汁、梨汁之类，或加生地、玉竹之类。新感风寒，而症见咳嗽，其病为轻，以其邪传入肺，肺主皮毛，邪从外达也。温热多内伤虚证，见咳则重，五脏传乘，肺受火刑，水源涸竭，每多死症。

六、自汗盗汗。瘥后自汗盗汗，虽皆属虚，然温热瘥后，多由余热未清，心阳内炽，以致蒸蒸燔灼，津液外泄而汗出，为阴虚有火，慎勿骤补峻补，苦坚清养为宜。苦坚如当归六黄汤加减，以育阴泻火固表；清养如西洋参、生地、麦冬、黄连、甘草、小麦、百合、竹叶、茯苓、莲心之类。若无热恶寒，而盗汗不止者，阳虚也，黄芪建中汤加减；自汗不止者亦阳虚也，玉屏风散加牡蛎、龙骨收之，以固护腠理，实表同涩之法也。

七、瘥后喜唾。病后喜唾，久不了了，中土阳虚，胃中有寒，不能收摄津液，而冷涎上泛也。宜理中丸加益智仁温纳之，亦有胃虚而有余热者，宜用乌梅北枣丸（乌梅肉十枚、大黑枣五枚，俱去核，共杵如泥，加炼蜜丸，弹子大），每用一丸，噙化之。中虚不能摄水者，六君子汤加益智仁摄之。若其稠饮自下焦漾漾而起，溢出口中者，此肾气不纳，浊阴上泛也，宜都气饮加胡桃肉、补骨脂以纳之，或少加淡附片以收之，或佐白术以制之。

八、皮肤甲错。病后身体枯瘦，皮肤甲错者，乃热伤其阴，阴液不能滋润皮肤也。治法以养阴为主，吴氏人参养荣汤（方见前）、清燥养荣汤，均可酌用，叶氏加减复脉汤，尤效。亦有粥食调理自回者，又有热毒为病，气血被其煎熬，瘥后饮食渐进，气血滋生，润皮肤而滋筋骸，或痛或痒，宛如虫行，最是佳境。不过数日，气血通畅而自愈矣。

九、瘥后发疮。温热新瘥，发疮者最多，乃余热淫于肌肉也。若照寻常疮症，温托妄施，断不能救。惟多服清凉解毒，兼养气血药自愈。

十、瘥后发痿。瘥后发痿，四肢不能动移者，热伤筋脉也，吴氏诸养荣汤，酌用，轻者粥食调理自愈。

十一、瘥后不寐。凡伤寒温热病，热退之后，夜不欲寐者，胃不和也。温胆汤加秫米和之。惊悸不寐者，心气虚也，前方合酸枣仁汤，去川芎清敛之。触事易惊，梦寐不安者，乃有余热挟痰也，宜用竹茹、黄连、石菖蒲、半夏、胆星、栀子、知母、茯苓、旋覆花、橘红等味。虚烦不寐者，余火扰动也，黄连阿胶汤清滋之。心火内炽不寐者，慎勿骤补，宜清养为主，如西洋参、生地、麦冬、黄连、甘草、小麦、百合、竹叶、莲心、茯神，或加阿胶、或鸡子黄、珍珠粉，审证酌加。若终夜清醒，曰不得瞑，或曰瞑则惊悸梦惕者，余邪内留肝胆，胆气未舒，肝魂不安也，宜酒浸郁李仁、炒枣仁、猪胆皮、黄连、焦栀、淡竹茹、桑叶等，滑以去着，苦以泄热。

十二、瘥后昏沉。凡伤寒温热症，新瘥后十余日，或半月，渐至昏沉者，皆缘发汗未尽，余邪在于心包故也。或见潮热，或兼寒热如疟，宜连翘、栀子、豆豉、麦冬、菖蒲、淡竹叶、钩藤、丹参之类清解之。然有痰火内伏包络者，亦见昏沉，其人终日昏睡不醒，或错语呻吟，或独语如见鬼，宜丹参、白薇、麦冬、焦栀子、黄连、竹叶、辰砂染灯芯、细芽茶，天竺黄、石菖蒲、川贝母、广郁金等味，再加厥症返魂丹，轻清以开达之，甚或万氏牛黄清心丸、叶氏神犀丹，皆可采用。

十三、瘥后怔忡。凡热病新瘥，怔忡惊骇，乃水衰火旺，心肾不交也。宜补水养心，朱砂安神丸最妙，半夏秫米汤合交泰丸尤妙。

十四、瘥后妄言。凡伤寒温热病，每有热退身凉之后，其人如痴，神思不清，言语谬妄，或倦卧不思食者，此心神虚散不复所致，但当调养气血，兼治其心可也。神复妄言自止，吴氏安神养血汤主之，薛氏参麦茯神汤亦主之。但痰火余邪，内伏包络，亦有此症，当用鲜菖蒲、天竺黄、川贝母、连翘、钩藤、丹皮、竹茹、辰砂之类，以凉开热痰，则神自清而不妄言矣。若犹不应，加万氏牛黄清心丸清宣之。亦有余热未尽，热扰于心，则多言谵妄者，宜导赤散，加麦冬莲心、朱砂拌灯芯等，熄余焰而清心神。

十五、瘥后语蹇。伤寒温热症，热退后，其舌转动不灵，而语言蹇涩者，因心脾肾三经之脉，皆系绕于舌。心肾虚则舌不灵动，痰阻脾络，肝风内扰则语言蹇涩不清，多是虚风痰火为病，宜加味逍遥散去白术，加生姜、钩藤、鲜菖蒲、刺蒺藜、僵蚕之类，以熄风豁痰。痰多者，宜导痰汤加菊花、钩藤、白蒺藜、鲜菖蒲、姜汁、竹沥等，熄虚风而清痰火。若因痰热滞于肺络，有声不能言者，宜顾氏清金散加石菖蒲、竹沥清肃之。如因余热耗伤肺肾之阴，不能上接于阳者，宜清燥救肺汤，加岩制川贝、鸭梨汁以清养之。若声颤无力，语不接续，名曰郑声，乃元气虚而无根也，宜贞元饮合集灵膏峻补之。

十六、瘥后额热。凡热病热退后，胃中痰食邪热逗留，额属阳明，故额独热，目神似觉呆钝，宜清疏之，二陈汤加连翘、黄芩、山楂、神曲之类，清之和之。

十七、瘥后发颐。俗名遗毒，乃余邪留滞络中而成毒也。因汗下清解未尽，其邪结于少阳阳明二经，发于两颐者，阳明部位也；发于耳之左右者，少阳部位也。治法以解毒清热，活血疏散为主。误则成脓不出，而牙关紧，咽喉不利，多不能食而死，毒内陷而复舌燥神昏亦死，出脓后气虚血脱亦死，故宜早治也。古方以普济消毒饮为主；发在耳后，以柴胡、川芎为主；在项下，以葛根、白芷为主；在项后或巅顶，加羌活、薄荷。时方以连翘败毒散为主，如羌、独活、荆、防、连翘、赤芍、牛蒡、桔梗、土贝、蒺藜、薄荷、银花、甘草之类。如元气虚者，须兼归芪补托。溃脓后，当大补气血为主。然发于阳明者易治，发于少阳者难治。总之此症初起，速宜消散，缓则成脓，不可轻补于未溃之前，补早则必成脓；尤不可纯用寒凉于将发之际，恐闭遏而毒不得发，故必兼疏散为要。外治以葱水时时浴之。

炳章按 余治此症，常用吴氏加减消毒饮，如银花、连翘、蝉衣、僵蚕、牛蒡、马勃、荆芥、元参、薄荷、鲜生地捣豆豉。便闭加大黄等辛凉疏散之剂，多则三帖必愈。如耳下有结核者，加粉重楼、天葵子，外治用水仙花根捣烂，和金黄散厚涂核上，数日即消散，此屡经试验法也。

十八、瘥后耳聋。温热症身凉后，尚有耳鸣耳聋等症者，其因有三：一因余邪留于胆经，宜养阴药中加柴胡、鲜菖蒲、钩藤、滁菊、通草、荷叶之类，以清解少阳之郁；二因痰火上升，阻闭清窍，其耳亦聋，宜导痰汤去半夏、南星，加栝蒌皮、京川贝、枇杷叶、杜兜铃、通草、鲜菖蒲之类，以轻宣肺气之郁；三因肾虚精脱，则耳鸣而聋，宜常服耳聋左慈丸，或磁朱丸等，以滋阴镇逆。此二症不关少阳，皆禁用柴胡升提。外治惟耳聋神丹（鼠脑一个，青龙齿、朱砂、梅冰、净乳香、麝香各一分，樟脑半分，上药各研细末，用鼠脑为丸，如桐子大），用丝绵包裹，纳入耳中，多效。

十九、瘥后腹热。凡热病后，身大凉，独腹热未除，此脾火内甚也。养阴药中加生白芍，自除，但此症惟伏暑晚发最多，多属肠胃积热，雪羹汤送服陆氏润字丸，最妙。

二十、瘥后疼痛。热病失治于前，热流下部，滞于经络，以致腰胁疼痛，甚则不能起立，卧不能动，误作痿治，必成废人，宜清瘟败毒散小剂，加木瓜、牛膝、续断、萆薢、黄柏、威灵仙，以祛风通络。

二一、瘥后不食。当辨不欲食、食亦不化两端。不欲食者病在胃，宜养以甘凉，《金匮》麦门冬汤主之，叶氏养胃汤亦主之；食不化者病在脾，当与以温运，香砂理中汤主之，六君子汤亦主之。虽然不欲食一病，又宜分伤食与停食两项。伤食者饮食自倍，肠胃乃伤，病在不及消化；停食不论食之多少，或当食而怒，或当食时病在气结而不能化也。治伤食宜注重于食，或吐、或下、或消；若停食则重在气，惟理气兼之以消，吐下之法，不任用也。医者须分别治之。

二二、瘥后不便。凡温热病后，大便不行者，热闭虚闭俱多，风闭、气闭者少。热闭者，热搏津液，肠胃燥结，及肠胃素有积热者，多有此疾。其症面赤腹热，大腹胀满，四肢反冷，或口舌生疮是也，大黄饮子最妙，三黄枳术丸、枳实导滞丸、陆氏润字丸等，皆可酌用。虚闭有二：一阴虚，一阳虚也。凡下焦阳虚，则阳气不行，不能传送而阴凝于下；下焦阴虚，则阴血枯燥，津液不到，而肠脏干槁。治阳虚者，但益其火，则阴凝自化，苁蓉润肠丸主之，老年者，黄芪汤送服半硫丸；治阴虚者但壮其水，则泾渭自通，六味地黄汤加淡苁蓉、白蜜主之，益血润肠丸、五仁丸等亦效。风闭者，风胜则干也。由风热搏激肺脏，传于大肠，津液燥烁，传化则难，或其人素有风病者，亦多风闭，或肠胃积热，久而风从内生，亦能成闭。东垣润肠丸主之，加味皂角丸亦主之。气闭者，气内滞而污物不行也，其脉沉，其人多噫，心腹痞闷，胁肋膨胀，若用攻药通之，虽或暂通，而其闭益甚矣。或迫之使通，因而下血者，惟当顺气，气顺则便自通矣，苏子降气汤加枳壳、杏仁主之，重则六磨汤主之。

二三、瘥后下血。温热新瘥，或十日，或半月，忽然下血者，由于初起失汗，邪不外达而内入。阳邪热甚，热伤阴络而血下溢也。治以清营凉血和络之法，如生地、丹皮、地榆、川断、槐米、白芍、苡仁、黑荆芥、白茅根、脏连丸，治之自愈。阴虚火旺者，脏连六味丸，尤捷。

二四、瘥后遗精。病后遗精，因火动者多，宜清余热，固精封髓丹主之，三才封髓丹加黄连亦主之。以此症黄连、黄柏二味，最是要药也。

以上瘥后遗症，药物调理各法，大旨已具，其他普通调理，当分补虚、清热两项。补虚有两法：一补脾，一补胃，如其人中气虚者，病退后必纳谷少，运化迟，或大便不实，或恶心吐涎，宜六君子加减以和中。形寒畏冷，宜黄芪建中汤温补之。凡此症脉皆缓大，舌皆白嫩可辨。如其人阴分虚者，必有余邪未尽，舌燥口渴，二便艰涩，脉兼微数等症，宜小甘露饮、叶氏养胃汤等清养之。清热亦有两法，初病时之热为实热，宜用苦寒药清之；大病后之热为虚热，宜用甘寒药清之。二者有霄壤之殊，凡人身天真之气，全在胃口，津液不足，即是虚，生津液即是补虚，故以生津之药，合甘寒泻热之药，以治感后之虚热，如麦冬、生地、丹皮、北沙参、西洋参、鲜石斛、梨汁、蔗浆、竹沥、鲜茅根之类，皆为合法，仲景、河间主用竹叶石膏汤、天水散，以清虚热，亦取甘寒之义也。设误投参、芪、苓、术补脾之药为补，宁不并邪热而补之乎。此为瘥后调理脾胃之要诀也。

第二节　食物调理法

伤寒温热之症，多属胃肠伏邪，早已失其消化力，最宜忍饥耐饿，平卧安静，热退舌净无苔，始可渐进粥饮汤。渐进渐厚，不致转复，爰将瘥后进食法、食物之忌宜、食物调补法，胪举于下。

（甲）瘥后进食法　庞安常曰：凡病瘥后，先进清粥汤，次进浓粥汤，次进糜粥。亦须少与之，切勿任意过食也。至于酒肉，尤当禁忌。若有不谨，便复发热，名曰食复。王士雄云：瘥后必小便清，舌苔净，始可吃粥饭、鲫鱼、台鲞之类。油腻、酒醴、甜食、新鲜补滞诸物，必解过坚矢新粪，始可渐渐而进，切勿欲速，以致转病。陈氏云：伤寒初瘥，进食最难。如胃中余热未清，进食过早，则邪热必复发。若胃热已清，舌苔亦净，不与饮食，使几微之元气一脱，从何处续命耶？此际全以验舌苔为主。如胃中有积热者，舌必有苔，苔必干燥，重则焦槁，甚则芒刺。在此时期，止可与白滚汤频频调之。禁绝谷气，全要使胃脘空虚，则邪热易退。今之为父母者，不知伤寒食复之利害，但狃于平昔之爱好，止记伤寒之不吃粥饭，而床头果品，枕边酸甜，一概不禁，不知此等滋味，一入胃肠，则稠黏胶结，反助胃火里邪，其害甚于谷气。如果看得舌苔渐净，即宜渐进谷气，以扶正胜邪。其法先用荷叶擦洗杓器；次用青竹叶带水一滚，倾去竹叶，止用净水一碗；次入嫩鲜芦根指大数寸，置汤中一滚，再去芦根；次入陈冬米研磨之粉，法以水搅和粉，澄去沉底粗者，止取上浮细者，入前汤中十数沸后，粉糊已熟，芦根、竹叶，气清香入胃，能回清气退浊气，有湿化湿，有火清火，有痰消痰，如有燥粪，自能润下之。此伤寒瘥后进食第一法也。其糊初进最薄，续进逐渐加厚，至后进糜粥软饭。若进米糊数日，大便不下，药方中加当归、紫菀、麦冬，大便液足，燥粪自行矣。若误用大黄，多损气血阴液，戒之戒之。

（乙）食物之忌宜 伤寒温热愈后，虽能食糜粥软饭，正气未复，凡饮食居处，俱不可不慎也。如酒肴、甘脆、肥鲜、生冷等物，皆不可犯。少食而频，则易运化，不可过饱，及他有所食，虽思之勿与也。不但油腻腥发麴蘖炙煿，熏灼脏腑者，固宜禁绝。即瓜果生冷，凡能冰伏脾胃者，亦宜禁不入口。最妙以萝卜汤、陈干菜汤，疏导其胃肠。渴则饮清快露，和开水少许，或但饮细芽茶，输运其精液。病势轻减后，佐其点心，可略进流动性之滋养品，如藕粉、燕窝粥，及开水冲鸡蛋等，每次之食量宜少，每日之次数宜多，不过以之略充饥肠而已。病将就痊时，凡各种未熟之果实油类，及一切之固形物而不易消化者，均不宜入口，恐损胃肠，反增病也。

（丙）食物调补法 程钟龄云：药补不如食补。凡病邪未尽，元气虽虚，而不任重补，则从容和缓以补之。相其机宜，循序渐进，脉症相安，渐为减药，谷肉果菜，食养尽之，以底于平康。故饮食之补，但取其气，不取其味，如五谷之气以养之，五菜之气以充之。每食之间，便觉津津汗透，将身中蕴蓄之邪热，以渐运出于毛孔，何其快哉！人皆不知此理，急于用肥甘之味以补之，暂时虽精采健旺可喜，不思油腻阻滞经络，邪热不能外出，久久充养完同，愈无出期矣。庞安常有鉴于此，如所云：凡病新瘥，只宜先进白稀粥，次进浓粥汤，又次进糜粥，亦须少少与之，不得早吃肉食。旨哉言乎！顾松园云：百合麦冬汤，清肺止咳；真柿霜消痰解热；人乳为补血神品；童便为降火仙丹；雪梨生食能清火，蒸熟则滋阴；苡仁汤，肺热脾虚，服之有益；淡莲子汤、芡实粥，遗精泄泻，最属相宜；扁豆红枣汤，专补脾胃；龙眼肉汤，兼养心脾；鳇鲟鳔、线鱼胶（同猪蹄、燕窝、海参，或鸡、鸭，荤中煮烂，饮汁更佳），填精益髓；凤头白鸭，乌骨白鸡，补阴除热；猪肺蘸白及末，保肺止血。以上诸物，病人如已食饭多日，行动自如，方可随宜恒食。此食补方法之大要也。

（丁）食物寒热鉴别法　虽然食物之有寒有热，犹人脏腑之有阴有阳。脏阳而不得性寒之物以为之协，则脏性益阳矣；脏阴而不得性热之物以为之济，则脏性益阴矣。脏有阴阳兼见之症，而不用不寒不热之物以为调剂，则脏性益互杂而不平矣。食之入口，等于药之治病，合则于人脏腑有益，而可却病卫生；不合则于人脏腑有损，而即增病促死。此食治所以见重于方书，而与药物并传也。惟食物之种类，不下数百，姑节录日用常食之物，以为辨别，分谷食、瓜菜、果品、禽兽、鱼介等，为六项鉴别于下。

一、谷食：如谷食之有麦曲、蚕豆、豆油、酒醋，是谷之至温者也。若芦粟、稻米，粳米、陈仓米、黑豆、黄豆、白豆、豌豆、豇豆，则称平矣。又若粟米、黍稷、荞麦、绿豆、豆腐、豆豉、豆酱，则性寒矣。此谷食之分其寒热也。

二、瓜菜：又如瓜菜之有姜、蒜、葱、韭、芹菜、胡荽、白芥、胡萝卜，是性温者也。若山药、薤菜、匏瓠、南瓜，性稍平也。又若苋菜、菠菜、油菜、莼菜、白苣、莴苣、黄瓜、甜瓜、丝瓜、西瓜、酱瓜、诸笋、芋艿、茄子，是性寒者也。此瓜菜之分其寒热也。

三、果品：至于果品，如龙眼、荔枝、大枣、饴糖、砂糖、白糖、莲子、葡萄、蜂蜜、胡桃、杨梅、木瓜、橄榄、青桃、李子、栗子，温性也。榧实、黄精、枇杷、青梅、花生，平性也。梨子、菱角、莲藕、橘瓤、乌芋、百合、甘蔗、白果、柿干、柿霜，寒性也。但生李性温，食则生痰而助湿；生桃性燥，多则助热而生毒。此果品之分其寒热也。

四、禽兽：至于禽兽之物，如鸡肉、鸭肉、山雉、鹧鸪、犬肉、羊肉、鹿肉、鹿筋、猫肉，是至温矣。燕窝、斑鸠、雁肉、鹳肉、凫肉、竹鸡、猪肉，是至平矣。兔肉、麋肉、麋筋，是至寒矣。但山雉、鸡肉、鹧鸪性虽温，而不免有发风壅毒之害；猪肉性虽平，而不免有多食动痰之虞。此禽兽之分其寒热也。

五、鱼介：他如鱼鳖龟介虫类，其鲫鱼、鲢鱼、鲥鱼、海虾、鳝鲁，皆温性也。鲤鱼、鲨鱼、鲍鱼、鳅鱼、银鱼、乌贼，皆平性也。鳢鱼、鳗鱼、田蛙、螃蟹、鳖肉、龟肉、田螺、蛤蜊肉，皆寒性也。但虾肉性燥，不免动风助火之变；鳖、蟹性寒有毒，不免动气破血之虞。此鱼鳖介虫之分其寒热也。

再于诸味之中，又细分其气辛而荤，则性助火散气；味重而甘，则性助湿生痰。体柔而滑，则性通肠利便；质硬而坚，则食之不化，烹炼不熟，则服之气壅。必审其于人之病症虚实是否相符，则于养生之道始得，且胜于药多多矣。以上皆补益方法之纲要也。

第三节　气候调理法

气候调理之法，如冬温夏凉，不失时序，即所以自护其身者也。前贤知摄生者，卧起有四时之早晚；兴起有至和之常制；调养筋骨，有偃仰之方法；节宣劳逸，则有予夺之要则。温凉调节合度，百病不生。《太素》经云：适寒温者，寒无凄凄，暑无出汗，居处无犯八邪，则身自安矣。不独病后调理如此，平时无病摄生，亦当遵此。兹述四时调理各法，分季列后。

春季　春三月，此谓发陈，天地俱生，万物以荣，早卧晏起，广步于庭，披发缓行，以使志生，生而勿杀，与而勿夺，此春气之应，养生之道也。春阳初生，万物发萌，正二月间，乍寒乍热，人有宿疾伏热，春气一动，遂即遄发，又兼去冬熏衣，烘炙御寒，积藏余热，至春而发泄，致体热头昏，咳嗽脘闷，四肢倦怠。如风温、春温稍发，不可使行疏利之药，恐伤肺脏。宜用消风泄热和气，或凉膈化痰之剂。若病后调养，当此春日融和之际，宜处园林宽敞之处，用摅滞怀，以畅生气。不可兀坐久卧，以郁生化。天气寒暄不一，不可顿去棉衣，逐渐减服，稍寒莫强忍，即仍加衣。不可令背寒，寒即伤肺，致鼻寒咳嗽，肺俞匠脏之表，胃俞经络之长，皆勿失寒热之节。春夜卧时，间或用热水下盐一撮，洗膝上下至足方卧，能消风邪，利脚气。此春季未病人，及病后调理之法也。

夏季　夏三月，此谓蕃秀，天地气交，万物花实，晏卧早起，无厌于日，使志无怒，使华成实，使气得泄，此夏气之应，养长之道也。夏季暑气酷烈，烁石流金于外，心火焚炽于内，即或无病之人，亦应独宿淡味，节嗜欲，定心息气，兢兢业业，保身养生。因一岁惟夏为疾病之生死关也，试看草枯木落，其汁液尽消竭于夏季，故夏季之病，较别季为独多。而夏令调养，尤当谨慎。不论无病病后，如平居檐下、过街棚、弄堂、无窗屋内，弗纳凉夜卧，勿露卧，勿有汗当风而卧，勿使人扇风取凉。虽大热，不得吃冰水、凉粉、冰淇淋、冷粥一切生冷、煎炒、炙煿、肥腻、甜辣诸物，勿用冷水洗面。伏热在身，烈日晒热之衣，及汗透之衣，皆不可便穿。饱腹受寒，必起霍乱。莫食瓜茄生菜，腹中方受阴气，食凝滞之品，多为痞积。若患冷气痰火之人，尤宜忌之。此夏季未病人及病后调理之法也。

秋季　秋三月，谓之容平，天气以急，地气以明，早卧早起，与鸡俱兴，使志安宁，以缓秋刑，收敛神气，使秋气平，无外其志，使肺气清，此秋气之应，养收之道也。秋风虽爽，时主肃杀，万物于此凋伤，顺时调摄，使志安宁。若夏病暑湿将瘥，至立秋后宜善自调摄，秋不宜吐，致脏腑不安。不宜吃炙煿牛猪各肉，及鸡、生鲙、浊酒、陈臭、咸、醋、黏滑难消之物。若夏月好吃生冷，至秋患痢疟。夏月贪凉露卧，非即病霍乱，至秋必成疟疾。勿食新姜，大热损目。勿贪取新凉（凡人五脏俞穴，皆会于背，酷热之后，贪取风凉，此中风之源也。故背宜常暖护之）。凡清晨睡觉，闭目叩齿咽津，搓手熨眼，可以明目。此秋季未病及病后调理之法也。

冬季　冬三月，此谓闭藏，天地闭藏，水冰地坼，无扰乎阳，早卧晚起，必待日光，去寒就温，毋泄皮肤，逆之伤肾，春为痿厥，奉生者少，此冬气之应，养藏之道也。斯时陷伏在下，于时为冬，当闭精养神，以厚敛藏，如植物培护于冬，至来春方得荣茂。此时若戕贼之，春升之际，下无根本，枯悴必矣。调理之法，有痰宜吐。心膈多热，所忌发汗，恐泄阳气，宜服药酒滋补。寒极渐加棉衣，不得频用大火烘炙。手足应心，不可以火炙手，引火入心，使人烦躁。冷药勿治热疾，热药勿治冷疾。宜减咸增苦，以养心气。冬月阴气在外，老人多有上热下冷之患，阳气在内，不宜沐浴。勿加热汤，逼令大汗，毛孔不密易感外邪。不宜早出犯霜，或略饮酒以冲寒气。勿多食葱，亦防发散阳气。此冬季未病及病后调理之法也。

综观上述，四时应候调理，犹关平时摄生。临病调理，其他病室之气候，亦须寒温适宜，空气流通，使清气能进，浊气可出，室中灯火，尤宜少燃也。吾绍病家习惯，凡病伤寒时疫，素重迷信，最怕鬼祟，不但夜间红烛高烧，即日中于病室床内，亦必以多燃灯火为阳光，而满屋皆侍病之人，骈肩并足，交头接耳，七口八啐，汗雾交流，岂知人气最热，灯火最毒，炭气、汗酸、秽气密布满室，清气反失流通，即使无病之人，久居此室，亦必头目昏晕，胸膈气闷，况在患时病之人乎？口鼻之所吸受，肺胃之所浸淫，往往轻者重，重者即死。此等恶习惯阶之厉也。凡疫皆然，凡病亦皆然，此皆病家之卫生常识故也。

第四节　情欲调理法

凡费力劳心，过喜过怒，多言多动，皆能致复。因劳而动其既虚之血气，生其未尽之余热，热邪退而病瘥，热邪生而病复，凡病皆然。故欲使其不再复，必先调节其情欲不妄动，立情欲调理法于后。

除思虑　经云：思虑伤脾。孙思邈云：思则大损神，神疲精自敝。太益曰：存神可以固元气，令病不生。若终日思虑绕混，则神驰于外，气散于内，营卫昏乱，众疾相攻耳。心牵于事，火动于中，心火既动，真精必摇。《玄觅语录》云：所谓思虑者，乱想耳，只是将以往未来之事，终日牵念，故知事未尝累人心，乃人心自累于事，不肯放手。又云：世人终日营扰，精神困败，夜间一睡，一点灵明，又为后天浊气所掩，安得复有澄定之时？可知无病之人，思虑伤脾损神，犹关于精神，如此重大。若大病瘥后之人，气血精神皆疲惫已极，若再日夜思虑焦愁，暗耗心血脑神，岂不白速其死耶？

节言语　《养生要术》曰：中经云，人语笑欲令至少，不欲令声声高高。由于我论理辨是非，相嘲调诡秽慢，每至此会，当虚心下气，与人不兢。若过语过笑，损肺伤肾，精神不定。又云：行不得语，语须作立乃语。冬日触冷外行，更勿大语言开口，以触冷气中病。又云：寝不得语言。五脏如钟声，不悬不能出声。《养生志》云：眠讫勿大语损气少气力。又云：眠时不得歌咏，及谈不祥事起。又云：多言伤液。可知病后气津血液已亏，岂可再伤其液，且兼耗精神。愿探病亲友，皆注意及之。

戒嗔怒　经云：暴怒伤肝。凡病后之人，肝火已旺，最易动怒。如不能吃之物，偏要大吃，稍拂其心，当时动怒。或因事触怒，怒气伤肝，相火暴发，因而助动余热，以致身热胸闷，心烦懊侬，气逆面赤，甚则胁痛呕血。当从前章第五节怒复例治之。或因食物动怒者，在善侍疾看护之人，婉转说明，其物对病之患害，不能吃之理由，劝解开导之，庶几不触其怒，必须静心和气，使病人目见耳闻，心悦情服，而其病不治而愈矣。

其他如久视伤精，久听伤神，久卧伤气，久坐伤脉，久立伤骨，久行伤筋，暴怒伤肝，思虑伤脾，极忧伤心，过悲伤肺，过饱伤胃，多恐伤肾，多笑伤腰，多言伤液，多唾伤津，多汗亡阳，多泪伤血，交媾伤髓。病后百体皆虚，欲火动而行房，撮周身式微之血气精髓，集于命门，化精而泄，轻则为房复，重则精髓枯竭，真阳无寄，如鱼之失水而死。爱护生命者，不可不知也。

第五节　起居调理法

吾绍之病家，一病之安危，多有责之于医，不知侍疾者对于病人，往往居处不合理，身体不清洁，寒温不适宜，卧起不定时，不但无助医家治疗之能力，实则助长病菌之滋生。爰将上述应注意各点，胪举于下。

整居处　《千金方》云：凡居处不得过于绮美华丽，令人贪婪无厌损志。但令雅素净洁，能免风雨暑湿为佳。又云：凡人居止之室，卧处必须周密，勿令有细隙，致有冷风气得入，久而不觉，使人中风。凡诸室内，有强烈之风吹入，勿强忍久坐，必须起行避之。又云：凡近炉灶勿安床，勿面向坐，久思不祥事起。《延寿丹书》云：卧床务高二三尺，则地气不及，邪气不侵。勿阴室贪凉，湿地久坐，免受寒湿新邪。病人卧房宜宽敞，窗户宜开爽，光线宜充满．三者注意室内之空气，常使新鲜，最为病理卫生之至要。王士雄云：人烟稠密之区，疫疠时行者，以地气既热，秽气亦盛也。故住房不论大小，必要开爽通气，扫除洁净，庶几清风自来，疫气自然消散。反是则热气浊气，益为疫气树帜矣。凡时疫流行，罹此者每多被褐藜藿之子，荆户蓬室之人，皆由于此。

洁身体　病后之人，面要常擦，能使容颜光泽，血气流通：目常宜揩，每静时宜常闭目，能清心安神，或用两指背两相摩擦，能祛火；齿宜常洗擦，以去口秽；腹要常摩，使腹食消磨，秽浊不结；足要常搓，常搓脚心涌泉穴，能去风湿，健步履；睡宜常屈足侧曲睡，不致失精，使不气滞于百节。夏日忌冷水抹脸、洁身体，勤摩擦，皆为病后调和血气法也。

适寒温　凡患病人之衣服，必须间日更换，卧床被褥，尤须清洁。病人被覆，不可过暖，过暖亦能致病加重，重病者死，以热郁于内气不宣达故也。病人背要常暖，暖则不再受风寒；胸要常护，使寒不侵入。忌冷着汗衣，着之侵背伤肺；热着晒衣，久晒之衣，必有热毒。冬日热火烘衣，取快一时，久必生病。凡春水未泮之时，衣宜上薄下厚，养阴收阳。大暑中脱汗衣，不可向风。冬天暴冷，急着棉衣，亦弗顿加，稍觉暖，又宜暂脱，察天时之寒暖，分衣服之绵夹，无论未病人及病后，皆宜随时注意。

定卧起　《千金方》云：春欲晏卧早起；夏及秋欲偃息，侵夜乃卧，早起；冬欲早卧，而晏起，皆益人。虽云早起，莫在鸡鸣前；虽言晏起，莫在日出后。又云：气力胜正偃卧，睡不厌屈，觉不厌舒。又云：丈夫头勿北首卧，卧勿当梁脊下。卧讫勿留灯烛，令魂魄及六神不安，多愁怨。凡眠先卧心，后卧身，卧讫勿张口，久成消渴及失血。不得久眠，令人失气。又云：夜卧勿覆其头，得长寿；夜卧当耳勿有空吹，久成耳聋；入眠勿以脚悬蹋高处，久成肾虚，及损房足冷。又云：头边勿安火炉，日逼近火气，使头重、目睛赤及鼻干。《千金方》云：寒跏趺坐，暖舒脚眠，峻坐以两足作八字，能去冷，治五痔病。简庵云：若贪睡则神离，于气无所主，奔溃四溢。饱食勿仰卧，食后勿就寝。此关于卧起之调摄，无论无病人及病后，若能遵守之，获益必多。

重订广温热论

重订广温热论卷之一

上元　戴天章麟郊　原著
元和　陆懋修九芝　删定
山阴　何炳元廉臣　重订
男　拯、光华　徒　严绍岐　手录参校

温热总论

世之治伤寒者，每误以温热治之；而治温热者，又误以伤寒治之，此辨之不明也。即明其为温热病矣，而又有新感、伏气之不同。前哲发明新感温热者，如叶氏香岩之论温二十则，陈氏平伯之风温病篇，吴氏鞠通之《温病条辨》，张氏凤逵之《治暑全书》，立说非不精详，然皆为新感温暑而设，非为伏气温热而言。即江本载《薛生白湿温病篇》，亦属暑湿相搏之一种。他如张石顽《伤寒绪论》、周禹载《温热暑疫全书》、陈素中《寒温条辨》，虽辨明伏气温热，惜皆语焉而不详。以予所见，专论伏气温热能各证精详者，自北山此书始。兹先述其总论，存其精而补其缺，约十有三。

一、论温热四时皆有　新增。盛发于夏秋为多

温热，伏气病也，通称伏邪。病之作，往往因新感而发，所谓新邪引动伏邪也。因风邪引动而发者，曰风温（或曰风火）；因寒邪引动而发者，曰冷温（或曰客寒包火）；因暑邪引动而发者，曰暑温（或曰暑热）；因湿邪引动而发者，曰湿温（或曰湿遏热伏）。若兼秽毒者，曰温毒，其证有二：一为风温时毒，一为湿温时毒，此以兼证别其病名也。其发于春者，曰春温（或曰春时晚发）；发于夏者，曰夏热（或曰热病）；发于秋者，曰秋温（或曰秋时晚发，或曰伏暑）；

发于冬者，曰冬温（或曰伏暑冬发），此以时令别其病名也。其病萌于春、盛于夏、极于秋、衰于冬，间亦有盛发于春冬者，然总以盛发于夏秋为多。何则？春冬空气清洁，轻气多而碳气少，故其为病亦清邪多而浊邪少。除新感证外，即有因伏邪而病。纯热无寒者，但为温病而已；兼寒者，但为冷温而已；兼风者，但为风温而已。虽间有时行温毒，然亦以风毒居多。夏秋空气最浊，水土郁蒸之气每被日光吸引而蒸发。发于首夏者，曰霉雨蒸；发于仲秋者，曰桂花蒸。其为病也，皆水土秽气杂合而成，人但以暑湿赅其病之本，贪凉饮冷赅其病之标，而不知夏秋水土郁蒸，湿中有热，热中有湿，浊热黏腻，化生霉菌，故谓之湿温，亦渭之湿热。西医谓之霉毒气，害人最广，变证最繁，较之风温、冷温、暑温三证，尤多而难治。

英医合信氏云：空气干热不伤人，惟湿热最伤人。因低洼地土，或蕴有死水之潜热，或积有腐烂之草木（此即水土秽气化生霉菌之原因），后得六十度热表之日光，接连晒之，其霉毒气乃勃发。故在东南热地，夏秋之交，其毒尤甚。可见湿温湿热，为有形黏腻之邪，西医不为无见。呜呼！人在气交之中，一身生气，终日与秽气相争战，实则与微生物相争战，不知不觉中，伏许多危险之机，可不心惊目惧哉。

二、论温热五种辨法

一辨气 风寒之气从外收敛入内，病无蒸气触人。间有作蒸气者，必待数日后转入阳明腑证之时。温热及湿温证，其气从中蒸达于外，病即有蒸气触人，轻则盈于床帐，重则蒸然一室。以人身脏腑、气血、滓液，得寒气则内敛，得火气则上炎。温热，火气也，人受之，自脏腑蒸出于肌表，气血津液，逢蒸而败，因败而溢。溢出有盛衰，充达有远近，非鼻观精者不能辨之。辨之既明，治之毋惑。知为温热而非伤寒，则凡于头痛、发热诸表证，不得误用辛温发散；于诸里证当清当下者，亦不得迟回瞻顾矣。

二辨色 风寒主收敛，敛则结，面色多绷结光而洁。温热主蒸散，散则缓，面色多松缓而垢晦。人受蒸气，则津液上溢于面，头目之间多垢滞，或如油腻，或如烟熏，望之可憎者，皆温热之色也。一见此色，虽头痛发热，即不得用辛热发散；一见舌黄烦渴诸里证，即宜攻下，不可拘于“下不厌迟”之说。

三辨舌　风寒在表，舌多无苔，即有白苔，亦薄而滑。渐传入里，方南白而黄转燥而黑。温热一见头痛发热，舌上便有白苔，且厚而不滑，或色兼淡黄，或粗如积粉，或兼二三色，或白苔即燥。又有至黑不燥，则以兼湿挟痰之故。然必按之粗涩，或兼有朱点、有罅纹，不可误认为里寒阴结也。治温热者，能先于表证辨之，不用辛温发散，一见里证即用清凉攻下，斯得之矣。

四辨神　风寒之中人，令人心知所苦而神自清，如头痛寒热之类，皆自知之。至传里入胃，始或有神昏谵语之时。缘风寒为病，其气不昏而神清；温热初起，便令人神情异常而不知所苦。大概烦躁者居多，甚或如痴如醉，扰乱惊悸，及问其何所苦，则不自知，即间有神清而能自知者，亦多梦寐不安，闭目若有所见，此即谵语之根也。或亦以始初不急从凉散，迁延时日，故使然耳。

五辨脉　温热之脉，传变后与风寒颇同，初起时与风寒迥别。风寒从皮毛而入，一二日脉多浮，或兼紧、兼缓、兼洪，无不浮者，传里始不见浮脉，然其至数亦清楚而不模糊。温热从中道而出，一二日脉多沉，迨自里出表，脉始不沉而数，或兼弦，或兼大，然总不浮，其至数则模糊而不清楚。凡初起脉沉迟，勿认作阴证，沉者邪在里，迟者邪在脏也。脉象同于阴寒，而气、色、舌、苔、神情，依前诸法辨之，自有不同者，或数而无力，亦勿作虚视。因其热蒸气散，脉自不能鼓指，但当解热，不当补气。受病之因各殊，故同脉而异断。

三、论温热与风寒各异

一辨其气之异　风主疏泄，寒主凝涩，二气虽有不同，然初皆冷而不热，其中人也郁而不宣。方其初受在表，自宜温散，麻黄汤、桂枝汤、葛根汤、苏羌饮等方，皆散寒之剂，非解热之剂也。温热由伏气而成，热而不冷，其伤人也，立蒸而腐败，初起即宜凉解，栀豉汤、葛根芩连汤、麻杏石甘汤、黄芩汤、萎蕤汤、六神通解散等方，皆解热之剂，非散寒之剂也。以解热之剂治风寒，轻则寒中呕利，重则阳陷厥逆；以散寒之剂治温热，轻则衄渴谵妄，重则枯竭亡阴，此气之不可不辨也。

二辨其受之异　风寒从表入里，自皮毛而肌腠，而筋骨，而胸膈胃肠，一层渐深一层，不能越此人彼。故汗不厌早，下不厌迟，为散为和，浅深毫不可紊。以其气皆属冷，必待寒化为热、邪敛入内，方可攻下凉解，否则虚其里气，反引表邪内陷，而成结胸痞利诸证。湿温从膜原而发，温热从血络而发，先踞膜络之中，必内溃而后变九传，由里出表，虽出表而里未必全无邪恋，经过之半表，亦未必不为邪伤。故下不厌早，汗不厌迟，为和为解，浅深必不可拘。以其气皆属热，热能作蒸，不必郁变，而此蒸即带彼热，未出表而误温之，始则引热毒燎原，而为斑衄狂喘，末传则伤真阴，为枯槁、沉昏、厥逆诸危候矣。

邴味清评：此论深有见识。

三辨其传经之异 温热传经与风寒不同。风寒从表人里，故必从太阳而阳明，而少阳，而入胃。若温热则邪从中道而或表或里，惟视入何经之强弱为传变。故伏邪之发，有先表后里者、有先里后表者、有但里不表者、有表而再表者、有里而再里者、有表里偏胜者、有表里分传者、有表里分传而再分传者、有表里三焦齐发者，此为九传。医必先明九传之理由，而后能治伏邪。试言其要：风寒从表入里，必待渐次闭郁而传变，敝在表时不必兼见里证，入里后不必复见表证；温热本从里出表，故见表证时，未有不兼见一二里证者，亦未有不兼见一二半表半里证者。且温热属蒸气，表而里，里而表，原是不常，有里证下之而其邪不尽仍可出表者；有谵妄昏沉之后，病愈数日，复见头痛发热，复从汗解者。此所谓表而再表，风寒必无是也。更有下证全具，用下药后，里气通而表亦达，头痛发热，得汗而解，胸闷心烦，暂从疹斑而解，移时复见舌黑心闷，腹痛，谵妄，仍待大下而后愈者。此所谓里而再里，风寒必无是也。若夫表里分传、三焦齐发之证，风寒十五一二，温热十有六七。但据传经之专杂为辨。初起专见一经证者属风寒，初起杂见二三经证者属温热；日久而渐传者属风寒，一日骤传一二经或二三经者属温热。则虽病有变态，而风寒不混于温热，温热不混于风寒，施治自无误矣。

四、论温热伏气与新感不同 新增

新感温热，邪从上受，必先由气分陷入血分，里证皆表证侵入于内也；伏气温热，邪从里发，必先由血分转出气分，表证皆里证浮越于外也。新感轻而易治，伏气重而难疗。此其大要也。

渭予不信，请述陆氏九芝评孟英之言曰：仲景所论温热是伏气，天士所论温热是外感，故以“温邪上受，首先犯肺，逆传心包”十二字揭之篇首，以自别异。果如其说，则所称温热者，即俗所谓“小风温”“小风热”，如目赤颐肿、喉梗牙疼之类，却只需辛凉轻剂，其病立愈。更述薛瘦吟之言曰：凡病内无伏气，纵感风寒暑湿之邪，病必不重，重病皆新邪引发伏邪者也。但伏气有二：伤寒伏气，即春温、夏热病也；伤暑伏气，即秋温、冬温病也。邪伏既久，血气必伤，故治法与伤寒、伤暑正法大异。且其气血亦钝而不灵，故灵其气机，清其血热，为治伏邪第一要义。第其间所伏之邪有微甚、有浅深，人之性质有阴阳、有强弱，故就中又有轻重之分焉。医必识得伏气，方不至见病治病，能握机于病象之先。然非熟于亢害承制之理，亦岂能测未来之病乎？然非谓司天运气也，雨旸寒燠，在在留心，久当自悟耳。

由是观之，同一温热证，而新感之与伏气，病所之浅深不同，病情之轻重不同，病机之安危不同，故其疗法亦因之而不同。

五、论温热即是伏火　新增

凡伏气温热，皆是伏火。虽其初感受之气有伤寒、伤暑之不同，而潜伏既久，蕴酿蒸变，逾时而发，无一不同归火化。中医所谓伏火证，即西医所谓内炎症也。王秉衡曰：风寒暑湿，悉能化火，血气郁蒸，无不生火，所以人之火证独多焉。朱心农曰：东南方天时多热，地气多湿，最多湿温、湿热之证，正伤寒证极少，即云冬月多正伤寒证，亦不尽然。历证以来，恒见大江以南，每逢冬令太温，一遇感冒，表分虽有外寒，内则竟多伏火，悉以伏火治之，丝毫不爽。故魏柳州曰：壮火为万病之贼。嘉约翰曰：炎症为百病之源。中医、西医，其揆一也。虽然，同一伏火，而湿火与燥火，判然不同。以治燥火之法治湿火，则湿愈遏而热愈伏，势必为痞满，为呕呃，为形寒热不扬，为肠鸣泄泻，甚则蒙闭清窍，谵语神昏，自汗肢厥，或口噤不语，或手足拘挛。以治湿火之法治燥火，则以燥济燥，犹拨火使扬，势必为灼热，为消渴，为热盛昏狂，为风动痉厥，甚则鼻煽音哑，舌卷囊缩，阴竭阳越，内闭外脱。是以对症发药，必据湿火、燥火之现症为凭，分际自清，误治自少。

试先论湿火之证治。凡湿火证，发于夏至以前者，为湿温，夏至以后者为湿热，发于霜降立冬后者，为伏暑挟湿，其邪必伏于膜原，《内经》所谓横连膜原是也。

拯华注：膜原即统腹膜空隙之处，外通肌肤，内近胃肠，上连胸膈，下包内肾膀胱，中有夹缝，最易藏邪，邪伏于此，症必胸腹热甚，按之灼手，小便黄赤浊热者，职是之故。故凡湿热内伏之邪，必由膜原达外。

其人中气实而热重于湿者，则发于阳明胃肠；中气虚而湿重于热者，则发于太阴肺脾。初起邪在气分，当分别湿多热多。

湿多者，湿重于热也。其病多发于太阴肺脾，其舌苔必白腻，或白滑而厚，或白苔带灰，兼黏腻浮滑，或白带黑点而黏腻，或兼黑纹而黏腻，甚或舌苔满布，厚如积粉，板贴不松。脉息模糊不清，或沉细似伏，断续不匀；神多沉困嗜睡：症必凛凛恶寒，甚而足冷，头目胀痛昏重，如裹如蒙，身痛不能屈伸，身重不能转侧，肢节肌肉疼而且烦，腿足痛而且酸，胸膈痞满，渴不引饮，或竟不渴，午后寒热，状若阴虚，小便短涩黄热，大便溏而不爽，甚或水泻。治法以轻开肺气为主。肺主一身之气，肺气化则脾湿自化，即有兼邪，亦与之俱化。宜用藿朴夏苓汤，体轻而味辛淡者治之，启上闸，开支河，导湿下行，以为出路，湿去气通，布津于外，自然汗解。

若兼神烦而昏者，此由湿热郁蒸过极，内蒙清窍。前辛淡法去蔻仁、厚朴，加细辛二三分、白芥子钱许，辛润行水开闭，再加芦根一二两、滑石四五钱，轻清甘淡，泄热导湿，蒙闭即开，屡验不爽。

若兼大便不利者，此由湿阻气滞，或夹痰涎。前辛淡法去藿、朴、豆豉，重用栝蒌仁、薤白、小枳实等味，或重用紫菀、苏子、捣郁李仁等品，此皆味辛质滑，流利气机，气机一开，大便自解，即汗亦自出，随症均可加入。

其有湿遏热伏，走入肌肉，发为阴黄，黄而昏暗，如熏黄色，而无烦渴热象，或渐次化热，舌苔黄滑，口干而不多饮。其未化火者，宜苦辛淡温法，如茵陈胃苓汤、茵陈五苓散加除疸丸之类；已化火者，宜苦辛淡清法，如清热渗湿汤、黄连温胆汤、藿香左金汤，重加茵陈及栀、柏、绛矾丸之类。若误以脘痞等症为食滞而消之、下之，则脾阳下陷、湿浊内渍，转成洞泄、胀满诸病矣。

其有腹痛痞满，呕吐不纳，舌白或黄，手扪之糙，渴不引饮，大便泄泻，小溲不利，或赤而短，此湿热内结于脾，而成湿霍乱也。如舌苔白腻者，宜辛开湿化法，如蚕矢汤、燃照汤之类；舌苔黄滑者，宜辛开清解法，如藿香左金汤、连朴饮之类；夹食加楂、曲、青皮之类。总之，湿遏热伏，其热从湿中来，只要宣通气分，气分湿走，热自止矣。全在初起一二日，藿、朴、豆豉疏中解表，使湿邪从皮腠而排泄；白蔻、四苓芳淡渗湿，使湿邪从内肾膀胱而排泄；汗利兼行，自然湿开热透，表里双解，而伏邪自去矣。虽然，湿热自内而出，恒结于中焦而成痞满，必有痰食错杂其间，前辛淡法中，痰郁加星香导痰丸，食滞加沉香百消曲。又生莱菔汁最妙，既开湿火之郁闭，亦消痰食之停留，随症均可加入。

热多者，热重于湿也，其病多发于阳明胃肠。热结在里，由中蒸上，此时气分邪热郁遏灼津，尚未郁结血分，其舌苔必黄腻，舌之边尖红紫欠津，或底白罩黄，混浊不清，或纯黄少白，或黄色燥刺，或苔白底绛，或黄中带黑，浮滑黏腻，或白苔渐黄而灰黑。伏邪重者，苔亦厚而且满，板贴不松，脉息数滞不调，症必神烦口渴，渴不引饮，甚则耳聋干呕，面色红黄黑混，口气秽浊，余则前论诸症或现或不现，但必胸腹热满，按之灼手，甚或按之作痛，宜用枳实栀豉合小陷胸汤，加连翘、茵陈之清芬，青子芩、姜水炒木通之苦辛，内通外达，表里两彻，使伏邪从汗利而双解。渐欲化燥，渴甚脉大，气粗而逆者，重加石膏、知母，清肺气而滋化源；惟芦根、灯芯尤宜多用（先煎代水），轻清甘淡，泄热化湿，下行从膀胱而解，外达从白痦而解，或斑疹齐发而解。

至于传变，凡胃家湿热，郁蒸肺气，致肺气不能敷布水精外达下行，必见烦渴、多汗、斑疹、停饮、发黄等症。

如热汗时出，大渴引饮，轻者用芦根饮子加花粉、知母之类；重者用白虎汤加鲜竹叶、鲜枇杷叶之类，清肺气，泄胃热；虚者，加西洋参或珠儿参。盖湿热一证，肃肺清胃，如溽暑炎蒸，凉风骤起，顷刻湿收热退，如登清凉界中矣。

其有邪走皮肤发疹、邪走肌肉发斑隐隐不现者，用杏仁、牛蒡、术贼草、栝蒌皮、川贝、银花、连翘、鲜竹叶、通草、紫草、丹皮之类，辛凉开达，轻清透络。最忌辛燥升散，如藿香、厚朴、半夏、升麻、柴胡、川芎、葛根、苏叶、荆芥之类。斑疹已出，热重者，用白虎汤，酌加元参、银花、芦根、紫花地丁，以解毒而宣化之。

其饮停胸膈者，必见胸膈满痛，心烦干呕，渴欲饮水，水入则吐等症。斯时须辨舌苔。如舌苔白腻，则属饮重，热因饮郁而陷，宜辛淡化饮，辛能行水，辛润又不烁津，二陈加芥子最妙；重者加细辛二三分尤妙，再加淡渗如滑石、通草、茯苓、猪苓、泽泻、苡仁之类，或用五苓散加清淡如滑石、淡竹叶、芦根之类。如饮热并重，湿热与气液互结，舌苔黄腻，宜苦辛通降，佐以淡渗如小陷胸汤，加枳实、厚朴、浙苓、广皮之类；半夏泻心汤去参、草、大枣，以姜汁炒芩、连代干姜，均加滑石、通草、竹沥、姜汁等味，清化湿热以通利之。便闭者，必有黏涎浊饮互结胃肠，再加控涎丹四五分以洗涤之。

其有湿热瘀遏肌肉，发为阳黄，黄而鲜明如橘皮色，宜苦辛佐淡渗，茵陈五苓散加栀柏伐木丸以通泄之。

如湿热郁遏肝胆经脉，耳聋干呕者，宜用连茹橘半汤加条芩、胆草、石菖蒲等苦辛开泄；胁痛及欲痉者，重加羚角、石决明、海蛤壳、童便等以成降之，既能泄肝，又能化湿，两不相悖。

即邪传心经，神昏谵烦，亦须辨舌苔。如舌苔黄腻，仍属气分湿热内蒙包络清窍，与前同一病因。宜用小陷胸汤合半夏泻心汤，去干姜、大枣、参、草，加竹沥、姜汁，或用昌阳泻心汤辛润以达之、苦寒以降之、清淡以泄之，使湿热浊邪无地自容，其闭自开。极重者，再加太乙紫金丹；如昏蒙而厥者，可加厥证返魂丹。

又有神昏谵烦，舌苔黄燥、黑燥而有质地，此胃肠实邪，浊气壅闭，清气因之亦闭，宜小承气汤合小陷胸汤急下其邪，以决壅闭；阴虚者，加鲜生地、元参、芦根、鲜冬瓜子等轻清滑利之品，滋燥养阴足矣。若阴柔滋腻药多，虽用大黄，亦恐不解，是滋阴转致伤阴也。如舌苔黄厚而滑，脉息沉数，中脘按之微痛不硬，大便不解，此黏腻湿热与有形渣滓相抟，按之不硬，多败酱色溏粪，宜用小陷胸汤合朴黄丸或枳实导滞丸等缓化而行；重者，合神芎导水丸或陆氏润字丸等磨荡而行。设使大剂攻下，走而不守，则必宿垢不行，反行稀水，徒伤正气，变成坏证。

若舌苔黄如沉香色，或黄黑而燥，脉沉实而小，甚者沉微似伏，四肢发厥，或渴喜热饮，此皆湿热食滞互结胃肠，里气不通之象，酌用三承气汤。当脐及少腹按痛，邪在小肠；胃脘下口及脐两旁按痛，邪在大肠；热结旁流，按之硬痛，必有燥矢，均宜调胃承气汤咸苦下之。脘腹均按痛，痞满燥实坚悉具，痞满为湿热气结，燥实坚为燥矢，甚则上蒸心包，下烁肝肾，烦躁谵语，舌卷囊缩，宜大承气汤加犀、连急下之。阴伤者，加鲜生地、元参、知母、川柏之类足矣。盖速下其邪，即所以存津液也。

少腹按痛，大便色黑如漆，反觉易行，若其人喜笑若狂，是肠胃蓄血上干包络；小便色黑自利，是膀胱蓄血，均宜桃仁承气汤急下之，或合犀角鲜地黄汤以清包络。发黄、小便不利、腹满者，茵陈蒿汤缓下之。其间有气虚甚而邪实者，宜参黄汤；阴亏甚而邪实者，宜千金生地黄汤去芒硝，或养荣承气汤缓下之。即虚极不任下者，宜用雪羹加鲜生地汁、鲜冬瓜汁、元参、栝蒌仁、蜂蜜、梨汁，稍加姜汁之类，咸滑以去着，辛润以清燥。慎勿当下不下，徒用滋腻，俾邪无出路，转致伤阴；亦勿迟回顾虑，致令失下。虚人尤不可失，失则邪愈盛，正愈衰，后即欲下而不可得矣。

更有湿热化燥伤及肾阴，旦慧夕剧，面少华色。或邪伤肝之经脉，发痉发厥。审其有热无结，则又惟有酌用阿胶鸡子黄汤养阴熄风而已。

其或病中遗滑，湿热袭入精窍，小便涩痛者，导赤散合加味虎杖散，一面养阴通窍，一面化湿泄热，其症自愈；或用猪苓汤合豭鼠矢散亦效。切忌用止涩药以强止之。

至于伏暑，由夏令吸受之暑气与湿气蕴伏膜原，至秋后而发者是也。《内经》曰：夏伤于暑，秋必痎疟。又曰：逆夏气则伤心，秋为痎疟，奉收者少，冬至重病。此即《经》论伏暑晚发之明文也。就余所验，发于处暑以后者，名曰伏暑，病尚易治；发于霜降后冬至前者，名曰伏暑晚发，病最重而难治。其伏邪往往因新邪而发，如叶氏云，伏暑内发，新凉外束，确多是证。初起恶寒发热，午后较重，状似疟疾而不分明；继而但热不寒，热甚于夜，恶心胸闷，口干不喜饮，至晨得汗，身热稍退，而胸腹之热不除，日日如是，往往五七候始解，治法须辨其舌。

舌苔白腻而厚，或中虽黄黑，而边仍白滑，膜原湿遏热伏也。宜用新定达原饮加藿香、青蒿达膜原而解外邪。外邪解而热不罢、汗自出、不恶寒反恶热，即伏邪发现矣，苔必转黄而糙，或黄厚而腻，症必胸腹痞满，按之软而作痛，大便或秘或溏，或虽解不多，或虽多而仍觉不爽，小便必赤涩或黄浊，此由浊热黏腻之伏邪与肠中糟粕相抟，必积有溏酱粪，宜用加味小陷胸汤加陆氏润字丸缓通之，或加枳实导滞丸缓下之。往往服二三钱，大解一次，再服再解，不服不解，如此服五六次，行五六次而伏邪始尽。若里邪已尽而热仍不退者，审其舌无多苔，或苔薄而无质地，即邪少虚多、阴虚火旺矣。则一以育阴养液、肃清余热为主，如甘露饮去熟地，加西洋参、蔗浆、梨汁之类；若虚甚而神气消索，一无实热现象者，甘凉犹不中的，宜用甘平温润之剂，如参麦六味、加减复脉之类频进而垫托之，切勿见其无速效而中途易法，致令不救。余每见伏邪因中无砥柱，内含空虚，乘虚内陷，得育阴垫托，从中下焦血分复还气分，于胸腹、缺盆、肩颈肘臂等部位发白痦而解。若枯白无水，则又为阴涸之象，证多不治。

舌绛干光，或鲜红起刺，症若闷瞀厥逆，日轻夜重，烦躁不宁，左脉弦数者，必邪伏血分，深入阴经也，病多凶变。挽救之法，须审其火重而便通者宜清，石氏犀角地黄汤主之；兼神昏蒙闭者，重加瓜霜紫雪丹以宣心脑之络热；火重而便闭者宜下，拔萃犀角地黄汤主之；兼风动痉厥者，重加羚羊角、龙胆草、清童便以熄肝胆之风火。大势瘥后，一以育阴潜阳为主，三甲复脉汤加减，或以叶氏加减复脉汤育阴垫托，往往有从里达表、舌起白苔、伏邪由汗而解；将欲汗时，脉必浮缓，苔必宣松；汗解后，白舌苔有即退者，有迟一二日始退者，必得苔净、脉静、身凉、舌之两旁冉牛薄白新苔，方为邪尽。

如伏暑初起，有因秋燥及冬温时气触引而发者，舌多燥白，或望之似润，扪之仍糙，症兼咳吐黏痰、胸部串痛、唇干齿燥，或咽干喉痛，当先以邵氏热郁汤辛凉轻润，以宣解上焦之新邪，余可仍仿前法酌用之。至于伏暑兼寒而化疟，挟滞而化痢，参看温热兼证疗法门可也，兹不赘。以上皆湿火证初中末传变之大要也，余证详本书温热各论中。

次论燥火之证治。《易》曰：火就燥，燥万物者，莫熯乎火。沈尧峰曰：温、热二证，火气兼燥。薛瘦吟曰：温热之邪，皆从燥化，其为病也，多燥而少湿，有热而无寒，故只需以中焦津液为主，而清解络热为要。由是观之，非特风温、暑温、伏暑、温毒之伏火证火易就燥，即冷温、湿温之兼寒兼湿而寒郁之久，必从火化，湿郁之极，必兼燥化也。其病阴时皆有，而深秋、初冬为尤甚，其邪必伏于血络。《内经》所谓“内舍于营”是也。大凡肝络郁而相火劫液、液结化燥者，火盛则发于少阳胆经，风动则发于厥阴肝经。心络郁而君火烁阴、阴虚化燥者，上蒸则发于太阴肺经，下烁则发于少阴肾经，而无不累及阳明胃腑者，以胃主一身之津液也。

拯华注：西医云肠胃消化器为一身之津液路。

初起邪在血分，当分别实火、虚燥。

实火　从伏邪入血，血郁化火，火就燥而来，病势较湿火证尤急而重，用药必不可轻。如发自少阳胆经者，必相火炽而营分大热。首犯胃经血分，其舌色必鲜红起刺，或鲜红而舌根强硬，或纯红而有小黑点，或纯红而有深红星，间有红点如虫碎之状者，或纯红而苔黏有裂纹，如人字、川字、爻字不等，或裂纹如直槽者。脉息弦滑而盛躁，或右大而左弦数。神多烦躁，甚或如醉如狂，扰乱惊窜，色必面赤如朱，目白均现红丝。症必壮热而渴，不恶寒反恶热，目眩耳聋，口苦干呕，胸腹热甚，按之灼手，热汗时出，甚或发疹发斑，小便短数赤热，大便燥结。治法宜清解胆火之郁，救胃液之燥，以预防肝经风动。先用犀地桑丹汤清营透络，俾伏邪从斑疹而解，或从战汗而解；若斑疹及战汗出后，伏火犹炽，则用犀连承气汤合更衣丸急下之，使伏火从大便而解。亦有火毒内结，清透之而斑疹不显，反从下后而斑疹始发透者；或有透发不应，只用清火解毒，如犀羚白虎汤加金汁、白颈蚯蚓、甘萝根汁，斑疹反大透，而伏火始解。解后，用千金生地黄煎清余火而复胃液；若虚羸少气、气逆欲吐，用竹叶石膏汤去竹叶，加鲜竹茹、鲜茅根、青蔗浆，配姜汁数点，和胃气而复清津。

如发自厥阴肝经者，必肝火炽而内风煽动，最伤胃家津液。其舌色焦紫起刺如杨梅，或舌苔两旁有红紫点，或舌紫而无苔有点，或舌红无苔而胶干，或泛涨而似胶非胶，或无液而干黏带涩，脉多弦紧搏数，神多昏沉蒙闭，或如痴如醉，尸厥不语；症必热深厥深，咽干舌燥，头面动摇，口噤齿齘，腿脚挛急，时发瘛疭，甚或睾丸上升，宗筋下注，少腹里急，阴中拘挛；或肠燥拘急，有似硬梗，按之痛甚，踡曲难伸，冲任脉失营养，当脐上下左右按之坚硬，动跃震手，虚里穴及心房亦必动跃异常。治法宜急救血液之燥，熄风火之亢，以预防阴竭阳越。急用犀羚二鲜汤或滋液救焚汤，重加瓜霜紫雪丹，先清其神而熄风；继用龙胆泻肝汤或平阳清里汤，成甫寒降以泻火；终用阿胶鸡子黄汤或三甲复脉汤，滋阴液以镇肝阳。

虚燥　从伏邪伤阴，阴虚生火，火就燥而成，病势较实火证似缓实重，用药必贵乎补。如发于太阴肺经者，必君火被内风相煽，蒸肺津而消胃液，其舌必嫩红而于，或绛底浮白，舌形胖嫩，甚或舌苔红中有白麻点；脉多右浮大无力，左弦数无力，甚则细劲；神多困倦，或反烦躁；症多头晕心悸，咽干喉燥，气喘咳逆，或干咳无痰，即有稀痰，亦黏着喉间，咯吐不爽，或痰中间有红丝红点，睡时不能仰卧，仰卧即气逆而咳，咳则心下煽动，或只能侧卧一边，翻身则咳不休，朝凉暮热，少气薄力。治法宜清金制木、保肺和胃为首要，如清燥救肺汤加岩制川贝、葛氏保和汤加润肺雪梨膏之类以润燥而止咳；若燥回咳减而发热不休者，则以青蒿鳖甲煎合顾氏清金散以退朋分伏热而平其气咳。大势轻减后，当以顾氏保阴煎善其后。

如发自少阴肾经者，必君火与真水不交，水愈亏则火愈旺。其舌多嫩红而燥，或舌心虽黑，无甚苔垢，或舌本枯而不甚赤：脉多右大无力，左弦细数，甚或沉细涩数，或浮大革数；神多虚烦，甚或惊悸，或极疲倦；症多梦遗精滑，或梦与鬼交，潮热盗汗，平旦病减，午后病增，口干舌燥，颧红唇赤，五心烦热，腰酸足冷，甚或骨痿于床，气浮而咳，或气喘而促，或头晕咽痛，大便多秘，或反溏滑，小便短数，溺有余沥，或精随溺而带出。治法宜滋阴润燥、交济心肾为首要，周氏新加六味汤主之，间有可用六味加犀角汤者；若济君火，则加枸杞、元参；若输肺金，则加生脉散；火甚者，加黄柏、龟板，或专用丹溪大补阴丸滋阴潜阳，以苦寒培生气而坚阴，较六味地黄汤更优；如小便清和、无痰气者，只需专意滋肾，张氏左归饮多服为佳。以上皆燥火证实与虚传变之大要也。余证亦详本书温热各论中。

总之，湿火、燥火证治最要分清。惟湿去燥来、燥又夹湿之际，最难调治，稍一偏胜，则非液涸即气滞矣，临证者不可不细参也。

六、论温热本证疗法　新增

自吴氏《温病条辨》、王氏《温热经纬》二书行世，而医家始知伤寒自伤寒、温热自温热。然皆言新感温暑居多，而于伏气温热之理由尚未发明尽致。兹将历代前哲言伏气温热之因证脉治一一详述于下。

《黄帝内经》曰：冬伤于寒，春必病温。尺肤热甚，脉盛躁，其脉盛而滑者，病且出也。如病温者，汗出辄复热，而脉仍躁，疾不为汗衰，狂言不能食，病名阴阳交，交者死也，故病温，虚甚死。《经》又曰：冬伤于寒，春生瘅热。热病太阳之脉，色荣颧骨，与厥阴脉争见者，死期不过三日；少阳之脉，色荣颊前，与少阴脉争见者，死期不过三日。热病三日，而气口静、人迎躁者，取之诸阳五十九刺；热病七八日，动喘而弦者，急刺之；热病七日八日，脉微小，病者溲血，口中干，一日半而死，脉代者一日死。热病已得汗出而脉尚躁、喘且复热，勿刺肤，喘甚者死。热病七日八日，脉不躁，躁不散数，后三日中有汗，三日不汗，四日死，未曾汗者，勿腠刺之。热病不知所痛，耳聋不能自收，口干阳热甚，阴颇有寒者，热在骨髓，死不可治。热病已得汗而脉尚躁盛，此阴脉之极也，死；

其得汗而脉静者生。热病脉尚躁甚而不得汗者，此阳脉之极也，死；脉盛躁，得汗而静者生。凡热病不可刺者有九：一曰汗不出，大颧发赤，哕者死；二曰泄而腹满甚者死；三曰目不明，热不已者死；四曰老人、婴儿热而腹满者死；五曰汗大出、呕、下血者死；六曰舌本烂、热不已者死；七曰咳而衄、汗不出、出不至足者死；八曰髓热者死；九曰热而痉者死，腰折、瘛疭、齿噤骱也。此几者不可刺也，当泻其热而出其汗，实其阴以补其不足。

廉按：此二句实治温热之总诀。

此轩岐之论温热也。

秦越人《难经》曰：湿温、温病、热病，其所苦各不同。湿温之脉，阳浮而弱，阴小而急；温病之脉，行在诸经，不知何经之动，各随其经所在而取之；热病之脉，阴阳俱浮，浮之而滑，沉之散涩。又曰：热病在内者，取其会之气穴也。

廉按：腑会太仓，脏会季肋，筋会阳陵泉，髓会枕骨，血会膈俞，骨会大杼，脉会太渊，气会三焦外一筋直两乳内，此谓八会，为当时治热病者取穴用针之法。

此扁鹊之论温热也。

张长沙《伤寒论》曰：

张石顽云：仲景温病、热病诸例，向来混入伤寒六经例中，致使后世有以黄芩白虎汤误治伤寒者，有以黄芩白虎证误呼伤寒者，良莠混次不分，以致蒙昧千古。今将温热诸条另析此篇，俾学者知《伤寒论》自有温热证治也。

太阳病，发热而渴，不恶寒者，为温病。若发汗已，身灼热者，名曰风温。风温为病，脉阴阳俱浮，自汗出，身重，多眠睡，鼻息必鼾，语言难出。若被下者，小便不利，直视失溲。若被火者，微发黄色，剧则如惊痫，时瘛疭。若火熏之，一逆尚引日，再逆促命期。太阳与少阳合病，自下利者，与黄芩汤；若呕者，黄芩加半夏生姜汤主之。阳明病，脉浮而紧，咽燥口苦，腹满而喘，发热汗出，不恶寒，反恶热，身重；若发汗则躁，心愦愦，反谵语：若加烧针，必怵惕，烦躁不得眠；若下之，则胃中空虚，客气动膈，心中懊憹，舌上苔者，栀子豉汤主之。

廉按：陆氏云“心中懊憹”三句，语意当在汗、下、温针之上。

若脉浮发热、渴欲饮水、小便不利者，猪苓汤主之。阳明病汗出多而渴者，不可与猪苓汤，以汗多胃中燥，猪苓汤复利其小便故也。三阳合病，脉浮大，关上弦，但欲眠睡，目合则汗。三阳合病，腹满身重，难以转侧，口不仁而面垢，谵语遗尿。发汗则谵语，下之则额上生汗，手足逆冷，白虎汤主之。

廉按：陆氏云“白虎汤主之”，语意在汗、下之上。

伤寒脉浮滑，此表有寒，里有热，白虎汤主之。伤寒脉滑而厥者，里有热也，白虎汤主之。伤寒脉浮，发热无汗，其表不解者，不可与白虎汤；渴欲饮水，无表证者，白虎加人参汤主之。伤寒无大热，口燥渴，心烦，背微恶寒者，白虎加人参汤主之。伤寒病，若吐、若汗、若下后，七八日不解，热结在里，表里俱热，时时恶风，舌上干燥而烦，欲饮水数升者，白虎加人参汤主之。服桂枝汤大汗出后，大烦渴不解，脉洪大者，白虎加人参汤主之。

以上三阳发温热例。

师曰：伏气之病，以意候之。今月之内，欲有伏气，假令旧有伏气，当须脉之。若脉微弱者，当喉中痛似伤，非喉痹也。病人云实咽中痛，虽尔，今复下利。少阴病二三日，咽痛者，可与甘草汤，不瘥者，与桔梗汤。少阴病，下利咽痛、胸满心烦者，猪肤汤主之。少阴病，得之二三日以上，心中烦，不得卧，黄连阿胶汤主之。少阴病，下利六七日，咳而呕渴，心烦不得眠者，猪苓汤主之。少阴病，得之二三日，口燥咽干者，急下之，宜大承气汤。

以上少阴发温热例。

廉按：张石顽曰：温热自里达表，故三阳合病最多。发于三阳者易治，发于三阴者难治。然发于三阴者，必有所因，或因冷酒伤脾，或因郁怒伤肝，或因色欲伤肾，皆正气先伤，伏邪乘虚而发。设用甘温调补，岂不助邪转炽？若行苦寒峻攻，真元立致消亡，虽长沙复起，恐难为力矣。

湿家，其人但头汗出，背强，欲得被覆向火，若下之早，则哕，胸满，小便不利，舌上如苔者，以丹田有热，胸中有寒，渴欲得水而不能饮，则口燥烦也。

廉按：丹田有热是伏邪，胸中有寒是新感寒湿，此湿痹之偏于热者，即是湿遏热伏之一证。但头汗出，亦是湿热上蒸。惟背强、欲得被覆向火，确系新感寒湿，然必兼一身尽痛、关节烦疼。若纯是寒湿，误下必下利不止而死矣。实因湿未化燥、热未成实，医者下之太早，故哕而胸满、小便不利矣。张氏石顽主用黄连汤，和解其上下之寒热，却是湿温救误之良法。故余仿其例，引为长沙论湿温之证。

此仲景之论温热也。

王氏《伤寒例》曰：冬令严寒，中而即病者，名曰伤寒，不即病而伏藏于肌肤，至春变为温病，至夏变为热病。热病者，热极重于温也。是以辛苦之人，春夏多温热病，皆由冬时触寒所致，非时行之气也。若更感异气，变为他病者，当依两感证病而治之。

廉按：异气者，谓伏邪将发未发之际，又感别异之时气，引发伏邪而出也。

如脉阴阳俱盛，重感于寒者，变为温疟；阳脉浮滑，阴脉濡弱，更遇于风，变为风温；阳脉洪数，阴脉实大，更遇温热，变为温毒，温毒为病最重也；阳脉濡弱，阴脉弦紧，更遇瘟气，变为温疫。

此叔和之论温热也。

巢氏《病源候论》曰：辛苦之人，春夏必有温热病者，皆由其冬时触冒之所致。有冬月触冒寒毒，伏至春暖始发病者；有冬月天时温暖，人感其气，未即发病，至春又被积寒所折，毒气不得发泄，至夏遇热，温毒始发者，皆由表里受邪，经络损伤，脏腑俱病也。其候多端，姑言其要。

（一）温病发斑候。或已发汗吐下，而表证未罢，毒气不散，故发斑。若温毒发出于肌肤，斑烂隐疹如锦纹也。

（二）温病烦候。此由阴气少、阳气多，故身热而烦；其毒气在于心经而烦者，则令人闷而欲呕；若其胃内有燥粪而烦者，则谬语而绕脐痛也。

（三）温病狂言候。邪盛则四肢实，实则能登高而歌；热盛于身，故弃衣而走；阳盛故妄言骂詈，不避亲戚，大热遍身，狂言而妄闻视也。

（四）温病嗽候。邪热客于胸腑，上焦有热，其人必饮水，水停心下，则上乘于肺，故令嗽。

（五）温病呕候。胃中有热，谷气入胃，与热相并，气热则呕，或吐下后，饮水多，胃虚冷，亦为呕也。

（六）温病哕候。伏热在胃，令人胸满，胸满则气逆，气逆则哕。若大下后，胃气虚冷，亦令致哕。

（七）温病渴候。热气入于肾脏，肾脏恶燥，热盛则肾燥，肾燥则渴引饮。

（八）温病变成黄候。发汗不解，温毒气瘀结在胃，小便不利，故变成黄，身如金色。

（九）温毒咽痛候。热毒在胸，上攻咽喉，故痛，或生疮。

（十）温病毒攻眼候。肝开窍于目，肝气虚，热毒乘虚上冲于目，故赤痛，重者生疮翳也。

（十一）温病衄候。肺主气而开窍于鼻，邪热伤肺，故衄。衄者，血从鼻出也。

（十二）温病吐血候。热毒入深，结于五脏，内有瘀血，故吐血。

（十三）温病下利候。风热入于肠胃，故令洞泄。若挟毒，则下黄赤汁及脓血。

（十四）温病脓血利候。热毒伤于肠胃，故下脓血如鱼脑，或如烂肉汁，此由温毒气盛故也。

（十五）温病大便不通候。脾胃有积热，发汗太过，则津液少，使胃干，结热在内，放大便不通。

（十六）温病小便不通候。遇发汗，津液少，膀胱有结热，故小便不通。

（十七）温病下部疮候。热攻肠胃，毒气既盛，谷气渐衰，故三虫动作，食人五脏，则下部生疮，重者肛烂。

（十八）温病劳复候。因温病新瘥，津液未复，血气尚虚，因劳动早，更生内热，热气还入经络，复成病也。故凡梳头洗浴诸劳事等，皆须慎之。

（十九）温病食复候。凡得温病新瘥，脾胃尚虚，谷气未复，若食犬猪羊肉并肠血，及肥鱼炙脂腻食，此必大下利，下利则不可复救。又禁食饼饵炙脍、枣栗诸生果难消物，若不能消化，停积肠胃，便胀满结实，大小便不通，因更发热，复成病也。

（二十）温病阴阳易候。阴阳易病者，是男子、妇人温病新瘥，未平复而与之交接，因得病者，名为阴阳易也。其男子病新瘥未平复，而妇人与之交接得病者，名阳易；其妇人得病虽瘥未平复，男子与之交接得病者，名阴易。其病之状，身体热，气冲胸，头重不举，眼中生眯，四肢拘急，小腹绞痛，手足拳，皆即死。其亦有不即死者，病苦小腹里急，热上冲胸，头重不欲举，百节解离，经脉缓弱，气血虚，骨髓竭，便恍恍吸吸，气力转少，著床不能摇动，起居仰人，或引岁月方死。

（二十一）温病交接劳复候。病虽瘥，阴阳未和，因早犯房室，令人阴肿缩入腹，腹绞痛，名为交接之劳复也。

（二十二）温病瘥后诸病候。其人先有宿疾，或患虚劳、风冷积聚、寒疝等疾，因温热病发汗吐下之后，热邪虽退，而血气损伤，腑脏皆虚，故因兹而生诸病。

（二十三）热病烦候。此由阳胜于阴，热气独盛，痞结于脏，则三焦隔绝，故身热而烦。

（二十四）热病疱疮候。此由表虚里实，热气盛则发疮，重者，周布遍身。若疮色赤头白，则毒轻；色紫黑，则毒重，其形如登豆，故名登豆疮。

（二十五）热病斑疮候、在表或未发汗，或已发汗吐下后，表证未解，毒气不散，烦热而渴，渴而不能饮，表虚里实，故身体发斑如锦纹。

（二十六）热病热疮候。表有风湿与热气相搏，则身体生疮痒痛而脓汁出，甚者一瘥一剧。

（二十七）热病口疮候。此由脾脏有热，冲于上焦，故口生疮。

（二十八）热病咽喉疮候。上实下虚，热气内盛，熏于咽喉，故生疮。

（二十九）热病大便不通候。病经发汗，汗出多则津液少，津液少则胃干，结热在胃，故大便不通。又有腑脏白生于热者，此由三焦痞隔，脾胃不和，蓄热在内，亦大便不通也。

（三十）热病小便不通候。热在膀胱，流于小肠，热盛则脾胃干，津液少，故小便不通。

（三十一）热病下利候。热气攻于肠胃，胃虚则下赤黄汁，挟毒则成脓血。

（三十二）热病䘌候。热气攻于肠胃则谷气衰，所以三虫动作，食人五脏及下部。重者肛烂见腑脏。

（三十三）热病毒攻眼候。肝开窍于目，肝气虚，热毒乘虚则上冲于目。重者生疮翳及赤白膜也。

（三十四）热病毒攻手足候。凡人五脏六腑井荥腧，皆出于手、足指，今毒气从腑脏而出，循于经络，攻于手足，故手、足指皆肿赤焮痛。

（三十五）热病呕候。胃内有热，则谷气不和，新谷入胃，与热气相搏，胃气不平故呕。或吐下已后，脏虚亦令呕也。

（三十六）热病哕候。伏热在胃，则令人胸满，胸满则气逆，气逆则哕。若大下已后，饮水多，胃内虚冷，亦令哕也。

（三十七）热病口干候。此由五脏有虚热，脾胃不和，津液竭少，故口干。

（三十八）热病衄候。心脏伤热所为也，肺开窍于鼻，邪热与血气并，故衄。衄者，血从鼻出也。

（三十九）热病劳复候。夫热病新瘥，津液未复，血气尚虚，因劳动早，劳则生热，热气乘虚还入经络，故复病也。

（四十）热病后沉滞候。凡病新瘥后，食猪肉及羊血、肥鱼、脂腻等，必大下利，医所不能复治也，必至于死。若食饼饵粢饴、哺炙脍枣栗诸果物脯及坚实难消之物，胃气尚虚弱，不能消化，必结热复病，还以药下之。

此元方之论温热也。

孙氏《千金方》曰：风温之病，脉阴阳俱浮，汗出体重，其息必喘，其形状不仁，默默但欲眠。下之者，则小便难；发其汗者，必谵语；加烧针者，则耳聋难言；但吐下之，则遗矢便利。如此疾者，宜服萎蕤汤。又治温热病方十。

（一）治肝腑脏温病。阴阳毒，颈背双筋牵，先寒后热，腰强急缩，目中生花方（栀子、豆豉、柴胡、鲜生地、大青、芒硝、白术、桂心、生姜、石膏）。

（二）治肝腑脏温病。阴阳毒，先寒后热，颈筋挛牵，面目赤黄，身中强直方（元参、细辛、栀子、黄芩、升麻、芒硝、石膏、竹叶、车前草）。

（三）治心腑脏温病。阴阳毒，战掉不安，惊动方（大青、黄芩、栀子、知母、芒硝、麻黄、元参、石膏、生葛根、生地黄）。

（四）治脾腑脏温病阴阳毒，头重颈直，皮肉痹，结核隐起方（大青、羚羊角、升麻、射干、芒硝、栀子、寒水石、元参）。

（五）治肺腑脏温病。阴阳毒，咳嗽连续，声不绝，呕逆方（麻黄、栀子、紫菀、大青、元参、葛根、桂心、甘草、杏仁、前胡、石膏）。

（六）治肾腑脏温病。身面如刺，腰中欲折，热毒内伤方（茵陈、栀子、芒硝、苦参、生葛、鲜生地、石膏、葱白、豆豉）。

（七）治温毒攻胃。下黄赤汁及烂肉汁，赤滞下，伏气腹痛，诸热毒方（栀子、豆豉、薤白）。

（八）治温病后劳复。或食或饮，或动作方（栀子、豆豉、石膏、鼠屎）。

（九）治温病后。食太饱不消，劳复脉实者方（栀子、豆豉、鼠屎、大黄）。

（十）治温病后。劳复，气欲绝方（麦冬、甘草、大枣、竹叶、粳米）。

又曰：凡热病新瘥后，食坚实难消之物，胃气尚虚弱，不能消化，必更结热，适以药下之，则胃气虚冷，大利难禁，不下之必死，下之复危，皆难救也。热病及大病之后，多坐此死，不可不慎也。故凡温热病新瘥后，但得食糜粥，宁少食令饥，慎勿饱，不得他有所食，虽思之勿与之也。引日转久，可渐食羊肉白糜若羹汁，雉、兔、鹿肉不可食，猪、狗肉亦然。又当静卧，慎勿早起梳头洗面；非但体劳，亦不可多言语、用心，使意劳烦，凡此皆令人劳复。余劳尚可，女劳则死，当吐舌数寸，或吐涎而死。故温病新瘥未满百日，气力不平复，而犯房室，名为阴阳易之病，皆难治多死。

此思邈之论温热也。

王氏《外台秘要》曰：温热病头痛，骨肉烦疼，口燥心闷，外寒内热，或已下之，余热未尽者，或热病自得利，有虚热烦渴者，宜服《古今录验》知母解肌汤。或已下及自得下，虚热未歇者，除麻黄，重加知母、葛根。病热未除，因而梦泄者，除麻黄，加白薇、人参各二钱，则止。冬温未即病，至春被积寒所折不得发，至夏热，其春寒解，冬温毒始发出。肌中斑烂，瘾疹如锦纹，而咳、心闷，呕吐清汁，眼赤口疮，下部亦生疮，宜服《古今录验》漏芦橘皮汤，得下为佳，下后余证未除，更服葛根橘皮汤。温毒发斑，赤斑者五死一生，黑斑者十死一生，宜服备急黑奴丸。若渴，但与水，须臾当寒，寒讫便汗则解。日移五丈不觉，更服一丸。此疗六日，胸中常大热，口噤，名坏病，医所不疗，服此丸多瘥。若但温毒发斑，宜服《肘后》黑膏，使毒从皮中出则愈。温病有热，饮水暴冷而呃者，宜服《小品》茅根汤，枇杷饮子亦效，茅根橘皮汤尤佳。肺腑脏热，暴气斑点，宜服《删繁》香豉汤。温毒病吐下后，有余热而渴，宜服《深师》芍药汤。

此珪孙之论温热也。

朱氏《类证活人书》云：夏至以前，发热恶寒，头痛身痛，其脉浮紧者，此名温病也。病南冬伤于寒，伏至夏至以前，发为温病，盖因春温暖之气而发也。治法解肌汤最良。热多者，烦渴发热，不恶寒，或虚烦，并竹叶石膏汤次第服之。脉尺寸俱浮，头疼身热，常自汗出，体重，其息必喘，四肢不收，默默但欲眠，此名风温也。其人素伤于风，因复伤于热，风热相搏，即发风温。主四肢不收，头疼身热，常自汗出不解，治在少阴、厥阴，不可发汗；发汗即谵言独语，内烦躁扰不得卧，若惊痫，目乱无精，疗之者复发其汗，如此死者，医杀之也。治法宜萎蕤汤、若身灼热者，知母干葛汤；渴甚者，栝蒌根汤；脉浮、身重、汗出者，汉防己汤。两胫逆冷，胸腹满，多汗，头目苦痛，妄言，此名湿温也。病由湿热棚搏，则发湿温。其脉阳濡而弱，阴小而急，治在太阴，不可发汗；汗出必不能言，耳聋不知痛所在，身青，面色变，名曰重暍，如此死者；医杀之也，白虎加苍术汤主之。初春，病人肌肉发斑，瘾疹如锦纹，而咳，心闷，但呕清汁，此名温毒也。温毒发斑者，冬时触冒疹毒，至春始发。病初在表，或已发汗吐下，而表证未罢，毒气不散，故发斑，黑膏主之。又有冬月温暖，人感乖戾之气，冬未即病，至春或被积寒所折，毒气不得泄，至天气暄热，温毒始发，则肌肉斑烂、瘾疹如锦纹，而咳、心闷，但呕清汁，葛根橘皮汤主之，黄连橘皮汤尤佳。病人先热后寒，尺寸脉俱盛，此名温疟也，白虎加桂枝汤主之。久不愈者，服疟母煎丸，当自愈。夏月发热恶寒，头疼，身体肢节痛重，其脉洪盛者，此名热病也。病由冬伤于寒，因暑气而发为热病，治法桂枝石膏汤主之，栀子升麻汤亦可选用。

此奉议之论温热也。

刘河间《伤寒六书》云：有表而热者，谓之表热；无表而热者，谓之里热。凡表里俱热之证，或半在表，或半在里，汗之不可，吐之又不可，法当和解，用凉膈、天水二散合服，水煎解之；或表热多，里热少，天水一凉膈半；或里热多，表热少，凉膈一天水半，合和解之。若仍不能退其热者，用黄连解毒汤直清里热；热势更甚者，大柴胡合大承气汤下之，双除表里之热，大柴胡合三一承气汤亦佳。下证未全，不可下者，用白虎汤或知母石膏汤。其症初起，有暴发而为热者，病在心肺，宜用《局方》雄黄解毒丸；有里病积热者，病在肾肝，宜用《局方》妙香丸。如上焦热而烦者，宜用牛黄散；但上焦热，无他证者，宜用桔梗汤；中焦有湿热，不能食而热者，脾虚也，宜以藿、朴、白术、陈皮之类治之；中焦有实热，能食而热者，胃实也，宜以栀子黄芩汤或三黄丸之类治之。脏腑热极、大便闭结者，宜用大黄牵牛散；若病久憔悴，寝汗发热，五脏齐损，瘦弱虚烦，肠澼下血，骨蒸痿弱，四肢无力，不能运动者，此久热骨蒸也，病在下焦肝肾，宜养血益阴，热能自退，当归、生地合钱氏地黄丸之类。如热入血室，发狂不认人者，宜用牛黄膏以宣解之；如阳狂奔走骂詈，不避亲疏，此阳有余阴不足，宜用当归承气汤下之；若两胁肋热，或一身夜热，或日晡肌热者，皆为血热也，四顺饮子主之；若小便闭而不通，脐下状如覆碗，痛闷不可忍者，乃肠胃干涸，膻中气不下，三焦气不化也，宜用八正散加沉香、木香，令气通达，小便自通。

此守真之论温热也。

李氏《此事难知》云：冬伤于寒，春必病温者，盖因房室劳伤与辛苦之人腠理开泄，少阴不藏，肾水涸竭而得之。无水则春木无以发生，故为温病。至长夏之时，时强木长，因绝水之源，无以滋化，故为大热病也。邪之所感，浅者其病轻而易治，深者其病重而难治，尤深者其病死而不治。

此东垣之论温热也。

朱氏《脉因证治》云：因房劳辛苦之过，腠理开泄，少阴不藏，触冒冬时杀厉之气、严寒之毒，中而即病，曰伤寒；不即病，寒毒藏于肌肤之间，至春变为温病，至夏变为热病，皆热不得发泄，郁蒸于内，遇感而发，虽日伤寒，实为热病，死证甚多。一，温病二三日，体热，腹满，头痛，饮食如故，脉直而疾者，八日死。二，温病四五日，头痛，腹满而吐，脉来细劲，十二日死。三，温病八九日，头身不痛，目不赤，身不变而反利，脉来牒牒，按之不弹手，时大，心下坚，十七日死。四，温病汗不出，出不至足者死。五，温病厥汗出，肾脉强急者生，虚缓者死。六，温病下痢，腹中痛甚者死。七，热病七八日，不汗躁狂，口舌暴燥焦黑，脉反细弱或代者死。八，热病得汗，脉躁者死，脉转大者死。九，热病七八日，脉不躁，喘不数，后三日中有汗，不汗者，四日死。十，热病脉涩小疾，腹满膨胀，身热，不得大小便死。十一，热病脉浮大绝，喘而短气，大衄不止，腹中疼死。十二，热病脉浮洪，肠鸣腹满，四肢清，注泄死。十三，热病脉绝动疾，便血，夺形肉，身热甚死。十四，热病脉小疾，咳喘，眩悸，夺形肉，身热死。十五，热病腹胀，便血，脉大，时时小绝，汗出而喘，口干，视不见者死。十六，热病脉转小，身热甚死。十七，热病脉转小，身热甚，咳而便血，目陷妄言，循衣缝，躁扰不卧死。十八，热病呕血，咳而烦满，身黄腹胀，泄不止，脉绝死。十九，热病瘛疭，狂走不能食，腹满，胸痛引腰脊，呕血死。二十，热病不知所痛，不能自收，口十，阳热甚，阴颇有寒者死。二十一，热病在肾，口干渴，舌燥黄赤，日夜饮水不知，腹大胀尚饮，目无精光者死。二十二，热病喘咳唾血，手、足、腹肿，面黄，振慄不言，名肺绝，死，丁日死，后仿此。二十三，热病头痛，呕宿汁，呕逆，吐血，水浆不入口，狂妄，腹大满，名脾绝，死。二十四，热病烦满骨痛，嗌肿不可咽，欲咳不能咳，歌笑而哭，名心绝，死。二十五，热病僵卧，足不安地，呕血，血妄行，遗屎溺，名肝绝，死。二十六，热病喘悸，吐逆，骨痛，短气，目视不明，汗如珠，名肾绝，死。

此丹溪之论温热也。

王氏《溯洄集》云：伤寒以病因而为病名，温病、热病以天时与病形而为病名。

伤寒即发于天令寒冷之时，而寒邪在表，闭其腠理，故非辛甘温之剂不足以散之，此仲景桂枝、麻黄等汤之所以必用也。温病、热病后发于天令暄热之时，伏热自内而达于外，郁其腠理，无寒在表，故非辛凉或苦寒或酸苦之剂不足以解之，此仲景桂枝、麻黄等汤独治外者之所以不可用，而后人所处水解散、大黄汤、千金汤、防风通圣散之类兼治内外者之所以可用也。夫即病之伤寒，有恶风恶寒之症者，风寒在表，而表气受伤故也；后发之温病、热病，有恶风恶寒之症者，重有风寒新中，而表气亦受伤故也，若无新中之风寒，则无恶风恶寒之症。故仲景曰：太阳病，发热而渴，不恶寒者，为温病。温病如此，则知热病亦如此。且温病、热病亦有先见表证而后传里者，盖伏热臼内达外，热郁腠理不得外泄，遂复还里而成可攻之证，非如伤寒从表而始也。或者不悟此理，乃于春夏温病、热病而求浮紧之脉，不亦疏乎？殊不知紧为寒脉，有寒邪则见之，无寒邪则不见也。其温病、热病或见紧脉者，乃重感不正之暴寒与内伤过度之冷食也，岂其本然哉！夫温病、热病之脉，多在肌肉之分而不甚浮，且右手反盛于左手者，诚由郁热在内故也。其或左手盛或浮者，必有重感之风寒，否则非温病、热病，自是暴感风寒之病耳。凡温病、热病，若无重感，表证虽间见，而里病为多，故少有不渴者。斯时也，法当治里热为主，而解表兼之，亦有治里而表白解者。余每见世人治温热病，虽误攻其里，亦无大害；误发其表，变不可言，此足以明其热之自内达外矣。其间有误攻里而致大害者，乃春夏暴寒所中之新感证，邪纯在表，未入于里故也，不可与温病、热病同论。虽然，伤寒与温病、热病，其攻里之法，若果是以寒除热，固不必求异；其发表之法，断不可不异也。若温病、热病被时行不正之气所发，及重感异气而变者，则又当观其何时何气参酌而治，尤不可例以仲景即病伤寒药通治也。

此安道之论温热也。

汪氏《证治要诀》云：温与热有轻重之分，故仲景云：若遇温气则为温病，更遇温热，则为温毒。热比温为尤重故也。苟但冬伤于寒，至春而发，不感异气，名曰温病，病稍轻。温病未已，更遇温气，变为温毒，亦可名曰温病，病较重，此伏气之温病也。又有不因冬月伤寒，至春而病温者，此特春温之气，可名曰春温，如冬之伤寒、秋之伤湿、夏之中暑相同，此新感之温病也。以此观之，是春之病温，有三种不同：有冬伤于寒，至春发为温病者；有温病未已，更遇温气则为温病，与重感温气相杂而为温病者；有不因冬伤于寒，不因更遇温气，只于春时感春温之气而病者。若此三者，皆可名为温病，不必各立名色，只要辨其病源之不同而已。

此石山之论温热也。

王氏《伤寒准绳》云：从立春节后，其中无暴大寒，又不冰雪，而有人壮热为病者，此属春时阳气发于外，冬时伏寒变为温病。按《活人》所云，温病有二：其用升麻解肌汤者，乃正伤寒太阳证，恶寒而不渴者，特以其发于温暖之时，故谓之温病尔；其用竹叶石膏汤者，乃仲景所谓渴不恶寒之温病也。必须细别，勿令误也。然不恶寒而渴之温病，四时皆有之，不独春时而已；发汗不解，身灼热者，为风温，其证脉浮，汗自出，身重多眠，其病不独见于春间。胫冷、腹满、头痛，渴而热者，为湿温。汗少者，白虎加苍术；汗多者，白虎加桂枝。阳脉洪数、阴脉实大者，遇温热变为温毒，初春发斑咳嗽，其病最重。若无汗者，以三黄石膏汤汗之；若有自汗者，宜人参白虎汤主之；烦热错语不得眠者，白虎黄连解毒汤主之，表热又盛者，加葛根；若内实大便不能，宜三黄泻心汤下之，或大柴胡汤加芒硝下之亦可；若斑出如锦纹者，多难治，人参化斑汤，元参、升麻合黑膏，大青四物汤主之。若冬伤于寒，至夏而变为热病者，此则遇时而发。自内达表之病，俗谓晚发是也，又非暴中暑热新病之可比。但新中暑病脉虚，晚发热病脉盛。

此肯堂之论温热也。

方氏《丹溪心法附余》云：温热之病，皆由秋冬之时，外感风寒，内伤饮食，其时天气收藏，不能即发，以致气血怫郁变成积热、至春夏之际，又因外感内伤触动积热，其时天气升，故能发出。其热自内达外，初以表里俱热，宜用凉膈散、双解散之类辛凉之剂两除表里之热；久则表热微而里热甚，又宜用大柴胡汤、三一承气汤之类苦寒之剂以泻之，则热退身凉而病自已也。但凉膈、双解治表里俱实者最妙，如初起表虚者多自汗，二方中宜去麻黄、薄荷；里虚者多泄泻，二方中宜去芒硝、大黄。若表里俱虚而燥热烦渴者，宜用人参白虎汤。今人小请伏气温热之证，表里俱热，认作即病伤寒之证；表热里和，便用麻黄汤、圣散子，辛温之剂以发表，则内热愈甚，而斑黄狂乱之证起矣；或术川辛凉之剂以发表，则内热愈甚，而斑黄狂乱之证起；或未用辛凉之剂以发表，便用承气汤苦寒之剂以攻里，则表热未去而结胸虚痞之证作矣。故治温热病，全在初起时辨明发表、攻里之先后，方可施治。

此古庵之论温热也。

自上古以迄前明，历代前哲论温热之因、证、脉、治，可谓言之详叫矣。奈近今伤寒专家，尚不知伤寒自伤寒、温热自温热，更不知伤寒自表传里、温热自里达表之病理。凡遇伏气温热，率称伤寒，辛温发表，杂药乱投，以致轻者重、重者危、危者莫救。间有明知温热，首用辛凉清解或苦辛开泄者，反诬其将邪遏进，殊不知温热之邪自内而出，病本热结在里，表里俱热，自宜双解表、中、里二者之热为正治，何遏之有哉！兹集诸家名论以表彰之，俾学者知温热本证，自有精当之疗法矣。

七、论温热兼证疗法

温热，伏邪也。凡言兼者，伏邪兼他邪，二邪兼发者也。治法以伏邪为重，他邪为轻，故略治他邪，而新病即解。约而计之，大约有八。

其一兼风，病名风温。初起一二日，见症与伏邪略同，惟鼻塞、鼻鸣、咳嗽、清涕，与伏邪异，脉亦多浮，而与伏邪之不浮不沉而数者亦异。治法惟葛根葱白汤最合。势重者，防风解毒汤、荷杏石甘汤、缪氏竹叶石膏汤选用；势轻者，桔梗汤、加味栀豉汤选用。咳加前胡、杏仁、苏子；痰多加栝蒌、川贝、竺黄之类。大抵伏邪兼寒，能令病势增重，兼风反令病势易解。以寒主凝涩，则伏邪内郁，郁一分，病势增固一分；风主游扬，则伏邪外疏，疏一分，病势解散一分。虽然，温热属伏火，一兼风邪，风助火势，火假风威，病势最急，尤宜速治，稍缓则津枯液涸、痉厥兼臻，医家、病家，不可不预防也。

其二兼寒，病名冷温。初起一二日，必有头痛、发热、身痛、恶寒诸表证，与伤寒颇同，而以脉辨则不同。伏邪多软数而不浮，兼寒则多浮数、浮弦、浮大，甚至有浮紧者。再以症辨，亦多有不同。伏邪多汗，兼寒则无汗。但受寒者，无烦躁、口苦、口臭症；伏邪兼寒，必有烦躁、口苦、口臭症也。一遇此等，更当辨其受寒与伏邪孰轻孰重。热重寒轻者，烦躁、口臭症多，无汗恶寒必少，则当以荷杏石甘汤、葱豉白虎汤、栀豉芩葛汤选用，或六神通解散尤捷。寒重于热者，恶寒无汗必甚，烦躁必轻，则宜用苏羌饮、葱豉加葛根汤等，先散其外束之新寒。若在冬令，寒束于外，既无汗恶寒，邪郁于内，复见烦躁者，麻杏石甘汤亦可正用。若挟寒湿，九味羌活汤去生地最为得当。此证若治寒遗热，必有斑、黄、狂、衄之变；治热遗寒，复有呕、利、痞、厥之忧，驯至沉困，不可不知。然此皆为初起一二日言之也，若日久则伏邪勃发，表寒不能自存而为热，则惟以治伏邪之法治之而已。

其三兼暑，病名暑温，一名暑热。初起一二日，身大热，背微恶寒，与伤寒略同。但伤寒先恶寒而后发热，虽热甚亦周身恶寒：暑温则先发大热，热极而后背恶寒，继则但热无寒，口大渴、汗大出，且必有面垢齿燥、心烦懊憹、便闭溺涩，或泻不爽等兼症。脉则右洪数，左脉反小，甚则厥深热深、手足逆冷、脉滑而厥。治法宜察病势。势轻者，但先轻宣上焦，如桔梗汤加苦杏仁、青蒿露，或五叶芦根汤加西瓜翠衣、银花露之类；势重者，必肃清上中二焦，如荷杏石甘汤、竹叶石膏汤之类，甚则三黄石膏汤去麻黄，加薄荷、青蒿。若热深肢厥、神识昏迷者，热厥也，即热气闭塞空窍所致，必须辛凉重剂兼芳香开窍，如白虎汤加鲜竹叶、童桑枝、瓜霜紫雪丹之类；挟痰者，加竹沥、竺黄、石菖蒲、川贝、白薇、新定牛黄清心丸、犀珀至宝丹等选用。若肝风内动，手足发痉，必须熄风清火、凉血透络，如犀羚白虎汤重加桑叶、丹皮、菊花、钩藤、童便等之类。若热盛烁肺、络伤咯血者，必须凉血降火、肃清络热，如白虎汤重加鲜竹茹、鲜茅根、童便等之类；血再不止，加鲜生地、犀角汁。若热盛伤气，脉大而芤者，必须清热扶气，白虎加人参汤主之。若喘喝欲脱，汗多脉散者，必须敛津益气，《千金》生脉散主之。惟其间挟酒湿食滞，肌热无汗、胸膈痞满者，最忌白虎法清凉寒润，必须苦辛开泄，小陷胸加枳实合泻心法最效。间有表见身痛，宜参用香薷、秦艽；里见腹满，宜参用苍术、厚朴者，正不必以寒凉逆折其邪也。虽然，伏邪兼风、兼寒四时皆有，至若兼暑一证，惟长夏有之。故温热证总以风温、冷温为最多。

其四兼湿，病名湿温，一名湿热。

其五兼燥，病名温燥，一名燥热，其实即湿火、燥火证也。已详前“温热即是伏火”篇，兹不赘。惟戴氏原论谓伏邪多汗，兼暑更多汗，则表必虚，故发表之味不可妄用；至湿热，最宜分利燥脾，木通为上，滑石次之，猪苓、赤苓、泽泻又次之，盖分利则湿与热皆从清道出，邪有去路。此论真足肩迪后学也。

其六兼毒，病名温毒，一名热毒，通称时毒。有风毒、秽毒之别。风毒者，即风温时毒也，症势较各种温热证为尤重，治法当分三种。

（一）温毒痄腮及发颐。初起咽痛、喉肿、耳前后肿、颊肿、面正赤，或喉不痛但外肿，甚则耳聋、口噤难开，俗名大头瘟、虾蟆瘟者是也，加减普济消毒饮主之，或用代赈普济散，一日五六服，或咽下，或含漱最效。荆防败毒散加金汁亦妙。外肿处贴水仙膏，贴后若皮间有小黄疮如黍米者，不可再敷。水仙膏过敷则痛甚而烂，须易三黄二香散敷之。若热毒炽盛、神昏谵语者，必须清凉解毒、芳香寅窍，如伍氏凉血解毒汤、费氏清火解毒汤之类，加瓜霜紫雪丹主之。若热结便闭、神昏痉厥者，必须大剂凉泻，拔萃犀角地黄汤加金汁、元明粉主之。下后可用竹叶地黄汤凉血救液。总之，此证凡用疏散，须防化燥，必佐苦寒甘凉以清火救津也；凡用清凉，须防冰伏，必佐活血疏畅，恐凝滞气血也。

（二）温毒发斑。不因失汗失下，一起脉浮沉俱盛，壮热烦躁，起卧不安，外或头而红肿、咽喉肿痛、吐脓血、面赤如锦纹、身痛如被杖，内则烦闷呕逆、腹痛狂乱、躁渴，或狂言下利。如是而发斑者，点如豆大而圆，色必紫黑而显，胸背腰腹俱稠，毒气弥漫营卫，三焦壅闭，燔灼气血。斯时而任白虎之化斑、犀角大青之解毒，邪毒得凉而愈郁，反致不救。惟下之则内壅一通，邪气因有出路，斑毒亦从而外解矣。治法惟紫草承气汤、拔萃犀角地黄汤二方合用，加金汁、皂角刺最效。病势极重者，症必浑身发臭、不省人事、口开吹气、舌现黑苔黑瓣底。必须用十全苦寒救补汤，生石膏加重四倍，循环急灌，一日夜连投多剂，病人陆续泻出极臭之红黑粪，次日舌中黑瓣渐退，始渐轻减。若下后斑不透，犀角大青汤；已透，热不退，本汤去升麻、黄芩，加西洋参、鲜生地、银胡、地骨皮清润之；发斑已尽，外热已退，内实不大便，间有谵语，只需雪羹调叶氏神犀丹以清泄之。至其辨法，发斑红赤者为胃热，紫为胃伤，黑为胃烂也。大抵鲜红起发者吉，虽大不妨；稠密成片，紫色者，半死半生；杂色青紫者，十死不一生矣。惟斑色紫者，虽为危候，黄连解毒合犀角地黄汤连投数剂，亦可十中救二三；若斑黑色而下陷者，必死。

（三）温毒喉痧。俗称烂喉痧，多发于春冬之际，不分老幼，遍相传染。发则始必恶寒，后但壮热烦渴，斑密肌红，宛如锦纹。咽喉疼痛肿烂，或红肿而痛，或但痛不肿不红，甚则白腐喉烂。微者饮食如常，甚则胸痞咽阻不能食。脉形弦数，或濡数，或沉数，或沉弦不数，或右寸独大，或两寸并沉，或左部兼紧。惟痧有一见即化者，有透后始化者，其证虽一团火热内炽，而表分多风邪外束。医家见其火热甚也，率投以犀、羚、芩、连、栀、柏、膏、知之类，寒凉强遏，辄至隐伏昏闭，或喉烂废食，延挨不治，或便泻内陷，转眼凶危。治法，初起时急进解肌散表，使温毒外达，如刘氏桔梗汤去黄芩，加紫草、丹皮、栝蒌皮、川贝母之类，或加减普济消毒饮去板蓝根，加紫花地丁、野菊叶、大青、苇茎之类。若蝉衣、葛根、皂角刺三味，痧点隐约不透者，可暂用以透达，见痧点后切不可用。如冬天寒甚，痧毒因外寒束缚而不得透出者，暂加蜜炙麻黄，少则三分，多至五分，但取轻扬之性以达毛窍，往往一剂立见，见后切勿再用。且喉痧未有无痰涎者，方中必加生萝卜四两、鲜青果四枚，煎汤代水。其次，即当下夺。燎原之势，非杯水所能灭，所以仅施清滋不为功。下药首推风化硝、生锦纹，其次青泻叶、郁李净仁，又次淡海蜇、生萝卜。其方如陈氏四虎饮、拔萃犀角地黄汤加元明粉、金汁之类最效。其用下之法，略如吴又可治疫之意，必大便行过数次，脉静身凉，苔转薄白，饮食渐复，然后内无留邪，火不复炽矣。然此为病势最重者言之。若进解肌散表后，表邪已解、火炽已盛、痧透脉弦、喉烂舌绛、口渴神烦、二便尚通者，只需重用清化，如陈氏夺命饮、犀羚二鲜汤之类足矣。清泄余火，喻氏清燥救肺汤、陈氏清肺饮、曹氏桑丹泻白散三方加减。善后调理，或养胃阴，如叶氏养胃汤之类；或和胃气，如《金匮》麦门冬汤之类；或清养肺液，如耐修子养阴清肺汤之类；或滋肾凉肝，如桑麻六味汤之类，对症酌用可也。其间外治之法，亦足补方药之不逮，今择外治十要，以补其缺。一要备撑嘴钳。凡牙关紧闭之时，若用金铁之器硬撑其口，必伤其齿，用乌梅、冰片搽擦不开者，则必用撑嘴钳缓缓撑开其口，牙环宽而齿不受伤，最为灵妙。二要备压舌片。凡看喉之际，将舌压住，则喉关内容之形色，一目了然。三要备杏仁核弯刀。凡杏仁核肿大，势必涨塞喉关，药食难下，必用弯刀于杏仁核上放出脓血，则喉关宽而药食可下，且无误伤蒂丁之弊，较中国喉枪、喉刀尤为便利。四要备照喉镜。察看喉关之内容，能隐微毕显，以补助目力所不及。五要备皮肤针。以便射入血清，急解喉痧之毒，微生物奏功最捷，此名血清疗法。据上海工部局报告，凡治喉痧初起，历试辄验。六要提疱以泄毒。用异功散（斑蝥四钱，去翅、足，糯米炒黄，去米不用；血竭、没药、乳香、全蝎、元参各六分，麝香、冰片各三分。共研细末），如蚕豆大，放膏药上，贴患处喉外两旁，一周时起疱，夏日贴二三时即能起疱，不必久贴。起疱后速即挑破，挤出黄水。倘紫色或深黄色，宜用药贴于疱之左右，仍照前挑看，以出淡黄水为度。再用大头蒜捣烂如蚕豆大，敷经渠穴（在大指手腕处、寸口动脉陷中），男左女右，用蚬壳盖上扎住，数时起疱，挑破揩干，以去毒气。七要漱喉以去毒涎。取鲜土牛膝根、叶，捣汁一碗，重汤炖温，不时漱喉，漱毕．即低头流去毒涎，再漱再流，须耐心十余次，毒涎方净。此品为治喉圣药，善能消肿散血、止痛化痰，无论何种喉证，用之皆效，以其能去风痰毒涎也。凡喉证，以去风痰毒涎为第一要义。倘红肿白腐，用紫金锭三钱，热水冲化，俟冷含漱患处，吐出再含再漱。此法不独能去喉腐，且能导吐风痰。八要吹鼻以通气吐痰。凡喉痧，肺气无不窒塞，首用吹鼻一字散（猪牙皂七钱、雄黄二钱生研、藜芦末一钱、蝎尾七枚。共为细末），吹少许入鼻孔，即喷嚏出而吐毒痰。若鼻塞喉闭，必用喉闭塞鼻枣（蟾酥七分、细辛四分、辰砂三分、麝香二分五厘、冰片二分五厘、猪牙皂四分、兰兰夏三分、辛夷四分、巴豆四分去油、牛黄二分、雄黄四分。研极细末，用红枣切破一头，去核，将药少许纳入枣内，用线扎封枣口），左痛塞右鼻，右痛塞左鼻。若小孩鼻小，枣不能塞，或用棉花包药扎塞亦可，但不能令药靠肉，以免肿烂之患。若喉闭势重者，用两枣将两鼻齐塞。治喉痧喉闭气息不通、命在垂危者，有起死回生之功。较之用卧龙丹、紫金丹、开关各法不能得嚏、百无一生者，不若此枣一塞，痰气渐松，人事转醒，洵多神效也。九要吹喉以解毒去腐，退炎止痛。首用烂喉去腐药（用杜牛膝根叶汁之晒干净末一两、苏薄荷末五分、浣花青黛五分、梅花冰片三分。共研匀，瓷瓶密藏，不可泄气受潮。如潮，但可晒干再研，不可火烘），以流去毒涎；接吹锡类散［象牙屑、焙珍珠粉各三分，飞青黛六分，梅花冰片三厘，壁蟢窠二十枚，墙上者佳，西牛黄、人指甲（焙），男病用女，女病用男，分别配合，各五厘。将各焙黄之药置地上出火气，研极细粉，装于瓷瓶内，勿使泄气。专治烂喉时证及乳蛾牙疳，口舌腐烂。凡属外淫为患，诸药不效者，吹人患处，濒死可活］，以去腐止烂；末用珠黄散（珍珠粉六分，西牛黄三分，京川贝、煅龙骨各四分，煅青果核三枚。共研细末，瓷瓶密藏），以清余毒而生肌。十要刮后颈以散毒。于颈窝处搽真薄荷油少许，用钱一文，如刮痧样往下顺刮，须千余刮，显出块点，用瓷片锋刺破，即以蜞口吮出恶血。无蜞时，则用小吸气筒以吸出之，散毒最效。此治喉痧、喉痹及各种风火喉证之第一妙法也。

至若所谓秽毒者，即湿温时毒也。一名湿温挟秽，又名湿秽，凡夏秋间俗称痧气、痧秽者，多属此证。初起恶寒，继则纯热，头重胀痛，胸脘痞满，恶心欲呕，腹痛闷乱，肤热自汗，肌肉烦疼，四肢倦怠，有脉濡滞，舌白或黄，治法虽均宜芳香化浊，如藿香正气散加减。然当辨其偏于热重者，必兼舌苔黄腻，心烦口渴，宜用枳、橘、栀、豉合小陷胸汤加青蒿、滑石。偏于湿重者，必兼舌苔白腻，口黏不渴，宜用藿朴二陈汤加佩兰叶、苍术、白檀香、白蔻末之类。如肤发黄豆，或如疙瘩块，痒而麻木者，此湿毒从皮肤排泄也，前方加杜赤小豆、土茯苓、连翘、皂角刺透发之；轻则但发白痦，如水晶色，前方合《千金》苇茎汤轻宣之；如湿毒阻滞筋肉，一身尽痛者，前方加羌活、防风、桂枝、秦艽，疏通络脉以发散之；如湿毒阻滞胸膈，气壅而呃者，前方加广皮、淡竹茹、公丁香、柿蒂、沉香汁开降之；如湿毒阻滞清窍，神识如蒙者，前方加太乙紫金丹开泄之，苏合香丸亦效；如湿毒挟食阻滞胃肠，不饥、不食、不便者，前方加小枳实、海南子、炒黑丑疏逐之；如湿毒入络、气郁化胀，便溏溺涩者，前方合二金汤疏泄之，薛氏开郁通络饮合宽膨散，奏效尤捷；如湿毒久羁三焦，气滞胸痹、神昏窍阻、少腹硬满、大便不下者，此必有浊痰黏涎胶结于内也，宜宣清导浊汤去寒水石，加控涎丹、琥珀末、鲜石菖蒲开逐之；如湿毒兼误食生冷，寒凝气阻、三焦俱闭、二便不通者，胃苓汤合半硫丸主之；如湿毒因多服苦寒，浊滞久留下焦，下注直肠而气闭，肛门坠痛、胃不喜食、舌苔腐白者，术附汤合半硫丸挽救之。

其七兼疟。温热二病，有似疟、转疟、兼疟之不同，用药亦有微异。似疟者，乃寒热往来，或一日二三次或一次，而时无定也。温热兼风寒证，初起多有之。转疟者，温热证谵妄烦渴大剧之后，已经大汗大下，仍有余邪不解，复作寒热，转成疟象也，温热证末路多有之。兼疟之证，乃寒暑时邪合病也，其证寒热有常期，疟证全具，但热多寒少，且多躁渴扰乱，热势迅速，或更昏愦，秽气触人为异，秋令多有之。温热证所以似疟者，因伏邪盘踞膜原，欲出表而不能透达，欲陷里而未得空隙，故见半表半里之少阳证也，治法以新定达原饮为主。温热证所以转疟者，因汗下后，邪气已衰，正气来复，出与邪争，故在先阳气独亢、有热无寒者，今则以阴液渐同而寒热相争矣；在先邪气充斥，夜燥热无休止时者，今则邪气渐退，正气渐复而寒热发作有时矣。治法以养正为主，祛邪佐之，补中益气汤、炙甘草汤、柴胡四物汤、参胡三白汤，量余邪之盛衰，视阴阳之盈亏，酌而用之。至若兼疟之证，最为难治。吴又可曰：疟疾二三发，或七八发，忽然昼夜烦热，发渴不恶寒，舌上苔刺，心腹痞满，饮食不进，下证渐具，此伏邪证现而疟证隐也，以伏邪方药治之则生，疟家方药治之则剧。治之如法，脉静身凉。每日或间日寒热复作有常期者，伏邪解而疟邪未尽也，仍以疟法治之。盖伏邪初起，本与疟病不甚相远。伏邪多湿温二气相合；疟多风寒暑湿四气相合，其邪气之杂而不纯，横连膜原，原是一路。但伏邪之火气，发则为亢阳，故宜清宜下之症多；疟之暑气，停则为郁滞，故宜宣利之症多耳。所以伏邪初起，方用新定达原饮，与疟之主方用清脾饮，药品亦多相类，至其传变，则缓急轻重迥乎不同。善悟者，于此而细参之，思过半矣。

其八兼痢。伏邪本多自利证，表证初起即每日解数次稀臭水者是也（详见后“自利”条下）。更有春夏之交，一得伏邪，即兼下利红白而里急后重者，名为兼痢。初起慎勿作痢治。盖痢属里证，今见伏邪之发热、头痛，为表里俱病。先用透伏邪之法解其表，表解而里自和，其痢多有不治而愈者。若用治痢之法先清其里，里气虚而表邪陷，轻者增其烦躁、神昏，重者遂至呕逆、昏愦而危矣。所以古人于时痢初起，专主仓廪汤，一意先解其表，但加陈仓米以和中。俟表证解后，里热证具，方可议清、议下。不但香连、承气之类初宜暂缓，即淡渗分利，亦宜缓投于表证未解之先。若表证已解而里积未除，则宜葛根芩连汤加青、陈、香、曲清消之，甚加枳实导滞丸缓攻之，中路可用白头翁汤苦坚之。大凡痢证夹表，先见身热，即宜缓用苦寒、淡渗、清里之药，用之必增呕逆。此历验不爽者，不特时行证兼痢为然。若温热病而兼痢，多属湿热与积滞互结胃肠，治法总以疏利、推荡、清火为主。惟伏邪火毒太甚，骤发即下纯红纯紫恶血，或兼见舌燥、谵妄诸症者，黄连、大黄、犀角、鲜地又在所急，不可拘此论也。

综而言之，以上八条，其辨明所以为温热兼证，同已不惮逐类详审。然总以前所列五辨为主。五者之中，必有一二确据，方于温热门求治，否则，各按各门施治可也。若反混以时邪治之，为害甚矣。

八、温热夹证疗法

温热，伏邪也。凡言夹者，伏邪夹实、夹虚，二邪夹发者也。如夹痰水、食郁、蓄血等邪属实者，则以夹邪为先，伏邪为后。盖清其夹邪，而伏邪始得透发，透发方能传变，传变乃可解利也。如夹脾虚、肾虚及诸亡血家证，则以治伏邪为主，养正为辅。盖邪留则正益伤，故不可养正遗邪也。如夹哮喘、心胃痛、疝气诸旧病，则但治伏邪，旧病自已，盖旧病乃新邪所迫而发也。约计之则有十。

一、夹痰水。饮入于胃，经蒸变而稠浊者为痰，未经蒸变而清稀者为水。痰与水一物也，痰能作热，水能作冷。温热属伏火证，故夹痰者更增其热，每见昏眩、痞闷，右脉滑盛，治法宜桔梗汤加化橘红、栝蒌、贝母，甚则可加稀涎散先吐膈上之伏痰。如痰迷清窍、神昏如迷、口吐涎沫、胸腹按之不痛者，宜加味导痰汤加牛黄清心丸，或昌阳泻心汤加万氏牛黄丸。若夹水，则脉往往相悖，治法亦有不同，不可不细辨也。温热之脉必数，而有水在胸膈，其脉多缓，甚则迟弦，此脉夹水之辨也。温热之舌，一经传星，则转黄、转燥、转黑。若有水在胸膈，则烦躁、谵妄、沉昏诸症具备，而舌色白润，间有转黄、转黑者，亦必仍有滑苔，或满舌黄黑，半边夹一二条白色；或舌尖舌本俱黄，中间夹一段白色，此舌夹水之辨也。温热胸满，心下硬痛，手不可按，一有水在胸膈，心下虽满痛，按之则软，略加揉按，漉漉有声，甚则肠下抽痛，干呕短气，或腰重足肿、下利溺少，此证夹水之辨也。温热证见夹水脉证，虽有表，不宜纯用辛凉发散，纯用则表不能解，而转见沉困；有里证，不可早用苦寒，早用则必转加昏愦。此水气郁遏热邪，阳气受困，宜于发表清里药中加辛燥利水、利气之品以祛水气，迨水气去、郁遏发，然后议攻、议凉，则无不效者矣。燥湿则半夏、苍术，利水则木通、苓、泽，利气则莱菔子、草果仁、青木香，甚则有可投控涎丹、大陷胸汤者。故温热虽属伏火，往往有投三承气、黄芩、白虎，而偶用温燥药收功，遂至讼清热之非者，不知伏火乃其本气，夹杂乃其间气耳。

二、夹食滞。温热夹食滞者最多，而有食填胸膈、食入肠胃之不同。入肠胃则为阳明积热证，治法备于三承气汤。惟食在胸膈，虽症见恶食吞酸、嗳气腹满、欲吐不吐、呕逆痞闷，而往往有脉沉、手足冷者，误认三阴，投以温剂，却无一毫热渴而烦躁倍增，甚则一二日即死。盖膈间为阴阳升降之路，食填之则气闭，气闭则郁热无所疏泄，误温则热愈郁。热郁于内，故外无发热症；热郁于下，故上无口渴症。伏邪以出表为浅，入里为深。此病一温，则逼邪入里，故并至死而不见热证也。由前五辨法，既辨得为温热证矣。而遇脉沉、手足冷，即当细询其胸膈，若痞塞闷痛，即是夹食。再辨其舌苔白厚而微兼淡黄，亦为食填膈上明证，可于桔梗汤中加枳壳、青皮、莱菔、曲蘖，甚则用吐法以宣之。外治用连豆散敷之，使膈间阳气宣达，然后热证自见，则解表清里无或误矣。

三、夹气郁。温热证夹气郁者，初起时症悉同，而多脉沉、手足冷、呕逆、胸满，颇类夹食。但夹食为有物，为实邪，舌苔厚白而微黄，胸膈满痛不可按，按亦不移。夹气为无物，为虚邪，舌苔白薄，胸膈满痛，半软而可按，先宣通其郁，然后解表清里，自无不效。若不舒郁而徒发表，则里气不能外达，而难于彻汗：遽用清下，则上气不宣，多致痞逆，惟于解表药中加苏梗、青皮、郁金、香附之类以宣其气，则表易解；于清里药中加栝蒌、川贝以舒其郁，则里易和。但川贝母虽为舒郁要药，而力薄性缓，必用至五钱一两方能奏效，若加四磨饮子则尤捷。

四、夹蓄血。伏邪传经之后，蓄血最多，从治攻里，兹不具论。惟本有内伤停瘀，复感伏邪，于初起一二日，病之表证悉具，而脉或芤或涩，颇类阳证阴脉。但须细询其胸腹、胁肋、四肢，有痛不可按而涩者，即为蓄血，确知其非阳证见阴脉，则是表证见里脉矣。治法必兼消瘀，红花、桃仁、归尾、赤芍、元参、元胡、山楂之类，量加一二味。重则加炒川甲一钱，则表邪易解，而芤涩之脉亦易起。若误认芤涩为阴而投温剂，轻则变剧，重则危矣。至于里证发现，宜用吴氏桃仁承气汤加干漆、炒川连，泻火攻血，其蓄血或从呕出，或从泄出，须审其色。红紫而散者可治，色如败衄而凝结成块，多兼血水，此正气已脱，邪不能留也。又或如污泥而黏腻不断、臭秽异常者，此津气已败，与浊腐同下也，证多不治。如胁痛、少腹痛，手不可按，甚至昏迷不省，少顷复苏，乃瘀血上冲，证名血厥，大便或秘或黑，轻则香壳散，重则代抵当丸、拔萃犀角地黄汤加炮川山甲一钱，最破瘀积。若瘀结不散，必发热如狂，咳喘呕逆。若发汗太过，误触瘀血，则或呕或泄，或发呃逆，但活血消瘀，则呕泄呃逆自止。

五、夹脾虚。温热较之风寒，本为难治。以风寒传变有次序，温热传变无常径。风寒表邪，一发即散；伏邪散而复集，且往复再三。风寒传里证，一攻即和；伏邪攻而复合，有下之又下而不和者，此伏邪所以难治也。而脾虚者，则更为难治，盖温热必得汗、清、下而后解，脾虚者，表不能作汗，里不任攻下，或得汗矣，而气随汗脱；得下矣，而气从下脱；即纯用清泄，中气亦不克支持，往往药愈凉而邪愈遏。今时习俗，尤偏于温热伤阴之说，不知中气内虚、热郁灼津之理，每见舌赤，便用大剂清滋，是浊热已遏中焦气分，又用浊药，两浊相合，逼令邪气深入膏肓，深入骨髓，遂成锢结不解之势。又或舌苔黄腻，明系中焦气分被湿热熏蒸，法宜苦辛开化，乃不用开化，而用大剂凉药，如三黄、白虎、三石、玉女煎之类，有阖无开，亦足逼令邪气深伏，邪伏则脾气不得上升，舌苔因之亦伏，转成舌绛无苔；见其舌绛无苔，又用犀角地黄、清官、增液诸汤，更令邪气深伏。药愈清滋，舌肉愈燥、愈赤、愈黑，甚至音哑、神昏、窍闭，变在须臾。故治此等证，汗不强汗，解表必兼养正，如参苏饮、七味葱白汤之类；下勿轻下，攻里必兼顾本，如三黄枳术丸、黄龙汤之类；凉不纯凉，清中必兼益气生液，如人参白虎汤、竹叶石膏汤、黄连泻心汤、参胡温胆汤、参胡芍药汤之类。其外症似无甚分别，惟脉必虚弱，不任寻按可据。然邪有进退，当其邪焰方张，虽虚而脉亦寻按有力，不可泥也。又必以神情、气色、脉证相参，如面色萎黄，神情倦怠，气息微促，皆脾虚中气不振之象。更须通体合参，如通体皆有余实象，而独见一二虚象，则虚象反为吃紧；通体俱见虚象，而独见一二实证，则实证又为吃紧。是故权衡标本为尤急也。如实证居标，虚证居本，则虚证为重；如虚证居标，实证居本，则实证为重。到此虚实关头，苟不精心诊察，则草菅人命矣。

六、夹肾虚。温热证夹脾虚者为难治矣，夹肾虚者更难治。温热属伏火，肾气虚则手足反冷，温热属实邪，肾气虚则眩晕惊悸、腰膝痿软。肾虚之中，又有阴虚、阳虚之分。温热必待汗、下、清而后解。阳虚者，一经汗、下、清，则脱绝之症随见；阴虚者，一经汗、下、清，则枯竭之症随见，必须时时谛察。凡在表时，见腰痛异常，小便频数，膝胫冷软，精泄如注，当细询其人之平日，如有淋浊、遗泄、阳痿等症，即当于疏表药中加人参、白芍，阳虚兼官桂、杜仲，阴虚兼元参、知母，以照顾本元，免后来意外之虞。若入里当下，必《千金》生地黄汤、陶氏黄龙加减为主。当清气分，人参白虎汤；血分，犀角地黄汤加减为主。或屡清屡下而热更甚，舌上燥而无苔，或有黑苔，愈清而愈长；或有燥苔，愈下而愈裂者，是皆属于肾阴虚。察其阳明，无实证可据，即当治以六味地黄汤，熟地改用生地，加知母、黄柏；或甘露饮，熟地切片，泡汤代水煎药，王太仆所谓“寒之不寒，责其无水，壮水之主，以制阳光”者此也。再不应，则合生脉散以滋水之上源，或用黄连阿胶汤、小甘露饮滋阴泻火。但似此热势燎原，非杯水所能救，故必大作汤液乃有济耳。见机若早，十救二三；涸竭已见，十难救一。或更兼脾胃败证，如呕呃、哕利之类，润药难任，甚或汤药不下，百不救一矣。

七、夹诸亡血。温热证亡血有三：其一，未病之先，素亡血而阴虚，一受伏邪，则邪热乘虚煎熬，亡阴最易。用药解表清里，必步步照顾营血，如七味葱白汤之用生地、麦冬，刘氏双解散之用归身、白芍是也。其二，当病之时，忽然吐衄，女子崩漏，甚至血晕昏厥，热甚危急。病家但知血之可骇，医家亦忽其伏邪，惟汲汲于止血、清凉滋补，多至危殆。不知血由邪逼，惟当清其伏邪，伏邪解，血自止也。惟此证徐，见于伏邪既盛、发热数日后者易知，而猝见于邪郁阴经，并无发热、头痛时者难识。但见微恶寒而大作呕，急当如前用五辨法辨之。若舌有白苔，即属湿温伤络，当以新定达原饮为主，呕加竹茹、广皮，胀加青皮、大腹皮。舌有黄苔，或紫绛色，即属温热伤络，宜用凉膈散加茅根、童便；血大溢者，加大黄、黄连。但治伏邪，血证自已。若脱血太甚而气欲绝者，必用人参、麦、味以同中气，俟伏邪传变归经，然后按经治之。此温热证夹亡血之最危者。其三伏邪大张之后，烦热躁渴之余，而见亡血证，则又温热证之常态，详后血证各条。

八、夹哮喘。哮喘乃肺家所时有，本有寒痰、热痰二证。一受温热，则无非痰火。由其湿热之气从其类而入肺，发其哮喘。遇此，当行前五辨法。有伏邪，但治伏邪而哮喘自除；或于治伏邪药中加栝蒌、川贝、苏子、白前，《下金》苇茎汤合文蛤散尤捷，二邪并解，法更精密。若哮喘势重，则白果定喘汤、苏子降气汤二方亦可借用以治标，惟麻黄必须蜜炙，沉香亦宜磨汁，再加生石膏、海蛤壳以清镇之，庶免辛燥劫液之弊。

九、夹胃痛。温热证有夹胃痛者，于其痛时，先用前五辨法。若有伏邪见症，但治伏邪可也。虽平时因寒而发，于此则但治其热。盖湿温伏于膜原，温热伏于血络，蕴酿蒸变，必从火化。伏邪自里达表而发，其胃痛痼疾者，多属热痛，则但于治伏邪药中加乳香、没药以止痛，延胡、桃仁以活络，速使其伏邪透发而胃痛自已。若误认平常寒胃痛，用桂、附、姜、萸，必致危殆。

十、夹疝气。伏邪夹疝，其肾囊少腹引痛，全是疝证，当如前五辨法。一有伏邪，不必治疝，但于治伏邪药中加橘核、青皮，而疝自消。若依常治疝法，用吴萸、桂、附、茴香诸燥品，轻者变为囊痈，重者变为呃逆、哕、厥，昏沉而莫救矣。

总而言之，温热夹证最多，非刻意精别，用药必致差误。凡遇有内伤宿病之人，更患伏气温热，不得用峻汗、峻攻、峻清之法，必参其人之形气盛衰，伏邪微甚，本病之新久虚实，向来之宜寒宜热、宜补宜泻．宜燥宜润、宜降宜升，或近日服过何药之相安不相安，其间或夹痰水，或夹食滞，或夹积瘀，或夹气郁，或夹气虚，或夹血虚，或夹阳虚，或夹阴虚，务在审证详明，投剂果决，自然随手克应，而无颟顸之弊矣。

九、温热复证疗法

温热复证，有复至再三者，皆由病人不讲卫生、病家不知看护所致。每见屡复之后，多有酿成四损、四不足者。约计其复之病因，则有四。

一为劳复。温热瘥后，元气未复，余邪未清，稍加劳动，其热复作，不必大费气力，即梳洗沐浴、多语更衣之类，亦能致复。复则诸症复起，惟脉不沉实为辨。轻者静养自愈，重者必先察其虚实。虚则调其营卫，和其脏腑，待其表里融和方愈。误用攻下清凉，必致不救，安神养血汤主之。实则主以仲景枳实栀豉汤，撤表邪而清里热。如兼头痛、恶寒，加薄荷、葱白；如兼寒热，寒多加羌活、紫苏，热多加知母、黄芩。一二剂后，必复汗而解，此屡试屡验者。不可妄投补益，以致闭邪增病。虽然劳复之中，有气虚劳复、阴虚劳复、房劳复之分。气虚劳复者，温热瘥后，余邪已尽，止因正气大虚，因劳复热，微兼恶寒，四肢倦怠，元气以动，脉虚右大，舌润无苔，胸膈宽畅者，此真气虚劳复也，宜补中益气汤甘温补之，惟升、柴须蜜炙。如兼汗多恶寒，归芪建中汤最妙；若正气虽虚，尚有余热未清，其人虚羸少气，气逆欲吐者，竹叶石膏汤加姜汁主之，或陈氏六神汤加银胡、地骨皮亦佳。阴虚劳复者，由温热伤阴，肾液已亏，稍加劳动，微挟风寒，其病复作。症仍头痛、发热、恶风、舌燥、口渴、六脉浮数无力者，此真阴虚劳复也，宜七味葱白汤清润而微汗之；或金水六君去半夏，用生地，加川斛、丹皮、豆豉、葱白之类滋养阴液以汗之。如兼呕恶，当留半夏，加竹茹以和胃；如兼咳嗽，加旋覆花、甜杏仁以降气；如兼虚火上冒、目赤颧红、大渴烦躁、呕恶不纳者，亦宜金水六君煎加麦冬、代赭之类养阴镇逆。房劳复者，即女劳复，一名色复，温热瘥后，气血未充，早犯房事，则内损真气、外触邪气而复作也。其症头重不举、目中生花、腰胁痛、小腹里急绞痛、憎寒发热，或阴火上冲、头面烘热、胸中烦闷是也。若卵缩入腹，脉离经者死，舌伸出数寸者亦死。治法必用猳鼠矢汤调下烧裈散；虚极者，宜六味饮加麦冬、豆豉、栀子煎汤调服烧裈散；虚极热盛者，则用陶氏逍遥汤调服；若小腹急痛、脉沉足冷，则用当归四逆加吴茱萸汤调服，外用吴茱萸五钱、食盐二两拌炒，热熨小腹。

二为食复。温热瘥后，胃气尚虚，余邪未尽，若纳谷太骤，则运化不及，余邪假食滞而复作。其症仍发热头痛、烦闷不纳，宜枳实栀子豉汤加山楂肉、麦芽、连翘、莱菔汁等凉疏之；腹痛不大便者，加生锦纹。若温病新瘥，饮酒者必复热，以酒味辛性热，助其余邪热毒故也。必兼烦闷干呕、口燥不纳等症，急用川连、葛花、银花、连翘、枳实、焦栀、乌梅、花粉、枳椇子等清解之。

三为自复。乃伏邪未尽也。当问前见何症，服何药而解，仍用前药以涤其余邪则愈。

四为怒复。温热瘥后，因事触怒，怒气伤肝，相火暴发，因而余热复作。症必身热胸闷，心烦懊侬，气逆喘呼，甚则胁痛呕血。治法宜苏子降香汤加桑叶、丹皮、银胡、地骨皮等平其气以清泄之。若瘀血结聚、少腹急痛者，代抵当汤加杜牛膝主之；香壳散加延胡索、炒川甲尤捷。若不语如痞、形厥如尸者，宜犀角地黄汤加桃仁、归尾、赤芍、白薇、厥证返魂丹等，甘咸以平之，芳香以宣之。虽然怒复有大怒、郁怒之分：大怒者，其志愤激，则气血易于奔迫而无所节制，《经》所谓“怒则伤志”也。脉多浮弦躁盛，症多失血，甚或痛厥，仍宦苏子降香汤加蜜炙延胡、醋炒锦纹、盐水炒川连等以降泄之；血虚火旺者，拔萃犀角地黄汤加白芍、白薇、童便、金汁等以通降之。郁怒者，其志怫戾，则气血易于瘀壅而不克宽舒，《经》所谓“怒则气逆”也。脉多弦涩，甚则沉弦搏坚，症多瘕疝，久则成痨成虫。治法，瘕疝宜开郁正元散、茴香橘核丸等选用；成痨宜紫菀散、劫痨散、顾氏清金散、杜瘵膏等选用；成虫宜当归活血汤、代抵当汤、下瘀血汤等选用，桃仁承气汤合逍遥散加细辛、土狗末，奏功尤捷。

凡大痨、大欲、大病、久病后，气血两虚，阴阳并竭，即为四损，复受伏邪，正虚则邪入愈深，邪深则传化难出，汗下伤正而正脱，补助郁邪而邪锢，多不可治。当此两难之际，于是乎有补泻合用之法，有先补后泻之法、先泻后补之法。如人参白虎汤、黄龙汤、竹叶石膏汤，皆补泻合用之法也；先用补剂，后施汗下，先补后泻之法也；先用汗下，后施补剂，先泻后补之法也。当询病之来路，斟酌施治，尤当审现在之证。若纯见热证，亦不可以疑似之间误人。大凡周身俱见大实大热之证，而一二处微见虚象，则吃紧照顾其虚；周身俱见虚象，而一二处独见实证，则吃紧斡旋其实，此治病之权衡也。若夫汗之而表证愈增，如头痛、身痛更甚之类；清下而里证愈增，如烦渴、痞满更甚之类，则大虚有盛候也，急宜补之无疑。既辨其证，尤当细辨其脉。凡遇脉之浮候盛大者，须谨察其沉候有无力处；六部脉皆盛者，须谨察其一部有独无力处。果得其一部一候之真无力，便可略其诸部诸候之假有余，从而施治，自有如神之妙。夫既询其来路之大概，又察得其轻重之确凭，再加之脉理精详，则烛照无遗矣。至其损证之状甚多，当参后“四不足”条看。

若四不足与四损，亦各不相同。四损由人事，四不足由天禀；四损在暂时，四不足在平素。然四不足亦有由四损而来者，不得谓四损外便无不足也。四不足者，气、血、阴、阳也。气不足者，少气不足以息、语言难出也，感邪虽重，反不成胀满痞塞，凡遇此证，纵宜宣伐，必以养气为主。血不足者，面色萎黄、唇口刮白也，感邪虽重，面目反无阳色，纵宜攻利，必以养血为主。阳不足者，或四肢厥逆，或肌体恶寒，恒多泄泻，至夜益甚，或口鼻冷气，受邪虽重，反无发热、苔刺、烦渴等症，纵宜攻利清热，必先之以温补，待其虚同，实证全见，然后以治热之法治之。阴不足者，自然五液枯干，肌肤甲错，感邪虽重，应汗不汗，应厥不厥，纵宜攻利，必先之以养阴，待其气化津回，邪多不治自退。设有未退，酌用清利攻之，若早攻之，其病益甚。以上四不足合前条四损，每见温热证屡复后兼此虚损症候者，总不可正治其邪，必以养正为要，先服养正药，待其实证悉见，方可攻邪。若服攻邪，虚证复见，仍当调补其虚，养正以达邪，袪邪以安正，互相增减，迭为进退，必使邪尽去而正不伤，方为善治。

总而言之，劳复、食复、自复、怒复四证，实则易治，虚则难治，一复可治，再复不治。以余所验，诸劳多复，御女者死；诸食多复，犯酒最剧；诸气多复，大怒尤甚。至于屡复之后，已酿成四损、四不足者，急则一旬半月即亡，缓则迁延时日而毙，即有医疗得法、调养适宜，幸或痊愈者，体亦柔脆，最易重感，全在医者善于劝诫、病者自知保重耳。

十、温热遗证疗法　新增

温热二病，凡有遗证者，皆由余邪未尽，或由失于调理，或由不知禁忌所致。今举其要，约二十有四。

一、瘥后发肿。温热证大势已平、伏邪已解而面目肢体浮肿者，有食滞中宫、水停心下、气复未归三种，当分别以施治。食滞中宫者，乃病后脾胃大虚、不能消谷也。病者胃中犹燥，偏欲多食，食停心下脐上，则水不得上输于肺，肺亦不能通水道于膀胱，故溢于肢体而为肿。其症以心下脐上有硬处、按之则痛为异，小便或利或不利，当用平胃散加枳实、山楂、麦芽、莱菔、青皮、神曲为主，硬处消则肿自愈，或加苓、泽兼利水亦可。水停心下者，乃脾虚不能消水也，与食滞异者，心腹无硬痛处，而小便必不利也，须实脾利水，宜白术、米仁、浙苓皮、泽泻、车前、木通之类利其小便而愈，或苡仁、糯米煮粥食亦佳。气复未归者，温热大伤阴气之后，由阴精损及阳气。愈后阳气暴复、阴尚亏欠之至，切忌消利。吴又可所谓“病后气复血未复，气无所归，故暂浮肿，不可治肿，调其饮食，节其劳役，静养自愈”。吴鞠通则曰：“余见世人每遇浮肿，便与淡渗利小便方法，岂不畏津液消亡而成三消证，快利津液为肺痈肺痿证，与阴虚咳嗽、身热之痨损证哉！”余治是证，悉用复脉汤重加甘草，只补其未足之阴，以配其已复之阳，而肿自消。千治千得，无少差谬，敢以告后之治温热气复者。暑温、湿温不在此例。至其辨法，气肿异于停水、食滞者，停水身重而小便不利，气肿身轻而小便自利；食滞腹中有结，气肿腹中自和也。

二、瘥后皮肤甲错。温热愈后，身体枯瘦、皮肤甲错者，乃热伤其阴、阴液不能滋润皮肤也。治法以养阴为主，吴氏人参养荣汤、清燥养荣汤酌用，叶氏加减复脉汤尤效。亦有粥食调理自同者。

三、瘥后发疮。温热新瘥，发疮者最多，乃余热淫于肌肉也。若照寻常疮症温托妄施，断不能救，惟多服清凉解毒兼养气血药自愈。

四、瘥后发痿。四肢不能动移者，热伤筋脉也，吴氏诸养营汤酌用，轻者，粥食调理自愈。

五、瘥后发蒸。蒸蒸骨热如痨瘵者，乃余热留于阴分也，不可以其羸瘦而遽用虚损门治法。必察其六腑有结邪，则仍以攻邪为主；次察其筋络有壅瘀，仍以通瘀为主也；次察其气道有痰涎，仍以祛其痰涎为主；数者俱无，方可清热。或无邪而阴伤，方可纯用养阴之药；或分其余邪之轻重、亏损之多少，而兼用养阴清热药进退加减以和之更妙。

六、瘥后耳聋。温热证身凉后，尚有耳鸣、耳聋等症者，其因有三：一因余邪留于胆经，宜温胆汤加柴胡、菖蒲、钩藤、池菊、通草、荷叶之类以清解少阳之郁；二因痰火上升，阻闭清窍，其耳亦聋，宜导痰汤去半夏、南星，加栝蒌皮、京川贝、枇杷叶、杜兜铃、通草、鲜石菖蒲之类，以轻宣肺气之郁；三因肾虚精脱则耳鸣而聋，宜常服耳聋左慈丸或磁朱丸等，以滋阴镇逆。此二证不关少阳，皆禁用柴胡升提。外治惟耳聋神丹丝棉包裹，纳入耳中多效。

七、瘥后发颐。俗名遗毒，乃余邪留滞络中而成毒也。因汗下清解未尽，其邪结于少阳、阳明二经。发于两颐者，阳明部位也；发于耳之左右者，少阳部位也。治法以解毒清热、活血疏散为主。误则成脓不出而牙关紧、咽喉不利，多不能食而死；毒内陷而复舌燥神昏，亦死；出脓后气虚血脱，亦死，故宜早治也。古方以普济消毒饮为主，发在耳后，以柴胡、川芎为主；在项下，以葛根、白芷为主；在项后或巅顶，加羌活、薄荷。时方以连翘败毒散为主，如二活、荆防、连翘、赤芍、牛蒡、桔梗、土贝、蒺藜、薄荷、银花、甘草之类；如元气虚者，须兼归、芪补托；溃脓后，当大补气血为主。然发于阳明者易治，发于少阳者难治。总之，此证初起，速宜消散，缓则成脓，不可轻补于未溃之前，补早则必成脓。尤不可纯用寒凉于将发之际，恐闭遏而毒不得发，故必兼疏散为要。外治以葱水时时浴之。

八、瘥后额热。凡温热证热退后，独额热未除，目神似觉呆钝，此胃中余滞未清。额属阳明，故独热，宜清疏之，二陈汤加连翘、黄芩、山楂、神曲之类清之和之。

九、瘥后咳嗽。凡温热证热退之后尚有咳嗽未除，此余热在肺也。宜滋养肺胃之阴，其嗽自止，如南沙参、麦冬、地骨皮、知母、川贝、川斛、花粉、茯苓、甜杏仁、桑皮、蔗汁、梨汁之类，或加生地、玉竹之类。总之，新感风寒而症见咳嗽，其病为轻，以其邪传入肺，肺主皮毛，邪从外达也。温热多内伤虚证，见咳则重。五脏传乘，肺受火刑，水源涸竭，每多死证。

十、瘥后自汗、盗汗。虽皆属虚候，然温热瘥后，多由余热未清、心阳内炽，以致熏蒸燔灼、津液外泄而汗出，慎勿骤补峻补，苦坚清养为宜。苦坚，如当归六黄汤加减，以育阴泻火同表；清养，如西洋参、生地、麦冬、黄连、甘草、小麦、百合、竹叶、茯苓、莲子心之类，择而为剂可也。

十一、瘥后惊悸。凡温热新瘥，触事易惊、梦寐不安者，余热夹痰也。痰与气搏，震荡心宫，故惊悸，宜用竹茹、黄连、石菖蒲、半夏、胆星、栀子、知母、茯苓、旋覆花、橘红等清余热而消痰。

十二、瘥后怔忡。乃水衰火旺、心肾不交也。宜补水养心，朱砂安神丸最妙，半夏秫米汤合交泰丸尤捷。

十三、瘥后不寐。凡温热证热退之后夜不欲寐者，胃不和也，温胆汤加秫米和之；惊悸不寐者，心气虚也，前方合酸枣仁汤去川芎清敛之；虚烦不寐者，余火扰动也，黄连阿胶汤清滋之；终夜清醒、目不能瞑，或目瞑则惊悸梦惕者，余邪内留肝胆，胆气未舒，肝魂不安也，宜酒浸郁李仁、炒枣仁、猪胆皮、黄连、焦山栀、淡竹茹、冬桑叶等滑以去着、苦以泄热。

十四、瘥后妄言。凡温热病，每有热退身凉之后，其人如痴，神思不清，言语谬妄，或倦语不思食者，此心神虚散不复所致，但当调养气血，兼治其心可也。神复，妄言自止，吴氏安神养血汤主之，薛氏参麦茯神汤亦主之。但痰火余邪内伏包络亦有此症，当用鲜菖蒲、天竺黄、川贝母、连翘、钩藤、丹皮、淡竹叶、竹茹、辰砂之类以凉开热痰，则神自清而不妄言矣。若犹不应，加万氏牛黄清心丸清宣之。如余热未净、多言错语者，宜导赤散加麦冬、莲子心、朱砂染灯芯等熄余焰而清心神。

十五、瘥后语謇。凡温热证热退之后，其舌转动不灵而语言謇涩者，因心脾肾三经之脉皆萦绕于舌，心肾虚则舌不灵动，痰阻脾络、肝风内扰，则语言謇涩不清。总是虚风痰火为病，宜导痰汤加菊花、钩藤、白蒺藜、皂角炭、石菖蒲、姜汁、竹沥等熄虚风而清痰火。若因痰热滞于肺络者，宜顾氏清金散加石菖蒲、竹沥清肃之；如因余热耗伤肺阴者，宜清燥救肺汤加岩制川贝、雅梨汁清养之；若声颤无力、语不接续、似謇非謇者，阴气大虚，元气无根也，宜镇元饮合集灵膏峻补之。

十六、瘥后昏沉。凡温热证新瘥后十余日或半月渐至昏沉者，皆缘发汗未尽、余邪在于心包故也。或兼潮热，或兼寒热似疟，宜连翘、栀子、豆豉、麦冬、菖蒲、淡竹叶、钩藤、丹参之类清解之。然有痰火内伏胞络者，亦见昏沉，其人终日昏睡不醒，或昏语呻吟，或独语如见鬼，宜用东白薇、天竺黄、京川贝、广郁金、石菖蒲、皂角刺、鲜竹叶、细芽茶、朱砂染灯芯、厥证返魂丹等轻清以开达之；甚或万氏牛黄清心丸、叶氏神犀丹皆可采用。

十七、瘥后喜唾。即多吐涎沫是也。审其胃虚而有余热者，宜用乌梅北枣丸噙化之；土虚不能摄水者，六君子汤加益智仁摄之。若其稠饮自下焦漾漾而起、溢出口中者，此肾气不纳、浊阴上泛也，宜都气饮加胡桃、补骨脂以纳之，或少加淡附片以收之，或佐白术以制之。

十八、瘥后不食。当辨不欲食、食亦不化两端。不欲食者，病在胃，宜养以甘凉，金匮麦门冬汤主之，叶氏养胃汤亦主之。食不化，病在脾，当补以温运，香砂理中汤主之，六君子汤亦主之。虽然，不欲食一症宜分伤食与停食两项：伤食者，饮食自倍，肠胃乃伤，病在不及消化；停食，不论食之多少，或当食而怒，或当食而病，在气结而不能化也。治伤食宜偏重于食，或吐、或下、或消；若停食，则偏重在气，惟理气而兼之以消，吐下之法不可用也，医者须分别治之。

十九、瘥后不便。凡温热证后大便不行者，热闭、虚闭居多，风闭、气闭者少。热闭者，热搏津液，肠胃燥结及肠胃素有积热者多有此疾。其症面赤腹热，大腹胀闷，四肢反冷，或口舌生疮是也，大黄饮子最妙，三黄枳术丸、枳实导滞丸、陆氏润字丸等亦可酌用。虚闭有二：一阴虚，一阳虚也。凡下焦阳虚，则阳气不行，不能传送，而阴凝于下；下焦阴虚，则精血枯燥，津液不到，而肠脏干槁。治阳虚者，但益其火则阴凝自化，苁蓉润肠丸主之，老年者，黄芪汤送服半硫丸。治阴虚者，但壮其水，则泾渭自通，六味地黄汤加淡苁蓉、白蜜主之，益血润肠丸、五仁丸等亦效。风闭者，风胜则干也，由风热搏激肺脏，传于大肠，津液燥涩，传化则难；或其人素有风病者，亦多风闭；或肠胃积热，久而风从内生，亦能成闭，东垣润肠丸主之，加味皂角丸亦主之。气闭者，气内滞而污物不行也，其脉沉，其人多噫，心腹痞闷，胁肋膨胀，若用攻药通之，虽或暂通，而其闭益甚矣；或迫之使通，因而下血者，惟当顺气，气顺则便自通矣，苏子降气加枳壳、杏仁主之，重则六磨汤主之。

二十、瘥后腹热。凡温热证身大凉，独腹热未除，此脾火内甚也，养阴药中加生白芍自除。但此证惟伏暑晚发最多，多属肠胃积热，雪羹送服陆氏润字丸最妙。

二十一、瘥后下血。凡温热新瘥，或十日或半月忽然下血者，由于伏火未净、热伤阴络而血下溢也，治以清营凉血和络之法，如生地、丹皮、地榆、川断、槐米、白芍、苡仁、黑荆芥、白茅根、脏连丸治之自愈。阴虚火旺者，脏连、六味丸尤捷。

二十二、瘥后遗精。因火动者多，宜清余热，固精封髓丹主之，三才封髓丹加黄连亦主之。以此证黄连、黄柏二味最是要药也。

二十三、瘥后调理。当分补虚、清热二项。补虚有二法：一补脾，一补胃。如其人中气虚者，病退后必纳谷少、运化迟，或大便不实，或恶心吐涎，宜六君子加减以和中；形寒畏冷，宜黄芪建中汤温补之。凡此证，脉皆缓大，舌皆白嫩可辨。如其人阴分虚者，必有余邪未尽、舌燥口渴、二便艰涩、脉兼微数等症，宜小甘露饮、叶氏养胃汤等清养之。清热亦有二法，初病时之热为实热，宜用苦寒药清之；大病后之热为虚热，宜用甘寒药清之，二者有霄壤之殊。凡人身天真之气全在胃口，津液不足即是虚，生津液即是补虚，故以生津之药合甘寒泻热之药而治感后之虚热，如麦冬、生地、丹皮、北沙参、两洋参、鲜石斛、梨汁、蔗浆、竹沥、茅根之类皆为合法，仲景、河间主用竹叶石膏汤、天水散以清虚热，亦取甘寒之又也。设误投参、芪、苓、术补脾之药为补，宁不并邪热而补之乎！至于饮食之补，但取其气，不取其味，如五谷之气以养之，五菜之气以充之，每食之间，便觉津津汗透，将身中蕴蓄之邪热以渐运出于毛孔，何其快哉！人皆不知此理，急于用肥甘之味以补之，暂时虽精采健旺可喜，不思油腻阻滞经络，邪热不能外出，久久充养完固，愈无出期矣。前哲庞氏安常有鉴于此，如所云，“凡病新瘥，只宜先进白稀粥，次进浓者，又次进糜粥，亦须少少与之，不得早吃肉食”，旨哉言乎！

二十四、瘥后禁忌。温热大病后，正气未复，凡饮食起居，俱不可不慎也。如酒肴、甘脆、肥鲜、生冷等物，皆不可犯，只宜糜粥自养，少食而频，则易运化，不可过饱，及他有所食，虽思之勿与也。且其气血必虚，凡费心费力、过喜过怒、多言多动，皆可因劳而复病也。因劳而动其既虚之血气，生其未尽之余热，热邪退而病差，热邪生而病复。凡病皆然，温热证为尤甚，病者务宜自重。

十一、论温热证辨似要义

凡病，俱以虚、实、寒、热四字为大纲，温热证何独不然？但虚实寒热之真者易辨，似者难辨。后所列温热各论、表里诸证，皆实邪热邪，而实热中亦有虚寒。前论遗证中，四损、四不足皆虚邪、寒邪，而虚寒中亦有实热，余于逐条下已细辨之矣。然有实证似虚、虚证似实、热证似寒、寒证似热者，尤不可不细辨也，故复通论而详述之。

所谓实证似虚者，即以表证论之：头痛发热，邪在表也，其脉当浮，症当无汗，而反自汗、脉无力，用发表药而身反疼痛，则似虚矣。故人惑于多自汗而误用桂枝汤者有之；惑于脉无力而引仲景《太阳篇》“发热恶寒、脉微弱为无阳”，而误用小建中汤者有之；惑于身疼痛而引仲景“若不瘥、身体疼痛、当温其里”，误用四逆汤者有之。不知伏邪之在表，其自汗者，邪热自里蒸出于表，非表虚也；其脉无力者，热主散漫，散漫则脉软，非比寒主收敛而脉紧也；身体反疼者，伏邪自里而渐出于表，非比阳虚不任发表也。此在表之实证似虚者也。

又以半表半里论之：寒热往来，胸胁满，邪在半表半里也，其脉当弦，其口当渴，而脉反沉、口不渴，则似寒矣。故人惑于脉沉，而以胸胁满为太阴、口不渴为内寒，而误用理中汤。不知伏邪之半表半里，其脉沉者，邪伏于膜原而未出表，故脉不浮，非阳虚也；其不渴者，邪未传变，未人胃腑，故不能消水，非内寒也。此半表半里之热证似寒者也。

又以里证论之：口燥、咽干、不得卧，邪在里，其脉当洪，其身当热，其便当结，而脉反沉微涩弱，身反四肢厥冷，大便自利，则全似虚寒矣。人惑于脉微涩弱而用参芪者有之；惑于厥逆而用桂附者有之；惑于自利而用参术干姜者有之。不知伏邪在里，其脉沉微涩弱者，乃邪热结于肠胃、气不达于营卫也；其身反厥冷者，邪热结于里而不达于外，气结于下而不通于上也；其自利者，乃热结旁流也。此在里之实证似虚、热证似寒者也。

总之，温热为伏火，与风寒之寒因大异。故脉证虽有似虚、似寒之时，而一一辨其为温热证，则属邪盛而反见虚寒之假象，明眼人不当为其所惑也。

所谓虚证似实者，即以表证论之：头痛、发热、身疼痛、自汗、脉浮大，邪在表也。而屡用清凉表散，其症不减者，非药力之不专，乃正气不能使药力达表，阴液不能随阳气作汗也。此伏邪在表时，虚证之似实者也。气虚者，加参、芪于表药中即汗；阴虚者，加润剂于表药中即汗。若不知其气血之两亏而宣表不已，势必暴厥而脱。

更以半表半里论之：胸胁满、耳聋、呕吐如疟状，脉弦，邪在半表半里也。而屡用和解消导，其症更加者，非药力之不到，乃中焦脾胃伤而气不运，肝阴伤而火更燥也。此伏邪在半表半里时，虚证之似实者也。必合四君、六君于和解药中，合四物于清解药中，始能战汗而解。若更消导清解不已，必至胃气绝而死。

更以里证论之：舌苔黄黑、裂燥、芒刺，胸、腹、胁、脐硬痛，大小便闭，六脉数大，邪在里也。而屡用攻利药，或总不得利，或利后愈甚，乃正气不能传送肠胃，血液不能滋润肠胃，非药力之不峻也。此伏邪传里时，虚证之似实者也。气虚者，助胃以资传送；血枯者，养阴以借濡滑，气行津化，方得通利。若不知其亏竭，而恣意攻利，必昏沉痿顿而死。

总之，药不中病则伤正气。伤其下，则正气浮越而上逆；伤其中，则正气虚散而外越。脉症虽有似实、似热之时，而一询其来路，若已治之太过，则属气从内夺，正气夺则虚，明眼人当不为其所惑也。

夫一证而虚实互异，用药稍误而生死攸分，将以何者为辨证之把柄乎！曰：以开卷所列五辨法辨之，则了然矣。而更以曾经误治与未经误治辨其伏邪之为实、为虚、为实中夹虚、为虚中夹实，则得其大纲而更得其细目，然后似是而非之证断不能惑矣。余于各论条下，每证细辨其虚实，而此先详言以通论之者，则以散见诸条，尚恐略过，故首先总论其吃紧处也。至若寒极似热，则惟伤寒诸证有之，而为温热证之所绝无，故不论及。

十二、论妇人温热

妇人病温热证，悉与男子同，惟当妊娠及经期前后，则治法略异，以其关乎血室、子宫也。兹特先提其要，而分病论治。

一、妊娠感伏邪。必须治之于早，则热不深入而伤胎。当汗当清之证，固当速治不待言，尤以速清为首要，如黄芩、白虎、栀豉、芩葛等汤，皆宜酌用，石膏、大青汤尤捷。而当下之证，尤不可迟，若因妊娠总下伤胎之说因循迟误，则胎受热蒸，其胎必堕。故一见里证，必用拔萃犀角地黄汤速清下之，以安其胎。胎既因邪不安，去邪即是安胎，但宜加清养血分药，如生地、白芍、白薇、茅根之类，盖有病则病受之，《内经》所谓“有故无殒亦无殒”也，于此有历验不诬者。若失下而至舌黑、腰痛、少腹下堕至急、左尺脉伏，则其胎将死腹中，且不止于堕矣。此时下亦堕，不下亦堕。然下之而胎堕，母犹可救十中二三；不下则母无生理，胎亦不能独有。同一堕胎，而此善于彼，况速下而胎未必死乎，当明青于病家而后施治。下药虽犀连承气汤、玉烛散、拔萃犀角地黄汤等皆可采用，惟芒硝当慎，以其专主伤胎，非大实、大热、大燥，不可轻试也。

二、产后发热。每多胎前伏邪、娩后陡发者。其症不寒，兼头疼鼻塞，其脉亦有不即显露者。惟舌苔颇有可征，或厚白而腻，或黄腻黄燥，或有赤点，或微苔舌赤，或口苦，或口渴，或胸闷，或溲热，惟胸腹必按之热甚，此皆温热之伏邪内蕴。世人不察，仍循俗例，饮以姜糖酒、生化汤之类，每见有酿成郁冒、痉厥，大便难三大证者。盖血虚则厥，阳孤则冒，液枯则大便难。郁冒者，则脉多洪大而芤，痉者、厥者，脉则弦数，三者不同，其为亡血伤津则一，叶氏皆谓之肝风内动。余每用阿胶鸡子黄汤、桑麻六味汤、三甲复脉汤、加味猪肤汤、大小定风珠六方，斟酌浅深次第而施治，盖此六方皆能增液润筋守神故也。若尚未见此三大重证，但病温热伏邪者，仍宜速去其邪，兼护其虚。无粮之师，贵在速战，又不可拘于产后宜温不宜凉之说，徐洄溪所谓产后热盛，虽犀角、石膏，对症亦不禁用者是也。其有败血乘伏火上攻，冲心则喜笑怒骂，甚欲逾墙上屋者，十难救一；冲胃则饱闷呕恶、腹满胀痛者，五死五生：冲肺则面赤气喘、痰涎壅盛，甚则神昏口噤者，十全一二。此三证不论虚实，急用热童便灌之。实证必有腹痛拒按情形，轻者用当归、丹参、炙草和血，加桃仁、童便、白薇、黑神丸等导瘀下行，以镇冲逆。气血虚极者，必兼心虚气短，头眩多汗，须于前方加沙参、枣仁、熟地、玉竹滋养之；重者用回生丹最妙，叶氏神犀丹、犀珀至宝丹、无极丸亦可参用。亦有不因败血上冲而神昏谵语，甚则癫狂者，此属痰迷，沈氏六神汤最效，新定牛黄清心丸亦可用。至于用药，不可过轻，须用多备少服法，中病即已。热势退而伏邪轻，即复其虚。若畏产后虚怯。用药过轻，延至三四日后，反不能胜药矣。

三、热入血室。其症旦明夕昧，夜更神昏，低声呓语，如见鬼状，甚有当面与言若罔闻知，而户外之事反能闻之见之者。盖因温热烁血，血液耗尽。肝为藏血之脏，最恶血燥，肝血既燥，又加水竭金枯，肾水不足以涵濡，肺金不足以灌溉，肝遂不能自藏其魂而飞扬外越，名曰离魂。离魂则出入无时，故户外之事，皆能闻且见之也。又有病者自觉己身化作两人并卧者，亦离魂所致。仲景治初病热入血室，尝用小柴胡汤领邪外出，余尝以青蒿易柴胡，加生地、当归、元参、麦冬养血救阴，山栀、泽泻导血室之邪下行膀胱，以为出路。有瘀少腹按痛者，加赤芍、桃仁、鳖甲、龟板化瘀滋阴，但必分经适来因受病而止、经适来受病而自行、经适断而受病三种，则实与虚自见。如经水适来，因热邪陷入而抟结不行者，必有瘀血，再察其腰胁及少腹，有牵引作痛拒按者，必以清热消瘀为治。便通者，小柴胡汤去参、枣，加鲜生地、桃仁、楂肉、丹皮或犀角之类；便闭者，用桃仁承气汤加穿山甲、䗪虫等下之，尤须加生地、当归、元参、麦冬养血滋阴以固其本。如因邪热传营，逼血妄行，致经未当期而至者，必有身热、烦躁、不卧等症，宜清热以安营，如白虎加生地黄汤、羚地清营汤，甚则犀角地黄汤加黄连、琥珀，皆可随症酌用。妇经水适断而受邪者，经行已尽则血海空虚，邪必乘虚而陷，宜养营以清热，宜生地四物汤去川芎，加白薇、丹皮、桑叶、银胡、地骨皮等轻清濡润之。若兼心跳肢厥、昏厥如尸者，四逆散合白薇汤主之；若兼神识如狂者，牛黄散最妙；若兼腰胁及少腹满痛者，大柴胡汤加桃仁、赤芍，逐其血室之邪始愈；若延久不愈，上逆心包，胸中痹痛，即陶氏所谓血结胸也，桂枝红花汤加海蛤壳、桃仁辛润温通之：若下结血室、少腹胀痛者，新加绛覆汤再加乌贼骨、茜根、延胡索、川楝子等辛润通络以逐之；如伏邪病发而经水自行者，不必治经水，但治其伏邪而病自愈，盖病本未犯血室，故经行如常。仲景所谓"勿犯胃气"，及"上二焦必自愈"者正指此，非谓总不用药也。总之，妇人温热，但见昼日明了，至夜谵语，即当询其经期，以杜热入血室之渐。

十三、论小儿温热　新增

小儿温热证，悉与大人同，惟时见痉厥，类于惊风，误治多死。兹特先论其证治。

一、风温致痉。皆由医者不明风寒风热，见儿头痛发热，不问何邪，概曰风寒夹食，辄与辛燥升散，杂以苦温消导，往往阴液被伤，肝风内动，鼓痰上升，血不荣筋，筋急拘挛，致成痉瘼。一见痉瘛，便称惊风，乱投冰、麝、金石苦寒慓悍毒药，以为开窍镇惊，清热祛风，家传秘法，家藏丸丹，多系如此。又或将"惊"字误作"筋"字之讹，挑筋刺血，强推强拿，其在富贵之家，酿祸尤速。治法先以辛凉开肺，继以甘寒化热，佐以润剂降痰，尤必辨其轻重。轻者，用辛凉轻剂，桑菊饮加钩藤、桑枝、竹沥、竺黄、鲜石菖蒲之类；重者，用甘寒复咸寒法，如白虎汤加天麻、羚角、栝蒌、川贝之类，取效最捷。昏厥不语者，速加瓜霜紫雪丹开之；阴液亏极者，必兼色瘁窍干、无涕无泪等症，再加梨汁、蔗汁、鲜生地、鲜石斛，甘凉以润之。

二、暑热致痉。症必面赤齿燥、四肢厥冷、手足抽搐、神昏若惊，轻则吴氏清络饮加菊花、钩藤，重则犀羚镇痉汤加瓜霜紫雪，神清以后，用竹叶地黄汤清凉血分，以善其后。

三、燥火致痉。皆由温热化燥、液涸动风，症必鼻窍无涕、目干无泪、面色枯憔、神昏痉厥，势最危急，速用犀羚白虎汤加瓜霜紫雪丹挽救之，或竹叶石膏汤去半夏，重加川贝、竹沥、竺黄、安宫牛黄丸等，亦多获效。病减后余热，或用叶氏养胃汤清养胃阴，或用竹叶地黄汤清凉血分。此皆似惊非惊，为小儿温热证中之最重者也。

其次时瘄，一名时痧，发于冬春者多，夏秋亦间有之。其病恒发于小儿，且易传染。其症身热烦闷，咳呛鼻塞，面目有水红光，咽痛气急，指尖时冷，所见皆肺经证。因于风热者轻，因于温毒者重。热一二日见点者轻，三五日见点者重。见点要周身匀朗，色鲜润，形高突，颗粒分明者为吉。如初起见点后，一日三潮，潮则热势盛而烦躁加，逾时方退，三日共作九潮，痧已齐透，然后徐徐回退，此为时瘄之顺证，亦为风热之轻证，宜疏风解热为先，不可骤用寒凉，必兼辛散为要，加味翘荷汤主之。若初起壮热无汗，烦躁神蒙，见点细碎平塌，其色晦滞淡白、模糊一片，既出不潮，倏然隐没，亦有闭闷而不能发出，喘急昏闷者，此为时瘄之逆证，亦为风热之险证，宜急急开达为要，新加麻杏石甘汤主之。

若温毒时瘄，则较风热为尤重。其瘄有二三日而方透者，有四五日而终未透者，或身肢虽达而头面不透、咳声不扬、喘逆气粗、闷伏危殆者；又有一现即回、旋增喘促、狂躁闷乱、谓之隐早者；更有痧虽外达，而掀红紫滞，或目封，或眦赤，谵语神昏，便闭腹痛，或便泄无度。种种热盛毒深之象，多由近来种牛痘盛行，胎毒未得尽泄，借此温毒以泄其蕴毒，故以寻常瘄门旧方法治之必无济，宜先以瓜霜紫雪丹芳透于前，继以犀、羚、芩、连、丹皮、鲜地、石膏、人中黄大刑清凉解毒，始得转重为轻、易危为安。瘄透后，痰多气急咳嗽，甚则声哑喉痛者，此瘄毒不能尽发，郁于气分也，宜《千金》苇茎汤合陈氏清肺汤宣通肺气。如伏邪未清、内伤阴分而发热不止者，宜甘凉养阴，如沙参、地骨皮、麦冬、玉竹、云苓、霍斛、生地、白芍、丹皮、甘草之类，以救肺胃之阴液。

至瘄与痘辨法，凡时瘄之出，三日而始尽，每日出二次，子时出者巳时散，午时出者亥时散，经三日而出六次，出透稠密无缝，方为吉兆。《痘疹定论》所谓“瘄喜稠密，痘喜疏朗”是也。当其发热之初，咳嗽喷嚏，鼻流清涕，两眼胞肿，眼泪汪汪，面肿腮赤，初出顶平，即有清水，但摸不碍指。惟天花痘初出，虽极细密，必顶有宝盖为辨。若瘖出时，切忌荤腥生冷，冒犯风寒，皆能使皮肤闭塞、温毒抑郁而内攻也。余每治时瘖，始用防风解毒汤发之，缪氏竹叶石膏汤清之，未透则芦根、葛根、茅根为必用之药，既透则清燥救肺汤加减。凡时瘖症，上中下三焦均受邪侵，其出没有潮数，见点三日方齐，每日三潮，三日九潮，潮后渐渐退没，则瘖毒尽透。若未潮足而早回，及瘖一出而隐没太早，则邪伏于内，咳喘龈烂，喉哑咽痛，毒火上扰也；腹胀赤利，邪火下注也；身热神昏欲寐，瘖毒闭伏于中也。宜急急提透瘖疹、清热解毒为治，如犀角、连翘、牛蒡、射干、元参、杏仁、楂肉、人中黄、银花、紫草、通草、瓜霜、紫雪丹之类，必使瘖毒外散，方有生机。此等方法，恒多奏效，特表出之。

又次天花。除寒湿阴毒外，每多因温毒而发，其证有顺、逆、险三者之分，且其逆证、险证尤多于顺证。其顺证之天花痘，仍照常发热三日，放标三日，起长二日，灌浆三日，收靥三日，始于见形，终于结痂，凡十四五日之间而已。如一二日初出如粟，血点淡红润色，于口鼻年寿之间先发两三点；二三日根窠圆混，气满血附，长发饱满；四五日大圆光泽，大小不一；五六日气会血附，红活鲜明；六七日气化浆行，光洁饱满；七八日气旺血附，神全包润；八九日浆足根化，而无他证；十一二日血尽毒解，气调浆足而敛；十三四日气血归本，浆老结痂；十四五日气血收功，痂落瘢明。是以不必穷治，穷治反凶。

至于逆险之证，必系温毒热盛，壮火食气，气失其运，火邪妄行空窍，郁遏处则冷，冲突处则热，飞殃脏腑，种种恶候。如火邪烁肺，则鼻衄血，咽痛声哑；淫于大肠，则暴泻如注；逆传于心，则烦躁癫狂，弄舌黑刺；移于小肠，则溺膏溲血；肆虐于脾，则唇裂肌燥、目胞红肿；淫于胃，则消渴饮冷、口秽喷人；顺乘于肝，则液沸泪热；乘于胆，则泪血；返于肾，则必洒墨涂朱、迸裂泡涌、空窍失血、神昏躁乱。煎熬及此，则亦五脏不销、无腑不燥矣。似此枭毒烈焰之证，必现恶形、恶色，一见点而烁津耗液、损气涸血、诸般肆虐，此种温毒天花，攻解万不可缓，且解缓而攻速，更万不可以凉解姑试之，以贻溃脏腑。治法惟费氏必胜汤，最力大而效速；其次余氏清温败毒饮、梁氏十全苦寒救补汤，均可酌用。毒势稍轻者，清凉攻毒散、紫草承气汤亦效，费建中所谓“毒出郁伏而重者，重与之攻，而轻与之散”是也。其间惟陷证、闷证，尤逆而险。若初起痘稠密、晕红紫而顶陷下，紫陷也，甚则晕脚干枯，中有黑脐而成黑陷，此毒热炽盛，蔽其气、凝其血而陷也，清毒活血汤重加犀角，倍芩、连、芪、紫。然当其紫陷时，不过一二剂，痘立起；及至黑陷，则受毒已深，虽用此方，必须加三妙，而庶可十救一二。惟血陷与紫陷相类，但血陷虽红，然必淡而不紫。紫陷属热，气粗身热；血陷属虚，气少身凉，其证不可不辨。紫陷以清毒活血汤为主，毒在气者，宜加洋参、石膏以清之；毒在血者，宜加犀角、大黄、地龙、猪尾血以破之；毒之枯燥劫胃者，宜金汁、人中黄、鸡矢白，借浊阴之性，以制阳毒而攻破之。血陷以参桂鹿茸汤为主。倦食、手足厥冷，加木香、丁香、肉桂；寒战咬牙，加肉桂、附子；泄泻、脓浆难成，去归加炒白术、丁香、肉桂、酒炒白芍、煨诃子、肉果，其治亦迥乎不同。

至于闷痘，为痘科第一险证。身热二三日，痘欲出未出，或烦闷、惊搐、谵语，皆由毒气踞内，不得出外，须审其证而分别治之。如痘影红紫，声亮气粗，手足热，脉洪数，此毒气壅盛，不能骤发，而惊搐烦躁者，宜费氏清解散宣之。如痘影形色同前，但声重鼻塞，或流涕，脉洪数，此内毒本盛，外为风邪所束，郁滞不得出，而惊搐烦躁者，宜费氏苏解散发之。虽然，闷痘一证，方书但言白闷、紫闷，从无辨救之法。因思闷痘者，缘毒邪壅蔽，闷而不发，其症最急，是为逆中之逆。虽用紫雪之芳透，必胜汤之攻毒，亦多不救。然有似闷而非真闷，即属闷而缓者，是为险中之逆，此闭证也。若能明究其故而开其闭，庶可转危就安。但闭证之由不一，有因火毒炽盛而闭者，有因痰垢凝塞而闭者，有因虫蚀内攻而闭者，有因挟食挟血而闭者，有因真元亏极而闭者，略举其要言之。如一发热，即报点如丹，身热如烙，渐干焦紫黑，烦躁闷乱，唇焦口臭，或唇口肿满，是温毒之火盛也，虽冬月亦须大剂清凉攻毒散，石膏非数两不应。或发热时，便头项不举，痰喘气急，或目闭神昏，眩晕颠仆，闷乱搐搦，是温毒之挟痰也，亟当进飞马金丹，使上吐下泄以救之。或一发热即烦闷呕吐，舌下常流清水，或时沉默喜唾，或时躁扰不宁，或腹痛狐疑，或频频叫喊，验其舌下筋青，或下唇有黑白细点，是温毒之挟虫也，宜先与椒梅丸诱入虫口，即以紫草承气汤下之。或初发时，便壮热神昏，腹痛谵语，舌刺如芒，或气粗便秘，狂叫闷乱，是温毒之挟食也，急投枳实导滞汤及三承气汤选用。或素因跌仆内伤，瘀血阻滞，一病温毒天花，即谵语神昏、喘胀衄血者，代抵当汤、桃仁承气汤选用。或有身无大热，见点细白如痦，气怯无力，目闭无神，面色及唇反鲜泽娇艳，光彩倍常，是气虚无阳，肺胃之精华涣散于外也。然温毒天花殊不多见，惟豢养柔脆、四损及四不足者，间或有之。若非峻用人参一二两、生黄芪两许，佐以升麻、鹿茸续续灌下，乌能回元气于无何有之乡，将白陷之天花痘而振起之耶？故凡证之属实而闭者，竭力图之，尚可全十之半；属虚而闭者，不过十救一二而已。总之，自来天花痘诸书，皆详于已出之后，略于未出之先；深言出速而稠密之危，不言留中而不出之祸。不知已出之毒，外寇也；未出之毒，内寇也。出速而稠密者，外攻也；留中而不出者，内攻也。故天花痘已出而死者，多在旬日之外；天花痘不出而死者，多在六日之内。徒知御外寇而不知逐内寇，皆由诸前哲之为计疏也。然其失计安在？惟在痘未出而急于解毒、缓于逐毒也，不知未出之毒不可解，但当汲汲逐之出外也。予深悟其理，为未出以前诸证设法：实热者，宣发其壅滞以逐毒出外；虚热者，清补其气血以逐毒出外，上焦则透而逐之，中焦则疏而逐之，下焦则攻而逐之。总以速祛其毒火而已，速祛其毒火有出路而已。此皆小儿温热证中之最重要、最繁博者也。其余可仿大人温热各症例按症施治，但必须减小其剂，酌用峻品，分数次服，以消息之。因小儿多不肯服药，若药性既缓，分量又轻，再不多饮，必难奏效矣。

惟小儿不能自言病状，辨证最难。兹特举九种诊断法，以为诊察小儿温热之一助。

一、辨神气。凡小儿热壮者神必昏，热盛者气必粗。若口鼻气粗、疾出疾入者，是为实热，邪气有余也；口鼻气微、徐出徐入者，是为虚热，正气不足也。总之，小儿温热，神气清明，热虽重可救；神气昏愦，热虽轻必变。

二、辨眉目。凡小儿眉底现红色，眼上胞露紫筋，眼下胞现青色，皆为肝热之现象，须防火旺生风、风动痉厥之危候。

三、辨瞳神。凡小儿目瞪神呆，即为热聚脑体之征。见此症者，其势多险。故《伤寒论》于“目不了了、睛不和者，用大承气汤急下之”。盖热伤于脑，正与此同。若属痰者，必呼吸喘促、喉有痰声可辨。

四、辨唇齿。凡小儿温热，唇赤而燥，即是下证；唇肿齿焦，亦是热极；唇红如丹，即发渴候；红甚焦黑，其病必危。他如上唇生疮，虫食其脏；下唇生疮，虫食其肛。至于齿为肾之余，龈为胃之络，温热耗肾液者，龈色必黄，黄如酱瓣，宜救肾。耗胃津者，龈色必紫，紫如干漆，宜安胃。齿光燥如石者，胃热也；枯骨色者，肾液枯也。若上半截润者，是水不上承，为心火上炎也。咬牙啮齿者，温热化风为痉病；但咬不啮者，热甚而牙关紧急也。齿垢，由肾热蒸胃，浊气所结，其色如灰糕，则枯败而津气俱亡，肾胃两竭，为无治。齿缝流血者，胃火冲激则痛，如不痛，则出于牙根，肾火上炎也。齿焦者，肾水枯，无垢则胃液竭，有垢则火虽盛而液尚未竭也。齘齿者，眠睡而齿相磨切也，血气既虚，而风热又客于牙车筋脉之间，故睡后而邪动，引其筋脉，故上下齿磨切有声，谓之齘齿。

五、辨鼻。年寿在鼻梁，为气之门户。如赤光外侵，肺液已受热伤，则气不流行，血必凝滞，多有脓血之症。山根为胃之脉络，凡小儿温热夹食，胃气抑郁，每见青黑之纹横载于山根。鼻孔为肺窍，干燥热也，流浊涕亦热。鼻准属脾，红燥脾热，惨黄脾败。鼻色青，主吐乳，又主腹中痛，若肢冷者多死。鼻色燥黑如烟煤者，阳毒热极也。鼻色赤者，主肺热，又主风热。鼻鼾难言者，风温；鼻鸣干燥者，风燥。鼻孔扇张，出气多，入气少者，肺绝也，不治。虽然，鼻扇有虚实新久之分，不可概言肺绝。若初病即鼻扇，多由邪热风火壅塞肺气使然；若久病，鼻扇喘汗，为肺绝。

六、辨手络，即虎口纹。看法起于滑氏伯仁。歌曰：小儿三岁下，虎口看三关。紫热红伤寒，青惊白是疳。淡红淡黄者，斯为无病看。又谓：纹见下节风关为轻，纹见中节气关为重，纹见上节命关为危，直透三关为大危。然此说不可尽拘，惟手络不宜暴露，是为要诀，以过露为血燥生风候也。

七、辨手足冷。凡小儿热深肢厥，肝阳上升太过者，则头热而足冷，有余于上，不足于下也。纵气上升而过，则横气必收紧。故腹热而手冷，有余于纵，不足于横也。然必其头独热，其腹亦独热，与寒证异。

八、辨粪溺。粪如红酱，人皆知为湿热之症候；粪色青，人每指为寒证之的据。不知一病温热，多系肝家有火，胆汁生多，多则泻出，西医言之颇详。即《伤寒论》内自利清水，色纯青，用大承气汤一条，亦明指粪青有热证。惟其汁黏而秽气重，尿亦短少深赤，以此为辨。余则溺红为热，黄亦为热，淡黄色者为虚热，浑白如米泔者为湿热。此八者，皆辨小儿温热之要诀也。

九、按胸腹。尤为幼科之首要。以胸腹者，五脏六腑之宫城，阴阳气血之发源。若欲知其脏腑何如，则莫如诊胸腹。诊法当分上、中、下三停：自胸至膈为上停，自上脘至脐上为中停，自脐至少腹为下停。先用通诊法：轻手循抚，遍按胸膈至少腹，知皮肤之润燥，以辨寒热；中手寻扪，问痛不痛者，以察食滞之有无；重手推按，更问痛否，以察脏腑之虚实、沉积之何如，即诊脉中浮、中、沉之法也。次用分诊法：先诊胸膈，凡胸高起，按之气喘者为肺胀，或肺包膜积水，或肺气管停痰。膈间高起者，非气聚即积水也，即是龟胸，俗名心突，又名鸡胸胀，皆是此症。尤宜诊左边虚里穴，若跳动甚者，虽积热不可攻伐，以其先天不足也。凡虚里动气有三候：浅按便得，深按却不得者，气虚之候；轻按洪大，重按虚细者，血虚之候；有形而动者，积聚之候。故虚里之动，可以辨病机之轻重。按之应手，动而不紧，缓而不急者，宗气积于包络中也，是为常。视之不见，按之渐动，如应如不应者为吉。若胸中气衰，其动高逾乳，至中府、云门者凶；若其动洪大而弹手，与细按而绝然不应者，皆脉之宗气绝也，病必凶。总之，小儿脉候难凭，惟揣虚里穴确有可据。凡虚里动跃，多属血虚风动之候或阴虚火旺之证，药宜甘润镇摄，切忌苦辛消克。次诊上、中、下三脘，以指抚之，平而无涩滞者，胃中平和而无宿滞也。按中脘虽痞硬，漉漉有声而不如石者，是积水也。若痛而拒按，必挟食积，虽热盛神昏，必先苦辛开泄，切忌苦寒直降也。诊腹之要，以脐为先。如脐之上下左右胀大如著，动跃震手者，冲任脉动也，凡温热伤阴、阴虚火动之证，多有此候，病最难治。见于泄泻、痢疾后者，病多不治。若小儿素禀母体气郁，一病温热夹食，肠中必有积热，热盛则冲脉动。动而低者，热毒轻；动而高者，热毒重；兼虚里亦动甚者死。惟积热渐下，冲任脉动渐微，及下净而冲任脉不动者生。其次诊大腹。脉候有热，而腹候无热者，是表热，而其热易去也；按腹而热如烧手掌者，是伏热，而其热不易去也。小儿温热，其轻重难以脉辨，而诊腹可以决定矣。若心下动而其热烙手者，尤不可忽。若满腹痛，则有食痛、瘀痛、积水痛之分：食痛者，痛在心下及脐上，硬痛拒按，按之则痛益甚；瘀痛者，痛在脐旁小腹，按痛处则有块应手；积水痛者，腹痛牵引两胁，按之则软，漉漉有声，时吐水汁，吐则痛减。若水肿胀满证，由腹按之至脐，脐随手移左右，重手按之离乎脊，失脐根者必死，脐大突者亦死。若绕脐而痛，乃燥粪结于肠中，欲出不出之候。

至于三指诊面法，如云：小儿半岁后有病，以名、中、食三指曲按额前、眉上、发际之下。若三指俱热，是感受风热，鼻塞气粗；三指俱冷，是感受风寒，脏冷吐泻；若食、中二指热，是上热下冷；名、中二指热，是温热夹惊之候；食指热，是胸膈气满、乳食不消之类。虽历载幼科诸书，但其说有应有不应，务须参以上八法及按胸腹诸法，以求确当，庶免草菅儿命之诮矣。

重订广温热论卷之二

温热验方总目

栀豉汤　葛根芩连汤　麻杏石甘汤　黄芩汤　萎蕤汤　六神通解散

以上六方见“温热与风寒各异”章。

藿朴夏苓汤　茵陈胃苓汤　茵陈五苓散　除疸丸　清热渗湿汤　黄连温胆汤　藿香左金汤　绛矾丸　蚕矢汤　燃照汤　连朴饮　星香导痰丸　沉香百消曲　枳实栀豉合　小陷胸加味　芦根饮子加味　加减白虎汤　加减银翘散　二陈汤加味　五苓散加味　加味小陷胸汤　加减半夏泻心汤　控涎丹　伐木丸　加味连茹橘半汤　小陷胸合半夏泻心汤加减　昌阳泻心汤　太乙紫金丹　厥证返魂丹　承气陷胸汤　小陷胸汤合朴黄丸　枳实导滞汤　神芎导水丸陆氏润字丸　调胃承气汤　犀连承气汤　桃仁承气汤　犀角地黄汤　茵陈蒿汤　《千金》生地黄汤　养荣承气汤　雪羹加味煎　阿胶鸡子黄汤　导赤散合加味虎杖散　猪苓汤　合瑕鼠矢散　新定达原饮　加减甘露饮　参麦六味汤　加减复脉汤　石氏犀地汤　瓜霜紫雪丹　拔萃犀角地黄汤　叶氏加减复脉汤　三甲复脉汤　邵氏热郁汤　犀地桑丹汤　更衣丸　犀羚白虎汤加味　《千金》生地黄煎　加减竹叶石膏汤　加减犀羚二鲜汤　滋液救焚汤　龙胆泻肝汤　平阳清里汤　清燥救肺汤　葛氏保和汤　润肺雪梨膏　青蒿鳖甲煎　顾氏清金散　顾氏保阴煎　新加六味汤　六味加犀角汤　生脉散　大补阴丸　张氏左归饮

以上七十三方见“温热即是伏火”章。

黄芩加半夏生姜汤　白虎加人参汤　甘草汤　桔梗汤　猪肤汤　黄连阿胶汤　大承气汤　黄连汤　《千金》泻肝汤　《千金》清肝饮　《千金》清心汤　《千金》清脾饮　《千金》清肺汤　《千金》清肾汤　《千金》清胃饮　《千金》麦

冬汤　《千金》栀豉加石膏鼠矢汤　《千金》栀豉加鼠矢大黄汤　知母解肌汤　漏芦橘皮汤　《肘后》黑膏　《小品》茅根汤　枇杷叶饮子　茅根橘皮汤　《删繁》香豉汤　《深师》芍药汤　解肌汤　知母干葛汤　栝蒌根汤　汉防己汤　白虎加苍术汤　葛根橘皮汤　黄连橘皮汤　白虎加桂枝汤　疟母煎丸　桂枝石膏汤　栀子升麻汤　凉膈合天水散　大柴胡合大承气汤　大柴胡合三一承气汤　知母石膏汤　雄黄解毒丸　《局方》妙香丸　牛黄散　刘氏桔梗汤　栀子黄芩汤　三黄丸　大黄牵牛散　归地六味丸　牛黄膏　当归承气汤　四顺饮子　加味八正散　水解散　大黄汤　防风通圣散　升麻解肌汤　三黄石膏汤　白虎合黄连解毒汤　三黄泻心汤　大柴胡汤加芒硝　人参化斑汤　元参升麻合黑膏　大青四物汤　凉膈散

以上六十五方见"温热本证疗法"章。

葛根葱白汤　防风解毒汤　荷杏石甘汤　缪氏竹叶石膏汤　加味栀豉汤　葱豉白虎汤　栀豉芩葛汤　苏羌饮葱豉加葛根汤　九味羌活汤　新定牛黄清心丸　犀珀至宝丹　加减普济消毒饮　代赈普济散　荆防败毒散加金汁水仙膏　三黄二香散　凉血解毒汤　清火解毒汤　拔萃犀角地黄汤加金汁元明粉方　叶氏竹叶地黄汤　紫草承气汤　十全苦寒救补汤　犀角大青汤　叶氏神犀丹　黄连解毒合犀角地黄汤　陈氏四虎饮　陈氏夺命饮　犀羚二鲜汤　陈氏清肺饮　桑丹泻白散　叶氏养胃汤　麦门冬汤　养阴清肺汤　桑麻六味汤　藿香正气散　藿朴二陈汤　苏合香丸二金汤　开郁通络饮　宽膨散　宣清导浊汤　加味控涎丹　胃苓汤合半硫丸　术附汤合半硫丸　补中益气汤　炙甘草汤　柴胡四物汤　参胡三白汤　清脾饮　仓廪汤　葛根芩连汤　白头翁汤

以上五十三方见"温热兼证疗法"章。

稀涎散　加味导痰汤　牛黄清心丸　万氏牛黄丸　大陷胸汤连豆散　吴氏桃仁承气汤　香壳散　代抵当丸　三黄枳术丸　陶氏黄龙汤　黄连泻心汤　参胡温胆汤　参胡芍药汤　知柏六味汤　甘露饮　千金生地黄汤　小甘露饮七味葱白汤　刘氏双解散　《千金》苇茎　合文蛤汤　白果定喘汤　苏子降气汤

以上二十三方见"温热夹证疗法"章。

安神养血汤　枳实栀豉汤　归芪建中汤　陈氏六神汤　金水六君煎　烧挥散　陶氏逍遥汤　当归四逆汤　苏子降香汤　开郁正元散　茴香橘核丸　紫菀散　劫痨散　顾氏清金散　杜瘵膏　当归活血汤　下瘀血汤　桃仁承气合逍遥散加

味

以上十八方见“温热复证疗法”章。

加味平胃散　苡仁糯米粥　复脉汤　人参养荣汤　清燥养荣汤　加减复脉汤　加味温胆汤　加减导痰汤　耳聋左慈丸　磁朱丸　耳聋神丹　普济消毒饮　连翘败毒散加味二陈汤　当归六黄汤　朱砂安神丸　半夏秫米汤合交泰丸　温胆汤合酸枣仁汤　加味导赤散　加味导痰汤　贞元饮　乌梅北枣丸　六君子汤　加味都气饮　香砂理中汤　大黄饮子　苁蓉润肠丸　黄芪汤　苁蜜地黄汤　益血润肠丸　五仁丸，东垣润肠丸　加味皂角丸　苏子降气加枳杏汤　六磨饮子　脏连丸脏连六味丸　固精封髓丹　三才封髓丹黄芪建中汤　河间天水散

以上四十二方见“温热遗证疗法”章。

石膏大青汤　玉烛散　桑麻六味汤　加味猪肤汤　小定风珠　大定风珠　黑神丸　回生丹　无极丸　沈氏六神汤　加减小柴胡汤　白虎加生地黄汤　羚地清营汤　加减四物汤　四逆散合白薇汤　加味大柴胡汤　加味桂枝红花汤　新加绛覆汤

以上十八方见“妇人温热”章。

新加桑菊饮　羚麻白虎汤　吴氏清络饮　犀羚镇痉汤　犀羚白虎汤　安宫牛黄丸　加味翘荷汤　新加麻杏石甘汤　《千金》苇茎合陈氏清肺汤　防风解毒汤　费氏必胜汤　清温败毒饮　清凉攻毒散　紫草承气汤　清毒活血汤　三妙血　参归鹿茸汤　费氏清解散　费氏苏解散　椒梅丸　枳实导滞汤　参芪茸升汤

以上二十二方见“小儿温热”章。

总按：以上温热验方，统计三百二十剂。其邵氏热郁汤、犀地桑丹汤、更衣丸、犀羚白虎汤加味四方，应列入第二页首行，今误列第四页首行。第一页枳实导滞丸误丸为汤，阅者注意。至于每方分量，虽皆从临病实验而定，然不过使后学略有端倪耳。总之，医家用药，必当随证之轻重缓急、年之幼小壮老，临时酌量为要。

编者识

又按：总目重复十方，如葛根芩连汤、生地黄汤、顾氏清金散、复脉汤、加减复脉汤、加味二陈汤、加味导痰汤、桑麻六味汤、防风解毒汤、紫草承气汤，补十七方，统计三百二十七剂。总目中七十三方，“三”应改“六”；六十五方，

“五”应改“六”；五十三方，“三”应改“四”；二十三方，“三”应改“四”；十八方，“八”应改“七”；四十二方，多一“二”字；二十二方，“二”应改“六”。总按统计三百二十剂，二十下应加一“七”字。第三页六行，荷杏石甘汤，“甘”误作“膏”；十四行，陈氏清肺饮，“饮”误作“汤”。第四页三行，加味导痰汤，“汤”误作“丸”；八行苇茎合文蛤汤，“汤”误作“散”，又多一“汤”字；十二行，茴香橘核丸，“丸”误作“汤”。第五页一行贞元饮，“贞”误作“镇”；二行加味都气饮，“都”误作“补”；四行五仁丸，“仁”误作“神”；十五行吴氏清络饮，“吴”误作“胡”；十六行《千金》苇茎合陈氏清肺饮，“饮”误作“汤”；十九行参归鹿茸汤，“归”误作“桂”。

温热验方

温热验方列下：

栀豉汤

焦山栀三钱　淡豆豉三钱

葛根芩连汤

生葛根钱半　青子芩钱半　小川连八分　炙草六分

麻杏石甘汤

青麻黄六分　光杏仁三钱　生石膏四钱　炙草五分

黄芩汤

青子芩三钱　生白芍钱半　生甘草八分　红枣两枚

萎蕤汤

生玉竹钱半　青麻黄五分　光杏仁一钱　川芎六分　青木香八分　东白薇一钱　独活八分　炙草五分

按：此方为冬温咳嗽、咽干痰结、发热自利之专药，即春时伏气发温，更感于风之证，亦不出此，妙在麻黄配石膏，则有分解寒热互结之功。倘病势较轻，去麻黄、石膏、独活、川芎、杏仁等味，加葱白、香豉之类足矣。如果热势郁结急需开泄者，麻黄、石膏又所必需，在用方者临病之权衡耳。

六神通解散

青麻黄五分　生石膏五钱　杜苍术八分　黄芩钱半　飞滑石三钱　生甘草五分　淡香豉三钱　葱白三枚

藿朴夏苓汤

杜藿香二钱　真川朴一钱　姜半夏钱半　赤苓三钱　光杏仁三钱　生苡仁四钱　白蔻末六分　猪苓钱半　淡香豉三钱　建泽泻钱半

茵陈胃苓汤

杜苍术一钱　真川朴一钱　炒广皮钱半　浙苓三钱　生晒术钱半　川桂枝五分　建泽泻钱半　猪苓钱半　炙甘草五分

先用西茵陈八钱煎汤代水。

茵陈五苓散

西茵陈三钱　生晒术钱半　川桂枝六分　浙苓三钱　建泽泻二钱　猪苓二钱

除疸丸

阿硫黄三两　净青矾一两

以上两味，水泛为丸，姜半夏粉一两为衣。每服一钱或钱半，一日两次。为治黄疸之第一良方。

清热渗湿汤

焦川柏钱半　制苍术一钱　小川连八分　泽泻钱半　生晒术一钱　淡竹叶钱半　生甘梢五分　赤苓三钱

黄连温胆汤

小川连八分　小枳实钱半　姜半夏钱半　赤苓三钱　新会皮钱半　生甘草五分

鲜刮淡竹茹五钱，煎汤代水。

藿香左金汤

杜藿香三钱　吴茱萸二分　小川连六分　广皮二钱　姜半夏钱半　炒枳壳钱半　炒车前钱半　赤苓三钱　六一散四钱　细木通一钱　建泽泻二钱　猪苓钱半

先用鲜刮淡竹茹五钱、炒香鲜枇杷叶一两，井水、河水各一碗，煎至一碗，分两次服。服后毋多饮茶，多饮茶则连药吐出，不得药力矣，切宜忍耐。

按：夏秋霍乱，多因湿遏热伏，兼饮食过饱而发，亦有触秽恶而发者。此方化滞通痞以止呕，分利小便以止泻，为夏秋热霍乱证正治法。惟黄连、吴茱萸分两，随湿热轻重配合为要。凡治泄泻转筋、痞痛鸣肠、烦渴吐蛔、眶陷失音、手足厥冷、爪紫、脉伏或微者，即用此汤和阴阳、治呕泻，投之辄效。

附加减法：舌赤营热，加广郁金三钱、苏丹参三钱，去茱萸、半夏；热闭昏烦，加行军散二分、鲜石菖蒲汁四匙；气冲呃逆，加母丁香五分、柿蒂三十个；脘腹痛甚，加炒延胡钱半、紫金片四分；若转筋甚，加酒炒木瓜钱半、生苡仁六钱，原方去竹茹、枇杷叶，用丝瓜络、宽筋草各一两，煎汤代水；若泻止，呕数日不止，加绢包旋覆花三钱、代赭石四钱，原方去二苓、滑、泽、车前、木通；若渴甚烦热，加生石膏六钱、西瓜汁一瓢，原方去萸、夏、藿、枳、二苓、滑、通；若吐蛔多，加乌梅肉五分、胡连六分、炒川椒二分。

绛矾丸

皂矾五钱，面裹烧红　杜苍术五钱　真川朴八钱　广皮六钱炒焦甘草三钱

煮红枣肉为小丸，姜半夏粉一两为衣。每服钱半或二钱，一日两次，淡姜汤送下。

蚕矢汤

晚蚕沙五钱　生苡仁四钱　大豆卷四钱　通草一钱　陈木瓜三钱　仙露夏一钱　焦山栀钱半　黄芩一钱　吴茱萸三分，拌炒　小川连二钱

地浆或阴阳水煎，稍凉徐服。

按：此方分量悉遵原方，专治霍乱转筋、肢冷腹痛、口渴烦躁、目陷脉伏、湿阻热郁之时行急证。

燃照汤

飞滑石四钱　真川朴一钱　焦山栀二钱　黄芩钱半　制半夏一钱　淡香豉三钱　省头草钱半

水煎去滓，研冲白蔻仁八分，温服。苔腻而厚浊者，去白蔻仁，加草果仁一钱。

连朴饮

小川连一钱　真川朴二钱　石菖蒲一钱　香豉三钱　制半夏一钱　焦山栀三钱　水芦根二两

煎汤代水。

星香导痰丸

制南星三两　制半夏三两　香附子三两　陈皮五两

上四味同研末，姜汁皂角膏糊丸梧桐子大。每服三钱，开水送下。

按：丹溪翁云：此家传秘方，治痰嗽气逆屡验。

沉香百消曲

五灵脂一斤　制香附一斤　黑丑二两　白丑二两　上沉香一两

制法仿六神曲，每块一钱。

按：此曲善能消水消食，消痞消痰，消气消滞，消瘀消痢，消蛊消膈，并痰迷心窍等证俱治，其功甚捷。

加味枳实栀豉合小陷胸汤

小枳实钱半　焦山栀三钱　淡豆豉三钱　连翘三钱　栝蒌仁五钱　姜半夏二钱　小川连八分　条芩二钱　西茵陈二钱　姜水炒木通一钱

先用活水芦根二两、灯芯一钱煎汤代水。

加味芦根饮子

水芦根二两　鲜竹茹五钱　南花粉三钱　知母三钱　生粳米三钱，鲜荷叶包　生姜皮五分

加减白虎汤

生石膏八钱　白知母四钱　生甘草八分　鲜竹叶五十片

先用西瓜翠衣四两、鲜枇杷叶一两，去毛净，剪去大筋，煎汤代水。

加减银翘散

光杏仁钱半　牛蒡子钱半　木贼草八分　银花钱半　栝蒌皮钱半　川贝母三钱　老紫草三钱　连翘三钱　粉丹皮钱半　鲜竹叶三十片

加味二陈汤

姜半夏三钱　浙茯苓四钱　北细辛三分　广皮二钱　白芥子八分　生苡仁六钱　飞滑石四钱　猪苓二钱　建泽泻二钱　炙甘草六分

先用丝通草三钱煎汤代水。

加味五苓散

生晒术钱半　浙茯苓四钱　川桂枝六分，拌　滑石六钱　建泽泻二钱　水芦

根一两　淡竹叶钱半　猪苓钱半

加味小陷胸汤

栝蒌仁五钱　姜半夏二钱　小川连一钱　枳实二钱　真川朴一钱　带皮苓四钱　新会皮二钱

加减半夏泻心汤

姜半夏三钱　小川连一钱　青子芩二钱，均用姜水炒　飞滑石四钱　丝通草钱半　淡竹沥一瓢　姜汁四滴

控涎丹

白芥子　甘遂　大戟各一两

研末，姜汁糊丸。每服十丸，重则服三十丸，淡姜汤送下。

伐木丸

制苍术一斤　黄酒曲二两，同苍术炒赤色　皂矾半斤，醋拌晒干，入阳城罐火煅

醋糊丸，梧子大。每服三四十丸，好酒、米汤任下，日二三服。

按：《张三丰仙传方》云：此乃上清金蓬头祖师所传，治黄肿如土色，其效如神。李时珍云：绛矾丸不及此方之妙。

加味连茹橘半汤

小川连一钱　青子芩二钱　龙胆草一钱　广皮钱半　仙露夏钱半　鲜石菖蒲根叶钱半

先用鲜竹茹五钱、鲜茅根一两煎汤代水。

加减小陷胸合半夏泻心汤

栝蒌仁五钱　仙露夏二钱　小川连一钱　条芩二钱　淡竹沥一瓢　生姜汁四滴

昌阳泻心汤

鲜石菖蒲钱半　条芩一钱　仙露夏一钱　苏叶四分　小川连六分　真川朴八分　紫菀三钱

先用鲜竹茹五钱、鲜枇杷叶一两，去毛，抽筋，活水芦根二两煎汤代水。

按：此方除痰泄热、宣气通津，专治暑秽夹痰，酿成霍乱，胸痞心烦、神昏谵语，或渴或呃，或呕酸吐苦，汤水碍下，小便秘涩等症。

太乙紫金丹

山慈姑二两　川文蛤二两　苏合油两半　大戟两半　白檀香两半　安息香两半　千金霜一两　琥珀五钱　明雄黄五钱　当门子三钱　梅冰三钱

上十一味，各研极细，再合研匀，浓糯米饮杵丸，每重钱许，外以飞金为衣。

按：薛一瓢先生云：此丹比苏合丸而无热，较至宝丹而不凉，兼玉枢丹之解毒，备二方之开闭，专治霍乱痧胀、岚瘴中恶、水土不服、喉风中毒、蛇犬虫伤、五绝暴厥、癫狂痈疽、鬼胎魇魅及暑湿温疫之邪弥漫熏蒸、神明昏乱、危急诸证。

厥证返魂丹

飞辰砂　明雄黄　生玳瑁　麝香　白芥子名二钱半

上药同研如粉，于瓷器中熔安息香，和丸如绿豆大。

按：此丹专治尸厥不语，或冲恶不语。每服五丸，用童便化下。小儿热风痉厥只服一丸。

承气陷胸汤

小枳实钱半　真川朴八分　生锦纹三钱　川连一钱　栝蒌仁六钱　仙露夏三钱

先用活水芦根、鲜冬瓜子各二两煎汤代水。阴虚者加鲜生地一两、元参五钱。

小陷胸汤合朴黄丸

栝蒌仁六钱　仙露夏三钱　朴黄丸三钱　川连八分

上药煎成，用绢筛滤清服。

朴黄丸

真川朴、陈皮各十二两　制锦纹一斤四两　木香四两

上用荷叶水泛为丸，如绿豆大。每服三钱，开水下。小儿二钱。

枳实导滞丸

小枳实　六神曲各五钱　制锦纹一两　小川连三钱　青子芩、生晒术各三钱　浙茯苓三钱　建泽泻二钱

神芎导水丸

生锦纹　青子芩各二两　炒黑丑　飞滑石各四两　小川连苏薄荷　川芎各五钱

上为细末，滴水为丸，如小豆大。温水下十丸至十五丸，每服加十丸，日三

服，冷水下亦得。

按：此丸泻湿热、消酒食、清头目、利咽喉，能令胃肠结滞宣通、气和而愈，屡用辄效。

陆氏润字丸

酒炒锦纹一两　制半夏　前胡　山楂肉　天花粉　广陈皮　白术　枳实　槟榔各一钱二分五厘

每药须略炒或晒干为末，姜汁打神曲为丸，如梧子大。每服二三钱。

按：此丸善治湿热食积、胸满不食、腹痛便闭及夏秋赤白痢等证，最稳最灵（方载陆养愚《三世医验》中）。

调胃承气汤

生锦纹一钱　元明粉钱半　炙甘草六分

犀连承气汤

白犀角一钱　小川连一钱　生锦纹三钱　枳实钱半　元明粉三钱　真川朴五分

桃仁承气汤

原桃仁三钱　生锦纹二钱　元明粉钱半　桂枝三分　生甘草六分

按：此汤乃仲景原方，吴又可去桂枝、甘草二味，加当归、赤芍、丹皮各二钱，亦名桃仁承气汤；吴鞠通去元明粉、桂枝、甘草三味，加细生地六钱、丹皮四钱、泽兰二钱、人中白二钱，名加减桃仁承气汤。同一治蓄血证，凉血通瘀之功，较原方尤胜。

犀角地黄汤

白犀角一钱　鲜生地一两　粉丹皮三钱　赤芍二钱

茵陈蒿汤

西茵陈五钱　焦山栀四钱　生锦纹二钱

《千金》生地黄汤

鲜生地二两　生锦纹一钱　生甘草八分　红枣四枚　芒硝一钱

养荣承气汤

鲜生地一两　油当归三钱　生白芍二钱　知母三钱　生锦纹一钱　小枳实钱半　真川朴五分

雪羹加味煎

淡海蜇四两　大荸荠六个　鲜地汁二瓢　元参三钱　栝蒌仁五钱　雅梨汁一瓢　净白蜜二匙　姜汁二滴

先用鲜冬瓜皮子一个，同海蜇、荸荠煎汤代水。

阿胶鸡子黄汤

真阿胶钱半　左牡蛎五钱　大生地四钱　白芍三钱　女贞子三钱　黄甘菊二钱　鸡子黄一枚　童便一盅

按: 此方甘咸静镇、善熄肝风,专治肝风上翔、头眩心悸、耳鸣躁扰、狂厥等症。

导赤散合加味虎杖散

鲜生地一两　淡竹叶钱半　生甘梢八分　木通一钱　杜牛膝一两　茺蔚子三钱　琥珀末五分　麝香一分

猪苓汤合豭鼠矢散

飞滑石四钱　真阿胶一钱　建泽泻二钱　猪苓二钱　两头尖二钱　赤茯苓钱半　韭菜白一钱

新定达原饮

真川朴八分　花槟榔钱半　草果仁五分　枳壳钱半　焦山栀三钱　淡豆豉三钱　青子芩二钱　桔梗钱半　鲜荷叶包六一散三钱　知母三钱

先用活水芦根二两、北细辛 i 分煎汤代水。

加减甘露饮

细生地四钱　西洋参钱半　淡天冬钱半　麦冬二钱　青子芩一钱　西茵陈钱半　雅梨汁一瓢　蔗浆一瓢

先用炒香鲜枇杷叶一两、鲜茅根二两煎汤代水。

参麦六味汤

潞党参三钱　提麦冬三钱　大熟地四钱　淮药二钱　山萸肉钱半　浙茯苓三钱　粉丹皮钱半　泽泻钱半

加减复脉汤

炙甘草六钱　大生地六钱　生白芍六钱　麦冬五钱　真阿胶三钱　大麻仁三钱

脉虚大欲散者，加人参二钱。

石氏犀地汤

白犀角一钱　鲜生地一两　青连翘三钱　银花二钱　广郁金三钱　雅梨汁一瓢　淡竹沥一瓢　姜汁二滴　鲜石菖蒲根叶钱半

先用活水芦根二两、灯芯一钱煎汤代水。

按：此方凉血开闭、泄热化湿，凉而不遏，润而不腻，用药最为空灵。善治邪传包络，化燥伤阴、神昏谵妄、舌赤无苔等证，屡用辄效。如或不应，再用瓜霜紫雪丹或新定牛黄清心丸透热宣窍，功力尤胜。

瓜霜紫雪丹

白犀角　羚羊角　青木香　上沉香各五钱　寒水石　石膏　灵磁石　飞滑石各五两　元参　升麻各一两六钱　朱砂五钱生甘草八钱　公丁香二钱　麝香一钱二分　金箔一两　西瓜硝八钱冰片三钱

制法照《局方》紫雪。

按：此方以西瓜硝八两为君，又加冰片三钱，方载方省庵喉科“较《局方》紫雪尤胜”，专治邪火毒火穿经入脏，狂越躁乱，发斑发黄，瘴毒疫疠，蛊毒鬼魅，口疮脚气，小儿惊痫火痘，咽痛喉风，重腭痰核，舌疔紫疱等症。善能消解，其效如神。

拔萃犀角地黄汤

白犀角一钱　鲜生地两半　生锦纹三钱　川连一钱　青子芩二钱

叶氏加减复脉汤

炙甘草一钱　大生地钱半　真阿胶钱半　麦冬三钱　吉林参五分　生苡仁四钱　北沙参四钱　燕窝一钱　枇杷叶三钱，去毛蜜炙　南枣两枚

咳血加白及一钱，夜热加地骨皮四钱，便溏、舌燥去生地。

三甲复脉汤

生龟板六钱　生鳖甲五钱　生牡蛎六钱　生地四钱　真阿胶钱半　炙甘草一钱　生白芍三钱　麦冬三钱　大麻仁三钱

邵氏热郁汤

苏薄荷八分　青连翘钱半　栝蒌皮钱半　焦栀三钱　广郁金三钱　青子芩钱半　生甘草六分　桔梗一钱　鲜竹叶三十片　青蒿露一两，冲

犀地桑丹汤

白犀角八分　鲜生地八钱　冬桑叶三钱　丹皮二钱　生山栀三钱　青连翘三钱　老紫草三钱　子芩钱半　青蒿脑钱半　元参心二钱　池菊花三钱　知母三钱

先用活水芦根二两、鲜茅根二两、嫩桑枝一两、鲜竹叶五十片，煎汤代水。

更衣丸

芦荟七钱　飞辰砂五钱

上药滴酒和丸，辰砂为衣，每服二钱，代代花五朵泡汤送下。

按：此丸专治肝火烁液、液枯肠燥、大便秘结等症，奏功甚捷。

犀羚白虎汤加味方

白犀角一钱　羚角片钱半　生石膏八钱　知母四钱　生甘草八分　陈仓米三钱　荷叶包白头蚯蚓三只　陈金汁一两　甘罗根汁一瓢，和匀同冲

上药先将犀、羚二味用水四碗，煎成二碗，代水煎药。

按：此方凉血解毒、清热存津，不特透发斑疹，即火风发痉亦甚效。

《千金》生地黄煎

生玉竹三钱　天花粉二钱　地骨皮三钱　茯神三钱　生石膏四钱　白知母三钱　鲜生地汁、麦冬汁各二瓢　鲜竹沥一瓢生姜汁四滴　净白蜜半钱

上药用水两碗，将前六味煎成一碗，去渣，加地、冬等四汁及白蜜再煎数沸。冬月煎膏尤妙。

按：此方生液凉血、清火撤热兼擅其长，善治积热烦渴、日晡转剧、喘咳面赤、能食便秘等证。若加西洋参钱半，乃治虚热之良剂。

加减竹叶石膏汤

西洋参一钱　生石膏三钱　生甘草八分　麦冬钱半　仙露夏一钱　青蔗浆一钱　生姜汁两滴，和匀同冲

先用鲜刮淡竹茹三钱、鲜茅根一两、鲜稻穗三枝煎汤代水。

加减犀羚二鲜汤

鲜生地一两　鲜金钗三钱　生石膏一两　川连一钱　甘中黄一钱　人中白五分　陈金汁一两　元参五钱　新银花三钱　青连翘三钱　东白薇五钱　池菊三钱

先用白犀角一钱、羚羊角钱半、鲜茅根一两，同石膏用水四碗煎成两碗，去渣，再煎前药至一碗，冲入金汁服。

滋液救焚汤

白犀角一钱　鲜生地一两　玄精石一钱　麦冬二钱　西洋参钱半　大麻仁三钱　生甘草八分　阿胶一钱　柏子仁二钱　紫石英三钱　西牛黄一分，调服

龙胆泻肝汤

龙胆草八分　生山栀钱　青子芩二钱　银胡一钱　鲜生地五分　车前子钱半　生甘梢八分　归须八分　建泽泻钱半　细木通八分

按：此方专治胁痛，口苦耳聋，耳肿筋痿，阴湿、阴痒、阴肿，血淋，溲血等证。凡属肝肾实火者均效。

平阳清里汤

生石膏六钱　生甘草六分　青子芩钱半　知母三钱　小川连八分　生川柏六分

先用白犀角六分、羚角一钱煎汤代水。

清燥救肺汤

霜桑叶三钱　甜杏仁三钱　黑芝麻一钱　阿胶八分　西洋参一钱　生石膏二钱　生甘草八分　麦冬钱半，蜜炙　枇杷叶三钱

痰多，加栝蒌仁四钱、岩制川贝三分；血枯，加大生地三钱、白木耳五分；火旺生风，加犀角五分、羚角一钱。

岩制川贝：川贝母一斤，研细末，浸以竹沥三次、海粉汁二次，再加柿霜三两二钱，春冬加麻黄末一两六钱，夏秋加皂角刺一两六钱研末，做成锭，每重一钱。

按：此药历经实验，凡属肝火烁肺、液郁为痰、久嗽不出，不拘火痰、燥痰、黏痰、胶痰，投无不效。惟寒嗽稀痰、湿嗽糊痰，均不可服。

葛氏保和汤

甜杏仁三钱　生苡仁三钱　真阿胶八分　川贝三钱　天花粉二钱　炙百部钱半　淡天冬一钱　知母二钱　杜兜铃一钱　炙甘草五分　薄荷梗五分　麦冬二钱　款冬花三钱　苏百合一钱　甜桔梗五分　紫菀钱半　白归身五分　紫苏旁枝五分

按：葛可久原方云：此方治痨嗽肺痿，服之决效。

附　加减法：血盛加藕节五个、茅根一两，煎汤代水；痰盛加栝蒌仁四钱、淡竹沥一瓢；喘盛加苏子八分、白前二钱；热盛加生桑皮三钱、地骨皮五钱。

润肺雪梨膏

雪梨六十只，取汁二十杯　生地　茅根　藕肉各取汁十杯　萝卜　麦冬各取汁五杯

将六汁煎炼，入蜜一斤、饴糖八两、姜汁半杯，再熬如稀糊，则成膏矣。每服一瓢，开水化服，一日三次。

青蒿鳖甲煎

青蒿脑钱半　生鳖甲四钱　霜桑叶二钱　丹皮二钱　鲜生地四钱　白知母三钱　地骨皮五钱　银胡钱半

顾氏清金散

生桑皮三钱　地骨皮四钱　生甘草八分　麦冬二钱　苏百合三钱　款冬花三钱　生苡仁五钱　川贝三钱　生藕汁一杯　清童便一杯，同冲

先用枇杷叶一两，去毛净，鲜茅根一两煎汤代水。

按：此方清肺润燥、降气消痰，专治阴虚咳嗽，痰中带血，或咳血。顾松园治肺痨初起，自制此方，随症加减，屡用辄效。

顾氏保阴煎

大熟地四钱　大生地三钱　淡天冬二钱　麦冬三钱　生玉竹三钱　炙鳖甲四钱　炙龟板四钱　山药三钱　浙茯苓三钱　淮牛膝二钱　龙眼肉十朵

骨蒸有汗，加地骨皮五钱、煅牡蛎四钱；无汗，加粉丹皮钱半、全青蒿一钱。腰膝痛，加甘杞子三钱、川杜仲二钱。盗汗，加炒枣仁三钱、五味子三分。咳嗽，加苏百合三钱、款冬花三钱、蜜炙枇杷叶三钱。痰多，加川贝三钱、竹沥一瓢。咳血，加藕汁、童便各一杯冲。食少，加炒米仁五钱、炒谷芽三钱。肺脏无热，右寸脉虚弱无力，加高丽参一钱、炙绵芪钱半。

按：此方甘咸滋肾、甘淡养胃，专治真阴虚衰、相火炽盛，发热在于午子前后，或但皮里骨蒸，五心常热，鼻中干燥，唇红颧赤，口苦舌干，耳鸣目眩，腰膝酸软，四肢无力，倦怠思卧，大便燥结，小便黄赤，六脉弦数，或虚数无力。若病日久，饮食少思，大便溏泄，午后洒淅发寒，少顷发热，热至鸡鸣寅卯时分，盗汗出而身凉，均以此方加减治之。

新加六味汤　一名经验加味地黄汤

大生地三钱　大熟地四钱　浙茯苓三钱　麦冬二钱　山萸肉钱半　淮山药三钱　粉丹皮钱半　泽泻钱半

咳嗽，加苏百合三钱、蜜炙枇杷叶三钱；痰血，加梨汁、童便各一杯；热盛，加生桑皮三钱、地骨皮五钱。

六味加犀角汤

大熟地四钱　山萸肉钱半　浙茯苓三钱　泽泻钱半　淮山药三钱　粉丹皮钱半　白犀角一钱

生脉散

别直参钱半　原麦冬五钱　北五味五分

大补阴丸

川柏　知母各四两，俱用盐酒炒　熟地　炙龟板各六两

共研细末，用猪脊髓一条蒸熟，炼蜜为丸。每服三钱，空心淡盐汤下。

张氏左归饮

大熟地三钱　山萸肉一钱　甘杞子二钱　山药钱半　粉丹皮钱半　炙甘草一钱

肺热而烦者，加辰砂染麦冬二钱、女贞子三钱；肺热而咳者，加苏百合二钱、川贝母三钱；血虚生热者，加阿胶一钱、生白芍三钱；咳血、吐血、便血，加鲜生地五钱、白木耳八分。

黄芩加半夏生姜汤

青子芩二钱　生白芍钱半　生甘草五分　红枣两枚　姜半夏钱半　鲜生姜两片

白虎加人参汤

生石膏四钱　白知母三钱　生甘草八分　粳米三钱　西洋参钱半

甘草汤

生甘草　炙甘草各一钱　泉水　童便各一碗，煮取一碗服

桔梗汤

白桔梗钱半　生甘草一钱

猪肤汤

猪肉皮一两，刮去白膏　白蜜一两　炒米粉五钱

黄连阿胶汤

小川连钱半　真阿胶钱半　青子芩一钱　白芍一钱　鸡子黄两枚

大承气汤

生锦纹三钱　元明粉三钱　小枳实钱半　川朴一钱

黄连汤

小川连八分　姜半夏一钱　川桂枝五分　干姜四分　潞党参五分　炙甘草四分　大红枣四枚

《千金》泻肝汤

生山栀三钱　淡香豉二钱　鲜生地五钱　大青一钱　生石膏六钱　元明粉钱半　川柴胡六分　桂枝二分

《千金》清肝饮

生山栀钱半　青子芩三钱　生石膏四钱　元参二钱　元明粉钱半　鲜竹叶三十片　车前草两株　全田辛二分

《千金》清心汤

鲜生地一两　生山栀二钱　青子芩二钱　大青一钱　生石膏四钱　白知母三钱　元明粉一钱　元参钱半

《千金》清脾汤

羚羊角八分　寒水石钱半　元明粉一钱　大青一钱　焦山栀三钱　元参钱半　射干八分　升麻三分

《千金》清肺汤

青麻黄五分　生石膏四钱　光杏仁二钱　前胡钱半　焦山栀三钱　生甘草五分　紫菀钱半　大青一钱

《千金》清肾汤

西茵陈二钱　焦山栀三钱　元明粉一钱　苦参五分　鲜生地五钱　生葛根一钱　淡豆豉三钱　石膏四钱　鲜葱白两枚

《千金》清胃饮

生山栀三钱　淡香豉三钱　干薤白钱半

烧酒洗三次，捣烂。

《千金》麦冬汤

提麦冬三钱　炙甘草一钱　生粳米三钱，荷叶包煎　大红枣四钱　鲜竹叶二十四片

《千金》栀豉加石膏鼠矢汤

焦山栀三钱　淡豆豉三钱　生石膏六钱　两头尖五十粒，包煎

《千金》栀豉加鼠矢大黄汤

焦山栀三钱　淡香豉三钱　生锦纹一钱　两头尖五十粒，包煎

知母解肌汤

白知母三钱　生石膏六钱　生葛根一钱　麻黄五分　生甘草五分

漏芦橘皮汤

漏芦钱半　新会皮钱半　光杏仁三钱　麻黄五分　煨甘遂八分　青子芩二钱

《肘后》黑膏

鲜生地二两　淡香豉五钱　猪板油五钱　腰黄三分　麝香一分，冲

（补）**备急黑奴丸**

釜底墨一两　梁上尘二两　灶突墨一两　麻黄三两　生锦纹二钱　元明粉一两　青子芩一两

上七味研细，用蜜和如弹子大，新汲井水磨汁一碗服之。若渴，但与井水，须臾当寒，寒讫便汗则解。

《小品》茅根汤

鲜茅根一两　生葛根二钱

枇杷叶饮子

枇杷叶十二两，去毛净，剪去大筋　鲜茅根一两

茅根橘皮汤

鲜茅根一两　新会皮三钱　生葛根一钱　官桂五分

《删繁》香豉汤

淡香豉三钱　生山栀三钱　生石膏六钱　大青一钱　元明粉钱半　升麻一钱　钱葱白五个

《深师》芍药汤

生白芍钱半　小川连四分　青子芩二钱　官桂三分　栝蒌仁四钱　生甘草三分

解肌汤

生葛根钱半　青子芩二钱　生白芍一钱　官桂三分　青麻黄三分　生甘草三分

知母干葛汤

白知母三钱　生石膏六钱　青子芩二钱　防风一钱　生玉竹钱半　光杏仁二钱　广木香五分　川芎五分　制南星八分　西潞党五分　炙甘草二分　麻黄四分　羌活三分　升麻二分　生葛根八分

栝蒌根汤

栝蒌根三钱　生石膏四钱　生葛根一钱　防风五分　南沙参钱半　生甘草五分

汉防己汤

汉防己钱半　生芪皮一铰　生晒术一钱　炙草三分　鲜生姜两片　大红枣两枚

白虎加苍术汤

生石膏六钱　白知母三钱　杜苍术一钱　生甘草六分　生粳米三钱，荷叶包

葛根橘皮汤

生葛根钱半　新会皮二钱　光杏仁钱半　知母钱半　青子芩钱半　生甘草五分　青麻黄三分

黄连橘皮汤

小川连一钱　新会皮三钱　光杏仁钱半　枳实八分　生葛根一钱　真川朴八分　生甘草五分　麻黄三分

白虎加桂枝汤

生石膏六钱　白知母四钱　川桂枝八分　生甘草六分　生粳米三钱，荷叶包

疟母煎丸

鳖甲胶十二分　黄芩　乌扇　鼠妇　干姜　大黄　肉桂　紫葳　厚朴各三分　葶苈　石韦　桃仁　半夏各二分　人参瞿麦各一分　牡丹皮　芍药　虻虫各

五分　阿胶、蜂巢各四分　朴硝十二分　柴胡六钱　羌螂六分

上药研细，以鳖甲胶化烊，捣丸如桐子大。

桂枝石膏汤

川桂枝六分　生石膏六钱　青子芩二钱　升麻三分　生山栀二钱　白药子一钱　生甘草五分　葛根五分

栀子升麻汤

生山栀二钱　生石膏六钱　鲜生地六钱　升麻五分　川柴胡八分

凉膈合天水散

元明粉钱半　生锦纹一钱　青子芩二钱　薄荷一钱　焦山栀三钱　天水散四钱　鲜竹叶三十片　连翘三钱

大柴胡合大承气汤

川柴胡八分　生锦纹三钱　元明粉三钱　枳实钱半　青子芩二钱　姜半夏钱半　真川朴一钱　赤芍钱半　鲜生姜二片　大红枣二枚

大柴胡合三一承气汤

川柴胡八分　生锦纹二钱　元明粉二钱　枳实钱半　青子芩二钱　姜半夏钱半　真川朴八分　赤芍一钱　生甘草六分

知母石膏汤

白知母四钱　生石膏四钱　生甘草五分

雄黄解毒丸

腰黄一两　广郁金一两　巴霜五钱

上药共研细末，先用银花一两煎浓汤，捣为丸，如桐子大，朱砂为衣，再用白蜡擂明。每服五七丸，清茶下，吐出痰涎立醒；如未吐，再服。倘人事昏愦、心头温者，急急研末灌之。

《局方》妙香丸

巴豆霜三分　西牛黄三钱　头梅冰一钱　麝香一钱　轻粉三钱　硇砂五分　辰砂九钱　金箔十张

上药研匀，炼黄蜡六钱，入白蜜三分，同炼匀为丸，金箔为衣，每重一分。

按：此丸药力甚大，取效甚速，轻服一丸，重服三丸，屡试辄验。姑述其证治如下：如治潮热积热，伤寒结胸发黄，狂走躁热，口干面赤，大小便不通，大

黄炙甘草汤下三丸；毒痢下血，黄连汤调轻粉少许下；如患酒毒、食毒、茶毒、气毒、风痰、伏痞、吐逆等证，并用轻粉、龙脑，米饮下；中毒吐血、闷乱烦躁欲死者，用人乳下，立愈；小儿百病惊痫、涎潮搐搦，用龙脑、轻粉，蜜汤下一丸；诸积食积，颊赤烦躁，睡卧不宁，惊哭泻痢，并用金银薄荷汤下；如男妇因病伤寒时疾，阴阳气交，结伏毒气，胃中喘燥，眼赤潮发，经七八日至半月日未安，医所不明证候，脉息交乱者，可服三丸，亦可用龙脑、轻粉米饮调下。如要药即行，用针刺一孔，冷水浸少时服之，其效更速。

牛黄散

焦山栀三钱　炒黑丑一钱　生锦纹五分　广郁金钱半　生甘草五分

刘氏桔梗汤

苦桔梗钱半　生甘草一钱　苏薄荷一钱　片芩一钱　焦山栀一钱　青连翘二钱　鲜竹叶三十片

栀子黄芩汤

焦山栀五钱　青子芩三钱

三黄丸

青子芩一两　小川连八钱　生锦纹五钱

上药研细，水泛为丸，朱砂为衣。轻服钱半至二钱，重服三钱至五钱。

大黄牵牛散

生锦纹二两　炒黑丑五钱

上为细末，每服三钱。四肢厥冷，用酒调下；无厥冷而手足烦热者，蜜汤调下。

归地六味丸

白归身三两　大生地四两　大熟地四两　萸肉两半　淮山药三两　浙茯苓三两　粉丹皮两半　泽泻两半

牛黄膏

西牛黄二钱　广郁金三钱　粉丹皮三钱　梅冰一钱　飞辰砂三钱　生甘草一钱

上为细末，用雪水调下一钱。

当归承气汤

全当归三钱　生锦纹三钱　元明粉钱半　生甘草五分　鲜生姜两片　大红

枣两枚

四顺饮子

生锦纹钱半　白归身一钱　生甘草八分　白芍一钱

加味八正散

生锦纹一钱　车前子三钱　焦山栀三钱　瞿麦三钱　飞滑石四钱　生甘梢八分　细木通一钱　扁蓄二钱　灯芯八分　沉香汁两匙　木香汁两匙，同冲

水解散

焦山栀三钱　淡豆豉三钱　生葛根钱半　大青钱半　鲜生地五钱　生石膏四钱　风化硝一钱，雪水煎

按：此方辛凉达邪、甘咸救液、表里双解，专清阳明气血之热，善治伏气温病、天行热病热结在里、表里俱热、阴气先伤、阳气独发等症，最稳而灵。

大黄汤

生锦纹钱半　小川连一钱　生山栀二钱　川柏八分　淡香豉五钱　鲜葱白三枚

按：此方三黄汤之变法，能除六经之热，专治伏气温病、天行热病头痛壮热、四肢烦疼、二便俱秘、不得饮食等症。王氏《外台秘要》云：此许推然方，神良。

防风通圣散

防风钱半　全当归五分　生白芍五分　川芎三分　苏薄荷五分　青连翘五分　青子芩五分　麻黄三分　生锦纹三分　元明粉三分　生石膏五分　白术三分　荆芥穗五分　飞滑石一钱　白桔梗八分　生姜一片　焦山栀五分　生甘草五分

按：此方发表攻里、清上导下，气血兼顾，面面周到，河间制此，善治四时春温夏热、秋燥冬寒。凡邪在三阳、表里不解者，以两许为剂，加鲜葱白两茎、淡豆豉三钱煎服之，候汗下兼行，表里即解。形气强者，两半为剂；形气弱者，五钱为剂。若初服因汗少不解，则为表实，倍加麻黄以汗之；因便硬不解，则为里实，倍加硝黄以下之；连进二服，必令汗出下利而解，其法甚捷，莫不应手取效，从无寒中痞结之变。顾松园于本方去麻黄、川芎、当归、白术、生姜等五味，加原麦冬五分，名加减防风通圣散，云表里三焦，分消其势，治伏火初起之良方也。外科以此方治里有实热、疥疮满身者。余每加鲜生地、白菊花、银花各一两，绿豆一合煎汤代水煎药，饮之殊效。

升麻解肌汤

升麻一钱　生葛根钱半　生白芍一钱　生甘八分

三黄石膏汤

小川连一钱　青子芩二钱　生川柏一钱　知母钱半　生石膏三钱　生山栀一钱　元参一钱　生甘七分

按：此方从王氏《类方准绳》录出，若《外台秘要》方，无元参、知母、甘草三味，有淡豆豉三钱、麻黄五分，一专清里，一表里双解，功用不同。顾松园于《秘要》方去麻黄，加知母五钱、生甘草八分、苏薄荷钱半，名加减三黄石膏汤，专治热病壮热无汗、烦躁、鼻干、面红目赤、唇焦舌干齿燥，大渴饮水、狂叫欲走等症，投之辄效。杨玉衡于《秘要》方中去麻黄，加酒炒白僵蚕三钱、蝉衣十只、苏薄荷二钱、知母二钱，名增损三黄石膏汤，云此方内外分消其势，热郁腠理，先见表证为尤宜，专治温病主方，表里三焦大热、五心烦热、两目如火、鼻干面赤、舌黄唇焦、身如涂朱、燥渴引饮、神昏谵语，服之皆愈。

白虎合黄连解毒汤

生石膏八钱　白知母三钱　生甘草八分　粳米三钱　小川连一钱　青子芩二钱　生山栀三钱　川柏八分

三黄泻心汤

生锦纹二钱　小川连一钱　青子芩钱半

大柴胡加芒硝汤

川柴胡一钱　青子芩二钱　姜半夏钱半　枳实一钱　生锦纹二钱　元明粉钱半　赤芍一钱　生姜两片　大红枣一枚

人参化斑汤

西洋参钱半　生石膏三钱　生玉竹钱半　知母钱半　生甘草五分　陈仓米三钱，荷叶包

元参升麻合黑膏

元参钱半　升麻五分　生甘草五分　雄草一分　鲜生地一两，捣　淡豆豉三钱　熟猪油一匙　麝香五厘

大青四物汤

大青叶三钱　淡豆豉三钱　陈阿胶八分　生甘草六分

凉膈散

青子芩二钱　生山栀二钱　苏薄荷二钱　连翘二钱　生锦纹三钱　生甘草一钱　鲜竹叶三十片

先用元明粉三钱、提净白蜜一两煎汤代水。

按：《局方》凉膈散即调胃承气加疏风清火之品，专泻上中二焦之火，善治心火上盛、中焦燥实、烦躁口渴、目赤头眩、口疮唇裂、吐血衄血、大小便秘、诸风瘛疭、发斑发狂，及小儿惊风、痘疮黑陷等症。杨玉衡于本方加酒炒白僵蚕三钱、全蝉衣十二只、广姜黄七分、小川连二钱，名加味凉膈散；小便赤数加滑石四钱、炒车前二钱；胸满加枳实二钱、川朴一钱；呕渴加生石膏六钱、知母四钱。统用提净生白蜜一两、陈老酒一瓢、元明粉三钱、鲜竹叶五十片，加水四碗，煎成两碗，代水煎药。云：凡余治温病，用增损双解散及加味凉膈散而愈者，不计其数。若大头瘟、瓜瓤瘟等危在旦夕，数年来赖以救活者，已百令人，真神方也。丹溪于本方中加小川连一钱，名清心汤，专治火郁上焦、大热面赤、舌黄唇焦、大便不通等症。河间于本方去硝黄，加桔梗钱半，名刘氏桔梗汤，专治风温暑风热郁上焦之证。余思愚极赞其妙，又加生石膏六钱，专治热疫初起之重症，最稳而灵。

葛根葱白汤

生葛根钱半　白知母三钱　生白芍一钱　川芎八分　鲜葱白两枚　鲜生姜一片

防风解毒汤

防风八分　荆芥穗八分　生石膏一钱　知母八分　苏薄荷七分　炒牛蒡一钱　青连翘一钱　通草八分　淡竹叶八分　生枳壳七分　生甘草三分　桔梗八分

按：风温温毒、痧疹初发，最忌误用辛热、骤用寒凉。治以此汤，辛凉开达、宣气疏肺，使痧疹发透，则毒解矣。

荷杏石甘汤

苏薄荷一钱　光杏仁三钱　生石膏四钱　知母三钱　生甘草六分　北细辛三分　鲜竹叶三十片

缪氏竹叶石膏汤

生石膏五钱　苏薄荷一钱　荆芥穗一钱　蝉衣一钱　炒牛蒡钱半　生葛根

钱半　白知母一钱　麦冬一钱　生甘草一钱　元参二钱　西河柳叶五钱　鲜竹叶三十片　冬米一撮

按：温毒痧疹，热壅于肺，逆传于心包络，喘咳烦闷、躁乱狂越者，非西河柳不能解。仲淳用此汤解肌发汗、清营透毒、表里并治，最有效力，切勿拘执吴鞠通西河柳温散之说，因循贻误也。

加味栀豉汤

焦山栀三钱　淡香豉三钱　生甘草六分　桔梗一钱　生枳壳一钱　苏薄荷一钱　枇杷叶三钱　葱白两枚

葱豉白虎汤

鲜葱白三枚　淡香豉三钱　生石膏四钱　知母三钱　北细辛三分　生甘草五分　生粳米三钱，荷叶包

栀豉芩葛汤

焦山栀三钱　淡香豉三钱　生葛根钱半　片芩一钱　小川连三分　粉丹皮一钱　苦桔梗一钱　生甘五分

刘氏苏羌饮

紫苏叶钱半　羌活八分　新会皮钱半　防风一钱　淡香豉三钱　鲜生姜一钱　鲜葱白两枚

按：此方纯以辛胜，即是汗药，专治深秋入冬、暴冷折阳、外感风寒、头疼发热、身痛呕恶等证，一剂即效。惟伤风证肺病居多，宜去羌活、生姜，加光杏仁二钱、前胡钱半、桔梗一钱。叶天士治正伤寒证每用此方，以代麻桂二汤。

葱豉加葛根汤

鲜葱白两枚　淡香豉三钱　生葛根钱半

冬令恶寒甚而无汗者，如服此方不应，加青麻黄五分。此王焘《外台》法也，投之辄效。

九味羌活汤

羌活八分　防风八分　川芎六分　白芷八分　北细辛三分杜苍术七分　青子芩一钱　当归一钱　炙甘草五分　鲜生姜两片　鲜葱白两枚

五叶芦根汤

藿香叶一钱　薄荷叶一钱　佩兰叶一钱　荷叶一钱

先用枇杷叶一两、水芦根一两、鲜冬瓜二两煎汤代水。

新定牛黄清心丸

西牛黄　明雄黄　黄连　黄芩　山栀　犀角　郁金朱砂各一两　真珠五钱　冰片　麝香各二钱五分

研末，炼蜜丸，每重一钱，金箔为衣，蜡匮，去蜡用。

按：此方治热病邪入心包昏狂谵妄，较万氏牛黄丸力量尤大，重症用此，轻症仍用万方。

犀珀至宝丹

白犀角五钱　羚羊角五钱　广郁金三钱　琥珀三钱　炒川甲二钱　连翘心三钱　石菖蒲三钱　蟾酥五分　飞辰砂五钱　真玳瑁五钱　当门子一钱　血竭三钱　藏红花五钱　桂枝尖二钱　粉丹皮三钱

上药研细，猪心血为丸，金箔为衣，每丸计重五分。大人每服一丸，小儿每服半丸，婴孩每服半丸之半丸。

按：此丹大剂通瘀、直达心窍，又能上清脑络、下降浊阴，专治一切时邪内陷血分、瘀塞心房、不省人事、昏厥如尸、目瞪口呆、四肢厥冷等症；又治妇人热结血室及产后瘀血冲心，小儿痘疹内陷、急惊暴厥，中风中恶等症，用之得当，奏功极速。

加减普济消毒饮

青连翘钱半　苏薄荷一钱　炒牛蒡钱半　马勃四分　荆芥穗一钱　白僵蚕一钱　大青叶钱半　元参一钱　新银花钱半　苦桔梗一钱　生甘草八分

先用活水芦根二两煎汤代水。

代赈普济散

苦桔梗　升麻　浮萍　银花　连翘　元参各十两　牛蒡子　荆芥穗各八两　蝉衣　黄芩　大青叶　白僵蚕各六两　苏薄荷　人中黄　马勃　射干　制锦纹以上各四两

上药各为粗末，秤和匀，以滚水煎三五沸，去渣热服。

按：此方载在《吴鞠通医案》，通治风温温毒、喉痹项肿面肿、斑疹麻痘、杨梅疮毒、疙瘩痱瘖。凡上中二焦及肌腠一切风热等证，外则身热恶风寒无汗，内则懊憹烦郁、咳呛不寐，二便不畅。势重者，昼夜服至十二包，至轻者服四包，量病增减。大人每包五钱，小儿减半。如喉痹滴水难下咽者，噙一口，仰面浸患处，少顷有稀涎吐出，再噙再吐，至四五次，喉自能开。或绞取汁，从鼻孔灌之，毒尽则愈。如服至八九次，外不怕冷，内则大便不通，腹中满痛，每包加酒炒大黄一钱、牙皂三分，研入同煎。

荆防败毒散加金汁方

荆芥穗钱半　防风一钱　川柴胡八分　前胡八分　新银花钱半　青连翘钱半　苦桔梗一钱　羌活六分　生甘草六分　独活六分　炒牛蒡一钱　川芎六分　苏木八分　白芷八分　漏芦一钱　归尾八分

坚肿不消，加皂角刺八分、穿山甲一钱；大便燥结，加酒制锦纹。

水仙膏

水仙花根不拘多少

剥去老赤皮与根须，人石臼捣如膏，敷肿处，中留一孔，出热气，干则易之，以肌肤上生黍米大小黄疮为度。

三黄二香散

小川连一两　生锦纹一两　明乳香五钱　川柏一两　净没药五钱

上为极细末，初用细茶汁调敷，干则易之，继则用香油调敷。

伍氏凉血解毒汤

鲜生地一两　老紫草三钱　青连翘三钱　桔梗钱半　白僵蚕钱半　藏红花五分　生甘草六分

先用紫花地丁八钱、新银花五钱煎汤代水。

血热，加白犀角八分、丹皮二钱；火盛，加羚角钱半、生石膏八钱、小川连一钱；有斑，加金汁一两、元参三钱；头面不起，加川芎一钱，鸡冠血十滴，冲；咽喉痛，加元参三钱、山豆根八分、射干钱半、西藏橄榄八分；狂乱躁扰，加瓜霜紫雪丹五分，冲；毒重血凝，加猪尾血十滴、梅冰五厘，同冲。

费氏清火解毒汤

白犀角一钱　生锦纹钱半　粉丹皮三钱　亦芍钱半　老紫草三钱　青连翘三钱　净楂肉三钱　木通一钱　小青皮八分　天花粉钱半　生石膏八钱　红花五分

拔萃犀角地黄汤加金汁元明粉方

白犀角一钱　鲜生地一两　生锦纹三钱　川连一钱　青子芩三钱　元明粉三钱　金汁一两，冲

叶氏竹叶地黄汤

鲜生地五钱　粉丹皮钱半　淡天冬一钱　麦冬一钱　连翘心五分　元参心钱半　鲜卷心竹叶三十片

紫草承气汤

老紫草三钱　生锦纹三钱　小枳实钱半　川朴六分

十全苦寒救补汤

生石膏八钱　青子芩六钱　生锦纹三钱　川连三钱　白犀角二钱　真川朴一钱　小枳实钱半　芒硝三钱　生川柏四钱　白知母六钱

上药不拘时刻及剂散，频频急投，以挽回之。

按：此方系茂名梁玉瑜传。云：余于辛卯七月道出清江浦，见船户数人同染瘟病，浑身发臭，不省人事，就地医者，俱云不治，置之岸上，徐俟其死。余目击心悯，姑往诊视，皆口开吹气、人事不省，舌则黑苔黑瓣底。其亲人向余求救，不忍袖手，即用此方。惟生石膏加重四倍，循环急灌，一日夜连投多剂，病人陆续泻出极臭之红黑粪甚多，次日即神识稍清，舌中黑瓣亦渐退。复连服数剂，三日皆痊愈。以一方活四十九人，是时该处居民均视余方谓仙方云。

犀角大青汤

白犀角一钱　生石膏一两　小川连一钱　大青钱半　焦山栀钱半　人中黄钱半　青子芩钱半　川柏一钱　元参钱半　生甘草五分　升麻五分

叶氏神犀丹

白犀角六两，磨汁　鲜石菖蒲六两，捣汁　鲜银花一斤，捣汁　鲜生地二斤八两，捣汁　青连翘十两　人中黄四两　飞青黛九两　青子芩六两　淡香豉八两　元参七两　老紫草四两　天花粉四两

上药各生晒研细，切勿见火，以各汁和捣为丸，切勿加蜜。如难丸，可将香豉煮烂。每丹重三钱，凉开水调服，小儿减半。

按：此丹由苏州温疫盛行，告危甚速，苏抚嘱叶天士先生撰方救世，专治温热暑疫耗液伤营，痉厥昏谵、斑疹、舌色光绛，或圆硬，或黑苔，皆以此丹救之。

若初病即神情躁乱、舌赤口干，是热邪直入营分。酷热之时，阴虚之体，及新产妇人，尤易患此，急须用此挽回，不可拘泥日数，迟疑贻害。兼治痘痞毒重，夹带紫斑及痘后余毒、口糜目赤、神烦瘛疭等症，屡效。

黄连解毒合犀角地黄汤

小川连二钱　青子芩钱半　焦山栀钱半　川柏钱半　鲜生地一两　白犀角一钱　粉丹皮二钱　赤芍钱半

陈氏四虎饮

白犀角一钱　生锦纹三钱　生石膏一两　川连钱半　鲜生地一两　白知母四钱　上青黛五分　元参三钱　苏马勃八分

先用西藏橄榄一钱、生萝卜四两煎汤代水。

陈氏夺命饮

小川连一钱　鲜生地一两　粉丹皮二钱　赤芍钱半　鲜沙参三钱　青连翘三钱　甘中黄钱半　元参三钱　上青黛五分　土贝母钱半　苏马勃五分　金汁一两

先用白犀角一钱、羚角片钱半、生石膏二两煎汤代水。

犀羚二鲜汤

鲜生地一两　鲜沙参四钱　焦山栀三钱　象贝钱半　小川连一钱　甘中黄一钱　人中白五分　金汁一两　新银花三钱　青连翘三钱　苏马勃五分　元参三钱

先用白犀角一钱、羚角片钱半、生石膏二两煎汤代水。

陈氏清肺饮

冬桑叶钱半　鲜沙参三钱　川贝母三钱　广皮钱半　青连翘钱半　苦桔梗一钱　生甘草八分

先用羚角一钱，鲜枇杷叶一两，去毛抽筋，煎汤代水。

桑丹泻白散

冬桑叶二钱　生桑皮三钱　地骨皮三钱　丹皮二钱　光杏仁三钱　滁菊花二钱　川贝母三钱　银花钱半　生甘草八分

叶氏养胃汤

生玉竹三钱　生扁豆三钱　北沙参三钱　麦冬三钱　冬桑叶二钱　生甘草

一钱

麦门冬汤

大麦冬五钱　仙露夏三钱　潞党参二钱　红枣四枚　炙甘草一钱　生粳米四钱，荷叶包

按：此方大生津液，上输于肺，妙在佐半夏一味以降气，从胃中降冲气下行，使火不上干之法。或去粳米，加白蜜，更滋润。善治燥痰咳嗽及冲气上逆，挟痰血而干肺者，皆效。加乌贼骨丸五钱，能治妇人气竭肝伤、液燥气冲、经闭不通者，屡验。

养阴清肺汤

鲜生地一两　北沙参四钱　川贝母四钱　元参八钱　大麦冬六钱　生白芍三钱　生甘草二钱　丹皮四钱　苏薄荷二钱

喉间肿甚者，加生石膏四钱；大便燥结、数日不通者，加青麟丸二钱、元明粉二钱；胸下胀闷者，加神曲二钱、焦山楂二钱；小便短赤者，加细木通一钱、泽泻二钱、知母二钱；燥渴者，加天冬三钱、马兜铃一钱；面赤身热或舌苔黄色者，加银花四钱、连翘三钱。

桑麻六味汤

冬桑叶二钱　黑芝麻三钱　大熟地四钱　萸肉八分　浙茯苓三钱　淮山药三钱　粉丹皮钱半　泽泻钱半

藿香正气散

杜藿香钱半　真川朴一钱　姜半夏钱半　广皮钱半　带皮苓三钱　生晒术七分　苦桔梗八分　白芷一钱　紫苏一钱　炙甘草五分　春砂仁八分，研冲

藿朴二陈汤

杜藿香二钱　真川朴一钱　姜半夏钱半　广皮钱半　佩兰叶钱半　生苡仁四钱　带皮苓四钱　泽泻钱半　白蔻末八分，拌飞滑石六钱　紫金片二分，开水烊冲

（补）　**《千金》苇茎汤**

生苡仁六钱　原桃仁三钱　冬瓜子五钱　苇茎二钱

苏合香丸

苏合香五钱　安息香一两　公丁香一两　沉香一两　青木香一两　白檀香

一两　制香附一两　荜拨二两　薰陆香二钱　飞朱砂俩　白犀角一两　梅冰二钱　当门子二钱

上为细末，入安息香膏，炼蜜和剂，丸如芡实大。每四丸空心用，沸汤化下，温酒下亦得。

按：此辟邪驱秽之圣方，专治传尸骨蒸、蟾碟肺痿、疰忤鬼气、卒心痛、霍乱吐泻、时气瘴疟、赤白暴痢、瘀血经闭、痃癖疔肿、惊痫、小儿吐乳、大人狐迷等症。

二金汤

焦鸡金五钱　薄川朴三钱　大腹绒三钱　猪苓三钱

先用海金沙五钱、丝通草三钱煎汤代水。

开郁通络饮

香团皮钱半　广郁金三钱　炒延胡钱半　远志八分　真新绛钱半　陈木瓜钱半　蜣螂虫二钱　通草一钱　佛手片五分

先用丝瓜络一枚、路路通十枚、生苡仁八钱煎汤代水。

按：薛瘦吟《医赘》云：鼓胀证，湿邪入络居多，消滞利水，徒伤气分，焉能奏功？用此方出入加减，自能奏效。至消滞，莫如红曲、鸡内金；达下，莫如车前子；降气，莫如苏子、川贝。

宽膨散

活癞虾蟆十只

将腹皮剖开，用五灵脂、砂仁末各半分量，垫满腹中，用酒捣黄泥包裹，炭火上煅燥，研极细末。每服一钱，一日三次，绿萼梅五分泡汤送下。专治气胀、气膨，小儿痞积腹大，妇人胸痞脘痛等症，屡奏捷效。

宣清导浊汤

赤苓五钱　猪苓五钱　炒香皂荚子钱半

先用寒水石六钱、晚蚕沙四钱煎汤代水。

加味控涎丹

白芥子一两　煨甘遂一两　大戟一两　巴霜一钱　炒黑丑二两　炒葶苈一两　芫花五钱

上药研细，姜汁糊丸，金箔为衣，如梧桐子大。每服五丸，淡姜汤送下。

按：此丹名医危亦林《得效方》，善治积水停饮，化胀化臌大效。

胃苓汤合半硫丸方

杜苍术一钱　真川朴一钱　炒冬术钱半　广皮钱半　安边桂五分　浙茯苓三钱　建泽泻钱半　猪苓钱半　炙甘草一钱　半硫丸钱半，包煎

术附汤合半硫丸方

生茅术三钱　厚附块钱半　真川朴一钱　广皮三钱　高丽参二钱　黑炮姜一钱　半硫丸二钱，包煎

补中益气汤

潞党参三钱　嫩绵芪二钱　江西术钱半　炙草八分　白归身钱半　新会皮钱半　川柴胡五分　升麻三分

炙甘草汤　一名复脉汤

炙甘草二钱　潞党参钱半　大生地八钱　麦冬五钱　胡麻仁三钱　真阿胶钱半　川桂枝八分　黑枣四枚　鲜生姜六分

酒水各半煎。

柴胡四物汤

川柴胡钱半　姜半夏钱半　青子芩钱半　川芎五分　潞党参钱半　白归身钱半　细生地钱半　白芍一钱　炙甘草五分　鲜生姜两片　大红枣两枚

参胡三白汤

潞党参二钱　川柴胡一钱　生于术钱半　炙草六分　浙茯苓钱半　炒白芍钱半　鲜生姜两片　红枣四枚

清脾饮

川柴胡钱半　青子芩钱半　姜半夏一钱　川朴八分　草果仁五分　生于术八分　小青皮七分　炙草六分　鲜生姜两片　大红枣两枚

仓廪汤

西潞党钱半　浙茯苓三钱　川柴胡八分　前胡八分　苦桔梗一钱　炙甘草六分　炒枳壳钱半　羌活五分　独活五分　川芎六分　鲜生姜两片

白头翁汤

白头翁三钱　小川连一钱　生川柏八分　秦皮六分

稀涎散

猪牙皂角四条，去皮弦子，酥炙　白矾一两，半生半枯

上药各研细末，和入巴霜三分，共研极匀。每用五分，开水一茶盅调服。牙环紧闭者，每用一分，吹入鼻中即吐。

按：喉科过玉书于原方去巴霜，加杜牛膝根汁末一两、白僵蚕五钱，其炙牙皂用一两，枯白矾用五钱，名加味稀涎散，一名导痰开关散，治喉证，连吹数管，吐出稠痰，重者吹数次。若中风痰升，开水调服钱许，令吐痰涎，然后续进他药。又云：喉证之痰，多属风痰，稠而难吐，且不能化，宜先用通关散取嚏，以通肺窍，再用导痰开关散，以去风痰，俾痰毒去尽，则证日轻矣。

加味导痰汤

制南星一钱　小枳实钱半　仙露夏三钱　赤苓三钱　赖橘红一钱　炙甘草六分　滁菊花三钱　钩藤三钱　皂角炭五分　石菖蒲钱半　鲜竹沥一瓢　姜汁四滴

按：此方吴坤安制，专治痰阻肺络、肝风内扰为病。若张路玉加味导痰汤，于导痰汤原方加白术、黄芩、黄连、栝蒌仁、桔梗、竹沥、姜汁等味，专治温热痰饮、眩晕气塞等症。若陆九芝加味导痰汤，于导痰汤原方加苏子、白芥子、莱菔子三味，专治痰壅气喘、胸膈痞满等症。又于导痰汤原方加羌活、天麻、蝎尾、雄黄末，名十味导痰汤，治痰湿上盛、头目不清等症。又于导痰汤原方加羌活、防风、白术、姜汁、竹沥，名祛风导痰汤，专治类中风筋脉颤掉。

牛黄清心丸

西牛黄　羚羊角　浙茯苓　生于术　桂枝尖　归须炙甘草各三钱　麝香雄黄各二钱　潞党参　白犀角各五钱　梅冰钱半

上十二味，各取净末，配匀，蜜和成剂，分作五十丸，金箔为衣，待干，蜡护。临用开化，沸汤、姜汤任下。

按：此方张路玉从《局方》裁定，专治气虚血郁、痰涎壅盛、昏愦不省、语言蹇涩、瘛疭不遂、一切痰气闭塞等症。

万氏牛黄丸

小川连五钱　青子芩三钱　焦山栀三钱　辰砂钱半　广郁金三钱　西牛黄三分

按：喻嘉言曰：牛黄清心丸古有数方，其又各别。若治温邪内陷包络神昏者，惟万氏之方为妙，调入犀角、羚羊角、金汁、甘中黄、连翘、薄荷等汤剂中，定建奇功。

大陷胸汤

煨甘遂一钱　生锦纹六分　元明粉一钱

连豆散

小川一钱　巴豆霜一分

上研细末，用酒和成饼，填入脐心，以艾炷不拘壮数灸其上，候腹中有声为度。灸毕，汤浸，用帛拭净，恐生疮。

按：此名结胸灸法，载在《丹溪心法附余》，善治各种结胸症，张景岳极赞其妙。

四磨饮子

老东参五分　台乌药一钱　海南子一钱　沉香一钱

上药用薄荷汤将四味原料磨汁，和入开水半汤碗服。

吴氏桃仁承气汤

原桃仁三钱　生锦纹二钱　元明粉钱半　归须钱半　粉丹皮二钱　赤芍钱半

香壳散

制香附三钱　炒枳壳二钱　藏红花五分　归尾三钱　炒青皮一钱　新会皮一钱　台乌药一钱　赤芍一钱　醋炒莪术一钱　炙甘草五分

上药共研为散，每用五钱，水煎去渣，冲童便半盏，空心温服。若症势极重，加白薇五钱、炒延胡钱半、炒川甲一钱，用原桃仁五钱、青糖五钱、陈酒一瓢，加水四碗煎成两碗，代水煎药。

代抵当丸

酒炒锦纹四两　桃仁三十枚　炒川甲、醋炒莪术、元明粉、归尾、细生地各一两　安边桂三钱

上药研末蜜丸。蓄血在上部者，丸如芥子，黄昏去枕仰卧，以津咽之，令停喉以搜逐瘀积；在中部食远，下部空心，俱丸如梧子，百劳水煎汤下之。如血老成积，攻之不动，去归、地，倍蓬术、安边桂。

（补） **参苏饮**

潞党参八分　紫苏叶一钱　姜半夏一钱　广皮八分　浙茯苓一钱　生葛根五分　炒枳壳五分　桔梗五分　前胡五分　炙甘草三分　广木香三分　生姜一片

按：本方治虚人感冒偏于气分者。若去党参、前胡、木香，加川芎、柴胡，名芎苏散，治三时感冒偏于血分者。

三黄枳术丸

青子芩一两　小川连五钱　生锦纹八钱　神曲、白术、小枳实、新会皮各五钱　鲜荷叶一枚

煎水和为丸。

陶氏黄龙汤

生锦纹三钱　元明粉二钱　真川朴一钱　枳实一钱　潞党参钱半　全当归二钱　炙甘草一钱　生姜两片　大红枣一颗

肠鸣，去元明粉，加仙露夏钱半、浙茯苓钱半；血秘，去甘草，加原桃仁钱半、鲜生地汁两瓢冲；气闭，去当归，加油木香八分；风秘，去红枣，加羌活八分；年老气虚，去元明粉、枳、朴，大黄减半。

按：此方为失下循衣撮空、虚极热盛、不下必死者立法。

黄连泻心汤

小川连一钱　青子芩二钱　黑炮姜五分　炙草五分　潞党参一钱　大红枣两颗　仙露夏一钱

参胡温胆汤

潞党参钱半　川柴胡一钱　淡竹茹二钱　广皮钱半　仙露夏钱半　浙茯苓钱半　小枳实钱半　炙草五分

参胡芍药汤

潞党参钱半　川柴胡一钱　生白芍钱半　炙草六分　青子芩一钱　大红枣两颗

知柏六味汤

白知母三钱　生川柏一钱　细生地四钱　萸肉八分　浙茯苓钱半　淮山药钱半　粉丹皮钱半　泽泻一钱

甘露饮

大生地三钱　霍石斛三钱　淡天冬钱半　麦冬二钱　生甘草八分　西茵陈一钱　青子芩一钱　枳壳八分　枇杷叶三钱

先用熟地六钱切丝，泡取汁两碗，代水煎药。

小甘露饮

霍石斛二钱　西茵陈一钱　鲜生地四钱　黄芩一钱　甘桔梗一钱　焦栀子一钱　升麻三分

七味葱白汤

淡豆豉三钱　生葛根钱半　细生地钱半　麦冬一钱　鲜生姜两片　连须葱白三枚

百劳水四汤碗，煎药。

刘氏双解散

防风　桔梗　黄芩各一钱　荆芥　苏薄荷　青麻黄　川芎　焦栀连翘　大黄　芒硝　白术　甘草　当归　白芍各五分　生石膏四钱　飞滑石三钱

按：杨玉衡曰：河间立双解散解郁散结、清热导滞，以两解温病表里之热毒，以发明温病与伤寒异治之秘奥，其见高出千古。惟麻黄性烈大热，太泄肺气；川芎香窜，走泄真元；白术气浮，填塞胃口，皆非温病所宜。故余易以僵蚕、蝉衣透邪解毒，黄连、姜黄清火通血，佐归、芍凉血散郁以退蒸，则心肝和而风火自熄矣，因名增损双解散，专治温毒流注，无所不至，上干则头痛目眩耳聋，下流则腰痛足肿，注于皮肤则斑疹疮疡，壅于肠胃则毒利脓血，伤于阳明则腮脸肿痛，结于太阴则腹满呕吐，结于少阴则喉痹咽痛，结于厥阴则舌卷囊缩等症，投无不效。

《千金》苇茎合文蛤汤

生苡仁六钱　原桃仁九粒　海蛤壳六钱　麻黄五分　生石膏四钱　光杏仁三钱　炙甘草五分

先用苇茎五钱、鲜冬瓜子二两煎汤代水。

白果定喘汤

光杏仁三钱　真川朴八分　姜半夏钱半　麻黄八分　款冬花三钱　炙桑皮三钱　青子芩钱半　苏子一钱　炙甘草六分　盐水炒白果七枚

按：此方解表清里、降气豁痰，治寒包热邪、哮喘痰嗽、遇冷即发等症，颇效。

苏子降气汤

姜半夏钱半　赖橘红一钱　真川朴八分　苏子二钱　沉香片五分　炙甘草一钱　全当归钱半　前胡钱半　鲜生姜三片　大红枣两颗

安神养血汤

辰茯神四钱　炒枣仁三钱　大生地三钱　归身二钱　生白芍三钱　远志肉一钱　新会皮一钱　桔梗一钱　炙甘草八分

枳实栀豉汤

小枳实钱半　焦山栀三钱　淡豆豉三钱

归芪建中汤

白归身二钱　炙绵芪钱半　生白芍三钱　桂枝六分　炙甘草一钱　大麦糖三钱　嫩闽姜一钱　红枣四颗

陈氏六神汤

潞党参三钱　江西术钱半　浙茯苓二钱　炙草六分　淮山药二钱　炒扁豆三钱　鲜生姜两片　红枣两枚

按：温病发热，有解表已复热、攻里热已复热、利小便愈后复热、养阴滋清热亦不除者。张明季谓：元气无所归者，阳浮则热矣，六神汤主之。

金水六君煎

白归身三钱　大熟地六钱　姜半夏钱半　浙苓钱半　新会皮钱半　炙甘草八分　金橘饼一个　蜜枣两枚

烧裈散

治男子病，裈裆近阴处剪取一块烧灰，调入药服，或白汤下亦可。妇人病，取男子裈裆，如前一般。

陶氏逍遥汤

潞党参钱半　白归身三钱　细生地三钱　知母钱半　烧裈散一钱　生甘梢一钱　细木通一钱　滑石三钱　两头尖一钱　韭菜根一钱　小青皮八分

先用青竹皮一两，煎汤代水。

当归四逆汤

全当归钱半　川桂枝八分　生白芍一钱　甘草五分　北细辛三分　丝通草一钱　生姜两片　大枣两枚

苏子降香汤

炙苏子钱半　紫降香一钱　制香附钱半　川贝四钱　广郁金三钱　焦山栀三钱　淡竹茹二钱　白前二钱　旋覆花三钱，包煎葱须三分，冲

开郁正元散

白术　陈皮　青皮　香附　山楂　海粉　桔梗　茯苓　砂仁　延胡　麦芽　甘草　神曲各五钱

每用一两，生姜三片，水煎。

按：此散健脾消食、化痰理气，专治痰饮食积、搏结气血而成瘕聚。

茴香橘核丸

小茴香五钱　炒橘核三两　炒延胡两半　青皮八钱　炒桃仁三两　川楝子两半　两头尖五钱　归须两半　杜牛膝两半，炒川甲一两　柏子仁三两

葱白汁捣丸，朱砂为衣，每服钱半，淡盐汤送下。

紫菀散

紫菀茸　潞党参各二两　麦门冬　桔梗　茯苓　阿胶　川贝母符一两　五味子　炙甘草各五钱

上药为散，每服四五钱，水煎去滓服。

劫痨散

细生地三钱　生白芍三钱　白归身二钱　阿胶钱半　潞党参钱半　炙绵芪钱半　五味子三分　炙草一钱　仙露夏钱半

以上各药为散，每服三四钱，温汤调下，空心服。

杜瘵膏

老枇杷叶五十六片，刷毛净，棉包，浓煎去渣　红莲子四两，煮熟，去衣心，连原汤研成膏　雅梨汁一饭碗　藕节汁一茶杯　梨藕渣均与枇杷叶同煎　大红枣八两，煮熟，去皮核，连原汤研成膏　炼白蜜一两　川贝母一两　生苡仁四两，二味并去心，煮熟，连原汤研成膏

同入锅内，熬稠，入瓷瓶，重汤煮一炷香。每用一匙，开水调服，日三五次。冬月可多制，夏月须逐日制小料。

按：此琼玉膏之变法，药味清和，常服无弊。专治骨蒸痨热、腰酸肢软、羸瘦遗泄、咳痰吐血一切阴虚火动之证，久服免成瘵疾，屡收奇效，勿以平淡而忽之。

当归活血汤

全当归三钱　川桂枝钱半　原桃仁二钱　赤芍八分　炒枳壳八分　黑炮姜四分　藏红花二分　炙草五分　赤茯苓一钱　鳖血柴胡八分　鲜生地一两，酒浸捣烂

上除生地，水煎去滓，入地黄再煎数沸，加陈酒一瓢。服之不应，加穿山甲五分；又不应，加附子三分；有实热难刚附子者，须与大黄钱许同用。

下瘀血汤

原桃仁三钱　生锦纹钱半，醋酒各半炒　䗪虫十只

桃仁承气合逍遥散加味方

原桃仁三钱　生锦纹钱半　风化硝一钱　官桂五分　全当归三钱　赤茯苓三钱　生晒术八分　赤芍二钱　川柴胡五分　苏薄荷四分　北细辛三分　炙草五分　炒蝼蛄十只研末包煎

加味平胃散

杜苍术八分　真川朴八分　新会皮钱半　炙草八分　小枳实钱半　净楂肉三钱　六和曲三钱　青皮八分　炒麦芽一钱　莱菔子钱半，拌　炒砂仁一钱

苡仁糯米粥

生苡仁一两　炒糯米五钱

加水两碗，煮成粥服。

人参养荣汤

潞党参三钱　炙绵芪三钱　白归身钱半　熟地二钱　生晒术钱半　浙茯苓钱半　生白芍钱半　官桂五分　远志肉八分　五味子九粒　炒广皮一钱　炙草八分

清燥养荣汤

白知母三钱　天花粉三钱　白归身二钱　白芍钱半　生地汁二杯　新会皮钱半　炙甘草五分

上药加灯芯一帚煎服。

按：吴氏养荣汤共有五方：一为本方；二为蒌贝养荣汤，即于本方去生地、炙草、新会皮，加栝蒌仁四钱、川贝三钱、苏子钱半、赖橘红八分；三为柴胡养荣汤，即于本方加柴胡八分、青子芩钱半；四为人参养荣汤，即于本方去花粉，

加潞党参二钱、麦冬二钱、北五味廿一粒；五为参附养荣汤，即于本方去花粉、知母、新会皮、炙甘草，加人参一钱、淡附片七分、淡干姜一钱。

加味温胆汤

淡竹茹二钱　仙露夏二钱　浙茯苓三钱　广皮钱半　川柴胡五分　双钩藤钱半　池菊花钱半　通草一钱　小枳实钱半　炙甘草六分　鲜荷叶一角　鲜石菖蒲根叶一钱，挫熟生冲

加减导痰汤

小枳实钱半　浙茯苓三钱　新会皮钱半　炙草五分　栝蒌皮钱半　杜兜铃一钱　川贝母三钱，去心，对劈　鲜石菖蒲根叶搓熟生冲

先用枇杷叶一两，去毛抽筋，丝通草三钱煎汤代水。

耳聋左慈丸

熟地黄八两　山萸肉、淮山药各四两　丹皮　建泽泻　浙茯苓各三两　煅磁石二两　石菖蒲两半　北五味五钱

炼蜜为丸，每服三钱，淡盐汤送下。

磁朱丸

煅磁石二两　飞辰砂二两　六神曲三两

上药共研细末，更以六神曲一两，水和作饼，煮浮，入前药，炼蜜为丸。每服钱半至三钱，淡盐汤送下。

按：柯韵伯云：此丸治聋、癫、狂、痫如神。

耳聋神丹　一名通耳神丹

鼠脑一个　青龙齿一分　冰片一分　麝香一分　朱砂一分　明乳香半分　樟脑半分

上药各研细末，用人乳为丸如桐子大，外用丝棉裹之，塞耳深处，至不可受而止。塞三日取出，耳聪，永不再聋。

普济消毒饮

川柴胡一钱　苏薄荷一钱　炒牛蒡钱半　白芷八分　板蓝根钱半　白僵蚕八分　苏马勃五分　升麻五分　小川连三分　青子芩八分。均用酒炒　广橘红八分　生甘草八分　白桔梗一钱　元参钱半

水煎，食远徐服。或炼蜜为丸，每重一钱，噙化尤妙。

按：李东垣制此饮！专治大头天行，初觉憎寒体重，次传头面肿盛，口不能开，气喘舌燥，咽喉不利等证，全活甚众。

连翘败毒散

青连翘三钱　苏薄荷一钱　炒牛蒡钱半　荆芥一钱　苦桔梗一钱　生甘草八分　白蒺藜钱半　银花二钱　羌活八分　独活八分　防风八分　赤芍钱半　象贝母钱半

便秘加酒炒生锦纹一钱。

当归六黄汤

全当归一钱　小川连六分　青子芩钱半　川柏五分　大生地钱半　大熟地钱半　绵芪皮二钱

朱砂安神丸

飞辰砂、小川连各五钱　生地黄三钱　当归　甘草各二钱

共研细末，酒泡蒸饼，丸如麻子大，朱砂为衣。每服钱半至三钱，淡盐汤送下。

半夏秫米汤合交泰丸

仙露夏三钱　北秫米六钱　交泰丸七分　辰砂五分

交泰丸

安边桂一钱　小川连六钱

陈酒糊丸，朱砂为衣。每服七分，淡盐汤送下。

按：韩飞霞制此方，善治怔忡不寐，能交心神于顷刻。汪春圃合《灵枢》半夏秫米汤，治阴亏阳盛，脉左寸浮洪，两尺沉细，每日晡后发热微渴，心胸间怔忡如筑，至晚辄生懊侬，欲骂欲哭，昼夜不能寐，诸药不效，一剂即得酣睡。毛慎夫仿交泰丸法，用北沙参三钱、细生地三钱、麦冬钱半、归身钱半、远志八分、生白芍钱半、辰茯神三钱、炙甘草五分、川连二分、肉桂一分，以甘澜水先煮秫米一两去渣，将汤煎药，治心肾不交，昼夜不寐，交睡则惊恐非常，如坠如脱，叫呼不宁，时悲时笑等症，尝用之而奏效。余定其方名曰心肾交泰汤。

温胆汤合酸枣仁汤

仙露夏三钱　新会皮钱半　炒枳壳一钱　知母钱半　辰茯神四钱　炒枣仁三钱　炙甘草六分

先用鲜刮淡竹茹五钱、北秫米一两煎汤代水。

（补） **参麦茯神汤**

两洋参钱半　辰茯神三钱　鲜石斛三钱　麦冬二钱　甜石莲钱半　生谷芽钱半　生甘草六分　木瓜八分

按：温热渚证经开泄下夺后，恶候虽平，而正亦大伤，见证多气液两虚、元神大亏之象，故宜清补。若用腻滞阴药，反伤胃气。如其症中虚泄泻，则宜香砂理中汤，守补温运。同一调补善后，最宜分清界限。

加味导赤散

鲜生地五钱　淡竹叶钱半　生甘梢八分　木通八分　原麦冬二钱　莲子心三分　辰砂染灯芯二十一支

贞元饮

大熟地八钱　白归身三钱　炙甘草二钱

按：此治燥渴易饥，气短似喘，呼吸促急，提不能升，咽不能降，气道噎塞，势剧垂危者。常人但知为气急，其病在上，而不知元海无根、亏损肝肾，此子午不交气脱证也。妇入血海常亏者，最多此证，宜急用此饮，以济之缓之。

集灵膏

天冬　麦冬　生地　熟地各十两　党参　甘杞子各六两　淮牛膝四两　冰糖一斤，熬膏

血虚便难，加归身四两；脾弱便溏，加白术八两；带下遗精，去牛膝，加川柏一两、砂仁一两；大便易滑，亦去牛膝，加炒扁豆、炒苡仁各一斤。

按：王孟英曰：峻滋肝肾之阴，无出此方之右者。凡少年气弱倦怠、津液亏少、虚火上炎、身弱咳嗽者，急宜服之。

乌梅北枣丸

乌梅肉十个　大黑枣五枚

俱去核，共杵为泥，加炼蜜丸弹子大，每用一九，噙化。

六君子汤

潞党参三钱　生晒术二钱　浙茯苓三钱　广皮一钱　姜半夏钱半　炙甘草八分　闽姜两片　大红枣四枚

加味都气饮

大熟地四钱　山萸肉一钱　浙茯苓三钱　淮药三钱　北五味五分　补骨脂

三钱　胡桃肉两枚，盐水炒　粉丹皮一钱　建泽泻钱半　淡附片五分

香砂理中汤

广木香八分　春砂仁八分　潞党参二钱　白术二钱　淡干姜八分　炙甘草八分

大黄饮子

生锦纹二钱　鲜生地钱半　焦山栀钱半　枳壳钱半　光杏仁钱半　青子芩一钱　西洋参七分　升麻五分　炙甘草五分　鲜生姜两片　淡香豉一钱　乌梅一枚

苁蓉润肠丸

淡苁蓉二两　上沉香一两

为末，用麻子仁汁打糊为丸，梧子大。每服七十丸，空心服。

黄芪汤

嫩绵芪钱半　新会皮钱半　麻仁五钱，研　白蜜一匙

苁蜜地黄汤

淡苁蓉三钱　大熟地四钱　山萸肉一钱　山药钱半　浙茯苓钱半　粉丹皮钱半　建泽泻钱半　白蜜一瓢

益血润肠丸

大熟地六两　甜杏仁　大麻仁各三两，杵膏　炒枳壳　赖橘红各二两半　真阿胶　肉苁蓉各一两半　苏子　荆芥各一两　当归三两

为末，以前三味膏同杵千余下，加炼蜜为丸，如桐子大。每服五六十丸，空心白汤下。

五仁丸

柏子仁半两　松子仁　原桃仁　甜杏仁各一两　郁李净仁一两　广皮四两

先将五仁另研如膏，入陈皮末研匀，炼蜜丸梧子大。每服五十丸，空心米饮下。

东垣润肠丸

当归梢　羌活　生锦纹各半两　大麻仁　原桃仁各一两

上为丸，梧桐子大。每服三五十丸，白汤下。

加味皂角丸

皂角一两，炙去子　炒枳壳一两　麻仁　甜杏仁各一两　防风　广皮各八钱

为末，蜜丸，梧桐子大。每服七十九，米饮下。

苏子降气加枳杏汤

姜半夏一钱　新会皮一钱　炙苏子钱半　前胡一钱　白归身一钱　真川朴一钱　沉香片五分　枳实钱半　光杏仁钱半　炙甘草五分　鲜生姜两片

六磨饮子　一名六磨汤

上沉香　广木香　尖槟榔　乌药　枳实　生锦纹各一钱

用开水各磨汁二匙，仍和入开水一汤碗服。

脏连丸

川连八两

用雄猪直肠一段，长一尺二寸，洗净，将川连末入内，两头丝扎紧，陈酒二斤半，煮干，捣丸。每服一钱，开水送下。

按：《景岳全书》治痔漏下血、肛门重坠，去川连，用炒槐米八两入猪肠内，米醋煮烂捣丸，名猪脏丸。余用黑木耳一两、炒槐米两半、川连两半，同入猪肠内，用酒、醋各半斤煮烂捣丸，名加味脏连丸；用荸荠、红枣各四颗，煎汤送下，奏功尤捷。

脏连六味丸

川连两半　熟地炭二两　山萸肉　炒丹皮　白矾一钱　嵌柿饼煅炭各一两　淮药　赤苓　泽泻各五钱

同入猪肠内，酒二斤，煮烂捣丸，每服三钱，淡盐汤下。

固精封髓丹

黄鱼胶一斤，蛤粉炒松　沙苑子五两，牡蛎粉炒松　真川柏三两　春砂仁一两　炙甘草七钱　秋石五钱　淮山药一两半

煮烂捣丸，淡盐汤送下三钱。

三才封髓丹

潞党参两半　熟地炭二两　天冬一两　焦川柏三两　春砂仁两半　炙甘草八钱

糯米浆糊丸，每服三钱。

黄芪建中汤

嫩绵芪钱半　生白芍三钱　川桂枝八分　炙草八分　嫩闽姜一钱　大麦糖

三钱　大红枣四枚

河间天水散　一名六一散

飞滑石六两　炙甘草一两

为细末，每服三钱，温水或新汲水调下，日三次。暑湿内侵、风寒外袭者，淡豆豉三钱，葱白两个，水一盏，煮汁调下即解，甚者两服必愈。催生下乳，温水擂胡麻浆调下，并可下死胎，解斑蝥毒。加辰砂少许，名益元散；加黄丹少许，名红玉散；加青黛少许，名碧玉散；加薄荷叶末少许，名鸡苏散。

石膏大青汤

生石膏四钱　白知母一钱　青子芩钱半　大青二钱　焦山栀二钱　前胡钱半　鲜葱白四枚

按：此方既可散热，又能安胎，为妊妇温热病之良剂。

玉烛散

鲜生地五钱　白归身钱半　生白芍三钱　川芎六分　生锦纹一钱　风化硝八分　生甘草六分

（补）　**生化汤**

全当归三钱　原桃仁钱半　黑炮姜三分　川芎八分　炙甘草六分

或加益母草三钱、童便一盅冲。

加味猪肤汤

净猪肤八钱　炒米粉三钱　白蜜一瓢　童便一瓢，同冲　松子仁三钱　柏子仁三钱

先煎猪肤、松、柏，去渣，和入三味。

按：此方治液枯便难之良剂，不仅产后一症也。

小定风珠

生龟板六钱　伏淡菜三钱

鸡子黄一个，先放罐底。先将三味煎，去渣，入阿胶再煎，胶烊，冲童便一杯。

大定风珠

大生地三钱　生白芍三钱　生牡蛎四钱　麻仁二钱　生龟板四钱　生鳖甲四钱　炙甘草二钱　麦冬三钱　五味子一钱

鸡子黄一枚先放罐底，先将前药煎去渣，入阿胶再煎，胶烊即倾出，分三次

服。喘息加吉林参一钱；自汗加化龙骨三钱、芪皮二钱、淮小麦三钱；心悸加辰茯神四钱，琥珀末四分，冲。

黑神丸　一名保产黑神丹

陈京墨二锭。无根水磨成浓汁，倾入瓷盘中，晒燥刮下，研细，每料约用净墨粉四钱、陈百草霜二钱，须近山人家，烧各种野草者佳，烧独种柴草者勿用，必要灶门上积烟，切勿误用锅底煤　明天麻二钱　淮小麦粉二钱　赤金箔五十张

上药各研极细，称准分量再研匀，即将淮麦粉一钱打糊为丸，金箔为衣，约重一分，外用蜡壳封固。症轻者服一丸，重者服二三丸，童便一盅，陈酒一瓢研送。

按：黑神丸以陈京墨为主，而以消瘀镇心之药佐之，为产后安神定魄、去瘀生新之要方。凡产后血晕血崩、头痛眼花、心神慌乱、瘀冲血厥、肝风发痉等症，用豆淋酒（黑大豆五钱，炒热，陈酒浸半刻，去豆朋酒）一盅、热童便一杯，调入此丸，屡验如神。

回生丹　一名同生保产至宝丹

制锦纹二斤　苏木三两　大黑豆三升，各煎汁三碗　杜红花三两，煎汁三碗

先将大黄末二斤入净砂锅内，以好米醋三斤，文武火煎，以长木箸不住手搅之，成膏，再加醋三斤熬，熬后又加醋三斤，次第加毕；然后下豆汁三碗，再熬；次下苏木汁；又次下红花汁。熬成膏后，取入瓦盆盛之。大黄锅焦亦铲下入药同磨。

高丽参三两　全当归　制香附　川芎　茯苓　陈酒　炒延胡　制苍术　炒蒲黄　熟地　桃仁各一两　羌活　白芍三棱　淮牛膝　化橘红　炙甘草　山萸肉　地榆　五灵脂各五钱　广木香　高良姜各四钱　木瓜　炒青皮　炒白术各三钱　明乳香　净没药各二钱　台乌药二两五钱

上药二十七味，一方加益母草二两，冬葵子、马鞭草各五钱，并前黑豆壳共晒干为末，入石臼内，下大黄膏拌匀，再下炼蜜一斤，共捣千杵。取起为丸，每丸重三钱，阴干须二十天，可日晒，不可火烘，待干后，约重二钱零，外用蜡壳护之。

按：此丹治临产、产后百病之要方。孕妇难产，用川芎三分、归须一钱，煎汤调下；子死腹中，藏红花五分、淮牛膝钱半，煎汤调下；胞衣不出，淮牛膝三钱，煎汤调下；恶露不行，藏红花五分、青糖一钱，煎汤调下；儿枕块痛，净楂肉钱半、青糖一钱，煎汤调下；败血流经，桂枝五分、陈酒一杯，煎汤调下；瘀

血不尽，益母草三钱、青糖二钱，煎汤调下；血迷血晕，童便、豆淋酒各一杯调下；目闭不语，鲜石菖蒲叶一钱，泡汤调下；狂言妄语，辰茯神三钱、琥珀末三分，泡汤调下。若用以催生，胞浆已破方可服，未破切不可服。至要至要！

无极丸

生锦纹一斤

分作四份：一份用童便两碗、食盐二钱浸一日，切晒；一份用醇酒一碗浸一日，切晒，再以巴豆三十五粒同炒，豆黄，去豆不用；一份用杜红花四两，泡水一碗，浸一日，切晒；一份用当归四两，入淡醋一碗，同浸一日，去归切晒。为末，炼蜜丸梧子大，每服五十丸，空心温酒下。取下恶物为验，未下再服。

按：此丸武当高士孙碧云传，为通瘀重剂，专治妇人经水不通，赤白带下，崩漏不止，肠风下血，五淋，产后积血，恶露不行，发狂谵语，症瘕腹痛，男子五痨七伤，小儿骨蒸潮热等症，其效甚速。

沈氏六神汤

赖橘红一钱　杜胆星一钱　旋覆花三钱，绢包煎　辰茯神三钱　鲜石菖蒲叶一钱　戈制半夏五分

按：此汤消痰通络，治产后痰迷、神昏谵语、恶露不断，甚或半身不遂、口眼歪斜、舌謇不语、癫狂昏厥等症极效。故产后理血不应，六神汤为要药。

加减小柴胡汤

鳖血柴胡钱半　条芩钱半　仙露夏钱半　桃仁三钱　鲜生地五钱　黑犀角八分　净楂肉三钱　丹皮二钱　炙甘草六分　鲜生姜一片

按：小柴胡汤，在经主气，在脏主血，故能治热入血室。舒驰远于原方只用柴胡、桃仁两味，加当归、青皮、炒川甲各二钱，羚角、万年霜各三钱，党参、红花各一钱，较本方尤力大而效速。

白虎加生地黄汤

生石膏四钱　白知母三钱　生甘草八分　粳米三钱　鲜生地一两　热童便一杯，冲

羚地清营汤

羚角片钱半　鲜生地五钱　青连翘三钱　银花二钱　焦山栀三钱　生蒲黄钱半　生藕汁　热童便各一瓢，冲

加减四物汤

鲜生地五钱　生白芍三钱　东白薇三钱　归身钱半　冬桑叶二钱　粉丹皮二钱　地骨皮三钱　银胡钱半

四逆散合白薇汤

鳖血柴胡钱半　赤芍二钱　小枳实钱半　归须钱半　东白薇五钱　西洋参一钱　生甘梢八分　绛通一钱

加味大柴胡汤

鳖血柴胡钱半　醋炒锦纹一钱　酒炒青子芩一钱　小枳实钱半　姜半夏一钱　原桃仁三钱　赤芍二钱　鲜生姜一片　大红枣两枚

加味桂枝红花汤

川桂枝五分　藏红花五分　原桃仁三钱　炙草四分　海蛤壳五钱　鲜生姜二片　大红枣二枚　童便一杯

新加绛覆汤

旋覆花三钱，包煎　真新绛钱半　原桃仁钱半　柏子仁三钱　青葱管五寸，切碎，冲　归须钱半　乌贼骨三钱　炒延胡一钱　川楝子一钱　茜根八分

新加桑菊饮

冬桑叶二钱　滁菊花一钱　青连翘钱半　薄荷八分　光杏仁二钱　苦桔梗一钱　生甘草八分　钩藤钱半　天竺黄钱半　鲜石菖蒲叶一钱　竹沥五匙，同冲

先用活水芦根五钱、嫩桑枝一尺煎汤代水。

羚麻白虎汤

羚角片一钱　明天麻一钱　生石膏四钱　知母三钱　栝蒌仁四钱　川贝母三钱　生甘草六分　生粳米三钱，鲜荷叶包煎

其羚角、石膏必须先煎代水。

吴氏清络饮

鲜银花二钱　丝瓜皮二钱　两瓜翠衣二钱　鲜竹叶心二钱　鲜荷叶边二钱

犀羚镇痉汤

鲜生地八钱　青连翘三钱　元参心二钱　银花二钱　滁菊花三钱　甘中黄一钱　生甘梢六分　莲心二分

先用犀角八分、羚角钱半煎汤代水。

犀羚白虎汤

生石膏六钱　白知母四钱　滁菊花三钱　钩藤钱半　生甘草六分　生粳米三钱，荷叶包煎

先用犀角一钱、羚角片钱半煎汤代水。

安宫牛黄丸

西牛黄　广郁金　白犀角　小川连　飞辰砂各一两　梅冰　麝香各二钱五分　真珠五钱　焦山栀　飞雄黄　青子芩各一两

共为极细末，炼蜜为丸，每丸重一钱，金箔为衣，蜡护。脉虚者，人参汤下；实者，银花、薄荷汤下，每服一丸。兼治飞尸卒厥、五痫中恶、大人小儿痉厥之因于热者。大人病重体实者，日再服，甚至日三服；小儿服半丸，不知，再服半丸。

按：安宫牛黄丸最凉，瓜霜紫雪丹次之，犀珀至宝丹、牛黄清心丸、新定牛黄清心丸、万氏牛黄丸又次之。芳香开窍，辛凉透络，主治略同而各有所长，临用对证斟酌可也。

加味翘荷汤

青连翘钱半　苏薄荷钱半　炒牛蒡钱半　桔梗钱半　焦栀皮钱半　绿豆皮二钱　生甘草六分　蝉衣十只　苇茎一钱　老紫草钱半

新加麻杏石甘汤

炙麻黄八分　光杏仁二钱　生石膏四钱　连翘钱半　牛蒡子钱半　苏薄荷八分　象贝母钱半　枯芩钱半　苦桔梗八分　生甘草四分　丝通草一钱

先用犀角尖八分、活水芦根一两煎汤代水。

《千金》苇茎合陈氏清肺汤

光杏仁三钱　生苡仁四钱　栝蒌仁四钱　川贝三钱　冬桑叶钱半　青连翘钱半　冬瓜子三钱　苇茎一钱　赖橘红八分　生甘草八分　竹衣纸一钱　桔梗八分

先用生萝卜四两，鲜枇杷叶一两，去毛抽筋，煎汤代水。

费氏必胜汤

生锦纹八分至三钱　原桃仁一钱至三钱　鲜地龙五支　藏红花五分至八分　小青皮五分至钱半　生葛根一钱　荆芥一钱至三钱净楂肉三钱至五钱　细木通一钱　蝉衣一钱至二钱　赤芍钱半至二钱

先用活水芦根三两、紫花地丁两半煎汤代水。

按：孙际康《治痘说要》云：枭毒烈焰之痘证，恶形恶色，一见点而烁血耗气，诸般肆虐。此等之疫痘，攻解万不可缓，且解缓而攻速，更万不可以凉解姑试之，以贻溃脏腑。费建中制此汤加减，其胆极大，其心极小。治见点血凝气滞、窠粒不松、色滞不活、经络铜蔽、诸般痛楚，或贯珠攒簇、紫暗斑块、毒火伏而不透者，极效。

清瘟败毒饮

生石膏大剂六两至八两，中剂二两至四两，小剂八钱至一两　鲜生地大剂八钱至一两，中剂四钱至五钱，小剂三钱至四钱　乌犀角大剂二钱至四钱，中剂二钱至三钱，小剂一钱至二钱　真川连大剂三钱至四钱，中剂二钱至三钱，小剂一钱至钱半　青子芩二钱至三钱　生山栀三钱至五钱　生甘草八分　青连翘三钱至六钱　白知母三钱至六钱　苦桔梗二钱赤芍二钱至三钱　粉丹皮二钱至三钱　元参三钱

先用鲜竹叶五十片加水六碗，煮石膏数百沸后下诸药，犀角磨汁冲服。头面肿大，加紫花地丁五钱，酒浸生锦纹钱半；痄腮颈肿，加银花二钱、上青黛五分；红丝绕目、眼光昏瞀，加羚角钱半、龙胆草八分、滁菊花三钱、藏红花五分；耳后肿痛，加大青叶钱半、紫花地丁四钱；嗒舌弄舌，加木通一钱、童便一杯（冲）；舌上白点如珍珠，加蔷薇根五钱、金汁一两（冲）；舌上发疔、或红或紫，甚则流脓出血、舌上成坑，加银花露、金汁各一两（冲），外以锡类散或珠黄散掺之；舌苔如腻粉、言语不清，加梨汁、竹沥、西瓜汁、蕉根汁各一瓢（冲）。舌衄、齿衄、鼻衄，加鲜茅根五十支，陈京墨汁、童便各一盅（冲）；气粗呃逆，加鲜竹茹五钱、鲜枇杷叶一两（去毛抽筋），煎汤代水，冲沉香、青皮、广郁金、小枳实汁各一匙；气喘胸满，去地、芍、甘、桔，加栝蒌仁六钱、旋覆花三钱，再用萝卜、淡海蜇各四两，活水芦根三两，煎汤代水；咽喉肿痛，加山豆根八分、金汁一两（冲），再以生萝卜四两、西藏橄榄二钱、安南子五颗煎汤代水，外以锡类散吹之，吹后漱口净，以玉霜梅含之；筋脉抽惕，甚则循衣摸床撮空，加羚角钱半、滁菊花三钱、龙胆草八分，再以嫩桑枝二两、丝瓜络一个煎汤代水。若气实者宜兼通腑，加生锦纹三钱、风化硝二钱、小枳实二钱；血虚者兼养阴，加鲜金钗三钱、熟地露一两、童便一杯（同冲）；骨节烦疼、腰如被杖，加黄柏钱

半、木通一钱。口秽喷人，加鲜佩兰钱半、野蔷薇露、金汁各一两（冲）；里急后重，或下恶垢，或下紫血，似痢非痢，加元明粉四钱、青泻叶一钱、净白蜜一两，煎汤代水。小便混赤短涩，甚则血淋，加滑石四钱、琥珀末四分（冲），再以鲜茅根五十支、鲜车前草两株、杜牛膝五钱煎汤代水。

按：此十二经泻火之大剂。凡一切温毒热疫表里俱热、狂躁心烦、口干咽痛、大热干呕、错语不眠、吐血衄血、热甚发斑、头痛如劈、烦乱谵妄、身热肢冷、舌刺唇焦、上呕下泄、六脉沉细而数，即用大剂；沉而数者，即用中剂；浮大而数者，即用小剂。如斑一出，即加大青叶二钱，少佐升麻四五分，引毒外透。此内化外解、浊降清升之法，治一得一，治十得十，此余师愚《疫证一得》之言也。若六脉细数沉伏，而色青惨，昏愦如迷，四肢逆冷，头汗如雨，其痛如劈，腹内搅肠，欲吐不吐，欲泄不泄，男则仰卧，女则覆卧，摇头鼓颔，由热毒深入厥阴、血瘀气闭所致，此为闷疫，毙不终朝，清瘟败毒饮不可轻试。治法宜急刺少商、曲池、委中三穴，以泄营分之毒；灌以瓜霜紫雪八分至一钱清透伏邪，使其外达；更以新加绛覆汤加局方来复丹钱半至二钱通其阴络，庶可挽回。

清凉攻毒散

生石膏五钱至一两　小川连一钱至三钱　牛蒡子钱半　荆芥穗四分　小青皮七分　细木通四分　丹皮一钱　鲜生地五钱至一两　紫花地丁三钱　犀角汁三分，冲　藏红花四分　酒洗生锦纹一钱　灯芯草一分

清毒活血汤

老紫草钱半　青连翘钱半　炒牛蒡一钱　木通七分　鲜生地钱半　净楂肉一钱　酒炒青子芩五分　潞党参五分　生绵芪钱半　酒炒小川连三分　当归须八分　苦桔梗六分　酒洗赤芍药五分　前胡一钱　生甘草三分　鲜生姜一片

按：本方去参，名清毒和血汤，治毒滞血凝、不能行浆。如形气壮实者，去参、芪；治痘不如期灌浆、板硬干黄，或灰滞黑暗，倍紫草、芩、连，去参、芪；治毒炽血凝、痘晕红紫，或带干枯、兼有焦黑者，均效。

三妙血

白雄鸡冠血　猪尾血　蚯蚓血各一匙　陈酒一盅，冲服

按：鸡冠血性温提浆，升表治上；猪尾血性动活血，入里治下，二血有上下表里之分。鲜地龙血，性凉活血，善通经络，能引诸药直破恶毒所聚之处。治痘

五六朝，根赤转紫，而顶有孔，如针刺、如嵌顶，必身热苔黄、口渴便秘，盖毒火盛而蔽其气瘀其血，浆必不化，宜此方合解毒药，如加减普济消毒饮、周氏五味消毒饮之类。若痘根色紫，甚至转黑，而顶下陷者为毒陷，宜三妙血合紫雪等药，加金汁；如身热便秘、顶嵌根紫，或发水泡而间有半浆者，将无浆之泡挑去，用此方入流气败毒之药，如银花败毒散、人参败毒散之类。

（补） **周氏五味消毒饮**

鲜杜银花三钱　鲜野菊花钱半　鲜蒲公英钱半　紫花地丁二钱　紫贝天葵钱半

费氏苏解散

荆芥　防风　川芎　细木通　苏叶　白芷各七分　生葛根　山楂各八分　桔梗六分　胡一钱　老紫草　连翘心　升麻　炒牛蒡　羌活各五分　甘草二分　蝉蜕十二只　生姜三片

水煎温服。

按：张逊玉《种痘新书》云：上二方为初热见点之要药，痘出齐后莫用。

椒梅丸

炒川椒三钱　乌梅炭　炒川连各一钱

为末，饴糖丸，如黍米大，量儿大小分二三服。服后，须臾得入虫口。治痘为虫闷，不得发出，最效。次与紫草承气汤下之。

（补） **飞马金丹**

巴豆霜　广木香　赖橘红各三钱　五灵脂　广郁金　生打上雄黄制锦纹各一两　飞辰砂五钱　明乳香　净没药　山慈姑　百草霜各二钱

各称另研，净末分两，再合研一时许，令匀，米醋法丸，金箔为衣如绿豆大，隔纸晒干，紧贮瓷器，置高燥处。二十几岁以上者，每服十二丸，禀强者加三丸。老幼随减．三两岁者七丸或五丸，七八十岁者九丸，温开水送下，半日或一二时许，非吐必泻。孕妇遇急症，七丸为度。

按：温热伏邪及病霍乱痧胀者，临时每多夹水、夹食、夹饮、蓄血之故，与邪互并，结于胸胁，如食结胸、水结胸、血结胸，每因伏邪与夹邪互结，痛不可按，或时昏冒，因虽不同，而其结痛拒按、闭塞不容喘息之状则同。若不细察详问，鲜不认为本病应得之候，不先行探吐去之，则所受之邪为其羁留伏匿，不得透达，必致夭殇。宜即与飞马金丹一服，自能随所结之上下而施其吐下之功，得夹邪一解，正气自伸。按法调治本证，为较易耳。故此丹治水食痰血寒热诸邪结于胸膈，高突痛胀、不可抑按、不得呼吸、欲吐不得吐、欲泻不得泻者。凡外感内伤、飞尸猝中、暴厥自经、跌压诸证见有此状者，无论大小，均可服之。

枳实导滞汤

小枳实钱半　制川朴一钱　酒洗生锦纹八分　仙露夏钱半　净楂肉三钱　青连翘钱半　川连四分　海南子钱半　老紫草三钱细木通八分　炙草五分

按：孙际康曰：此等证味者最多，以急于治痘而忽于里滞，不知胃主肌肉，胃不宣化，肌肉无自而松，即极力凉解，反成冰伏。此方开者开、降者降，不升发而自升发矣。故治有形之物与无形之毒留滞于中，令气血不能流通者，极效。

参芪茸升汤

别直参五钱　炙绵芪一两　鹿茸片三分　升麻一钱

煎成，冲陈酒一杯。

按：痘之生死，判于浆之有无。有浆，毒从外散，故生；无浆，毒留内攻，故死。至其脓浆之不成，其病有二：一毒气炽盛，则血燥而枯；一元气虚弱，则血寒而缩，俱不能运化而成脓，脓不成则浆不行，而五陷之证作矣。如痘稠密、晕红紫而顶陷下，紫陷也。甚则晕脚干枯，中有黑脐而成黑陷，此毒热炽盛蔽其气、凝其其血而陷也。宜急以聂氏清毒活血汤、伍氏凉血解毒汤二方为主。然当其紫陷时，不过一二剂，痘立起，及至黑陷，则受毒已深，虽用此等大剂，亦不过十救一二。又如痘出稠密、色淡白、根无红晕而顶陷者，白陷也。甚则迟一二日转为灰陷，此血气虚寒，不能运化毒气以成浆，故陷也。宜乘白陷之时大补气血，急以聂氏参归鹿茸汤、张氏参芪茸升汤二方为主，连进一二剂，犹可望生。又有一种痘，颗粒通红，成血泡而不成浆，此气虚不能统血，血反上居气位，治宜参芪保元汤大补其气，气充则毒化而成浆。血泡失治，则气愈虚而为血陷，治法亦不外此二方。以上五陷之证辩明，则初起泛浆、长浆、催浆、足浆之法，可类推矣。

（补）　**导赤泻心汤**

治热陷心经神昏及胃热蒸脑、撮空见鬼。

小川连一钱　青子芩钱半　生山栀钱半　知母钱半　西洋参一钱　辰茯神

二钱　益元散三钱　麦冬一钱

先用犀角八分、灯芯七分煎汤代水。

（补）　**加减服蛮煎**

治温热病舌绛神昏最效。

鲜生地五钱　鲜金钗二钱　原麦冬一钱　知母二钱　粉丹皮二钱　辰茯神二钱　细木通一钱　广皮一钱　鲜石菖蒲叶一钱，搓热冲　犀角汁一瓢　西黄一分，冲

（补）　**来复丹**

治上盛下虚，暑湿入络，肢厥神迷，便泻溺涩，极效。

玄精石　倭硫黄　牙硝各一两　赖橘红　小青皮　五灵脂各二钱

醋糊丸，每服二钱，或三十丸，空心醋汤下。善能交通阴阳。

（增）　**参茸养阳汤**

治遗精、足痿、气促自汗。如嫌茸价太贵，易鹿角胶一钱。

大山参一钱　鹿茸片二分　甘杞子三钱　归身二钱　小茴香五分　生雄羊内肾一对　盐水炒胡桃肉一枚

按：此方柔剂养阳，填精血，补督任，非桂附刚燥气烈劫阴者比。

验方妙用　樊开周同何廉臣实验法

温热病，首用辛凉以解表，次用苦寒以清里，终用甘寒以救液，此治温热本证初中末之三法也。然有兼证、夹证、复证、遗证及妇人、小儿种种之不同，不得不多备方法以施治，庶免医家道少之患。

兹特分列八法，详占以发明之。

一、发表法

凡能发汗、发痞、发疹、发斑、发丹、发痧、发瘖、发痘等方，皆谓之发表法。温热病首贵透解其伏邪，而伏邪初发，必有着落，方着落在皮肉肌腠时，非发表则邪无出路，故发表法为治温热病之一大法也。其大要不专在乎发汗，而在乎开其郁闭、宣其气血。郁闭在表，辛凉芳淡以发之；郁闭在半表半里，苦辛和

解以发之。阳亢者，饮水以济其液；阴虚者，生津以润其燥。气滞者，宣其气机；血凝者，通其络瘀。庶几有痞者则发痞，有疹斑者则发疹斑，有瘖者则发瘖，有痘者则发痘，必察其表无一毫阻滞，始为发表法之完善。此温热病发表之法，大不同于风寒也。谨述发表验方，胪举于下。

（甲）温热发汗。虽宜辛凉开达，而初起欲其发越，必须注重辛散，佐以轻清，庶免凉遏之弊。方伏邪传变出表时，轻者亦可得表药而汗散，重者虽大剂麻葛羌防亦无汗，但须清其络热，宣其气机，以治温热，或开其湿郁，达其膜原，以治湿温。必待伏邪尽发，表里全彻，然后或战汗，或狂汗而解。亦有不用表药而自汗淋漓、邪终不解者。盖自汗缘里热郁蒸而出，乃邪汗，非正汗也，仍宜开达其伏邪为要。风温风热，如邵氏热郁汤（邵步青《四时病机》方）、栀豉芩葛汤（陆九芝《不谢方》）之类。湿温湿热，如连朴饮（孟英《霍乱论》方）、新定达原饮（樊开周先师验方）之类，随症酌用可也。至其发汗诸方，辛凉轻剂如葱豉加葛根汤（王焘《外台》方）、葛根葱白汤（《和剂局方》）、刘氏桔梗汤（《河间六书》方）、加味栀豉汤（樊先师验方）之类；辛凉重剂如麻杏石甘汤（仲景《伤寒论》力），《千金》清肺汤、《千金》萎蕤汤（孙思邈《千金》方），葛根橘皮汤（《外台》方），知母解肌汤、知母干葛汤（朱肱《活人书》方），荷杏石甘汤（《叶天士医案》方），加减三黄石膏汤（《顾松同医镜》方），增损三黄石膏汤（杨玉衡《寒温条辨》方），葱豉白虎汤（赵晴初医案方）之类，此皆辛以散风、凉以泄热，为治温热内发、风寒外搏之要方。其间有风寒搏束过甚而温热伏邪不能外达者，则葱豉加葛根麻黄汤（《外台》方）、苏羌饮（刘草窗《广嗣全书》方）之类，亦可暂用以疏散。亦有风寒遏伏太甚，而湿热伏邪不克外溃者，则藿香正气散（《和剂局方》）、九味羌活汤（张洁古方）之类，正可暂用以开达，初不必嫌其辛温化燥也。其芳淡轻剂如葱豉汤调天水散（《河间六书》方）、茵陈五苓散（《金匮要略》方）、藿朴夏苓汤（石芾楠《医原》方）、藿朴二陈汤（樊师验方）之类；芳淡重剂如六神通解散（《局方》），茵陈胃苓汤（万密斋《幼科发挥》方），加味五苓散、加味二陈汤（石氏《医原》方）之类，此皆芳香辟秽、辛淡化湿，为治湿温湿热、湿重挟秽之初方。若湿开热透、热重于湿者，则宜苦辛开泄，治在上中二焦，不在发表之例。外此，又有不求汗而自汗解者四。如里热闭甚，用三黄泻心汤（长沙《伤寒论》方）、许氏大黄汤

（《外台》方）、大柴胡合大承气汤（《河间六书》方）之类，以疏通其里结，一不已而再，再不已而三，直待里邪逐尽、表里通彻，多有战汗而解者，此其一。又如里热燥甚，病者思得凉水，久而不得，忽得痛饮，饮盏落枕而汗大出即解者，此其二。又如平素气虚，屡用汗药而不得汗，后加人参于解表药中，如参苏饮、人参败毒散（《局方》）之类，覆杯即汗者，此其三。又如阴虚及夺血液枯之人，用纯表药全然无汗，后用润燥生津药于轻解方中，如七味葱白汤（《外台》方）、加减萎蕤汤（一名加减葱豉汤、《张氏医通》方）之类，而汗出如水者，此其四。谨摘诸汗症列下。

发热恶寒，无汗，头项痛，背痛，肩背痛，腰痛，膝胫痛，周身肢节痛。

（乙）温热发痦。每见于夏秋湿温伏暑之证，春冬风温兼湿证亦间有之。初由湿郁皮腠、汗出不彻之故，白如水晶色者多，但当轻宣肺气、开泄卫分，如五叶芦根汤（薛生白《湿热条辨》方）最稳而灵。若久延而伤及气液，白如枯骨样者多凶，急川甘润药以滋气液，如麦门冬汤（《金匮要略》方）、清燥救肺汤（喻嘉言新方）之类挽同万一。切忌苦燥温升、耗气液而速其毙。谨摘发痦症如下。

色白点细，形如肌粟，摸之触手而微痒，抓破微有水，状如水晶珠而明润者吉，热势壮则外见，热势缓则隐伏，出无定期，甚至连发三五次，若干白如枯骨色者大凶。脉必微弱或细数，神倦气怯，黏汗自出。

（丙）温热发疹。红点高起，与瘄痧一类，系孙络中血热之病。惟瘄多发于小儿，痧疹不拘男妇大小皆有。每见于春夏之间，发于风温风热者十之七八，温毒暑热者十之二三。然亦必夹斑带疹。疹虽宜见，而不宜多见。身热二三日而发者轻，四五日而发者重，斑疹杂出者尤重。治虽宜疏风散热为先，亦当辨其风与热孰轻孰重。风重而热郁者，辛散佐以清透，防风解毒汤（晋三《古方选注》方）最当；热重而风轻者，清透佐以辛散，加减银翘散（石氏《医原》方）、加减普济消毒饮（鞠通《温病条辨》方）二方为妙。若温毒夹斑带疹，色赤如丹，甚或紫红，胃经血热上蒸心包也，急宜缪氏竹叶石膏汤（《古方选注》方），甚则犀角大青汤（邵步青《温毒病论》方）肃清胃热、凉透血络，使斑疹发透，则温毒自解。若因循失治，则血热之毒逆传心包肝络，而变神昏痉厥之危证矣，此时急救之法，惟有用拔萃犀角地黄汤（《温毒病论》方）或犀连承气汤（吕震《伤寒寻源》方）凉血攻毒、急下存阴而已。谨摘发疹症列下。

琐碎小粒，高出于肤，怕风咳嗽，叫阻喉痛，胸闷心烦或气喘，壮热无汗。

以上风温发疹之候。

舌绛如朱，夹斑带疹，疹色紫红或深红，紧束有根，环口燥裂，大渴引饮，心神烦躁，便秘溺涩。

以上温毒发疹之候。

（丁）温热发斑。或布于胸腹，或现于四肢，平而成片，与丹一类。发于温毒病最多，其次大热病亦恒见之。系经络血热之毒窜入肌表而外越。经血热则色红，热毒重则色深红，热毒尤重则色娇红，艳如胭脂，统名红斑；络血热则色紫，名曰紫斑；络血热而毒瘀，则色黑，名曰黑斑；甚则色青如蓝，名曰蓝斑；更有云头隐隐、伏而不现于皮肤者，曰伏斑；内发于肠胃咽膈之间，肌肤间不得而见者，曰内斑；至若隐隐而微，胸腹略见数点而色淡红者，曰阴斑；甚或淡红似白者，曰白斑，统名虚斑。多发于湿热大病后，凉泻太过，经脉血涸，元气虚寒之候。故凡见斑，首要辩明其形色。如斑一出，松浮洒于皮面，起发稀朗，红如朱点纸，黑如墨涂肤，此毒之松活外现者，虽紫黑成片可生。若形干而滞，或枯而晦，稠密成片，紧束有根，如履透针，如矢贯的，此毒之有根锢结者，纵不紫黑青亦死。凡斑皆胃家血热，色红而鲜润者顺，色紫而晦滞着者凶，紫黑蓝而枯晦者死，以其胃烂也。故红斑九生一死，紫斑五死五生，黑斑九死一生，若杂蓝斑黑烂者，必死。治法，红斑主凉血透热，轻剂如五味解毒饮加紫草连翘（周澹然《温证指归》方）、犀地桑丹汤（吴坤安《感证宝筏》方）之类；重剂如加味犀羚白虎汤（樊师验方）、加减犀羚二鲜汤（廉臣验方）之类。紫斑主凉血解毒，如犀角大青汤（邵氏《温毒病论》方）、小剂清温败毒饮（余师愚《疫证一得》方）、增损双解散（杨玉衡《寒温条辨》方）之类。黑斑蓝斑，主凉血攻毒，如拔萃犀角地黄汤加金汁、冗明粉（《温毒病论》方），十全苦寒救补汤（梁玉瑜《舌鉴辨正》方），加味凉膈散、增损三黄石膏汤加锦纹（《寒温条辨》方）之类。伏斑内斑，主宣气凉血、解毒透斑，如元参、升麻合黑膏（王肯堂《证治类方》），犀角大青汤加紫草、皂角刺，甚则清温败毒饮加紫草、升麻、紫雪之类。阴斑白斑，主温补血气，如复脉汤（长沙《伤寒论》方）、人参养荣汤（《证治类方》）之类；甚则主扶阳暖血，如参附养荣汤（吴又可《温疫论》方）、归芪建中汤（《叶氏医案》方）之类。总之，凡见发斑，不可专以斑治，须察脉之浮沉、病之虚实，而分别用药可也。谨摘发斑症如下。

面红目赤，汗出津津，口燥大渴，热盛胸闷，发斑纯红、深红、胭脂红不等。若唇口焦燥、舌紫或黄、胸膈烦闷、呕恶不纳、热壮神昏、便秘溺赤、遍体紫斑者重；若神昏谵语，或不语如尸厥，口开吹气，臭秽喷人，或咯血鼻衄，足冷耳聋，舌苔焦黑起瓣或见黑晕，遍体黑斑或蓝斑如翠者死。

以上温毒及大热病发汗不出，或虽汗不解，发斑轻重之候。

表无大热，脉似沉缓，神识不清，或郑声作笑，舌甚灰黑，或黄苔而中心黑晕。

以上伏斑之候。

口燥目赤，手足指冷，烦躁气急，不欲见火，恶闻人声，耳热面赤，或寒噤喷嚏，昏不知人，谵语带笑，六脉似躁非躁，舌紫苔黄或黄腻带灰。

以上内斑之候。

斑点隐隐而微，色现淡红，甚或晄白，手足逆冷，似寐非寐，神识乍清乍昧，舌苔淡红或紫，舌形胖嫩网大或舌苔白滑，或黑苔胖滑。

以上虚斑之候。

（戊）温热发丹。多见于小儿，俗名赤游丹是也，与红斑一类。丹与斑皆出于肤，平而成片，皆里热血毒之证。治法惟大剂凉血解毒，乃克胜任，参用发斑诸方可也。至辨法，凡有丹、斑、痧、疹者，脘必闷，四者之齐与不齐，以脘闷之解与未解为辨。且热必壮，四者之解与不解，以汗出之透与未透为辨。

（己）温热发痧。由于风温者，则为时痧，亦名风痧，俗称红斑痧，病虽传染而症轻。由于温毒者，则为疫痧，亦名喉痧，俗称烂喉痧，病多传染而症重。风痧初起，必须疏达，如荆防败毒散（雷少逸《时病论》方）、连翘败毒散（《伤寒指掌》方）二方，均加青松针一两煎汤代水，投无不效。即或宜兼清散，总以"散"字为重，防风解毒汤加青松针最效，切忌骤用寒凉。喉痧初起，自须轻散解毒，如加减普济消毒饮（《温病条辨》方）、代赈普济散（《鞠通医案》方）二方最当。迨表分之痧毒发透，内蕴之伏火方张，势轻者清化，如陈氏清肺饮、夺命饮、犀羚二鲜汤（陈继宣《疫痧草》方）三方酌用。势重者寒泻，如陈氏四虎饮（《疫痧草》方），拔萃犀角地黄汤加金汁、元明粉（《温毒病论》方）二方酌用，方能泻火泄热，热一尽而病自愈。若仍执辛散之方，则火得风而愈炽，炎势燎原，杀人最暴。谨摘发痧症列下。

头痛怕风，身热恶寒，痧现无汗，一身筋骨大痛，咽阻喉痛而不腐，胸痞心烦，舌苔白腻。

以上风痧之候。

始恶寒，后但壮热烦渴，痧密肌红，宛如锦纹；咽喉疼肿，或但痛不肿不红，甚则白腐喉烂，胸痞咽阻不能食。挟湿则舌苔滑腻，或渴甚而苔仍白滑，或黄滑而腻或黄燥；内陷则舌赤或鲜绛，神昏谵语，灼热无汗，痧隐成片，或厥或痉，口秽喷人，音哑气急，鼻煽呃逆者内。

以上皆喉痧初中末之候。

（庚）温热发瘖。与痧一类，吴地曰痧子，浙江曰瘖子，恒发于小儿，年长亦间有之。由风温而发者，则为常瘖，宜散风解热为先，加味翘荷汤、防风解毒汤二方最良，使瘖毒发透即愈；南温毒而发者，则为时瘖，与治温毒发疹发痧例同，从痧疹中对症选方可也。惟闷瘖一症最险，宜急急开肺透瘖、清热解毒，如新加麻杏石甘汤（《感证宝筏》方）、《千金》苇茎合陈氏清肺饮加瓜霜紫雪（《疫痧草》方），速使瘖毒外达，方有生机。气液两亏者，陈氏清肺饮合黑膏加西洋参、毛燕，清补而提透之。谨述发瘖症列下。

身热烦闷，咳嗽鼻塞，面目有水红光，咽痛气急，指尖时冷，瘖出周身匀朗，色鲜润，形高突，颗粒分明。一二日见点者轻，三五日见点者稍重。既出后一日三潮，潮则热盛烦躁，逾时方退，三日九潮，瘖已齐透，然后徐徐回退。

以上常瘖顺证之候。

瘖发易隐易回，热壮无汗，喘咳胸闷，咽痛喉哑，齿燥龈烂，神昏欲寐；或兼腹胀赤痢，甚或瘖虽外达，艳红紫滞，目封眦赤，狂躁闷乱，便秘腹痛，或便泄无度者凶；更或见点细碎平塌，瘖色灰滞淡白，模糊一片，既出不潮，忽然隐默，喘急昏闷者死。

以上时瘖逆险之候。

（辛）温热发痘。因风温而发者多顺证，因温毒而发者多逆证险证。其病多发于小儿，壮年亦偶有之。顺证多不必用药，即有必须用药者，亦必先观形察色，辨别其气血虚实为首要。如体肥白而嫩、声音微细、目少精神、痘形多凹而色淡红者，气弱血虚也，宜急急补托以催其起胀灌浆，如补中益气汤重用归芪（李东垣《内外伤辨惑论》方）加白雄鸡冠血最良，其次参苏饮加生芪、川芎、龙眼肉亦可酌用。必察其浆充痘起，庶易于结痂收功。又如体苍瘦而坚实、声音粗壮、目有精彩、痘有斑晕而色紫黑者，气实血滞也，宜宣气活血、解肌透毒为先，如荆防败毒散（雷少逸《时病论》方）重用大黑豆、杜赤小豆、绿豆各一两（名稀痘三豆汤，越人扁鹊方）煎汤代水最效，或聂氏清解散（聂久吾《痘门方旨》方）亦佳。迨痘已发齐，脓浆灌足，自宜活血清毒，如聂氏清毒活血汤（《痘门方旨》方）、伍氏凉血解毒汤（叶天士《幼科要略》方）二方，酌用可也。若逆证多陷，紫陷以清毒活血汤重加犀角、猪尾血为主，黑陷以费氏必胜汤（费建中《救偏琐言》方）加瓜霜紫雪丹为主。险证多闷痘症，紫闷最急，症多毒盛火闭，首用瓜霜紫雪丹钱许，大剂芳透；继用局方妙香丸三五粒，峻剂开达；次用费氏必胜汤，大剂清凉攻毒，外以针刺少商、曲池、委中三穴以泄血毒，庶可十救一二。但闷多夹证，夹食为食闭、夹痰为痰闭、夹瘀为血闭，因夹而闭、因闭而闷者甚多，急进飞马金丹（沈樾亭《验方传信》方），使上吐下泻，开通气道血路，得夹邪一解，然后察其病势之轻重对症发药。势轻者，但须活血解毒，如聂氏清毒活血汤、伍氏凉血解毒汤、小剂清温败毒饮之类；势重者，必须凉血攻毒，如清凉攻毒散（王晋三《古方选注》方）、费氏必胜汤、清火解毒汤（《救偏琐言》方）之类。惟温毒挟虫而闷者，宜先与椒梅丸诱入虫口，继以紫草承气汤（《张氏医通》方）下之。更有真元大虚而闷者，宜急以参归鹿茸汤（《痘门方旨》方）、参芪茸升汤（《张氏医通》方）二方挽救之。然温热病中，百不一见。若闷而缓者，曰轻性闷痘，火毒内壅，聂氏清解散凉透之；风冷外束，聂氏苏解散疏达之。谨述发痘症列下。

一二日初出如粟，痘色淡红而润，口鼻年寿间先发两三点，二三日根窠网混长发饱满，四五日大圆光泽大小不一，五六日红活鲜明，六七日光洁饱满，七八日神全色润，八九日浆足根化而无他症，十一二日浆足而敛，十三四日浆老结痂，十四五日痂落瘢明。

以上天花痘顺证之候。

鼻煤衄血，咽痛声哑，烦躁颠狂，弄舌黑刺，唇裂肌燥，目胞红肿，消渴饮冷，口秽喷人，泪热出血，暴泻如注，溺膏溲血，痘则洒墨涂朱、迸裂泡涌。

以上逆险证之候。

痘稠密，晕红紫，顶陷下，甚则晕脚干枯，中有黑脐而陷，气粗身热，神昏躁乱，甚或血厥如尸，闷乱搐搦。

以上紫陷黑陷之候。

身热三日，痘欲出不出，痘影红紫，声亮气粗，手足心热，惊搐烦躁，或声重鼻塞流涕。

以上轻性闷痘之候。

一发热即报点如丹，身热如烙，痘渐干焦紫黑，烦躁闷乱，唇焦口臭，或唇口肿满。

以上重性闷痘毒盛火闭之候。

初发时便大热神昏，腹痛谵语，舌刺如芒，气粗便闭，狂叫闷乱。

以上闷痘夹食之候。

发热时便头项不举，痰嗽气急，目闭神昏，眩晕颠仆，闷乱搐搦。

以上闷痘夹痰之候。

一发热见点即谵语神昏，喘胀衄血，烦闷躁扰，胸痹作痛，舌色紫暗。

以上闷痘夹瘀之候。

一发热即烦闷呕吐，舌下常流清水，或时沉默喜唾，或时躁扰不宁，或腹痛狐疑，或频频叫喊，舌下筋青，或下唇有黑白细点。

以上闷痘夹虫之候。

身热二三日，痘欲出未出，一见点细白如瘖，身无大热，气怯无力，目闭无神，面唇反鲜泽娇艳，光彩倍常。

以上重性闷痘真元亏极之候。

二、攻里法

凡能降气、驱痰、导滞、逐水、通瘀、退黄、下胀、追虫等方，皆谓之攻里法。攻里法者，解其在里之结邪也。结邪为病，所关甚大，病之为痞为满，为喘为肿，为闷为闭，为痛为胀，直无一不涉于结。如《内经》所云：结阴者便血，结阳者肿，一阴一阳结谓之喉痹，二阳结谓之消，三阳结谓之膈。与夫《伤寒论》中，小结胸在心下，按之则痛；大结胸心下痛，按之石硬，心中结痛，心下支结，少腹急结，热结在里，热结膀胱，热入血室，其血必结及食结胸、水结胸、血结胸、寒实结胸、热实结胸者，不一而足。故里病总以解结为治，结一解而病无不去，岂但大便闭结、大肠胶闭、协热下利、热结旁流四者之邪结在里而必须攻以解结哉！试述攻里之方，历陈如下：

温热结邪，总属伏火，自宜以苦寒泻火为正治，三黄泻心汤（《伤寒论》方）为主，许氏大黄汤（《外台》方）尤效。但必辨其为毒火，宜急下，如紫草承气汤，清凉攻毒散（《古方选注》方），费氏必胜汤、清火解毒汤（《救偏琐言》方），陈氏四虎饮（《疫痧草》），十全苦寒救补汤（《舌鉴辨正》方），拔萃犀角地黄汤加金汁、元明粉（《温毒病沦》方）之类，对症酌用。风火宜疏下，如局方凉膈散，加味凉膈散（《寒温条辨》方），清心汤（《丹溪心法》方）之类。湿火宜缓下，如茵陈蒿汤（《金匮》方），加味小陷胸汤（《医原》方），小陷胸汤合朴黄丸（程国彭《医学心悟》方），三黄枳术丸（东垣《脾胃论》方），神芎导水丸之类。燥火宜润下，如《千金》生地黄汤（孙思邈《千金要方》），养荣承气汤（吴又可《温疫论》方），当归承气汤、四顺饮子（《河间六书》方），东垣润肠丸，五仁丸（尤在泾《金匮翼》方），雪羹加味煎（樊师验方）之类。痰火宜降下，如小陷胸合加减半夏泻心汤（《医原》方），承气陷胸汤（《温病条辨》方），漏芦橘皮汤（《外台》方），牛黄散（《河间六书》方）加雪羹（《古方选注》方），加味皂角丸（《金匮翼》疗），凉膈散加葶苈子、甘遂、白芥子、姜汁、竹沥（《医通》方）之类。食积化火宜清下，如枳实导滞汤（聂氏验方），枳实导滞丸（《脾胃论》方），朴黄丸（《医学心悟》方），陆氏润字丸（陆养愚《三世医验》方）之类。瘀血化火宜通下，如桃仁承气汤、下瘀血汤（张仲景方），加味大柴胡汤（叶天士《温病论》方），吴氏桃仁承气汤（《温疫论》方），代抵当丸（《寒温条辨》方），无极丸（李时珍《本草纲目》方），回生至宝丹（华氏妇科验方），桃仁承气合逍遥散加味之类。水火互结宜导下，如大陷胸汤（《伤寒论》方），控涎丹（《和剂局方》）之类。水火互结而又夹虫者，宜导下兼杀虫，如加味控涎丹（丹波廉夫《观聚方要补》方），雄黄解毒丸（《喉科秘旨》方）之类。此外，体虚及久病，或屡汗屡清后，下证虽具而不任峻攻，如气虚失下者，宜润下兼补气，如黄芪汤（《金匮翼》方），补中益气汤加元明粉、白蜜（高鼓峰《己任编》方）之类。血虚失下者，宜润下兼益血，如玉烛散（《金鉴·妇科心法》方）、益血润肠丸（《金匮翼》方）之类。气血两亏而又不得不下者，宜气血双补兼以攻下，邪正合治，陶氏黄龙汤（《温疫论》方）主之，三一承气汤加人参（《医通》方）亦主之。阳虚失下者，宜温润法以代下，苁蓉润肠丸（《金匮翼》方）最当，半硫丸（《和剂局方》）亦可暂用。阴虚失下者，宜滋润法以代下，苁蜜地黄汤（《验方新编》方）最稳，一《干金》牛地黄煎（《千金要方》）亦效。

次必辨其三焦部位。结邪在胸中及肺，法宜肺肠合治，急降其气以下之，如枇杷叶饮子（《外台》方）重加栝蒌皮三钱，畅肺宽胸，川贝母八钱至一两，解结降气，投无不效。其次，苏子降气加枳杏汤，重则六磨饮子（《金匮翼》方）、叶氏菀杏汤（紫菀八钱、光杏仁三钱、栝蒌仁五钱、广郁金三钱、小枳实钱半、苦桔梗一钱）之类，效亦甚捷。结邪在胸中及心，法宜心胃并治，凉通其血以下之，如《千金》生地黄汤，《千金》清心汤，拔萃犀角地黄汤（《温毒病论》方），犀连承气汤（《伤寒寻源》方），或加紫雪，或加牛黄丸之类。结邪在胸膈，宜开胸膈以下之，轻则加味小陷胸汤，重则承气陷胸汤。结邪在胸胁连及右胁肝胆者，宜达其膜以下之，如大柴胡汤（《伤寒论》方）、大柴胡合三一承气汤（《河间六书》方）、《千金》泻肝汤（《千金要方》）之类；或通其络以下之，如四顺饮子、又可桃仁承气汤、费氏清火解毒汤之类。结邪在胸脘，连及左胁脾部者，宜疏其气以下之，如《千金》清脾饮、枳实导滞丸、三黄枳术丸之类。结邪在脐上胃脘者，宦和其中以下之，如调胃承气汤（《伤寒论》方）、三一承气汤（《河间六书》方）之类。结邪在当脐及脐下小肠者，宜宽其肠以下之，如小承气汤（《伤寒论》方）、小承气汤加黄连（《感证宝筏》方）之类。结邪在胸膈大腹，三焦俱结，痞满燥实坚悉具者，宜急攻三焦以下之，如大承气汤（《伤寒沦》方）、陷胸承气汤、陈氏四虎饮、十全苦寒救补汤之类。结邪在小腹，连及两腰肾部者，宜急清其肾以下之，如千金清肾汤，栀豉加鼠矢大黄汤（《千金要方》），加味八正散（《河间六书》方）之类。此皆攻里诸方法之大要也。外治如蜜煎导法、猪胆导法、灌肠法，亦足补助汤饮丸散之不逮。至其攻里法之轻重缓急，总以见症为主，详列如下：

发热汗多，鼻如烟煤，舌干，舌卷，舌短，舌黑焦燥，舌生芒刺，齿燥牙宣，胸腹满痛，谵语发狂，甚或昏厥，身冷呃逆，大便秘结，小便短涩、甚或不通，手足发痉。

以上温热证急下之候。

头胀痛，烦躁，谵语，多言，善忘，舌黄苔燥，协热下利，或热结旁流，小便短赤。

以上温热证当下之候。

潮热口渴，齿燥，腋下汗，胸腹热盛，舌黄苔糙，大肠胶闭，矢气臭，小便黄赤。

以上温热证缓下之候。

以上诸症，缓下者不下，则必渐重而为当下证；当下者缓下，则必加重而为急下证；急下者失下，则虽下之多不通，而结热自下逆上，胀满直至心下，上透隔膜，至胸满如石，咽喉锯响，目直视反白，或睛盲瞳散，耳聋，九窍不通，虽有神丹，亦莫能救矣。

大热无汗，目赤头眩，面红唇焦，口疮唇裂，舌苔黄燥，大小便秘，甚则鼻衄吐血，手足发痉，发斑发狂，神昏谵语。

以上温热证风火内盛之候。

咳逆无痰，即有痰亦黏而难出，鼻孔干，甚或咽痛喉哑，耳鸣如聋，胸膈烦闷。

以上温热证燥火熏肺之候。

痰多咳嗽，喉有水鸡声，鼻孔扇张，气出入多热，胸膈痞满，喘胀闷乱，舌苔芒刺，便秘，甚则胸腹坚如铁石，胀闷而死。

以上温热证痰火壅肺之候（即凉膈散加味证）。

发热自汗，胸痞腹满，按之灼手，大肠胶闭，矢气极臭或下黄黑稠黏，少而不爽，小便黄赤短、涩，舌苔黄腻腻而糙。

以上湿火挟食、蕴结胃肠之候。

面目俱赤，渴喜凉饮，胸腹热甚，坚满拒按，大便闭结，小便赤涩，神昏肢厥，甚则通体皆厥，舌苔老黄，或焦黑起芒刺，或焦苔黑瓣底，口开吹气，秽浊喷人，甚或浑身发臭，昏厥如尸，舌卷囊缩，或口噤齿龂，手足挛急，卧不着席。

以上毒火内灼上、中、下三焦之候。

口干不渴，从心下至小腹硬满而痛不可按，揉之漉漉有声，胸腹热盛，但头汗出，肌表微热，大便热结旁流，少而不畅，或协热下利，虽利而重滞难出，小便不利，甚或癃闭，舌苔黄腻而厚。

以上温热证水火互结之候（即蓄水夹结粪证）。

口干舌燥，漱水不欲咽，胸中痹痛，少腹硬满，甚或胀疼，身体重滞，腹背拘束不遂，发躁如狂，谵语善忘，小便自利，粪虽硬，大便反易而色黑，或大便但下血水，见粪者生不见者死舌色紫暗而润。

以上温热证蓄血化火之候。

总按：以上温热里证，以夹痰杂食为最多，蓄水蓄血次之。以毒火燥火为最急而险，风火次之，湿火又次之。

三、和解法

凡属表里双解、温凉并用、苦辛分消、补泻兼施、平其复遗、调其气血等方，皆谓之和解法。和法者，双方并治，分解其兼证夹证之复方及调理复证遗证之小方、缓方也。温热伏邪，初起自内出外，每多因新感风寒暑湿而发。惟温病之发，因风寒者居多；热病之发，兼暑湿者为甚。兼风兼暑，其性阳，其气轻扬，伏邪反因而易溃；兼寒兼湿，其性阴，其气抑遏，伏邪每滞而难达。故一宜表里双解，一宜温凉并用。其病每多夹并而传变，如夹食、夹痰、夹水、夹瘀之类，与伏邪互并，结于胸胁脘腹之膜络中，致伏邪因之郁结不得透发，不透发安能外解？凡用双解法不效，即当察其所夹为何物，而于双解法中加入消食、消痰、消水、消瘀等药，效始能捷，病始能去，故治宜苦辛分消。更有气血两虚、阴阳并亏，如吴又可所谓四损四不足者，复受温热伏邪，往往有正气内溃而邪入愈深者，亦有阴气先伤而阳气独发者，《内经》所云“病温虚甚死”，即此类也，故治宜补泻兼施。且有病人不讲卫生，病家不知看护，每见劳复、食复、自复、怒复者；亦有余邪未净，或由失于调理，或由故犯禁忌而见遗证迭出者。故治宜平其复遗、调其气血，为温热病中期末期之善后要法。凡此和解之法，虽名为和，实寓有汗下温清消化补益之意。此皆和解法之精微神妙、变化无穷者也，试历述其方略。

（甲）表里双解。约法有三：一为解肌清里，如白虎加桂枝汤（《伤寒论》方），知母解肌汤、葛根橘皮汤、三黄石膏汤（《外台》方），石膏大青汤（《千金》方），加减三黄石膏汤（《顾氏医镜》方），增损三黄石膏汤（《寒温条辨》方），新加麻杏石甘汤（《感症宝筏》方），栀豉芩葛汤（陆氏《不谢方》）之类。一为发汗、利溺，如六神通解散（《局方》），凉膈去硝黄合天水散、六一葱豉汤（《河间六书》方），五叶芦根汤（《湿热条辨》方），燃照汤（王氏《霍乱论》方），藿朴夏苓汤（《医原》方），新定达原饮（樊氏验方）之类。一为发表攻里，如《删繁》香豉汤、许氏大黄汤、备急黑奴丸（《外台》方），凉膈散（《局方》），防风通圣散、双解散（刘河间方），加减防风通圣散（《顾氏医镜》方），增损双解散、加味凉膈散（《寒温条辨》方）之类。轻重不一，缓急攸殊，临时对症酌用可也。以余所验，凡治温热病初起，不问兼风兼寒，脉浮脉紧，恶风恶寒，而外热势盛，法当偏重于表者，通用双解散加葱豉，或凉膈散去硝黄加葱豉，以和解内外之热邪，使表里齐解，奏功最捷。若汗后不恶寒但恶热，自汗，谵语，不大便，咽干，腹满，而内热势盛，法当偏重于里者，急用许氏大黄汤，下而和解之，或用局方凉膈散、加味凉膈散，大剂以退其热，毋使热盛危剧，亦妙。汗下后，余热未尽，烦不得眠，口干渴而身微热者，《小品》茅根汤（《外台》方）合益元散，清利以和解之，甚则川加味导赤散（王孟英方），其功尤捷。

（乙）温凉并用之谓和者。以寒非温不散、湿非温不化，而热则非凉不清，火则非凉不泻也。古今名医，如宋《和剂局方》主用六神通解散，金刘河间主用防风通圣散，前清张路玉主用凉膈合天水散，尤在泾主用大黄饮子，其方皆发表攻里、宣上导下、气血兼顾、面面周到，使风寒湿热从表里三焦一齐通解，诚为和解之捷法。然此惟体实证实、杂感风寒暑湿者适宜，若但病湿温湿热，当从三焦分治。上焦宜芳淡开泄，如五叶芦根汤、加味二陈汤、加味五苓散、藿朴二陈汤、藿朴夏苓汤之类。中焦宜苦降辛通，如枳实栀豉汤、白虎加苍术汤（仲景《伤寒论》方），黄连温胆汤（《观聚方要补》方），藿香左金汤、连朴饮（《霍乱论》方）之类。下焦宜苦寒淡渗，如茵陈五苓散（《金匮要略》方）、龙胆泻肝汤（《局方》）、加味八珍散（刘河问方）、清热渗湿汤（《医门法律》方）、宣清导浊汤（《叶天士医案》方）之类。惟素禀阴虚而挟湿热者，膏粱辈每多患此，治法与寻常湿热迥殊。若用风药胜湿，虚火易于僭上；淡渗利水，阴津易于脱亡；专于燥湿，必致真阴耗竭；纯用滋阴，反助痰湿上壅。务使润燥合宜、刚柔协济、轻清和解，始克渐渐奏功，如元米煎（用炒香江西术钱半，第二次米泔水泡术，约六句钟，去术，煎饮。薛牛白方），参麦冬瓜汤（北沙参五钱、原麦冬钱半、黄草川斛三钱、炒香枇杷叶三钱、鲜冬瓜皮子各一两，煎汤代水），加味导赤散（王孟英方），加减甘露饮之类，养阴逐湿，两擅其长。樊师喜用童便四草汤（鲜茅草根、鲜车前草各一两，鲜三白草三钱，鲜葶荠草二钱，莹白童便一杯，广郁金磨汁四匙，和匀，作两次分冲）亦稳而灵。

（丙）苦辛分消，亦谓之和解者。因温热结邪在里，非苦辛开泄不足以解其里结，非分消其夹邪不足以解其伏邪也。其间却有轻重缓急之分。夹邪重而病势急者，当先进飞马金丹（沈樾亭《验方传信》方）吐泻兼施以玄其夹邪，然后再治温热本病。夹邪轻而病势缓者，当察其所夹何邪，参用消药以和解，如枳实栀豉汤合陆氏润字丸、小陷胸汤合朴黄丸之分消痰食；加味小陷胸汤、加减半夏泻心汤、加味连茹橘半汤、加味枳实栀豉合小陷胸汤之分消痰火：昌阳泻心汤、小陷胸合加减半夏泻心汤之分消湿热痰火；漏芦橘皮汤、加味小陷朐汤合控涎丹之分消痰水；加减小柴胡汤、增损小柴胡汤、四逆散合白薇汤之分消瘀热，对症酌用，历验不爽。他如沉香百消曲，善能消食消痰、消水消瘀，其功甚捷，随症均可佐使。惟病后液枯气逆、肝火上冲者，膏粱辈最多此证，最难消解，治以五汁四磨饮（西瓜汁、甘蔗汁、雅梨汁、鲜牛地汁、金汁各一瓢，广郁金、广木香、上沉香、乌药各磨汁一茶匙，冲入开水一半，和匀即饮。薛生白方）最妙，以诸汁滋胃液，辛香散逆气，凡治阴虚气滞者，均可仿此用药以和解之。

（丁）补泻兼施者。因其人平素体虚，或宿有内伤，复感温热伏邪，不得不邪正并治、标本兼顾，于是乎有补泻合用之法，有先泻后补之法，有寓泻于补之法。如参苏饮、人参败毒散、仓廪汤（喻氏《医门法律》方）之类，益气与发表并用；七味葱白汤、《小品》茅根汤（《外台》方）、加减萎蕤汤之类，滋阴与解肌并用；人参白虎汤、竹叶石膏汤、加减竹叶石膏汤（廉臣验方）之类，益气与清热并用；黄连阿胶汤（仲景方）、《千金》生地黄煎、犀角地黄汤（《千金要方》）之类，滋阴与泻火并用；水解散（《外台》方）、陶氏黄龙汤（《温疫论》方）之类，补正与逐邪并用；补中益气汤、调中益气汤（补中益气汤加片芩、神曲）之类，益气与透邪并用；三黄枳术丸、枳实导滞丸（东垣方）之类，益气与消导并用；黄芪汤，益气与润肠并用；益血润肠丸，养血与润下并用；养荣承气汤，养血与通便并用；猪苓汤（仲景方）、加味导赤散，滋阴与利溺并用；陶氏逍遥汤，清补阴气与通逐败精并用；导赤合加味虎杖散、猪苓汤合豭鼠矢散，滋阴利溺与通逐败精并用，此皆补泻合用之法也。又如本病阴虚火旺，复感风温风热，则风助火势而劫阴愈剧，急宜辛凉散风以治标，葱豉汤加童便最稳，重则荷杏石甘汤以速祛其邪；次用五汁四磨饮、《千金》生地黄煎之类，滋阴降火以治本。若复感暑湿湿热，则湿火交煎而阴气愈伤，急宜养阴逐湿以治标，猪苓汤、加味导赤散二方最稳，重则童便四草汤亦可酌用；次用参麦冬瓜汤、加减甘露饮之类，滋阴清里以善后。又如本病阳虚气滞，复感湿温湿热，则中气愈郁而湿遏热伏，急宜芳淡泄湿，加味二陈汤最当；其次加味五苓散亦可参用以透邪；次用香砂理苓汤（即香砂理中汤合五苓散）疏中益气、辛淡化湿以治本；茵陈胃苓汤，法亦标本兼顾，此皆先泻后补之法也。若内伤肺痨，病当中期之候，一遇风温或湿热，则外感与内伤交灼，标邪与本病纠结，风则引其喘，湿则助其痰，热则增咳而动血，若不细加诊察，每认本病变重，仍与蛮补，如以芪、术滞其气，胶、地腻其血，甚至白芍、五味敛其邪，势急者，譬如双斧伐枯树，立刻倾折；势缓者，亦如鼷鼠入牛角，愈深入而难出矣。此时急救之法，虽宜补虚治本为主，亦必兼轻理标症，如葛氏保和汤（《十药神书》方）之用薄荷、紫苏，养阴清肺汤（耐修子《白喉抉微》方）之用薄荷、桔梗之类，皆能轻解风温。又如加减甘露饮（樊师验方）之用茵陈、芩、枳，沙参麦冬汤（王孟英验方）之重用冬瓜皮、子之类，皆能清理湿热，此皆寓泻于补之法也。总之，内伤兼外感，其病虚中夹实、实中夹虚，调治同要轻灵，亦必先明本体之气虚血虚或气血并虚，精虚神虚或精神并虚，继必辨其为房劳伤、思郁伤、医药伤、饮食伤，然后参详感邪之轻重，急则先治标以去邪，邪去正自安；缓则但治本以养正，正足邪乃去。

（戊）平其复遗、调其气血者。因伏邪之大势已去而余邪未解，即用小方、缓方平治复证、遗证以和解之，戴北山所谓“平其亢厉”是也。或用发表攻里消化，而小其剂料，参以调养；或用清凉补益而变其汤方，易为膏散丸丹者皆是。方法甚多，已详载总论复证、遗证篇，兹不赘。惟怒复而夙有饮痛，胸胀脘闷，诸法不效，一瓢用千金五香汤（千金霜一钱，煎汤，磨上沉香、广木香、母丁香、白檀香、紫降香各一匙服）迭泻水饮而痊，余历验不爽，故特表彰之。至其见症，表里三焦，寒热杂发，湿火互结，食痰水瘀，内外夹发，气虚血郁，血虚气滞，变证多端，未能一一曲尽，聊陈大要如下：

寒热往来，盗汗，口苦，喜呕，咽干，头眩舌苔白厚微兼淡黄，烦渴，胸胁满痛，耳聋，小便黄，呕吐，下利而心下痛，口干、舌强而恶寒，大小便闭而寒热，胸膈痞满而悸，二便自利而舌苔黏腻，形体虚怯而舌苔滑厚。

以上宜和解之症，引此数端，余可类推，方法大备，总以对症发药为要。

四、开透法

凡能芳香开窍、辛凉透络、强壮心机、兴奋神经等方，皆谓之开透法。惟一则去实透邪，一则补虚提陷为异耳。此为治温热伏邪内陷神昏、蒙闭厥脱等危症之要法，急救非此不可。此等危症，虽由于心肺包络及胃肝内肾冲督等之结邪，而无不关于脑与脑系（脑系，西医曰脑筋，东医曰神经）。盖以脑为元神之府，心为藏神之脏，心之神明，所得乎脑而虚灵不昧，开智识而省人事，具众理而应万机。但为邪热所蒸，痰湿所迷，瘀热所蔽，血毒所攻，则心灵有时而昏，甚至昏狂、昏颠、昏蒙、昏闭、昏痉、昏厥，而全不省人事矣。厥而不返，亦必内闭而外脱矣。何则？人之神在心，而心之灵以气，苟脑气衰弱、肺气虚脱，则心脏必麻痹而死。故东西医生理学以心肺脑为人身三大要经，洵精确不磨也。治宜先其所因，解其所结，补其所虚，提其所陷，以复心主之神明，此开透法之所以出死入生、而为最紧要最珍贵之良法也。试为胪举其方略：

（甲）开窍透络者。叶天士所谓清络热必兼芳香、开里窍以清神识是也。里窍即神所出入之清窍，属心与脑。因神以心为宅，以囟为门（《六书精蕴》说），而其所出入之窍得以外见者，惟目。因心脉上连目系，而目系上通于脑，故瞳神散大者，心神虚散；目不了了者，脑被火烁；目眶陷下者，脑气虚脱；目瞪直视者，脑髓无气；瞳神停而不轮，舌强不语者，脑与心神气俱脱，故昏厥如尸。王清任《医林改错》曰“脑髓中一时无气，不但无灵机，必死一时”，洵足发明厥闭之精义也。络者，络脉（即西医所云回血管），有阴络阳络之分：阳络即胃之大络；阴络即肺、脾、心包、肝、肾、冲、督之内络也。内络之间，尤多孙络（即西医所云微丝血管），介于脉络之间，为交通经络之细血管。其在脏腑者，则以心包络与肝冲为最多。以心包主血，亦主脉，横通四布；肝主藏血，亦主四合回管，上通脑而后贯督；冲为血海，导气而上，导血而下，丽于胃而通于胞中者也。观此，则邪热内陷入络，不仅心包一证，即药之清透络热者，亦各有所主不同，然总以犀、羚、西黄、龙脑、蟾酥、玳瑁、西瓜硝等为最有效用，而麝香尤为开窍透络、壮脑提神之主药。故凡治邪热内陷、里络壅闭、堵其神气出入之窍而神识昏迷者，不问蒙闭痉厥，首推瓜霜紫雪（方省庵方）、犀珀至宝丹（廉臣验方）二方为前锋；安宫牛黄丸（鞠通《条辨》方）、新定牛黄清心丸（王孟英方）、

《局方》紫雪（《医通》更定方）次之；牛黄膏（《河间六书》方）、厥证返魂丹（《准绳类方》）又次之；而以《局方》妙香丸、《局方》来复丹为后劲。总之，热陷神昏，必先辨其陷入之浅深，别其轻重以定方。如热初蒸及心之经，心烦多言，间有糊涂语，其邪虽陷，尚浅而轻，但须丹溪清心汤去硝黄，以泄卫透营可也。迨陷入心包，妄言妄见，疑鬼疑神，其邪陷渐深而重，先以茶竹灯芯汤（细芽茶五分、卷心竹叶三十片、灯芯两小帚）调下万氏牛黄丸一颗至二颗，每多奏效。若服后犹不清醒，反昏厥不语、全不省人事者，则邪热直陷心脏，极深而重，急用新定牛黄清心丸或安宫牛黄丸，甚或瓜霜紫雪丹调入石氏犀地汤剂中，以开透之，犹可十全一二。若用加减服蛮煎（祝春渠《歌方集论》方）调入厥证返魂丹四五丸，亦可幸全十中之一。如或不应，必致内闭外脱而毙。此热陷浅深之次第、用药轻重之方法也。然昏沉虽系热深，却有夹痰浊、夹湿秽、夹胃实、夹血结、夹毒攻、夹冲逆之分，而无不关系于神经。其分布于心、肺、胃三经者，即第十对迷走神经，主心、肺、胃之智觉运动。凡结邪在此神经，其人智觉即昏迷，即肝、肾、冲、督亦有交感神经反射之作用。由是推之，肺主气，气闭而神昏迷者，由于痰浊迷漫神经也，故曰痰迷，亦曰痰厥。治宜先用卧龙丹（西黄、金箔各四分，梅冰、荆芥、闹羊花各二钱，麝香、辰砂各五分，猪牙皂角钱半，细辛一钱，灯芯灰二钱五分，共研细末）搐鼻取嚏，以通肺窍；次用导痰开关散（过玉书《治疗汇要》方）开水调服一钱，以吐稠痰。若痰虽吐而神犹不醒，急用犀角三汁饮（犀角汁五匙、生萝卜汁半碗、梨汁三瓢、雪水三碗煎沸，和入三汁，即服）调入炼雄丹（明雄黄一分，牙硝六分，研细，同入铜勺内，微火熔化拨匀，俟如水时，急滤清者于碗内，俟其将凝，即印成锭）三厘或五厘，徐徐冷灌，一日三服，每见有吐出清痰黏涎数碗而神识全清。终以枇杷叶饮子（《外台》方）调入岩制川贝（顾松园方）一二方，去余痰以肃清肺气，或用二陈汤善其后，此治痰厥重症之方法也。若势轻者，加味导痰汤（《感证宝筏》方）亦效。其夹湿秽而神昏迷者，由于湿热郁蒸过极，迷蒙神经也，故曰湿蒙，治以芳香辟秽、辛淡开闭，藿朴夏苓汤去蔻、朴，加细辛三分、白芥子八分、芦根一两、滑石五钱，煎汤代水，乘热即饮，蒙闭即开，屡验不爽。甚则调入太乙紫金丹一丸，投无不效。若热势稍重者，宜以清凉透热，芳烈宣窍、清芳透邪汤（鲜石菖蒲叶钱半，泽兰叶二钱，薄荷叶八分，青蒿脑钱半，鲜茅根四十支，水芦根一两，解毒万病丹一锭，即紫金锭加雄黄、琥珀各五钱。徐洄溪验方）亦屡投辄验。樊师每用藿朴二陈汤，亦屡验。或去本方中紫金片，磨冲苏合香丸一颗，尤效。若夹胃实而神昏迷者，多属胃热蒸脑、脑筋起炎，神即昏蒙、头摇目瞪矣；延及脊脑筋亦发炎，则手足发痉，甚则角弓反张矣。盖胃为五脏六腑之海，其清气上注于目，其悍气上冲于头，循咽喉上走空窍，循眼系入络脑，脑为元神之府，所以胃热蒸脑，无不发现神经诸病也。此为温热病最多之候，方法已详载攻里篇，兹不赘。其夹血结而神昏迷者，蓄血迷乱神经也。蓄血在上焦者，属心包络，症必脉细肢厥、胸痹痛厥，故曰血结胸，法宜横开旁达，加味桂枝红花汤（叶氏《温热论》方）、四逆散合白薇汤（廉臣验方）二方最效，甚则调入厥证返魂丹五粒，屡验。蓄血在中焦者，属脾络，症必脘痛串胁，脉涩肢厥。胀痛在左胁者居多，故名脾胀，和血逐邪汤（鳖血柴胡、荆芥穗、制香附、嫩苏梗、秦艽各钱半，川朴、枳壳各一钱，抚芎八分，益母草、泽兰各三钱，绛通一钱，生姜皮二分。沈月光验方）甚效，五枝松针汤（紫苏旁枝钱半，川桂枝五分，樟树嫩枝、桃树嫩枝各五寸，酒炒嫩桑枝二尺，青松针八钱，煎汤代水。廉臣验方）亦验。重则加鳖甲煎丸（张仲景方）四五钱，或加宽膨散（叶氏验方）一钱，奏功最捷。蓄血在下焦者，属肝络冲脉，症必左脉弦涩、手足厥冷、大便溏黑、小便自利、神昏如狂，治宜宣气解结、透络通瘀，叶氏加减小柴胡汤（天士论温二十则方）、舒氏增损小柴胡汤（驰远《伤寒集注》方）、四逆散合白薇汤三方酌用。延久必变肝胀血蛊，治宜开郁通络，如新加绛覆汤（徐氏《医学举要》方）、开郁通络饮（薛瘦吟《医赘》方）、开郁正元散（《金鉴·妇科心法》方）、当归活血汤（《医通》方）、代抵当丸（《寒温条辨》方）、无极丸（《本草纲目》方）、同生至宝丹（华氏妇科验方）、桃仁承气合逍遥散加味（王馥原验方）之类，临时对症选用可也。若夹毒攻而神昏迷者，血毒攻心也，名曰血闭，其证有三：一为温毒烁血、血毒攻心，法宜峻下，已详前攻里篇；一为产后结瘀、血毒攻心，回生至宝丹最灵，黑神丸（洞溪验方）最稳而效；一为溺毒入血、血毒攻心，甚或血毒上脑，其证极危，急宜通窍开闭、利溺逐毒，导赤泻心汤（陶节庵《伤寒六书》方）调入犀珀至宝丹，或导赤散合加味虎杖散（廉臣验方）调入局方来复丹二三钱，尚可幸全一二。此皆治实证之开透法也。若夹冲逆而神昏痉厥者，证属阴虚火亢，法宜镇摄，不在此例。

（乙）强心提神法。为温热病已经汗下清透后，内伤气血精神，而其人由倦而渐昏，由昏而渐沉，乃大虚将脱之危症，急宜强壮心机、兴奋神经，不得不于开透法中筹一特开生面之峻补提陷法，庶几九死者尚可一生。此与普通调补法迥殊，其法有四：一为强壮心脑，如参归鹿茸汤（聂久吾方）冲入葡萄酒（东西医用以壮脑提神，近已盛行）一瓢、人参养荣汤（《和剂局方》）冲入鹿茸酒一瓢、补中益气汤加鹿茸血片三分（程祖植《医学新报》方）之类，能治脑气衰弱、心神虚散者，惟此三方，最力大而效速，为急救大虚昏沉之峻剂。二为急救阴阳，如陶氏回阳急救汤（黑附块、安边桂、川姜各五分，别直参、湖广术、辰茯神各一钱，姜半夏、炒橘白各七分，炙甘草五分，五味子三分，麝香三厘，冲）最妙。凡治温热病凉泻太过、克伐元阳而阳虚神散者多效。此为节庵老名医得意之方，妙在参、附、桂与麝香同用。世俗皆知麝香为散气通窍之药，而不知其实为壮脑补神之要药。阅过丁氏《实验化学新本草》及曹氏《麝香辨》者，皆深悉之，惜吾医界多茫茫耳！次如冯氏全真一气汤（别直参二钱、提麦冬五钱、北五味三分、大熟地五七钱至一两、江西术三钱、淡附片一钱、酒蒸怀牛膝二钱）亦佳。凡治湿热证劫伤太甚，阴损及阳而神沉不语者颇验。此为楚瞻《锦囊》中得意之方，功在于一派滋养阴液之中，得参附气化，俾上能散津于肺，下能输精于肾，且附子得牛膝引火下行，不为食气之壮火，而为生气之少火，大有云腾致雨之妙，故救阴最速。陶冯二方，虽同为急救阴阳之良剂，而一则注重阳气，一则注重阴气，临症用方时，务宜注意。三为复脉振神，如复脉汤冲入参桂养荣酒一瓢，奏功最速；其次《千金》生脉散煎汤，冲鹿茸酒一瓢，亦灵。二方之效，效在酒能提神，激刺血液之循环，以强壮心肌而复经脉之运行，庶几脉无息止而神亦因之清醒矣。四为开闭固脱，其证有二。一内闭而外脱。内闭者，络闭；外脱者，气脱。叶天士云：平时心虚有痰，外热一陷，里络就闭，人即昏厥发痉。若不急开其闭，或开闭不得其法，必致心气与肺气不相顺接，而其人肤冷汗出、躁扰不卧、脉细而急疾，便为气脱之证矣。此时急救之法，急宜开其内闭，固其外脱，如叶氏加减复脉汤，去苡仁、枇杷叶，加绵芪皮钱半、北五味廿粒，调入牛黄清心丸，甚则陶氏回阳急救汤调入叶氏神犀丹，尚可幸全十中之一二。一外闭而内脱。外闭者，邪束阳郁之谓也；内脱者，阳盛阴涸之谓也。多由温热病兼风兼寒之候，不先祛风散寒以解表，早用苦寒直降，致表不解而邪陷入内。此时，仍以轻扬发表者解其外而外不闭，如邵氏热郁汤、五叶芦根汤之类；以撤热存阴者救其内而内不脱，如竹叶石膏汤、加减竹叶石膏汤之类，皆可酌用以奏功。一方并治，如外台三黄石膏汤、杨氏增损三黄石膏汤之类。若胸腹胀满、痛而拒按、大便不通者，急寅下之，法详攻里篇。此皆补虚提陷之法也，与开透法虽迥异，而用意则同，惟治外闭内脱则不在此例，谨述宜于开透及提陷诸症如下：

心神不安，睡多梦语，醒时自清，甚则心神渐烦而多言，然所言皆日用常行之事，无糊涂语，夜间或有一二谵语，然犹清白语居多，舌红苔黏，小便黄赤，里热重而表热反轻，胸闷不舒。

以上邪热初蒸心经之候。

神昏谵语，言多，妄见妄闻，甚至疑鬼疑神，人所未见未闻，然对面呼之犹省人语，舌色绛而尚有黏腻似苔非苔，望之若干，手扪之尚有津液，两目大小眦赤，唇红耳聋，心中热痛，拒按而软，四肢厥冷，指甲青紫，大便溏黑极臭，或下鲜血，小便黄赤涩痛。

以上邪陷心包、热深厥深之候。

神昏不语，不省人事，如痴如醉，形若尸厥，面有笑容，目瞪直视，舌硬或卷短，舌苔红中有黑点、黑中有红点，身冷肢厥，胸中独热按之灼手，神气虽醒似睡，时作鼾睡声，齿龈结瓣，紫如干漆。

以上邪热深入心脏之候。

按：此等见证，虽脏气将绝之候，若囊不缩、面不青、息不高、喉额不直、鼻不扇、耳不焦、不鱼目、不鸦口，尚有一线生机，大剂急救，频频灌服，药能下咽至胃者，犹可幸全十中之一：如目珠不轮、瞳神散大、舌色淡灰无神、遗溺自汗者，必死不治。

终日神昏嗜睡，似寐非寐，或烦躁狂言，或错语呻吟，或独语如见鬼，或喉中有水鸡声，不语如尸厥，口吐黏涎，胸虽满痛，按之则软，鼻煽气急，舌绛而润，扪之黏腻，或舌虽欲伸出口而抵齿难骤伸者，甚或闷乱搐搦，状如惊痫。

以上热陷痰迷之候。

胸膈痞满，心烦懊侬，两眼欲闭，神昏谵语，舌苔白滑甚或黄腻，小便短涩黄热，大便溏而不爽，面色油腻，口气秽浊，耳聋干呕。

以上热陷湿蒙之候。

神昏如醉，呼之即觉，与之言亦知人事，若任其自睡而心放，即神昏谵语，甚或昏厥不语，身重胸痛，四肢厥逆，粪虽硬而大便反易，色紫黑，小便自利，舌色紫暗而润。

以上热陷血厥之候。

神昏如狂，或如惊痫，喜笑怒骂，见人欲啮，舌紫而暗，口噤难开，或手足发痉。

以上邪热结瘀、血毒攻心之候。

头痛而晕，视力蒙眬，耳鸣耳聋，恶心呕吐，呼气带有溺臭，间或猝发癫痫状，甚或神昏痉厥，不省人事，循衣摸床撮空，舌苔起腐，间有黑点。

以上溺毒入血、血毒上脑之候。

神由倦而渐昏，由昏而渐沉，或郑声错语，或独语如见鬼，声颤无力，语不接续，如痴如迷，喜向里睡，似寐非寐，似寤非寤，呼之不应，四肢厥冷，面色苍白，眼珠现青白色，冷汗自出，气少息促，二便清利，循衣摸床撮空，舌色淡晦少神，或阔大胖嫩，或淡红圆厚。

以上汗下清消后，大虚将脱之候。

按：诊治以上诸症，不论其脉，速用强壮心脑、急救阴阳、复脉振神等方，对症发药，庶可幸全一二，稍缓则不及救矣，医家病家，幸毋迟疑贻误。

神昏谵语，甚则昏厥发痉，不语如尸，或妄笑如痴，目闭舌强，欲伸而不得伸，气短息促，扬手踯足，躁不得卧，手足厥逆，冷汗自出，在男子则囊缩，在妇人则乳缩，舌苔焦紫起刺，或色绛而胖嫩。

以上邪陷正虚、内闭外脱之候。

目眦赤，或眼白现红丝，鼻孔干，唇红燥，耳聋心烦，渴喜凉饮，舌苔黄黑而燥，起刺如锋，小便黄赤涩痛，大便黄黑稠黏，或溏泻而极臭，或下鲜血，下时肛门热痛，胸至少腹热甚，按之灼手，一身肌表反不发热，虽热亦微，恶寒无汗，反欲拥被向火，甚则四肢厥冷，指甲青紫。

以上热深阳郁、外闭内脱之候。

五、清凉法

温热郁于气分为伏热，郁于血分为伏火，通称伏邪。热与火，未有不当清凉者也。当其伏邪外溃在表，法宜辛凉开达，使热从表泄，则发表法亦清凉法也；

伏邪内结在里，法宜苦寒通降，使火从下泄，则攻里法亦清凉法也；伏邪在半表半里，法宜双方和解，使热从表泄、火从里泄，则和解法亦清凉法也。若在表已得汗而热不退，在里已下而热不解，在半表里已和解而热犹不净，或本来有热无结，则惟以清凉直折以肃清其火而已，故清凉法可济发表、攻里、和解之不逮。四者之用，可合而亦可分，温热病当清凉者，十之六七，则清凉法不可不细讲也。凡用清凉方法，必先辨其为伏热，为伏火。热属气分，为虚而无形（俗称浮游火），如盛夏酷暑炎蒸，虽挥汗淋漓，一遇凉风而即解，故人身之热，气清即退。至其清热之法，首用辛凉；继用轻清者，所以清肃气分之浮热也；终用甘寒者，所以清滋气分之燥热也。火属血分，为实而有物（俗称实火），其所附丽者，非痰即滞，非滞即瘀，非瘀即虫，但清其火，不去其物，何以奏效？必视其附丽者为何物，而于清火诸方加入取消痰、滞、瘀、积、虫等药，效始能捷。如燔柴炙炭，势若燎原，虽沃以水，犹有沸腾之恐慌，必撤去柴炭而火始熄。故凡清火之法，虽以苦寒直降为大宗，而历代医方，往往有清火兼消痰法、清火兼导滞法、清火兼通瘀法、清火兼杀虫法者，皆所以清化火之所附丽者也。若无所附丽之伏火，但为血郁所化者，自以清其络热、宣其气机为第一要义。而有时苦寒复甘寒法者，甘苦化阴，以存胃肠之津液，使苦寒不致化燥。苦寒复酸寒法者，酸苦泄肝，善通孙络之积血（《汇报》云：酸味能通微丝血管之积血），使络热转出气分而解。苦寒复咸寒法者，咸苦达下，一则清利内肾之溺毒，一则清镇冲气之上逆，一则清通外肾之败精也。总而言之，凡温热病宜于辛凉开达者，早用苦寒直降，即为误遏，冰伏其邪而内陷；宜于苦寒直降者，但用轻清甘寒，只能清热，不能退火。虽然，火散则为热，热聚则为火，火与热只在聚散之间，故清热与泻火可分而亦可合，但其先后缓急之间，所用方法，界限必须分清耳。试为胪举其方略：

（子）辛凉开达。其法有二：一为宣气达卫，使伏邪从气分而化、卫分而解。兼风者，透风于热外，刘氏桔梗汤、加味栀豉汤二方最灵而稳；挟湿者，渗湿于热下，五叶芦根汤、藿朴夏苓汤二方亦轻而灵。俾风湿不与热相搏，从或汗或痦而外解，则伏热势孤，自易肃清。一为透营泄卫，使伏邪从营分而透，转气分而解。毒盛者，清营解毒，加减银翘散（《医原》方）最妙，羚地清营汤（《验方传信》方）、犀角大青汤、凉血解毒汤、犀地桑丹汤（樊师验方）四方亦可选用；挟秽者，透营辟秽，清芳透邪汤（《徐洄溪医案》方）、加味翘荷汤磨冲太乙紫金丹二方最灵，即一起舌绛咽干，甚有脉伏肢冷之假象，亦不外此二方加减；次与五味消毒饮加紫金片清解余秽，俾毒与秽从痧斑而解，或从战汗而解。间有邪盛正虚，不能一战而解者，法宜益胃透邪，七味葱白汤加西洋参、鲜茅根，服后停一二日，再战汗而解。但战汗出后，肺气空虚，其人虽倦卧不语、肤冷一昼夜，却非脱证，待气还，自温暖如常矣。余方详载“发表篇”，参看可也。

（丑）轻清化气。王孟英所谓展气化以轻清，如栀、芩、蒌、苇等味是也。又谓伏气温病自里出表，先从血分而后达气分，初起多舌润无苔，但诊其脉，软而或弦，或弦而微数，口未渴而心烦恶热，夜甚无寐，或斑点隐隐，即宜投以清解营热之药。迨伏邪从气分而化，苔始渐布，然后再清其气分可也。然其气分之所以不清者，湿热居多，痰热次之。病之为肿为喘，为痞为闷，为懊侬，为咳嗽，为呃逆，为四肢倦懈，为小便黄赤，为便溏不爽，皆由于此，总以轻清化气为首要。其清气分湿热，如叶氏新加栀豉汤（光杏仁十粒、生苡仁三钱、飞滑石钱半、白通草一钱、浙苓皮三钱、淡香豉钱半、焦栀皮一钱、鲜枇杷叶三钱）、加减芦根饮（活水芦根一两，光杏仁、冬瓜子、生苡仁、鲜枇杷叶各三钱，白蔻仁三分，冲。以上皆天士验方），芦根通橘汤（活水芦根一两、川通草一钱、广橘皮一钱、鲜枇杷叶五钱、生姜皮五分、淡竹茹钱半。此《外台》偶方），六花苇茎汤（旋覆花三钱，滁菊花钱半，川朴花八分，豆蔻花、佛手花各五分，代代花二分，苇茎一钱，生苡仁、冬瓜子各四钱。廉臣验方）之类；其轻清气分痰热，如陈氏清肺饮（《疫痧草》方），蒌杏橘贝汤（栝蒌皮钱半，光杏仁三钱，蜜炙橘红一钱，川贝母三钱，桔梗一钱，鲜枇杷叶三钱，冬瓜子三钱，冬桑叶钱半。叶天士验方）、新加桑菊饮（廉臣验方）、枇杷叶饮子（《外台》方）加岩制川贝（《顾氏医镜》方）之类，此皆能清化肺气、通调水道、下输膀胱，俾气分伏热，上能从咯痰而出，下能从小便而出。吴葵山曰：凡气中有热者，当用清凉薄剂。吴鞠通曰：“治上焦如羽，非轻不举”。王孟英曰：“用药极轻清极平淡者，取效更捷。”皆属此类。

（寅）甘寒救液。其法有二：一为清养气液，如《金匮》麦门冬汤，《千金》麦冬汤，清燥救肺汤（喻嘉言验方），叶氏养胃汤、沙参杏仁汤（南沙参、甜杏仁、川贝各三钱，鲜枇杷叶四钱，雅梨汁、青蔗浆各一瓢，冲）、润肺雪梨膏（以上皆叶天士验方），参燕麦冬汤（吉林参一钱、龙芽燕八分、麦冬三钱、奎冰四钱。江笔花《医镜》方）之类。一为清养血液，如千金生地黄煎，清燥养荣汤（吴氏《温疫论》方），叶氏竹叶地黄汤、叶氏加减复脉汤（皆天士验方），顾氏八汁饮（甘蔗汁、藕汁、梨汁、芦根汁、西瓜汁、鲜生地汁、鲜茅根汁各一酒杯，鲜荷叶汁三匙。晓澜验方）之类。此皆温热大病后劫伤气津血液善后调养之良方。总之，温热诸病，未经汗下和解而化燥者，火盛则燥也，当用苦寒清火为主；已经汗下和解而化燥者，液涸则燥也，当以甘寒滋燥为主，此其大要也。

（卯）苦寒直降。即叶天士所谓苦寒直清里热也，黄芩汤（《伤寒论》方）、栀子黄芩汤（《河间六书》方）二方最轻；黄连解毒汤（《外台》方）较重；《准绳》三黄石膏汤（《内科准绳类方》）尤重，当察伏火之浅深轻重，对证选用。凡温热病之宜于苦寒者，切忌早用甘寒，盖因苦寒为清，甘寒为滋。自时医以鲜地、鲜斛、元参、麦冬等之清滋法认作清泄法，于是热益壮、神益昏，其弊南甘寒清滋之药得大热煎熬，其膏液即化为胶涎结于脘中，反致伏火不得从里而清泄，从此为闭为厥，为痉为癫，甚则为内闭外脱．变证蜂起者，多由于此。

（辰）清火兼消痰者，因伏火熏蒸津液，液郁为痰，故兼用化痰药以分消之。法宜苦辛开泄，如小陷胸汤、黄芩加半夏生姜汤（皆《伤寒论》方），石膏大青汤（《千金》方），黄连温胆汤《观聚方要补》方），连朴饮、昌阳泻心汤（王氏《霍乱论》方），加味小陷胸汤、加减半夏泻心汤、加味连茹橘半汤（皆《医原》方）之类，皆可选用。其法与苦寒清泄有别，清泄是直降，一意肃清伏火；开泄是横疏，兼能清化痰浊，分际最宜斟酌。叶天士所谓“舌白不燥，或黄白相兼，或灰白不渴，慎不可乱投苦泄。虽有脘中痞痛，宜从苦辛开泄”是也。

（巳）清火兼导滞者。因温热病最多夹食一症也。王孟英曰：凡治温热病，必察胸脘，如拒按者，即舌绛神昏，亦宜开化，其方如枳实导滞汤、三黄枳术丸、枳实导滞丸、陆氏润字丸之类，皆可酌用。栀朴枳实汤（仲景方）冲生萝卜汁，方亦灵稳。

（午）清火兼通瘀者。因伏火郁蒸血液，血被煎熬而成瘀，或其人素有瘀伤，不得不兼通瘀法以分消之，如黄连解毒合犀角地黄汤、加减小柴胡汤、增损小柴胡汤、四逆散合白薇汤之分消瘀热，皆可对证酌用。此即叶天士所谓宿血在胸膈中，舌色必紫而暗，扪之潮湿，当加散血之品于清火法中，如琥珀、丹参、桃仁、丹皮等。否则，瘀血与伏火相搏，阻遏正气，遂变如狂发狂之症也。

（未）清火兼杀虫者。因伏火在胃，胃热如沸，蛔动不安，因而脘痛烦躁、昏乱欲死者，名曰蛔厥。但清其胃，略兼杀虫之药，蛔厥自愈，清中安蛔汤（姜汁炒川连二钱，黄柏钱半，枳实二钱，乌梅三个，川椒三十粒。《伤寒广要》方）、犀角黄连汤（犀角一钱，小川连钱半，青木香五分，乌梅三个。《外台》方）二方最效。惟有下证者，宜用三黄泻心汤加青木香、枣儿槟榔、胡连等攻下之。

（申）清络宣气者。所以清其血热、灵其气机，使无形者令其转旋，有形者令其流畅也。盖闪温热伏邪，内舍于营，盘踞络中，其血必郁而热，其气亦钝而不灵。凡春夏温病晚发，秋冬伏暑晚发，邪伏深沉者，类多如此。此即王孟英所谓邪伏深沉，不能一齐外出，虽治之得法，而苔退舌淡之后逾一二日，舌复干绛，苔复黄燥，正如抽蕉剥茧，层出不穷，不比外感温暑，由卫及气，自营而血也，且每见有变为痈肿者。徐洄溪云：凡伏邪留于隧络，深则入于脏腑骨髓之中，无从发泄，往往上为发颐肺痈，中为肝痈痞积，下为肠痈便毒。发于皮肉则为斑疹疮疡，留于关节则为痛痹拘挛，注于足胫则为鹤膝足痿。此等证候，皆络瘀为之也。精气旺则不发，至血气偶虚，或有所感触，虽数年之久，亦有复发者。其病俱属有形，煎丸之力，太轻则不能攻邪，太重则反伤其正。当用外治之法以透毒散瘀，内服丸散以消其痰火、化其毒涎，或从咯吐而出，或从二便而出；而以轻清宣透、芳香通灵之煎剂，以托其未透之伏邪，内外之症皆然，医者均所当知也。观此二则辩论络中结邪之病理，发明殆尽，但其间用药最难。此等络瘀之伏火，非芩连所能清，非参芪所能托，惟有用轻清灵通之剂，渐渐拨醒其气机、宣通其络瘀，庶邪气去而正气不与之俱去。若一涉呆钝，则非火闭即气脱，非气脱即液涸矣。选药制方可不慎之又慎欤！以余所验，清宣肺络，首推清宣瘀热汤（活水芦笋、鲜枇杷叶各一两，旋覆花三钱包煎，真新绛一钱，青葱管二寸，广郁金磨汁四匙冲。常熟《曹仁伯医案》验方）最灵，其次六花绛覆汤（滁菊花二钱，新银花钱半，藏红花三分，豆蔻花、佛手花各五分，旋覆花三钱，真新绛一钱，青葱管三寸，冲）、五皮绛覆汤（白蔻皮六分，陈香橼皮五分，雅梨皮三钱，丹皮钱半，紫荆皮钱半，旋覆花三钱，新绛一钱，青葱管三寸，冲。以上皆廉臣验方），方亦轻稳。惟胸痹气急痰多者，宜用蒌薤绛覆汤（栝蒌皮二钱，干薤白三枚，桂枝二分，仙半夏钱半，浙苓三钱，旋覆花五钱，新绛钱半，青葱管五寸，春砂壳七分。徐守愚医案验方）。清宣包络，首推石氏犀地汤、加减服蛮煎二方；其次晋三犀角地黄汤（犀角汁四匙，鲜生地汁二瓢，同冲，青连翘三钱，生甘草八分。

王氏《古方选注》方）、加味清宫汤（元参心二钱，连翘心一钱，竹叶卷心二钱，莲子心五分，犀角汁四匙，竹沥、梨汁各一瓢，鲜石菖蒲汁五匙，和匀同冲。吴氏《温病条辨》方），方亦清灵。清宣肝络，首推二仁绛覆汤（桃仁九粒，柏子仁钱半，归须钱半，新绛一钱，旋覆花三钱，青葱管三寸，冲。天士验方）、新加绛覆汤二方为主。气滞挟湿者，四七绛覆汤（仙露夏钱半，川朴花八分，紫苏旁枝一钱，赤苓三钱，白前二钱，旋覆花三钱，新绛一钱，青葱管五寸冲。徐守愚医案验方）化湿宣络。血虚气郁者，首推四物绛覆汤（细生地三钱，归须一钱，赤芍钱半，抚芎五分，新绛一钱，旋覆花三钱，青葱管三寸，冲）；其次鱼胶绛覆汤（墨鱼骨三钱，真阿胶二钱，真新绛钱半，旋覆花三钱，青葱管三寸）养血濡络。或用活血通络汤（归须三钱，川芎钱半，酒炒白芍一钱，秦艽钱半，冬桑叶三钱，鸡血藤胶一钱，广橘络二钱。雷少逸《时病论》方）荣筋舒络。络伤血溢者，羚地清营汤清络止血（以上各方均沈樾亭《验方传信》方），孙氏五胆墨（熊胆汁、牛胆汁、猪胆汁、青鱼胆汁各一分，羊胆汁二分，当门子五厘，陈京墨研粉六钱，和捣成锭，每重三分，金箔为衣。孙文垣历验秘方）尤为神妙；又次四汁绛覆汤（鲜生地汁一瓢，生藕汁两瓢，童便五瓢，陈京墨汁五匙同冲，真新绛八分，旋覆花三钱，葱须二分。廉臣验方）亦灵而稳。络瘀化胀者，三虫二甲汤（羌螂虫一对，青糖一钱拌炒，䗪虫五只，酒炒九香虫三只，生鳖甲五钱，炒川甲一钱，桃仁钱半，蜜炙延胡钱半，归须二钱，五灵脂钱半，净楂肉三钱。叶天士验方）、开郁通络饮二方最灵。络燥发痉者，犀羚镇痉汤（陆定圃验方）、羚麻白虎汤（邴味清验方）、犀羚白虎汤（王孟英验方）三方最效，轻则新加桑菊饮亦验。若阳邪亢极、厥深热深之候，其人昏厥四逆、自利酱粪，虽急当清络宣气、救逆存阴，如羚地清营汤、犀地桑丹汤、四汁紫金锭（西瓜汁、芦根汁、生萝卜汁各五瓢，甘蔗汁一杯，紫金锭五分，磨汁，冲。徐洄溪验方）之类，方虽神效，然须防热去寒起，每见服后神识虽清而虚烦自利、手足仍冷、口燥渴饮者，即转机而用既济汤（吉林参五分，原麦冬钱半，生甘草五分，仙露夏一钱，淡附片五分，鲜竹叶廿片，荷叶包生粳米三钱。宋·王硕《易简方》），其应如神。须知阳极似阴，其人根气必虚也。甚则有用当归四逆汤（仲景方）调入犀珀至宝丹（廉臣验方），或用五枝绛覆汤（川桂枝五分，西河柳嫩枝三钱，紫苏旁枝钱半，嫩桑枝二尺，桃树嫩枝一尺，真新绛钱半，旋覆花三钱，青葱管五寸。

沈云臣验方）调入局方来复丹，皆能通阴回阳，而令神清厥回者。然一经肢温阳回，即当易辙，不可过剂，以耗其津液，此为根气下虚者而设。若根气不虚，但因火郁络中而四逆瘛疭者，治宜仲景四逆散（川柴胡八分，小枳实钱半，赤芍钱半，生甘草五分）加双钩藤、天仙藤、络石藤各三钱，嫩桑枝二尺，桔梗一钱，发越肝络之伏风，使转出气分而解。又如肢冷甲青、唇黑便秘者，当参厥应下之一法，治宜仲景大柴胡合绛覆汤通泄肝络之伏邪转出肠络而解，亦为正宗治法。惟肝络血郁、延累包络、手足厥阴同病、神昏肢冷、血厥如尸者，宜用通窍活血汤（赤芍、川芎各一钱，桃仁三钱，藏红花五分，青葱管五寸，鲜姜汁二滴，红枣二枚，当门子五厘。王勋臣《医林改错》方）调入珠黄散一服（珠粉、西黄、辰砂各二分，川贝末六分。周澹然《温证指归》方），服后每见有咯出紫血及黏涎而神清厥回者。清宣脑络，瓜霜紫雪丹、济生羚犀汤（羚角一钱，犀角八分，生石膏四钱，生甘草六分，旋覆花三钱，紫菀、前胡各钱半，细辛三分。《严氏济生方》）二方最灵；其次，犀羚镇痉汤亦有殊功。此皆清络宣气之精要者也，余详开透法中夹血结一节。

（酉）苦寒复甘寒法者。陈修园谓之苦甘化阴法，吴鞠通谓之甘苦合化阴气法。因伏火烁津耗液，或其人素禀液虚，虽治当苦寒清火，亦必参以甘寒生津，此为清气血两燔之正法。轻则如向虎加生地黄汤（王孟英方）、清燥养荣汤（吴又可方）、加减白虎汤（廉臣验方）之类，重则如《千金》生地黄煎、《准绳》三黄石膏汤、白虎合黄连解毒汤（《准绳类方》）之类。若汗出或疹斑出后热仍不解者，胃津亡也，当以甘寒为主，略参苦泄以坚阴，如白虎加人参汤（仲景方）、人参化斑汤（《准绳类方》）、加味芦根饮子（廉臣验方）之类，皆可酌用，新定五汁饮（鲜生地汁、鲜金钗汁各三瓢，鲜芦根汁、雅梨汁、甘蔗汁各二瓢，重汤炖温服。廉臣验方）尤为灵效。此为甘寒参苦寒法。总之，苦寒复甘寒者，注重在清降实火；甘寒参苦寒者，注重在清滋虚热。先后虚实之间，临证制方，不可不细辨也。

（戌）苦寒复酸寒法者。苦以清胃、酸以泄肝也。如黄芩汤（仲景方）之芩、芍并用，犀角黄连汤（《外台》方）之连、梅并用，清中安蛔汤（汪琥《伤寒论注》方）之连、柏、乌梅并用，清毒活血汤（聂久吾方）之芩、连、木通与赤芍、山楂并用，连梅安胃汤（川连六分，川楝子一钱，生白芍钱半，乌梅肉三分，归须八分，赖橘红五分，炒川椒一分。叶天士验方）之黄连、川楝与乌梅、白芍并用，皆《内经》所谓酸苦泄热也。若胃阴已亏者，宜用吴氏连梅汤（小川连一钱，乌梅肉一钱，连心麦冬三钱，细生地三钱，阿胶二钱。鞠通验方）酸苦复甘寒法。若胃阳已虚者，宜用王氏安胃汤（米炒潞党参钱半，淡干姜八分，小川连五分，乌梅肉五分，炒枳实八分，炒川椒二分。晋三新制验方）酸苦复辛甘法。他如张氏猪脏丸（《景岳全书》方）、加味脏连丸（廉臣验方），一则槐米与醋同煮，一则槐连与醋同煮，则为苦以坚肠、酸以泄肝法；脏连六味丸，则为酸苦泄热、酸甘化阴法；人参乌梅汤（西洋参钱半，乌梅肉三分，木瓜八分，炙甘草五分，淮山药三钱，带心石莲子一钱。吴氏《温病条辨》方）则为酸甘化阴、微苦泄热法。总之，同一酸苦泄热，而立法各有不同，功用各擅其长，临时对证选用可也。

（亥）苦寒复咸寒法者。取其咸苦达下也。其法有四：一清利内肾溺毒，如陈氏夺命饮、犀羚二鲜汤（皆《疫痧草》方）效力最大。小便饮子（童子小便、鲜生地汁、生藕汁各一杯，生川柏浸汁两瓢。庞安常《伤寒总病论》方）、红白散（辰砂一钱，人中白、元明粉各五分，开水泡，去渣服。龚居中《寿世仙丹》方）、导赤散冲四汁饮（细木通钱半，生甘梢八分，淡竹叶二钱，开水一碗，煎成冲入鲜生地汁、生藕汁、鲜茅根汁、童便各一杯。廉臣验方）、童便四草汤，四方亦屡奏捷效。一清镇冲气上逆，资液救焚汤（《医门法律》方）、平阳清里汤（梁氏《舌鉴辨正》方）、加减犀羚二鲜汤（廉臣验方）三方最有效力。黄连阿胶汤（仲景方）冲入童便一杯、三甲白薇汤（生鳖甲、生打左牡蛎、生龟甲心各六钱，东白薇五钱，西洋参钱半，归须一钱，生甘梢八分，金银器各一具，煎汤代水。廉臣验方）二方亦极灵验。一清通外肾败精，首推《千金》栀豉加石膏鼠矢汤、陶氏逍遥汤（陶节庵《伤寒全生集》方）二方，其次导赤散合加味虎杖散、猪苓汤合豭鼠矢散（皆廉臣验方），皆可酌用。若子宫蓄有败精，每与血浊互结，其症小腹胀痛，牵引腰腹，攻刺难忍，二便不通，不能坐卧，立哭呻吟，宜急治之。缓则自下胀上，十死不救，急用鼠麝通精丸（雄鼠粉、王不留行各一两，炒黑丑、五灵脂、炒川甲、桃仁各五钱，杜牛膝汁粉三钱，麝香三分，研匀令细，生韭汁泛丸如麻子大，每服一钱。廉臣验方）一钱或钱半，煎牵牛楝实汤（炒黑丑三钱，盐水炒川楝子钱半，炒川甲一钱，小茴香三分。李濒湖验方）送下，往往一服而减，三服而平。一清滋任脉阴精，丹溪大补阴丸最妙，滋肾益阴煎（炙龟板、大熟地各四钱，川柏八分，知母二钱，生甘梢八分，春砂仁六分。《金鉴·妇科心法》方）亦灵。他如滋肾六味汤（知母钱半，川柏六分，熟地三钱，山萸肉八分，丹皮、泽泻、赤苓各钱半，淮药四钱，炙龟板三钱，蒙自桂二分，童便一杯，冲）、救阴滋任汤（大黑豆三钱，熟地二钱，麦冬、冬桑叶、丹皮、山药、南沙参各钱半，猪脊髓一条，青盐二分。皆廉臣验方），亦多奏效。以上一十二节，皆述清凉法之条目。至于热之浅者在营卫，以石膏、黄芩为主，柴、葛为辅；热之深者在胸膈，以花粉、知母、蒌仁、栀子、豆豉为主，热在肠胃者，当用下法，不用清法，或下法兼清亦可。热入心包者，黄连、犀角、羚羊角为主；热直入心脏，则难救矣，用牛黄犹可十中救一，须用至钱许，少则无济，非若小儿惊风诸方，每用分许即可有效，如戴北山原书云云者。此但言其大要耳，今将当清凉诸症详列于下：

身热汗自出，不恶寒反恶热，身重，头、面、项红肿，周身红肿，眼白黄，目珠胀，鼻孔干，唇燥，烦躁，轻发疹瘖，重发丹斑，舌苔白而底绛，或两边白苔而中红，或身热反减，恶热反甚，咳嗽有痰，上气喘急，口渴或呕，四畔舌色紫绛中见粉白苔。

以上热在营卫之候。

咽干喉痛，胸胁满痛，甚或胸前红肿按之热甚，小便色黄，舌苔厚白而糙，或黄腻而燥，或见朱点，或有裂纹，或黄白相兼，或灰白。

以上热在胸膈、气分抑郁之候。

谵语发狂，或沉昏嗜睡，或烦扰不寐，四肢厥逆，指甲青紫，大便溏黑极臭，小便赤涩或痛，舌绛无苔，或舌上略有黏苔。

以上热陷心包及心、血分灼烁之候（余详“开透法”诸症中）。

晕厥不语，两手发痉，状如惊痫，时瘛疭，头独摇；甚或遗尿直视，筋惕肉瞤，循衣摸床撮空，舌苔起腐，间有黑点，或起黑晕黑瓣。

以上邪热攻脑，或溺毒上脑之候。

便血，便脓血，谵语多言，腹满痛，唇裂，齿燥，舌苔黄燥。

以上热在胃肠之候（余详“攻里法”诸症中）。

日轻夜重，朝凉暮热，面少华色，口干消渴，气上冲心，心中痛热，饥不欲食，食则吐蛔，四肢厥逆，烦躁不寐，小便涩痛，甚或癃闭，腰酸足冷，大便或秘或溏，甚或泻水。舌绛无苔，十黏带涩，或紫中兼有黑点。

以上热陷肝肾之候。

朝凉暮热，冲任脉动，少腹里急，阴中拘挛，甚或舌卷囊缩，小便涩痛，男则遗精腰痛，女则带下如注。舌色焦紫起刺如杨梅，或舌紫无苔而有点，或舌红无苔而胶干，或舌红中有白糜点。

以上热陷冲任之候。

六、温燥法

温热为伏火证，本不当用温燥。然初起客寒包火、搏束过甚，致伏邪不能外达，不得不暂用温散法，如刘氏苏羌饮、局方芎苏散之类。亦有湿遏热伏、抑郁太甚，致伏邪不能外出，不得不暂用辛燥法，如藿香正气散、九味羌活汤之类。一经寒散热越、湿开热透，即当转用他法以速清其伏邪，此在表兼寒兼湿之当用温燥法也。更有初起夹水气证，在表时不宜纯用辛凉发散，若纯用辛凉，则表必不解而转见沉困；有里证不可遽用苦寒，若早用苦寒，则里热内陷必转加昏蒙。此水气郁遏伏邪，阳气受网，宜于发表清里药中加温燥之品以祛水气，如藿香、厚朴、半夏、苍术、草果、豆蔻、广皮、赤苓等品，皆可对症酌用。迨水气去、郁遏开，然后议攻议凉，则无不效者矣。又有夹冷食伤胃，往往有脉沉肢冷者，若胸膈痞满、舌苔白厚，盖为食填膈上之明证，即当月温化燥削，如加味平胃散（戴北山验方）、沉香百消曲（《道藏》方）、绛矾丸（《张氏医通》方）之类；甚则用吐法以宣之，如椒盐汤、生萝卜汁等，使膈开而阳气宣达，然后伏邪外溃，或当解表，或当清里，自无误治矣。此在里夹水、夹食之当用温燥法也。此等兼证夹证，每用温燥药见功者，遂相讼清热泻火之非，归咎于冰伏凉遏之弊。不知温热乃其本气，兼夹乃其间气也，岂可拘执兼证夹证之用温燥法见功，遂并其温热本证之当用清凉而一概抹杀也耶？更有并无兼证夹证而邪深入里，失于攻下而热深厥深，反欲拥被向火，凛凛恶寒，身冷肢厥，而二三处独见火证，如目大小眦赤，舌苔黄黑燥，小便黄赤涩痛，大便稀黄极臭，或下利鲜血，此皆热深阳郁之象，当以温燥通郁为主，佐以辛凉透热，如新定达原饮、加减藿朴夏苓汤之类，使里气通而郁阳发，反大热而烦渴，即转机而用清用下，以收全功者甚多。至若本系温热伏邪，因其人平素阳虚，或年已衰老，医用发表攻里太过，至汗出不止，呕利俱作，叫肢微厥，脉微恶寒者，不得不暂用温燥扶阳，如胃苓汤合半硫丸之温运脾阳、术附汤合半硫丸（皆吴氏《温病条辨》方）之温固命阳。但须知虽属阳虚，却从热证来，而阴必亏，半硫桂附亦不可过用，当佐以护阴药为妙，如归芪建中汤、参附养营汤之类，皆可酌用。总之，此证温补略缓及温补不到，必死；或过用温补，阳虽回而阴竭亦死，此处不可不斟酌至当也。又如湿温湿热方伏于膜原，未经传变之时，胸膈必多痰滞，有见其烦躁而过用知、膏、芩、连者，有因其作渴而遽用生地、麦冬者，有病者自认火证而恣啖冷水、西瓜、梨、荠太早者，皆能抑郁阳气、壅闭伏火。火遏于中下二焦，停痰滞于上焦，每见恶寒胸痞，甚则烦躁昏谵，宜先以宣导痰滞为主，如加味二陈汤、藿朴二陈汤、吴氏导痰汤、三子导痰汤之类。痰滞通则伏火之证发现，随其传变以施凉解攻利之剂，乃有效也。以上温补、温化二法，特救药误、食误，非治温热正病耳。总之，温热诸证中，惟湿温一证，其病情半阴半阳，其病原水火互结，其病状反覆变迁，不可穷极。在上焦如伤寒，在下焦如内伤，在中焦或如外感，或如内伤。至其变证，则有湿痹、水气、咳嗽、痰饮、黄汗、黄疸、肿胀、疟疾、痢疾、淋证、带证、便血、疝气、痔疮、痈脓等证，其间宜清凉芳烈者固多，宜温化燥渗者亦不少，方法已详“温热即是伏火篇”。若夫病后调理，凡属湿温、湿热，当以扶阳为法，温健胃阳，如香砂理中汤、六君子汤之类；温升脾阳，如补中益气汤、参胡三白汤之类。然亦有病后化燥，有当用甘凉濡润者，或有用酸甘化阴者，全在临症者活法机变也。谨述宜温燥诸症，条列于下。

头痛身热，恶寒无汗，甚或肩背腰痛，或膝胫痛，口虽不渴，间有烦躁口苦，便溏不爽，小便黄热，舌苔滑白或两边白中淡黄。

以上温热兼寒、新凉外束之候。

凛凛恶寒，甚或足冷，头目胀痛昏重，如裹如蒙，身痛不能屈伸，身重不能转侧，肢节肌肉疼而且烦，腿足痛而且酸，沉困嗜睡，胸膈痞满，渴不引饮或竟不渴，午后先寒后热状若湿疟，舌苔白腻或白滑而厚，或白苔带灰兼黏腻浮滑，或白带黑点而黏腻，或兼黑纹而黏腻，甚或舌苔满布，厚如积粉，板贴不松。

以上温热兼湿、湿遏热伏之候。

胸脘满痛，按之则软，略加揉按，漉漉有声，甚则肠下抽痛，干呕短气，或腰重足肿，下利溺少，甚或沉困昏愦，舌苔滑白，间有转黄转黑而胖滑，或满舌黄黑，半边夹一二条白色，或舌尖舌本俱黄，中间夹一段白色。

以上温热夹水、停积胸脘之候。

恶食吞酸，嗳气腹满，欲吐不吐，呕逆痞闷，甚或脉沉肢冷，舌苔白厚，微兼淡黄。

以上温热夹冷食填塞膈脘之候。

气少息促，声颤无力，语不接续，喜向里睡，汗出恶寒，呕利俱作，四肢微厥，甚或两足冷甚，舌色淡红圆厚，或淡晦少神，或舌青胖嫩。

以上温热夹虚、凉泻太过之候。

头目昏眩，胸膈痞闷，按之不痛，口吐涎沫，懊侬烦躁，甚或神昏如迷，舌苔白滑、黄滑不等，以上温热夹痰、凉遏太过之候。

七、消化法

消者，去其壅也；化者，导其滞也。凡人气血所以壅滞者，必有所因，先其所因而坚者削之，此即消化之法也。虽然，凡用消化方药必须按其部分，而君臣佐使驾驭有方，使不得移，则病处当之，不至诛伐无过。不明乎此而妄用克削，则病处未消而元气已伤，其害不可胜言。况其所以积滞者，有食积、痰积、水积、瘀积、虫积之不同，种种见症，不一而足。务在明辨证候，按法而消化之。以余所验，温热伏邪，临时每多夹食、夹痰、夹水、夹瘀、夹虫之故，必为消化，乃得其平。

（甲）消食诸方。如加味平胃散、沉香百消曲、绛矾丸之类，皆可酌用，而以枳实导滞汤、枳实栀豉汤加竹沥、萝卜汁二方，奏功尤速。

（乙）消痰诸方。如加味二陈汤、藿朴二陈汤、加减导痰汤、加味小陷胸汤、加减半夏泻心汤、雪羹加生萝卜汁、星香导痰丸之类，皆可选用。而以节斋化痰丸（淡天冬、青子芩、栝蒌霜、青海粉、赖橘红各一两，苦桔梗、制香附、青连翘各五钱，上青黛、风化硝各三钱，研细，加姜汁蜜丸。王节斋《明医杂著》方）、岩制川贝二方，效用最紧。若痰寒咽喉，可用导痰开关散、雄黄解毒丸等吐之。痰壅胸膈，则以降痰奔马汤（雪梨汁一杯，生姜汁四滴，蜂蜜半杯，薄荷细末一钱，和匀，器盛，重汤煮一时之久，任意与食，降痰如奔马，善治痰气壅塞，故名。陈飞霞《幼幼集成》方）调下珍珠滚痰丸（半夏五十粒，巴豆三十粒，去壳，同半夏煮，待半夏熟烂，取出巴豆，止用半夏烘干为细末，米糊为丸，如菜籽大，朱砂为衣，晒干，用萝卜汁吞服七丸，大人倍之。吴庚生按：此方治痰极有效，癫痫、痰厥及喉闭之属有痰者均可用。赵恕轩《串雅内编》方），服之立效。痰迷清窍，当以昌阳泻心汤、沈氏六神汤二方随症加减。症轻加万氏牛黄丸及珠黄散等，症重加牛黄清心丸、新定牛黄清心丸、安宫牛黄丸、集成太极丸（天竺黄、杜胆星各五钱，酒炒生锦纹二钱，直僵蚕三钱，麝香、梅冰各二分，蜜丸如芡实大，朱砂为衣，小儿每服一丸，大人五丸。陈氏《幼幼集成》方）等宣化之。痰积胃肠，宜以五，橘皮汤（光杏仁四钱，生苡仁、栝蒌仁各五钱，蔻仁八分，拌捣，郁李净仁三钱，蜜炙赖橘红钱半。廉臣验方）、加味小陷胸汤为主，酌加节斋化痰丸或集成金粟丹等（九制杜胆星、明天麻、明乳香各二两，炒竹节、白附子、净全蝎、代赭石、直僵蚕各一两，赤金箔五十张，真麝香二分，梅花冰片三分，蜜丸，皂角子大，贴以金箔，每用一丸，姜汤化服。此方比抱龙、企液、保命、至宝、定命等方，功倍十百，善治咳嗽上气、喘急不定、嗽声不转、眼翻手搐、昏沉不隧等症，一服即全。因九制胆星，虽真牛黄莫能及此，惟虚寒之痰、无根之气、绝脱之证不可用。陈氏《幼幼集成》方）消逐之。症势极重者，必用张氏新加凉膈散合礞石滚痰丸（青子芩、酒蒸大黄各八两，火硝煅礞石一两，上沉香五钱，水丸，量大小用之。王汝言《养生主论》方）消化而峻逐之。痰滞经络，宜以竹沥五汁饮（淡竹沥一杯，生姜汁一匙，生萝卜汁、鲜桑枝汁、生雅梨汁各三羹瓢，荆沥、陈酒各一瓢，和匀，重汤煮一时之久，温服。廉臣验方）为主。轻加指迷茯苓丸（浙茯苓二两，半夏一两，生研澄粉，炒枳壳半两，风化硝二钱半，姜汁和丸，如桐子大，每服三十丸。徐洄溪《兰台轨范》通治方），重加圣济大活络丹（白花蛇、乌梢蛇、威灵仙、两头尖如无可用竹节白附子代之、草乌、煨天麻、净全蝎、制首乌、炙龟板、麻黄、贯仲、炙甘草、羌活、官桂、藿香、乌药、川连、熟地、酒蒸大黄、广木香、沉香，以上各二两。细辛、赤芍、净没药、公丁香、明乳香、白僵蚕、姜制南星、青皮、骨碎补、白豆蔻、安息香、酒熬黑附块、炒黄芩、浙茯苓、制香附、元参、白术，以上各一两。防风二两半，葛根、炙虎胫骨、当归各一两半，血竭七钱，炙地龙、犀角、麝香、松脂各五钱，牛黄、片脑各一钱半，人参三两，共五十味，为末，蜜丸如桂圆核大，金箔为衣，陈酒送下。徐洄溪《兰台轨范》通治方云：顽痰恶风，热毒瘀血，入于经络，非此方不能透达。凡治肢体大症，必备之药也。注：谢城方甲云：近人所制人参再造丸，一名回生再造丸，即此方减去草乌、贯仲、黄芩、香附、骨碎补、麝香、没药、乳香八味，加入黄芪、琥珀、白芷、桑寄生、川芎、厚朴、天竺黄、草果、红花、穿山甲、姜黄、萆薢十二味，治证并同宣化而消散之）。

（丙）消水诸方。分消上焦之积水，蒌芦橘皮汤、叶氏加减芦根饮、叶氏新加栀豉汤三方酌用；分消中焦之积水，宜以茵陈胃苓汤、藿朴胃苓汤二方为主，或加三因控涎丹，或加神芎导水丸，随其轻重而选用之；分消下焦之积水，茵陈五苓散、加味八珍散二方为主。势重者，或用加味控涎丹，或合大陷胸汤，使积水从二便而逐去之。舟车神祐丸（炒黑丑四两，酒炒锦纹二两，煨甘遂、煨大戟、醋炒芫花、炒青皮、广橘红各一两，广木香五分，轻粉一钱，水法丸。刘河间方）尤能捷效。

（丁）消瘀诸方。轻剂如沉香百消曲、香壳散（《医通》方）、失笑散（五灵脂、生蒲黄各一两，研末，每服二钱至三钱。武氏《济阴纲目》方）、七厘散（真血竭一两，粉口儿茶二钱四分，明乳香、净没药、杜红花各钱半，飞辰砂一钱二分，冰、麝各一分二厘，研细，每服七厘。《增广新编验方》方）、九分散（明乳香、净没药各一两，麻黄、烧酒浸马前子各五钱，研细，每服九分。《新编验方》）之类。重剂如飞马金丹、无极丸、郁金丸（广郁金、海南子、明乳香、净没药、飞雄黄、朱砂、巴霜各四钱，合研极匀细，米醋飞面糊为丸如绿豆大，大人每服九十一丸，小儿五丸三丸，孕妇忌服。服时宜先备冷粥，见所下既多而不止者，即饮一二杯止之。见沈樾亭《验方传信》）、《局方》聚宝丹（广木香、上沉香、春砂仁各三钱，麝香八分，炒延胡、明乳香、净没药各三钱，血竭钱半，共研细末，糯米粉糊丸弹子大，朱砂为衣。《顾松园医镜》方）之类皆可随症佐入于清解剂中，屡投辄效，尤以童便、陈酒、生藕汁、活䗪虫浆等四味效用最多，随症均呵加入，确为普通消瘀之良药。至于专门消瘀，当分部位：消一身经络之瘀，羌防行痹汤（羌活、防风各一钱，威灵仙、全当归各三钱，川断、秦艽各二钱，明乳香、净没药、杜红花各五分，先用嫩桑枝三两、青松针一两煎汤代水。头痛加白菊花一钱、川芎六分；背痛加片姜黄八分；肩背痛加桔梗钱半；腰膝脚痛加淮牛膝、川萆薢各三钱；筋络拘挛加络石藤、煅羊胫骨各三钱；红肿疼痛加鲜生地五钱、酒炒青子芩钱半。《顾氏医镜》方）、身痛逐瘀汤（羌活、秦艽、川芎、杜红花、制香附各一钱，全当归三钱，五灵脂、淮牛膝、酒炒地龙各二钱，原桃仁、净没药各钱半，炙甘草一钱。王清任《医林改错》方）二方最灵。消上焦血府之瘀，血府逐瘀汤（生枳壳二钱，苦桔梗钱半，炙甘草一钱，川芎八分，全当归、鲜生地各三钱，原桃仁、赤芍各钱半，鳖血柴胡、淮牛膝各钱半，藏红花三分。《医林改错》方）、加味桂枝红花汤二方最验。消中焦膈下之瘀，膈下逐瘀汤（当归、原桃仁各三钱，五灵脂、赤芍、丹皮、乌药各二钱，制香附、炒枳壳各钱半，蜜炙延胡、川芎、炙甘草各一钱，藏红花五分。《医林改错》方）、鞠通桃仁承气汤、拔萃犀角地黄汤加琥珀、五灵脂、䗪虫、蒲黄等，奏功皆捷。消下焦少腹之瘀，少腹逐瘀汤（当归尾、生蒲黄各三钱，五灵脂、赤芍、净没药各二钱，蜜炙延胡、川芎、官桂各一钱，酒炒小茴香七粒，黑炮姜二分。《医林改错》方）、叶氏加减小柴胡汤、舒氏增损小柴胡汤、沈氏和血逐邪汤四方选用。消一身窍隧之瘀，通窍活血汤、犀珀至宝丹、苏合香丸等皆可酌用。消一身络脉之瘀，已详“清凉法”中“清络宣气”一节，用方者参看可也，兹不赘。

（戊）消虫积诸方。当分安蛔、杀虫二法。安蛔如犀角黄连汤、清中安蛔汤、连梅安胃汤、沈氏椒梅饮（炒川椒一分、乌梅五枚、干姜二分、小川连一钱、川楝子三钱，水煎，槟榔一钱磨汁冲。沈氏《验方传信》方）等选用。如因凉泻太过，确有虚寒现症者，宜用晋三安胃汤，甚则仲景乌梅丸（乌梅三百个，人参六两，当归四两，黄连一斤，黄柏、细辛、桂枝各六两，干姜十两，蜀椒四两，淡附片八两，共十味，研细末。以醋浸乌梅一宿，去核蒸之五升米下，饭熟捣成泥，和药令相得，纳臼中，与蜜杵二千下，丸如桐子大，先食饮服十丸，日三服，稍加至二十丸，禁生冷滑物臭食等。《伤寒论》方）杀虫，轻则槟黄丸（枣儿槟榔一两，雄精、制绿矾各五钱，为末，饭糊丸，如小米大，空心服一钱至三钱，量人虚实用之），重则下虫万应丸（醋制雷丸、枣儿槟榔、炒黑丑、酒炒锦纹、广木香各一两，上沉香五钱，共研细末，皂荚、苦楝根各四两，煎水泛丸绿豆大，每服一钱至三钱，五更时砂糖汤送下。以上皆《顾氏医镜》方）、程氏化虫丸（芜荑、白雷丸各五钱，枣儿槟榔二钱半，雄黄钱半，广木香、白术、陈皮各三钱，炒神曲四钱，酒炒锦纹五钱，以百部二两，熬膏糊丸如桐子大，每服钱半，米饮下。《医学心悟》）、山西青金丹（煅透使君子五十个，香墨枣大一块，金银箔各五张，轻粉二钱，先研使君子墨令细，次箔，次粉，再加麝香少许，合研匀细，稀糊为丸如桐子大，阴干，每服一丸至三丸，薄荷汤磨下。山西一家制售此药，治小儿惊疳、积滞、风痫之疾，日得数十万钱，传已数世矣）皆可酌用，使君子蛋（轻粉五厘，使君子二枚，葱白半寸，合研细，击鸡蛋小孔一个，入药，封好蒸熟，日吃二枚。以上二方见沈氏《验方传信》）尤为灵妙。余如沉香百消曲、更衣丸、椒梅丸、加味控涎丹等，皆有杀虫消积之功。总而言之，不拘食积、痰积、水积、瘀积、虫积，乔氏阴阳攻积丸（吴茱萸、炮干姜、官桂、炒川乌、姜汁炒川连、姜半夏、浙茯苓、炒延胡、人参各一两，上沉香、真琥珀各五钱，巴豆霜一钱，为末，皂角四两煎汁，糊丸绿豆大，每服八分，加至钱半，淡姜汤下。见李士材《医宗必读》乔三余方）、秘方化滞丸（小川连、姜半夏各三钱，三棱、莪术、广木香各二钱，巴霜、陈皮、丁香各一钱，蜜丸，每服五分至八分。唐容川《血证论》方）二方最有效力，随证均可佐入。谨述宜消化诸症，条列于下。

食积在上，胸膈饱闷，嗳腐吞酸；食积在中，腹满硬痛拒按；食积在下，绕脐硬痛拒按。

以上皆食滞胃肠之候。

头目晕眩，耳鸣颊赤，眼皮及眼下有烟雾灰黑色，烦满膈热，口干思水，吞酸嘈杂，二便滞赤，甚则神昏如迷，口吐涎沫，气喘息粗。

以上皆痰滞胸脘之候。

干呕吐涎，或咳或噎，或短气，心下虽满痛，按之则软，揉之作水声，甚或腰重足肿，下利溺少，面目两手肿而且亮。

以上皆水停三焦之候。

胸腹胁肋结痛，痛有定处而不移，转侧若刀锥之刺遇夜则甚，甚则神思如狂，面色暗黑，或吐紫血，或便如黑漆。

以上皆瘀积三焦之候。

脘腹痛有休止，面白唇红，或唇之上下有白斑点，或口吐白沫，饥时更甚，饱食则安。

以上皆虫积脘腹之候。

八、补益法

《内经》云：精气夺则虚，虚者补之。《难经》云：损其肺者益其气，损其心者调其营卫，损其脾者调其饮食、适其寒温，损其肝者缓其中，损其肾者益其精，此用补益法之原理也。温热为伏火证，本不当用补益法，然《内经》谓“冬不藏精，春必病温”。病温虚甚死，当实其阴以补其不足。此即后贤治四不足与四损者复病温热，创立先补后泻、先泻后补、补泻兼施之法之导师也。况温热诸证，每有屡经汗下清解不退者，必待补益而始痊。此由本体素虚，或因素有内伤，或为病药所戕，自当消息其气血阴阳，以施补益之法。温热虽伤阴分血液者居多，然亦有凉药太过而伤阳气者，则补血补阴、补气补阳，又当酌其轻重，不可偏废。凡屡经汗下清和而烦热更甚者，当补阴血以济阳，所谓“寒之不寒，责其无水”者是也。屡汗下清和，热退而昏倦、痞利不止者，当补阳气以培元，所谓“祛邪必先扶正，正足邪自去”也。试述清补、温补、调补、平补、峻补、食补诸方法以发明之。

（甲）清补即清滋法。张景岳所谓“阴虚者，宜补而兼清”，二冬、地、芍之类是也。陆九芝所谓“甘寒为滋”，生地、石斛以养胃阴是也。如《金匮》麦门冬汤、《千金》麦冬汤、《千金》生地黄煎、叶氏养胃汤、竹叶地黄汤、吴氏五汁饮（雪梨汁、荸荠汁、芦根汁、麦冬汁、藕汁，临时斟酌多少，和匀凉服。不甚喜凉者，重汤炖温服。《温病条辨》方）之类，为温热病后清滋津液之良方。惟徐洄溪谓大病后必有留热，治宜清养，独推仲景竹叶石膏汤为善后要方。虽然，清滋之法亦当分辨。如肺胃之阴，则津液也，惟清润之品可以生之，如参燕麦冬汤，清燥救肺汤，养阴清肺汤、加减甘露饮、润肺雪梨膏、景岳四阴煎（细生地三钱，麦冬、白芍、苏百合、北沙参各二钱，浙茯苓钱半，生甘草一钱。《景岳新方》）、三参冬燕汤（太子参、西洋参各一钱，北沙参四钱，麦冬二钱，光燕条八分，青蔗浆一酒杯，建兰叶三片。樊师验方）、程氏月华丸（天麦冬、生熟地、山药、百部、北沙参、川贝、阿胶、茯苓、獭肝、广三七各五钱，冬桑叶二两煎膏，将阿胶化入膏内，和药，稍加炼蜜为丸如弹子大，每服一丸，噙化，日三服。程氏《医学心悟》方）、八仙玉液（藕汁二杯，梨汁、芦根汁、蔗汁、人乳、童便各一杯，先将生鸡子白三枚、白茅根四十支，煎取浓汁二杯，和入前六汁，重汤炖温服。《顾氏医镜》方）之类，皆可随症选用。心肝脾肾之阴，则血液也，清补心阴，如清燥养荣汤、叶氏加减复脉汤、王氏小复脉汤（原麦冬五钱，甘杞子三钱，炙甘草一钱，鲜刮淡竹茹三钱，南枣两枚。王孟英新验方）等选用。

清补脾阴，如补阴益气煎（潞党参一钱，归身二钱，淮山药、熟地炭各三钱，新会皮一钱，炙甘草八分，升麻二分，柴胡三分。《景岳新方》）、参燕异功煎（潞党参一钱，光燕条八分，生晒术五分，浙茯苓一钱，炙甘草、新会白各八分。见何书田《医学妙谛》）、参粉甘芍汤（西党参钱半，南花粉三钱，炙甘草八分，炒白芍钱半。唐容川《血证论》方）之类，而慎柔养真汤（西党参、生晒术、嫩绵芪、甜石莲各钱半，淮山药、生白芍、提麦冬各三钱，炙甘草六分，北五味二分。《慎柔五书》方）煎去头煎，止服二三煎，取甘淡以养脾，深得清滋脾阴之秘法。清补肝阴，如吴氏小定风珠（《温病条辨》方）、加减四物汤、四物绛覆汤、阿胶鸡子黄汤（均见沈樾亭《验方传信》）、地骨皮饮（地骨皮五钱，粉丹皮、细生地、生白芍各三钱，归身钱半，川芎五分。见陈修同《时方歌括》）、酒沥汤（焦山栀、粉丹皮、归身各钱半，生白芍三钱，鳖血柴胡八分，辰茯神三钱，生晒术五分，苏溥荷三分，陈酒一匙，淡竹沥一瓢，和匀同冲。《张氏医通》妇科方）等选用；而魏氏一贯煎（细生地三钱，归身、麦冬各钱半，北沙参四钱，甘杞子一钱，川楝子钱半，口苦燥者，加酒炒川连六分。见魏玉璜《续名医类案》）柔剂和肝，善治胸脘肋痛、吞酸吐苦、疝气瘕聚、一切肝病，尤为清滋肝阴之良方。清补内肾之阴，如甘露饮（宋《和剂局方》）、知柏地黄汤（戴氏《广温疫论》）、顾氏保阴煎（见松同《医镜》）、新加六味汤（见周小颠《三指禅》）等选用。脑督外肾之阴，则精髓也。盖以脑为髓海，督为脊髓，外肾主藏精，非黏腻之物不能填之。清补脑肾之阴，如六味加犀角汤（见陆定圃《冷庐医话》），桑麻六味汤（见何书田《医学妙谛》），救阴滋任汤、清滋脊髓汤（熟地炭、炙龟板各四钱，盐水炒川柏八分，知母钱半，猪脊髓一条，甲鱼头一枚，煎成，冲甜酱油半瓢。均何廉臣验方）等选用。总之，清补之法，必须清而不凉、滋而不腻，时时兼顾脾胃，庶足为病后滋阴之善法。

（乙）温补之法。张景岳所谓“补而兼暖”，桂、附、干姜之属是也。然亦有辨：一胃中之阳，后天所生者也；一肾中之阳，先天所基者也。胃中之阳喜升浮，虚则反陷于下，再行清降则生气遏抑不伸；肾中之阳贵降纳，亏则恒浮于上，若行升发则真气消亡立至，此阳虚之治有不同也。温补胃阳，首推理中汤（别直参钱半、湖广术钱半、炒干姜八分、炙甘草八分）、黄芪建中汤（皆仲景方）二方为主；次如养中煎（潞党参三钱，浙茯苓二钱，炒扁豆二钱，炒黄干姜、炒山药各一钱，炙甘草八分）、五君子煎（西党参三钱，江西术、浙茯苓各二钱，炒干姜、炙甘草各一钱）、圣术煎（冬白术五钱，炒干姜、蒙自桂各一钱，炒广皮八分）、苓术二陈煎（浙茯苓三钱，炒冬术、姜半夏各二钱，炒广皮、炒干姜各一钱，泽泻钱半，炙甘草八分。以上皆景岳方）、归芪建中汤（《叶天士医案》方）之类，皆可对症选用。温补肾阳，约分二法：一为刚剂同阳，其方如四逆汤（厚附块三钱、干姜二钱、炙甘草钱半）、通脉四逆汤（即前方加葱白五枚）、白通汤（葱白四枚、干姜二钱、黑附块三钱）、白通加猪胆汁汤（即前方加猪胆汁一匙、童便一杯冲。以上皆仲景方）、四味同阳饮（别直参、炒干姜、黑附块各二钱，炙甘草钱半。《景岳新方》）、附姜归桂汤（黑附块、炒干姜、全当归各钱半，安边桂一钱，净白蜜一瓢，陈酒一瓢，加水同煎。喻嘉言经验方）之类。一为柔剂养阳，其方如六味回阳饮（西党参、大熟地各五钱，黑炮姜三分，淡附片一钱，白归身三钱，炙甘草一钱）、理阴煎（大熟地五钱、白归身三钱、炒黄干姜一钱、炙甘草八分、蒙自桂五分）、镇阴煎（大熟地二两、淮牛膝二钱、炙甘草一钱、泽泻钱半、淡附片八分、蒙自桂五分）、胃关煎（熟地五钱，炒山药、炒扁豆、炒冬术各二钱，吴茱萸、炒干姜各五分，炙甘草一钱）、四味散（米炒西党参五钱，淡附片、炒干姜各一钱，炙甘草一钱，乌梅炭五分，共为细末，每服一二钱，温汤调下。以上皆景岳方）、全真一气汤（《冯氏锦囊》方）、附姜归桂参甘汤（淡附片、黑炮姜、全当归、官桂各钱半，西党参、炙甘草各二钱，鲜生姜两片，大红枣两枚，净白蜜一瓢，加水同煎。喻嘉言验方）、参茸养阳汤（《叶天士医案》方）、加味都气饮（《感证宝筏》方）之类，而《金匮》肾气丸（即附桂六味丸方）尤为温补肾阳之祖方。他如温补肺阳，参芪保元汤（别直参钱半、炙绵芪二钱、官桂八分、炙甘草六分。魏桂严验方）为主，其次参姜饮（老东参三钱，黑炮姜、炙甘草各五分。《景岳新方》）、观音应梦散（吉林参一钱，胡桃肉一枚，蜜煨生姜两片。江笔花《医镜》方）亦可对证酌用。温补心阳首推人参养荣汤（见《时方歌括》），其次参附养荣汤（别直参、淡干姜各一钱，淡附片八分，白归身、熟地炭各二钱，酒炒白芍钱半。吴又可《温疫论》方）亦佳。温补脾阳，首推补中益气汤（李东垣《脾胃论》方）、六君子汤（《和剂局方》）二方为主，寿脾煎（别直参一钱，炒冬术二钱，炒干姜八分，淮山药二钱，炒湘莲三十粒，炒枣仁钱半，归身二钱，远志肉五分，炙甘草五分。《景岳新方》）方亦纯粹。温补肝阳，首推当归四逆汤（仲景方），其次暖肝煎（当归、甘杞子、赤苓各二钱，小茴香、官桂、乌药、沉香各五分），其次五物煎（全当归、熟地炭各三钱，酒炒白芍二钱，川芎一钱，蒙白桂五分，以上皆景岳方），方亦精当。温补督阳，首推龟鹿二仙胶（鹿角、龟板各十斤，甘杞子二十两，西党参十五两，龙眼肉五两，如法熬胶，初服酒化一钱五分，渐服三钱。《张氏医通》方）、参茸聚精丸（线鱼胶一斤，沙苑子五两，西党参十两，鹿茸片五钱，每服八九十丸，温酒下。张路玉妇科方）二方最有效力。此皆温补方法之大要者也。

（丙）调补之法。为虚而不受峻补者设。由温热病后，气液虽亏，夹有气郁，或夹痰涎，或夹瘀血，或夹食滞，或夹湿浊，或夹败精，必兼用对症疗法以调理之。古谓病有三虚一实者，先治其实、后治其虚是也。此为虚证夹实，其症大约有三：一者湿热盘踞中焦，先以小分清饮（真川朴、炒枳壳各五分，赤苓、生苡仁各三钱，猪苓、泽泻各钱半。《景岳新方》）、吴氏四苓汤（新会皮钱半，茯苓三钱，猪苓、泽泻各钱半。吴又可《温疫论》方）等调脾胃而宣其湿热；继则察其气虚者，香砂理中汤（《和剂局方》）小其剂而涮补之；液虚者，吴氏五汁饮清润法以调补之。二者肝木横穿土位，当分乘脾犯胃二种：乘脾则腹必胀满，大便或溏或不爽，用药宜远柔用刚，四七绛覆汤最妙，其次逍遥二陈汤（枳壳五分，拌炒仙居术八分，仙半夏、浙茯苓各钱半，炒橘白、归须、赤芍各一钱，川柴胡五分，苏薄荷四分，炙甘草二分，代代花十朵冲。廉臣验方）亦效；犯胃则恶心干呕、脘痞胁胀，甚或吐酸嘈杂，胃痛不食，用药则忌刚喜柔，二仁绛覆汤合左金丸最效，其次连梅安胃汤亦妙。若脾阳已虚、气滞失运者，则以治中汤（丽参须八分，焦冬术一钱，炒黄干姜五分，炙甘草三分，炒橘白八分，醋炒小青皮三分。《和剂局方》）、六味异功煎（即五君子煎加广皮一钱。《景岳新方》）调补脾阳以疏肝。若胃液已亏、肝风内扰者，则以阿胶鸡子黄汤、桑丹泄肝汤（冬桑叶二钱，醋炒丹皮钱半，石决明六钱，茯神木三钱，生白芍四钱，东白薇三钱，大麦冬二钱，鲜石斛三钱，木瓜八分，童便一盅冲。廉臣验方）等调补胃阴以柔肝。三者前医误用呆腻，闭塞胃气，致胃虽虚而不受补，法当先和胃气，和胃二陈煎（炒黄干姜一钱，春砂仁五分，姜半夏、炒广皮、浙茯苓各钱半，炙甘草五分）最稳，其次大和中饮（炒橘白一钱，炒枳实八分，春砂仁五分，炒山楂二钱，炒麦芽一钱，真川朴厄分，泽泻钱半。以上皆《景岳新方》）亦可酌用。虽然，和胃有阴阳之别、寒热之分。胃阳受伤，和以橘半姜砂之类，固属正当治法，若胃阴受伤，则甘凉养胃，如《金匮》麦门冬汤、叶氏养胃汤、吴氏五汁饮之类，略加代代花、佛手花、豆蔻花、建兰叶、炒香枇杷叶等品，方合调补胃阴之正法。至于调气解郁，莫如制香附、广郁金、炒川贝；除痰控涎，莫如戈制半夏、赖橘红、控涎丹；祛瘀活血，莫如五灵脂、生蒲黄、原桃仁、藏红花；消食导滞，莫如楂曲平胃散、枳实导滞丸；利湿泄浊，莫如滑石、二苓、冬葵子、榆白皮、佩兰叶、晚蚕沙；通逐败精，莫如杜牛膝、裈裆灰、两头尖、韭菜白，皆可对症选用。此皆调补方法之纲要者也。

（丁）平补之法。不寒不热，刚柔并济，最为普通补益之良剂。补气如四君子汤（两党参、炒冬术各钱半，浙茯苓三钱，炙甘草六分），补血如四物汤（全当归钱半，大生地三钱，生白芍钱半，川芎六分。以上皆《和剂局方》）；补液如麦门冬汤（仲景方）；气血双补如八珍汤（即四君子汤合四物汤。《和剂局方》）、五福饮（西党参、熟地炭各三钱，炒白术、白归身各钱半，炙甘草八分。《景岳新方》）、双和饮（生白芍二钱，炙黄芪钱半，炙甘草，官桂、川芎各七分，归身、熟地各一钱，生姜两片，大枣两枚。《医学金针》方）之类；气液双补如参麦饮（孙氏《千金方》）、参麦茯神汤（薛生白验方）、参燕异功煎（吉林参一钱，光燕条一钱，湖广术八分，浙茯苓钱半，新会白八分，炙甘草五分。何书田验方）之类；补精如新加六味汤（周小颠《三指禅》方）、张氏左归饮（《景岳新方》）、顾氏保阴煎（松园《医镜》方）、聚精丸（黄鱼胶一斤，沙苑子五两，为末蜜丸）、四味鹿茸丸（鹿茸、北五味、归身各一两，熟地二两，为末，酒和丸。以上皆《张氏医通》方）、龟头六味丸（龟头十个，熟地八两，山萸肉、山药各四两，茯苓、泽泻、丹皮各三两，蜜丸。《徐有堂医案》方）、五子六味丸（菟丝子、甘杞子、沙苑子各二两，五味子、车前子各一两，合六味丸一料为丸。汪朴斋《产科心法》方）、九龙丹（枸杞子、金樱子、莲须、莲肉、芡实、山萸肉、白归身、熟地、茯苓各三两，为末，酒糊丸）、崔进萃仙丸（沙苑子八两，山萸肉、芡实、莲须、甘杞子各四两，菟丝子、覆盆子、川断各二两，金樱膏二两，同白蜜为丸，每服三钱。以上皆《张氏医通》方）之类；补神如十味补心汤（辰茯神八钱，炒枣仁、归身各二钱，西党参、熟地炭、浙茯苓各三钱，麦冬二钱，远志一钱，制香附三钱，龙眼肉五朵。张心在经验方）、茯神汤（辰茯神四钱，炒枣仁、生地、归身、西党参各二钱，浙茯苓、远志、石菖蒲、湘莲各一钱，炙甘草五分。陈修园《医学实在易》方）、安神养血汤（吴又可《温疫论》方）、心肾交泰汤（陆定圃《冷庐医话》方）、朱砂安神丸（李东垣《脾胃论》方）、天王补心丹（酸枣仁、归身各一两，生地黄四两，柏子仁、麦冬、天门冬各一两，远志五钱，五味子一两，浙茯苓、人参、丹参、元参、桔梗各五钱，炼蜜丸，每两分作十丸，金箔为衣，每服一丸，灯芯汤化下，食远临卧服，或作小丸亦可。邓天王锡志公和尚方）之类。此皆用平和之药调补气血津液精神之方法也。

（戊）峻补之法。盖因极虚之人、垂危之病，非大剂汤液不能挽回。程钟龄所谓尝用参附煎膏日服数两而救阳微将脱之证，参麦煎膏服至数两而救津液将枯之证，随时处治，往往有功是也，亦即陈心典所谓虚极之候，非无情草木所能补。如肉削之极，必须诸髓及羊肉胶之类；阴中之阴虚极，必须龟胶、人乳粉、牡蛎、秋石、麋茸之类：阴中之阳虚极，必须鹿角胶、鹿茸、海狗肾之类是也。至其峻补之方，气血双补，如参归鹿茸汤（聂久吾经验方），十全大补汤（党参、白术、茯苓各三钱，炙甘草一钱，归身、熟地各三钱，生白芍二钱，川芎钱半，黄芪五钱，肉桂五分。《和剂局方》）、大补元煎（党参少则一二钱、多则一二两，山药炒二钱，熟地少则二三钱、多则二三两，杜仲二钱，当归二三钱，山萸肉一钱，枸杞二三钱，炙甘草一二钱。《景岳新方》）、坎炁汤（制净坎熏一支，吉林参一钱，甘杞子三钱，熟地八钱，人乳一盅，冲。《临证指南》集方）之类。阴阳并补，如右归饮（熟地二三钱，或加至一二两，山药炒二钱，山萸肉、炙草、甘杞子各一钱，杜仲二钱，肉桂一钱，制附子二钱。《景岳新方》），鹿茸汤（别直参钱半，鹿茸三分，淡附片一钱，当归、菟丝子、杜仲各三钱，小茴香五分）、肉苁蓉汤（淡苁蓉三钱，淡附子、党参、炮干姜、当归各二钱，炒白芍三钱）、复亨丹（倭硫黄十分，鹿茸、云苓、淡苁蓉各八分，杞子、归身、小茴、萆薢各六分，安南桂、吉林参各四分，川椒炭三分，炙龟板十分，益母膏为丸，每服二钱。以上皆《温病条辨》方）之类。气血阴阳统补，如燮理十全膏（党参、黄芪各三两，白术六两，熟地八两，归身、白芍、川芎各二两，炙甘草一两，上八味熬膏，将成入鹿角胶四两，龟板胶三两，收之。每服五钱至一两，开水冲下。薛生白《膏丸档子》方）、全鹿丸（法用中鹿一只宰好，将肚杂洗净，同鹿肉加酒煮熟，将肉横切，焙干为末。取皮同杂，仍入原汤煮膏，和药末、肉末、炙酥膏末，同党参、白术、茯苓、炙甘草、当归、川芎、生地、熟地、黄芪、天冬、麦冬、杞子、杜仲、牛膝、山药、芡实、菟丝子、五味子、锁阳、肉苁蓉、破故纸、巴戟肉、胡芦巴、川续断、覆盆子、楮实子、秋石、陈皮各一斤，川椒、小茴香、沉香、青盐各半斤，法须精制诸药为末。候鹿胶成就，和捣为丸，梧桐子大，焙干，用生绢作小袋五十条，每袋约盛一斤，悬置透风处，用尽一袋，又取一袋。阴湿天须用火烘一二次为妙。每服八九十丸，空心临卧姜汤、盐汤送下，冬月酒下。能补诸虚百损、五劳七伤，功效不能尽述。惟肥厚痰多之人、内蕴湿热者忌服。《景岳古方》）、香茸八味丸（熟地八两，山萸肉、山药各四两，茯苓、泽泻、丹皮各三两，沉香一两，鹿茸一具，蜜丸，每服五七十丸。《张氏医通》方）之类。气血精髓统补如十珍补髓丹（猪脊髓、羊脊髓各一条，甲鱼一枚，乌骨鸡一只，四味制净，去骨存肉，用酒一大碗，于瓦罐内煮熟擂细，再入后药，大山药五条，莲肉半斤，京枣一百枚，霜柿一个，四味修制净，用井花水一大瓶于沙瓮内煮熟擂细，与前熟肉和一处，用慢火熬之，却下黄明胶四两、真黄蜡三两，上二味逐渐下，与前八味和一处，捣成膏子，和入老东参、茅术、川朴、广皮、知母、黄柏各一两，白术两半，茯苓二两，炙甘草五钱，共十两，研末，加蜜为丸，每服百丸。葛可久《十药神书》方）、乌骨鸡丸（乌骨白丝毛鸡一只，男雌女雄，取嫩长者溺倒，泡去毛，竹刀剖肋出肫肝，去秽，留内金，并去肠垢，仍入腹内。北五味一两，碎，熟地四两，如血热加生地黄二两，上二味入鸡腹内，用陈酒、酒酿童便各二碗，水数杯于砂锅中，旋煮旋添，糜烂汁尽，捣烂焙干，骨用酥炙，共为细末。绵黄芪去皮蜜酒同炙、真于术各三两，白茯苓、白归身、炒白芍各二两，上五味，预为粗末，同鸡肉捣烂焙干，共为细末，入人参三两，虚甚加至六两，牡丹皮二两，川芎一两，上三味，各为细末，和前药中。另用干山药末六两，打糊，众手丸成，晒干，瓷瓶收贮，每服三钱，开水送下。《张氏医通》方）、加味虎潜丸（黄柏、知母、熟地各三两，龟板四两，白芍、当归、牛膝各二两，虎胫骨、锁阳、陈皮、人参、黄芪、杜仲、菟丝子、茯苓、破故纸、山药、枸杞各一两半，以猪脊髓蒸熟，同炼蜜为丸如桐子大，每服五六十丸，淡盐汤送下。《时方歌括》方）之类。滋养血液如集灵膏（缪仲淳《广笔记》方）、白凤膏（蓬头白鸭一只，宰好，去毛及肠杂，用生熟地、天麦冬、全青蒿、地骨皮、女贞子各四两，冬虫夏草二两，共入鸭腹中，酒水各半，煮取浓汁，和入鳖甲膏四两、真阿胶二两、冰糖一斤收膏，每服一两，开水冲下。《顾松园医镜》方）、滋营养液膏（玉竹、熟地各一斤，女贞子、旱莲草、冬桑叶、白池菊、黑芝麻、归身、白芍、大黑豆、南烛子、辰茯神、橘红各四两，沙苑子、炙甘草各二两，以上十六味，煎成浓汁，和入真阿胶、炼白蜜各三两，收膏，每服八钱，开水冲服。薛生白《膏丸档子》方）、龙眼代参膏（龙眼肉六两，西洋参一两，冰糖七两，收膏，每服一两，开水冲下。如欲催生，加淮牛膝一两，酒煎一碗，冲入代参膏一瓢。王孟英经验方）之类。填补精髓如坤髓膏（牛髓粉八两，原支山药八两，炼白蜜四两，冰糖十两，收膏，每服半瓢，开水冲下。《顾氏医镜》方）、填精两仪膏（牛髓粉、猪脊髓、羊脊髓、麋角胶、萸肉、芡实、湖莲、山药、茯神各四两，五味子、金樱子各三两，党参、熟地各八两，冰糖一斤，收膏，每服六钱。开水冲下。叶天士验方）、专翕大生膏（龟胶、鳖甲胶各四两，真阿胶八两，党参、熟地各一斤，白芍、麦冬各八两，沙苑子、杞子、茯苓、湖莲、芡实、牡蛎、天冬、桑寄生各四两，乌骨鸡一只，制法照乌骨鸡丸，十番参、南洋鲍鱼各六两，羊腰子四对，鸡子黄五个，鹿茸一具，猪脊髓四条，冰糖一斤，收膏，每服六钱。如欲炼丸，以茯苓、白芍、湖莲、芡实等末为丸，每服二钱，渐加至三钱。吴氏《温病条辨》方）、鹿峻固本丸（鹿峻即鹿精，其法用初生牡鹿三五只，苑同驯养，每日以人参煎汤，同一切料草，任其饮食。久之，以硫黄细末和入，从少至多，燥则渐减，周而复始。大约三年之内，一旦毛脱筋露、气胜阳极，别以牝鹿隔囿诱之，欲交不得，或泄精于外，或令其一交，即设法取其精，置瓷器内，香黏如饧是峻也。配合天麦冬、生熟地各八两，别直参四两，以此峻加炼蜜三分之一，同和丸，每服二三钱，空心淡盐汤送下）、异类有情丸（鹿角霜、炙龟板各三两六钱，鹿茸、虎胫骨各二两四钱，研极细，炼白蜜入雄猪脊髓九条，同杵为丸，每服五七八十丸，空心淡盐汤下。以上均《韩氏医通》方）、长春广嗣丸（生地八钱，萸肉、杞子、菟丝子、淮牛膝、杜仲、山药、党参、麦冬、天冬、北五味、柏子仁、归身、补骨脂、巴戟肉、淡苁蓉、莲须、覆盆子、沙苑子各二两，鹿角胶、龟胶、虎骨胶、黄鱼胶各一两六钱，猪脊髓四条，黄牛肉一斤，海狗肾四条，京河车一具，雄晚蚕蛾去足翅一两，以上将各药先研净末，入诸髓胶为丸桐子大，空心淡盐汤下四钱）、顾氏回生丸（地黄十三两，砂仁制，山萸肉晒，甘杞子晒，菟丝子制，牛膝酒蒸晒，淮山药蒸，浙茯苓人乳拌，蒸晒至倍重，生白芍酒炒，莲肉去心炒，提麦冬、天门冬共去心炒，北五味蜜水拌蒸焙，酸枣仁炒，桂圆肉炙，莲、黑元参蒸，女贞子、地骨皮酒蒸，以上各四两。龟甲胶、鳖甲胶各八两，俱地黄汁溶化。鳔胶、煅牡蛎粉拌炒八两，猪脊髓三十条，去筋膜，杵烂入蜜熬，黄牛肉去油十两熬膏，紫河车四具至十具，泔水洗净，隔汤煮，杵烂干药拌晒干。共二十味，诸胶髓为丸，如桐子大，空心淡盐汤、圆眼汤送下，每服三五钱，不可间断。以上皆松园《医镜》方）、青囊斑龙丸（鹿角胶一两，龟胶、鹿角霜、柏子仁、补骨脂各二两，菟丝子、浙茯苓各四两，蜜丸，每服三钱，淡盐汤下）、斑龙二至百补丸（鹿角、黄精、杞子、熟地、菟丝子、金樱子、天门冬、麦冬、淮牛膝、楮实子、龙眼肉各四两，熬成膏，加入炼蜜，调入鹿角霜、党参、黄芪、知母、萸肉、五味子各一两，芡实、浙茯苓、淮山药各四两，共研细末，杵合为丸，每服三钱，淡盐汤下）、河车大造丸（京河乍一具，龟板胶、两仪膏各一两，和入天、麦冬各一两，牛膝、杜仲各二两，黄柏三钱，共研细末，杵合为丸，每服三钱，淡盐汤下。以上皆《临证指南》集方）、补天大造丸（人参二两，黄芪蜜炙、白术陈土蒸各三两，当归酒蒸、枣仁去壳炒、远志去心、甘草水炒、白芍酒炒、山药乳蒸、茯苓乳蒸各一两五钱，枸杞子酒蒸、大熟地九蒸晒各四两，京河车一具，甘草水洗，鹿角一斤熬膏，龟板八两，与鹿角同熬膏，以龟鹿胶和药，加炼蜜为丸，每服四钱，早晨下。程钟龄《医学心悟》方）之类。育阴潜阳如三甲复脉汤、大定风珠（吴鞠通《温病条辨》方）、龟牡八味丸（龟胶一两，牡蛎粉二两，熟地八两，萸肉、淮药各三两，茯苓四两，胡连二两，真秋石一两；研末蜜丸，每服三钱，淡盐汤下。《叶天士医案》方）之类。滋任纳冲，如贞元饮（景岳方）、铅石镇冲汤（熟地八钱，归身、杞子、淮牛膝各三钱，盐水炒胡桃肉两枚，坎气一条，先用青铅、紫石英各一两，煎二百余滚，澄取清汤煎药）、六味四磨饮（熟地八钱，淮药、茯苓各四钱，山萸肉、泽泻、丹皮各钱半，沉香、乌药、槟榔、枳实各磨汁一匙冲。以上皆俞东扶《古今医案按》方）、加味震灵丹（禹粮石、赤石脂、紫石英、代赭石各四两，上四味作小块，入净锅中，盐泥封吲候干，用炭十斤煅，炭尽为度，入地出火气，必得二昼夜，研细末。乳香二两、没药二两、朱砂水飞一两、五灵脂二两、熟地六两、甘杞子四两、龟胶二两、坎气四具，共研细末。先将胶烊化，杵合为丸如弹子大，沉香汁汤化下。《顾氏医镜》方）之类。此皆峻补方法之确有大效者也。

（己）食补之法。程钟龄谓药补不如食补。凡病邪未尽，元气虽虚，而不任重补，则从容和缓以补之。相其机宜，循序渐进，脉症相安，渐为减药。谷肉果菜，食养尽之，以底于平康。顾松园曰：百合麦冬汤清肺止咳；真柿霜消痰解热；人乳为补血神品；童便乃降火仙丹；雪梨生食能清火，蒸熟则滋阴；苡仁汤，肺热脾虚服之有益；淡莲子汤、芡实粥，遗精泄泻最属相宜：扁豆红枣汤专补脾胃；龙眼肉汤兼养心脾；鳇鲟鳔、线鱼胶（同猪蹄、燕窝、海参，或鸡鸭荤中煮烂，饮汁更佳）填精益髓；风头白鸭、乌骨白鸡补阴除热；猪肺蘸白及末保肺止血。以上诸物，随宦恒食，此食补方法之大要也。虽然食物有寒有热，犹人脏腑有阴有阳，脏阳而不得性寒之物以为之协，则脏性益阳矣；脏阴而不得性热之物以为之济，则脏性益阴矣。脏有阴阳兼见之症，而不用不寒不热之物以为调剂，则脏性益互杂而不平矣。食之入口，等于药之治病，合则于人脏腑有益，而可却病卫生；不合则于人脏腑有损，而即增病促死，此食治所以见重于方书，而与药物并传也。惟食物之种不下数百，姑节日用常食之物以为辨别：如谷食之有面、曲、蚕豆、豆油、酒、醋，是谷之至温者也；若芦稷、稻米、粳米、陈仓米、黑豆、黄豆、白豆、豌豆、豇豆，则稍平矣；又若粟米、黍稷、荞麦、绿豆、豆腐、豆豉、豆酱，则性寒矣，此谷食之分其寒热也。又如瓜菜之有姜、蒜、葱、韭、芹菜、胡荽、白芥、胡萝卜，是性温者也；若山药、薤菜、匏瓠、南瓜，性稍平；又若苋菜、油菜、菠菜、莼菜、白苣、莴苣、黄瓜、甜瓜、丝瓜、冬瓜、西瓜、酱瓜、诸笋、芋艿、茄子，是性寒者也，此瓜菜之分其寒热也。至于果品，如龙眼、荔枝、大枣、饴糖、砂糖、白糖、莲子、葡萄、蜂蜜、胡桃、杨梅、木瓜、橄榄、青桃、李子、栗子，温性也；榧实、黄精、枇杷、青梅、花生，平性也；梨子、菱角、莲藕、橘瓤、乌芋、百合、甘蔗、白果、柿干、柿霜，寒性也。但生李性温，则多生痰而助温：生桃性燥，则多助热而生毒，此果品之分其寒热也。至于禽兽之物，如鸡肉、鸭肉、山雉、鹧鸪、犬肉、羊肉、牛肉、鹿肉、鹿筋、猫肉，是至温矣；燕窝、班鸪、雁肉、鹳肉、凫肉、竹鸡、猪肉，是至平矣；兔肉、麋肉、麋筋，是至寒矣；但山雉、鸡肉、鹧鸪性虽温，而不免有发风壅毒之害；猪肉性虽平，而不免有多食动痰之虞，此禽兽之分其寒热也。他如鱼鳖龟介虫类，其在鲫鱼、鲢鱼、鲥鱼、海虾、鳝鱼，皆温性也；鲤鱼、鲨鱼、鲍鱼、鳅鱼、银鱼、乌贼，皆平性也；鳢鱼、鳗鱼、田蛙、螃蟹、鳖肉、龟肉、田螺、蛤蜊肉，皆寒性也；但虾肉性燥，不免动风助火之变；鳖蟹性寒有毒，不免动气破血之虞，此鱼鳖介虫之分其寒热也。再于诸味之中，又细分其气辛而荤，则性助火散气；味重而甘，则性助温生痰；体柔而滑，则性通肠利便；质硬而坚，则食之不化；烹炼不熟，则服之气壅。必审其于人之病证虚实是否相符，则于养生之道始得，且胜于药多多矣。以上皆补益方法之纲要者也。谨述当补益诸症如下：

面色萎白，言语轻微，四肢无力，少气薄力，动则气高而喘，或痞满痰多，或饮食难化作酸，或头晕自汗，大便泄泻，或咳嗽气促，舌苔白嫩，或淡红而润。

以上皆气虚当补之候。

面白唇淡，头晕目眩，睡卧不安，五心烦热作渴，神志不宁，津液枯竭，健忘怔忡，肠燥便艰，口干舌燥，或口舌生疮，舌苔嫩红而干，或绛底浮白，或舌绛而燥。

以上皆血虚当补之候。

身体枯瘦，耳聋目眩，或视物不明，神倦多睡，腰膝痿软，骨节酸痛，遗精梦泄，足后跟痛，咯痰味咸，甚或盗汗失血，痰带血丝咳嗽气喘，甚或虚火上浮，目赤颧红，大渴烦躁，舌绛无苔，或舌黑燥而无刺，服清凉药渴不止身热愈甚，或烦热加重，服攻下药舌苔愈长，或芒刺燥裂愈甚，用利水药小便愈不通，用疏散药周身骨节酸痛不可移动。

以上皆阴虚当补之候。

多冷汗，汗出身冷经日不回，饮食少思，脐腹胀痛，小便清而多，大便利清谷，水泛为痰，状如白沫，呕吐痞满，用清降开导药愈甚，自利，用清下药愈甚，甚或四肢厥冷，腹痛面赤，舌淡红而胖嫩，或微白而圆厚。

以上皆阳虚当补之候。

温热验案

温热本证医案

（载《伤寒论广要》）元·罗太无先生治验

劳役受热，饮食失节，损伤脾胃，时发烦躁而渴，又食冷物过度，遂病身体困倦、头痛、四肢逆冷、呕吐而心下痞。医者不审，见其四肢逆冷、呕吐心下痞，乃用桂末三钱匕，热酒调服，仍以棉衣裹之。作阴毒伤寒治之，汗遂大出，汗后即添口干舌涩、眼白睛红、项强硬、肢体不柔和、小便淋赤、大便秘涩、循衣摸床、如发狂状，问之则言语错乱，视其舌则赤而欲裂，朝轻暮剧，凡七八日。家人辈视为危殆，不望生全。予诊其脉六七至，知其热证明矣，遂用大承气汤苦辛大寒之剂，服之利下三行，折其锐势。翌日以黄连解毒汤大苦寒之剂，使徐徐服之，以去余热。三日后，病十分中减之五六，更与白虎加人参汤泻热补气，前症皆退。戒以慎起居、节饮食，月余平复。

又　（载《三世医验》）明·陆养愚先生治验

史洞庭尊正　四月间患头痛发热。予诊其脉，洪数见于气口。用清解药二剂，大约柴葛栀芩之类，未服。而病者之兄唐承尊延一医来，用大青龙汤二剂。病家止服一剂，夜间偏身如烧，口渴咽干，已有谵语矣。明日唐复延其诊，又谓：非伤寒，乃痛风也，用羌、独活，何首乌，牛膝等二剂，乃登高而歌，弃衣而走，骂詈不避亲疏。史家复延予。予至，闻欲裸而出，令数妇人持之。予谓洞庭曰：此阳证也，扰动之益剧，宜婉言谕之。果如予言而止。因先用糖水法灌之，其势便缓，随以白虎加元明粉、芩、连、蒌仁、犀角，数帖而骂詈始止。然犹或妄言，知大便久不去也，以润字丸三钱投之，夜出燥屎一二十枚，而谵语犹未全止。复进前汤，又以丸药二钱投之，出燥屎数枚，溏便少许。又三日，方思粥饮，以清气养荣汤调理之（归身、白芍、川芎、茯苓．木香、豆蔻、陈皮、川连）。

吴煦野公子　年二十三岁，精神极旺。三月清明节，馆中归家，夜大醉，遂有房事。五更小解，忽脐下作痛，肠中雷鸣，小便不利，明日遂发寒热头痛。延医诊脉，自告以酒后犯远归之戒。医者疑是阴证伤寒，以理中汤两剂，令一日夜尽服之。第二日，呕逆大作，烦躁口渴，饮食不进，昼夜不卧。延予诊治，已第三日矣。其脉左弦右洪，寸关有力，尺部尚和，面赤戴阳。余不知其服理中之故，出撮柴葛解肌汤（柴胡、葛根、赤芍、甘草、黄芩、知母、川贝、生地、丹皮、石膏、淡竹叶）二剂。煦野及亲友见之大骇，因备述远归阴虚，投理中不减，正拟倍加参附。余曰：脉证俱阳，纵有房事，阴未尝虚，若再用参附，恐仙人亦难拯救。余令今夜必服此二剂，庶不传里。病者自抱心虚，止服一剂。明早诊视，症尚不剧，脉仍洪大，并两尺亦大。予曰：热邪已入腑矣，日晡必剧。以白虎汤二剂投之。病者尚犹豫未决。予曰：今日怕石膏，明日大黄也。延挨煎就未服，而烦渴躁热大作，且有谵语。煦野公骇之。予曰：此势所必然。连进二服，热略不减，于是群然议用大黄。予曰：今日大黄又用不得。仍以前方二剂与之，至五更始得少睡。早间诊视，两尺沉实，舌苔已厚，改用小陷胸汤送润字丸一钱，至晚又进一钱。夜半出燥屎数十枚，热减泄止，大势始定。此后，枳实、黄连服至数十剂，少用滋补即痞膈饮食不能进，调治将二月，方得痊愈。

又 （载《张氏医通》）清·张路玉先生治验

徐君育 素禀阴虚多火，且有脾约便血证。十月间患冬温，发热咽痛，里医用麻黄、杏仁、半夏、枳、橘之属，遂喘逆倚息不得卧，声飒如哑，头面赤热，手足逆冷，右手寸关虚大微数，此热伤手太阴气分也。与萎蕤、甘草等药不应，为制猪肤汤一瓯，令隔汤炖热，不时挑服。三日声清，终剂而痛如失。

又治郑墨林室 素有便红，怀妊七月，正肺气养胎时而患冬温。咳嗽咽痛如刺，下血如崩，脉较平时反觉小弱而数，此热伤手太阴血分也。与黄连阿胶汤二剂。血止后，去黄连加萎蕤、桔梗、人中黄，四剂而安。

又 清·吴鞠通先生治验

脉不浮而细数，大渴引饮，大汗，里不足之热病也，用玉女煎法。知母四钱，生石膏一两，桑叶三钱，麦冬、细生地各五钱，粳米一撮，甘草三钱。复诊，昨用玉女煎法，诸症俱减。平素有消渴病，用玉女煎；大便稀溏，加牡蛎，一面护阴，一面收下。牡蛎一两，生石膏五钱，炒知母二钱，麦冬、大生地各五钱，炙甘草三钱，粳米一撮，终与益胃汤调理而愈。

又 清·王孟英先生治验

姚某 年未三旬，烟瘾甚大。适伊母病温而殁，劳瘁悲哀之际，复病温邪。胁痛筋掣，气逆痰多，热壮神昏，茎缩自汗。医皆束手，所亲徐丽生嘱其速孟英诊之。脉见芤数，舌绛无津，有阴虚阳越、热炽液枯之险。况初发即尔，其根蒂之不坚可知。与犀、羚、元参、知母壮水熄风，苁蓉、楝实、鼠矢、石英潜阳镇逆，沙参、麦冬、石斛、萎蕤益气充津，花粉、栀子、银花、丝瓜络蠲痰清热。一剂知，四剂安。随以大剂养阴而愈。

朱敦书令爱 病温，医投温散，服二剂，遍身麻瘖。月事适来，医进小柴胡汤，遂狂妄莫制，乞援于孟英。脉至洪滑弦数，目赤苔黄，大渴不寐，是瘖因温邪而发，所以起病至今，时时大汗，何必再攻其表？汛行为热迫于营，胡反以姜枣温之、参柴升之，宜其燎原而不可遏也。与大剂犀角、元参、生地、石膏、知母、花粉、银花、竹叶、贝母、白薇以清卫凉营。服后即眠，久而未醒。或疑为昏沉也，屡为呼唤。病者惊悟，即令家人启箧易服，穿鞋梳发，告别父母，云欲往花神庙归位。人莫能拦，举家痛哭，急迓孟英，复视脉象，嘱其家静守勿哭，仍以前方加重，和以竹沥、童便，灌下即安，继用养阴清热而愈。

毕方来室 患痰嗽碍眠。医与补摄，而至涕泪全无，耳闭不饥，二便涩滞，干嗽无痰，气逆自汗。孟英切脉，右寸沉滑，左手细数而弦，乃高年阴亏，温邪在肺，未经清化，率为补药所锢。宜开其痹而通其胃，与蒌、薤、紫菀、兜铃、杏、贝、冬瓜子、甘、桔、旋、茹之剂而安。

许少卿室 故医陈肩东先生之从女也。夏初病温，何新之十进清解，病不略减。因邀诊于孟英。脉至弦洪豁大，左手为尤，大渴大汗，能食妄言，而赤足冷，彻夜不瞑。孟英曰：证虽属温而真阴素亏，久伤思虑，心阳外越，内风鸱张。幸遇明手，未投温散，尚可无恐。与龙、牡、犀、珠、龟板、鳖甲、贝母、竹沥、竹叶、辰砂、小麦、元参、丹参、生地、麦冬，为大剂投之，外以烧铁淬醋，令吸其气，蛎粉扑止其汗，捣生附子贴于涌泉穴。甫服一剂，所亲荐胡某往视。大斥王议为非，而主透疹之法。病家惑之，即煎胡药进焉，病者神气昏瞀，忽见世父房东扼其喉，使药不能下咽，且嘱云：宜服王先生药。少卿闻之大骇，专服王药，渐以向愈。而阴不易复，频灌甘柔滋镇，月余始能起榻。季夏汛行，惟情志不怡，易生惊恐，与麦、参、熟地、石英、茯神、龙眼、甘、麦、大枣、三甲等药善其后。

姚令与室 素患喘嗽，复病春温。医知其本元久亏，投以温补，痉厥神昏，耳聋谵语，面赤舌绛，痰喘不眠。医皆束手矣。延孟英诊之，脉犹弦滑，曰：证虽危险，生机未绝，遽尔轻弃，毋乃太忍。与犀角、羚羊、元参、沙参、知母、花粉、石膏以清热熄风，救阴生液，佐苁蓉、石英、鳖甲、金铃、旋覆、贝母、竹沥以潜阳镇逆，通络蠲痰。三剂而平，继去犀、羚、石膏，加生地黄，服旬日而愈。

余侄森伯 患发热面赤，渴而微汗。孟英视之曰：春温也，乘其初犯，邪尚在肺，是以右寸之脉洪大，宜令其下行由腑而出，则即可霍然。投知母、花粉、冬瓜子、桑叶、枇杷叶、黄芩、苇茎、栀子等药，果大便连泻极热之水二次，而脉静身凉，知饥啜粥，遂痊。

王皱石广文令弟 患春温，始则谵语发狂，连服清解大剂，遂昏沉不语，肢冷如冰，口闭不开，遗溺不饮。孟英诊其脉，弦大而缓滑，黄腻之苔满布，秽气直喷。投承气汤加银花、石斛、黄芩、竹茹、元参、石菖蒲，下胶黑矢甚多，而神稍清，略进汤饮。次日去硝、黄，加海蜇、莱菔、黄连、石膏，服二剂而战解肢和、苔退进粥，不劳余力而愈。

褚芹香女校书 患月愆寒热。医以为损，辄投温补，驯致腹胀不饥，带淋便闭，溲涩而痛。孟英诊脉弦劲而数，乃热伏厥阴，误治而肺亦壅塞也。与清肃开上之剂，吞当归龙荟丸。两服，寒热不作而知饥。旬日，诸恙悉安。

张养之 己亥九月间，患恶寒头痛，自饵温散不效。邀孟英诊之，脉极沉重，按至骨则弦滑隐然。卧曲房密帐之中，炉火重裘，尚觉不足以御寒，且涎沫仍吐，毫不作渴，胸腹无胀闷之苦，咳嗽无暂辍之时。惟大解坚燥，小溲不多，口气极重耳。乃谓曰：此积热深锢，气机郁而不达，非大苦寒以泻之不可也。重用硝、黄、犀角，冀顽邪蕴毒得以通泄下行，则周身之气机自然流布矣。养之伏枕恭听，大为感悟，如法服之。越二日，大便下如胶漆，秽恶之气达于户外，而畏寒即以递减。糜粥日以加增，旬日后粪色始正，百日后康健胜常。

段春木之室 烂喉，内外科治之束手。姚雪蕉孝廉荐孟英视之，骨瘦如柴，肌热如烙，韧痰阻于咽喉，不能咯吐，须以纸帛搅而曳之。患处红肿白腐，龈舌皆糜，米饮不沾，月事非期而至。按其脉，左细数，右弦滑。曰：此阴亏之体，伏火之病，失于清降，扰及于营。先以犀角地黄汤清营分而调妄行之血，续与白虎汤加西洋参等肃气道而泻燎原之火，外用锡类散扫痰腐而消恶毒。继投甘润药蠲余热而充津液。日以向安，月余而起。

廉按：温热病最怕发热不退及痉厥昏蒙，更有无端而发晕及神清而忽间以狂言者，往往变生不测。遇此等证，最能惑人，不比阳证阴脉、阳缩舌卷、撮空见鬼者，易烛其危也。要诀在辨明虚实，辨得真，方可下手。以余临证实验，温热实证，阳明胃肠病居多。温热虚证，少阴心肾病居多。前哲俞东扶颇有发明，试节述其说。曰：今之所谓伤寒者，大概皆温热病耳。惟伤寒则足经为主，温热则手经病多。如风温之咳嗽息鼾，热病之神昏谵语，或溏泻黏垢，皆手太阴肺、手厥阴心包络、手阳明大肠现证。甚者喉肿肢掣，昏蒙如醉，躁扰不宁，齿焦舌燥，发斑发颐等证，其邪分布充斥，无复六经可考，故不以六经法治耳。就予生平所验，初时兼挟表邪者最多，仍宜发散，如防、葛、豉、薄、牛蒡、杏仁、滑石、连翘等，以得汗为病轻，无汗为病重。如有斑，则参人蝉蜕、桔梗、芦根、西河柳之类。如有痰，则参入土贝、天虫、栝蒌、橘红之类。如现阳明证，则白虎、承气；少阳证，则小柴胡去参半，加花粉、知母；少阴证，则黄连阿胶汤、猪苓汤、猪肤汤，俱宗仲景六经成法有效。但温热病之三阴证多死，不比伤寒，盖冬不藏精者，东垣所谓“肾水内竭，孰为滋养”也。惟大剂养阴，佐以清热，或可救之。养阴，如二地、二冬、阿胶、丹皮、元参，人乳、蔗浆、梨汁。清热，如三黄、石膏、犀角、大青、知母、芦根、茅根、金汁、雪水、西瓜、银花露、丝瓜汁。随其对证者选用。

温热兼证医案

●风温验案

（见《张氏医通》）清·张路玉先生治验

黄以宽　风温十余日，壮热神昏，语言难出，自利溏黑，舌苔黑燥，唇焦鼻煤，先前误用发散消导药数剂，烦渴弥甚。张石顽曰：此本伏热郁发，更遇于风，遂成风温。风温脉气本浮，以热邪久伏少阴从火化，发出太阳，即是两感，变患最速。今幸年壮质强，已逾三日六日之期，证虽危殆，良由风药性升，鼓激周身元气皆化为火，伤耗真阴，少阴之脉不能内藏，所以反浮。考诸南阳先师原无治法，而少阴例中，则有救热存阴、承气下之一证，可借此以迅扫久伏之邪。审其鼻息不鼾，知肾水之上源未绝，无虑其直视失溲也。时歙医胡晨敷在坐，同议凉膈散加人中黄、生地黄。服后，下溏粪三次，舌苔未润，烦渴不减，此杯水不能救车薪之火也。更与大剂凉膈，大黄加至二两，兼黄连、犀角，三下方能热除。于是专用生津止渴，多服而愈。

又　清·王孟英先生治验

程燮庭乃郎芷香　今春病温而精关不固。旬日后，陡然茎缩寒颤，自问不支。人皆谓为虚疟，欲投参附。孟英曰：非疟也。平日体丰，多厚味酿痰，是以苔腻不渴，善噫易吐而吸受风温。即以痰湿为山险，乘其阴亏阳扰，流入厥阴甚易，岂容再投温补以劫液锢邪而速其痉厥耶！伊家以六代单传，父母深忧之，坚求良治。孟英曰：予虽洞识其症，而病情轇轕，纵有妙剂，难许速功。治法稍乖，亦防延损，倘信吾言，当邀顾听泉会诊，既可匡予之不逮，即以杜人之妄议。程深然之。于是王顾熟筹妥治，午后进肃清肺胃方以解客邪、蠲痰渴而斡枢机。早晨投凉肾舒肝法，以靖浮越，搜隧络而守关键。病果递减。奈善生嗔怒，易招外感，不甘澹泊，反复多次。每复必茎缩寒颤，甚至齿缝见紫血瓣，指甲有微红色，溺短有浑黑，极臭。孟英曰：幸上焦已清、中枢已运，亟宜填肾阴、清肝热，以西洋参、二冬、二地、苁蓉、花粉、知、柏、连、楝、斛、芍、石英、牡蛎、龟板、鳖甲、阿胶、鸡子黄之类，相迭为方。大剂连服二十余帖，各恙渐退。继以此药熬膏晨服，午用缪氏资生丸方，各品不炒，皆生晒研末，竹沥为丸，枇杷叶汤送下。服至入秋，始得康健，

王氏　七旬有三，风温伤肺，头晕目瞑，舌缩无津，身痛肢厥，口干不饮，昏昧鼻鼾，语言难出，寸脉大，症属痰热阻窍，先清气分热邪。杏仁、象贝、羚角、花粉、嫩桑叶、竹茹、山栀，一服症减肢和。但舌心黑而尖绛，乃心胃火燔，惧其入营劫液，用鲜牛地、犀角汁、元参、丹皮、麦冬、阿胶、蔗浆、梨汁，三服，舌润神苏，身凉脉静。但大便未通，不嗜粥饮，乃灼热伤阴，津液未复，继与调养胃阴，兼佐醒脾，旬日霍然。

廉按：温为伏气，风是新感，风温一证，即叶天士所谓“新邪引动伏邪”是也。法当辛凉清解，轻剂如刘氏桔梗汤、防风解毒汤，重剂如缪氏竹叶石膏汤、叶氏荷杏石甘汤，皆有特效切忌辛温消散，劫烁津液，骤变则为痉厥，缓变则为肺痨，临证者切宜慎重。

●**冷温验案**

清·张路玉先生治验

陆中行室　年二十余。腊月中旬患咳嗽，挨过半月，病势稍减。新正五日，复咳倍前，自汗体倦，咽喉干痛。至元夕，忽微恶寒发热，明日转为腹痛自利、手足逆冷、咽痛异常。又三日则咳唾脓血。张诊其脉，轻取微数，寻之则仍不数，寸口似动而软，尺部略重则无。审其脉症，寒热难分，颇似仲景厥阴例中麻黄升麻汤证。盖始本冬温，所伤原不为重，故咳至半月渐减，乃勉力支持岁事，过于劳役，伤其脾肺之气，故咳复甚于前。至望夜忽憎寒发热、来日遂自利厥逆者，

当是病中体疏、复感寒邪之故。热邪既伤于内，寒邪复加于外，寒闭热邪，不得外散，势必内奔而为自利，致邪传少阴、厥阴，而为咽喉不利、唾脓血也。虽伤寒大下后，与伤热后自利不同，而寒热错杂则一。遂与麻黄升麻汤，一剂肢体微汗、手足温暖、自利即止，明日诊之，脉亦向和。嗣后与异功生脉合服，数剂而安。

又案　清·雷少逸先生治验

城东章某　得春温时病，前医不识，遂谓伤寒，辄用荆、防、羌、独等药，一剂得汗，身热退清；次剂罔灵，复热如火，大渴饮冷，其势如狂。更医治之，谓为火证，竟以三黄解毒为君，不但热势不平，更变神昏瘛疭。急来商治于予。诊其脉弦滑有力，视其舌黄燥无津。予曰：此春温病也。初起本宜发汗，解其在表之寒，所以热从汗解。惜乎继服原方，过汗遂化为燥，又加苦寒遏其邪热，以致诸变丛生。当从邪入心包、肝风内动治之。急以祛热宣窍法（去心连翘三钱、犀角一钱、川贝三钱、去心鲜石菖蒲一钱，加出黄至宝丹一颗，去蜡壳，化冲）加羚角、钩藤，一剂瘛疭稍定，神识亦清，惟津液未回，唇舌尚燥。原方去至宝、菖蒲，加入沙参、鲜地，三剂诸恙咸安。

又案　清·朱心农先生治验

人身之气，冬令伏藏，易于化火。当时晴亢过久，人病咳喘，俗谓客寒包火是也。身热，舌白，胁痛，咳痰胶厚，逾闷逾烦，汗出不解，先宜开泄，麻黄六分、杏仁三钱、生甘草五分、石膏三钱研细、生桑皮二钱、苦桔梗一钱、川贝母钱半、枇杷叶二钱炒。二剂喘热已减，去麻、甘、膏，加蒌皮二钱、泡淡黄芩五分、马兜铃一钱而愈。

寒遏伏热，肺为邪侵，气不通利，肺痹喘咳上逆，一身气化不行，防变肺胀，急宜轻开清降：苏叶五分、杏仁二钱、栝蒌皮钱半、广郁金磨汁一匙、生苡仁二钱、桔梗一钱、枇杷叶钱半、白通草一钱。三服已效，惟咳逆不止，仍属肺气失降，原方去苡仁、苏叶，加紫菀钱半、川贝三钱，二剂即愈。

廉按：温热伏邪因新寒触动而发者，俗称冷温。发于春者为春温，发于冬者为冬温，俗称客寒包火，皆属此证。初起多头身皆痛，寒热无汗，咳嗽口渴，舌苔浮白，脉息举之有余，或弦或紧，寻之或滑或数，先宜辛温解表法（防风、杏仁、桔梗各钱半，广皮一钱，淡豆豉三钱，加葱白两枚，煎）。倘或舌苔化燥，或黄或焦，是温热已烁于胃，即用凉解里热法（鲜芦根五钱、大豆卷三钱、天花粉二钱、生石膏四钱、生甘草六分）。如舌绛齿燥，谵语神昏，是温热深踞阳明营分，即宜清热解毒法（西洋参、大麦冬、鲜生地各三钱，元参钱半，金银花、青连翘各二钱，加绿豆三钱，煎服）以保其津液。如有手足瘛疭、脉来弦数，是为热极生风，即宜祛热熄风法（大麦冬五钱、鲜生地四钱、甘菊花二钱、羚羊角二钱、钩藤钩五钱，先将羚羊角煎一炷香，代水，再入诸药煎服）。如或昏愦不知人、不语如尸厥，此温邪窜入心包，即宜祛热宣窍法（见前）。冷温变幻，不一而足，务在临机应变。此皆前哲雷少逸经验法也。

●湿温验案

清·叶天士先生治验

湿温秽浊之气，胶结于三焦，故脉搏濡滞，苔灰边白，气喘脘结，周身痛难转侧，小溲窒涩而痛，老年精气已衰，恐有内闭外脱之变。先与辛淡开泄，鲜石菖蒲、厚朴、茯苓皮、橘红、白蔻仁、光杏仁，冲服苏合香丸一颗。次诊，湿开热透，气喘身痛俱减，惟热壅脘结，溺仍涩痛，湿复阻气，郁而成病。须知热自湿中而来，徒进清热无功，仍以宣通气分，白蔻仁、大腹皮、茯苓皮、滑石、通草、猪苓、黄芩。三诊，脘结溺痛已痊，惟吞酸形寒，之阳运行，以致寒热不饥。盖以湿属阴晦，必伤阳气，法当转旋脾胃，与苓姜术桂汤加味，浙茯苓、淡干姜、生于术、川桂枝、半贝丸、生苡仁、炒橘白、荷叶拌炒谷芽。四诊，寒热痊，食不化，中州阳失健运，当以温药和之：益智仁、炒谷芽、炒广皮、炙甘草、浙茯苓、檀香汁、半夏曲、炒荷叶。此湿重于温之疗法。

湿温长夏最多，其湿蒸之气，多由口鼻而入。上焦先病，渐布中下，河间所谓三焦病也。治与风寒食积迥异。仲景云：湿家不可发汗，汗之则痉。湿本阴邪，其中人也，则伤阳。汗则阳易泄越而邪留不解，湿蒸热郁，发现为黄，熏蒸气隧之间，正如罨曲之比。斯时病全在气分，连翘赤小豆汤（连翘、赤小豆、光杏仁、梓白皮、生姜、甘草、红枣）可以奏效。今经一月，邪弥三焦，自耳前后左肿及右，痈疡大发。夫痈者壅也，不惟气滞，血亦阻塞。蒸而为脓，谷食不思，陡然肉消殆尽，胃气索然矣。商治之法，补则助壅，清则垂脱。前辈成法，一无可遵。因思湿热秽浊结于头面清窍，议轻可去实之法。选芳香气味，使胃无所苦，或者壅遏得宜，少进浆粥，便是进步。《经》云：从上病者治其上。《灵枢》云：上焦如雾。非轻扬芳香之气何以开之？青菊叶、荷叶边、金银花、象贝、绿豆皮、马兜铃、连翘、射干，临服冲金汁一小杯。次诊，痈肿痛连背部，此属郁伤气血，经脉流行失司，已经月余不痊，恐有流注溃脓之忧，法当内外兼治。治在少阳、阳明，焦山栀、粉丹皮、夏枯草、双钩藤、制香附、广郁金、薄荷梗、鲜菊叶，另用紫金锭磨汁涂敷疮边。三诊痈溃流脓，身热渐减，以辛凉法兼理气血可愈，银花、连翘、元参、丹皮、生甘草、青菊叶，犀角解毒丸磨冲。四诊，痈虽愈，而胃虚少纳，不饥口燥，音低气馁，此胃中阴气受伤也，当与清养，麦冬、北沙参、生玉竹、生扁豆、冬桑叶、生甘草，临服入青蔗浆一杯。此温重于湿之疗法。

年已二旬，夏月咳嗽，时带血出，常发寒热，饮食减，身渐瘦，口不渴，行动时或仆地，有日轻，有日重，牙宣龈肿，晨起则血胶厚于齿龈上，脉细带数。群以弱证治，二地、二冬等滋阴药遍尝不效。此湿温久郁、似乎虚痨也。用芦根、滑石、杏仁、苡仁、通草、钩藤、白豆蔻，嘱云：服二十帖痊愈矣。若不满二十帖，后当疟也。其人服十帖已霍然，即停药，十月中果发疟，仍服前药而疟愈。

酒客中虚，内伏湿温，口鼻又吸秽浊之气，初病头胀，胸痞，身痛，微汗不解，湿温在膜原内蒸，邪从中道斜行，兼以鼻受秽湿，皆蕴结于气分，治以芳香，邪气得开。奈不分气血，偏以消导、清热、攻下，致邪混血分成斑，陷入膻中，神昏谵妄，内闭脏络，外反肢冷大汗。势已危笃，勉以芳透胞络，庶神气稍清，冀其回生，至宝丹四颗、金汁一杯、石菖蒲汁一匙，研细和匀，重汤温服。次诊，凡湿温秽浊填塞内窍，神识昏迷、胀闷欲绝者，须以芳香宣窍深入脏络，以开锢闭之邪。前投至宝丹开透法，初则神气稍清，继即闭目不语，昏厥如尸。病情危笃若此，勉以紫雪丹五分，微温开水调服，百中图一而已。三诊，斑疹遍发，心胸前后尤多，咯出黏涎数口，神清厥回。惟头摇发痉、火升烦躁，病已牵动肝阳、陡动肝风，必有风火痰涎之滋扰，治法虽当清营，然必熄其风火、蠲其痰涎，庶险者平、危者安矣。若但用滋阴柔肝之法姑息养奸，必无澄清之一日，质之晋三先生以为何如？犀角尖、羚角片、鲜生地、粉丹皮、东白薇、元参心、鲜竹沥、鲜石菖蒲汁、金汁二两，万氏牛黄丸两颗。四诊，诸症轻减，惟熏灼胃脘，逆冲为呕，舌络被熏，则绛赤如火，消渴便阻，犹剩事耳。似此犹属晕厥根萌，当加慎静养为宜。凡治此等症，必兼熄风消痰，方有出路。一味滋补，中病而不能去病，不可不知也。与黄连阿胶汤（川连、阿胶、鲜生地、生白芍、鸡子黄、川贝、滁菊花、淡竹沥，童便冲）加减，调理以善其后。此湿温内陷危症挽救之疗法。

湿遏温邪内迫，经水不应期而至，淋淋不断，二便不通，唇舌俱白，不喜冷饮，神呆恍惚，言语支离，诊脉细小欲绝。当芒种、夏至，阳极泄越，阴未来复，神魂不摄，是谓亡阳昏谵，最属危脱之象。拟用仲景救逆法以拯其危，人参、淡附子、川桂枝、化龙骨、煅牡蛎、炒蜀漆、清炙草、南枣。次诊，任阴未同，冲阳内扰，上则咽燥喉痛，下则遗溺带红。阳虽初回，阴气欲尽，难进温热之补，当以收摄真阴，急固根蒂，与参麦散合贞元饮：人参、麦冬、北五味、熟地炭、白归身、清炙草。三诊，夜寐不安，心神烦躁，睡时谵语盗汗，阴阳尚未交合，防有厥脱变幻，急急镇固阴气，以冀复元。人参、辰茯神、真阿胶、淮小麦、化龙骨、煅牡蛎。四诊，诸症俱痊，惟胃弱微呕，此阳明气液两虚也，宜养胃以调本：人参、麦冬、生玉竹、清炙草、南枣、生粳米。

据述，产育频多，产后两年，经水至今未来，此为病根，已属下元阴亏。长夏初患泄泻，必天雨地湿，潮雾秽浊，气南口鼻吸受，原非发散消攻可去。只因体质甚薄，致湿浊蔓延，充布三焦，七则咳痰不饥，下则二便涩少，非表有风寒，故无寒热见症。然气分壅塞，津化浊痰，入夜渴饮，胃汁消乏，求助于水，是本虚标实之病。夫肺位最高，与大肠相表里，清肃不行，小便不利矣，芦根、苡仁、通草、茯苓、桑叶、西瓜翠衣，冲入白蔻末。再诊，前议虚不受补，皆因夏令伏邪著于气分。夫肺主一身之气，既因气阻清肃不行，诸经不能流畅，三焦悉被其蒙。前言攻邪不效，盖湿热由吸而受，与风寒感冒不同，乃氤氲虚空，聚则为殃耳。故取淡掺无味气薄之品，仅通其上，勿动中下，俾虚无伤，伏气可去。稍佐辛香，非燥也，仿辟秽之义，经霜桑叶、鲜枇杷叶、茯苓、蔻仁、苡仁、芦根。此湿温犯肺之轻症疗法。

又　清·王孟英先生治验

黄纯光　年七十八岁，患湿温至旬余。脉形歇代，呃忒连朝，诸医望而畏之。孟英诊曰：脉虽歇而弦搏有根，是得乎天者厚，虽属高年，犹为实象。参以病深声哕，原非小故；而二便窒涩、苔腻而灰，似腑气未宣、痰湿热阻其气化流行之道也；清宣展布，尚可图焉。何新之韪其议，因以旋覆花、淡竹茹、焦山栀、川楝子、枇杷叶、光杏仁、吴茱萸、小川连、紫菀、蒌仁、陈海蜇、大地栗等为剂，片通草一两，煎汤煮药，投匕即减。数服而大吐胶痰，连次更衣，遂安粥食。惟动则嗽逆，渐露下虚之象，予西洋参、龟板、牡蛎、苁蓉、石斛、牛膝、冬虫夏草、石英、茯苓、当归等药，而各恙递安，继加砂仁、熟地而起。

翁嘉顺之弟妇吴某 劳伤之后，发热身黄，自以为脱力也。孟英察脉软数，是湿温重证，故初起即黄。亟与清解，大便渐溏，小溲甚赤，湿热已得下行，其热即减。因家住茅家埠，吝惜舆金，遽迩辍药。七八日后复热，谵语昏聋，抽痉遗溺。再恳孟英视之，湿热之邪扰营矣。投元参、犀角、菖蒲、连翘、竹茹、竹叶、银花、石膏泄卫清营之法，佐牛黄丸、紫雪丹而瘳。臀皮已塌，亟令贴羊皮金，不致成疮而愈。

又 清·周雪樵先生治验

去年七月，内人患湿温，初亦不以为意，而内人素性不肯服药，仆亦听之。至五六日，病情忽重，其状恶寒发热，热高一百零三度，头痛胸痞，渴甚而不能饮，数日不食，亦不大便，苔白腻如粉而厚，与以饮食，绝不知味，口出秽气，数尺外即闻之，神思迷糊，语无伦次，大有垂危之势。仆乃自制化浊汤，以厚朴为君，佐以藿香、黄芩、前胡、腹皮、佩兰、枳壳、香豉、栀仁等，而加玉枢丹以降之。一剂后，热竟全退，神思亦清，但苔腻如故，大便不行，仍不能进食，乃以轻泻叶通其大便，兼以平胃散法调理之。至五六日后，食始知味。又二三日，乃能起。

朱雅南先生之二哲嗣达哉 去年秋，兄弟夫妇同就学于沪，其来也途次感冒，复饥饱不节，至寓而病湿温，头晕发热，胸痞作恶，吐出痰饮甚多。初以涤饮剂治之，热益重，至一百零四度许。周身瘫痪，口出秽气，苔腻如粉，神识迷蒙。其兄甚焦急。仆仍用化浊汤治之，而重加苏梗，一剂后，得大汗甚澈，热竟全退，神识亦清，但大便已六七日不行，秽气苔色仍如故，用前方加减，入制大黄三钱下之，一剂不知；再加大黄二钱，又二剂，乃得大便，秽气顿已，食亦渐进。仆曰：病已去矣，但以饮食善调之自愈，不必服药矣。

今年四月初，同乡汪太史渊若之次子廉卿 年四岁，亦病湿温。但尚不能自言其苦，屡屡惊厥。有一次，厥去一点钟许，家人意为死而哭，幸复苏，数夕不得眠。邀仆治之，见其色惨白，其头倒，其神思倦怠，喉间咯咯有声，脉滑数，知有痰极多。按其腹满而软。曰：数日不食，不应有此，殆有食积。以表候其腋下，得一百零二度。曰：口中之度，必零三度许也。其汗则黏腻非常，泣而无泪，渴且嗜饮，然卧时覆被，不知自去之也，知必有表邪；又每以手自按其头，知头必有痛胀等事；口中亦有秽气，数武外即可嗅而知之，因知亦为化浊汤之症，亦以此方与之，而改苏梗为苏子，用玉枢丹四分。未服药之前尚惊厥，请推拿者推之始已。服药与数分钟后，忽呕出胶痰两大堆约一小盅许，黏厚成块；又数点钟后，得大便一次，极臭而多，其色黑，此夕即能安卧。明日复诊，则热退神清，病竟全去。以搜捕余邪法治之，曰：一剂后，可不药矣。次日竟下地行走如常。

廉按：湿热与湿温，似同实异。湿热者，先受湿，后化热，其来也渐；湿温者，先伏温，后受湿，其来也暴。湿热轻而湿温矗。初起时，最要辨明孰轻孰重。如湿重于温者，当以吴氏三仁汤、周氏化浊汤二方为主。即雪樵君云：湿温之病，多在胃肠。舌苔滑白厚腻者，重用川朴为君；口有秽气者，玉枢丹亦要药，其说甚是。如温重于湿者，当以加减藿朴夏苓汤、清芳透邪汤二方为主；湿与温并重，当以新定达原饮、枳实栀豉合小陷胸汤加减，或藿香佐金汤亦佳，此治湿温初起之方法电。具他变证甚多，论中方法毕备，对症酌用可也。今所选之案虽少，而大致粗备，亦足为后学导夫先路矣。

小儿诊法要义

绪 论

尝览大梁阎季忠序《小儿药证直诀》云：医之为艺诚难矣，而治小儿为尤难。自六岁以下，黄帝不详载其说，始有《颅囟经》，以占寿夭生死之候，则小儿之病，虽黄帝犹难之，其难一也。脉法虽曰七八至为和平，九十至为有病，然小儿脉微难见，医为持脉，又多惊啼而不得其审，其难二也。脉既难凭，必资外证，而其骨气未成，形声未正，悲啼喜笑，变态不常，其难三也。问而知之，医之工也，而小儿多未能言，言亦未足取信，其难四也。脏腑柔弱，易虚易实，易寒易热，又所用多犀珠龙麝，医苟不能明辨，何以已疾？其难五也。种种隐奥，其难固多，余尝致思于此，又目见庸医妄施方药，而杀之者十常四五，良可哀也！余谓治小儿固难，治乳子为最难。盖以治病之难，难在识症。识症之难，难在诊断。爰将历代儿科名家诊断法，一一以证明之。宋儿科大家钱仲阳，首重面上证候，其次目内证候，又次小儿脉法，此钱氏注意望切两端，色脉合参之诊断术也。明婴科名家薛良武，注意三部五诊，三部者，面上形色，虎口指纹，寸口一指之脉；五诊者，上按额前，下按太冲，并前三部，此薛氏亦注重色脉合参，较钱氏明备之诊断术也。清婴科名家夏禹铸，注重以望为主，问继之，闻则次，切则无凭，间亦摹看指纹，了无征验，此夏氏独重面色苗窍，不信指纹之诊断术也。清儿科专家张筱衫，注重觇神气、审形色、诊面、察眼、察耳、察唇口、察齿、察鼻准、验舌苔、诊指纹、察手足、听声、按胸腹、询溲便、候脉等十五种要法，此张氏临病辨证较前三家尤为详备之诊断术也。若西医小儿诊断法，分望诊，切脉，检温，头部诊法，口内诊法，胸部诊法，腹部诊法，及既往症诊法，现症诊法，此西医与中医大同小异之诊断术也。合观中两诊法，诊断术之繁难如此。若畏其繁难而放弃之，则不能辨症，焉能治病：不能治病，焉能对症发药。故余不揣冒昧，于诊断术中西并参，敢以四十余年之经验，新纂而条分之。第一章，曰望诊纲要；第二章，曰问诊纲要；第三章，曰闻诊纲要；第四章，曰按诊纲要；第五章，曰检诊纲要；第六章，曰切脉纲要；第七章，曰总括六诊纲要；第八章，曰辨证纲要，约计三十五节。既分章节，更详条目，各著四言韵语，虽义尚简括，已足赅儿科诊断之要。使初学者便于诵习，易于记悟，此余新纂儿科诊断学之苦心也。汉张仲景《金匮要略》曰：上工望而知之，中工问而知之，下工切脉而知之。褚彦道《遗书》曰：博涉知病，多诊识脉，屡用达医。气生氏《医则》曰：诊断为治疗之始，又为治疗之终。横司乌氏曰：善诊断者善治病。明太祖谕徐达曰：更涉世故则智明，久历患难则虑周。吾侪临证诊断时最为然。有志研究儿科学者，尚期三复斯言。

第一章　望诊纲要

凡看儿病，以望为先，观形察色，一览了然，部位苗窍，分辨始全。

［参］清·夏禹铸曰：凡小儿病有百端，逃不去脏腑气血；症虽多怪，怪不去寒热虚实；病纵难知，瞒不过颜色苗窍：症即难辨，莫忽略青白红黄。面上之颜色苗窍，乃脏腑血气发出来的；颜色之红黄青白，乃寒热虚实献出来的。业医道者，能于此处作功夫，细细详察，临症治病，必先以望面色，审苗窍为主，治无不神。

第一节　观形当诊体格

观形之要，首辨体格，强弱中等，必先鉴别。凡儿寿夭，病势顺逆，临症诊断，容易判决。

［参］西医谓望诊以诊体格为第一，体格之良否，大有关于病之发生，以及日后病之可治不可治者也。医学上分体格为三种，曰强壮，曰虚弱，曰中等。强壮者，骨骼强大，胸廓广阔，筋肉坚细而不粗松，皮肤滑润而有光泽，其抵抗疾病之力大，虽罹重病，易于治疗。薄弱者，骨胳纤弱，胸廓狭小，筋肉瘦软，皮肤宽浮，其病虽幸一时治愈，然须防再发。中等者，介于上两体格之中间者也。其外貌有若柔弱，而其对于疾病之抵抗力，亦有强者，不可一概论之。医者或曰病虽重，体格尚强，不为大害；或曰病虽不可谓重大，因体格瘦弱之故，不可不注意者，皆据上三者而言也。万密斋石：小儿寿夭，须观形气，如形实气实者，此禀气有余，为寿相，无病易养；如形虚气虚者，此禀气不足，为天相，多病难养。其歌括，一曰：头圆背厚腹如垂，目秀眉清鼻准齐，耳角分明口方正，骨坚肉实体丰肥。二曰：腮妍发绀形表端，二便调和里气安，脚健项肥囊紧小，肌肤温润更红鲜。三曰：性静神安状若愚，内含精采与人殊，乐然后笑不多哭，不露

英华神气贮。以上三条，皆婴儿素体强壮之寿相也。平素无病，即偶患重病，治法适当，每转重而为轻，多顺少逆。四曰：颅解露缝眼露睛，鼻干唇缩口流津，发稀项软腓腩小，满面纷纷青紫筋。五曰：形憔色悴表虚状，肚大筋浮里虚征，癣疥浸淫多叫哭，见人笑语弄精神。以上二条，皆婴儿素体薄弱之夭相也。平素多病，即偶患轻症，治法虽合，忽转轻而为重，多逆少顺。

第二节　察色当参神气

察色之妙，全在察神。得神者昌，失神者亡。寒则神静，热则神妄，虚则神衰，实则神旺。色见皮外，气含皮中，内光外泽，气色相融，有色无气，不病命倾，有气无色，虽困不凶。

［参］张筱衫曰：神气为一身之主，神清气爽，神完气足，主清吉；神夺气移，神疲气浊，主夭亡。喻嘉言曰：人之五官百骸，赅而存者神居之耳。色者，神之旗也，神旺则色旺，神衰则色衰，神藏则色藏，神露则色露。故凡失睡之儿，神有饥色；丧亡之子，神有呆色，盖气索则神失所养耳。若隐然含于皮肤之内者为气，显然彰于皮肤之表者为色。《内经》谓气至色不至者生，色至气不至者死，以其有气无色，虽病不凶；有色无气，无病亦亡。

第三节　望面部形色

欲察外形，首相其面。面分五色，脏真可辨。肝青心赤，脾脏色黄，肺白肾黑，五脏之常。

［参］面在头之前部，眉目口鼻在焉。察形首相其面者，渭脏腑之精华，皆著于面，或荣或悴，先可占验也。宋《小儿卫生总微论》曰：经言五脏之色皆外荣于面，故死生疾病系焉。其色不深不浅，应常光润者为和平，若色深浓者其脏实，浅淡者其脏虚。总之小儿面部气色，为十二经总见之处，气血充实，五色显明为新病，证多轻而易治；气血虚弱，五色晦浊为久病，证属重而难治。

甲、面现五色原理

心主发血，血热鲜红，血瘀黯红，血虚淡红。肝主回血，其色淡青，络热青紫，络瘀青黑，甚则黧黑。脾主统血，其性恶湿，浅黄湿热，深黄积热，黯黄瘀热，萎黄虚热。肺主宗气，吸氧吐碳，多吸碳气，色必灰白（面无气色）；少吸氧气，色必白（面无血色）。肾司泌溺，故主滤血，血含浊质，面多泛黑。黑而明润，症犹可治；黑带油光，病多不吉；黑而枯憔，肾阴涸竭，黑而晦黯，肾阳败极。

［参］人体内脏，各含色素，亦犹各种植物花叶中所含色素，均冈感受日光，各呈其色彩也。经云：南方生热，其色赤。赤色西人亦云热色。经云：北方生寒，其色黑。黑色西人亦云冷色。再以五脏五色而精研之，肺主气，碳气呼出，氧气吸入，气清且洁，是肺含白素也。心主血，回血退换，新血化生，血鲜且红，是心含赤素也。肝制胆汁，其色绿，是肝含青素也。肾生外膜，其色紫黯，是肾含黑素也。脾居油网之上，脂肪皆其所司，一黯则变为黄矣。经以五色命五脏，具有至理寓乎其中，慎毋谓经旨之凿分脏色，为一无理由也。试述经义以阐发之，《内经》曰：面有青黄赤白黑。以应五脏。生于心，如以缟（素帛也）裹朱；生于肺，如以缟裹红（红谓淡红）；生于肝，如以缟裹绀（青含赤色）；生于脾，如以缟裹栝蒌实（黄含赤色）；生于肾，如以缟裹紫（黑含赤色）。此为无病之色，若病而色见，则以滋润而明亮者吉，枯槁而晦滞者凶。晦滞之色，上行者，病益甚：下行如云散者，病渐已；色散未聚，病亦未聚。女则色见右为逆，左为从，男子反此。

乙、面色断病总诀

先辨外感，风淫所胜，面青流涕；寒淫所胜，面白善嚏；署淫所胜，面垢齿干；湿淫所胜，面黄色黯；燥淫所胜，嗌干面尘（面色灰败如尘垢也）；火淫所胜，面赤热盛。次论内伤，面色枯黯，新病可治；面脱色夭，久病不治。

总而言之，明显新病，晦浊久病，虽观表面，一望可凭。暴感外邪，不妨滞暗：久病内亏，反忌娇艳。红光润泽，少凶多吉：青黑黯惨，多凶少吉。洁白少神，虚脱宜防；干黄而憔，气液已亡。五色辨症，此为总诀，若欲精详，分辨宜晰。

［参］清·蒋仲芳云：经谓望其五色以知其病，故望色者治人之首要也。《素

问》以一色之中而分平病死三等，至《灵枢》又分明脏腑部分，及浮沉浅深天泽散抟等法，盖以其道之不容忽也。爰为略陈其要，夫五色有光，明亮是也；五色有体，润泽是也。光者无形，为阳，阳主气；体者有象，为阴，阴主血。气血俱亡，其色沉晦枯槁，经所谓如草兹、枳实、炱、衃血、枯骨五者是也。气血尚存，其色光明润泽，经所谓如翠羽、鸡冠、蟹腹、豕骨、乌羽五者是也。此五色虽为可生，终为一脏之色独亢，亢则害病也，非平也。盖平人五脏既和，其一脏之色，必待其旺而始荣于外。其荣于外也，禀胃气而出于皮毛之间。胃气色黄，皮毛色白，故云如缟裹。如缟裹者，朦胧光泽，虽有形影，犹未灿然。内因气血无乖，五脏无偏胜故也。苟或不然，五脏衰败，其见色也。昔之朦胧者，一变而为独亢；昔之光明者，一变而为沉浊；昔之润泽者，一变而为枯槁；甚至沉浊枯槁，合而为夭。是光体俱无，阴阳气血俱绝，不死又何待哉！观此，则五色之中，首贵内含神气。故前哲于望诊之中，一则曰神色，再则曰气色。神色者，内含光彩；气色者，内蕴精华。此皆阐发表面青黄赤白黑之原理，内容血色素之精义也。无论儿之幼小，病之新久，色有神气则生，色无神气则死，此为望色断诊之总诀。

丙、面色察症要诀

面青者痛，其病在肝；面青肢冷，定是胎寒；面青发搐，多属胎痫，面青吐利，作慢脾看。久咳面青，肝纵乘肺：久泻面青，肝横乘脾。面青浅淡，肝虚本色；面青深浓，肝风病色。面青口噘，脘腹冷痛；面青唇赤，风温瘛疭。太阳承浆、风池气池，各见色青，非惊则痉。青遮日角，惊厥最多；青掩印堂，惊泻沉疴。山根青紫，病多风热；环口青黑，症皆危急。囟赤印青，病机已重；囟印皆青，病势必凶。总而言之，青为厉色，面青目黄，面青目白，面青唇黑，多凶少吉。

［参］青色属肝，主风主惊，主寒主痛。面唇皆青者，寒极也：青而脱色者，惊恐也。青而黑者多寒痛，青而白者多虚风（以上皆寒症）。青而赤者为肝火，青赤而晦滞者为郁火（以上皆热症）。总之，青为残贼之色，暴露于面部，症既危急，命亦危险。

黄为脾色，病在胃肠。脾伤面黄，消化不良。面黄光润，痰饮湿热；面黄枯暗，寒湿食积。面黄而肥，胃有痰湿；面黄而瘠，胃有蕴热。面黄似橘，食伤吐泄；面黄若熏，阴疸脾湿。面黄色淡，胃气已弱；面黄色枯，胃液将涸。面黄而青，肝脾相克：面黄而黑，脾肾衰竭。面黄带白，中多疳积；面黄而浮，内藏癖积。面黄不润，多蟹爪纹，或多白点，皆属虫积。面黄而亮，目白如金，及溺黄赤，定是胎黄。眼角鼻准，及其人中，忽现黄色，此为脐风。总而言之，面黄光泽，为有胃气，预后皆占。

［参］黄色属脾，主湿热食积。黄而明如橘子者，湿少热多也：黄而暗如烟熏者，湿多热少也。黄而暗淡者，则为寒湿；黄而枯癯者，则为积热。黄而色淡者，胃气已虚，脾阳不健也；黄而青黑者，脾为寒滞，肾水上泛也。惟黄色见于面目，既不枯槁，又不浮泽，为欲愈之候。总之，黄为中央之色，其虚实寒热之机，又当以饮食便溺消息之。

赤色属心，面赤主热。其色嫩红，赤子本色；其色大红，是为胎热。浅赤表热，深赤里热。面带红光，外感风热；面若涂朱，心火盛极。面赤胭坚，营血本充；面赤肉坚，素禀火重，微赤而鲜，气虚有火：干赤而枯，血虚多火。乍红乍白，胃肠虫积；又赤又青，惊风纵掣。面赤深浓，营分实热；面赤浅淡，血分虚热。艳红带白，泻痢戴阳；纯红带青，肝风上翔。总而言之，赤为火色，表里虚实，症多属热。

［参］赤色属心，主热。面色缘缘正赤者，阳气怫郁在表，汗不彻故也（此伤寒太阳经表热证）。面赤而潮热谵语者，胃实也（此伤寒阳明经实热证）。面赤如微酣，或两颧浅红娇嫩，游移不定（不尽面通红），乃阴证戴阳，必下利清谷，或小便清白、或淡黄，脉沉细、或浮数无力按之欲散，虽或烦躁发热，欲坐卧泥水中（外热甚也），渴欲饮水，或咽喉痛，证似实热，而索水置前，却不能饮，肌表虽大热，而重按之则不热，或反觉冷，且两足必冷，必须细审（此伤寒直中寒证）。又有面赤烦躁，遍舌生疮生刺，舌敛缩如荔枝状，或痰涎涌盛喘急，小便频数，口干引饮，两唇焦裂，喉间如烟火上攻，两足心如烙，脉洪数无伦，按之无力，扪其身烙手，此心肾阴虚，火不归元所致，证最难辨。但病由内伤，其来以渐，是乃干柴烈火，不戢自焚，与上所列三证，因各不同也。又有久病虚人，两颧至午后带赤者，此则阴虚火动之常证，虽未至如上症之烈，而其颧赤则同为内伤也（以上二证皆虚热）。若赤色出于两颧，状若装朱，大如拇指者，病虽愈，必死。热病无汗，颧赤亦死。颧以骨为主，骨属肾水，火盛灼水而上升也。总之，赤为火炎之色，只虑津枯血竭，决无虚寒之患。大抵火形人从未有肥盛多

湿者，即有痰嗽，亦燥气耳。

白色属肺，面白气虚。白而光泽，肺气有余；面色淡白，肺虚咳血；面色白，肺虚气脱。白如冠玉，气色俱足；面若傅粉，气色皆夺。面白瞭瞭，痟痨久泻；面白惨惨，元阳将绝。白而兼赤，气虚血热；白而兼青，气寒血结。面多白点，大肠虫积：面现白瘖，气分湿热。总而言之，白主气液，欲如豕膏，最忌枯骨。

［参］色白属肺，白而淖泽，肺胃之充也。肥白而按之绵软，气虚有痰也。白而消瘦，爪甲鲜赤，气虚有火也。白而夭然不泽，爪甲色淡，肺胃虚寒也。白而微青，或臂多青络，气虚不能统血。若兼爪甲色青，则为阴寒之证矣。总之，白为气虚之象，纵有失血发热，皆为虚火，断无实热之理。

黑色属肾，主痛主寒。焦黑阳热，青黑阴寒。面黑肥泽，筋骨必强：面黑瘦削，阴火内戕。面色骤黑，病多中恶；乌痧胀者，面赤黧黑。天庭黯黑，脑髓枯竭；承浆青黑，手足抽掣。总而言之，五色之中，青黑黯惨，真脏色现，凡病新久，皆属危险。

［参］面黑光润，其貌魁伟，时人谓之黑相，多属下焦气旺。虽犯客寒，亦多蕴为邪热，绝少虚寒之候。惟面色黯惨，无论病之新久，皆属阳气不振。若面黑色夭，此谓脑髓死色。故《内经》谓黑色若见于天庭，大如拇指，必不病而卒死。总之，黑为阴晦之色，加于头面之阳位，或面唇青黑，或五官忽起黑色，其病皆多凶少吉。

以上概言通面之色，面为足阳明胃经所主，凡五脏之气，皆禀于胃，则五脏之色，亦必由胃气所蒸，上荣于面，此《内经》所谓五色微诊，可以目察，能合色脉，可以万全，以阐儿科四时百病五色生死之诊法也。

丁、面分五部总诀

察儿面色，宜分部位，左颊属肝，右颊属肺，心额肾颐，惟鼻主脾。

［参］《内经》曰：左右者，阴阳之道路也。阳从左升，阴从右降，故以左颊配肝，右颊配肺。额曰天庭，天庭高，主离阳心火。颐曰地角，地角低，主坎阴肾水。上下分配，亦阳上阴下之义也。《内经》以鼻为面王，以其位居至中，内通呼吸，生死赖之，脾主中焦，故经主鼻准候脾，此钱氏遵《内经》分部乃儿科简要之诊法也。惟《灵枢》谓庭（即天庭）以候首面，阙（即眉心）以候肺，

阙上以候咽喉，下极（即山根）以候心，年寿（即鼻柱）以候肝，其左右以候胆，面王（即鼻准）以候脾，方上（即鼻坠）以候胃，人中以候膀胱子宫，面中央（颧骨之下迎香之外）以候大肠，大肠之旁（颊之上也）以候肾。面王以上（两颧内鼻准旁）以候小肠。此较前五部诊法，尤为详明，精研儿科学者，临证时不可不参用也。

戊、面上五部热病

肝热病者，左颊先赤；心热病者，其颜先赤；脾热病者，其鼻先赤；肺热病者，右颊先赤；肾热病者，其颐先赤。病虽未发，见赤色者，皆属伏热，即刺而泄。

［参］此以上下左右中之部位，分属五脏，为察色辨症之法。故钱氏《直诀》云：左腮为肝，右腮为肺，额上为心，鼻为脾，颏为肾，赤者热也，随证治之。按：额上曰颜，腮为面颊，颐下为颏。《直诀》与经旨，词虽异而义则同，总以遵经旨为有本。前清章虚谷注《内经》伏气温热篇云：此详五脏热邪未发，而必先见于色之可辨也。左颊颜鼻右颊颐，是肝心脾肺肾脏之气，应于面之部位也。病虽未发，其色先见，可见邪本伏于血气之中，随气血流行而不觉。更可印证《难经》所云：温病之脉，行在诸经，不知何经之动也，故其发也，必随生气而动，动则先现色于面，良工望而知其邪动之处，乘其始动，即刺而泄之，使邪势杀而病自轻。即《难经》所云：随其经之所在而取之者，是为上工治未病也。用药之法，亦可类推矣。

此条家严悉本经文，编为韵语，与钱氏《直诀》，先后一揆，足见小儿病多伏热。热盛动风，症多发搐，《伤寒论》所谓风温之为病，剧则如惊痫，时时瘛疭是也。后世儿科，但知因惊发搐，混称曰惊风，杜撰许多惊名，乱推乱挑，误杀乳婴，不可胜数。皆由病因不明，诊断不精，不知伏热为病，误认为惊者阶之厉也。叶天士云：小儿热病最多者，以体属纯阳，六气著人，气血皆化为热也。饮食不化，蕴蒸于里，亦从热化矣。旨哉言乎！

己、面诊五部形色要诀

额虽属心，上通前脑，神经攸关，诊毋轻藐。太阳日角，方广天庭，小囟印堂，皆属脑心。天庭色盛，脑气旺极；天庭色衰，脑髓虚竭；天庭色萎，有皱纹者，症必难治。日月角陷，已失色者，必死不治。青遮日角，囟陷者绝；黑掩太阳，额冷者脱。小囟先赤，后印堂青，心火生风，非惊则痉；小囟先青，后印堂赤，肝火冲心，必痉而厥。方广光滑，病机多吉；方广昏暗，症势必剧。天庭晦黑，顺症须防，若病险逆，一见即亡。

［参］额者，发际下两眉上之部位也。属前头部，为前脑知觉神经之总机关也。故头为精明之府，精明在脑也。脑为髓之海，凡儿天禀充足，髓海有余者，头角丰隆，额绽色亮，病虽重，每可救疗。素禀虚怯，髓海不足者，面白颅解，发稀色夭，病虽轻，必多猝变。望其色，最喜红光，切忌青黑。若白若黄，又其次也。临症诊法，如蒋仲芳验色歌诀，一云：额间赤色心经热，烦躁惊悸不必说，青黑腹疼又惊风，瘛疭叫啼何时歇，微黄惊疳自古传，纯黑之时命已绝。二云：左右两额称太阳，太阳青时二次惊，青自太阳入耳死，红色见时主血淋。皆为实验心得之要诀。

颊下名腮，腮为面颊，左肝右肺，色呈两颊。左颊青赤，肝风心热；青紫似黑，腹疼惊厥。右颊深赤，风温肺热；青暗带黑，腹疼筋急。左颊鲜红，肝有风热；右颊鲜红，肺受火劫。两颊皆青，客忤猝惊；两颊均赤，火风发痉。

［参］颊在面旁，俗称嘴巴，其病之发现于色也。如蒋氏歌诀，一云：左颊青赤肝风热，项脊牵强病之诀，惊痉腹痛定黑青，细心推看心能诀。二云：风邪发热右颊赤，咳嗽便闭并气急，青白恶心或咳嗽，青黑内吊腹疼极。三云：客忤之病两颊青，食痰喘急黄色亲，红主风热须凉散，两颊赤时伤寒寻。皆为临症实验之薪传。

鼻梁鼻准，皆在面中，内关脾胃，中气之宗。鼻梁色青，为寒为痛；鼻梁色赤，为热为风。鼻梁色黄，痰饮湿热：鼻梁色白，气虚亡血。鼻梁深赤，脾胃实热；鼻梁微赤，脾经虚热。鼻准红燥，暴病脾热；鼻准惨黄，久病脾泄。年寿赤光，多生脓血；山根青黑，须防惊厥。

［参］《灵枢》曰：明堂者鼻也。明堂广大者寿，小者殆。若明堂虽小，与面部相称者亦寿。和田东郭曰：诊大病，鼻梁亦为要诀，其病之现于鼻色也。如蒋氏验色歌诀，一云：脾胃热极鼻色赤，小便不通深黄色，鼻中干燥及气粗，衄血之症因而得，脾虚泄泻若何形，乳食不化鼻淡白，脾经受寒色白青，黑为死候君须识。二云：二次受惊山根青，山根黑黄死来侵，年寿平陷亦主夭，青色发热

更生惊，黑主泻痢红主燥，微黄隐隐始为平。皆为临症实验之要诀。他如推拿专科周于番曰：鼻上汗出如雨者，心胃病。鼻色鲜红者，留饮；紫暗者，时病。鼻色青主吐乳，又主腹中痛，肢冷者死。鼻痛者为风火。鼻色黄黑而亮者，小腹两胁痛及蓄血。鼻尖青黄色者为淋。若病人鼻尖山根明亮，目眦黄者，病欲愈。皆其历验之心得也。

颏上曰颐，颐下曰颏，人中承浆，皆其所赅。《内经》《直诀》，虽皆属肾，然与脾胃，形色并呈。肾热病者，颐多先赤；胃火盛者，颐亦肿赤。颏间深赤，肾膀热结；颏间微赤，肾膀湿热。脾冷滞颐，颐多青白；胃热吐虫，颐多青赤。人中黄者，伤乳吐逆：人中青者，下痢积热。承浆青者，食时被惊：承浆黑者，惊厥发痉。

［参］颐在口角之后，腮之下，属肾。颏在颌之下结喉之上，两旁虚软无骨处也（颌者含也，面部下端生须处，与上腭相合，可以含物也）。人中者，鼻准之下，口唇之上，在鼻与口中间之部位也。承浆者，口唇之下，颏之上，居中之部位也。颐与颏虽皆属肾，而与消化器有密切之关系，故曰颐，养也，谓下动上静，咀嚼以养人也。所以滞颐属脾冷流涎，发颐主胃火毒盛。其病色之发现也，如蒋氏验色歌诀，一云：小便不通颏问赤，肾与膀胱皆热结，两颐青时主吐虫，古人望色从来的。二云：伤乳胃逆人中黄，青主下痢乳食妨，嗳气酸腐食不进，黑色虫痛定须防。三云：食时被惊承浆青，黄主吐逆血痢因，黑色惊风须急救，颏长肾足寿元形。皆为实地经验之要诀。总之，面部五色，黄赤为阳，故为病主风主热；青白黑为阴，故为病主寒主痛。白者，浅淡白色也，主失血。否则心不生血，故其色不荣。微黑者，浅淡黑色，肾病水寒也。萎黄者，浅淡黄色，诸虚见症也，此为察色辨证之纲要。清余梦塘曰：面色通红为心热，面色全青为肝风，面色通黄为脾伤，面色白为肺脏虚寒，面色黧黑为肾脏馁败。其言如此，似未免拘于五脏五色之说。按：面为足阳明胃经所主，亦载《内经》，然则通面之色，未尝不有关于胃经。又谓髓海不足者色夭，则脑亦于面有关。由是推之，面色显明，新病而实者，多属于胃；面色晦黯，久病而虚者，多属于脑。且小儿质性不同，各如其面。金水之质，其人肥白，多属气虚，面色每多惨淡；术火之质，其人苍瘦，多属血虚，面色每多红燥。此亦望面色之要义也。虽然吾侪从实地上经验，望色断症之法，有时可据，亦有时不可据。尤必察明原因，详审苗窍，细观

指纹，静验见症，兼察声音，操斯术也以治婴儿。书云：如保赤子，心诚求之。庶可幼吾幼以及人之幼，而免学医人废之讥矣。

第四节　望苗窍形色

欲知肝病，先察目中。脾唇心舌，窍自相通。肺有病时，须观鼻孔。两耳属肾，五窍皆重。别有二阴，下窍之宗。察色辨症，诀亦相同。

［参］《内经》谓东方青色，入通于肝，开窍于目，旺于春。南方赤色，入通于心，开窍于耳，其华舌，旺于夏。中央黄色，入通于脾，开窍于口，旺于长夏及四季之末。西方白色，入通于肺，开窍于鼻，旺于秋。北方黑色，入通于肾，开窍于二阴，上通于耳，其旺冬。观此，以七窍辨内脏之症候，虽为儿科名医所阐发，其实皆折衷经旨。惟面上官能，亦皆关于脑神经。如耳为司听之官，由其中鼓膜受空气之振动，传达于听神经，而知外部之音响也。目为视官，其内部之构造，略如照相器械，有凸面之水晶体，以摄物影而达于瞳孔后之网脉，经视神经而传于大脑，乃生视觉。鼻为司嗅之官，外状为隆起之三角形，内部为筋肉及软硬二骨所成，其腔分三道，前通鼻之两孔，后连咽头，腔内有黏膜，密布嗅神经，用以识别香臭。而呼吸空气，尤利赖之。口为进饮食发声音之官，位置于头部之下方，内含有味神经。凡人借口以发言，故多以为言之代词。舌为司味之官，在口中为筋纤维所成，能自由运动，表面包以黏膜，神经出管布满其中，感觉最

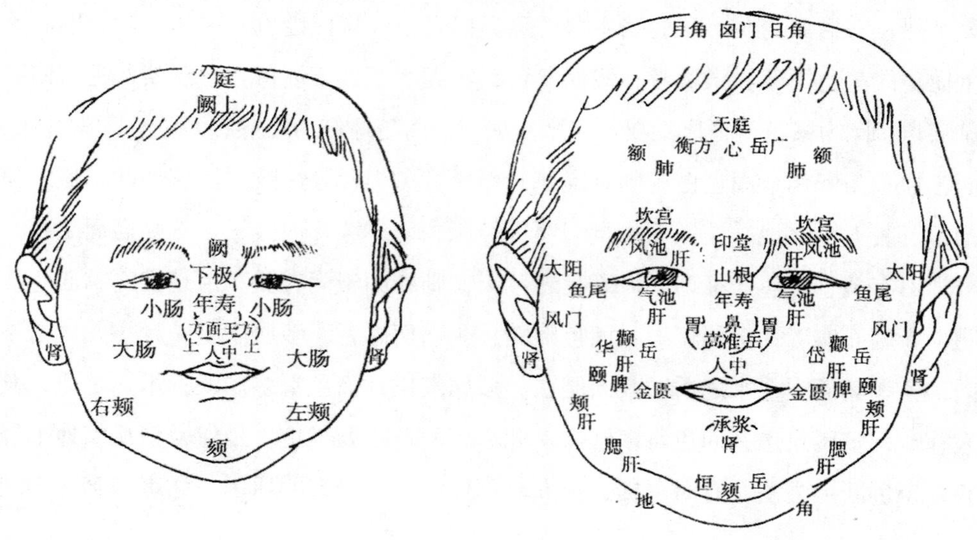

敏锐处也，亦以为发音之助。由是推之，凡病因之外感内伤，病机之寒热虚实，其五色之见于苗窍，虽皆由内脏血色素之发现，而其所以有知觉，所以能运动者，皆关于脑神经之作用。西医生理学云，脑心肺为人身三大要经，洵不诬也。前明万密斋云：肝之病见于目，心之病见于舌，脾之病见于唇，肺之病见于鼻，肾之病见于耳，各随其寒热虚实决之。前清夏禹铸曰：五脏不可望，惟望五脏之苗与窍，其色若异于平日，而苗窍之色，与面色相符，则脏腑虚实，无有不验者矣。惟肾开窍于二阴，职司二便，合之则成为七窍。前清张筱衫曰：溲由前阴出，便由后阴出，寒自寒，热自热，以此区辨形色，则外感内伤之真寒假热、真热假寒，临症时自能立判矣。

甲、察两耳形色要诀

耳为肾窍，上通于脑，肺心肝胆，皆由斯道。耳轮红润，肾经充足；耳珠青黑，肾阴枯涸。耳起青筋，风温瘛疭；耳发红肿，胆火暴聋。外染风毒，耳黄面热；上受风热，耳红面赤。耳尖青冷，主发痘疹；耳筋紫黑，多属凶症。耳前色黑，主疝主痛：耳前色青，为燥为风。

耳痿失色，肾绝不治；耳枯色垢，肾败难治。

[参] 耳珠属肾，耳轮属脾，耳上轮属心，耳皮肉属肺，耳背玉楼属肝。上中下分配五脏，邵氏《痘证大全》称为秘法，一则云：耳上属心，凡出痘时，宜色红而热。若色黑与白而冷，其筋纹如梅花品字样，或串字样，从耳皮上出者，皆逆者。二则云：耳下属肾，凡出痘时，其色宜红紫带冷，不宜淡黄壮热。如筋纹梅花品字样为顺，若如蚤咬芝麻之形者，为险逆难治之候。三则云：耳后耳里属肺，凡出痘时，其色宜淡白带温，不宜红紫壮热。如见茱萸形，或灯火烧烙之样，为逆。四则云：耳后耳外属肝，凡出痘时，其色宜青带温，不宜淡白冰冷。稀疏者吉，稠密者凶。五则云：耳后中间属脾，凡出痘时，宜苍黄温和，不宜青色壮热。稀疏如黄蜡色者吉，稠密如蚁色带青者凶。六则云：凡出痘耳后筋三条，而枝叶多色淡红者吉，系心经发痘，主头面稀少。七则云：凡出痘耳后筋紫赤色者，主肝经发痘，而急出者凶。八则云：凡出痘耳后筋苍黄色者，或筋头，大而根转小，系脾经发痘，

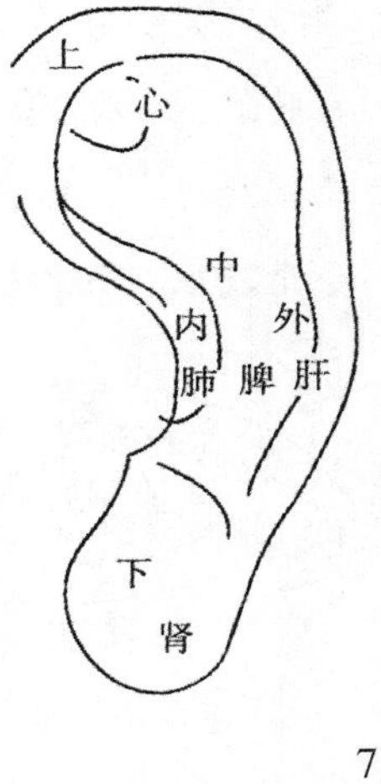

主头面胸腹必稀。九则云：凡出痘耳后筋淡而色白者，枝叶繁乱，系肺经发痘，出如蚕种，主痒塌极凶之兆，三五日必亡。十则云：凡出痘耳筋色黑，枝叶多者，系肾经发痘，主黑陷伏毒，九朝十朝内必死。十一则云：凡发热耳筋出现紫黑赤白，皆凶。耳上凉者吉，耳下凉者凶。故凡看小儿潮热之际，以两耳辨其五色为验，便知生死轻重之分矣。其言如此，惟耳虽为肾窍，而五脏所结，系于耳者居多。症属外感，其形则或冷或热；病属内伤，其色则或暗或滞。善观两耳形色者，可察各症之寒热虚实。若徒取以辨痘证，则拘矣。蒋氏验色主病歌诀云：耳后微赤虚鸣证，本经受热宜知悉，耳轮干燥是骨蒸，口渴盗汗肝热盛。其明证也。

乙、察两目形色要诀

目为肝窍，系通于脑，五脏精华，上注斯道。白珠属肺，内关心脾，若见青色，肝风乘肺。目白而混，肺经实热；目白而淡，肺经虚热。目白鲜红，心经实热：目白淡红，心经虚热。目自深黄，脾经实热：目白微黄，脾经虚热。目白老黄，脾胃湿热；目白暗黄，脾胃瘀热。目白深青，肝经实热；目白淡青，肝经虚热，黑珠属肝，主眵主泪。黑光满轮，主寿易养；黑色昏曚，多夭难养。黑多白少，肝血充足；黑少白多，肝阴不足。肝气实者，眵多干坚；肝气虚者，眵淡胶黏。寒伤肝者，迎风泪流；热伤肝者，眵泪交流。哭而无泪，不哭泪出，目开不合，皆为肝绝。瞳仁属肾，贵有精神。赤脉贯瞳，火烁肾阴；白膜遮精，肾痼已成。目睛稍定，忽转动者，多属痰证。目瞪睛定，不转动者，皆属绝症。斜视转睛，肝风热痉：闭目露睛，慢脾虚痉。目睛不和，昏神热极；目睛不明，神散精竭。凡儿发搐，目睛斜视，属男孩者，左视无声，右视有声；属女婴者，右视无声，左视有声。瞳仁缩小，脑髓枯结；瞳仁放大，元神将脱。目睛正圆，病决不治；目睛直视，断难救治。眼角红丝，穿入白珠，心火冲肺，有实有虚。鲜红属实，淡红属虚。大眼角红，肿痛实热；小角淡红，微痛虚热。大角破烂，心经血热；小角破烂，肺伤风热。上胞属脾，肿则湿热：下胞属胃，青则风热：上下胞肿，脾胃风热。胞缩露睛，脾胃虚极。眼睑烂赤，多由风湿。风胜则痒，湿胜则烂。目上紫筋，目下青筋，二筋若现，必发惊痉。

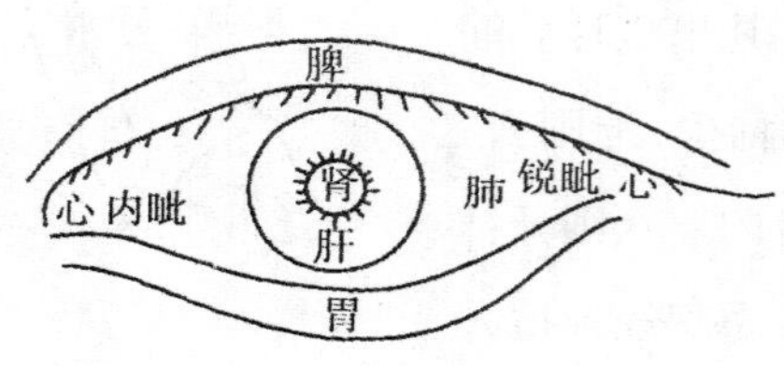

［参］《内经》谓五脏六腑之精华皆上

注于目，故眼科学五轮定法。白珠属肺，为气轮；黑珠属肝，为风轮；瞳仁属肾，为水轮：大小眼眦属心，为血轮；上下眼胞属脾胃，为肉轮。惟目系则上入于脑，脑为髓海，髓之精为瞳子（即瞳神），为脑中元神出入之门户。按：目系即视神经，别有反动性，能感触光线，收缩瞳孔，约有四对。①动眼神经，出蝴蝶骨之裂孔，分布动眼筋，主宰眼球之运动，司眼睑牵动筋及瞳孔括约筋之运动，亦曰运动神经，传神经中枢之命令于诸部者也。②滑车神经，亦出蝴蝶骨之裂孔，分布上斜眼筋，主宰眼珠之运动，司眼球向外之运动。③三叉神经，区分三支，第一支，分布颜面眼球与鼻；第二支，分布上腭与齿髓；第三支，分布下腭与口壁，以司味觉。生成感觉运动二纤维，大者司角膜眼结膜之感觉，小者司瞳孔咀嚼筋之运动。④牵引神经，出颈动脉小孔，分布眼球之外直筋，即主宰眼球之运动。若麻木则眼球内斜视矣。两目之贵重如此，故经曰视其目色，以知病之存亡也。若肝开窍于目者，因肝脉交巅络脑，与脑髓神经有密切之关系者也。其为病也，蒋氏验色主病歌诀云：两眼黑睛黄主热，白睛黄时食积诀（主疳病及黄疸），白睛青时主惊痉，黑睛红黄伤寒劫。凡目直视，目斜视，目连劄，目淡青或赤，皆肝病犯脑之特征。目睛视物不转，或目合不开，或目开不合，或哭而无泪，或不哭而泪出，皆肝病连脑之绝证。总之，目明能识人者易治，目昏不识人者难治。身体发热而眼羞明者，其病必重。瞳孔过小而且斜视者，其病最重。若目反上视，或目瞪不轮，或目睛正圆，或戴眼反折，或眼胞陷下者，皆必死不治也。婴儿颅囟未合，脑髓最灵，视神经最易感触，不论外感内伤，一动肝风，无不刺激神经，或为脑膜炎，或为脊髓脑膜炎，所以婴儿多痉与瘛疭之证也。此为望色审窍之第一要诀，研究儿科学者，首宜识此。

丙、察鼻孔形色要诀

鼻孔属肺，吸收空气，窍虽司臭，呼吸尤利。流清涕者，风寒袭肺；流浊涕者，风热犯肺。鼻孔液干，秋燥伤肺；鼻孔气臭，内痈伤肺。鼻孔癖胀，肺热有风；鼻孔扇张，肺痰上壅。初病鼻扇，咳喘肺室；久病鼻扇，喘汗肺绝。鼻涕常流，初病鼻渊，鼻涕浊秽，久病鼻渊。鼻孔燥黑，如烟煤者，阳毒热极；鼻孔黑润，出冷气者，阴毒冷极。

［参］鼻为司臭之窍，全在左右二孔，孔内有黏膜，有毫毛，凡物质之气，

由空气传达于此，即能识别香臭，而呼吸尤利赖之。故《灵枢经》曰：肺气通于鼻，肺和则鼻能知香臭矣。其为病也，鼻伤风，则鼻塞喷嚏，鼻流清涕；鼻伤热，则鼻门干燥，甚或鼻衄，或燥破生疮。鼻鼾难言者风温，鼻鸣干燥者风热。鼻孔扇张，出气多，入气少者，无论外感内伤，症多不治。然有虚实新久之分，不可概言肺绝。若初病即鼻扇，多由邪热风火，挟痰壅塞肺气使然；若久病鼻扇喘汗者，则为肺绝不治。

丁、察口唇齿形色要诀

口为脾窍，实关于胃，其华在唇，齿络肠胃，为肾之余。诊法一揆，先看口唇。口中气热，从外生风；口中气温，从内生风。口鼻气粗，疾出疾入，邪气有余，外感实症；口鼻气微，徐出徐入，正气不足，内伤虚症。口干舌燥，胃心皆热；口燥咽痛，胃肾并热。口燥咬牙，热盛风痉；口噤鼻扇，痰厥急惊。口吐黏涎，脾热实症；口流稀涎，脾冷虚症。口张大开，症属脾绝；口出鸦声，症属肺绝。口如鱼嘴，口气直喷，皆属绝症。环口黧黑，口燥齿枯，皆为死症。口齿糜腐，则为口疳；口鼻生疮，则为肺疳。唇焦而红，少凶多吉；唇焦而黑，多凶少吉。唇干而焦，脾蕴燥热；唇淡而黄，脾积湿热。唇燥舌干，心脾热极；唇肿舌焦，脾胃热极。口唇红紫，血瘀虫啮；口唇淡白，营虚失血。唇红吐血，胃热盛极；唇白吐涎，脾冷虚极。唇赤如朱，心经血热，唇白如雪，脾阳将绝。唇茧舌裂，多属毒积；唇紫声哑，多属虫积。上唇有疮（唇有白点），虫食其脏；下唇有疮，虫食其肛。唇搴而缩，不能盖齿，固属脾绝。唇卷而反，兼舌短者，亦属脾绝。唇口颤摇，不止者死。唇吻反青，气冷亦死。次观其齿，齿燥无津，胃实热极；齿焦而枯，胃液涸竭。咬牙齘齿，口筋牵掣；但咬不齘，牙关紧急。上齿龈燥，胃络热极：下齿龈燥，肠络热极。齿光如石，胃热甚剧；齿如枯骨，肾阴已竭。齿燥如糕，胃肾两竭，齿忽啮人，心肾气绝。热耗胃津，齿色必紫，紫如干漆，尚可挽回；热耗肾液，齿色必黄，黄如酱瓣，其症多危。齿缝流血，若牙痛者，胃火冲激；血出牙龈，若不痛者，肾火上逼。

[参]口为司言食之窍，在面部下方。口窍之边曰唇，唇内有齿，齿内有舌，食物皆南此入内，以营养身体。故《内经》曰：口唇者，声音之扇。《难经》曰：口唇者，肌肉之本。经又谓脾胃之华在唇四白，四白者，唇之四际白肉也，与肺

最相关系。盖呼气从口而出，吸气从鼻而入，故足太阴脾与手太阴肺，同为一经。然口主饮食，无不先通于胃，而口内廉泉玉英二穴，由足少阴肾化气上行，以生津液，故《内经》谓津液之道。经又云：女子七岁肾气盛，齿更，三七肾气平均，故真牙生而长极。男子八岁肾气实，齿更，三八真牙生，五八齿槁，八八则齿发去。若上齿龈，为足阳明胃络，下齿龈，为手阳明大肠络，亦载《内经》。故唇齿相依，为口出声调语纳食咯痰之机关，而与肺脾肾胃肠，各有相维相系之处。虚实寒热从此分，生死亦从此决。其为病也，口甜，是肝热脾湿，胃有痰滞也。口咸，是肾水上泛，肾热也。口淡口臭，皆胃热也。口辛，肺热也。口苦，胆热也。口酸，肝热也。若口如鱼嘴尖起者，为鱼口，则啼不出声，或音如鸦声，皆脾败肺绝之候也。唇属脾，红紫血热也；淡白气虚也；青黑者肝乘脾，脾阳将绝也。亦关于胃，唇红而吐，胃热也；唇白而吐，胃虚也；唇色平常而吐，作伤胃论。凡儿病人中平满，为唇反，唇反者肉先死，俱不治。齿为肾之余，龈为胃之络，前板齿燥，脉虚者，多中暑；下截齿燥，脉芤者，多便血。惟齿槁者多属肾热。总之，口唇齿三者，皆为消化器之重要部分，细察形色，于诊断上亦最有验。

第五节　验舌苔形色要诀

舌为心苗，膜接胃肠，脾肾肝脑，辨别宜详。舌尖属心，故主上焦，舌中脾胃，故主中焦；舌根属肾，故主下焦。舌上乳头，辨味之应，内含血管，密布神经。验舌之要，先观其舌，次察其苔。乃能确实。

［参］舌在口腔之中，系赤色筋肉，纵长横狭，前尖后大，表面凹凸不平。其突高处，多成细点，在舌心者，形如蕈菌，点旁附有小物，形如花蕾；在舌根者，形如小豆，其数由八颗至十颗，常作人字形排列。舌之表面，皆有黏膜盖之，内应心脏，外司味觉。咸苦两味，舌心最易感触；甘酸两味，舌边最易感触。其所以最易感触者，在于舌乳头及舌神经。舌乳头者。即舌上小粒突起之处，内含血管，及与脑相连之味神经，以辨食味。共有三种，一丝状乳头，在舌旁及舌面，其上面有丝形突起之线。二蕈状乳头，散在丝状乳头之间，于舌尖为最多。三轮廓乳头，在舌根近旁，排列如人字形，较前数种为大，内藏味神经之末梢，曰味蕾。舌神经者，即分布于舌上之脑气筋也，上连于脑，有味神经及动舌神经之别，

以司辨味及运动舌体之用。此言舌生理上之体用也，更论舌与内脏经脉气化之关系，及其病理。《内经》云：舌者，心之官也。心主言。在窍为舌。手少阴之别，系舌本。手少阴之筋，支者，系舌本。心气通于舌，心和则舌能知五味也。其为病也，心病，则舌卷短，颧赤，心脉搏坚而长，当病舌卷不能言，且其实则支膈，虚则不能言。经又云：足少阴循喉咙，挟舌本，至任脉廉泉穴而终。足少阴之脉，贯肾，系舌本，足之少阴，上系于舌，终于横骨，终于会厌。足少阴之标，在背腧与舌下两脉也。舌下两脉者，廉泉玉英也。廉泉玉英者，津液之道也。其为病也，舌纵，则涎下烦悗，取足少阴。肾所生病者，口热舌干，咽肿上气，嗌干及痛，烦心心痛，刺足少阴脉，重虚出血，为舌难以言。又云：足太阴之正，上至髀，合于阴阳，与别俱行，上结于咽，贯舌中，足太阴之标，在背腧与舌本也。脾足太阴之脉，上膈挟咽，连舌本，散舌下。其为病也，舌本强，或舌本痛，食则呕，胃脘痛，腹胀善噫，得后与气，则快然如衰，身体皆重，刺舌下中脉，太过血出不止，为瘖。又云：上焦出于胃上口，并咽以上，贯膈而布胸中，走腋，循太阴之分而行，还至阳明，上至舌下。足阳明，其浊气出于胃，走唇舌而为味。又云：足厥阴气绝，则筋绝。厥阴者肝脉也，肝者筋之合也。筋者，聚于阴器而脉络于舌本也。故脉不荣则筋急，筋急则引舌与卵。故唇青舌卷卵缩，则筋先死。庚笃辛死，厥阴终者，中热咽干，善溺心烦，则舌卷而卵上缩而终矣。他如足太阳之筋，其支者，别入结于舌本。手少阳之筋，其支者，当曲颊入系舌本，其病舌卷，亦载《内经》。至若舌苔，舌上所生之垢腻也。外感病在表时，往往无苔，迨渐入于里，与津液相搏，则舌上之垢腻渐多。有白苔舌、黄苔舌、黑苔舌、灰苔舌、霉酱黑苔舌、红色舌、紫色舌、青色舌八种。前清梁特岩口：舌居肺上，腠理与肠胃相连，腹中邪气，熏蒸酝酿，亲切显露，有病与否，昭然若揭，亦确然可恃。故凡辨舌，无苔，则审舌之本色；有苔，则凭舌之现色。参之望闻问切，以判表里寒热虚实之真假，虽不中不远矣。西医柯为良曰：凡舌上而有刺，刺中有脑芯，能主尝味，亦有苔，用以察病，最为有益。西医合信氏曰：验舌苔形色干湿，可辨表里。合古今中外学说以参观之，验舌为诊断上之最要。中西一致，特西医察舌，不若中医之精且细耳。

凡验舌苔，婴孩小童，各宜区别，观察不同。婴儿之舌，本有乳苔，白滑而薄，是为常苔。一有感伤，形色随变，胎毒遗传，必先明辨。

舌难转动，肿硬苔白，不能吮乳，此为木舌。舌色鲜红，下生小舌，位近舌根，此为重舌。舌根生泡，状若白珠，啼而不乳，俗称顶珠。舌生白屑，黏濡满口，吮乳不得，俗称鹅口。视此四症，婴儿所独，或由胎热，或因胎毒。

[参] 凡小儿三四岁以下，患感症杂病，辨舌与少壮略同。惟产生至一二岁，其舌有特种疾患，不可不防之。美医嘉约翰云：小儿之病，舌上每有白衣，若初生小儿，舌上白膜裹住，或如石榴子，或遍舌根，哭不出声，若不刮去，其儿必哑，或发惊。若小儿舌根下，忽有筋一条，绊其舌尖，不能吮乳，或舌下总筋，上生白膜，连舌尖绊住，用银针磨尖，轻轻挑断之。若初生儿，舌上忽生黄泡出水，此为心脾之火。若小儿初生，舌上生白屑如米，剧者口鼻亦有之，此由胞胎中受谷气盛，所谓鹅口是也。凡小儿舌大肿硬，不能转动，此心火挟痰也，通称木舌。若舌肿满口，或胀出口外，难纳药者，所谓肿舌是也。此皆小儿所特有者也。

若验舌苔，多由胃浊。苔厚而多，胃有腐浊；苔薄而少，胃鲜腐浊。鲜红实热，淡红虚热，深红血热，暗红瘀热，淡白虚寒，滑白痰积，白腻湿滞，黄腻湿热。白腻而厚，胃肠冷积；黄厚而糙，胃肠热积。舌红而肿，胎热盛极；舌紫且黑，胎毒发泄。舌现白点，连唇亦生，或起槟纹，虫积特征。舌色红紫，疼痛异常，甚则红烂，舌疳凶状。

[参] 清·刘古人云：舌为胃之外候，以助输送食物，入食管胃脘之用。其舌体之组织系由第五对脑筋达舌，其功用全赖此筋运动。舌下有青紫筋二条，乃下焦肾脉上达。有穴二，名曰金津、玉液，所以生津液以濡舌质拌化食物者也。舌之表面，乃多数极小乳头铺合而成，此乳头极小微点，以显微镜窥之，则时见形如芒刺，摸之棘手，或隐或现，或大或小，或平滑，或高起，随时随症，变易不定。中医以舌苔辨症者，苔即胃中食物腐化之浊气，堆于乳头之上，此明舌苔之所由生也。常人一日三餐，故苔日亦三变，谓之活苔，无病之象也。其所以能变者，因饮食入胃时，将腐浊遏郁下降，故苔色一退，至饮食腐化，浊气上蒸，苔色又生。胃中无腐浊，则苔薄而少，有腐浊则苔厚而多，此其常理也。若辨苔色之法，白而薄者，寒邪在表，或气郁不舒；白而厚者，中脘素寒，或湿痰不化。黄苔薄而化者，表犹未罢，热未伤津。黄

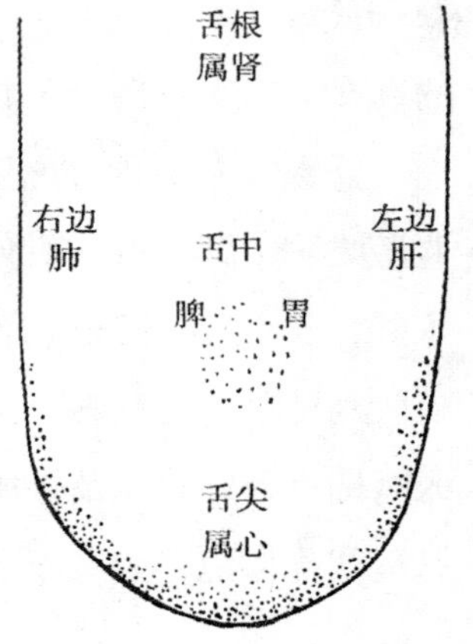

苔有质地而浊者，邪已结里。若黄浊愈甚，则入里愈深，热邪愈结。黑苔焦枯，为火炽水竭。久病舌起炯煤者，属胃虚液涸。又如苔色淡白者，多寒有水：及发纹满布者多湿。其色黄厚者，多食滞：带灰及干砂刺点者，多伏热。色见黄白，间或焦黑者，气分化燥；舌色绛红，间或光亮者，血分受热。平日多黄苔，其人必胃热：多红色，其人必营虚。至于如水黑青色者为虚寒，如咸腻厚者为温疫，此皆朱心农临症实验之看法。西医嘉约翰云：凡各种重病，舌皆有苔，伤风发热病第一层时，喉核生炎，舌上有一层白蜜色之苔。发热病第二层，舌有厚黄色或黑色之苔。若胃肠中有燥粪，胆汁则逆流而上，其色即黄。苔色黑者，表明血中有碳气，为有毒也。血不清洁，生津不爽，并大便恶臭之时，舌有一层厚黑干苔，牙有黑垢。舌有紫色干苔，惹厌口之病将退，舌即渐变湿润。黄疸病，舌有胆汁色之苔。身虚泄血病，舌有湿苔。好饮酒，其舌上常有裂纹，则舌体多紫。此皆验舌苔之大要也。

第六节　察溲便形色要诀

前后二阴，为肾之窍。前为清窍，后为浊窍。溲出前阴，便出后阴，二便形色，可断病情。溲名水液，载在《内经》。澄沏清冷，皆属寒证；浑浊臊臭，皆属热证。溲如米泔，则为湿热；溲如苏木，则为血热。红黄色者，肝经实热；淡黄色者，肾经虚热。睡中遗溺，谓之尿床。溲凝如膏，溺白之状。溺长清利，肾气充极；溺短涩痛，膀胱热结。溺时点滴，尿管痛剧，沙淋之候。溺如米浆，混浊滑流，溺浊之候。便色老黄，则为实热；便色淡黄，则为虚热。便如桃浆，则为血热；便如胶漆，则为瘀热。大便腥臭，如败卵者，内伤乳积；大便酸臭，如坏醋者，内伤食积。大便急迫，肠鸣腹痛，为小肠热；大便灼痛，肛热如焚，为直肠热。

［参］肾有内外之别，内肾俗称腰子，为分析血中废料，盛尿液之器官。在腹腔之背，共二枚，对列于左右。形如蚕豆，色红褐，外旁凸出，内旁凹入，凹入处，曰肾门。全体分肾皮、肾髓、肾盂、肾圆锥、谋氏囊、泌尿管各部。肾门间，有肾动脉及肾静脉各一，血液由肾动脉入肾中谋氏囊及泌尿管，滤取尿液。尿液入肾圆锥，经肾盂及输尿管入膀胱。余血则从泌尿管出而入肾静脉，复归心脏。膀胱俗称尿泡，为贮尿之囊，作卵圆形，颇有弹性，在腹腔下部，其底旁左右，

各有输尿管一条，通于肾脏，前面下旁，又有排尿口，口有括约肌与尿道连接，肾脏分泌之尿，经输尿管入于膀胱，贮蓄既满，则放开括约筋，从尿道泄出，故肾与膀胱为泌尿之器。观此，则《内经》所云肾与膀胱相表里，主水，为胃之关，关门不利，故聚水而从其类焉；膀胱者，州都之官，津液藏焉（津液即尿液），气化则能出矣者，则中西一致矣。大肠，即肠之下部，形如管，较小肠为粗短，上接小肠，下连肛门，分肓肠、结肠、直肠三部，盘曲于腹内，内面之黏膜无绒毛，不能如小肠之善吸养料，但能吸收水汁，使废物为粪块而出。故《内经》所云大肠者，传导之官，化物出焉者，亦新旧沟通矣。其为病也，如《内经》云：中气不足，溲便为之变。变也者，如中气不足以御寒，溲则澄沏清冷，甚则膀胱不约而遗溺，便则溏泻飧泄，甚则大小肠直倾而洞泄。中气不足以制热，溲则水液浑浊，甚则膀胱不利为癃，便则胶闭燥结，甚则大小肠胶结而为痢，此皆有形色之可辨也。若询之疑似，则令病家取至庭中，观其形，望其色，借以审疑难大症，初不可嫌其秽亵，庶免讹传误听之弊，以此区辨，则寒热虚实立判矣。

第七节　望指纹形色

幼科指纹，聚讼纷纷，推原其理，学本经文。

［参］《灵枢经》云：经脉者，常不可见也，其虚实也，以气口知之。脉之见者，皆络 脉也。凡诊络脉，色青则寒且痛；赤则有热。胃中寒，鱼际络多青：胃中热，鱼际络红。其暴黑者，留久痹也。其有赤、有黑、有青者，寒热气也。其青短者，少气也。诊虎口指纹之说，盖本乎此。陈飞霞谓《内经》十二经络，始于手太阴，其支者，从手腕后出食指之端，而交通荣卫于手阳明大肠之经，即此指纹是也。由是推之，以经解经，《内经》所谓其支者，即太渊脉之旁支，亦即与手臂脉并行之鱼际络也。陈氏谓此脉可诊，其迟数代促，与太渊脉毫无差异，此说不确。盖经是动脉，络是静脉，动脉有脉波可诊，静脉无脉波，焉有迟数代促之可辨乎？又谓指纹之法，起于宋人钱仲阳，尤属杜撰。检阅钱氏《小儿药证直诀》，无此语也。张景岳谓此纹为手阳明浮络，络则是矣，非手阳明也。《内经》明言胃中寒鱼际络青，胃中热鱼际络红，其为足阳明之浮络也明矣。就余所验，风寒初起，色多浮而淡青，郁而化热，轻则其色鲜红，重则其色紫黑。若胃

热盛而动肝风者，往往其色青紫。位则自下而上，邪则自浅而深，症则自轻而重，皆由历验之成绩。原其辨指纹之法，起于宋人《水镜诀》，创立风气命三关。关即指节也。风气命三字，即虎口至次指上中下三节之代名词也。宋以后幺打科诸书，均未推原其故，惟滑伯仁谓纹见下节风关为轻，纹见中节气关为重，纹见上节命关为危，直透三关为大危。以络脉所现之短长，审病势之浅深，固属法程。夏禹铸以络脉之浮沉，辨病状之表里，亦有理由。此皆言指纹之形也，若论纹色，但当以青紫分寒热，红黑辨吉凶，淡滞定虚实，可为诊断之一助。他如幼科书有云，指上辨青纹，认是四足惊，虎口脉青色，是猪犬马惊，黑色因水扑，即色火人惊，紫色多成泻，黄即是雷惊。又曰，青惊白是疳，黄即困脾端，青色大小曲，人惊并四足云云，则荒诞不经矣。石芾庭曰：儿病传变不常，即《内经》以色诊络之说，亦不可拘，惟手络不宜暴露，是为要诀，以过露为血燥生风候也。可谓阅历有得之名言矣。指纹之说，虽历代相传，但不过望色中之一种耳。兹编因为历代相传，未便删却，故家严特为增订，望学者勿过事株求可也。

甲、辨指纹三关要诀

二岁以前，病难诊脉，虎口三关，辨其纹色。初风中气，末为命关，男左女右，侧指而看。

[参]宋人《小儿卫生总微论》载诸处纹状候，谓次指上仄三节，名曰三关，小儿分男左女右看之，且有八般筋脉纹状，以验其病，名曰八片锦。最下一节，名为气关，有纹过者，病才觉重，诸病既生，则气不调顺，故名气关也。第二节名为风关，有纹过者，多发惊风，渐加困重，故名风关也。第三节名为命关，有纹过者，则病极而命危殆，故名命关也。按上称三关，与今说有互易处，然解释三关之名称，颇具义理。但风气命之说，相沿已久，改革甚难，故仍之。惟八片锦之形称，其说甚古，且颇新颖，兹录于下。

（一）𠄌鱼刺形，主初惊。在气关，主壮热吐泻：在风关，主初惊才发；在命关，惊极难治。

歌曰：形如鱼刺是初惊，遍体如汤面色青，吐泻躁烦如此证，通肠和气便惺惺。

（二）丨垂针形，主泻痢。在气关，主伤冷吐泻；在风关，主泻转惊风；在命关，主转慢脾风极候。

歌曰：形如悬针泻痢多，惊啼身热定违和，此病若变惊风慢，命关已度是沉疴。

（三）水水字形，主肺惊。在气关，主涎痰咳嗽虚积；在风关，主气喘呕涎；在命关，主肺败不治。

歌曰：形如水字肺家惊，虚积相传面色青，膈上有涎急须治，命关若过更无宁。

（四）乙乙字形，义曰中曲，主食惊。在气关，主食伤吐痢；在风关，主传变虚风（乙形属肝，肝刑于脾）；在命关，转慢脾风不治。

歌曰：形如乙曲病冈肝，眼慢惊啼瘈疯偏，冷积为伤传变此，慢脾风已度三关。

（五）去蛇形，主内实外虚。来蛇形，主外实内虚。蛇中卷形，主内外俱虚。此数样皆曲虫，又日曲蛇。在气关，主疳积，在风关，主疳劳带惊；在命关，不治。

歌曰：形如蛇曲病因深，脾积疳劳又带惊，未过二关宜早治，若过三关更莫论。

（六）长者弓形，短者环形，主疳积。在气关，主吐逆，及疳热吃泥土；在风关，主疳极羸瘦；在命关，不治。

歌曰：形如环弓疳气黄，好食泥土是寻常，此病早求良医治，三关已到命飞扬。

（七）纵乱纹形，主虫痛。在气关，主气不和。有虫积食诸生物；在风关，主虫咬心腹痛；在命关，主病困极难治。

歌曰：纹乱纵横虫上寻，哓夜啼号不可禁，神佛求遍都无应，安虫祛积得康宁。

（八）O珠形死候，此候不拘三关上下见者，皆为死候。

歌日：流珠死候不须医，便是沉疴莫疗之，三关若见都休望，安排后事更无疑。

按：王肯堂曰：古人指纹之说，虽各按形晰义，然余尝治之，亦有不专执其形色而投剂者。盖但有是症，即投是药，而亦多验。观此，则辨指纹之形色，不必尽执旧说也。

乙、辨指纹左右要诀

凡看指纹，手络虽同，左肝右胃，亦要明通。肝络现者，血热生风；胃络现者，积热动风。

［参］宋人《水镜决》云：凡看婴孩，须明虎口，辨别三关，男左女右。明医万密斋述汤氏云：男验左手，女验右手。盖取左手属阳，男以阳为主；右手属阴，女以阴为主。然男女一身，均具此阴阳，左右两手，亦当参验。左手之纹，

病应心肝；右手之纹，病应肺脾，知此消息，又得变通之意矣。观此，《水镜诀》以男女分左右，汤氏驳之，又以心肝肺脾分左右，皆属臆度，似是而非。若分左肝右胃，虽为汪氏省之所独创，其说较为近理。姑就管见以说明之，心主经脉（即发血管），肝主络脉（即回血管），凡经络交通，左右得以循环者，全赖肝主回血，上行于肺，由肺脉落左心房，逼血循行于手臂，其络脉与经脉并行不悖。故从左手虎口，发现于次指，指纹乃浮露于表面。胃为十二经络之海，左端与脾膜相连，脾主统血，为动脉宽间之地，且有一支大络，络脉从左过右，入右总回管，由总管横回于手臂，故从右边虎口，发现于次指，指纹乃浮露于表面。滑氏谓指纹宜藏，不宜暴露。石氏谓暴露为血燥生风，故汪氏皆主热盛动风，左主血热，右主积热。论虽翻新，而分际极清。

丙、辨指纹浮沉要诀

外邪初受，指纹乍浮，病尚在表，不足为愁；邪热入里，指纹多沉，病势轻重，宜辨浅深。

［参］清陈飞霞云：此纹与太渊脉相通，凡有外邪，太渊脉浮，此纹亦浮。盖邪在皮毛腠理之间，故指纹亦显露于外，谓之表症，速宜疏散，肩其皮毛，开其腠理，使邪随汗而解。若往来寒热，热重寒轻，指纹半沉，尚在阳明胃经，治宜解肌。若外症身热不已，指纹极沉，已入阳明胃腑，速宜攻下。庸手见其身热，犹以风药治之，盖病在内，治其外，不特病邪不解，适足燥其阴血而增困耳。

丁、辨指纹三关病势要诀

纹在初关，虽重无妨；中关已险，末关宜防；三关直透，症多夭亡。

［参］清余梦塘曰：风轻气重命危之说，亦是板执之论，尝见纹不透关射甲，而其儿已死者；有纹已透关，而其病又渐愈者。但透关之纹，病必重耳。按三关直透，亦有射甲透指必别，射甲者，命关之指纹向外；透指者，命关之指纹向内也。向内为顺，向外为逆。然亦不可拘，筱廉十余年前，曾侍家严临诊，尝见有病儿指纹透关射甲，症已痉厥兼臻，便闭三日，气升痰壅，病势甚危，每用桃仁承气汤去桂，加羚角猴枣紫雪，一剂即便通痰降，痉止神清，竟得悻全者，数见不鲜。予故谓指纹之说，学者勿过事株求，良有以也。

戊、辨指纹弯向病状要诀

形如弯弓，内外有别。纹向内弯，外感风痰；纹向外弯，内伤饮食。纹入掌中，其腹痛剧，米粒丫枝，并为不吉。势有向背，亦宜辨识，纹势向里，病犹为顺；纹势向外，证必为逆。

［参］清陈飞霞云：指纹之两头，弯向中指，为内为顺，症为外感风寒；指纹弯向大指，为外为逆，症为内伤饮食。若掌心包络所主，纹入掌中，邪侵内脏，由中气虚寒也，故为腹疼。至于向背顺逆，陈氏已经说明，兹不赘。

以上五种辨法，皆为指纹形状之要诀，临症时亦所常见。寻绎其义，尚有理由，故家严悉仍其旧，略为重订。他如《金鉴》载三关指纹部位纹形歌：大小曲紫伤滞热，曲青人惊走兽占。赤色水火飞禽扑，黄色雷惊黑阴痫。长珠伤食流珠热，去蛇吐泻来蛇疳。弓里感冒外痰热，左斜伤风右伤寒。针形枪形主痰热，射指透甲命难全。纹见乙字为抽搐，二曲如钩伤冷传。三曲如虫伤硬物，水纹咳嗽吐泻环。积滞曲虫惊鱼骨，形似乱虫有蛔缠。脉纹形色相参合，医者留神仔细观。此十三种指形，筱廉实地经验，不常见，且有验，有不验，不必迷信也。

己、辨指纹各色要诀

小儿指纹，原是青络，浮络本青，何关病毒，隐隐红黄，亦为常络。鲜红深红，热窜血络，紫为热炽，黑乃血毒。

［参］《内经》谓风气通于肝，肝胆之络受风，指纹便见青色。色青而浮者，此伤风寒之候也；色青而沉者，此中阴寒之候也，故《灵枢经》曰：色青则寒且痛。青而兼紫，则为伤食，食积乃有形之物，壅遏脾胃，气机不能宣化，每致食积化火，火旺则生风，上窜肺经，则痰壅气升，刺激神经，则痉瘛昏厥。世俗便称急惊风，儿科凿分为食惊痰惊，见形取名，种种讹传，不胜枚举，皆由未曾研究病理之故耳。故陈飞霞曰：病若抑郁日久，肺脾愈困，荣卫愈涩，则风痰食热，固结中焦，纹多青而兼黑，急宜攻下，庶有生机，误认惊风，百无一救。陈氏义云：黄为中和之气，红乃文明之色，红黄隐隐，焉有不安。若鲜红多由邪闭经络，经气郁，则络气亦郁，郁则邪从火化，指纹每见深红。若婴儿中气虚弱，荣卫不充者，纹必淡莹。淡而兼红，此脾胃气虚之应也。按：指纹色紫络热之征，固已。盖因

络脉中血色素本属青紫，络血郁，则纹色见青；络血热，则纹色紫而兼青。若指纹色黑，皆属络瘀。故《灵枢经》云：鱼际暴黑者，留久痹也。盖因血流久痹者，其络中炭素满布也。其症有中寒中恶之分，中秽恶，指纹则浮而紫黑，其色显明；中阴寒，指纹则沉而青黑，其色晦黯，此皆指纹分五色之原理也。石芾南云：滑氏谓红为伤寒之说，显背经旨。余梦塘曰：儿科书中，谓紫为风，红为伤寒，青为惊，及黑是人惊，黄是雷惊之类，则是惊风家之乱谈，颠倒错乱，全不可信者也。故家严参生理学说，新诠络血之色素，发明病理，将前哲原文，一一删改以增订之。

庚、辨指纹淡滞要诀

指纹淡淡，先天素怯，脾胃本虚，慎防攻削。关纹涩滞，邪气久留，或通或攻，临证推求。

［参］陈飞霞云：小儿禀受阳虚者，指纹四时皆淡，虽病亦止淡红淡青淡紫而已。盖淡红虚寒，淡青虚风，淡紫虚热。此等之儿，根本不坚，无论新病久病，总归于虚，大忌攻伐。如因风热与饮食相搏，荣卫阻滞，升降不通，所以指纹推之转涩，全无活泼流利之象，急宜推荡。若三关纯黑，推之不动，则为死症不治。

辛、辨色脉合参要诀

经脉络脉，《灵》《素》并阐，纹色脉象，亦要合参。纹色浮者，其脉多浮；纹色沉者，其脉多沉，纹色虚淡，脉亦多虚。随机证察，毋执一偏，草率一望，辄为病谝。

［参］余梦塘曰：手纹与太渊脉，气本相通，乳子病看手纹，尤准于诊脉。盖看脉者，先调气息，静验病情，迟数浮沉，细细探之，方能明白。小儿常怯生人，见面每多啼哭，呼吸先乱，神志仓忙，脉病与否，焉能审确。惟手纹有色可见，啼哭亦无变更。且诊脉者，探其神也，观纹者察其色也，辨色原易于讨神，色如是，神定如之，断无不合之理。如伤风者，脉必浮，手纹色青，亦浮露于外，原是厥阴肝，在天为风，在地为木，其色青，儿若伤风，肝小必旺，故纹青为表症，为伤风候也。邪若入里，营卫阻滞，必蕴为热，脉或长，或洪滑，或弦数，属半表半里，手纹亦半浮半沉，其色中青而外带红，此外感热症也。若脾胃积滞，阻

抑中焦，食积化火，火旺生风，风动冲肺，痰气上逆，脉必沉实而滑，手纹则亦沉，其色青紫而暗。脉洪大弦数有力，为实热，手纹则深红，或紫而鲜明。若虚热者，脉洪数无力，手纹则淡红而柔软。脉迟为虚寒，手纹则淡红一线，旁有白影（白影浮于淡红之上，须斜视之乃见），阴寒直中。脉沉而迟，手纹则沉而青黑（青紫者，旁有红艳，青黑者，旁带晦暗）。脉顽硬坚劲，为无胃气，为真脏脉，纹则粗硬如露青筋，推之血不流利，亦为无胃气。由此参之，手纹与脉，其气相通，其理故同，诊脉可也，看纹亦可也。苟得其诀以扼要，谁谓指纹之不验而不可信也哉！其说如此，然必外邪深入血分，则指络形色，变而发现。但可以决病之浅深逆顺，症之寒热虚实，不能决病在何经何脏也。故先宜望面色，审苗窍，查问病源，庶有精确之诊断，而用药始能无误，业儿科者其注意之。

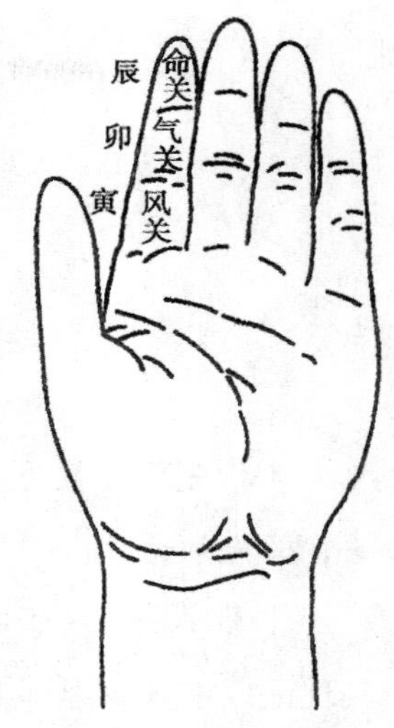

第二章　问诊纲要

未诊先问，最为有准，小儿有病，首贵详审。外感六淫，内伤乳食，有无胎毒，必先细诘。

［参］病，藏于中者也；证，现于外者也。工于问者，非徒问其证，殆欲就其现证以审其病因耳，故经谓治病必求其本，本者，受病之原因也。小儿病因，或外感，或内伤，或遗传胎中病。凡初诊大纲未定，最宜详审。病家不可讳疾试医，医者必须委曲细问。盖病有显性症，有隐性症，决无一诊而能悉知其隐微之病情也。问诊之法，虽证因错杂，但贵心有权衡，则可审其轻重真伪，而折衷于当矣。惟诊病虽须详问，仍当色脉合参，不可徇乳母或小儿之言，为其所惑。

第八节　问病因要诀

初起何因，前见何症，后变何症，详诘病情，约计十种，定为问诊，熟此要诀，乃可临证。

［参］《内经》谓一者因得之。又云：先其所因，伏其所主。查婴儿病因，有先天之因。如因父母禀受所生者，胎弱胎毒是也。胎弱者，皆因父母精血之不足也。胎毒者，皆南父母欲火之有余也。后天之因有三：一如衣太厚则热，太薄则冷，冷热之伤，此外因也；二若乳多则饱，乳少则饥，饥饱之伤，此内因也；三若客忤巾恶，坠仆所伤，此不内不外因也。若小儿至成童，外感内伤，大致与少壮相同。但因饮食自倍，肠胃乃伤者最多。故谚云：小儿病，多从食上起，若要小儿健，常带三分饥与寒。此皆临症探源之大要也。故凡初起何因，必先问明为第一要诀。

第九节　问诊十法要诀

一问寒热，二问其汗，三问头身，四问胸间，五问饮食，六问睡眠，七问饥渴，八问溲便，九问旧病，十问遗传。

［参］景岳《十问篇》云：一问寒热二问汗，三问头身四问便，五问饮食六问胸，七聋八渴俱当辨，九问旧病十问因，再兼服药参机变，见定虽然事不难，也须明哲毋招愆。虽为问法之要略，而王秉衡《重庆堂随笔》谓人皆服其周匝而犹未尽善也云云，可见问法之未易得要也。家严十问，乃当时临症之间法，与景岳同而不同者，专为儿科问诊之纲要也。

甲、问寒热要诀

寒热往来，恶寒畏热，孰重孰轻，分际宜晰。

［参］张景岳云：问寒热者，问内外之寒热，欲以辨其在表在里也。经谓人伤于寒则病为热，故凡病身热脉紧，头疼体痛，拘急无汗，而且得于暂者，必外感表证也。若无表证，而身热不解者，如非伏气，即属内伤。以问证望色诊脉合参，自得其真，虽然伏气多属积热，内伤多属阴虚。寒者多虚，而实寒者间亦有之；热者多实，而虚热者最不可误，此寒热之在表在里，不可不辨也。王秉衡驳其问寒热云：首二条，皆是伤寒，若发热不恶寒者，温病也。纵挟新感风寒而起，先有恶寒，迨一发热，则必不恶寒矣，此伏气温病也。外感风温暑热，首先犯肺，肺主皮毛，热则气张而失清肃之权，腠理反疏，则凛冽恶寒，然多口渴易汗，脉证与伤寒迥异。经云：气盛身寒，得之伤寒；气虚身热，得之伤暑。所谓身寒者，寒邪在表，虽身热而乃恶寒也。暑为阳邪，发热即恶热，亦有背微恶寒者。曰微，仍不甚恶寒也。况但在背，与周身恶寒迥别，可不细问哉！即内证发热，亦不可专属阴虚。香岩先生云：或食积，或瘀血，或痰凝，或气滞，皆能发热，必辨证明白，庶不误治。

乙、问汗要诀

查问其汗，有汗无汗，邪汗真汗，汗少汗多，汗起何处，汗止何所，汗味咸淡，详询若何。

［参］张景岳云：问汗者，亦以察表里也。凡表邪盛者必无汗，而有汗者邪随汗去，已无表邪，此理之自然也。故有邪尽而汗者，身凉热退，此邪去也。有邪在经而汗在皮毛者，此非真汗也。有得汗后，邪虽稍减，而未得尽全者。犹有余邪，又不可因汗而必谓其无表邪也，须辨脉证而详察之，又如温暑等证，有因邪而作汗者，有虽汗而邪未去者，皆表证也。总之，表邪未除者，在外则连经，故头身或有疼痛。在内则连脏，故胸膈或生躁烦。在表在里，有证可凭；或紧或数，有脉可辨。须察其真假虚实，孰微孰甚而治之。他如阳虚而汗者，阴虚而汗者，火盛而汗者，过饮而汗者，此汗证之有表里阴阳，不可不细察也。

外感恶寒，身偎母怀，其寒不除，汗出乃解。内伤恶寒，一投母怀，其寒即轻，不汗亦解。外感时病，寒热往来，有定期者，则为疟症；无定期者，则为别症。恶寒无汗，身热不渴，风寒表症；恶热自汗，渴不恶寒，温热里症。恶寒蜷卧，四肢厥冷，身不发热，直中阴症；恶热平卧，手足虽冷，腹中灼热，伏气阴症。凡属外感，背热于腹，但手背热，手心不热，凡属内伤，腹热于背，但手心热，手背不热。日晡潮热，外感实证；予午潮热，内伤虚症。

［参］发热无汗，邪在表也；内热便硬，邪在里也。昼若烦热而夜安静，是阳旺于阴分，其病在阳；若夜烦热而昼安静，是阳陷于阴分，其病在阴。喜冷恶热，皆属阳病；喜热恶冷，皆属此亦问症之要领也。

丙、问头身要诀

欲问头身，外内须别，属外感者，头疼身痛，常痛不止；属内伤者，头身虽痛，时痛时止。外感头痛，须辨六经，痛起脑后，甚则项强，太阳经症；痛在额前，或连目珠，阳明经症；痛在两角，或连胁疼，少阳经症；痛在巅顶，甚则肢冷，厥阴经症。太阴中湿，头痛鼻塞，腹满自利，肺脾同病；少阴中寒，头痛连脑，指甲色青，心肾同病。头仰视上，天钓暴发，头倾视深，精神将夺。头痛如破，甚则发痉，风火相煽；头痛而晕，剧则昏厥，痰火上升。头痛怕风，恶寒无汗，身热脊强，为风寒症；头疼恶风，身热自汗，鼻鼾肢瘛，为风温症。伤寒身痛，项背反张，筋甚挛急；中湿身痛，体势沉重，不能转侧。似此勘问，病有正的，若看婴儿，须望形色。

［参］张景岳云：问其头，可察上下；问其身，可察表里。头痛者，邪居阳

分；身痛者，邪在诸经。前后左右，阴阳可辨；有热无热，内外可分。如头痛属表者，多因于风，是其常也。然亦有热盛于上，阳亢不能下降而痛甚者。又如头痛属里者，多因于火，其常也。然亦有阴寒在上，阳虚不能上达而痛甚者。若阴虚头痛者，举发无时；阳虚头痛者，恶寒呕恶。若问头晕头重者，亦可因之以辨虚实。凡病中眩晕，多因清阳不升，上虚而然。如丹溪云无痰不作晕，殊非真确之论。但当兼形气分久暂以察之。观《内经》曰，上虚则眩，上盛则热痛，其义可知。至于头重，尤为上虚。经曰上气不足，脑为之不满，头为之苦倾，此之谓也。又凡身痛之甚者，亦当察其表里，以分寒热。其若感寒作痛者，或上或下，原无定所，随散而愈，此表邪也。若有定处，而别无表证，乃痛痹之属。邪气虽亦在经，此当以里证视之，但有寒热之异耳。若因火盛者，或肌肤灼热，或红肿不消，或内生烦渴，必有热证相应，治宜以清以寒。若并无热候，而疼痛不止，多属阴寒，以致血气凝滞而然。经曰：痛者，寒气多也，有寒故痛也。必温其经，使血气流通，其邪自去矣。若久病虚剧，而忽加身痛之甚者，此阴虚之极，不能滋养筋骨而然。王秉衡驳辨问头身云：第三条，阴虚头痛，叶氏云：多属阳亢，未可峻补。第四条，阳虚头痛，百无一二之证。至于眩晕，不可与头重混同立论。头晕因肝火挟痰者多，头重则属湿者多。经云邪之所在，皆为不足，上气不足，脑为之不满，耳为之苦鸣，是言邪乘虚客之，非竟言虚也。景岳于二证，皆主上虚，清阳不升，亦百中一二耳。王孟英云：头痛及项背脊腰膂臂腿诸疼，有内伤外感之别。内伤多虚，亦属气不宣行；外感多实，总由客邪阻气。李晋恒别驾，谓督是一身之总气管，知此可悟其治法矣。就余所见，此就小儿至成童，有知识而能答问者，依此问法，可为诊断之一助。若初生婴儿，则无所庸其问矣。即问乳母，亦不能知其为头痛否，为身痛否，全在医者望诊与按诊。如见其婴儿啼哭时，两眉频蹙，非腹痛，即头痛矣。按其头部发热，两太阳脉及耳前脉，跃跃震手，尤为头痛之明证。若见其身偎母怀，忽啼忽哭，项强背反，手足乱动，皆属身痛之明证。虽然头为精明之府，内含脑髓，凡属感邪外触，内热上蒸，无不关于脑神经。身为全体之总称，别于头部手足而言，凡身热体痛，项脊俱强，无不关于脊髓神经。婴儿体质柔脆，不胜外邪刺激，所以婴孩多痉厥瘛疭之候也。不明生理，不知病理之儿科，一见即称曰惊风，伪撰许多惊名以欺世，于儿科外别创一惊科，酿成惊风世界者，皆此辈造之也。噫！

丁、问胸间要诀

查问胸膈，结胸痰气，或痛或闷，清晰病机。胸痛少气，水阻痰积：胸凭仰息，其病喘喝。胸膈胀满，有虚有实；胸膈秘结，或痛或塞。

［参］张景岳云：胸在膈上，上连心肺，下通脏腑，其病极多，难以尽悉。而临证必当问者，为欲辨其有邪无邪也。凡胸膈胀满，则不可用补；而不胀不满，则不可用攻，此大法也。然痞与满不同，当分轻重。重者，胀塞中满，此实邪也，不得不攻。轻者，但不欲食，不知饥饱，似胀非胀，中空无物，乃痞气耳，非真满也。此或因邪陷胸中者有之，或因脾虚不运者有之，病者不知其辨，但见胃气不开，饮食不进，问之亦曰饱闷，而实非真有胀满，此在疑虚疑实之间，若不察其真确，未免补泻倒施，必致多误，则为害不小。倘势在危急，难容少缓，亦必先问其胸宽与否。若元气已虚，而胸膈又胀，是必虚不受补之证，若强进补剂，非惟无益，适足以招谤耳，此胸膈之不可不察也。王秉衡驳辨问胸云：叶氏谓胸膈胀满，固不可补，不知饥饱，似胀非胀，是浊气不清，但当理滞气，不宜骤用参术补住浊气而为胀。经云浊气不降，则生膜胀，即宜补者，须分气血，虚而兼滞者，疏补宜兼，俗云虚不受补者，未知疏补兼行之法耳。愚谓胸次如天，天空则生气流行不息。然虚痞可补之证，间亦有之。气虚者宜温补，阴虚者宜滋填。若痰涎凝聚，饮食停滞，及温热疫证，邪踞膜原者，皆宜开泄为先，补药同忌，即凉润之品，亦在所禁。恐病人言之未确，医者必手按其胸腹，有无坚硬拒按，可断其邪之聚散，最为诊要。更有内痈一证，尤当留意。

戊、问饮食要诀

病从口入，多由饮食，何物所伤，必先详诘。喜冷饮者，多内热症；喜热饮者，多里寒症。得食稍安，多属虚症；得食更甚，多属实症。冷饮能多，火盛实热；冷饮不多，津干虚热。大渴引饮，胃肠燥热；渴不引饮，脾胃湿热。胃气强者，病亦能食；胃气弱者，病不能食。好食苦者，则为心病；好食酸者，则为肝病；好食甘者，则为脾病；好食辛者，则为肺病；好食咸者，则为肾病。

［参］张景岳云：问饮食者，一可察胃口之清浊，二可察脏腑之阴阳。病由外感而食不断者，知其邪未及脏，而恶食不恶食者可知。病因内伤而食饮变常者，

辨其味有喜恶，而爱冷爱热者可知。素欲温热者，知阴脏之宜暖；素好寒冷者，知阳脏之可清。或口腹之失节，以致误伤，而一时之权变，可因以辨。故饮食之性情，所当详察，而药饵之宜否，可因以推也。故凡诸病得食稍安者，必是虚证。得食更甚者，或虚或实皆有之，当辨而治也。王秉衡驳辨问饮食云：得食稍安者，必是虚证，未尽然也，痰火证虫证，皆得食稍安。而痰火证更有初服温补极相安者。其中消善食，属于火者，是实证矣。亦有火盛反不能食者，胃热不杀谷也。更有阴液久耗，胃阳陡越之阴中证，能食善饥，俨如消证，但脉必虚大，按之虚软无神，纵与大剂填阴，亦不救也。虽不多见，不可不知。至于热证喜饮，寒证恶饮，人皆知之。而热证夹湿夹痰者，亦不喜饮，或喜沸饮，皆不可误指为寒也。喜饮而不多者，古人但以为阴虚，而不知亦有夹痰饮者。

己、问睡眠要诀

欲问睡眠，最宜察实。不食不眠，胃多积食；嗜睡恶饮，脾多积湿。睡中咬牙，将病风热；睡中惊窜，将发抽搐。睡时忽咳，痰滞食积；睡时狂叫，猝惊胆怯。邪在阳分，朝热暮凉；夜可安眠，邪陷阴分。暮热朝凉，夜不安眠；阴虚恶阳，夜静昼烦。暮能宁睡，阳虚恶阴；旦安暮乱，夜难熟睡。

［参］睡者，倦而闭目也；眠者，翕目而寐也。外感初起，多睡兼身重者，湿热阻滞于经脉也。内伤脾虚，有痰而多睡者，寒湿凝滞于中焦也。不论外感内伤，伏热灼阴，二便俱利而身痛多睡者，阴伤也。他如阳明之为病，卧不安者，胃不和也。少阴之为病，但欲寐者，邪陷心脏也。似睡非睡者，心神内亏也。神昏沉睡者，心窍内闭也，一问即可诊断其病情矣。即诊察小儿时，亦以其睡眠中为最便。

庚、问饥渴要诀

饥者甘食，食不暇择。饥而善食，胃火剧烈；若中消者，多由虫蚀。饥不欲食，肝阳郁极；如吐蛔者，须防发厥。脾疳虫积，腹饥难耐；恣食泥炭，胃气易馁。渴者甘饮，随症辨明。实热之渴，大渴引饮：湿热之渴，渴不引饮。虚热之渴，渴喜热饮；风火之渴，渴喜冷饮。口干消渴，肝胃热病：口燥不渴，脾胃湿病。先渴后呕，水停心下；脾胃不和，先呕后渴。火烁胃液，肝胃不和。症属虚寒，口多不渴；症属实热，口多燥渴。

[参] 饥，饿也。渴，欲饮也。饥者易为食，渴者易为饮，此生理之常也。若病则有饥不欲食者，渴不引饮者。凡小儿胃中嘈杂，饥不能耐者，除外感症外，其病有三：一因胃火中烧，二因虫饥求食，三因肝火挟痰。至若问渴，张景岳云：问渴与不渴，可以察里证之寒热。而虚实之辨，亦从此见。凡内热之甚，则大渴喜冷，饮水不绝，而腹胀便结，脉实气壮者，此阳证也。若口虽渴而喜热不喜冷者，此非火证，中寒可知，既非火证，何以作渴？则水亏故耳。凡病人问其渴否，则曰口渴，问其欲汤水否，则曰不欲。盖其内无邪火，所以不欲汤水；真阴内亏，所以口无津液，此口干也，非口渴也，不可以干作渴治。若阳邪虽盛，而真阴又虚者，不可因其火盛喜冷，便云实热。盖其内水不足，欲得外水以济，水涸精亏，真阴枯也，必兼脉证细察之。王秉衡驳辨问渴云：喜热饮为中寒水亏，叶氏云，水亏则内热，岂有中寒之理。凡喜热饮者，皆郁滞不通畅，故得热则快，得冷则遏，并非水亏也。若水涸精亏者，宜滋阴，反用热药，是杀之也。其曾孙王孟英云：渴喜热饮，渴不多饮，湿热证多有之，皆属痰饮阻遏气机耳。

辛、问溲便要诀

详询溲便，或通或塞，为燥为溏，为清为浊，青黄赤黑，辨明形色，虚实寒热，方能深悉。

[参] 张景岳云：二便为一身之门户，无论内伤外感，皆当察此，以辨其寒热虚实。盖前阴通膀胱之道，而其利与不利，热与不热，可察气化之强弱。凡患伤寒而小水利者，以太阳之气未剧，即吉兆也。后阴开大肠之门，而其通与不通，结与不结，可察阳明之虚实。且也大便通水谷之海，肠胃之门户也。小便通血气之海，冲任水道之门户也。二便皆主于肾，本为元气之关，必真见实邪，方可议通议下。否则最宜详慎，不可误攻。使非真实而妄逐之，导去元气，则邪之在表者，反乘虚而深陷，病因内困者，必由泄而愈亏。所以凡病不足，慎勿强通。最喜者小便得气而自化，大便弥同者弥良。营卫既调，自将通达，即大便秘结旬余，何虑之有！若滑泄不守，乃非虚弱者所宜，当首先为之防也。凡小便，人但见其黄，便谓是火，而不知人逢劳倦，小水即黄。焦思多虑，小水亦黄；泻痢不期，小水亦黄：酒色伤阴，小水亦黄。使非有或淋或痛热证相兼，不可因黄便谓之火，余

见逼枯汁而毙人者多矣。经曰中气不足，溲便为之变，义可知也。若小水清利者，知里邪之未甚，而病亦不在气分，以津液由于气化，气病则小水不利也。小水渐利，则气化可知，最为吉兆。若大便热结，而腹中坚满者，方属有余，通之可也。若新近得解，而不甚干结，或旬日不解，而全无胀意者，便非阳明实邪。观仲景曰：大便先硬后溏者，不可攻。可见后溏者，虽有先硬，已非实热。矧夫纯溏而连月得后者，又可知也。若非真有坚燥痞满等证，则原非实邪，其不可攻也明矣。王秉衡驳辨问溲便云：中气不足，溲便为之变，不可因溺黄而谓之火，强逼枯汁以毙人。叶氏谓：妄用通利，则逼枯汁，如养阴清热，何至逼枯汁。若经言变云，非云小溲黄赤也，统指二便异于常时也。小溲或不禁，或淋漓，短少频数，或清而多，大便或滑泄，或燥结，皆异于平日之调和，故谓之变。况劳倦焦思，泻利酒积为湿火；若暑热下痢，小便淋痛，乃邪火。当分别而治，不可云无火，而用温补以误人。经言邪之所在，皆为不足，因不足而邪客之为病，后人脱却上文邪之所在句，竟言虚而用补，谬矣。大便亦要调和，若愈固者，乃燥结也，当濡养为主。或固结在老年，防有噎膈之患，不可云弥固弥良。愚谓大便固结，必胸腹舒泰，饮食能安，圊不努挣者，始谓可喜。溏而频解，解而腹中始为快者，此《内经》所云得后与气，则快然而衰也。否则非痰饮内阻，则气郁不宣。即泄泻在温热暑疫诸病，正是邪之去路，故不可一问溏泻，辄以为虚寒，而妄投温补止涩也。须问其解之热与不热，色之正与不正，必不觉其热，而稀溏色正者，始可断为中气不足也。更有痈疽痘疹将发，而吐泻先作者，前辈皆不说明，故详赘之。

壬、问旧病要诀

小儿旧病，癖积最多。痫症哮病，皆属沉疴。凡成疳痨、多由虫积；凡成谷痨，多由食亦；凡变奶痨，多由乳缺。似此六症，皆为夙疾。临症探源，必先究诘。痘疹经过，尤须问及。

［参］旧者故也，新之对，《内经》谓新病未已，故病复起者，近世所谓夹症是也。夹症者，或夹伏气，或夹内伤，或夹夙病，新旧夹发也。叶天士所谓兼别病累瘁，须细体认也。故凡治儿病，寒者温之，热者清之，虚者补之，实者泻之，其常也。若遇有内伤夙病之人，适患外感时病，不得用峻汗峻攻之法。必参

其人之形气盛衰，客邪微甚，本病之新久虚实，向来之宜寒宜热，宜燥宜润，宜降宜升，宜补宜泻。其间或夹痰，或夹瘀，或夹水，或夹火，或夹气，或夹食，或夹癖，或夹虫。务在审证详明，投剂果决，自然随手克应。故治外感夹内伤者，首必辨其虚中实，实中虚，最为要诀。临症时必先问其旧病者，观其现在，查其既往，防其将来，此断病要法也。

癸、问遗传要诀

凡胎中病，皆属遗传。孕时不谨，胎气熏染。推原其因，学说繁杂。提要查问，寒热虚实。恣食生冷，任卧贪凉，则为胎寒；好食煎炒，多烘火炉，则为胎热。一寒一热，其证不一。父强母弱，生女必怯：父弱母强，生男必弱。胎禀不足，皆为胎弱；胎火有余，则为胎毒。最剧烈者，遗传霉毒。

［**参**］《小儿卫生总微论》曰：儿自生下至一腊前后，有病者为胎中病。多是未生之前，在母胎妊之时，母食毒物，胎有所感，至生下之后，毒气发而为病。又有母于娠妊之时，失于固养，气形勿充，疾疢因之。故《圣济经》言病生于中者，与生俱生也。万密斋云：小儿自周岁有病者，皆为胎疾，其中惟胎毒为最多。如思虑之妄，火生于心；恚怒之发，火生于肝；悲哀之过，火生于肺；酒肉之餍，火生于脾；淫佚之纵，火起于肾。五欲之火，隐于母血之中，即是毒也。男女交媾，精气凝结，毒亦附焉，此胎毒之原也。观东垣红瘤之说，丹溪胎毒之论，则胎毒之繁可见矣。如谓儿在母腹，饥则食母之血，渴则饮母之血，及其破胎而出，口有余血，拭之不净，咽下腹中，是谓胎毒。岂知口内之血，乃母临产恶露，渍入口中，未必是母腹中所衔之血也。既云咽下腹中，则入于大肠界，从大便出矣，安得留在命门，待时而发耶！丁仲祜云：遗传病，如偻麻质斯、癌肿、心脏瓣膜病、痛风等，时有遗传他人。或传易罹此等疾病之素因于他人者。故凡欲问遗传，则其人之父母兄弟、祖父母、伯叔伯母等，均必事无巨细，一一有以详加审问之。有父母虽无遗传之疾病，而其远祖尚能遗传之者。凡癫病、精神病，概为遗传。其问否，大有影响于其定治疗法与豫后者也。校以上十问，虽为家严诊断之心传，然诊断小儿之病患，与成人迥殊。小儿不能自述其病状，而遇非所素亲狎之人，

又或示憎恹，或且啼泣，既不能自述其病状，则不能详悉检查其现症，是当追问既往症于其父母，或看护者。且须详询父母健否，有无结核等之遗传病；妊娠中母体若何；小儿之血族生死若何，如有死亡者，则为何种病症；哺乳之关系若何，为生母耶，为乳母耶，为人工营养法耶；生后若干月，始发生乳齿，其后之经过良否。其他询问住居、姓名、年龄，生后曾否患麻疹痘疮等，与成人同。日本汉医大家，如和田东郭辈曰：小儿胎毒系先天，而世医不知之，或言分娩时误饮瘀血，为可笑。凡诊其毒，先以指头按肋下，必有凝结，而因其缓急，可察毒之轻重。又面色晦白，或暗黑，或过光泽，皆属胎毒也。若受父母梅毒者，最为难治。患梅毒者，兼发痘疮，尤多危候。即龟胸龟背，由霉毒而成亦多。芽儿衄血，且鼻塞者，亦属胎毒。他如狂喘痨三症，多属胎毒。毒攻心中者曰狂，攻骨者曰痨，攻胸膈者曰喘，其根同而枝叶异也。若狂愈而变痨者，必死。若哑者，系胎毒壅闭上部也。耳不聋者可治，耳聋者不治。若腋臭及聤耳有脓者，皆属胎毒。若幼时患哮喘者，一旦治愈，后有发痴痫或心风者，皆系先天遗毒，故为难治。若患痫治愈，后变哮喘者，又有幼小无事，少壮始患癫痫狂心风者，亦系先天遗毒。但因其人体气有迟速耳，吾门即名之曰胎病（胎病名出于《素问·奇病论》，可以征焉）。

第三章　闻诊纲要

中医听声，闻其五音，以别其病，病无遁情。

［参］声者，耳官之所感觉者也。凡人声管与肺气相激荡，则成声。声成文者谓之音。如《礼乐记》注：单出曰声，杂比曰音是也。古以其清浊高下，分为宫商角徵羽五音，乐器用之为标准，医科用之为闻诊。如陈廷芝《难经辨疑》曰：五脏有声，而声有音，肝声呼，音应角，调而直，音声相应则无病，角乱则病在肝。心声笑，音应祉（别作徵），和而长，音声相应则无病，祉乱则病在心。脾声歌，音应宫，大而和，音声相应则无病，宫乱则病在脾。肺声哭，音应商，轻而劲，音声相应则无病，商乱则病在肺。肾声呻，音应羽，沉而深，音声相应则无病，羽乱则病在肾。观此，则医者果能静心察之，知表里脏腑寒热虚实诸病之情态，庶无所遁矣。

既明望问，细听其声。痛实声浊，寒虚声轻。噪喊热甚，遽叫神惊。啼声不出，难望求生。

［参］《幼科金鉴》歌诀云：嗞煎不安心烦热，嗄声声重感寒风，有余声雄多壮厉，不足声短怯而轻。其注曰：嗞煎不安者，乃心经内热，故烦躁不宁也。嗄声，音哑也；声重，声浊也，此为外感风寒也。有余之症，其气实，故声雄大而壮厉。不足之症，其气虚，故声怯弱而轻短。按：风寒犯肺，声重音嗄者，实因肺气不宣，痰阻声管，音不清而其声似哑也。《金鉴》原注，尚欠明晰。

心系急者，多言笑声；肝系急者，多狂呼声；脾系急者，多歌唱声；肺系急者，多悲哭声；肾系急者，多呻吟声。似此五音，脏病相应；原其病理，交感神经。综而言之，声音臭味，载在《难经》。耳鼻并用，一一辨清。照此察病，病情分明。

［参］《内经》谓里撷筋骨血气之精，而与脉并为系，上出于脑后，入于项中。观此，则古人所谓系者，即脑系也，近世所谓神经系是也。如心系急则笑，肺系急则哭等症，虽由脏性之各异其情，实皆五脏各有交感神经之作用也。《幼科金鉴》

歌诀云：诊儿之法听五声，聆音察理始能明，五声相应五脏病，五声不和五脏情。心病声急多言笑，肺病声悲音不清，肝病声呼多狂叫，脾病声歌音颤轻，肾病声呻长而细，五音昭著症分明。其注曰：小儿之病，既观其色，又当细听其声。盖笑呼歌悲呻五声，内应心肝脾肺肾五脏也。五声不和，则知五脏有病之情矣。如心病则声急喜笑，肺病则声悲音浊，肝病则声狂叫多呼，脾病则声颤轻如歌，肾病则其声长细如呻吟。歌与诀虽属分明，然尚不知内脏之有交感神经之作用也。

第十节　闻声音要诀

寒则声静，热则声噪；虚则声低，实则声高。声战为寒，声壮为热：声塞为痰，声浊为湿。声重鼻塞，皆风寒症；声哑气逆，多风痰症。若声浊者，多痰火症。气衰声微，多属虚症；气盛声响，多属实症。腹中雷鸣，肠风飧泄；闻声即惊，肝虚胆怯。

[参] 闻声，听病儿之声音呼吸也。闻诊法者，医生闻病儿自现其病状，据之以与自己之学问经验，互相比较，为诊断材料者也。若声音清朗如常者，形病气不病也。始病即气壅声浊者，邪干清道也。攒眉呻吟者，头痛也。摇头而语，以手扪腮者，齿颊痛也。噫气以手抚心者，中脘痛也。摇头而言者，胸腹痛也。呻吟不能转身，坐而下一脚者，腰痛也。呻吟不能行步者，腰脚痛也。暴哑者，风痰伏火，或怒喊哀号所致也。若久病形羸声哑者，为童子痨。喉中有肺花疮也。此皆闻诊之大要也。

第十一节　闻啼哭要诀

哭而无泪，多属燥症；哭而多泪，多属痛症。啼而不哭，多腹痛症，哭而不啼，多惊痉症。忽然惊啼，肝火冲心；骤然狂叫，胃热蒸心。

[参] 小儿能言语后而哭泣者，固必自鸣其心身之苦痛也。然其泣之原因，或为痛痒，或欲食物，大人尚易悟之。若至惟以啼泣为自鸣意志者之赤子（不能言者），则其泣声，宛为言语之代表矣，为亲者可不注意之乎！即其泣也，未必如大人所思及之苦痛，又未必为饮母乳。或衣服之不适肤也，或腹痛、或发热也，

均无一不为啼泣之因焉。育儿者，宜常侍小儿身侧，诊断其何以啼泣之故。若单哺以乳汁，欲止其啼泣者，是非直为无智之母，且为不慈爱之人矣。然苟检视小儿身上无有异常，而泣仍不止者，是必为腹痛发热之故。腹痛时之泣法，其声为オギヤオギヤ，其下肢常向腹部牵动。又虽其状如是，而或泣或止者，是腹痛有间断之征也。若腹痛如刺如切，泣声ギヤギヤ，宛若呼吸断绝，以手抚其腹部，则抵抗力甚强者，恐其为便秘也。

第十二节　闻呼吸要诀

呼吸困难，肺痰上塞；呼吸喘急，肺气上逆。猝中风热，喘鸣肩息，气不接续，语言吸吸。呼而音嘶，则为鸦声；呼无转音，则为直声。吸而微数，病在中焦；实者当下，虚者不治。上焦吸促，下焦吸远。呼吸动摇，此皆难治。

［**参**］呼者，嘘气外出也；吸者，引气内入也。呼则出，吸则入者，肺气一涨一缩之外候也。三岁以下之小儿，其呼吸专营于横膈膜（腹式），故浅而频数。一分时呼吸之数，于生后数月内，为三十五（睡眠时）至五十（醒觉时）；至二岁后，则为三十；六岁后，则为二十以下。其年龄次第增长，则呼吸数即次第减少。欲静听小儿之呼吸数，而审其安适与否，则当以呼吸数与脉搏，两两比较。平时一呼吸运动间，其脉搏为三半至四。若呼吸困难之际，则此之关系亦变，一呼吸运动间，其脉搏仅二至三。其呼吸困难，因补助筋之皆动（鼻翼颈筋紧张），与胸廓下部（即沿横膈膜之附着部之处）之陷没而知。然横膈膜动作旺盛之时（例如啼泣时），呼吸实不困难，而其胸廓下部亦陷没者，此因软弱肋骨之强度，对于收缩之横膈膜，其抵抗力微弱故也。他如生后三月内之小儿，或佝偻病性之小儿，其肋骨俱软弱者，其胸廓下部亦俱陷没，此虽于安静呼吸之时，亦可辨之。

第十三节　闻咳声要诀

声哑而咳，寒水伤肺；声破而咳，痨热损肺。连声而嗽，则为顿咳；气呛无痰，则为干咳。饮咳稀痰，燥咳黏痰，火咳无痰，痨咳胶痰。痰声漉漉，多属肺绝；久病呛呃，多属胃绝。

［参］小儿严寒时，偶闻咳嗽声，干燥轻小而痛者，急性喉头炎也。其吼声尤剧者，实扶的里亚之喉证也。呼气短而吸气长者，为百日咳。咳嗽之声，宽而且湿，而身体有热者，恐为肺炎。常人虽仅知此，则闻儿之咳声ユンコンヒコ者，已可约知其为百日咳。而闻女之咳声コホンコホヒヒ者，已可约知其为实扶的里亚矣。若小儿咳嗽兼呕吐者，病不足惧。咳嗽之声本大，继而其声忽无者，极危险之症候也。

第十四节　闻痫声要诀

声如羊叫，则为心痫；声如犬叫，则为肝痫；声如牛叫，则为脾痫；声如鸡叫，则为肺痫；声如猪叫，则为肾痫。此为五痫，仲阳所传，历代相衍。

［参］痫者，脑神经病也。卒然倒仆，口吐涎沫，为羊豕之声，手足搐搦者是也。俗亦谓之羊痫风。钱氏《小儿直诀》云：五痫皆随脏治之，每脏各有一兽。如羊痫，目瞪吐舌，羊叫，心也；犬痫，反折上窜，犬叫，肝也；牛痫，目直视，腹满，牛叫，脾也；鸡痫，惊跳，反折手纵，鸡叫，肺也；猪痫，如尸吐沫，猪叫，肾也。五痫重者死，病后甚者亦死。按：痫发作羊犬声者，乃声管为风痰梗塞，故特发异声，不必强以五畜按五脏也。《千金》引徐嗣伯风眩论，谓痰热相感而动风，风火相乱则闷瞀，故谓之风眩，大人曰癫，小儿则为痫，其实则一云云。巢氏《病源》亦曰十岁以上为癫，十岁以下为痫。是癫痫癫狂之病，六朝以前，未尝不知病在于脑。唐宋以降，则不复知癫痫即顶巅之巅，遂有五痫五兽，分属五脏之说。观《病源》五癫，尚不以五脏立论。《外台》癫痫门中，亦无此说。则钱氏所谓五脏各有一兽云云，犹出唐人以后，殊不足据。总之，痫为脑神经病，灼然无疑，又何必强以五脏妄为分别。且治法既同，尤可见分脏论症，穿凿附会，本无实在理由可言矣。此条歌诀，悉宗钱氏，殆以历代相沿，取其通俗耳。

第十五节　闻语言要诀

谵语为实，狂言怒詈；郑声为虚，如梦如呓。寒病懒言，热病多语。言壮为实，言轻为虚。出言迟懒，先轻后重，内伤虚证；出言雄壮，先重后轻，外感邪盛。

［参］语者，二人相对而谈也；言者，发声以表意思也。故发端曰言，答述曰语。凡小儿语言声音，不异于平时为吉，反者为凶。闻而知之者，寒主静则少语，热主烦则多语。虚则声细，实则声壮。他如言迟者风也。语言謇塞者，风痰也。声如从室中言者，中气之湿也。多言者，火之用事也。病未久而语声不续者，其人中气本虚也。言而微终日乃复言者，正气夺也，衣被不敛，言语善恶，不避亲疏者，神明之乱也。诊时独言独语，不知首尾者，内伤心神也。此皆闻语言之大要也。若精而求之，则以五脏有五声，以合于五音者为常，变则病生。其义蕴载于《素问》《金匮》者居多，精研儿科学者，尤当悉心参考焉。

第十六节　闻臭味要诀

口喷臭秽，为牙疳证；咯痰腥臭，为肺痈证。大便酸臭，气难闻者，肠积热症；大便生腥，气清冷者，霍乱寒症。小便臭浊，为湿热症；小便味甜，为下消症。

［参］清前哲王秉衡曰：闻字虽从耳，而四诊之闻，不专主于听声也。戴麟郊先生《广温疫论》，辨证最细。谓疫证必有秽浊之气，鼻官精者，可以闻而知之也。愚谓闻字实有二义，虽非疫证，凡入病室，五官皆宜并用。问答可辨其口气，有痰须询其臭味。榻前虎子（即溺器），触鼻可分其寒热。痈疡脓血．审气即知其重轻。余如鼾息、肠鸣、矢气之类，皆当以耳闻者。古人但主乎呼歌呻哭数字，固矣。家严特增闻臭味要诀，非但补儿科学所未备，实为闻诊推广其义也。

第四章　按诊纲要

一按囟额，二按胸腹，三按冲任，四按手足，五按冷热，此皆要诀。从详分按，较脉准凿。

［参］按者，谓以手下抑，抑按皮肉也。周于蕃曰：按而留之者，以按之不动也。按字从手从安，以手探穴而安于其上也。以言手法，则以右手大指面直按之，或用大指背屈而按之，或两指对过合按之。其于颅囟手足，则以三指按之。于胸腹，则以掌心按之。宜轻宜重，以当时相机行之。

第十七节　按囟额要诀

轻捻儿头，摸其颅囟，不作声者，则无病情。大小囟门，按之充实，其儿必寿，可为预测。大囟空虚，按之不实，或底或凹，禀虚之质。小囟虚软，按之不坚，禀赋血弱，多病难健。欲探其病，三指按额，仿诊脉例，外候最切。儿头在左，举左手候；儿头在右，举右手候。食指近发，则为上部；名指近眉，则为下部。外感温风，三指俱热；表里俱寒，三指冷冽。上热下寒，食中指热；设若大惊，名中指热；设若停食，食指独热。

［参］首骨曰颅，脑盖曰囟。小囟，曰前囟门；大囟，曰后囟门。前清熊运英曰：前囟门，乃禀母血而充；后囟门，乃受父精而实。若前后囟门充实，其儿必寿。如父之精气不足，耽嗜酒色，令儿后囟空虚不实。如母之原禀不足，血弱病多，令儿之前囟虚软不坚，多生疾病。如父母气血俱不足，其儿必夭，其父母亦不能保其天年也。前囟，即道家所谓泥丸宫。后囟，即脑顶门中名百会穴。前后囟门俱不合，名曰解颅，皆因先天精气之不足耳。此条首按颅囟者，盖因乳子初生，与儿童诊察符别，先探其禀受之虚实也。若按额法，于额前眉端发际之间，以名中食三指，照诊脉式，按而候之，此《幼科心鉴》相传之法。殆因乳子脉不

可凭，敝以此法代切脉耳。前清推拿专家，如夏氏卓溪《家传探病秘诀》云：以吾三指按儿额，感受温风三指热：三指按兮三指冷，内伤饮食风寒袭。可见以望为主之夏鼎，亦常用按法，以诊察乳孩之病也。

第十八节　按胸腹要诀

按胸之法，自胸及膈。拒按与否，可断虚实。其症虚者，软而喜按：其症实者，坚而怕按。按之硬痛，则为结胸；不痛而突，则为鸡胸。次按虚里，与脉相应。虚里高者，寸口亦高；寸口结者，虚里亦结。孩脉难凭，惟揣虚里。确有可据，能知病理。按有二候，浅按便得，深按却无，气虚之候；轻按洪大，重按虚细，血虚之候。按腹之要，以脐为先，脘与满腹，尤要摩勘，脐名神阙，神气之穴。重按有力，其气应手，神气内守；按之虚陷，如指入灰，神气失守。若按三脘，抚之不滞，胃气平和，中无宿滞。凡满腹痛，喜暖手按，多属寒症；喜冷物按，多属热症。喜重按者，多属虚症；拒重按者，多属实症。

［**参**］《内经》谓胸腹者，脏腑之郭也。考其部位层次，胸上属肺，胸膺之间属心；其下有一横膈，绕肋骨一周，膈下属胃：大腹与脐属脾；脐四周又属小肠；脐下两腰属肾；两肾之旁及脐下，又属大肠；膀胱亦当脐下，故脐下又属膀胱：血室乃肝所司，血室大于膀胱，故小腹两旁，谓之少腹，乃血室之边际，属肝；少腹上连季胁，亦属肝；季胁上连肋骨，属胆。胸与腹向分三停，上停名胸，在膈上，心肺包络居之，即上焦也。膈下为胃，横曲如袋，胃下为小肠，为大肠，两旁右为肝胆，左为脾，是为中停，即中焦也。脐以下为下停，有膀胱，有冲任，有直肠，男有外肾，女有子宫，即下焦也。故胸腹为五脏六腑之宫城，阴阳气血之发源。若如知其脏腑何如，则莫如按胸腹，名曰腹诊。腹诊之法，详见于《难经·四十八难》杨玄操丁德用注。此医家四诊之外，不可缺之事也。但历代医书，未见有详论者。张志聪《伤寒论集注》云：中胃按之而痛，世医便谓有食，夫胃为水谷之海，又为仓廪之官，胃果有食，按必不痛。试将饱食之人，按之痛否？惟邪气内结，正气不能从膈出入，按之则痛。又胃无谷神，脏气虚而外浮，按之亦痛。若不审邪正虚实，概谓有食，伤人必多。又按者轻虚平按，若按不得法，加以手力，未有不痛者。又患肿胀腹满之症者，视其腹之形色，按其腹之坚软。

再或幼科童稚，未免伤于食者，故亦按之，此挽近诊腹之一法也。乃近世专门儿科，独望闻问三诊，而不按胸腹，亦未免草率之甚矣。凡按胸腹，医必先温其手，否则病儿受惊，腹壁变硬，不能达诊断之目的。尤宜按摩数次，或轻或重，或击或抑，以察胸腹之坚软，拒按与否，并察胸腹之冷热，灼手与否，以定其病之寒热虚实。又如轻手循抚，自胸上而脐下，知皮肤之润燥，可以辨寒热。中手寻扪，问其痛不痛，以察邪气之有无；重手推按，察其硬否，更问其痛否，以辨脏腑之虚实，沉积之何如，即诊脉中浮中沉之法也。虽然胸腹部之脏器甚多，即其一器，有视诊、触诊、打诊、听诊，及检查内容物等区别，故欲一一述之，非数十章不可。今试以最简单最紧要之学说，略述一二于次。

一、小儿胸廓诊法。胸廓为心肺二神所居之宫殿，其形状如何，急宜注意。年龄加长后，见其宫殿此处曲屈，彼处洼下，则难乎为治矣。然在幼稚之小儿，尚可急起而矫正之。其次胸廓膨大如桶，或如鼓身，名曰膨胸。呼吸时胸廓缩张甚少者，为肺气肿。反之锁骨上下凹人，肋骨根露出外方，肩胛骨张离若翼者，名曰缩胸。为肺痨质，有结核素因之人，乃若是也。又有一侧膨胀者，为一侧之气肿。或有一侧缩小者，为肋膜炎之病后也。

二、腹部诊法。宜使小儿裸体仰卧，集合其两足于一处为要。然在暖室法不备之家，则易罹寒冒，不得已，任小儿着衣服，以手由股间伸入而检查之。若腹部膨胀且硬者，大约为便通不足，或胃扩张，或胃肠病等。若其胀法甚强，手所感之抵抗力非常大者，是或为鼓肠腹水腹膜炎等。如果为鼓肠，则手抚之如压气枕也。如果为腹水，则当有液体之波动。如果为腹膜炎，则虽稍触之，其痛甚烈者也。其次为下腹之右方，有大痛，手上觉有块物或瘤样者，是可断之为盲肠炎。又小儿啼泣不止，似其腹部甚痛，以手压之，则觉其痛渐缓者，概为胃痛肠痛，较不足恐惧者也。但是上等感觉，均非熟练之结果，不能辨别之，读者幸勿为轻率之判断也。至若虚里，在左乳三寸下，脉之宗气也，即左心房尖与总脉管口衔接之处。以手按之，可察心机之强弱，及其心房之麻痹，故按胸之后，必按虚里。按之微动而不应者，宗气内虚。按之跃动而应衣者，宗气外泄。按之应手，动而不紧，缓而不急者，宗气积于膻中，是为常。按之弹手，洪大而搏，或绝而不应者，皆心胃气绝也，病不治。虚里无动脉者必死，即虚里搏动而高者，亦为恶候。魏柳州云：凡治小儿，不论诸证，宜先按虚里穴，若跳动甚者，不可攻伐，以其先天不足也。幼科能遵吾言，造福无涯，此千古未泄之秘也，珍之贵之。多纪茝庭曰：痘疹发热疑似者，诊虚里，其动亢盛及缺盆者，痘也。此动无者，他病也。余得此诀于小川柽斋，而验之果然。南阳曰：脉候有热，而腹候无热者，是表热，而其热易去也。按腹而热如烧手掌者，是伏热，而其热不易去也。小儿暴热，其轻重难以脉辨，而诊腹可以决定矣。若心下动而其热烙手者，尤不可忽。玄祐曰：小儿蛔病，诊腹有三候：腹有凝结如筋而硬者，以指久按，其硬移他处，又就所移者按之，其硬又移他处，或大腹，或脐旁，或小腹，无定处，是一候也。右手轻轻按腹，为时稍久，潜心候之，有物如蚯蚓蠢动，隐然应手，甚至腹底微鸣，是二候也。高低凸凹，如就亩状，熟按之起伏聚散，上下往来，浮沉出没，是三候也。合而观之，腹诊之重要如此，宜乎东洞吉益曰：腹为有生之本，百病之根，故诊病必按其腹。富士川氏曰：听诊打诊等，诊断法未备之时，腹诊实为唯一之诊断法。和田启十郎云：此言以听打二诊，与腹诊同一视之，稍有差误，其实听打只于呼吸血行二器病有效，余皆不见其用。独腹诊为诊定病之发于腹内诸器，影响于身体各部者之最大要法。而疾病中十之七八，悉由其腹部所生，故东洞先生之言，为不诬也。

第十九节　按冲任要诀

按冲任脉，分部细诊，左动属冲，右动属任。冲动病剧，里急气逆，上冲作咳，为厥为呃。任脉动跃，阳盛阴虚，男结七疝，女则瘕聚。久泻久痢，冲任动跃，其病皆危，医弗用药。

［**参**］《内经》谓冲脉任脉，皆起于胞中，上循背里，为经络之海，其浮而外者，循腹右上行，会于咽喉，别而络唇口。《伤寒论》谓之脐间动气。李志锐所谓饮食入胃，取汁变赤，由营卫上入于心，由心分布其重浊之汁，入冲脉化血，精华之汁，入任脉化精，冲是一身之总血管，任是一身之总精管者是也。凡按诊脐间动脉者，密排右三指，或左三指，以按脐之上下左右，动而和缓有力，一息二至，绕脐充实者，肾气充也。一息五六至，冲任伏热也。按之虚冷，其动沉微者，命门不足也。按之热燥，其动细数，上支中脘者，阴虚气冲也。按之分散，一息一至者，为元气虚败。按之不动，而指如入灰中者；为冲任空竭之候。且可

辨其假寒假热，按冲任脉动而热，热能灼手者，症虽寒战咬牙，肢厥下利，是为真热而假寒。若按腹两旁虽热，于冲任脉久按之无热而冷，症虽面红口渴，脉数舌赤，是为真寒而假热。总之，冲任脉动，皆伏热伤阴。阴虚火动之证，平人则发病，病人则难治。惟素有肝热者，亦常有之，尚无大害。若素禀母体气郁，一病温热夹食，肠中必有积热，热盛则冲任脉动。动而低者热尚轻，动而高者热甚重，兼虚里脉亦动跃者必死。如能积热渐下，冲任脉动渐微，及下净而冲任脉不动者多生。若冲任脉跃震手，见于久泻久痢者，乃下多亡阴之候，病终不治。

第二十节　按手足要诀

先按其手，指冷如冰，伤风兼寒；指梢头热，夹食伤寒。手如数物，势将抽掣；手撒不收，症多脱绝。掌中寒者，腹中亦寒，掌中热者，腹中亦热。手背热者，背上亦热，为新感证；手心热者，小腹亦热，为伏气证。指甲青者，心痛肝绝；指甲黑者，血瘀筋绝；若指甲白，久病虚极。次按其足，足心热者，多属热证；足胫冷者，多属寒证。仰睡脚伸，亦属热证；覆卧脚蜷，亦属寒证。足冷而晕，气虚脱证；足肿至跗，气虚寒证。按其手足，手热足冷，汗多妄言，为暑湿病；头疼发热，为夹阴病。

［参］手者，人体上肢之总名也，凡所以持物者多称手。足者，人体下肢之总名也，儿所以踢物者多称足。《难经》谓手三阴之脉从手至胸中，手三阳之脉从手至头，足三阴之脉从足至胸，足三阳之脉从足至头。观此，则手足之寒热，关系于经络之运行，血脉循环之所及也。夏禹铸曰：指爪属筋余，脾为之运，小儿指尖冷，主惊厥。中指独热者属寒，中指独冷者，分男左女右，为痘疹发见之象，其或掌心冷，而十指或开或合者无治。周于蕃曰：小儿拳四指已握，而大指加于四指上者，男顺女逆，小儿拳大指先屈入掌中，而四指加于大指上者，女顺男逆。小儿拳将大指插入食指叉而后握之，无论男女急慢惊风，均属险症，三岁内以至十岁外，皆可以此决之。张筱衫曰：脾主四肢，四肢厥逆，有寒有热，三阴证四肢厥冷，人所习见者，寒厥也。厥，尽也。阳尽而阴生，故四肢冷也。若热厥较寒厥尤多，经云热深厥亦深，热微厥亦微，同此厥逆，寒热攸分，生死立判，以之辨证，则手足尤为至要。

第二十一节 按冷热要诀

凡证冷热，按而得之。遍身俱热，外感无疑。肚热脚冷，伤食须知、脚热额冷，因惊致斯。耳足皆寒，头身发热，恐为痘疹，辨宜精切。

[参] 似此诊法，一按便知，故不赘述。

腹与胸分三停，上停名胸，在膈上，心肺包络居之。心与包络，从著脊处油膜中，下通肝肾。肺有薄衣，连及胸内，前面之膜，为肺通中下焦之路，肺系上连包络，后著脊，前连胸膈。肝体即在膈下。胃附肺系，透下膈，横曲如袋。胃下为小肠，为大肠，为肝胆，是为中停。皆生连油膜之上。即中焦也。脐以下为下停，有膀胱，有胞宫，有直肠，皆生连油膜上，即下焦也。后世不知焦从膲，因不知通身之膜，皆是三膲。故读经文者，少识精义。西医曰，腹内统膜，一丽腹里，一包脏腑，一成筋以束脏腑。肝、胃、脾、小肠、大肠、横回、直肠上截、子宫蛋核，被此遮过。专包一脏曰包膜，兼包两脏曰连膜，折叠成筋以束肝腑曰筋膜。西医言膜如此其详，证以三焦之说，而精义始出。

腹分九部。上一横，当第九两肋骨。下一横，当两胯骨上廉。两直皆由肤筋中处起，直上至离乳头少许止。上曰上部，中曰脐部，下曰下部。上左右曰胁下部，中左右曰腰部，下左右曰胯部，上部，藏胃中并幽门、肝左叶、后叶、四合回管、肝脉、肝同管、胆管、腹短总脉、甜核总脉、总回管、总吸管、胁总回管。脐部，藏大肠横回、脂囊小肠、包膜小肠、上中下回。下部，藏小肠、膀胱、子宫（孕时方有）。右胁下部，藏肝右叶、胆囊、小肠上回、大肠上回、右肾上半、右肾上核。左胁下部，藏胃大端、脾甜核端、大肠下回、左肾上半、左肾上核。右腰部，藏大肠上回、右肾下半、小肠。左腰部，藏大肠下回、左肾下半、小肠。右胯部，藏大肠头、阑门、肾溺管、卵子脉回管。左胯部，藏大肠弯回、肾溺管、卵子脉回管。

第五章　检诊纲要

一检口腔，二检温度，三检阴器，四检便路（即肛门），此时检查，慎毋粗卤。

［参］检，查验也。如检查、检察，即留意稽察之谓也。当检察儿病之际，务须将小儿位置稳妥，或抱或卧，俱可听便，且勿令其啼泣，以啼泣则有碍检查也。若儿年甫两三岁者，检查时，嘱旁人捉其两手，且捧住头颅，如此对窗坐下，方能检视。若在夜间，则用反射镜为宜。然医者必须五官并用，先检视小儿之体格、体质、容貌、肤色、眼球之若何、发疹之有无、呼吸次数之多少、肢节之运动及位置。次听其咳嗽与声音之奚若。又次查问其曾出天花与否，曾患脓漏眼与否，脐带剪断时，曾有意外之疾患与否。又次闻其口气之臭味若何，此皆必不可少之检法也。

第二十二节　检口腔要诀

指探其口，儿不发声，从容咂指，多属轻症；如不咂指，即发啼声，或哭无泪，多属重症。若儿气急，痰涎塞口，或作鸦声，状若鱼口，或人中黑，黑色绕口，似此危症，皆属死候。重捺其唇，儿自张口，得以检视，察其咽喉，上腭起粒，状类乳头，脐风将发。锁肚噤口，喉关起白，白屑满口，吭乳不得，是谓鹅口。

［参］口腔咽头之检查，为小儿诊断中必不可少者。初生儿之口内黏膜，多充血，呈暗赤色，唾液之分泌殊少，故口腔干燥，舌带白苔。欲令乳儿张口，可以手指触其下唇等部，儿误以为乳头，往往张口，此时宜即以指探入，抵压舌根，而速检视各部。若儿因检查而啼泣，转得以视察口内，检查齿牙，亦为诊断病症之一助。如营养不良之小儿，其生齿多迟徐。遗传霉毒之小儿，其齿别有殊特之形，所谓忽珍巽氏（ホツチンソン）齿也。具此齿形者，其化骨恒不全，故齿色或褐，或暗黄，细狭短小，厥状似栓，齿缘多不平直，两隅间有巨大之洼凹，其内端更

生一二小洼凹。又检查小儿口中之舌苔，亦为最要之见症。如舌肿至舌边仅留齿痕者，诸种口内炎皆属之。其尤肿胀肥大者，急性舌实质炎。其他肿疡，或舌内静脉血淤滞所起之重症也。舌缩小者，为肠窒扶斯，其他重症，急性热性病。且其舌常干燥，舌常震动者，为重症热性病，此肠窒扶斯及精神有异常之症也。舌色苍白者，为贫血之症。赤色者，为急性热性病。赤中带黑如覆盆子状者，概为猩红热也。有舌苔者，未必为病人，大人之健全者，若饮酒吸烟过多，则亦有舌苔，若真为疾病者，消化不良时所起之舌苔也。蒋仲芳曰：小儿二三岁，身热惊悸，易医六七，俱无寸效，一日忽作鸦声，少顷，其音已哑，鱼口开张。予视之，欲哭状，惟眉头稍皱，终无音出，心甚怜之，细思其策，因以指探其口中，唇干舌燥。予曰：心热欲言而不能果有之乎。即以黄连、黄芩、石膏、麦冬、山栀、玄参、花粉、知母、甘草、薄荷、灯芯、竹叶等，一大剂，煎成浓膏，频频与之，一昼夜而鸦声复出，又一日而音始痊而愈。自此之后，此法治人无算。大便三四日不行者，加玄明粉二三钱，尤验。惊悸者，加金器同煎。嗟乎！人遇哑惊风，俱弃之而不治，孰知唇干舌燥，终属阳症，此法甚验，故记之。连类观之，则检查口腔法之必要也明矣。

第二十三节　检温度要诀

检温之法，或以手按，或用器检，俱可听便。温度高者，多属实热，温度低者，多属虚热。温度极高，固属险极；温度极低，尤为急逆。

［参］小儿并不啼泣，而颜貌不快者，必检查其发热与否。其法以手掌按小儿之额，或胸腹，或手足等处，试其体热如何。然大人之手，若时而极冷，时而过暖，则往往遗误，惟口唇之感觉，比手锐敏，与手互相比较，可以不生误谬，故可谓小儿之天然检温器。但人之感觉，亦因练习而发达，不经验之人，虽用此器，犹未必可谓确实也。然则如之何而可？曰：手掌与口唇，均仅知其概要耳，欲精密检查者，固必用真检温器者也。其法与大人同，亦插于腋窝内。但小儿之天性，或欲取之，或恶厌之，或有时时啼泣，不便诊察者，宜从背后插入该器，为亲者，以手防其脱出，给以玩具，或抱之使睡，勿使惊动为要。但检查小儿之体温，以手掌贴于前额胸腹四肢等部分，试其肌热为最简便。如需用检温器，则

亦在腋窝为最普通。但勿令目睹，宜自背部暗地插入，且须用手维持，防其脱落。在未满一岁之小儿，则在直肠内检测亦可。小儿体虽易冷（例如儿患肺炎其经过多无热），然因他故而热度升腾，常有至摄氏四十度以上者。惟儿发高热，非必定属险症。如因小儿霍乱，血行障碍而假死、虚脱等而体温下降过甚者，乃险症也。凡普通小儿之体热，在摄氏三十六度七分与三十七度四分间，若检温器示摄氏四十度，则宜延医服药。升至摄氏四十四五度，下至摄氏三十三度五分，则将永辞人世矣。为亲者，宜记之勿忘。若医者来检察时，亦以其睡眠中为最佳，若任小儿啼泣，而无理以手插入者，亦不可谓小儿科专门医也。抑插检温器之时间，约十分，欲迅速测之者，可涂油于检温器，而以其尖人诸肛门内，约五六分时，然须知其温度比腋窝中高半度也。

第二十四节　检阴器要诀

婴孩阴器，男则外凸，女则内凹，检验不忒。肝火下逼，形肿色赤。光亮如吹，水气内结。心火下移，外肾肿赤，玉门胀大，一检便悉。

［参］《内经》谓厥阴脉循阴器而络于肝，阴器者，男女之生殖器也。临症所能检视者，在男孩为阴茎，其根起自膀胱之尖端，附丽于耻骨之前侧，全体皆属海绵质，中有水道，尿液由此排泄焉。其次阴囊，所以容睾丸者。由皱襞体二部合成，中有膜以隔之，内分为左右二部，左部略较右部下垂。在女婴为阴唇，阴唇者，在女子之外阴部，有大阴唇、小阴唇之别。大阴唇为生殖器外口之两侧，小阴唇在大阴唇之内侧。故医者检视阴茎阴囊阴唇者，可以知诸种病症之若何也。

第二十五节　检便路要诀

直肠下口，名曰魄门，大便之路，通称肛门。湿热下逼，肛痒异常。气虚下陷，肛脱而长。湿火成毒，虫生蚀肛。蚀肛透内，婴孩必伤。

［参］隋·巢元方曰：肺与大肠为表里，肛者，大肠之门，肺实热则闭结不通，肺虚寒则肠头出露。有因痢久，里急后重，努力肛开，为外风所吹；或伏暑作泻，肠滑不禁；或禀气怯弱，易于感冷，亦致大肠虚脱。陈藏器曰：小儿肛痒，

或嗜甘肥，大肠湿热壅滞；或湿毒生虫而蚀肛门。若因病不食，虫无所养而食脏食肛者，其齿龈五色，舌上尽白，四肢倦怠。其上唇内有疮，吐血如粟，心中懊侬，此虫在上食脏。若下唇有疮，此虫在下食肛。若食肛透内者，不治。要诀但据其简单者而言，他如. 用显微镜检查粪便，因以知寄生虫之有无；以分析法检验小便，因以知蛋白质之多少，又皆必不可少者也。

第六章　切脉纲要

三岁以上，血脉循环（可诊来去至止之脉状），诊以一指，约为三关（小儿臂短，难以布其三指，以分三关也，只可以一指诊之）。六七为平，八九为数。数为风热，瘛疭应作。浮洪胃热，弦劲肝风，沉紧腹痛，迟弱虚中。人迎紧盛，伤寒之候；气口紧盛，伤食之咎。二至三至，九至十余，太过不及，险逆可虞。五岁以外，密下三指。十三岁后，少壮一致。

［参］《小儿卫生总微论》曰：凡儿禀受脏腑气血，荣卫形体，虽有生皆全。然于未语之前，变蒸之际，则气血未充，肤革未固，筋骨未坚，脉状未成，若有病也，难为诊切，又难访问，是以先贤言婴小之病难治者，以无承据也，故立其观视形色之法焉。儿自生积五百七十六日，大小变蒸数毕，则气血荣，精神异，筋骨壮，脉理全，然后方可诊切，又能言问也。或谓小儿之脉，与壮老不同者，是不达诊治之大体也。虽然，多证识脉，非实地练习，临症时心心相传授者，不能了解其脉理。今试略述小儿之切脉法。生后未满一月之健康小儿，其脉一分时间，百二十乃至百四十搏。南是次第减少，二岁时约百搏；三岁至十岁间，约九十搏；十五岁以上，乃与成人无异，平均为七十三四搏。检小儿之脉，宜在睡眠中。盖小儿受纤微之刺激，即如哺乳啼泣等，即增加脉数故也。夫脉之为物，概因热度之高低，而增减其搏数，普通热上升一度，脉约加增十搏（大人增八搏）。然若热甚高，而脉数仍少且缓，则其症为非常重大，详审因证以辨明之，恐其并发脑膜炎故也。反之，无热而脉搏突突加进者，恐为心脏瓣膜病，亦不可不注意之。又若本为高热，而其后渐渐下降，甚至降至普通以下，脉搏多而细小，则可爱之小儿，当为心脏衰弱，或心脏麻痹而死矣。

小儿之脉，宜定至息，二至为殃，三至亦卒，五卒为虚，四至损怯，六至平和，九十至剧。浮缓伤风，浮洪风热，浮紧伤寒，沉细乳积，沉紧腹痛，弦紧喘急，紧促痘疹，急惊弦疾，虚软慢脾，疟痢弦急，弦细为虫，便秘数实。

［参］《内经》谓壅遏营气，令无所避，是谓脉。脉，血管也，由心房跳动，分布周身，使血之流行循环不穷者。发血者日动脉，回血者曰静脉。中医切脉，名曰脉息。西医诊脉，名曰脉搏。凡人体中由心脏而来之血液，成为波流，因动脉管之弹力，使脉跳动也。惟小儿之脉，非比大人之烦琐，但察其强弱缓急，即可中綮。盖强弱可以察虚实，缓急可以见邪正，四者既明，无论何证，随病合脉，皆可适当。试述其要如下：①审形象。小儿一岁后，可用一指转侧，辨其三部脉之弦缓浮沉。一息六七至者为平和，八九至为发热，五至为内寒。弦为风痫，沉缓为伤食，促急为虚惊，弦急为气不和，沉细为冷，浮为风。大小不匀为恶候，为惹祟。浮大数为热，伏为积聚，单细为疳痨。腹痛多喘呕而脉洪者，为有虫。沉而迟，潮热者，为胃寒。②辨逆顺。（甲）惊搐之脉，浮数为顺，沉细为逆；（乙）夜啼之脉，微小为顺，洪大为逆。（丙）心腹痛之脉，沉细为顺，浮大为逆。（丁）伤寒之脉，洪弦为顺，沉细为逆；浮大为顺，微伏为逆。（戊）汗后之脉，沉细为顺，洪紧为逆。（己）温病之脉，洪大为顺，沉细为逆。（庚）咳嗽之脉，浮滑为顺，沉细为逆。（辛）霍乱之脉，浮洪为顺，迟微为逆。（壬）吐Ⅱ见之脉，浮大为顺，沉细为逆。（癸）泄泻之脉，缓小为顺，浮大为逆。（子）下利之脉，沉细为顺，浮大为逆。（丑）诸渴之脉，洪细为顺，微细为逆。（寅）诸肿之脉，浮大为顺，沉细为逆。（卯）腹胀之脉，浮大为顺，虚小为逆。（辰）痰喘之脉，滑大为顺，沉细为逆。（巳）寒热之脉，紧数为顺，沉细为逆。（午）疳痨之脉，紧数为顺，沉细为逆。（未）虫痛之脉，紧滑为顺，浮大为逆。（申）失血之脉，沉细为顺，浮数为逆。（酉）中恶腹胀之脉，紧细为顺，浮大为逆。（戌）黄疸之脉，浮大为顺，沉细为逆。（亥）丹毒之脉，浮洪为顺，沉细为逆。

第二十六节　切头颈脉要诀

两额两颈，以及耳前，三部动脉，按切为先。浮动而强，外感邪气：沉动而弱，内伤正气。邪盛则实，正夺则虚，既明虚实，遑问其余。

［参］凡全体搏动之处，皆可切脉。要诀先述在上三部者，法遵《内经》。经谓上部天，两额之动脉，天以候头角之气；上部地，两颈之动脉，地以候口齿之气；上部人，耳前之动脉，人以候耳目之气。三部者，各有天，各有地，各有人。

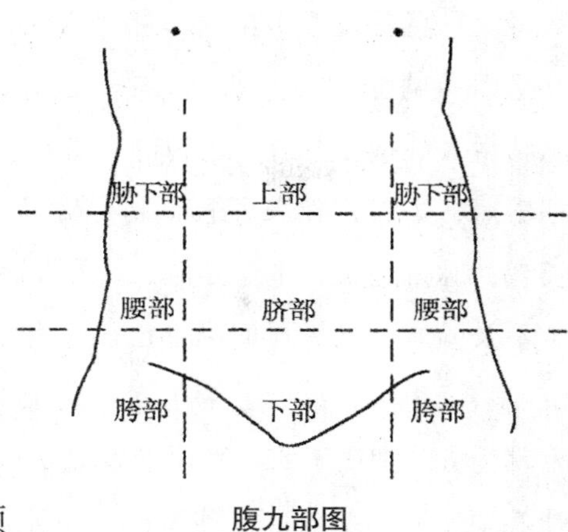

腹九部图

三而成天，三而成地，三而成人，三而三之，合则为九。张景岳《类经》注云：额旁动脉，当颔厌之分，足少阳脉气所行也。两颈动脉，即地仓大迎之分，足阳明脉气所行也。耳前动脉，即和髎之分，手少阳脉气所行也。故两额动脉以候头角，两颈动脉以候口角，耳前动脉以候耳目。上部中部下部，各有天地人，是为三部九候，按：此为全体上部脉之三部九候也。要诀首先切头颈脉者，盖因小儿之气，上盛于头，凡有外感，其症每先发现于头部也。曾祖秀山公《读医随笔》云：两颈动脉，即人迎脉，经文误作两颊，恐系传讹，颊改作颈为适当。故家严新增要诀，两颊遂改为两颈。

第二十七节　切手臂脉要诀

初以中指，定关为则，次以两指，按寸与尺。寸部法天，主头脑分，关部法人，主胸腹分；尺部法地，主腰足分。凡此每部，有浮中沉，三三九候，别阳与阴。浮以候腑，沉以候脏，中候胃气，切记毋忘。人长脉长，人短脉短；性急脉急，性缓脉缓。男子尺弱，女子尺盛，此皆为常，反之者病。每指之下，轻重消息，无徒孟浪，务求真得。复以三指，齐按消除，候其来往，接续何如。脉为血府，息属气机，脉不自动，气实使之。故曰脉者，气血之先，虚实寒热，脉随应焉。凡医诊脉，平心定气，气息平调，后乃下指。浮沉迟数，细大短长，大纲既得，逐部推详。

[参]切手臂脉者，即《内经》所谓中部天，天以候肺，手太阴也。张氏《类经》注云：掌后寸口动脉，经渠之次，肺经脉气所行也。然脉之为道，最为微妙，往往心中已了，指下难明。前清张心在先生著《持脉大法》，取八脉为纲，皆以显然可见者为据。一曰浮，浮者，轻手著于皮肤之上而即见，为表病也。一曰沉，沉者，重手按于肌肉之下而始见，为里病也。浮沉二脉，以手之轻重得之，此其显而易见也。一曰迟，迟者，一息脉来二三至或一息一至，为寒病也。一曰数，

数者，一息脉来五六至或一息七八至，为热病也。迟数二脉，以息之至数辨之，又显而易见也。一曰细，细者，脉状细小如线，主诸虚之病也。一曰大，大者，脉状粗大如指，主诸实之病也。细大二脉，以形象之阔窄分之，又为显而易见也。一曰短，短者，脉来短缩，上不及于寸，下不及于尺，为素禀之衰也。一曰长，长者，脉来迢长，上至鱼际，下至尺泽，为素禀之盛也。长短二脉，以部位之过与不及验之，又为显而易见也。又有互见之辨，浮而数为表热，浮而迟为表寒；沉而数为里热，沉而迟为里寒。又于表里寒热四者之中，审其为细，则属于虚：审其为大，则属于实。又须于表里寒热虚实六者之中，审其为短，知为素禀之衰，疗病须兼培其基址；审其为长，知为素禀之盛，攻邪必务绝其根株，此凭脉治病之秘法也。

掌后高骨为关，关前为寸，关后为尺。凡诊脉视掌后高骨下指，先关后寸尺。人短则指密排，人长则指疏排，为一定之法。

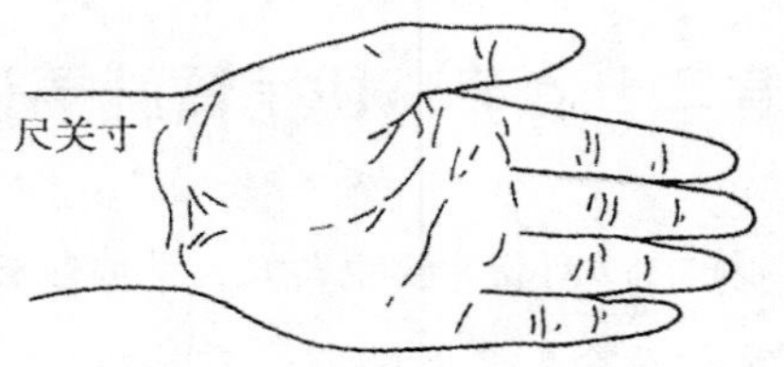

左寸表小肠里心，主上焦：

左关表胆里肝，主中焦；

左尺表膀胱里肾，主下焦。

左寸关尺图

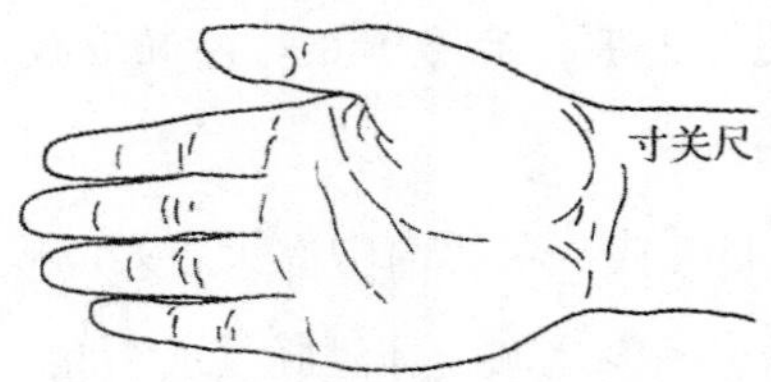

右寸表大肠里肺，主上焦：

有关表胃里脾，主中焦；

右尺表心包里命门，主下焦。

右寸关尺图

第七章　总括六诊纲要

形色苗窍，望而知之；声音呼吸，闻而知之；病源症候，问而知之；囟额胸腹，按而知之；口腔温度，检而知之；脉搏状态，切而知之。临症断病，六诊兼施。

［参］前清王孟英曰：急症险症，疑难杂症，往往脉候难凭，必须细查病源，详审舌苔，按其胸腹，验其二便，汇参默察，则寒热虚实之真假，庶可得其真谛也。虽然，脉诊能知病势血气运行之变态，与夫病之所在，及全身受病之大要。按诊能知腹内病根聚积之所，察知他处之影响。检诊能知体温之寒热，气血之虚实。病有以脉变为主者，症有以腹状为本者，有验之于按诊而益明者，有征之于检诊而益确者，合之望闻问三诊，为六诊法。不可偏重，亦不可偏轻。儿科专家，能于此六种诊断学，精而求之，神而明之，临症治病，六诊兼施，则于儿科诊断术，无间然矣。

第八章　辨证纲要

第二十八节　辨外感内伤要诀

病起外因，统名外感；病起内因，通称内伤。属外感者，有寒有热；属内伤者，有虚有实。寒热之候，伤风最多；虚实之候，乳食最多。

［参］清儿科大家叶香岩曰：婴儿肌肉柔脆，不耐风寒，脏腑气弱，乳汁难化，内外二因之病自多，然有非风寒竟致外感者，四时之伏气也。不停滞已属内伤者，遗传之胎病也。前清儿科名家蒋仲芳曰；近世庸工治病，皆不先辨其外感内伤之因，予不揣愚陋，先将二因说明于后，使学者一目了然。①凡见婴儿，身偎母怀，发热惊啼，头疼鼻塞，咳嗽声重者，皆属外感。怕风自汗者伤风，恶寒无汗者伤寒。夏令吐泻口渴，面垢齿燥者伤暑。身重神倦，便泄溺涩者伤湿。秋深发热咳嗽，痰黏声哑者伤燥。面赤唇焦，口燥舌干者，伤伏火之温热。②凡见小儿，暖气呕酸，恶心恶食，发寒发热，乍吐乍泻，手心胸腹皆热，下泄臭屁，嗞煎不安者，皆属内伤乳食。以上二因为最多，故先提其要而述之。

第二十九节　辨寒热虚实要诀

一面白，二眼珠青，三肚虚胀，四睡露睛，五足胫冷，六粪青白，寒症有七，吐泻无热，宜温宜补，切忌清泄。一面腮红，二眼白赤，三渴不止，四上气急，五大便秘，六溺黄色，热症有七，手足心热，忌温忌补，最宜清泄。皮寒气少，饮食不入，泄利前后，脉细欲绝，此为五虚，皆宜补益。皮热腹胀，神气闷瞀，前后不通，脉盛而数，此为五实，皆宜攻夺。

［参］蒋仲芳曰：外感内伤既明，尤必辨其寒热虚实。①凡见婴儿，面白唇

青，手足冷，口气冷；或泄利清白，无热不渴，腹痛悠悠无增减；或恶心呕吐，喜就暖处，脉来沉迟无力者，俱属寒症。②凡见婴儿，发热，手足心热，面红唇干，舌燥口渴，口上生疮，口中热臭，大便秘，小便赤黄；或痢下黄赤，肛门焦痛，喜饮冷水，腹中热痛，喜就冷处，脉来洪数者，皆属热症。③凡见婴儿，面白无神，懒言气短，不欲乳食，腹膨不痛，二便如常，神倦喜卧，眼喜闭，睡露睛，手足无力；及久吐胃虚，久泻脱肛脾虚，自汗表虚，自利里虚，脉来微细无力；与夫行迟，发迟齿迟，解颅，鹤膝，多由肾气未充，元阴不足者，俱属虚症。④凡见婴儿，发热无汗者表实，腹热便秘者里实，心胸饱闷，腹中膨胀，恶心嗳气，吐出酸水，手足有力，腹痛手不可按，两脉洪实有力者，俱属实症。以上诸症，每病不必悉具，凡见二三，便作主张治之。若三症四症兼见者，须照本条斟酌尽善，自能中病也。

第三十节　辨表里外内要诀

寒热虚实，病机之纲；表里外内，病位之常。凡儿百病，各有特征，头项背腰，可察表证；面目九窍，可察里证；血脉睛舌，可察内证。辨明变化，以定标准。

［参］《周礼》曰：两之以九脏之动，参之以九窍之变。此即临证辨病位之标准也。上编诊断总括，已一一明辨之。惟病位之表里内外，东医和田氏，颇有发明，试节述其言曰：中医分病之所在，有表里内外之别，皮肤为表，气管肺胃肠为里。合表里谓之外，血肉骨髓谓之内。盖人体之形状，不过上有口，下有肛门之一空洞，左右两侧，连以手足者。洞之外面日表，内面曰里，实质曰内，表里不与外界相通，名之曰外，故如皮肤气管肺胃肠等为外位。实质不与外界相通，名之日内，故如血肉骨髓等为内位。然身体上之各器官，非独立无关系者，皮肤与胃肠互相表里（排泄作用），肺与气管互相表里（呼吸作用），肺与皮肤肾脏互相表里（排水作用），肝胆膵与胃肠互相表里（消化作用），口与肝门互相表里（出纳作用），乳房与子宫互相表里（育儿作用）。诸器又各有表里之别也，故皮肤之排泄有障碍者，胃肠起呕吐下痢。皮肤之呼吸有障碍者，肺气管起咳嗽咯痰。皮肤妨碍蒸发者，肾脏利尿加多。鼻孔肿塞者，肺气管喘息咳嗽。十二指肠输胆管发加答儿口者，成黄疸病。便秘过度者，呕吐。子宫郁血者，乳房结肿。

其妙用盖笔舌不能尽也。然病毒之进行，始必侵及表位，继则侵入里位，攻及表里犹未治，则更陷入内位。迨病毒满于内外，即为九死一生之症。故医者之治病，必明病毒之所在处，尽力以攻表。表不治，则攻里。若表里均不治，不能禁其不内陷，则一发千钧，甚为危殆。夫病毒由表而里而内，身体之自然疗能，常欲驱病毒于最易外逸之表位，若不能，则为险恶症状。不得其遁走之途，迫而为内陷症状，故内陷症，即血中饱受病毒（トキシン）所起之剧烈障碍状态。故若有杀灭病原菌之确效方法，兼用他方消散霉菌之毒素，或强盛细胞之抗毒力，则为万全而无一失。而杀菌必知霉菌之所在，消散毒素及强盛抗毒力，必知病位之关系。中西医所有杀菌方法，不过数种，其余皆在消散毒素，强盛抗毒力。故中医之病位说，不可不三致意也。

第三十一节　辨机变形势要诀

先述病机，约二十条，诸风掉眩，皆属于肝；诸寒收引，皆属于肾；诸湿肿满，皆属于脾；诸气膹郁，皆属于肺（喻嘉言曰：此指燥病而言）；诸痛痒疮，皆属于心。（此风寒湿燥火五条分属五脏主证）诸痿喘呕，皆属于上（谓上焦心肺之燥病）；诸厥固泄，皆属于下（谓下焦肝肾之寒病）。诸暴强直，皆属于风（足厥阴肝经风证）。水液清冷，皆属于寒（足少阴肾经寒证）。诸病有声，鼓之如鼓，皆属于热（手太阴肺经热证）；诸转反戾，水液浑浊，皆属于热（手太阳小肠经热证）；诸呕吐酸，暴注下迫，皆属于热（足少阳胆经热证）；诸胀腹大，皆属于热（足太阴脾经热证）。诸痉项强，皆属于湿（足太阳膀胱经湿证）。诸涩枯涸，干劲皴揭，皆属于燥（刘河间《原病式》增补）（肺胃肠三经燥证）。诸病跗肿，疼酸惊骇，皆属于火（手阳明大肠经火证）；诸禁鼓栗，如丧神守，皆属于火（手少阴心经火证）；诸逆冲上，皆属于火（手厥阴心胞络经火证）；诸热瞀瘛，皆属于火（手少阳三焦经火证）；诸躁狂越，皆属于火（足阳明胃经火证）。

［参］观《内经》病机十九条，前五条，各属五脏之病：次二条，兼赅上下之病；后十二条，分隶十二经证。其中除五脏上下外，其间属火者五，属热者四，此外惟风寒湿三气而已。独缺皆属于燥一条，故刘氏《原病式》增补之，谓在外则皮肤皴揭，在上则咽鼻生干，在中则水液衰少而烦渴，在下则肠胃枯涸津不润

而便难，在手足则痿弱无力，在脉则细涩而微，此皆血液为火热所伤，其言如此。其实《生气通天论》谓：秋伤于燥，上逆而咳，发为痿厥。燥病之要，可一言而终。张戴人云：休治风兮休治燥，治得火时风燥了。斯治燥之要，亦一言而终也。由是观之，四时六淫病之多属于热证火证者，证之经旨而益明矣。况在生气极旺、蓬蓬勃勃、体属纯阳之小儿乎！前清叶天士云：六气之邪，皆从火化。饮食停留，郁蒸变热，惊恐内迫，五志动极皆阳，故襁褓小儿，所患热病为最多。真儿科大家博历知病之言。

次言病变，推原其因，迁延时日，杂药误投，变态百出。如有所夹，更多变症。或挟伏气，或夹内伤。别病累瘁，传变无常。

［参］变症者，于本症外忽生别症也。临症实验以来，除病家失治，医家误治者外，惟因伏邪为最多。前清张路玉云：邪热不尽，伏留脏腑经脉之间，致变他病不一。如邪火伏于脾，则变中满不食，伏于胃，移热于肠，则变休息痢。伏于心，移热于小肠，则变淋血溺痛，痛甚则小便不通，多不可治。伏于肝，则变囊痈阴肿，伏于肺，则变肺痈吐腥。伏于肾，则变羸瘦怯弱。伏于脾肾之间，则变瘫卧不起，久而成痿。伏于肝脾之分，邪正交攻，则变痃疟。至若太阳少阳失汗，则毒结腮颊之间，变为发颐。阳明少阳失下，则邪结于脏腑之内，变成痈肿。旨哉言乎！故治病之道有二：一曰逐机，二曰持长。逐机为见主症变化，随机应变之谓。持长为主症未变化前，常用一方以断病根之谓。汉医大家东洞翁，谓医生无定见者，常从患者之言及病变，而加减药方；有定见者，不从患者之言，虽发变症，而知其为药剂之反应，非定症有变化，决不妄易原方。

又次病形，经称病能，古名外候，今名症状。举其大端，既往症状，现在症状。现症之中，约计有五，自觉症状，他觉症状，直达症状，介达症状，指定症状。究其缘由，详其情状，辨其异同，审其变状。

［参］徐洄溪曰：凡病之总者谓之病，而一病必有数症，如太阳伤风，是病也，其恶风身热，自汗头痛，是症也，合之而成其为太阳病，此乃太阳病之本症也。若太阳病，而又兼泄泻不寐，心烦痞闷，则又为太阳病之兼症矣。如疟病也，往来寒热，呕吐畏风，口苦，是症也，合之而成为疟，此乃疟之本症也。若疟而兼头痛胀满，咳逆便闭，则又为疟疾之兼症矣。若疟而又下痢数十行，则又不得谓之兼症，谓之兼病。盖疟为一病，痢又为一病，而二病又各有本症，各有兼症，

不可胜举。以此类推，则病之与症，其分并何啻千万，不可不求其端而分其绪也。且有病同症异者，有症同病异者，有症与病相因者，有症与病不相因者。盖合之则曰病，分之则曰症，后之医者，病之总名亦不能知，安能于一病之中，辨明众症之渊源。即使病者身受其苦，备细言之，而彼实茫然，不知古人以何药为治，仍以泛常不切应命，并有用相反之药，以益其疾者，此病者之所以无门可告也。江苏周威曰：症状者，生活现象之异常变化也。别为自觉症状及他觉症状二种，自觉症状，为病人自己所知觉者，例如头痛眩晕、疲劳饥渴等。然其感觉之轻重，因人而异。精神病及初生儿等，则大都不能有自觉症。所谓他觉症状者，指由医师所检知者而言，如脉搏、呼吸、尿粪、血液、体柔等性质状态之变化是也。又有直达症状与介达症状之别，从罹病脏器直接发现之症状，曰直达症状。例如肺病之呼吸困难，心脏病之全身郁血，肾脏病之尿量减少、蛋白尿。介达云者，自罹病脏器间接发现之症状。例如肾脏病之全身水肿，肺病之全身郁血等是也。其他更有所谓指定症状者，即确实表示疾病性质之症状，例如 Kpoup 性肺炎之锈色痰，Aaaisoni 氏病之皮肤黄铜色，肾脏炎之蛋白尿圆柱等是也。

又次病势，约分六种，阴阳虚实，表里内外，主客本末，顺逆轻重，此六病端，有一不同，处方选药，切弗侂侗。

［参］日本汉医学家和田氏曰：病有形有势，势现于先而常变，形备于后而不变。势者末也，影也。形者本也，体也。例如肠窒扶斯有肠窒扶斯之定型，赤痢有赤痢之定型，是谓之形。病初起时隐隐，其盛也烈烈，其衰也微微，是谓之势。治病者，当依形以断病症，依势以决治法，故为医者，须先知病之形势。今也西医之论病形，即已不遗余力。而病势则不然。中医由症候配合多味之药，其论病形，虽不及西医周到，而论病势则过之。余闻观今治疗医学，所谓有特效者，仅不过数种病名而已，其他多数之疾病，仍不能不用对症疗法治之，而欲行对症疗法，非潜心考察病势不可。故病形取法于西洋，病势取法于中邦，则庶几得治术之大本矣。

第三十二节　辨儿病险症要诀

小儿险症，虽若可畏，太溪脉动，眼有神气，囟门如常，面爪不异，此犹可救，处方注意。

[参] 险症者，处于顺症逆症之间者也，其病在可顺可逆之分际，皆可谓之险症。试以胎毒一端，罕譬而喻之，毒气轻者固顺，然必儿之气血不虚，则始为顺也；重者固逆，亦必儿之气血虚，则始为逆也。毒微者顺也，若儿之气血虚弱，虽顺恐化险也；毒甚者逆也，若儿之气血不虚，虽逆能变顺也。此以儿之胎毒重轻，气血虚实，定病势之顺逆险也。此时若疗法适当，看护周到，虽险症亦可转顺。若疗法不当，看护不周，则其病险者变逆。逆者更逆，其结果必凶多吉少矣。

第三十三节　辨儿病逆症要诀

肢体俱冷，汗珠凝身，爪青面黯，眼直无神，啼声如鸦，鼻燥生尘，囟忽肿陷，喉响痰升，病形至此，皆为逆症，药虽对证，难望求生。

[参] 逆症较险症为更急，故逆症即急症。但有虚与实之分，有误治之急症者，多属虚症；有逆治之逆症者，多属实证。试征诸和田氏之言曰：凡病顺行者为常，急逆者为变。失常而疾行者曰急，失常而逆行者曰逆。凡急逆之变，虽有发于诸种疾病初期者，然多为治术不与自然病势相应所起之变症。例如疝痢、五更泻、二阳合病下痢等，起于胃肠运化不足，非起于肠内聚积病毒者，宜乎冷者温之，热者清之，以药剂巩固胃肠，为至当之治法。然若谓不扫除腹内之病毒，则病根不尽，宜投下剂以廓清之，则其痢益急，莫知所止，死于肉脱厥冷困惫之下，此即由误治致急症者也，故名曰急。此时之急症，与虚症相一致。又如赤痢、疫痢、热毒下痢等，起病之初，病原菌所酿成之病毒，充满于肠内，宜先之以通利剂，扫荡腹内之郁毒，而后以调理剂作后疗法，乃为至当之顺序。若不先扫荡病毒，而惟下痢之是恐，先防遏之，则死于腹满热盛苦闷之下，是即由逆治致逆症者也，故名曰逆。此时之逆症，与实症相一致。要之急与逆虽分虚实，除急性传染病外，皆非普通发病之状态，多因误其治法所生之变症也。古贤所以设此变态．以论病势者，欲医者不误治法，而其既因误治，有此等变态者，速为救变之策耳。明医张安世曰：顺险逆之三症，顺则无庸治，逆则治何益，惟险者在急治，而尚变通，其机不暇少缓，宜急攻则急攻，宜峻补则峻补，不可泥于轻可去实之一法，仍以疲药塞责，耽误婴童生命也。

第三十四节　辨五脏绝症要诀

吐泻变痫，血黑难当（心主血，心绝则血色变黑，虚燥而发渴），瘦难行坐，舌不缩藏（心主舌，绝则不能收），脸如脂赤（痫久则面当无色，今面色反如脂者，心绝则虚阳上发也），不语口疮（心主舌，绝则不能语），心脏绝症，危急异常。

［参］凡小儿病见败象，断其不治，通称绝症。如囟肿或陷，汗出不流，或如珠如油，舒舌出口，舌肿发惊，发直如麻，肤无血色，泻血黑黯，此心绝也，壬癸日死。

眼目时闭，浑似醉人，频频要睡，心烦多嗔（肝主目，绝则不能开，故涩而只要睡；又肝主筋，力绝则如醉人不能举也；又肝主怒，绝则多怒不止也），唇白胞肿，狂啼躁声，肝绝危症，难望回春。

［参］唇口瞤动，啼哭无泪，或不哭泪下，眼深如陷，爪甲青黑，舌卷囊缩，肢搐目斜，手如抱头之状，此肝绝也，庚辛日死。

面黄虽好，只怕相残，肢厥畏寒，蛔上觅餐（脾主肢体，绝则体弱；又脾绝则肾逆乘之，故发憎寒；脾绝则胃热，故虫不安而上吐出），吮乳无力，盖齿为难（脾主唇，绝则不能收掩其齿，又不能吮乳），眶陷胞瘪（眼眶属脾，绝则倾陷），脾绝难挽。

［参］人中平满，或现黑色，唇缩反张，焦枯燥裂，或见紫黑，或不盖齿，舌缩或卷，鼻孔开张，冷涎如油，撮口如囊，面如土色，四肢逆冷，吮乳不受，咽物喉鸣，泻粪赤黑，小便溺血，此脾绝也，甲乙日死。

肺候色白，怕见绝形，鼻青孔黑，腹胀胞倾（肺主鼻，绝则肝逆乘之而色青；又肺绝则无涕，故孔黑燥也；肺主眼胞，绝则陷之），项直气急，胸突声痦（肺主气，绝则喘急项直以引气也；气绝则胸中满凸，但有出气而无回气也），肺脏绝症，断难望生。

［参］目直青鲜，气喘不续，食物噎嗽，痰涎塞口，喉中鸣响，鼻塞不通，鼻干黑燥，肺胀胃膈，头汗肢冷，此肺绝也，丙丁日死。

冷汗时出，尿多夜惊（肾绝则阴阳相离，故冷汗出而小便不禁；精者神之舍，绝则精神离，故夜里多惊，肾属阴。夜亦属阴故也），遍身生疥，肢冷如冰（阳尽不能充暖故也），项倒头倾，面黑无神（肾绝则天柱骨倒，面目皆黑无精神），肾脏绝症，必殒其身。

［参］面黑神昏，眼黑胞肿，目无光彩，耳轮青黄，焦枯瘖瘦，牙齿脱落，发疏黄燥，皮肤枯黑，惊风咬乳，戛齿下气，黑色绕口，此肾绝也，戊己日死。

以上小儿五种绝症，家严从前哲乔岳五脏绝症歌，斟酌其间，编为要诀以增订之。

第三十五节　辨婴童死症要诀

眼上赤脉，下贯瞳人，囟门肿起，兼及作坑，鼻于黑燥，肚大青筋，目多直视，都不转睛，指甲黑色，忽作鸦鸣，虚舌出口，啮齿咬人，鱼口气急，啼不作声，蛔虫既出，必是死形，用药速急，十无一生。

［参］此晋太医令王叔和“小儿死证歌”，近时儿科诸书，均未载述，家严从《小儿总微论》中采补以新增之。他如通真子《小儿死候歌》曰：囟陷唇干目直视，口中冷气卧如痴，身形强直手足软，掌冷头低尽莫医。总之为小儿医者，先将辨症纲要第八章，一一记诵而熟练之，临症时，庶不为小儿病所欺矣。

实验药物学

原　起

民国十二年之夏，徐君幼耕携其抄本何廉臣先生所编之《实验药物学》来归，同人阅而善之，争相借抄，曰："不暇给。"遂思集资付梓，广惠同好。即于月　日召集本级同人，商议办法，结果推徐君幼耕主其事，摒挡一切，期于寒假前出版，并命张豪志其颠末以为缘起云。

浙江中医专门学校第四班级友会

序

药物一科，主繁至夥。本草诸经，古今名家注释非不详然，皆以金、石、动、植分类，未有如是书之便于检查者。吾越名医何廉臣先生，学问之博，经验之宏，著作之富，及门之盛，吾虽未识荆州，久已仰若山斗。今秋吾校学生抄得大著，欲付手民，取决于余，余极赞成刷印。既就问序于余，因思何君教泽不限门墙，普及后进，其嘉惠医林，诚非浅鲜也，故不敢以不文辞，爰书数言，志感佩云。

中华民国十二年十二月

浙江中医专门学校校长嫩园傅崇黻叙

卷一　发散剂（统计七十品）

发者，发汗。有大汗、微汗之殊，亦有辛温、辛润之异。但其作用只有二：

一为行气发汗剂，其药皆能轻宣肺气，激刺汗腺之神经，感动皮肤，放松毛窍，令发汗较平时更多，以减身肉之热度。洄溪老人曰：六淫之邪，暑、燥、火固属乎热，即风、寒、湿亦变为热。故外感总以散热为首要。所以先期此法，非但风寒、风湿、皮水等症初起，无汗、恶寒、头痛、身热、面肿、胃胀、一身肿疼时，非服行气发汗药不为功；风温、风热、暑温及温热症初起，身虽发热而皮干汗少，或热郁无汗，但背恶寒时，亦可酌用一二味轻清发汗药，如木贼、橘红或葱白、豆豉等品，服之亦解散其热。惟当温热症盛发时，其人不恶寒反恶热，身灼热，口大渴者，不宜遽服发汗剂，恐反助其热，以耗气津而燥血液，顿令病势增重。余则如皮肤病、肺病或肠病或水胀病等，亦有数种病以发汗为要法，其药首推麻黄、薄荷，其次葱白、木贼，而杏仁、橘红不过为四味之臣药，借其佐君以奏功。试为比较其药力。麻黄茎细、丛生、中空、直上、质轻、味薄，纯得天轻扬之气，故专主气分，入胃后即上行入肺，开达周身上下之皮毛，故《本经》主中风、伤寒，元素主卫分风热，而为行气发汗之首要。薄荷细草丛生，不止一茎，味辛，气香，质亦轻扬，既能四散皮毛，又能升散颠顶，故《本经》主贼风伤寒，金鳌主风热上壅。但薄荷升散在味，故力稍逊；麻黄升散纯在于气，故力更峻。葱白茎直中空，气胜于味，主出汗、通阳。虽与麻黄之义同，然麻黄茎细，既像皮肤之毛空，又像肺之细气管，善能轻扬肺气，故《纲目》主肺风、痰嗽、冷哮、寒喘。葱粗，既像鼻孔，故能通鼻塞；又像肺之大气管，故又能通肺窍，疏达皮毛。故《本经》主中风面目肿、伤寒寒热。然其味虽辛，究不及薄荷之辛窜芳香，故其力较逊。木贼草茎丛直上，中空有节，形似麻黄，其茎较粗，质轻，性温，味甘淡微苦，故李时珍曰："与麻黄同形同性，故亦能解肌发汗。"但麻黄味微、性急、力猛，故《本经》主风寒湿症（《本经》讹作"瘟症"，今从《逢原》改正）。木贼草味淡苦，性和、力缓，故《纲目》主升散风湿、火郁。总而言之，麻黄、薄荷为重性发汗药，葱白、木贼为轻性发汗药，而其轻可去实则一也。故麻黄《本经》主发表出汗，除邪热气。薄荷《本经》主发汗、下气。葱白《本经》主出汗除邪，丹溪主发汗，至易。

二为行血发汗剂，其药皆能强心机，催促血液之循环，解肌开腠，疏达皮毛，放出血中之炭气、轻气及养气，如饮热酒及沸水，然皆能令其体温暖，血行加速，而辄易发汗行血。发汗药义本类此，如因外感寒风而血积内脏，服之则血散而行于表层；又如内脏初生炎症，服之则引病外出。惟温热病及伏暑症，其血中必有伏火，切勿遽服此等药品，温血助火。误服，每致火旺生风，痉厥立至。故徐洄溪谓：风温病（先伏温而后受风）误服桂枝、生姜，必吐血，甚则失音。真阅历之言也。其药首推桂枝、生姜，其次苏叶、荆芥。试为之药力比较。桂枝性主四达，故能横行肩臂；气亦轻扬，故能调和营卫；且味辛而色紫，故能直入血分，解肌，散肉中、血脉之风寒。观张长沙麻黄汤发皮毛，桂枝汤解肌肉，便知一主气分一主血分之别，故长沙黄芪五物汤治血痹，当归四逆汤治肢厥，皆主取桂枝温通血脉而为直入心肝血分，通营达卫之要药。生姜味辛温，善能散寒、除湿、活血、通气、温中、出汗、止呕、开痰，较之桂枝，同一辛温暖血，能令其血行加速，易于解肌、发汗。然桂枝色紫而气尤芳烈，催促血行之速，力如饮热酒：然生姜肉色微白，其筋淡红，其气清烈，催促血行之速，力如饮沸水，然虽能升散，而与桂枝之纯升横散者不同，其力较逊，张长沙桂枝汤但能为桂枝之佐药，性虽峻猛，不妨服食。紫苏叶，味辛、气香、色紫，入血，故能解肌发表、和血温中、疏散血分之风寒。然桂叶披离，故主散之性多而主升之性少，较之桂枝，辛香四达，窜经透络，其力较逊，不过取其活血通气之功耳。故陈修园称为“血中之气药”。荆芥穗色同紫苏，性似薄荷，故能通利血脉，发散皮毛。然质比薄荷略沉，味亦较淡而薄，但入血分而解肌肉，疏散血中之恶风、贼风。殆取其和血行气，入肝搜风之效欤。但此等药品若配轻以清上浮药，轻者如葱白、木贼，重则如升麻、葛根，其力尤峻。故和田先生曰：凡发汗剂得阳浮药，其效益深。旨者言乎！总而言之，桂枝、生姜为大温发汗药，苏叶、荆芥为微温发汗药，而其辛以散之则一也。故桂枝《本经》主出汗、止呕唾。生姜《本经》主温中、出汗。苏叶《别录》主除寒下气，《纲目》主解肌散风。荆芥苏颂主暴伤寒，能发汗；时珍主散风热、利咽喉。

以上药虽八味，重则麻黄、桂枝，略轻则薄荷、苏叶，稍重则葱白、生姜，最轻则木贼、荆芥，配以杏仁、橘红，或合炙甘草，或合大枣已足，尽辛甘化阳、发散风寒之能事。虽然神而明之，存乎其人，试举麻黄一味，略言其要。张长沙麻黄汤、麻杏石甘汤、麻杏苡甘汤三方，同一麻黄为君药，臣以杏仁、使以炙甘草亦同。一则配桂枝为正佐，而为正伤寒之重方；一则配石膏为反佐，即为客寒之良方；一则配苡仁，亦为正治，即为风寒湿痹之轻方。宛如周易一爻，变则全卦皆变者，此全在配合之妙用也。配合愈妙则治效愈大，而透彻病根愈速。然配合不当，反受大害。故知单味药之性，用不知药物互相之关系者，尚不能称为全用药力者也。但初学骤涉其涯，焉能识此？故将各药之含有散性作用者约分五类，一为温散风寒药，得十三品；二为凉散风热药，得二十一品；三为燥散风湿药，得二十品；四为解散风毒药，得十品；五为升散郁火药，得六品。每类各撰小论，举其要略。每类各药首列味、性、气、质，次详主治症候，又次归经，又次归某经，下必详如何之作用二句，此数字或括是药全性，或专及是药最重之用，又次用量及配合，又次前哲发明，终以禁忌。俾学者熟悉一药即得一药之作用及其利弊之轻重，庶不致空费心力，徒耗目力，即临症制方亦不致疑混。兹特首揭大意，为之说明，后均仿此。

论温散风寒药

《内经》云："至下之地，春气常在。"又云："春主风，风为百病之长。"由是推之，东南地居卑下，凡外感病，当以风邪为最多。感之于人，风重于寒者，则为伤风，俗名冷伤风，或名重伤风。其症头痛，身热，自汗，恶风，咳嗽白痰是也。寒重于风者，即为伤寒，俗名大伤寒。其症头痛，发热，恶寒，无汗，甚或身痛是也。风与寒并重者，即为风寒，通称四时感冒。其症寒热，头痛，汗出不多，或竟无汗，或咳嗽，或体酸，或呕逆是也。四时皆有，然冬三月乃寒水司天，较三时之风为独冷，故前哲以冬感风寒即病者为正伤寒，其余三时但称感冒、风寒而已。非谓春必病温、夏必病暑、秋必病燥而无风寒之症也。至于治法，总以宣上发表为首要。其药轻则如杏仁、橘红、木贼、葱白、生姜之类，重则如辛夷、苏叶、藁本、独活之类。俾其汗出即解，此为祛风散寒普通发汗之要药。惟麻黄、桂枝，必其人体气强壮、皮腠致密者始可暂用，以取速效。若香薷乃夏令发汗正药，先受暑后感寒者，初治为必需之品。威灵仙乃痛风要药，凡周身痛、历节痛均可佐入以奏功。医者苟能辨症清楚用药，自不致泥于时令矣。然必深悉其药之性用，庶能随症立方，不致误人。谨撰温散风寒药十三品，发明于后。

温散风寒药（计十三品）

苦杏仁 果木类。炮去皮尖，勿研。双仁者勿用。

味苦、微辛，性温，质滑。散上焦之风寒，除肺管之痰喘，止胸中气逆而嗽，润大肠气闭不通，炒香消狗肉如神。生用解锡毒，有毒。

按：苦杏仁入肺、胃、大肠三经，为宣肺下气、润燥滑肠之药。宣肺泡用，润肠炒研。轻用钱半至二钱，重用三钱至四钱。配苏叶、橘红、桔梗、姜夏，治风寒痰嗽；合白蔻、苡仁、川朴、滑石，治湿温寒热；配桑叶、连翘、枯芩、蔻仁皮，治伏暑肺症；合枳实、焦栀、姜夏、生川柏，治湿热黄疸。东西医亦谓有祛痰镇嗽作用，常制杏仁水，治干嗽及咳嗽频发者，多与镇静脑筋药相配。因其内含油质，又作润剂治咳嗽便闭类病。观此，则杏仁化痰止嗽、宣肺润肠，中外一致矣。凡风寒、风温、风湿等而有痰嗽者，均可佐用。但有小毒而耗气，热盛咳血者忌。性温开肺，阴虚劳嗽者尤忌。若双仁者有大毒，能杀人，切勿入药。

东垣论杏仁与紫菀均属宣肺、除郁、开溺，而一主于肺经之血，一主于肺经之气。杏仁与桃仁同治便秘，而一治脉浮气喘便秘，于昼而见；一治脉沉发狂便秘，于夜而见。冯楚瞻论杏仁与栝蒌均属除痰，而一从腠理中发散以祛，故表虚者最忌；一从肠胃中清利以除，故里虚者最忌。

广橘红 果木类。此药市肆近有四种：一赖橘红，又名化橘红，广东化州赖家园所产，味甚辛，气甚香，最良；二广橘红，即广橘皮去白，广东新会县所产，味亦甚清芬，尚良；三福橘红，亦假称化橘红，皮厚，色青，味苦辛，气亦浊，最劣；四衢橘红，浙江衢州产，味极苦辛，气又浊，亦劣，用蜜炙略减其辛味。

味辛带苦，性温，质轻，开肺发汗，颇有轻扬之妙。消痰止嗽，尚无峻猛之嫌。久嗽气虚，亦当禁用。

按：广橘红即广皮去白，故通称广皮红，专行肺经皮肤，为发表除寒、宣气豁痰之药。轻用四分至五分，重用六分至八分。配生姜，治胃逆呕呃、肢厥；合枳实，治胸痹气塞而短；配桔梗，治肺郁不舒；合姜夏，治胃寒停饮。但味辛、性温，长于发散，气虚痰嗽者忌，阴虚燥咳者尤忌。

木贼草　湿草类。发汗去节。烘过退翳，不必去节。

味甘、微苦，性温，质轻。去节者善发汗，能散寒包火郁、湿遏热伏。留节者去目疾，专治迎风流泪，翳膜遮睛。然惟冒寒者，能微汗；暴翳者，能退消。若久翳血虚，即非所宜：暴怒赤肿，亦勿妄用。

按：木贼草入肺、肠二经，为发汗退翳、宣肺宽肠之药。发汗六分至八分，退翳、宽肠用一钱至钱半。配葱白、豆豉，治四感冒；合生姜、芽茶，治普通常症；配青皮、槟榔、姜夏、苍术，除湿症痰多；合桑叶、茶菊、蝉衣、决明，退风热目翳。李氏时珍谓："与麻黄同形同性亦能发汗者，以其体轻空，其用宣散也。"丹溪翁曰："去节烘过，发汗至易。"诚为经验之言。李士材《本草徵要》但主退翳止泪之功，未免味于性用矣。况除发汗退翳外，《嘉祐》兼治肠风久痢，《纲目》兼治大肠脱肛，亦因其有轻扬升散之作用耳。若以其色青能益肝胆，恐未必然。即目翳亦由肺经风郁，上入目系，目系郁结则目白起翳，故用轻扬肺风之木贼草以退之，以目白属肺所主也。然不可久用，久用多令人目肿。

鲜葱白　菜类。去青用白，亦有连须同用者，名葱茎白。

味辛，中空，性平微温。达表发汗，能除寒热、伤寒，利气通阳，善止奔豚、腹痛，专开气毒喉痹，亦可通乳安胎。

接：葱白入肺、胃二经，为发表和里、宣气通阳之药。生用辛散，熟用甘温。外实中空，肺药也。肺主气，外应皮毛，其合阳明，故所治之症多属肺、胃经病，皆取其通气发散之功。轻用二枚至三枚，重用四枚至五枚，必须切碎。配豆豉、生姜，治春冬冷温；合白蜜、陈酒，治皮肤痈肿；配附子、干姜，治中风、肢厥、脉微；合香附、苏梗，治妊妇伤冷腹痛；配粳米煮粥，治时病头痛；合陈醋冲汤，治伤寒劳复；炒熟捣涂，治小儿盘肠；杵汁顿服，治女子乳痈；葱心插入阴器，立通男子溺闭、妇人转胞；即刺戟耳鼻，亦能苏自缢垂死、中恶将亡，诚为便贱灵之良药。但同蜜食，则杀人；同枣食，令人病；同鸡矢、犬肉食，令人动血；即服地黄、常山之人，亦忌同食。他如葱叶，专散血气；葱须，专行经络；葱花，专治胃痛如神；葱子，专主补中明目。若蟠葱，专主冷热疝气；胡葱，专主消柈为水，疗肿解毒。

辛夷仁 香木类。一名木笔花，俗名望春花。剥去瓣，用忌火焙。

味辛、气烈，性温，质轻，宣肺达脑，专治鼻塞涕出，头风，脑痛。温胃解肌，能除体热憎寒、面肿齿疼。

按：辛夷仁入肺、胃二经，为上行颠顶、内宣肺胃之药。轻用三分至五分，重则六分至八分。配苍耳、白芷、薄荷，专治鼻渊涕；合川芎、菊花、芽茶，善止头风脑痛。除治上受风寒、头眩脑痛外，丸鼻渊、鼻鼽、齆鼻及痘后鼻疮，并研末，入麝香稍许，葱白蘸入数次，屡效如神。洄溪老人云：其性专于向上，故能升达清气；又得春最先，故能疏达肝气；芳香清烈，长于驱风。凡头目之疾，药不能尽达者，此为之引也。但辛香走窜，头脑痛属血虚火炽者忌，齿痛属胃火者尤忌，即气虚人，上受风湿，鼻寒流浊涕者亦忌。

香薷 芳草类。俗写香茹。江西白花者良。去根，用叶晒干用，忌火烘。

气味辛香，性但微温。先升后降，解表下气。主治霍乱腹疼，兼消通身水肿。煅灰能驻鼻衄，泡茶可止冷呕。

按：香薷入肺、胃、脾三经，为散寒利湿、宣气发汗之药。轻用八分至一钱，重用钱半至二钱。配薄荷，散暑发汗；合白术，利尿消肿；配杏仁、川朴、扁豆花，治寒郁暑闭；合银花、连翘、荷叶边，治冒暑起痧。卢之颐谓：香薷治暑，世未究其所以然，盖暑气流行曰暑淫，肺金受邪曰金郁。《经》云：金郁则泄之，解表利小水是也。香薷大能上输肺气，通调水道，下输膀胱，故为夏令暑湿之正药。然其功力，不仅著于逆暑而成病，观易简主四时伤寒不正之气，《日华》主呕逆冷气，则亦可治寒气矣。故孟英谓：香薷多用于先受暑邪，乘凉饮冷，致阳为阴寒所遏，遂病发热恶寒，头痛烦渴，或吐或泻，或霍乱者。宜用此以发越阳气，散寒利水，解表和中。故有夏月之用香薷，犹冬月用麻黄之说。但总为寒湿外袭、表寒里热而设，不可用以治不挟寒湿，表里皆热之中暑也。即《内经》云：暑当与汗出，勿止。亦指暑邪为寒湿郁遏而言。缪仲醇曰：香薷辛散温通，故能解寒郁之暑邪气。一言破的。但宜微冷而饮，热服多令人泻，甚或连药吐出。

紫苏叶 苏草类。忌鲤鱼。或单用，或连梗用。

色紫，气香，味辛温。解肌发表，善散风寒，和血温中。专除冷痛，既止霍乱转筋，又治心腹气胀。

按：紫苏叶入肺、肝、胃三经，为发汗散寒、行气和血之药。轻用六分至八分，重用一钱至钱半。配广皮，治感寒气上；合黄连，治受孕恶阻；配藿香、乌药，则宽中泄满；合香附、橘红，则发汗解肌；配川芎、当归，则行血和营，能调中止痛；合木瓜、厚朴，则散湿解暑，治霍乱脚气。卢之颐曰：叶则偏于宣通，详其色香、气味、体性，诚为推陈致新之宣剂也。故气下者，可使之宣发；气上者，可使之宣摄。杨时泰曰：紫苏茎、叶，始尝味辛，后有甘，而辛胜于甘，故能通心、利肺、益胃，上中下胥赖之，如中焦之病霍乱，上焦之病胸膈不宽，下焦大小便之不通，脚气之壅阏，苟用之而主辅得宜，又何宣发宣摄之不奏功乎哉？惟表弱气虚者忌，火升作呕者亦忌，阴虚发热者尤忌。

鲜生姜　菜类。

味辛烈，性温散。生用发表、散风寒、化痰涎，专治伤寒、头痛、咳逆上气。蜜煨，温中、止呕吐、消胀满，兼除肺风痰嗽，鼻塞涕流。

按：生姜入肺、胃二经，为达表、发汗、除痰、止咳之药。轻用六分至八分，重用一钱至钱半，煎汤。配大枣，能行津液、和营卫；杵汁，合竹沥，则走经络、除热痰；配白蜜熬热，治痰凝久嗽；合童便和灌，除风毒、暑积。惟风温咳嗽者忌，阴虚劳嗽者尤忌。误用，必咳血失音。

麻黄　湿草类。发汗，取茎，去根节，煮十余沸，竹片掠去浮沫；治咳，带节蜜炙；若止汗，取根节。

味性微麻而温，体质中空而浮，外达皮毛，主治伤寒头痛。上宣肺经，专疗咳逆上气；下输膀胱，能通水肿尿闭；中通脉络，亦破积聚症坚。

按：麻黄为肺经专药，兼入内肾、膀胱二经。为发表出汗、宣肺通肾之药。轻用三分，重用八分至一钱。配桂枝，散营分寒邪；合石膏，泄卫分风热；配川贝、冰糖，止肺经伏寒久嗽；合附子、细辛，治胃经发热、脉沉；配归须、小茴、鼠矢，善破症坚；合紫菀、泽泻、二苓，极通尿闭。总之，麻黄轻扬上达，气味最清，故能透出皮肤毛孔之外，又能深入积痰凝血之中。凡药力所不到之处，此能无微不至，较之气雄力厚者，其力更大。惟诸虚有汗、肺虚嗽气发喘、阴虚火灼咳嗽者，均忌。

川桂枝　香木类。即肉桂树嫩枝极细者，为柳桂桂枝尖最辛香，桂枝木气味较淡。

辛香四达，性极温通，善调营卫，专治中风自汗，横行肩臂，能散上肢凝寒，阳维之寒热可除，阴结之奔豚亦散。

按：桂枝为心经专药，兼入膀胱、阳维二经，为温经通脉、行血发汗之药。轻用三分至五分，重用八分至一钱。配桑枝、络石，善治手足痛风；合松节、秦艽，能舒骨节拘挛；配通草、细辛，能温肝经肢厥；合滑石、通草，极通膀胱溺道。桂枝本能解肌发汗，不过较之麻黄，性略轻缓耳。至于有汗能止者，非桂枝止汗也，以其与生白芍辛酸同用，调和营卫，使邪从汗出，自止耳然。惟脉浮缓、苔白滑始为恰合。若风温咳嗽者忌，误服必吐血。他如阴虚之体及历经失血者，均忌。

藁本　芳草类。香而燥者，良；臭而润者，勿用。

味辛而苦，性温而雄。外治督脉为病，腰脊冷痛；上治大寒犯脑，痛连齿颊；下治妇人疝瘕、阴肿、寒疼。

按：藁本入督脉、膀胱二经，为温经散寒、驱风燥湿之药。轻用五分至八分，重用一钱至半。配木香，治雾露诸邪中于上焦；合白芷，治冷风作泄，伏于胃经。但性温气雄，头痛挟内热，春夏温病、热病、头痛、口渴及产后血虚、火炎头痛，均忌。

独活　山草类。益州产为独活，气色细黄；西羌产为羌活，色紫气雄。去皮或焙用。味辛带苦，性温气细。风寒所击，百节拘挛，头目晕眩，非此不除。阴湿为痹，男子奔豚，妇人疝瘕，得此则消。

按：独活入肾经，为温经散寒、搜风去湿之药。轻用六分至八分，重用一钱至钱半。配细辛，治肾经头痛；合藁本，治督脉脊强；配黑豆、陈酒，定产后风痉；合小茴、鼠矢，消妇人瘕聚。王好古曰：二活本非异种，后人因羌活气雄、独活气细。故雄者治足太阳风湿相搏，头痛、百节痛、一身尽痛者，非此不除；细者治足少阴伏风头痛、两足湿痹不能动止者，非此不治。但风药善耗，血虚而遍身痛及阴虚下体痿弱者，均忌。血虚头痛、目眩者，尤忌。

威灵仙　蔓草类。俗名铁脚威灵仙。

味苦微辛，性温而猛。通经络而治痛风，去冷滞而行痰水，膝冷腰疼最效，宿浓恶血皆除。

按：威灵仙通行十二经络，故能宣疏五脏，为痛风之要药。轻用五分至六分，重用八分至一钱，极重钱半。朱丹溪曰：其性好走，上下皆宜，亦可横走，朝服暮效。汪讱庵曰：此能除中风、头风、痛风、顽痹、黄疸、浮肿、二便俱闭、风湿痰气、一切冷痛，不但如本草所载也。但性极快利，积痾方效，否则泄真气。张路玉曰：痘疹毒壅于上，不能下达，腰下胫膝起灌迟者，用为下引，立效。其性利下，病壮实者，诚有殊功。气虚者服之，必虚泻而成痼疾。由是而类推之，威者，言其猛烈；灵者，言其效验。但性温而燥，走而不守。凡病非风痹及阳盛火升、血虚有热、表虚有汗、痃症口渴、身热者，均忌。

论凉散风热药

风无定体，不但四时为异，四方亦不同也。以一季而论，冷暖不齐，两畅判。风寒风热，顷刻变迁，感之于人，施治有别。张长沙桂枝证，风寒病也。发汗身灼热者，风温病也。然昔人往往知有风寒而不知有风热。岂知风热即风温也，四时皆有，冬春为甚，夏令则多暑风。前哲惟叶香岩先生独窍其微，谓风温首必犯肺，先卫后营，由气入血。治法初用辛凉，继用甘寒，忧忧独造，洵千古开群蒙也。继其后者，吴坤安、陈平伯、吴鞠通、王孟英、雷少逸诸君，亦皆善用其法。至其为病，初势轻者，不恶风，重则畏风，必头痛、身热、咳嗽、微渴，脉右浮数或浮滑，舌苔薄白者居多。其药如荆芥、薄荷、蝉退、僵蚕、香豉、牛蒡、蔓荆子等为首药，辛凉开肺以达卫分，先使其微汗而解。失治，必咳嗽、自汗、口渴、烦闷，脉又加数，苔转微黄，肺热既未肃清，而风从火化，邪已转入胃经。其药如桑叶、滁菊、银花、雨前茶、青菊叶、浮萍等，清泄肺胃，或发疹瘖，或仍微汗，使邪从肌表外达而解。再失，必身灼热、心烦闷、头胀痛，目白红甚，或咽阻喉痛，或齿疼，一身四肢或酸痛或拘挛，脉左数而微弦，苔虽微黄而舌边略现紫光者，上则风壅阳络，中则热传肝经。其药轻则如寻骨风、苦丁茶、秦艽、络石、谷精草、决明子、青葙子、鲜竹叶等，轻宣络热，清泄风火，使乍入阴分之邪热转出气分而解。此皆凉散风热之轻清药，其间，或佐苦杏仁、广皮红等宣肺消痰，或佐栝蒌皮、川贝母润肺活痰，或佐焦栀皮、连翘壳、枯芩等微苦清火，随症均可酌用。即夏月暑风症，亦可用此等药酌用治之，或加香薷、青蒿，或加六月雪、荷叶边、西瓜翠衣、丝瓜皮、荷花露等可也。若势重者，此等药救济不及，当于清凉剂及开透剂中对症选用，兹不赘。谨选凉散风热药二十一品，发明于后。

凉散风热药（计二十一品）

荆芥 芳草类。一名假苏。去风，茎穗同用，或独用穗，以穗在巅，善升发也。治血须炒黑用。反驴肉、无鳞鱼及蟹与河豚。

味辛，气香，微温。轻宣风热，清火目而利咽喉；辛散血瘀，解疮毒以消痈肿。用穗则上行外达，眩晕筋急最宜；炒黑则止血和营，吐血崩中皆效。

按：荆芥为肝经专药，兼入胃、肠二经，为散风解热、行血疏肝之药。轻用一钱至钱半，重用二钱至三钱。合防风、白芷，散风最效；合银花、连翘，透疹亦灵。昔华元化治产后中风口噤、发痉及血晕不醒，用荆芥三钱微焙为末，豆淋酒或童便调服，大效。贾似道用荆芥略炒为末，酒服二钱，治中风口噤、四肢搐搦或角弓反张，云前后用之甚验。皆是搜经中风热、络中血瘀之功。惟表虚自汗、血虚寒热、阴虚火炎面赤因而头痛目眩者均忌。

苏薄荷 芳草类。一名龙脑薄荷，又名鸡苏。苏产最良，气甚香烈；他处产晒干则气味较淡，惟鲜者蒸露，气亦芳烈。

辛能散，故治瘀嗽失音；凉能清，止脑风头痛，消瘾疹、瘰疬，利耳目咽喉。煎汤含漱，去舌苔语涩；捣汁涂布，解猫咬蛇伤。既能解热散风，亦能消食下气。

按：苏薄荷入肺、肝二经，为去风发汗、宣肺疏肝之药。轻用三分至五分，重用六分至八分。冲服尤良。配竹叶、连翘，消上焦暑热；合滑石、通草，疏肌腠湿滞。但芳烈透脑，辛香伐气，发泄太过。凡气虚人多服则动消渴病。若阴虚发热、咳嗽、自汗者，尤忌。

霜桑叶 灌木类。采过二次者力薄无用，入药须采过头叶者，则二叶力全。至大雪后犹青于枝上或黄枯于枝上皆可用。若经雪压更妙。雪晴之日即采下，线穿悬户，阴干，其色渐黑，风吹作铁器声，故一名铁扇子。

味淡、微苦，性亦微寒。色青入肝，息内风以除头痛；气清肃肺，除热咳而退眼红。消皮热之瘾，除风温之寒热，驻肝热妄行之胎漏，止肺热下移之肠风。

按：霜桑叶入肺、肝二经，为去风泄热、肃肺清肝之药。轻用一钱至钱半，重用二钱至三钱。吴鞠通曰：桑得箕星之精，箕好风，风气通于肝，故桑叶善平肝风；且芳香，有细毛横纹最多，故亦走肺络而宣通肺气。配菊花、苏薄荷，专治风温；合竹茹、丝瓜络，能清胎热；配甜杏仁、川贝母，清燥救肺；合焦山栀、粉丹皮，泄热凉肝。时行感症，由于风温暑热者服之更妙；胎前诸病，由于肝热风盛者尤为要药。他如煎汤洗风眼下泪，研末米饮调服能止盗汗，煎汁代茶能止消渴，尤其功用之浅显者也。惟唯胃虚停饮、感寒咳嗽者勿用。

甘菊花 湿草类。有黄白二种，黄者味甘，白者味苦。惟滁菊花、白茶菊味甘淡而微苦，滁菊花气味尤良，白茶菊次之。野生者名苦薏，味极苦，服之伤人脑。

味兼甘苦，性禀和平。治头风，平脑痛，养目血，退翳膜，清肺气而热自除，泄肝火而风自息。

按：甘菊花为肝经专药，兼肺、胃二经，为驱风泄热、清肺平肝之药。轻用一钱至钱半，重用二钱至三钱。黄甘菊味纯甘，甘润补阴，故善养目血。白滁菊气清芳，芳烈透脑，故专治头风。甘菊配杞子，养阴明目；滁菊合芽茶，平脑止疼。徐洄溪曰：凡芳香之物皆能治头目肌表之疾，但香则无不辛燥者，惟菊花得天地秋金清肃之气，气清而不燥烈，故治头目风火之症尤良。

蜜银花 蔓草类。一名忍冬花，通称金银花。蜜州产最良。土银花晒干则气味淡薄，惟蒸露，气亦清香。

味甘性凉，气亦芳香。解热消痈，止痢宽膨。清络中风火血热，解温疫秽恶浊邪，息肝胆浮越风阳，治痉厥癫痫诸症。解轻粉毒颇有殊功，洗痘疮陷亦多奏效。

按：蜜银花入肺、肠二经，为疏风泄热、解毒去脓之药。轻用一钱半，重用二钱至三钱。李时珍曰：忍冬藤叶与花功用皆同，昔人称其治风除胀、解痢逐尸为要药（逐尸者如治飞尸、伏尸、遁尸、虱尸、尸疰等症），而后世不复知用；但称其消肿散毒治疮而已。配连翘、牛蒡子，治肺经温病；合地丁、野菊花，消疔疮肿毒。故张氏路玉推为阳痈溃后之圣药，陈氏藏器主治热毒血利之良药。惟气虚脓清、食少便泻者忌，湿重热轻、胸脘痞满者亦忌。

蔓荆子 灌木类。去蒂下白膜，酒浸一日，晒干用。

味苦辛，性微寒。气升而散，故除头痛脑鸣、睛疼泪出；体轻而浮，故散筋骨寒热、湿痹拘挛。既能坚齿，又去白史。

按：蔓荆子入肺、胃、膀胱三经，为疏风散湿、凉血泄热之品。轻用一钱至钱半，重用二钱。徐之才谓其善散阳明风热，李时珍亦主头面风热之症。惟头目痛不因风邪而由血虚有火者忌，瞳神散大者尤忌。

蝉蜕 虫类。一名蝉衣，又名蝉壳，俗名蝉退。沸汤洗净，去足翅，晒干。

味甘咸，性微寒。体轻而扬，故能快瘢疹之毒壅，宣皮肤之风热；气升而散，故能除目昏之障翳，治疔肿之毒疮。止小儿晾痫夜啼，开大人失音哑病。既可催生，又消阴肿。

按：蝉蜕入肺、肝二经，为散风泄热、发疹开音之药。轻用三分至四分，重用六分至八分。杨玉衡《本草类辨》云：蝉吸风饮露，气极轻虚，故王海藏主治一切风热之疹。但脱者退也，脱然无恙也，岂独能疗惊痫，开失音、止夜啼、发痘疹、杀疳虫，为小儿要药已哉？又岂独退翳膜侵睛，祛胬肉满眵，为眼科要药已哉？因其吸饮风露而不食，故能治风热不食之病。因其但有小便，故能治小便淋癃短赤之病。轻清灵透，为治湿病之圣药。寇宗奭曰：蝉性善退，胎前禁用。然余屡用于孕妇温病，未见动胎。李时珍以蝉蜕主治头风眩晕、皮肤壮热、瘢疹作痒，余谓总是热毒攻卫，故用之大验。又治蛰病、狂乱、瘛疭、心悸，余谓风热生惊则瘛疭，去其风热则肝气和，心神安，惊搐自定，叫啼自息。又云去壮热治肠鸣，余谓肺移热于大肠则肠鸣，则鸣幽幽。蝉蜕能清散，肺热去则大肠之热自去，而声亦无矣。配蜂蜜，治胃热吐食；合竹衣，开肺热失音；配僵蚕、生军、广姜黄，清表里三焦大热；合钩藤、朱砂、杜胆星，定小儿天吊噤风。若治婴孩夜啼，当去前截用后截，服之即止，若用前截即复啼。如治惊痫寒热，当用蝉腹，取其利窍通声、去风豁痰，较蜕更捷。惟痘疮虚寒症及肺痨失音均忌。

白僵蚕 虫类。即虫之因风而僵者，色白为良。入药惟取直者为雄。米泔浸一日，待涎浮水上，焙去丝及黑口，或酒微炒。

味辛咸，性平和。化风痰，消瘰疬，拔疔毒，减瘢痕。治中风失音，去皮肤风痒，止女子崩中、赤白，定小儿惊痫、夜啼，能消咽肿喉痹，亦祛头风齿痛。

按：白僵蚕入肺、肝、子宫三经，为驱风化痰、解热止痛之药。轻用一钱至钱半，重用二钱至三钱。李时珍曰：蚕性喜燥，祛风胜湿，主治温病兼风之症，故散风痰头痛，风热齿疼，咽喉痹疼，皮肤瘢疹、丹毒、风痒，一切风热肿毒。灵胎谓：风邪中人，有气无形，穿经透络，愈久愈深。僵蚕感风而僵而反能治风者，因蚕本食桑之虫，桑能治风养血，故其性相近，气亦相感，和入诸药，使为乡道，则药力至于病所，而邪与药相从，药性渐发，邪或从毛出，或从二便出，不能复留矣，此即从治之法也。即其善治喉痹者，亦取其清化之气从治相火，散浊逆结滞之痰也。凡病因风热痰浊互结为患者，无不可用以奏功。杨玉衡推为时行温病之圣药，每合蝉蜕加入于升降、双解、凉膈、神解等散及三黄、石膏、六一、顺气、大柴胡诸汤中，殆亦历经实验欤。惜市肆多藏于石灰瓦中，未免燥烈，用时必须酒洗或酒微炒，以解燥性，立方时注意可也。

淡豆豉　壳类。一名淡香豉，用黑豆淘净，伏天水浸一宿，蒸熟，摊开，蒿覆三日后，黄色取晒，下瓮筑实，桑叶厚盖，泥封七日，取出，又晒，酒拌入瓮，如此七次，再蒸，晒干。江右制者良。入发散药，陈者为胜；入吐药，新者优。

味苦性寒，形腐气浊。解肌发汗，头疼与寒热同除；下气消烦，满闷与温并妙。疫气、瘴气恰合，痢疾、疟疾咸宜。

按：淡豆豉入肺、胃二经，为除烦解表、下气清中之药。轻用二钱至三钱，重用四钱至五钱。配葱白，治温病兼寒；合栀子，止心烦不寐；配食盐，则涌吐；合陈酒，则散风；配薤白，则治痢；合大蒜，则止血；配人中黄、山栀、芽茶，治温热疫症；合生玉竹、桔梗、甘草，治风热燥呛。生用发汗，炒热止汗者，殆亦麻黄根节之义欤。惟伤寒传入阴经与直中三阴者皆忌。

牛蒡子　湿草类。《本经》名恶实，一名鼠粘子，又名大力子，陈酒微炒。

味苦而辛，性冷而滑。上宣肺气，散风热而清咽喉；外达皮毛，发痘疹而消痈肿。既除筋骨烦热，又通血热便闭。

按：牛蒡子入肺、胃、三焦三经，为散风泄热、解毒发疹之药。轻用一钱至钱半，重用二钱至三钱。李东垣曰：效能有四，一治风湿瘾疹，二疗咽喉风热，三散诸肿疮疡之毒，四利凝滞腰膝之气。配雄鸡冠血、胡荽子，发痘陷不起；合活水芦笋、连翘壳，消痦毒为壅。生研外敷，治痈疡毒盛，即出疮头；酒炒单服，祛皮肤热风，能消癍毒。张氏路玉推为疮疡痘疹之仙药，洵不诬也。惟疮家气虚色白，大便泄泻者忌；痈疽已溃，血虚气陷便滑者尤忌。

紫背浮萍　水草类。浮水面小而背紫者是，大而色青名大青萍，俗名光光铲，总以紫背者良。

味辛性寒，体轻气浮。发汗类于麻黄，主治暴热身痒、恶疾疠风；下水捷于通草，善除消渴酒毒、风湿脚气。

按：浮萍入肺、胃、肾、膀胱四经，为驱风泄热、通尿利水之药。轻用五分至六分，重用八分至一钱。配苦杏仁、石膏、甘草，治风湿烦渴；合五加皮、赤苓、猪苓，治水肿尿闭。研末蜜丸名去风丹，约承五分，豆淋酒下三丸，善治大风、癞风、瘫风、缓风及三十六种风，皆验。然惟大实大热者始为恰合。若风病气虚者忌，表虚自汗者尤忌。

雨前茶　山水茶。产杭之龙井者佳，莲心第一旗枪次之，土人于谷雨前采报成茗，故名。三年陈者人药，新者有火气。

味甘苦，微涩。性凉而气芳。寒而不烈，善能清脑提神，醒睡、明目、清喉尤擅持功；消而不峻，兼能导滞下气，宿食、脘痞、噫嗳亦有专效。

按：雨前茶入脑、肺、胃、肠四经，为肃清风热、上中下焦之药。轻用八分至一钱，重用钱半至二钱。配川芎、藁本、紫苏，治风寒头痛；合天麻、菊花、桑叶，消郁热头风；配麻黄、杏仁、石膏、甘草，治客寒包火，无汗而喘；合半夏、橘红、薄荷、前胡，治风邪犯肺，痰多气壅；配硼砂、川贝、梅冰蜜丸，清咽利喉；合粳米、白糖、荆沥煎膏，除痰止嗽；配胡桃肉、川芎、胡椒，除三阴疟；合陈年糕、茉莉花、冰糖，止五色痢；配葛花、青果，善能醒醉；合枳壳、桔梗，亦可消痞；配生姜，治疟痢最便；合白矾，定癫痫尤良。但胃气虚寒、中虚停饮、夜卧少寐、久泻伤脾，均当忌用。

青菊叶　芳草类。滁州白菊叶最良，海宁城头菊叶亦妙，吾绍家园开黄白花者亦可用。或专用叶，或连茎并用。

味苦性寒，气清质润。去头风而明目，宣肺热以清喉。鲜者生捣罨疔疮疖毒尤良，煎汤洗擦治蛇咬梅疮亦效。

按：青菊叶入脑、肺、胃、肝四经，为宣气祛风、凉血解毒之药。轻用钱半至二钱，重用三钱至五钱，极重八钱至一两。配桑叶、芽茶、荷叶边，治温病头风；合银花、川芎、苦丁茶，治风热头痛；配万年青根同捣鲜汁，立吐风痰，善开喉痹；合天灯笼草煎汤搽洗，消天泡疮兼散暑节。若风寒头痛、阴疽内陷最忌。

巡骨风　山草类。其形极似兔耳，草入药，用锦兜包。

味甘淡，性凉润。气质轻清，形类兔耳，故能立止肺血；叶多筋脉，功同桑叶，故能善泄肝风。

按：巡骨风入肺、肝二经，为祛风泄热、肃肺清肝之药。轻用二钱至三钱，重用四钱至五钱。唐容川《本草问答》但云：巡骨风叶大而有芒角，故主散风。

察其叶稍卷，如兔耳形，上面淡绿，下面微白，横纹最多，绿边黄色毛茸茸，故清肺气而走肝络。配淡竹茹、血见愁，善止肺热吐血；合霜桑叶、滁菊花，能平肝热生风。为凉散风热中一种轻清平和之良药。

苦丁茶　山木类。一名角敕刺茶，俗名老鼠刺叶，根名十大功劳。徽州最多，吾绍各山皆有。

味甘。苦丁茶入肝二经，为驱风泄热、活血通络之药。轻用一钱至钱半，重用二钱至三钱。配青菊叶、荷叶边，治脑热头风；合鹅管灰、百草霜，能终身无孕。徽州土人，二三月采茶时兼采十大功劳叶，和匀同炒，焙成茶货，与尼庵转售富家妇女，云妇女服之终身不孕，为断产第一妙药。若配以血管鹅毛灰，用此茶五钱，加酒煎汤，调下一钱，绝孕如神。然不轻用，恐伤天和。以其角有刺，极通任脉故也，凡孕妇最忌。

左秦艽　山草类。长而黄白，左纹者良。拭去黄白毛，酒浸一宿，晒干用。

味苦微辛，性平质滑。祛风活络，定肢节之酸疼；养血舒筋，解通身之挛急。疗风无问久新，头风与肠风并效；祛湿不拘表里，黄疸与酒疸皆治。既可荣筋，并能养胎。

按：秦艽入肝、胃、大肠三经，为祛风、湿、热三痹必用之药。轻用八分至一钱，重用钱半至二钱。配川芎、当归，入肝而舒其经络；合滑石、通草，入胃以祛其湿热。合蝉蜕、僵蚕，治风热之口噤牙痛；合生地、白芍，除肠风之泻血腹疼。风除则润，故秦艽为风药中润剂；湿去则补，故秦艽为散药中补剂。惟味极苦，质亦滑，胃气虚寒，大便滑润者忌；气虚下陷，小便不禁者尤忌。

络石藤　蔓草类。《本经》名石鲮、《别录》名石龙藤，又石鳞、石蹉、略石、明石、领石、县石，皆其别名，俗称络石藤。以粗布拭去毛，甘草水浸一夜，切用或酒炒。

味淡苦，性微寒。散风热，消痈肿，坚筋骨，利关节。既滋口舌之干，又住腰髋之痛。煎汤同妙，浸酒尤宜。

按：络石藤入胃、肝、肾三经，为疏风通络、凉血退热之药。轻用二钱至三钱，重用四钱至五钱。配金锁匙、生甘草，治喉肿不通，水浆不下；合真新绛、旋覆花，治关节不利，筋络不舒。李时珍曰：络石性质耐久，气味平和。《神农》列之上品，李当之称为药中之君。其功主筋骨关节风热痈肿，医家鲜知用者。沈芊绿曰：络石之功专于舒筋活络，凡病人筋骨拘挛，不易伸屈者，用之无不获效，屡试屡验。由是饮之，络石藤之性质、功用无不明矣。

谷精草 湿草类。取嫩秧，花如白星者良。田低而壳为水腐，得谷之余气，结成此草，故田中收谷后多有之。

味辛淡苦，性平体轻。辛能散结，善治风热头痛、风火齿痛；轻则上浮，专退痘后生翳、肝热起星。既开喉，亦治诸疮。

按：谷精草入肝、胃二经，为散风清热、明目退翳之药。轻用一钱至钱半，重用二钱至三钱。配羚角片、石决明、龙胆草，治肝热起星；合木贼草、霜桑叶、滁菊花，治痘后生翳；配薄荷、竹叶、石膏，治风火牙痛；合薄荷、桔梗、甘草，治风热喉痹。李氏时珍赞其明目退翳功在菊花之上；张氏路玉谓此草兔性喜食，故目疾家专用。与望目砂功用不殊，治目中诸痛，而去星尤为专药。

决明子 湿草类。状如马蹄，俗名马蹄决明。捣碎用。

味咸甘苦，性但微寒。驱风散热，专治羞明、眼赤肿痛；明目清肝，能消青盲内障、翳膜遮睛。

按：决明子入肝经，为疏风散热、明目消翳之药。轻用一钱至钱半，重用二钱至三钱。配杞子、菊花，养血息风；合生地、女贞，滋阴明目。贴太阳穴，治头疼；以水调末涂肿毒；贴眉心，止鼻衄；作卧枕，治头风。《本经》言：久服益精光。是指目疾入肝热内燥者而言。若肝血虚寒者亦不宜服。

青葙子 湿草类。一名草决明。

味纯苦，性微寒。泄热祛风，益脑髓而坚筋骨；凉肝明目，消赤障而退唇青。

按：青葙子入肝经，为善驱风热、凉血泻肝之药。轻用一钱至钱半，重用二钱至三钱。《本经》主唇口青。《大明》主益脑髓，坚筋骨。甄权治肝脏热毒冲眼、赤障、盲总不肃，清肝经风热而已。盖目者，肝之窍；唇口青，肝热之症；肝热平则风息，风息则脑平而筋强，以肝脉会于巅而主筋故也。李氏时珍谓：与决明子、苋实同功，断为足厥阴药，良有以也。

鲜竹叶 苞木类。竹类甚多，惟节起双线、生长经年、大而味甘、壮嫩者为良。

味甘微苦，性寒质轻。肃肺化痰，善平咳逆上气；清心泻热，能治烦躁不眠。内息肝胆之风，外清温暑之热。泻火定惊可用，安神镇痉有功。

按：鲜竹叶入心、肺、胃三经，为散风、泻热、化痰、清神之药。轻用二十四片至三十片，重用四十片至五十片。配石膏、麦冬，清肺胃虚热；合白薇、丹皮，治血热心烦。汪讱庵曰：叶生竹上，故专除上焦风邪烦热。凉心清胃，消痰解渴，能治咳逆喘促、呕哕吐血、中风不语、小儿惊痫等症，卷心竹叶尤良。

论燥散风湿药

三江地气卑湿，风亦最多，春夏之交，久雨连绵，人病如伤寒者，恒多风湿之症。喻嘉言曰：风湿之中人也，风则上先受之，湿则下先受之，俱从太阳膀胱经而入。风伤其卫，湿留关节；风邪从阳而亲上，湿邪从阴而亲下；风邪无形而居表，湿邪有形而居内。上下内外之间互相搏击，故显微汗、恶风、发热、头痛、骨节烦疼、身重微肿、小便欠利等证。此固宜从汗解，第汗法与常法不同，贵徐不贵骤，骤则风去湿存，徐则风湿俱去也。喻氏论汗之法，“贵徐不贵骤”五字，诚为风湿之金针。然必别其风胜、湿胜、兼寒、兼热为首要。风胜者为行痹，脉多浮缓，舌苔白滑，当以羌活、防风、鹿衔草、虎头蕉为君，佐以青风藤、苍耳子等去风胜湿，行经透络。湿胜者为着痹，脉多软迟，舌苔白腻，当以苍术、白芷、千年健、钻地风为君，佐虎头蕉、鹿衔草等燥湿去风，活血通络。寒胜者为痛痹，脉多弦紧，舌苔白滑而厚，当以制川乌、蛇床子为君，手臂痛甚者佐片姜黄，足股痛甚者佐五加皮，使以广姜黄温经散寒，搜风燥湿。其间尤以活血为要，佐归须、川芎，或佐泽泻、红花，或地龙、川甲，或佐桂枝、桑枝，对症配用习也。而威灵仙一品，尤为痛风要药，均可使以奏殊功。惟热胜者，多从风、寒、湿三气郁久所化，症多肉痹筋痹，脉多弦而微数，苔多微黄而腻，当以白鲜皮、海桐皮、凤眼草、晚蚕沙、豨莶草为君，佐以巡骨风、络石藤等芳淡渗湿，微苦泄热，微辛行经，轻清透络。此外，当于清凉及通利剂中随症选药，他如大头风、四肢风、历节风、鹤膝风、大脚风等症亦皆有寒胜、热胜、湿胜之各殊，初起均宜汗解。寒胜者宜温散，热胜者宜凉散，当于风寒、风热药中对症选用。湿胜者则于本类中酌加解毒。延久不愈，每多耗气、伤血筋、害骨，当于补益剂中选用，兹不赘。谨选燥散风湿药二十品，发明于后。

燥散风湿药（计二十品）

羌活　山草类。香而色紫者良。一名独摇草。形虚大，有白点如兔眼，节疏，色黄者为独活；色紫，节蜜，气猛烈者为羌活。

味辛而苦，性温而雄。外达周身，上行头部；小无不入，大尢不通；既散八风之邪，兼除百节之痛；刚痉柔痉并效，寒痹湿痹最宜；既除骨痛筋挛，又治头旋目赤。

按：羌活入膀胱、肝、肾三经，为驱风胜湿、发表散寒之药。轻用六分至八分，重用一钱至钱半。配苏叶、葱豉，治伤寒挟湿；合独活、二胡，治风痰兼寒；配川芎、白芷，治风寒头痛；合防风、藁本，治风湿脊强。苏恭曰：疗风宜用独活，兼水宜用羌活。风能胜湿，故羌活治水湿、发汗散表、透关利节、感冒、风寒湿痹之仙药也。后之学者，执苏氏一言，遂以羌活代麻黄。岂能知麻黄中空，形如肺管，故能宣气开肺，善治风寒；羌活中实，形如骨节，故能走窜周身，善治风寒湿痹。其气猛烈，辛窜发泄尤甚于麻黄，性温质燥，气雄善散，最耗气血。凡血虚头痛、内风发痉及遍身筋骨虚痛略寒热者，均所切忌。

防风　山草类。身半以上风邪用身，身半以下风邪用梢。切去叉头、尾。头者，令人烦喘；叉尾者，发人痼疾。色白润者佳。

味甘辛，性温散。上行头目，故治头风眩痛、眼赤多泪；外达周身，故散四肢挛急、筋骨酸疼。生用解肌，煨熟实肠。

按：防风入肺、肝、胃、大肠四经，为祛风胜湿、搜肝泻肺之药。轻用八分至一钱，重用钱半至二钱。配荆芥、杏仁、橘红，治肺实痰喘；合冬术、白芍、广皮，治肠风痛泻。李氏东垣称为风药中润剂，若补脾胃非此引用不能行，故有黄芪得防风而力最大之说。张路玉谓风病脊痛项强，不可回头，腰似折，项似拔者，正用。凡疮在胸膈以上者亦常用之，为其能散结消痈也。即妇人风入胞门，崩中不止，血色清稀，左脉浮弦者，一味防风研末，面糊，酒调丸，服最效。但风药多散，其性上行，凡时毒喉疮、温毒喉痹、气升作呕、火升发咳、阴虚盗汗、阳虚自汗及产后血虚发痉、婴儿泻后脾虚发搐均忌。

吴风草　湿草类。《本经》名薇卫，一名鹿衔草，言鹿有疾，此草即瘥。拭去毛用。

味苦，性平。疏风祛湿，专治历节之疼，兼疗痿蹶之症。停惊痫之吐舌，消痈肿之鼠瘘。能散贼风，亦平悸气。

按：吴风草入心、肝、脾三经，为祛风除湿、逐水消酒之药。轻用一钱至钱半，重用二钱。配白术、泽泻，专治酒风；钱银花、连翘，善消痈肿。凡身热肢懈，恶风自汗，先受湿热而后感风者，皆可用以奏功。《本经》列其药，《内经》有其方，而医不知用，惜哉！

虎头蕉　山草类。出福建、台湾五虎山者佳。一类百二种，形类芭蕉而小苗高五六寸者名虎头蕉，若高三四尺者名美人蕉。

味苦性温，气香力猛。专治风寒湿痹，亦止冷瘀淋带。

按：虎头蕉入肝、脾二经，为去风胜湿、散寒活血之药。轻用四分至六分，重用八分至一钱，极重钱半。但用气猛而有小毒，服后须避风。倘不谨慎，必发风疹。凡肝热血淋、肾热白带均忌。

青风藤　藤类。一名青藤。四时常青，土人采茎用酒微炒。

味微苦，性温散。治风湿流注历节，除鹤膝麻痹瘙痒。

按：青风藤入肝、脾、三焦三经，为去风胜湿、通络止痛之药。轻用二钱至三钱，重用四钱至五钱。浸酒最佳，煎膏亦妙。若服后遍身痒不可当，急以梳梳之，风病即愈。如要痒止，即饮冷水一口便解，但必须避风数日，以免后患。

苍耳子　湿草类。《本经》名叶耳实。去刺，酒拌，蒸用。忌猪肉。

味苦甘，性温散，体轻而浮，质润而降。上通头顶，故治头风脑痛；外达皮肤，故治通身周痹；下行足膝，故治腰重膝疼。既止鼻渊，又通鼻瘟。

按：苍耳子入肝、脾、肾三经，为驱风除湿、活血通瘀之药。轻用八分至一钱，重用钱半至二钱。配辛夷、蒲苛，治鼻渊；合菊花、芽茶，治脑痛；配羌活、桂枝，治四肢拘挛；合防风、白芷，治一身瘙痒。但最忌猪肉及重犯风邪，犯则必遍身发出赤丹，病亦增甚。

杜苍术　山草类。《本经》名山蓟。产茅山者甘味重；产泗安者苦味重，气香。他山野生，中心有朱砂点最良：楚中大块，辛烈气燥者为下。用糯米泔浸，刮去皮，切片，同芝麻炒黄，去焦末；或去皮切片，蜜水拌，饭上蒸用。又曰白露后，以米泔水浸，置屋上晒露一月，谓之精术，尤佳。

味苦辛甘，性温，质燥。开腠解肌，主治风寒湿痹，行气散郁，兼消痰癖饮囊，散大风痉痹，止阴湿霍乱，解痧秽臭毒，除山岚瘴气。暖胃温中，故能消谷嗜食；健脾逐水，善止滑泻肠风。

按：苍术入肺、胃、脾、大小肠五经，为祛风燥湿、宣气解郁之药。轻用五分至八分，重用一钱至钱半。配厚朴，治中焦气滞痞满；合黄柏，治下部湿热肿疼：配香附、川芎、神曲、焦栀，总解诸郁；合石膏、知母、甘草、粳米，专治湿温。然惟肥人多湿者相宜，瘦人多火者禁用。凡病属阴虚血少、咳嗽胶痰者忌，久泻久痢、冲任脉动者尤忌。

白芷 芳草类。一名都梁香。用酒微炒。

味辛性温，气香质润。善治头风、目泪、齿痛、鼻渊，兼除肌肤瘙痒，眉棱骨痛。去瘀生新，能补胎漏滑落；败脓止痛，可除肠痈金疮。赤白带下皆宜，血秘阴肿亦效。

按：白芷入肺、胃、大小肠、子宫五经，为散风发汗、除湿解热之药。轻用八分至一钱，重用钱半至二钱。配辛夷、苍耳，治风湿鼻渊；合胆矾、麝香，掺蛇伤溃烂：配防风，能解砒毒；合败浆，能排痈脓。李时珍曰：头目齿眉诸病，肺、胃、大肠三经风热也；漏带痈疽诸病，三经湿热也。白芷皆能治之，故为阳明风湿热主药。

徐洄溪曰：白芷极香，能驱风燥湿，其质又极滑润，能和利血脉而不枯耗，用之则有益而无害。但性温味微辛，呕吐因于热盛者亦忌，漏下赤白因于火旺者尤忌，痈疽溃后亦宜渐减。

千年健 蔓草类。出广西诸上郡，形如藤，长数尺，酒炒用。

味苦性温，气香质燥。浸酒服，壮筋，年老最宜；酒磨汁，治胃痛，中寒恰合。

按：千年健入胃、脾、肝、肾四经，为去风胜湿、行血舒筋之药。轻用六分至八分，重用一钱至钱半。但温燥香烈，筋骨痛由于血虚者忌，胃脘痛由于火旺者更忌。

钻地风 灌木类。即水梧桐根茎，中空，叶清香，酒微炒用。

味苦微辛，性温质燥。专治风寒湿痹，能除筋骨挛疼。

按：钻地风入肝、脾二经，为去风胜湿、温经散寒之药。轻用八分至一钱，重用钱半至二钱。但性质温燥，凡治新感风湿，亦必加入于养血活血药中，始可暂用。若旧湿症，血液已亏者，切忌。

制川乌　毒草类。乃附子之母。春生新附即采其母。李士材《本草徵要》但云春采者为乌头，故举世误认为乌头为春时取附子之小者，往往以侧子代用，误人多矣。反半夏。制法：童便浸一日，去皮，切作四片，童便及浓甘草汤同煮，汁尽为度，烘干。入去风药，同细辛黑豆制；入活络药，同甘草泡制。

味辛而麻，性热有毒。引发散药驱在表风邪，引温暖药除在里寒湿，佐壮阳药治足膝软瘫，佐通络药消坚瘕癥癖。主中恶风、半身不遂、肩髀痛不可当。能温散冷瘀，四肢麻痹，阴疽日久不溃，他如溃久疮寒，歹肉不敛者，宜少加以通血脉；寒凝涎壅，四肢厥冷者，可重用以吐风痰。

按：制川乌入脑、胃、肝、肾四经，为平脑止痛、活络去风之药。轻用二分至三分，重用四分至五分。配芪、麻黄、炙草，治寒湿历节拘疼、不可屈伸；合桂枝、白芍、生姜，治寒疝阴缩、肢冷腹疼难忍；用尖为末，清茶调服，吐癫痫风痰；单味煎汤，白蜜调和，治寒疝脐痛；配全蝎、生姜，治小儿慢惊抽搦、涎壅厥逆；合白烧、陈酒，治男妇脑气筋疼、寒湿痛风。此药生用有麻醉毒，制用有兴奋性，故轻服则能令血行，稍重服则能令神经安静。能通行十二经络，功同附子而稍缓，善能直达病所。但性热力猛，凡血虚生热、阴虚火旺者最忌；虽有风湿而已，化热者亦忌。

蛇床子　芳草类。挼去壳，取仁，酒微炒即不辣。雷公用百部酒煎浓汁，浸一宿，晒干；生地汁拌蒸半日，晒干用尤良。

味苦而辛，性温质燥。暖肾气以散寒。主男子阳痿湿痒，壮命阳以燥湿；除女子阴痒肿痛，缩小便，善治虚寒白带。除痹气，兼疗阴汗湿癣。

按：蛇床子入脾、肾、命门三经，兼入任脉、奇经。为疏风去湿、补火壮阳之药。轻用八分至一钱，重用钱半至二钱。配阿硫黄、菟丝子，蜜丸酒下，治男子阳痿里湿；合生白矾、生川椒煎汤，频洗，治妇人阴痒生虫；配轻粉同研，用大枫子油调搽，治风湿疮疥；合白矾煎汤，用小便水节注射，治寒湿带下；配硫黄少许，和匀如枣，棉裹纳之，治子宫虚寒；合生麻研末，酒蜜调和，涂布托之，治气陷脱肛。作汤洗，俗名大风身痒难当；绢袋熨，收治产后阴脱下堕。但性质温燥，凡命门火炽及下部有热，阳茎易举者，切忌。若肾家有火，虽有湿，亦宜慎用。

片姜黄　芳草类。有二种，川产者色黄，质嫩有须，折之中空有眼，切之分为两片者，为片子姜黄；广产者，质粗形扁，如干姜，名广姜黄。

味苦而辛，性温而烈，下气最速，破血立通。专治风寒湿痹，能除手臂挛疼，疗产后败血攻心，消腹中凝寒气胀。

按：片姜黄入脾、肝二经，为破血行气、通络止痛之药。轻用六分至八分，重用一钱至钱半。配乳香、没药、钩藤，治小儿腹痛便青，状若惊风；合桂枝、桑枝、络石，治男妇冷风湿痹，手臂穿痛；配肉桂、枳壳，善止胁疼；合官桂、陈酒，能除心痛。察其气味，治疗介乎郁金、三棱、莪术之间，与延胡索功尤相近。但郁金苦寒入心，专泻心包、肝、脾；延胡索能行气中血滞，专治一身上下诸痛；片姜黄虽入肝、脾，专治手臂之痛，而性气尤烈于延胡，辛散苦泄。凡血虚臂痛，腹痛而非瘀血凝滞，气逆上壅作胀者均忌。

五加皮　灌木类。茎青、节白、骨硬、皮黄、根黑、气香、五叶者佳。酒炒用。

味辛而苦，性温气香。入肝，行血疗筋节之拘挛；入肾，益精治骨软之痿躄。除男子阳痿里湿，止女子阴痒虫生。脚痛最宜，疝家必选。

按：五加皮入肝、肾二经，为祛风胜湿、壮筋健骨之药。轻用钱半至二钱，重用三钱至四钱。配浙苓皮、生姜皮、新会皮、苍术皮，治皮水一身尽肿；合青风藤、络石藤、鸡血藤、天仙藤，治中风四肢拘挛；配养血药浸酒最妙，能治一切风痹及小儿脚弱不能行。惟下部无风寒湿邪而有火及肝肾虚而有火者，皆忌。

广姜黄　芳草类。酒炒用。

味苦而辛，性温而猛。散气达郁、破血通经。力较片子姜黄尤为性猛气浊。

按：广姜黄入肝、脾二经，为破血行气、辟邪清疫之药。轻用二分至三分，重用五分至八分。杨玉衡曰：广姜黄辛苦，无毒，蛮人生啖，喜其祛邪辟恶，行气散郁，能入肝、脾二经，建功辟疫，故余用以为升降、双解、凉膈散等之佐。但损真气，气虚者亦宜慎用。惟张氏《逢原》云：仅可染色，不入汤药。今药肆混市误人，徒有耗气之患，而无治疗之功。故此药颜料杂货店备之，而近今药肆不备者，殆因石顽老人之一言欤。

白鲜皮　山草类。一名白羊鲜。酒微炒用。

味苦微咸，性寒质燥。内除湿热，专治湿痹筋挛、热结淋沥；外散风邪，兼疗婴儿惊痫、女子阴疼。能消黄疸，亦祛头风。

按：白鲜皮入胃、脾、肝三经，为湿热兼风、活络舒筋之药。轻用一钱至钱半，重用二钱至三钱。配茵陈、栀子、川柏，治湿热阳黄；合蚱蝉、牛黄、钩藤，治痰热风痫。皆取其善袪风湿热痰之功也。世医只施之于疮科，殆执李氏《本草徵要》化湿热毒疮之一言欤。但下部虚寒之人，虽有湿症，勿用。

海桐皮　乔木类。一名刺桐。炒用。此药皮白，坚韧，可作绳索，入水不烂。

味苦兼辛，性平质韧。能行经络，直达病处。善除风湿之害，专止腰膝之疼；可涂疥癣疳虫，亦治虫痛牙风。

按：海桐皮入肝、胃、肾i经，为驱风逐湿、行血杀虫之药。轻用一钱至钱半，重用二钱至三钱。煎汤漱，虫牙风痛。磨汁涂，疳蚀疥癣。配五加皮、白鲜皮、杜红花浸酒，治风蹶腰膝，痛不可忍；合木贼草、青葙子、滁菊花浸水，洗目赤起翳，泪流不止。此药专袪风湿，随症配入可也。若无风湿者，勿用。

凤眼草　山草类。此草苗如薄荷，叶微圆，长五六寸，谷雨后生苗，立夏后枝丫间复生二叶，节节皆有，秋后二叶中心白色各起蕊一粒，状如凤眼，故名。至小暑后，色见红黄，渐抽长如发，约一二寸。紫黄色亦可入药。其草自苗至老药皆有淡红晕。

辨虽味淡，蕊却兼苦，体极轻，性微凉，轻薄上浮，故能去风明目，苦淡泄热，尤擅活血通经。

按：凤眼草入肺、肝二经，兼入任脉、奇经，为行血活络、风湿热痹之药。干者轻用二钱至三钱，鲜者重用八钱至一两。配杜红花、青糖，治妇人停经发热；合藏红花、陈酒，治室女干血成痨；配鲜生姜、大红枣，治三阴痁疟；合虎头蕉、青松针，治一切风痹；配春砂仁、川黄柏，治肝热下陷之遗精；合扁豆花、南芡实，治湿热下流之白浊。其花上细粉，配入癣药，止痒杀虫。细检此草形色性质，治风热流泪、目红多眵，必擅奇功。而眼科专家多不知用，惜哉！

晚蚕沙　虫类。即晚蚕所出之粪。早蚕者，不堪入药，以饲时火烘，故有毒。酒微炒，用绢包煎。

味辛兼甘，性温气浊。专除风湿，善治皮肉顽痹，肢节不遂；兼消瘀血，可除烂弦风眼，腹满肠鸣。

按：晚蚕沙入脾、胃、肠三经，为祛风除湿、活血通瘀之药。轻用二钱至三钱，重用四钱至五钱。配猪苓、赤苓、皂角子，治湿温久羁，腹满便秘；合桑枝、菊花、五加皮，治风缓不随，湿痹脚气；焙熟，用麻油浸透，涂虫生烂弦；炒末，和麻油调敷，又治蛇串疮（食乌梢蛇浑身变黑，渐生鳞甲）。吴鞠通曰：凡肉体未有死而不腐者，蚕则僵而不腐，得清气之纯粹者也。故其粪不臭，不变色，得蚕之纯清。虽走浊道，而清气独全，既能下走大肠之浊部，又能化浊湿而使之归清。用晚者，本年再生之蚕取其生化最速。但内含血质，性善通瘀，胎前最忌。

豨莶草　阴草类。去粗皮，留枝叶花实，入瓶中，层层洒酒与蜜，九蒸九晒用。

味苦兼辛，性寒气浊。专治四肢麻痹、骨节冷疼，兼疗热蜃烦满、腿膝无力。

按：豨莶草入胃、肝、肾三经，为湿热兼风、宣络活血之药。轻用八分至一钱，重用钱半至二钱。九蒸九晒，则去风痹；生者捣服，能吐风痰。配甘草、地黄、陈酒煎膏，可透骨搜风；合荆芥、防风、络石藤熬汤，能舒筋活络。但痹痛由脾肾两虚、阴血不足，不由风湿而得者，忌。汪氏《备要》云甚益元气，不稽之言也。

解散风毒药

凡《神农本经》《黄帝内经》所云大风、恶风、贼风、疠风，《病源》、《外台》所云蛊风、毒风，后世所云癞风、麻风、顽风、紫云、白癫风等症，其中无不含有毒质。凡有毒质，无不含有恶菌细虫。急则猝中身倒，不省人事，牙关紧闭，不语如尸；或口吐涎沫，缓则喎僻不遂，肌肤不仁；或皮中淫淫跃跃，若划若刺，一身尽痛；或肢体弛缓，骨节懈怠，腰脚缓弱；或眼疼脚纵，中指疼连肘边，牵心里闷，肋胀少气，喘气欲绝，不能食；或发脱眉落，鼻坏唇烂，两颊皮坚如甲，遍体生疮腐烂，故选一般去风活络，以毒攻毒之药。植物如白附子、草乌头、大枫子、樟脑，动物如白花蛇、蛇蜕、全蝎、蜈蚣、穿山甲、露蜂房等，酌其用量，合麻黄、大黄、当归、红花等品，表里双解，三焦并治，穿经透络，无处不到。浸酒制备，以待急用，亦属补助医家，便利病家之要剂，既可内服又便外搽。想潮州冯了性酒凉亦不外此法。昔洞溪老人曾以蜈蚣头、蝎尾、朴硝、硼砂、冰、麝等药擦其内，又以大黄、牙皂、乌头、桂心等药涂其外，愈一恶风之症，虽属外治，已见一斑。《内经》云：毒药攻邪。又云：大毒治病，十去其六，常毒治病，十去其七，小毒治病十去其八。《书经》云：若药不瞑眩，药即毒药也。东洞先生云：万病一毒，以毒攻毒。可见药之作用在乎毒，无毒则不能攻邪。吾国良医有用此等毒烈之药愈大病者，与近今西法适合。后人因学术不精，识见不到，众尚和平，力求轻稳，遂致古人“毒药治病，十去五六，病衰即已”之经旨湮没不传。噫！此吾国医学之所以退化而今不逮古也。兹选解散风毒药十品，发明于后。

解散风毒药（计十品）

白附子　毒草类。一名竹节白附子。根如草乌之小者，长寸许，皱纹有节，与附子相似，故名。实非附子类也。炮用或姜酒同炒。

味辛微甘，性温，小毒。去贼风冷气，除血痹寒疼。专豁毒涎，故治中风不语；善消阴湿，故除虫疥风疮。面上游风最效，阴中湿痒亦除。

按：白附子入肺、胃、脾三经，为去风燥湿、豁痰攻毒之药。轻用三分至五分，重用六分至八分。配僵蚕、全蝎，治阴风湿猝中脾络，口眼㖞斜；合姜汁、荆沥，治冷风气直入廉泉，涎流不语。作脂，消面䵟瘢疵；煎汤，洗阴痒虫蚀；研末，敷阴里湿痒；磨醋，擦身背汗斑。能引药势上行，故善除风痰毒涎。但其性燥血耗气，凡类中风症，虽有痰壅亦忌；小儿慢惊勿服。

制草乌　毒草类。一名毒公，吴俗名僧鞋菊。有两歧，相合如乌之喙者，名乌喙，又名两头尖、鸳鸯菊。去皮脐，甘草汤浸一宿，姜汁炒透，外治生用。

味辛，大毒，性热而猛。专治恶风，善除寒湿；破积聚寒热，消胸脘寒痰；堕胎最捷，止痛亦灵。

按：草乌头入肺、胃、脾三经，为搜风胜湿、去痰攻毒之药。轻用五厘至一分，重用分半至二分。配远志、生姜，平肺寒咳逆上气；合小茴、鼠矢，消腹冷痃癖气块；配南星、川乌，利关节而开顽痰；合乳香、没药，通经络以除冷痰。性急善走，直达病所，以毒攻毒，大胜川乌。但其性至毒，尝之始则喉舌觉刺而木，继则肿而热除。顽痰、顽风、顽疮外，切勿轻投。惟外治极灵，生用一钱，合樟脑五钱、烧酒一斤，浸三日后滤去滓，作外搽药，善能止痛消痰。凡脑气筋疼、胃风疼及一切痛风，频搽甚验。如牙痛，以棉花蘸搽酒入牙穴，其痛即止；又如牙关紧闭、风痰上壅，搽耳下及喉结两处，其痰即降。

大枫子　灌木类。又名大风子。时珍云能治大风痰，故名。去壳取仁用，榨油最良。

味辛性热，质滑有毒。专治麻疯、疥癞，亦除梅疮、风癣。

按：大风子入胃，大小肠三经，为驱风辟恶、攻毒杀虫之药。时珍曰：大风油有杀虫劫病之功，然不可多服。用之外涂，其功亦不可没也。东医猪子氏实验云：大风子油含有多量之游离酸，入肠内能使脂肪易于吸收、乳化，加重曹溶液数滴而振荡之，辄成乳剂，为一种强壮药，其性能兴奋身体之代谢机能，以增加对于病因之抵抗能力。虽不能视为癞风之特效药，然往往能使轻快，亦不可没之事实也。用量内服每日四滴至十滴，外搽用油二分六厘配华摄林（即范氏林）二钱六分调相混合。由是观之，丹溪翁《本草衍义》所云伤血失明之说恐亦未必尽然。惟吾国用于外涂者，多治风癣疥癞、杨梅顽疮，有特效。

樟脑　香木类。一名樟冰，又名韶脑。由樟木蒸汁煎炼结成，再用文火升过，能乱冰片。

味辛性温，气烈有毒。善通关节，能除风瘙龋齿、寒湿脚滞；极利气机，善治中恶霍乱、触秽腹疼。既奏兴奋、刺戟、防腐之功，又擅辟蠹、杀疥、除癣之用。

按：樟脑入脑、胃、肠三经，为去风胜湿、攻毒杀虫之药。轻用一厘七毫，重用三厘四毫，极重五厘。张氏《本经逢原》云：去湿杀虫，此物所长。烧烟熏衣能除虫。治脚气肿痛，或以樟脑置两股，用杉木桶盛汤濯之，或樟脑、川乌等分，醋丸弹子大，每置一丸于足心踏之，下以微火烘之，衣被围覆，汗出如涎，即效。由此观之，吾国内服者甚少，然亦间可内服者。如用樟脑一分，配净没药二分，明乳香三分，研匀，芽茶调服三厘，治痧秽腹痛如神。又用樟脑一分，浓烧酒九分，化匀为度，加白糖、牛奶和服一分七厘至三分四厘止，治小便热痛或闭、淋浊惹痛、泄泻霍乱、风湿骨痛、酒醉过度及妇女妄言笑病，均效。即鼻嗅此酒，神昏作闷亦妙。其药性大半从脑筋显出，故轻服能平脑安身，令人舒畅；稍重服能令脉动如刀，令人出汗。若过服则坏人，始则作闷、作吐，继则谵语神昏，至沉睡而死，务宜慎用。至解此药之毒，须先服吐剂，后服行气药及咖啡茶。

白花蛇　龙蛇类。产苏州者良，黑质白花，胁有念四方胜，纹尾上有珠，眼光如生者最佳。产他处者多两目俱闭，一开一闭者劣。去头尾及皮骨，单取肉，酒炒松，或酥炙用。

味咸兼甘，性温有毒。内达脏腑，外彻皮肤。主治手足瘫痪、肢节软疼，兼疗口眼喁斜、筋脉挛急。历风与恶疮并效，顽癣与慢惊同珍。

按：白花蛇入肺、肝、肾三经，为透骨搜风、截惊定搐之药。轻用二分至三分，重用四分至五分。酒浸最佳，为丸亦可。功用虽多，总不外性窜急走，以毒攻毒耳。乌梢蛇大略相同，但无毒而力薄。若阴虚血少、内热生风者，切忌。

蛇蜕　龙蛇类。酒炒用。

味咸兼甘，性平小毒。惊痫与蛇痫并效，专治弄舌摇头、手足瘛疭，羊癫与猪癫皆良，兼疗恶疮虫毒、语言謇涩。能催难产，亦去目翳。

按：蛇蜕入肝、胃二经，为辟恶驱风、窜经透络之药。轻用二分至三分，重用四分至六分。张氏路玉赞其效用有三：一能辟恶，取其性灵也，故治邪辟、鬼魅、虫疟诸疾；二能驱风，取其性窜也，故治惊痫、癜驳、偏正头风、喉舌诸疾；三能杀虫，故治恶疮、痔漏、疥癣诸疾。会意以从其类也。若小儿惊痫癫疾，非由外感风毒，而由心肝血虚、内热生风者忌。

全蠍　虫类。省写全蝎。全用去足，滚醋泡去咸，炒干用。或专用尾，名蝎稍，力尤。紧形紧小者良。忌蜗牛。中其毒者，用蜗牛捣敷即愈。

味辛而甘，性温有毒。善逐恶风，专治半身不遂、口眼㖞斜；深透阴络，兼疗四肢发痉、语言謇涩。

按：全蝎入肝、脾二经，为驱风攻毒，通络舒筋之药。轻用一分至二分，重用三分至五分。配白附、僵蚕，研末酒服，治大人口㖞目斜；合麝香、蜂蜜，熬膏冲汤，治小儿胎惊风搐。汪机曰：破伤风以全蝎、防风为主。龚义信曰：诸风眩掉、搐掣疟疾、寒热耳聋多属肝风，蝎乃治风要药，俱宜加用。吴鞠通曰：色青属木，善窜而疏上，其性阴，兼通阴络，疏脾郁之久，病在络者最良。然其性僄悍，不宜独用、多用。凡肝热生风，状类中风诸症者，切忌。小儿慢脾风，由于久泻脾虚者，尤忌。

蜈蚣　虫类。一名天公。取赤足黑头者，火炙去头足尾甲，将荷叶裹煨，或酒炙用。畏蜘蛛、蜒蚰、鸡粪、食盐。

味辛微盐，性温有毒。善消蛊毒，专治蛇瘴；既去三虫，尤除瘴疟：堕胎最灵，脐风亦妙。

按：蜈蚣入肝、胃二经，为截风散结，攻毒消瘴之药。轻用一分至二分，重用三分至四分。配朱砂、轻粉，乳汁为丸，治小儿急惊手足发痉；合辛夷、麝香，研末吹鼻，治婴儿天吊口噤反张；配白芷，善治瘭疮（即蛇瘴，其症项大，肿痛连喉）；合梅冰，敷痔疮痛。总取以毒攻毒之功，故《本经》主啖诸蛇虫鱼毒，《千金》主治射工毒疮。张氏路玉虽谓去毒之功无出其右，然必毒风炽盛，药病相当，始可暂用。

穿山甲 龙蛇类。故名陵鲤甲。凡用或炮，或烧，或酥炙，或童便炙，或油煎，或土炒，或蛤粉炒。各随本方，切勿生用。

味咸性寒，质坚善窜。通经达络，逐痰搜风。疗蚁瘘极灵，截虐疾至妙。治肿毒未成即消，已成即溃。埋痛痹在上则升，在下则降。既能下乳，又可发痘。

按：穿山甲入肝、胃、大肠三经，为去风攻毒，穿经透络之药。轻用三分至五分，重用六分至八分。配刺猬皮、白蔻仁，研末汤下，治肠痔流脓；合广木香、自然铜，消乳痈赤肿。总以病在某处，即用某处之甲，此为要诀。惟尾、脚力更胜。但破气败血，其力峻猛，虚人切忌；痈疽已消亦忌；痘疮由元气不足，不能起发者，更忌。

露蜂房 虫类。即黄蜂之巢，露天树上者为胜。

味甘微咸，性平小毒。主惊痫瘛疭，治寒热癫痫；拔疔疮附骨之根，止风虫牙齿之痛；起阳痿而止遗尿，洗乳痈而涂肠痔；既消蜂毒，亦去风肿。

按：露蜂房入胃经，为去风攻毒、涤垢杀虫之药。轻用二分至三分，重用四分至五分。研末涂瘰疬成瘘，亦可敷小儿虫蚀。配蛇退、乱发烧灰，酒服，治附骨阴疽；合蟾酥、陈酒，棉花浸塞牙，止风虫齿痛。凡外科齿科及他病用之者，皆取其以毒攻毒之功耳。若病属气血两虚无外邪者，与痈疽溃后元气已之者，均忌。

论升散郁火药

《内经》云：火郁则发之。其火之所以郁者，阳为阴遏也。前哲东垣之善用升、葛及芎、辛辈，以升阳散火者，所以治阳为阴遏之一病也。或寒湿久淹，阳气下陷入肾阴；或过食生冷，抑遏阳气于脾络，阳不得舒。则宜升阳，阳升则郁火自散，从里达表，或从汗出，或从疹出。东垣之法诚是也。而汪讱庵于升阳散火汤，存其肌热表热，热如火燎等症，乃表里纯热、阳盛燥阴之候，此则宜凉宜泻之实火，岂是宜升散之火？又存其骨髓中热，扪之烙手等症，乃血液两亏、阴虚阳亢之候，此则宜潜宜滋之虚火，又岂是宜升宜散之火？于是李东垣之升阳散火其法，遂不敢遵用矣。岂知郁火之症皆由邪束阳郁，病在中下二焦。或客寒包火，表症头痛身热，恶寒无汗，甚则身痛肢厥，里症亦渴喜热饮，烦躁尚轻，小便微黄而热，脉多浮弦、浮大，甚则浮紧，苔多白薄而滑，淡黄而润；或湿遏热伏，表症头重胀痛，凛凛恶寒，甚则足冷，身重而痛，不能转侧，午后寒热类疟，里症则脘虽满痛，按之则软，略加揉按，辘辘有声，甚或肠筋抽痛，腰重足软，下利溺少，脉多缓滞，甚则迟弦，苔色白润，间有转黑者，亦必仍有滑苔或满舌黄黑，半边夹一二条白色，或舌本俱黄，中间夹假白色；或冷食遏热，热郁不扬，恶食吞酸，暖气腹满，欲吐不吐，胸痞而痛，脉多弦滞，甚则脉沉肢冷，苔白厚而兼淡黄。此皆火郁不扬之症候，自宜疏达向外，仍用表分上焦而排泄，故聂久。吾谓应从升散时，切不可遏其欲出不出之势，以致内攻告变。诚哉是言！然其药亦有分辨，如葛根升达胃中之气，升麻升达脾中之气，白头翁升达肠中之气，川芎升达肝中之气，细辛升达肾中之气，抚芎升达三焦之气，非谓同一升散郁火而可一概用也。其间或佐辛凉，如薄荷、牛蒡、葱白、豆豉等药；或佐辛温，如蔻仁、橘红、杏仁、苏叶等药；或佐苦辛，如川朴、草果、羌活、独活等药；或佐芳淡，如藿梗、佩兰、苡仁、赤苓等药；或佐温化，如麦芽、神曲、山楂、卜子等药，皆当对症配合。兹选升散郁火药六品，发明于后。

升散郁火药（计六品）

葛根　蔓草类。散邪生用；止泻煨用，或蒸熟。

味甘微辛，性平微凉。善散郁火，解肌表而开腠理。生用，主中风头痛、温病大热，既止消渴；亦能堕胎，轻升清阳，鼓胃气而解酒毒。蒸熟，驻肠风飧泄，止酒湿血痢，既散风痹，亦治金疮。

按：葛根入胃、大小肠三经，为解肌达表、升阳散火之药。轻用八分至一钱，重用钱半至二钱。前哲李东垣曰：葛根其气轻浮，鼓舞胃气上行，生津液又解肌热，治脾胃虚弱泄泻之圣药。王氏秉衡则谓葛根风药也，风药皆燥，古人言其生津止渴者，“生”乃“升”字之讹也，以风药性主上行，能升下陷之清阳，清阳上升则阴气随之而起，津液腾达，渴自止矣。设非清阳下陷而炎津液之渴服此药，则火借风威，燎原莫遏。非阴虚火炎之症，凡胃津不足而渴者，亦当忌之。故其曾孙孟英引张司农《治暑全书》序云“柴胡劫肝阴，葛根竭胃汁”二语，推为开千古之众蒙。然阳明中风头痛，势如刀劈者，配葱白亦奏奇功；小儿痘疹未发，外寒束缚者，合升麻亦多速效。惟未入阳明，不可早用，恐反引邪入内。已见红点，不可更服，恐表虚反增瘢烂。

升麻 山草类。赵氏《纲目拾遗》云：色绿者佳。故名绿升麻，非另一种也。黄氏《纲目求真》云：里白外黑紧实者，名兔脸升麻；细削皮青绿色者，名鸡骨升麻。用去须芦。入散剂生用；如补剂，蜜水炒，忌火焙。

味甘微苦，性平质轻。散肌腠风邪，升脾中阳气；解蛊毒，辟疫瘴；发火郁之瘢疹，除时毒之寒热。醋炒，止女子崩中带下；蜜炙，升下痢后重脱肛。

按：升麻入脾、胃、大小肠四经，为疏风解肌、升阳散郁之药。轻用三分至四分，重用六分至八分，极重一钱。配葱白，散肌腠风温；合石膏，治胃热头痛；配冬白术，缓带脉之缩急；合防风，散脾经之风痹；配人参、石莲肉，善能开胃进食；合葛根、木贼草，擅达郁散火。惟上盛下虚、吐血衄血、咳嗽多痰、阴虚火动、气逆呕吐、怔忡癫狂诸症均忌，麻疹喉痧尤忌，误用多危。

白头翁 山草类。一名野丈人。苗长叶白者力优；生柴胡中，短小者力薄。近根处有白茸。酒微炒。

味淡苦，性微寒，气清芳，质轻松。轻扬胃气，主治温疟之身热；升达大肠，能止赤痢之腹疼。既消项瘿，亦除齿痛。

按：白头翁入胃、大小肠三经，为去风散热、凉血达郁之药。轻用钱半至二钱，重用二钱半至三钱。配川连、黄柏、北秦皮，止肝经热毒下痢；合橘核、枸橘、川楝子，治男子热疝偏坠。前哲皆谓其味纯苦，而有“苦能坚骨、寒能凉骨”之说。但余亲尝其味，淡而微苦，气质轻清，为升散胃肠郁火之良药。若诋其苦寒降泄，论白头翁汤，则可论白头翁一味，则未免昧其性味功用矣。惟泻由虚寒，完谷不化者忌；久痢阳虚，但下稀淡血水者亦忌。

川芎 芳草类。《本经》《别录》均名芎藭，叶名蘼芜。蜀产者，味辛而甘为上；他处产者，气味辛烈为下。

味辛而甘，性温而散。入胃走肝，上行头目，故主头风脑痛、泪出多涕。入冲走任，下达子宫，故治胞衣不下、血闭经停。既散面上游风，亦疗半身不遂。

按：川芎入脑、胃、肝、冲、任五经，为行气搜风、活血解郁之药。轻用五分至六分，重用八分至一钱。配荆芥、苏叶，治风寒头痛；合滁菊、芽茶，治风温脑疼；配当归，催生最稳；合香附，解郁如神。为升散肝卫郁火之良药。故丹溪翁谓：郁在中焦，须川芎开提其气，以升之气，升则郁自达，故川芎总解诸郁，为通达气血阴阳之使。但性究辛窜升散，未免耗气伤血。李氏时珍谓：单服、久服，令人暴亡。良有以也。凡骨蒸盗汗、阴虚火旺、咳嗽吐逆、冲任伏热及胎前气虚、血热，均忌。

北细辛　山草类。北产者良。南产者名土细辛，气味较淡。凡用，切去头，拣去双叶。

味辛而细，性温而升。入胃走肾，通精气而利水道，少阴头痛，缺此无功；由肾走督，去风湿而散拘挛，督病脊强，得此最妙。既治肾寒肺咳，亦除喉痹鼻齇。

按：北细辛入胃、督、肾三经，为疏风解热、散寒利水之药。轻用二分至三分，重用四分至五分。配麻黄、附子，散水气以去肾寒；合干姜、五味，化停饮以止肺咳；配独活、藁本，专消风冷之脊强；合芦根、灯芯，善达湿阻之郁火。但香虽细而一茎直上。惟性究升燥发散，凡内热火升、上盛下气虚有汗、血虚头痛、阴虚嗽逆、任热遗精，均所切忌。

抚芎　山草类。产江左抚州，中心有孔者是。

味辛烈，性温升。中心有孔，直达三焦，开气郁而宽胸利膈，消痞止疼；气极芳透，善通经络，散血结而开腠达膜，排脓消肿。

按：抚芎入三焦经，为通络达膜、散郁解结之药。轻用三分至四分，重用五分至六分。赵氏《纲目拾遗》：芎䓖有数种，蜀产者曰川芎，秦产者曰西芎，江西为抚芎。《纲目》取川芎列名，而西芎、抚芎仅于注中一见，亦不分其功用。殊不知西芎与川芎性不甚远，俱为血中理气之药，第西产不及川产者力厚而功大。至抚芎则性专开郁上升，迥然不同，故石顽老人于川芎下另立抚芎一条，推为总解诸郁，直达三焦。恕轩述其言如此。然较之川芎，尤为辛烈升散，惟湿阻气滞、寒闭血凝、郁在中下焦腹膜者，始可暂用以开达。如结在上焦胸隔膜，亦惟冷饮凝结者适合。不但下焦阴虚火旺为切忌，即中焦血郁化火者亦忌。若上焦心肺热郁，宜于辛凉横开者，则此药尤为切忌。

卷二　涌吐剂（统计十二品）

涌吐痰涎药（计六品）

莱菔子　菜类。取其味极辣者佳。

味辛微甘，性温气升。既清燥火之内郁，开失音而止消渴；亦除痰食之停留，解火毒而治下痢。

按：莱菔汁入肺、胃、肠三经，为吐痰消食、泄热开音之药。轻用两瓢，重用四瓢。配皂荚浆，治喉痹肿痛；合净白蜜，治噤口下痢；配生姜汁，治失音不语；合清童便，治砂石诸淋。李时珍曰：莱菔汁升气作噫。昔张杲《医说》云：饶民李某病鼻衄，甚危，医以葡萄自然汁和无灰酒饮之即止，盖血随气运也。张路玉曰：生莱菔汁善吐风痰，用之立效，治火伤垂死，灌之即苏；偏头风痛，捣汁滴鼻孔，左痛滴左，右痛滴右，左右俱痛，两鼻皆滴，滴后卧少顷，日滴一次，永不复发。丹方取以治痢，随色之红白用，赤者砂糖调服，白者糖膏霜调服。然惟初痢始宜，若久痢胃虚畏食者切忌。

常山　毒草类。一名恒山，苗名蜀漆，其功相类。生用则吐，醋炒则不吐。

味苦而辛，性温有毒。善吐胸中痰涎，亦消项下瘿瘤；涤饮最灵，截疟必效。

按：常山入肺、胃、肝三经，为吐痰截疟、行水散寒之药。轻用一钱至钱半，重用二钱至三钱。配生甘草则吐痰，合生大黄则下气，配乌梅炭、炒川甲则治肝疟，合淮小麦、鲜竹叶则治心疟，配草果仁、坚槟榔则治脾疟，合化龙骨、淡附片则治肾疟。雷敩曰：春夏用茎叶名蜀漆，秋冬用根名常山。杨士瀛曰：疟家多畜痰涎黄水，或停潴心下，或结澼胁间，乃生寒热，法当吐痰逐水，常山岂容不用？水在上焦则常山能吐之，水在胁下则常山能破其澼而下之，须佐以行血药品，功收十全。如有纯阳发疟或温热内实之症，投以常山，大便点滴而下，似痢不痢者，复用生大黄为佐，泄利数行，然后获愈。李时珍曰：常山、蜀漆有劫痰截疟之功，须在发散表邪及提出阳分之后用之得宜，神效立见，用失其法，真气亦伤。高士宗曰：今人治疟不用常山，以常山为截疟药，截之早恐成臌胀。岂知常山乃治疟之要药，三阳经浅之疟不必用也，若太阴脾土虚寒之疟及间二日发而为三阴之疟，必须温补之剂佐以常山，方能从阴出阳，散寒止疟，使邪气自内而出外。若邪已提出阳分而反用攻利之剂，岂不妄伤正气乎？张路玉曰：常山生用多用，则上行必吐：如酒浸炒透，则气少缓，稍用钱许亦不致吐；若醋炒透，决不致吐。但损真气元气，虚寒者切忌。

甜瓜蒂　果类。即苦丁香，俗名田瓜蒂。以团而短瓜、团瓜最良。

味苦而腥，性寒小毒。能吐膈上痰涎、胃中宿食，兼去鼻中息肉、风热头疼。

廉按：甜瓜蒂入肺、脾、胃三经，为涌吐痰食、下泄湿热之药。轻用十四个，重用三十个。配轻粉为末，治风涎暴作；合枣肉和丸，治水蛊气逆；配赤小豆、淡香豉煎汤，吐风痰宿食：合当门子、细辛为散，消鼻息黄疸。李东垣曰：《难经》云上部有脉，下部无脉，其人当吐，不吐者死。此饮食内伤，填塞胸中，食生，太阴生发之气伏于下，宜瓜蒂散吐去上焦有形之物，则气通而愈。若尺脉绝者忌用。朱丹溪曰：瓜蒂性急，能损胃气，胃弱者宜以他药代之，病后产后尤宜深诫。李时珍曰：瓜蒂乃阳明除湿热之药，故能引去胸脘痰涎、头目湿气、皮肤水气、黄疸湿热诸症，凡胃弱人及病后，用吐药皆宜加慎，何独瓜蒂为然。

炒食盐　卤石类。

味咸性寒，气清质润。生用去胸中痰癖，兼能擦齿止痛、洗目去风衣炒用止胸猝痛，京治鼻渊涕臭、咽阻喉疼。

廉按：炒食盐入肺、胃、心、肾四经，为吐痰止痛、醒酒解毒之药。作吐剂每服半两至一两，作泻剂每服三钱至四钱，止暴吐血每服一钱至二钱，改血质用每服二钱至三钱。配中恶，治中恶心痛、胸中痰饮；合米醋，治中蛊吐血、气淋脐痛。李时珍曰：盐为百病之主，百病无不用之。故服补肾药用盐汤者，咸归肾，引药气人本脏也；补心药用炒者，虚则补其母，脾乃心之子也。治积聚、结核之用者，咸能软坚也；诸痈疽、眼目及血病用之者，咸走血也；诸风热病用之者，寒胜热也；大小便用之者，咸能润下也；骨病、齿病用之者，肾主骨，咸入骨也；吐药用之者，咸能引水聚也。诸虫及虫伤用之者，取其解毒也。惟喘嗽、水肿、消渴者，均忌。

万年青根　山草类。俗名冬不凋草。叶短、尾圆者真。

味苦性寒，质滑气熏。捣汁治咽喉急闭，立吐风痰；煎汤洗湿热脚气，天疱疮毒。叶止吐血，子可催生。

按：万年青根入肺、脾、胃三经，为涌吐顽痰、清解火毒之药。轻用一盅，重用两盅。配五倍子煎汤，洗痔伤脱肛；合陈绍酒热冲，治阴囊肿大；嫩叶配红枣煎饮，能止吐血；捣汁合银花调搽，治汤泡火伤。《嵩崖杂记》云：用万年青根削尖，蘸朱砂塞鼻孔内，左塞右，右塞左，两边齐塞，取清水鼻涕下，治头风如神。

蜒蚰梅　果类。用蜗牛八两拌青梅四十个，入瓷瓶内，松香封口，再用卤浸尤妙。

味酸而咸，性寒质滑。善治喉风，立吐毒涎。

按：蜒蚰梅入肺、胃二经，为吐痰清喉、解毒降火之药。每用一枚含漱，低头流去痰涎，喉关即开；配明矾三两，桔梗、防风各二两，牙皂角三十条，为末拌入，治中风痰厥，擦牙关不开；合青钱二十个，姜夏、紫素、川朴各一两，淡竹沥三碗，煎汤浸透，治痰厥头痛及梅核隔气。马情子曰：蜗牛八两，青梅四十个去核，同捣如泥，入瓷瓶内，松香封口，埋土中半年即化为水。凡遇喉风、喉闭，用水半酒杯含于口内，头仰令水入喉即开，极效。以予所验，即不用其水，但以蜒蚰梅入喉噙咽津液，亦能立吐风痰，肃清喉毒。

涌吐毒物药（计六品）

胆矾　石类。一名石胆。

味酸而辛，性寒小毒。吐风痰而平气逆，清胆火而治喉痹；兼消鼻息，亦可杀虫。

按：胆矾入肺、胃、胆三经，为涌吐风痰、清敛咳逆之药。轻用分半，重用三分。配黑枣煅研，搽齿鼻诸疳；合鸡子清调涂，消疯犬咬毒。周蜜曰：治咽、口齿疮毒，殊有奇功，有患喉痹欲死者，鸭嘴胆矾末调灌之，大吐胶痰数升即瘥，此法百试百效。李时珍曰：胆矾收敛上行，能涌风热痰涎，发散风木相火，又能杀虫，故治咽喉口齿疮毒确有奇效。

白矾 卤石类。即明矾煅枯者，名枯矾。

味酸而涩，性寒小毒。内服吐痰追涎，专治喉痹齿痛、中风失音；外治燥湿，解疔阴蚀恶疮、目痛鼻衄。

按：白矾入肺、脾、胃三经，为涌吐痰涎、燥渗湿毒之药。轻用分半，重用三分。配白蜜调下，治胸中痰癖；合牙皂为末，开膈上痰厥。李迅《痈疽方》云：凡人病痈疽发背，不问老少，皆宜服黄矾，凡服至一两以上，无不作效，最止疼痛，不动脏腑，活人不可胜数。用明亮白矾一两生研，以好黄腊七钱熔化，和丸梧子大，每服十丸，渐加二十丸，开水送下，如未破则内消，已破则便合。如服金石发疮者，引以白矾末一二匙，温酒调下，亦三五服见效。有人遍身生疮，状如蛇头，服此亦效。此药不惟止痛生肌，能防腐气内攻，获膜止泻，托里化脓之功甚大。李时珍曰：矾石之用有四，吐利风热之痰涎，取其酸苦涌泄也；治失血脱肛，阴挺疮疡，取其酸涩而收也；治痰饮泻痢、崩带风眼，取其收而燥湿也；治喉痹痈疽、中蛊、蛇虫伤螫，取其解毒也。

白藜芦 毒草类。有青白二种，青者性过烈，吐后必困倦不堪，白者稍缓。

味苦而辛，性凉有毒。善吐风痰喉痹，与蛊毒并治；专杀诸蛊疥癣，与恶疮皆效。

按：藜芦入肺、胃、肠三经，为吐痰解毒、杀虫导滞之药。轻服一厘，重服二厘。配制南星为丸，治中风不语；合麝香吹鼻，治诸风头痛。李时珍曰：吐药不一，常山吐疟痰，瓜蒂吐热痰，乌附尖吐湿痰，莱菔子吐气痰，藜芦则吐风痰也。泰西医治作用云：白藜芦为平脑药，平脉，又为惹胃毒药，研末服之则吐，泻前时用为引水泻药，又用以治痛风，今用此药杀皮肤毛发内之虫，间用之为取嚏药。其用法：将此药一二厘合于少粉或白芷粉臭之，其功用能去火除烦，与青藜芦同。如服之吐不止者，饮葱汤即止。惟药性过烈，苟非实痰壅闭，慎勿轻试。

生桐油 乔木类。一名桐子油，即罂子桐子油。

味甘微辛，性寒小毒。善吐风痰，专开喉痹，外涂疥癣虫疮，亦解鼠咬蛇毒。

按：生桐油入喉咙、皮肤，为吐痰解毒、消肿杀虫之药。轻用二匙，重用半瓢。配黄丹、雄黄调匀，傅酒皶赤鼻；合羊脂、虾肉杵烂，涂冻疮皲裂。李时珍曰：桐子油专吐风痰喉痹，以水和油，扫入喉中探吐；或以子研末，吹人喉中取吐。又点灯烧铜箸头，烙风热烂眼亦妙。张路玉曰：桐子其形如罂，不入食品，专供作油，如误食而吐者，得酒即解。

梧桐泪　香木类。即梧桐树脂。虫食其树而汁出下流者，为梧桐泪；其脂入土石间，其状如块而得卤气者，梧桐碱，尤佳。

味咸而苦，性寒而烈。专吐膈上之热痰，善治咽喉火痛，兼杀贼风之虫毒，得治瘰疬蜃疳，亦疗牛马急黄，灌之立愈。

按：梧桐泪入肺、肝、胃三经，为吐痰解毒、杀虫消火之药。轻用五分，重用一钱。配黄丹研末，掺走马牙疳；合地骨皮煎汤，漱牙宣脓臭。苏颂曰：梧桐泪古方稀用，今治口齿家为最要药。李时珍曰：梧桐成入地受卤气，故性寒能除热，其味咸，能入骨软坚。咽喉热痛，水磨扫之取涎，立瘥。张元素曰：谓瘰疬非此不能除，亦咸以软坚之意也。

生金鱼　鱼类。一名朱砂鱼。

味苦微咸，性凉小毒。善吐黏涎，专解卤毒。

按：生金鱼入脾、胃二经，为追涎解毒、消臌退黄之药。轻用一二尾，重用三尾。赵怒轩曰：《慈航活人书》云：用红色金鱼三尾长，甘蔗汁二碗，同捣烂绞汁服，治疯癫、石臌、水臌、黄疸等症，吐出痰涎立愈。

卷三　清凉剂（统计七十品）

轻清气热药（计十一品）

栝蒌皮　蔓草类。即王瓜皮。

味淡性凉，气清质轻。畅肺宽胸，润燥活痰。

按：栝蒌皮专入肺经，为轻清泄热、宣畅气机之药。轻用一钱至钱半，重用二钱至三钱。配苦桔梗、生甘草、安南子，清咽利喉；合川贝母、淡竹沥、生姜汁，宣肺涤痰。查栝蒌皮入汤剂得自吴门叶天士先生医案，厥后载于雷少逸《药赋新编》。吾绍始自樊开周先师推为疏畅肺气、轻宣上焦之良药。惟痰饮色白清稀者忌用。

马兜铃　蔓草类。产河东淮桂等处，带壳而嫩者曰马兜铃，去净子焙用。浙产去壳而老者曰杜兜铃。

马兜铃味苦微辛，性寒质轻，清肺宣气，涤痰定喘，惟味厚而善能作呕。杜兜铃味淡微苦，气轻质浮，既清肺热，亦降气逆，且味薄而不致作呕。

按：马兜铃专入肺经，为宣气泄热、涤痰清音之药。轻用八分，重用一钱，若杜者可用一钱至钱半。配炙甘草，平肺气喘急；合绿升麻，吐蛇伤虫毒。李时珍曰：兜铃体清而虚，熟则悬而开，有肺之象，故能入肺。性寒，味苦微辛，寒能清热，苦能降气。钱乙补肺阿胶散用之，非借其补，取其清热降气也。根名青木香，治鬼疰积聚、诸毒热肿及疔肿复发。张路玉曰：诸家言兜铃性寒，专于祛痰定喘，不知其苦中带辛，寒中带散，是以肺热痰喘、声音不清者宜之，婴儿麻疹内陷、喘满声瘖者亦宜。以余所验，马兜铃用姜水炒则不呕，治肺热气喘、咳逆连连不止者颇效。杜兜铃治肺气抑郁，痰热尚轻者适宜。若热重，则不及马兜铃之力胜。若肺虚寒嗽及寒痰作喘者均忌。

黄芩　山草类。体虚中空者为枯芩，色青坚细者为条芩，又名子芩，酒炒用。

枯芩清肺，质轻中空上达以凉泄肌表，故能止嗽化痰，并治目赤疔痈。条芩坚肠，色青体实下行而凉泄肝胆，故能除湿止痢，兼可安胎利水。

按：黄芩入肺、大肠、肝、胆四经，为宣肺泄热、燥湿清火之药。轻用一钱，重用钱半，极重二钱。枯芩配桑皮，专泄肺火；合茅根，善止鼻衄；配元参，清金保肺；合枇叶，平气降痰。条芩配柴胡，入少阳以退寒热；合白芍，清肠明而治血痢；配厚朴、川连，止湿热之腹痛；合胆草、猪胆，泄肝胆之实火。李东垣曰：枯芩能泻肺火，利气消痰，兼清肌表之热；子芩泻大肠火，坚阴退阳，又利膀胱之水。张元素曰：黄芩之用有九，一泻肺热，二清上焦皮肤风热，三去诸热，四利胸中气，五消痰膈，六除脾经诸湿，七夏暑用之，八妇人产后坚阴退阳，九安胎。朱丹溪曰：黄芩降痰降火之药也。张路玉曰：枯芩性升，酒炒主膈上诸热。然惟躯壳热者宜之，若阴虚伏热、虚阳发露者均忌。条芩性降，泻肝胆、大肠火，兼行冲脉，止血热妄行。古方一味子芩丸，治妇入血热、经水暴下不止者最效。若血虚发热，肾虚挟寒及妊娠胎寒坠，脉迟小弱者，均忌。

淡竹叶　湿草类。系草木，与鲜竹叶绝然不同。根名碎骨子，草医称竹叶麦冬。

味甘淡，性凉利。专去心烦，善通小便。根能坠胎、催生，孕妇忌用。

按：淡竹叶入心、肾、膀胱三经，为清心利尿、渗湿降热之药。轻用八分至一钱，重用钱半至二钱。配车前草，治小便不通；合甘草梢，引心热下降。张路玉曰：性专淡渗下降。吴遵程曰：有走无守，孕妇禁用。以余所验，凡心火刑金，劳嗽欬血，用竹叶麦冬四两，白米饭草一斤，入上白蜜二两，煎稠熬膏，善能润燥补肺，和中益胃，历验辄效。

鲜荷叶　水果类。嫩小者曰荷钱，贴水生藕，荷出水生花者曰芰，荷蒂名荷鼻。

味苦带涩，性平质轻。鲜者升清，用边善解暑邪；干者消肿，炒香能宣胃气，兼治胞衣不下，亦除血胀腹疼。蒂尤上升，气亦清轻，举清阳之下陷，发痘疮之倒靥，兼可安胎，又止血痢。荷叶上露，伏天收取，宽中解暑，明目滋阴；荷梗消暑利溺，疏气通中；荷花止血消瘀，清暑肃肺。花露治喘嗽不已，痰中兼血。

按：鲜荷叶入肺、肝、胃三经，为升清散暑、利水退肿之药。轻用一钱至钱半，重用二钱至三钱。配白僵蚕、胡荽子，治痘疮倒靥；合炒蒲黄、条芩炭，止崩中下血；配白蜜、砂糖，治下痢赤白；合苍术、升麻，治雷头风痛。张兆嘉曰：荷叶气香色青，形仰象震，故能入肝。肝为藏血之脏，故有散血升清之功。又能治水气浮肿等症，以其生于水而性不沾水故也。戴元礼云：服荷令人瘦劣，非可常服。石顽老人亦云：观丹士缩银法，用荷叶同煅，则银质顿轻，故其性消烁可知。

绿豆皮及汁、粉 壳类。

味甘性凉，气清质轻。皮，解热毒，善退目翳，去浮风，润皮肤；汁，解丹毒，能止泻痢，除消渴，利小便；粉，治痈疽湿烂，痘不结痂。芽，解酒湿热毒，清利三焦。

按：绿豆入心、肺、胃三经，为清热解毒、止渴润皮之药。皮用一钱至钱半，汁用半碗至一碗。绿豆配赤小豆、大黑豆，专解痘毒；和冬瓜子、淡附子，善退水肿。皮配白菊花、谷精草、干柿饼、米泔水，治痘瘖目翳；合新会皮、冬瓜皮、浙苓皮、生姜皮，治风水皮肿。粉配飞滑石、海蛤粉和匀，扑暑热痱疮；合地榆、新汲水调敷，治打扑损伤。张路玉曰：绿豆甘凉解毒，能明目，解附子、砒石诸毒。张兆嘉曰：绿豆味甘性寒，行水之功虽同赤豆，而清热解毒尤胜，且能厚肠胃，非如赤豆之令人消瘦也。惟缪氏《经疏》曰：脾胃虚寒滑泄者切忌。

丝瓜 瓜类。皮、叶、藤俱可用，老者名丝瓜络。

味甘性凉，气清质滑。皮润皮肤，解热消肿；络通经络，凉血安胎；叶解疮痈疔肿；藤止脑漏，杀虫。

按：丝瓜入肺、胃、肝三经，为清热解毒、通络消营之药。皮用百钱至一两，络用三钱至五钱，叶用三片至五片，藤用一尺至二尺。络配冬桑叶、淡竹花，清热安胎；合苏梗通、广橘络，通络下乳。叶配鸡子壳烧灰，治睾丸偏坠；合韭菜作饼，贴刀伤出血；配扁豆叶、鲜桑叶，清风解暑；合蒲公英、蜜银茹，消毒止渴。藤配川椒、灯芯煎汤含漱，止牙宣露痛；合银花、连翘同煅研末，止鼻渊脑痛。李时珍曰：丝瓜老者，筋络贯串，房隔联属，故能通入脉络脏腑而祛风解毒、消肿化痰、去痛杀虫及治诸血病。元时杭州名医宋会方治水肿腹胀甚效，用老丝瓜去皮一枚剪碎，巴豆十四粒同炒，待豆黄去豆，以瓜同陈仓米再炒熟，去瓜络，研米为末，糊丸梧子大，每服百丸，白汤下。王孟英曰：胎前血虚有火者，余以竹茹、桑叶、丝瓜络为随证而补以他药，极有效，盖三物皆养血清热而息内风也。

枇杷叶 果类。用火略炙，拭去毛，剪去大筋。胃病姜汁炒，肺病蜜炙。

味苦性凉，气清质劲。下气除烦，善止呕呃；消痰定喘，兼解痘疮。静而能宣，凡风温、温热、暑燥诸邪在肺者，皆能保柔金而肃治节；香而不燥，凡湿温、疫疠、秽浊之邪在胃者，亦可澄浊气而廓中州。露能清肺宁嗽、和胃解渴；花止鼻渊、头风、清涕时流。

按：枇杷叶入肺、胃二经，为宣肺降气、平肝解热之药。轻用五钱，重用一两。配茅根，治瘟病发哕；合细芽茶，治伤暑衄血；配人参、丁香、鲜生姜，治翻胃虚呕；合芦根、竹叶、建兰叶，治肺热痰嗽。寇宗奭曰：枇杷叶治肺热嗽甚有效。一妇女患肺热久嗽，身如火炙，肌瘦，将成肺痨，以枇杷叶、木通、款冬花、紫菀、杏仁、桑白皮各等分，大黄减半为末，蜜丸樱桃大，食后、夜卧各含化一丸，未终剂而愈。李时珍曰：枇杷叶治肺胃病，取其下气之功耳。气下则火降痰顺，而逆者不逆、呕者不呕、渴者不渴、欬者不咳矣。张路玉曰：枇杷味甘色黄，为脾家果，然必极熟，乃有止渴下气、清润五脏之功。若带生味酸，力能助肝伐脾，食之令人中满泄泻。其叶气味俱薄，故入肺、胃二经，治夏月伤暑呃逆最良。近世治痨嗽无不用之，盖取其和胃下气，气下则火降痰消，胃和则嗽定呕止。惟胃寒呕吐及风寒咳嗽均忌。

鲜菩提子根 草类。即念佛珠根。

味甘性凉，气清质润。形同米仁之根，专消肺痈之毒，善利小便，兼去黄疸。

按：菩提子根入肺、肾、膀胱三经，为泄热利水、清肺消痈之药。轻用五钱至八钱，重用一两至二两。配生苡仁、光桃仁、冬瓜子、水芦根，专治肺痈；合焦山栀、绵茵陈、焦鸡金、海金沙，善消疸肿。李时珍曰：薏苡有二种，一种粘牙者，尖而壳薄，即薏苡也，其米白如糯米，可作粥饭及磨面食，亦可酿酒；一种网而壳厚坚硬者，即菩提子也，其米少即粳糯也，但可穿作念珠。以余所验，菩提子根，细如灯芯，体薄中空，节节通灵，嚼之味甘而润，善走肺、细气管及清金水两脏，故能上治肺痈，下通尿闭，用以代薏苡根，屡有捷效。惟肺虚寒嗽及痰饮咳喘均忌。

解晕草 草类。即广东万年青，其根下小如麦冬，入药用。

味甘性凉，气清质润。解咽喉之火毒，治痰热之急惊。

按：解晕草、根、子，入肺、肝、胃三经，为清咽利喉、润肺养胃之药。轻用二钱，重用三钱。配头梅冰捣汁，定小儿热痉；合鲜石斛代茶，润肺胃液燥。海宁周世任曰：此草根下子大，冷子宫，凡妇欲断产，取子百粒捣汁服，永不再孕矣。赵恕轩曰：此草色泽翠润，茎叶劲直如箭，时俗孕妇临蓐，连盆移至产室，云能解产厄及血晕。

鲜凤尾草　草类。一名金星凤尾草，生竹林中井边者佳，一名鸡脚凤尾草。

味苦淡，性大凉。专治热毒下痢，亦清风火喉症，善消发背疬串，兼解丹毒血溢。

按：鲜凤草入肺、胃、大小肠四经，为清热泻火、凉血解毒之药。轻用三钱，重用五钱。配生莱菔、鲜青果，善治喉炎；合土旱莲、净青糖，专治赤痢。赵恕轩述《家宝方》治喉癣、喉风，用凤尾草捣汁，加米醋数匙和匀，用竹筷裹新棉花蘸汁热患处，稠痰随筋而出。陆定圃曰：凤尾草性至凉，治赤痢。余曾治一小儿患五色痢，口渴发热，用万密齐《保命歌括》凤尾草一方：凤尾一大握，陈仓米一撮，带皮鲜生姜三片，连须葱白三根，用水三大碗，煎一碗去渣，入烧酒小半盏、净白蜜三茶匙，调匀，趁热服一小盏，移时再服一日，服尽为度，一服即愈。此方主赤白痢，五色痢亦可治，其效如神。然性太凉，虚寒者忌。

轻清血热药（计十九品）

白薇　山草类。

味苦微咸，性凉质润。纳冲滋任，善定血厥肝风；利水益阴，兼治热淋遗尿。产虚烦呕并效，风温灼热皆疗。

按：白薇入肝、胃二经，兼入冲任，为轻清虚火、专降血热之药。轻用一钱至钱半，重用二钱至三钱。配青蒿脑，治温疟伏暑；合生白芍，治遗尿血淋；配百部、川贝母、款冬花，治肺实鼻塞；合当归、西洋参、清炙草，治妇人血厥。张兆嘉曰：咸苦入胃，芳香走冲，故能清解血热，温病热传营分，下午为盛者最宜。沈芊绿曰：白薇为阳明冲任要药，能除血癖，曾治一妇人左肋下向有癖积，产后身热烦呕，予用白薇为君，加芎、归、地，二帖身凉病退，晚觉腹痛坠下如临盆状，少顷遂下一物如茶杯大，坚不能破，色红紫而间有白点，肋下遂觉空快。张路玉曰：白薇治妇人遗尿，不拘胎前、产后，有白薇芍药汤，取其有补阴之功而兼行肺经以清膀胱之上源，殊非虚不禁者比也。古方多治妇人者，以《别录》有疗伤中淋露之功也。惟胃虚少食、泄泻及喘咳多汗、阳气外泄者均忌。

银胡　山草类。一名银柴胡，与软柴胡迥然不同。

味甘淡，性微寒。入胃而解肌热，男妇痨嗽相宜：入肾以退骨蒸，童子疳羸亦效。

按：银胡入胃、肝、肾三经，为轻清凉血、专解虚热之药。轻用一钱至钱半，重用二钱至三钱。配西洋参、蜜煨生姜、大红枣，治肺痨发热；合地骨皮、蜜炙川柏、生龟板，治肾热骨蒸。李时珍述庞元英《谈薮》曰：张知阁久病劳疟，热时如火，年余骨立，孙林一诊即断为劳疟，热从髓出，非银胡不可，只需一服即愈。张路玉曰：银胡行足阳明、少阴，性味与石斛不甚相远，不独清热，兼能凉血。《和剂局方》治上下诸热，龙脑鸡苏丸中用之，凡人虚劳方中惟银州者为宜。张兆嘉曰：银柴胡出银州，质坚而色淡白，味甘微润，无解表之性，从来注《本草》者皆言其能治小儿疳热、大人痨热，皆取其入肝凉血也，乃别是一种，与川柴胡条达木郁、疏畅气血兼散表邪者迥异。

地骨皮　灌木类。即枸杞根皮。甘草汤浸一宿，焙干用。

味苦而淡，性寒质润。降肺火而停喘，退肾热以除蒸。治骨糟风，止牙龈血衄。苗、叶味薄微苦，气清质轻，善能降火及清头目。

按：地骨皮入肺、肾、三焦三经，为清肺滋肾、凉血退热之药。轻用二钱至三钱，重用五钱至八钱，极重用一两。配胡麦冬，治阴虚痨热；合杜仲、萆薢，治肾虚腰痛；配生桑皮、生甘草、生粳米，降肺中伏火；合青蒿脑、清炙草、生姜皮，除烦热骨蒸；配大生地、甘菊花、炒糯米浸酒，去肝肾虚热；合粉丹皮、东白薇、生白芍煎汤，去胞中血热。李时珍曰：枸杞之滋益不独子，而根亦不止于退热，世人但知用黄芩、黄连等苦寒以治上中焦之实火，用黄柏、知母等苦寒以治下焦之燥火，谓之补阴火，久服致伤元气，而不知地骨皮甘寒平补，使精气充而邪火自退之妙。予尝以青蒿佐地骨皮退热，屡有殊功。沈芊绿曰：枸杞《本经》《别录》并未分别子、皮、苗、叶，甄权《大明》以后分别之，但《本经》《别录》虽总言枸杞之功，而就其所言细释之，如《本经》主五内邪气、热中消渴、周痹风湿，《别录》言下胸胁气、客热头痛，应指皮与苗、叶言之，所谓寒能除热者是也；《本经》久服坚筋骨、耐寒暑，《别录》言补内伤大劳、嘘吸强弱、利大小肠，应指子言之，所谓甘平能补者是也。东垣云：地骨皮泻肾火，治有汗之骨蒸；丹皮泻包络火，治无汗之骨蒸。是以四物汤加二皮，治妇人阴虚骨蒸。良有以也。朱二允云：凡阴虚体外感风气，散而未尽，潮热往来，柴葛所不能治者用此，兼走表里之药，消其浮游之邪热，服之多愈。合前哲名论以观之，地骨皮之作用甚广，世医概执为退虚热骨蒸之品，亦未尽其妙用矣。惟吴鞠通曰：木本之入下最深者，莫如地骨皮，故独异众根而得仙杖之名，禀少阴水阴之气，专主骨皮之劳热，即同桑白皮治热病后与小儿痘后外感已尽，真气不得归元，咳嗽上气，身虚热者，甚良。若兼一毫外感即不可用。如风寒、风温正盛之时而用桑皮、地骨皮，或于别方中加桑皮或加地骨皮，则引邪入肝肾之阴而咳嗽永不愈矣。愚见小儿久咳不愈，多因服桑白皮、地骨皮所误，盖陷伏之邪无复使上出之法也。汪氏《备要》曰：肠滑者忌，枸杞子中寒者忌。地骨皮掘鲜者，同小蓟煎浓汁浸，下疳甚效。

血见愁　蔓草类。《纲目》名地锦，又名血风草。

味甘性凉，气清质润。上驻咳血吐血，下止血痢血崩，除阴疝，利小便，兼治金刃扑损，亦主痈肿恶疮。

按：血见愁入胃、肝、心、肾四经，为清营止血、散瘀利尿之药。轻用二钱至三钱，重用四钱至五钱，极重用一两。配土旱莲、银花炭、贯仲炭，治赤痢血淋；合全当归、明乳香、净没药，治痈肿背疮。陈藏器曰：血见愁甘平无毒，主金疮，止血长肌，断鼻中衄血，取叶挼敷，煮汁服，散瘀血及猝下血皆效。

生藕　水类。

味甘而涩，性平质润。生食治霍乱虚渴，涤热消瘀；蒸熟能开胃厚肠，养阴和血。藕节性涩，能解毒而止血；藕稍性通，下瘀血而除烦。

按：莲藕入心、肝、脾、胃、肠五经，为生寒熟温、去瘀生新之药。生者捣汁，轻用一杯，重用二杯；蒸熟，轻用一两，重用二两。藕汁配梨汁，治上焦痰热；合姜汁，治中焦吐利；配生地汁、清童便，治温热烦渴；合葡萄汁、地黄汁，治小便热淋。藕节配鲜荷蒂、净白蜜，治伤暑吐血；合潞党参、大冰糖，治大便下血；配川芎、辛荑为末，治鼻渊脑流；合莲花须、金樱膏糊丸，治遗精白浊。李时珍曰：白花藕大而孔扁者，生食味甘，煮食不美；红花及野藕生食涩，煮蒸则佳。夫藕生于卑污而洁白自若，质柔而穿坚，居下而有节，孔窍玲珑，丝纶内隐，生于嫩蒻而发为茎、叶、花、实，又复生芽，以续生生之脉，四时可食，令人心欢，可谓灵根矣。故其所主皆心脾血分之疾，与莲之功不同。若藕节善止咳血、唾血、血淋、溺血、下血、血痢、血崩。一男子病血淋，痛胀将死，予以藕汁调发灰，每服二钱，三日即血止痛除。昔宋孝宗患痢，众医不效，高宗偶见一小药肆，召而问之，其人问得病之由乃食河蟹所致，遂诊脉曰：此冷痢也，用新采藕节捣烂，热酒调下，数服即愈，以藕节粉能消瘀血、解热开胃而解蟹毒故也。张路玉曰：藕出污泥而无浊气沾染，其根通达诸窍，联绵诸络，允为交媾黄宫、通调津液之上品，入心脾血分，冷而不泻，涩而不滞，产后血闭及血淋、尿血宜之。新产生冷皆忌，独生藕不禁，为其能止热渴、破留血也。捣浸澄粉服食，治虚损失血、吐利下血。又血痢口噤不能食，频服则结粪自下，胃气自开，便能进食。但市者皆豆麦菱粉伪充，不可混用。藕节之味大涩，能止骤脱诸血。产后血闷，隔水炖热，和童便饮，三日血止痛除，以其性专散血而无伤耗真元之患也。张兆嘉曰：生藕甘凉入胃，清烦热，止呕渴，大能开胃，其性善消瘀血；蒸熟则白变为紫，凉变为温，其消瘀涤热之功一变而补阴养脏之药，亦如地黄之生熟异用也。

贯仲　山草类。正名贯众。

味苦性寒，兼有小毒。入血清营，专治时行瘟疫；散瘀解毒，能化痘毒癍疹。善止崩中，又疗鼻衄。

按：贯仲入肝、胃、肠三经，为杀虫解毒、凉血软坚之药。轻用钱半至二钱，重用三钱至四钱。配土旱莲、槐米炭，治血痢赤带；合珠儿参、白茅根，治鼻衄吐血；配升麻、赤芍、鲜竹叶、生甘草煎汤急服，治痘癍不快；合硼砂、巴霜、生甘蜜丸含咽，治鸡鱼骨鲠。张兆嘉曰：贯仲多生山阴近水处，一根能贯众枝，故名。皮黑肉赤，其根丛生，虽苦寒而能散热，有小毒而能解毒。凡遇时疫盛行、痘疹窃发，皆以此浸水缸中解之。查其形性为肝胃血分之药，故《本经》主治腹中邪热诸毒、杀三虫等语皆取寒能胜热、以毒攻毒之意。其所以语治血病者，亦血因热结，用此寒散之力也。以余所验，鲜贯仲治疫时疟泻而有传染性者切效。贯仲炭治血崩、血痢、血痔及脏毒下血，用于血热亦有专长。惟虚寒无热者忌。

山茶花　灌木类。花有数种，宝珠产者花簇如珠最盛，故名宝珠茶花。

味苦涩，性凉降。专止鼻衄吐血，能断久痢肠风，兼止崩带血痢，亦消痈肿跌扑。

按：宝珠茶花入肺、肾、胃、肠、子宫五经，为凉血消瘀、宁络清营之药。轻用八分至一钱，重用钱半至二钱，极重三钱。配青糖、藕节，治鼻衄血痢；合姜汁、陈酒，治肠风下血；配藏红花、白及、红枣、白蜜，治吐血咳嗽；合炒槐米、木耳、豆腐、食盐，治痔疮出血。张路玉曰：山茶花色红味苦，生用则能破宿生新，童便炒黑则能止血，故吐血、衄血、下血为要药，其功不减于郁金，真血家之良药也。宋春晖云：曾见有人患乳头开花欲坠，疼痛异常，有教以用宝珠花焙研为末，用麻油调搽立愈，亦可调涂汤火灼伤。

密蒙花 灌木类。酒润焙。

味甘性凉，气清质润。泄热疏风，善治痘疳攻眼；清营退翳，专治眦泪羞明。

按：密蒙花专入肝经，为养营和血、散结搜风之药。轻用一钱至钱半，重用二钱至三钱。配东桑叶、池菊花，消目中赤脉；合木贼草、石决明，退目肿生翳。张兆嘉曰：密蒙花其色紫，故入肝；甘寒无毒，故能润肝燥、养肝血；因其凡花皆散，故能散肝家之风热，风热得去，肝血得养，故一切目疾皆可除也。沈芊绿曰：《本草》详载密蒙花主治百病，要皆肝处有热所致，盖目者肝之窍也，目得血而能视，肝血虚则为青盲肤翳，肝热甚则为眵泪、赤肿、赤脉及小儿痘疮余毒、疳气攻眼等病。密蒙花甘能补血，则血分充，寒能凉血，则血热除，诸证宁有不愈者乎？故为眼科要药。

蕤仁 灌木类。去壳，汤浸去皮尖，水煮过，研细，纸包，压去油用。

味甘微凉，质润而滑。生治嗜卧，熟治不眠，专退翳膜青筋，善止眦伤泪出，兼除腹中结气，亦破心下结痰。

按：蕤仁入肝、胃二经，为明目退翳、凉血涤痰之药。轻用钱半，重用三钱。配生枣仁，能醒睡；合炒枣仁，能安眠；配硼砂、麝香研匀，去翳最妙；合防风、黄连收膏，点眼多效。李士材曰：蕤仁外能散风，内能清热，肝气和则目疾愈。痰痞皆热邪为祟，故宜并主。若目病不缘风热而因寒虚者勿用。张路玉曰：蕤仁甘润，能治诸风热之邪、心腹邪热结气，不独治目疾也。眼风痒或生翳或赤眦，黄连、蕤仁去皮研膏等分，以干枣去核填入，煎水点眼甚验。

黑木耳 菜类。《本经》名五木耳，今仅有黑者。凉血生用，止血焙用。

味甘性凉，质润而滑。专治痔疮焮肿，亦止漏下崩中。

按：黑木耳入肝、肾、大肠三经，为清营止血、润燥滑肠之药。轻用钱半至二钱，重用三钱至五钱。配木贼草，治眼流冷泪；合血余炭，治崩中漏下；配鹿角胶炒为末，治久病血痢；合生豆腐汤煎代水，治肠风下血。李时珍引《生生篇》

云：柳蛾补胃，木耳衰精。言老柳之蛾能补胃理气，木耳乃朽木所生，得阴之气，故有衰精冷肾之害也。邹润安曰：朽木之气上结为诸菌，其液上结为木耳，犹枯松之气下沦为茯苓，其脂下沦为琥珀也。琥珀利水消瘀，其性下通；则木耳止漏除症，其性上升。要而言之，结为木耳者，木之液也：致液为耳者，木之气也。不结于别时而独生于盛夏多雨者，天地间生气、收藏、发越，由微至著，无一息暂停，即使枯木朽株，偶腊精英，不致徒伤泯没，乃复随气赋形，因色达用，其入于人身有感斯通，故虽枯木之余，奇不盛不能致液，液不灵不能变色，皆以时令之发越，雨露之濡润、媾合以成形，溯源以成色特。市肆所售恐非采自桑者。即不皆采自桑，亦有益气不饥之功。

仙鹤草　山草类。

味苦性凉，气香质轻。寒以清营，专于止血劳，能透络，亦可散瘀。

按：仙鹤草入心、肝、胃、肠四经，为轻清血热、缓散络瘀之药。轻用钱半至二钱，重用三钱。配鲜竹茹、血见愁，治咳血、吐血；合银花炭、地榆炭，治肠风痔血。查此草产杭垣狮子山最佳，乃后贤新发明之草药，色青而紫，味苦带涩，气亦芳香，止血而不致凝瘀，散瘀而不伤新血，为治血热而瘀之良药。故治一切血症，颇擅利用。惟血虚无瘀者忌。

桑耳　木类。软者名桑椟、桑蛾，硬者名桑黄、桑蕈，其功性则一，桑蕈尤良。

味甘性凉，气清质润。黑者止崩中带下，赤者止经闭血凝，兼疗鼻衄肠风，亦除胃疼腹痛。

按：桑耳入肺、肝、胃、肠四经，为凉肝止血、平胃停痛之药。轻用八分至一钱，重用钱半至二钱。配鲜葱白、淡豆豉作羹，治肠风痔血；合榆白皮、冬葵子煎汤，治血淋尿痛；配巴豆霜、大红枣为丸，治留饮宿食；合木贼草、绿升麻为末，治泻血脱肛。张路玉曰：桑耳凉润，善祛子脏中风热，不但主漏下血液，并可治寒热积聚。《本经》专取黑者达肾，赤者达肝，补中寓泻，泻中寓补之机具见。言外，其黄熟陈白者，止久泄益气；金色者，治癖饮积聚及肠风泻血、衄血、五痔下血、血痹虚劳、咽喉痹痛，一切血证成宜用之。他如槐耳治五痔脱肛，柳耳治反胃吐痰，柘耳治肺痈咳吐脓血，皆效。嘉善陈企唐云：其亲翁某弱冠时患咯血证，屡治无效，年必发数次，一日往乡间，宿农家，晚餐出素菜一盂，味甚甘美，不辨为何物，异而问诸主人，答曰：此蕈也，生于桑上者，故味愈他蕈，惟不易得耳。翁啖之尽而旧疾竟数年不发，心窃奇之，莫知其故，后问某名医云，若得桑树上蕈，用治一切血证无不应，但世不恒有，故其效不彰。翁始恍然悟已病之所以不药而愈者，乃桑蕈之力也。于是传告亲友，凡患各种血症者，概令觅桑蕈治之，亦无不奇验。其服法以桑蕈一味，不拘多少，煎汤饮之，嫩者可以佐馔。金诵闻曰：考李氏《本草纲目》桑耳条下其所主治者，血症为多。如《肘后方》治鼻衄，《千金方》治崩中漏下，《圣惠方》治脱肛泻血及血淋疼痛等症。

板蓝根　湿草类。即靛青根，一作马蓝根。

味甘淡清凉。辟温凉血，解毒杀虫，专治咽痛喉疮，兼祛大头面肿。

按：板蓝根入肺、肝、胃三经，为清热消毒、辟疫杀虫之药。轻用二钱至三钱，重用四钱至五钱。配青连翘、银花、牛蒡子，治咽喉肿痛；合生甘草、鸡冠血、陈酒，治痘疹不快。张兆嘉曰：板蓝根即靛青根，一云马蓝根，其功用性味与叶相同，能入肝胃血分，不过解毒、清热、辟疫、杀虫四者而已。但叶主散，根主降，此又同中之异耳。查板蓝根入汤剂始于李东垣普济消毒饮，专治大头瘟及虾蟆瘟，吴鞠通为之加减，但用连翘二两、薄荷三钱、马勃四钱、牛蒡子六钱、荆芥穗三钱、僵蚕五钱、元参二两、银花二两、板蓝根五钱、苦桔梗二两、生甘草五钱，共为粗末，每服六钱，重者八钱，鲜芦根汤煎去渣服，约二时一服，重者一时许一服。治温毒咽痛喉肿、耳前耳后肿、颊肿、面正赤，或喉不痛但外肿甚则耳聋，甚效。惟《洗冤录》详议云：治蛇毒莫妙于此，先令患者口嚼，即以嚼细之滓敷患处。此物出自闽广，花有斑点，叶有花纹，根形似兰根而较细，蛇遇此物即化为脓。今药肆所售之板蓝根形细色白，淡而无味，屡试罔效，恐是别根伪托，可用鲜大青代之。

夏枯草　湿草类。去草专用花。

味苦而淡，性凉质轻。独走厥阴，善解肝经郁火；功擅散结，专治两目珠疼。鼠瘘瘰疬最灵，脚肿湿痹亦效。

按：夏枯草入肝、胆二经，为散郁解热、清胆疏肝之药。轻用钱半至二钱，重用三钱至四钱。配制香附、细芽茶，治肝虚睛疼；合地榆炭、煅牡蛎，治带下血崩；配荆芥穗、童便煎汤，治产后血晕：合天葵子、海藻并嚼，消男妇瘰疬。朱丹溪曰：《本草》言夏枯草治瘰疬、散结气，有补养肝经血脉之功，而不言及。观其退寒热，虚者可使，若实者以行散之药佐之。楼全善曰：此草治目珠疼，至夜甚者神效。或用苦寒药反甚者，以夜与寒皆阴故也。夏枯草禀纯阳之气，补肝经血脉，故治此如神，以阳治阴也。薛立斋外科《经验方》云：夏枯草能生血及解热，为治瘰疬之圣药，不问已溃未溃或日久成漏，用夏枯草六两，水二盅，煎七分，食远温服，虚甚者熬膏服及涂患处，兼十全大补汤加香附、贝母、远志尤善。张路玉曰：夏枯草辛能散结。苦能除热，故善散症结症气，又能解内热、缓肝火，并治痘余毒及肝热目赤有效。久服亦防伤胃，以善走厥阴，助肝木之气耳。陆定圃述西汉居士方案云：予尝治一人患不睡，心肾兼补之药遍服不效，诊其脉，知为阴阳达和二气不交，以半夏二钱、夏枯草三钱浓煎服之，即得安睡，仍投补心等药而愈。盖半夏得阴而生，枯草得至阳而长，是阴阳配合之妙也。王秉衡曰：夏枯草微辛而甘，故散结之中兼有和阳养阴之功，失血后不寐者服之即寐，其性可见矣。陈久者其味尤甘，入药为胜。

紫地丁　湿草类。有紫花、白花二种。

味苦微辛，性寒质轻。通营凉血，专治疔肿恶疮；泻火解毒，兼疗喉痹背疽。

按：紫地丁入肝、脾、心包三经，为清营破血、消毒退肿之药。轻用钱半至二钱，重用三钱至四钱。配绵茵陈，治黄疸内热；合苍耳叶，治痈疽恶疮；配蒺藜为末，麻油和涂，消瘰疬疔疮；合白药子捣汁，开水冲服，吐喉痹黏涎。孙天仁《集效方》云：紫花地丁草三伏时收，以白面和成，盐醋浸一宿，贴痈疽发背及无名肿毒，其效如神。张路玉曰：紫花地丁有二种，花紫者茎白，花白者茎紫，可随疔肿之色而用。但性寒不利于阴疽，若漫肿无头、不赤不肿者禁用。沈金鳌曰：此花《纲目》止疗外科症，但考古人每用治黄疸喉痹，取其泻湿除热之功也，大方家不可轻弃。张兆嘉曰：此与黄花地丁性味主治相同，惟此能人手足厥阴血分，行瘀活血为略异，故紫花地丁治疗疮毒壅为胜。

蒲公英　菜类。即黄花地丁，俗名奶汁草。

按：蒲公英入胃、肾二经，为凉血解毒，散结滑窍之药。轻用三钱至五钱，重用六钱至一两。配忍冬藤、陈酒和服，消乳、乳痈肿；合紫地丁、青萍煎汤，治疳疮疔毒。朱丹溪曰：蒲公英化热毒、消肿核颇有奇功。李时珍曰：古方有擦牙乌发须还少丹，甚言其功，盖取其能通肾也，故东垣谓肾经必用之药。然性最和平，略与土茯苓相同，其功又能动胆汁，作煮水膏等服之均效。治胃不消化、大便秘、肝积血、肝塞生胀、膨症，须佐泻药同服。疟疾须发过后服之。

益母草 湿草类。苗、茎、根皆可用，子名茺蔚子。微炒香，蒸熟，烈日曝燥，杵去壳用。

味辛苦，性微寒。除水气，消恶毒，善治瘾疔肿、乳痈、游丹；通包络，去肝瘀，专疗子死腹中，产后血晕；花能外散兼表，去风活血；子则行中带补，明目益精。

按：益母草及子入肝、心包二经，为去瘀生新、解毒利水之药。轻用钱半至二钱，重用三钱至四钱。配杜红花治胎死腹中，合光桃仁治产后血闭。朱丹溪曰：茺蔚子活血行气，有补阴之功，故名益母。凡胎前产后所持者，血气也。胎前无滞、产后无虚，以其行中有补也。薛仲昂曰：益母草为产后圣药，余每用三两浓煎去滓，加芎、归各钱半，陈酒、童便各一盏，则腹痛血晕之患免，且大有补益，真治产之总司也。李时珍曰：茎叶味辛微苦，花味苦甘，根味甘，子味甘微辛，并无毒，故茎、实等均可同用。若治肝经、血分风热，明目益精，调女人经脉，则单用子良：若治肿毒创伤，消水行血，妇人胎产诸病，则宜并用为良。盖其根、茎、花、叶专于行，子则行中有补。李东垣言瞳子散大者忌，为其辛温走散，行血甚捷故也。张路玉曰：益母草功专行血，凡崩漏血由于脾胃不实、大肠不同者无用，为其下行也。王秉衡曰：凡湿热之邪入于血分，或血热血瘀，皆可治之。张兆嘉曰：消瘀化水是其所长，故无肝血瘀滞者禁用。

苏丹参 山草类。酒炒用，行血宜全用，入心宜去梢用。畏盐水，反藜芦。

味淡苦，性微寒。通心包络，凉血止烦，能治温热狂闷、头痛目赤；走肝肾经，消瘀散结，可疗骨节疼痛、肢废足软。调月经而落死胎是其独擅，止崩带而破症瘕亦属偏长。

按：苏丹参入心包络、心、肝、肾四经，为祛瘀生新、通营清血之药。轻用钱半至二钱，重用三钱至四钱。配归身、生地、白芍、川芎煎汤，治妇人月经不调；合白芷、赤芍、陈酒、猪油熬膏，涂妇人乳痈不消。萧炳曰：丹参治风软脚，可逐奔马，曾用多效。李时珍曰：丹参能破宿血、生新血、安生胎、落死胎、止崩带、调经脉，功与四物汤相类。张路玉曰：丹参气平而降，心与包络血分药也，长于行血，妊娠无故勿服，大便不实忌用。王秉衡曰：丹参降而行血，血热而滞者宜之。虽为调经及产后要药，设经行早期或血枯经闭，及血少不能养胎而不安与产后血已畅行者皆忌。他若温热之邪尚在气分，不在血中，用之反能引邪内陷，尤为切忌。

元参　山草类。一名黑参，蒸过晒干用。勿犯铜铁。根生青白，干即紫黑有腥气。

味苦微咸，性凉质润。解癍毒，利咽喉，消腹中血瘕坚症，散颈下结核痈肿，能润大肠燥结，亦通小便血滞，除胸中氤氲之气，降无根浮游之火，兼疗风热头痛，亦止温邪烦渴。

按：元参专入肾经，兼入肺、肠二经，为壮水制火、增液润肠之药。轻用三钱至五钱，重用六钱至一两。配升麻、生甘草，治发癍咽痛；合麦冬、细生地，治液枯肠燥。张元素曰：元参乃机枢之剂，管领诸气，上下清肃而不浊，风药中多用之，故《活人书》治伤寒阳毒汗下后毒不散，及心烦懊侬，躁不得眠，心神颠倒欲绝者，俱用元参。以此论之，治胸中氤氲之气、无根之火，当以元参为圣剂也。李时珍曰：肾水受伤，真阴失守，孤阳无根而发火病，均宜壮水制火，元参与地黄同功。张路玉曰：元参治阴虚火亢、咽喉肿痛之专药。《本经》治腹中寒热积聚、女子产乳余疾，并可清有形热滞，故消瘰疬结核、目赤肿痛。又云补肾气令人明目，不特治暴赤肿痛，总皆散结清火之验。惟质滑而腻，气味亦浊，滞脾碍胃，胃弱便溏者切忌；中有湿热者尤忌。

大凉气热药（计七品）

知母　山草类。清火生用，欲上行酒炒，欲下行盐水炒。

味苦带甘，性寒质润。清阳明独胜之热，善能润肺活痰，除烦止咳；泻肾经有余之火，取其滋液润肠，利水消肿。兼可安胎，亦可止子烦。

按：知母入肺、肾、胃、肠四经，为泻火利水、清热润燥之药。轻用钱半至二钱，重用三钱至四钱。配生石膏、生甘草、生糯米，治胃家燥热；合西洋参、炒枣仁、鲜竹叶，治胎热虚烦；配生川柏、紫猛桂、白蜜为丸，治肾热尻闭；合川贝母、巴豆霜、姜汁为丸，治肺痹痰嗽。李东垣曰：知母之用有四，一泻有余之肾火，二疗有汗之骨蒸，三止虚烦之烦热，四滋化源之阴气。凡病小便闭塞而渴者，热在上焦气分，肺热不能下输膀胱，宜用味薄淡渗之药以泻火清肺而滋水之化源。若热在下焦血分而不渴者，乃真水不足，膀胱干涸，乃无阴则阳无以化，治当用黄柏、知母大苦寒之药以补肾与膀胱，使阴气行而阳自化，水便自通。李时珍曰：

知母，下则润肾燥以滋阴，上则清肺热以除烦，乃二经气分药也。黄柏则是肾经血分药，故二者必相须而行。张兆嘉曰：知母气味俱厚，故能入足少阴肾经，清有余之相火。以其色白味甘，故又能清肺火、除胃热。然阴寒润滑之品过用则有妨脾胃，必须肺、胃、肾三经火盛阴亏之症，或中热消渴者乃可用之，不可但知其滋阴之功而忘其损阳之害也。凡胃虚不嗜食，脾弱食不化及肾虚溏泄均忌。

花粉　蔓草类。即栝蒌根，以水澄取清粉。

味苦微甘，性寒质润。降膈上热痰，止心中烦渴，除时病狂热，去酒疸湿黄。生津增液，善治口燥舌干；解毒排脓，兼消乳痈痔漏。

按：天花粉入肺、脾、胃、肠四经，为泽枯润燥、行水消痰之品。轻用钱半至二钱，重用三钱至四钱。配西洋参，治虚热咳嗽；合淡竹沥，治伤暑烦渴；配明乳香，治妇人乳痈：合生甘梢，治小儿囊肿；配滑石、赤豆为末，搽天泡湿疮；合蝉衣、羊肝蒸熟，消痘后目翳。李时珍曰：花粉止渴生津，润枯降火，却不伤胃，昔人只言其苦寒，尚未深辨其味甘微酸苦耳。张路玉曰：花粉《本经》有安中补虚、续绝伤之称，以其有清胃祛热之功，火去则中气安，津液复则血气和而绝伤续矣。但其性寒降，凡胃虚吐逆、阴虚劳嗽，误用反伤胃气，久必泄泻喘咳，病根愈固矣。凡痰饮色白清稀，脾胃虚寒泄泻者，均忌。王秉衡曰：栝蒌实一名天瓜，故其根名天瓜根，后世讹“瓜”为“花”，然相传已久，不可改矣。性凉味甘，故能善化燥痰。仲圣明言渴者去半夏加栝蒌根，是半夏化湿痰、花粉去燥痰之的据也。后人顺口读过，不悟其意，而以贝母与半夏为对峙，殊不切贴。张兆嘉曰：天花粉入肺、胃血分，专清上焦邪热，下降一切黄疸。肿毒皆从郁热水血互结而来，其能利水道、消瘀血，故主治如上。玉露霜即鲜天花粉以澄出之粉晒干，味甘而淡，主治则同。

石膏　石类。清胃热，生研；利湿热，煅用。

味淡性寒，气清质重。泄胃热以润燥，善治中暑潮热、自汗大渴；降肺火以定喘，能镇冲气上逆、头痛牙痛。

按：石膏入肺、胃、三焦三经，为清热退火、润燥降气之药。轻用四钱至六钱，重用八钱至一两。配寒水石、西洋参，治痰热喘嗽；合川芎、细芽茶，治头风涕泪；配小川莲、生甘草，治伤暑发狂；合荆芥穗、北细辛，治胃火牙痛；配杜苍术、白知母、清炙草、陈仓米，治湿热汗多、妄言烦渴：合鲜竹叶、毛西洋参、冬仙半夏，治伤寒解后气虚欲吐。张元素曰：石膏气味俱薄，体重而降，乃阳明经大寒之药，善治本经头风牙痛，止消渴、中暑、潮热。然能寒胃，令人不食，非腹有极热者不宜轻用。更血虚发热像白虎证，及脾胃虚劳，形体羸瘦，初得之时，与此症同，医不识而误用之；不可救药也。李时珍曰：石膏纹理细密，故名细理石；其性大寒如水，故名寒水石，与凝水石同名异物。古方所用寒水石是凝水石，唐宋以来诸方所用寒水石，即今之石膏也。近人又以长石、方解石为寒水石，不可不辨之。薛生白曰：石膏配知母、甘草、粳米为白虎汤，仲景用以清阳明无形之燥热也。胃汁枯涸者加人参以生津，名白虎加人参汤：身中素有痹气者加桂枝以通络，名桂枝白虎汤。而其实意在清胃热也。是以后人治暑热伤气、身热而渴者，亦用白虎加人参汤，热渴泄；肢节烦疼者，亦用白虎加桂枝汤；胸痞身重兼见，则于白虎汤中加入苍术以理太阴之湿；寒热往来兼集，则于白虎汤中加入柴胡以散少阳之邪。凡此皆热甚阳明，他证兼见，故白虎清热，而复各随证以加减。苟非热病汗泄、脉洪大者，白虎便不可投，辨症察脉最宜详审。愚曰：余读《本草》言石膏性寒，大清胃热；味淡气薄，能解肌热；体沉性降，能泄实热。恍然大悟，非石膏不足以治热疫。遇有其症重，用石膏直入胃经，使其敷布于十二经，退其淫热。佐以黄连、犀角、黄芩，泄心肺火于上焦；丹皮及栀子、赤芍，泄肝经之火；连翘、元参，解浮游之火；生地、知母，抑阳扶阴，泄其亢甚之火而救欲绝之水；桔梗、竹叶，载药上行。使以甘草和胃。此大寒能解毒之剂，投之无不得心应手，三十年来颇堪自信。徐洄溪曰：热盛自汗，虽手足逆冷，非石膏不治。庸医辄以为亡阳，骤用参、附。岂知亡阳之症有二：下焦之阳虚飞越于外而欲上脱，则用参、附等药以回之；上焦之阳盛逼阴于外而欲上泄，则用石膏以收之。同一亡阳而治法迥殊，细审之自明，否则生死立判。陆九芝曰：或谓病至神昏，每多狂言妄语，甚则如见鬼状，苟非犀角之通灵，何以除病而得安？余曰：《本经》于石膏下有“除邪鬼”三字，后人不解此药何以能除邪鬼，故而删去。岂知石膏能清阳明经热，热清则邪鬼亦除。盖石膏除邪鬼是热在胃家者也，且专关于气，无涉于血，与犀角之除邪鬼热在血者迥异。张兆嘉曰：石膏质重味甘之物，相传解肌之说，皆因表有风寒、里有郁热，故正气被郁，不得透达于表，解郁热则表里自通，大青龙之制亦犹是耳。岂质重、性寒、味甘之品而能解肌发汗哉！惟熊鸣旭曰石膏为盐类利尿药，能令血中毒质由尿管引之外出，又能使肠内粪质增其稀度，与知母解热剂合用，再加粳米、甘草以和缓之，则血液一清，血压一平，诸症亦自消矣。若脉洪大而无烦渴等症者，此方切忌。观此则东垣云：立夏前多服白虎汤，令人小便不禁，此由降令太过，阳明津液不能上输于肺，肺之清气亦复不降。故而薛瘦吟曰：热已离表，汗之既迟；热未入腑，下之太早。故用白虎直清阳明，使热邪从小便而出，所谓气化则能出矣。当与五苓同参，五苓化寒水之气，白虎化燥金之气也。与熊说不谋而合，足见石膏之清镇降气，使热从小便外泄功效彰彰矣。惟食积发热、热盛烦渴者切忌。

雪水　水类。冬令腊月取者佳，《纲目》腊雪。

味甘性寒，气清质润。熬药温服，解毒润燥；煎茶煮粥，清热止渴。专治天行温疫，小儿热痫狂啼，并疗酒热黄疸，大人丹石发动。

按：雪水入肺、胃、肠三经，为清燥解热、消毒杀虫之药。既可煎药，亦可代茶。寇宗奭曰：腊雪水，大寒之水也，故治火毒诸病。李时珍曰：宜煎，伤暑火喝之药，抹痱亦良。张兆嘉曰：雪得天地阴凝之气，较霜为盛。其色白、其质轻，故亦能入肺；其大寒之性可清脏腑一切毒火、丹石、诸疮。然须腊雪为佳，冬至后第三戌为腊，最能杀虫，故凡腊中有雪，则明年菜麦田禾皆无虫蝗之患。以余所验，腊雪水不但能解丹石毒有效，亦解烧酒毒甚验，但必取地上净雪，藏诸清洁坛中，其气清凉而沁。若用瓦檐流落者，每有烟火之气。故石顽谓腊雪气膻，助阳摄火。良有以也。

秋露水　水类。清晨取者佳。

味甘性凉，气清质润。禀肃杀之气，润上焦之燥，宜煎润肺杀虫之药，可调疥疣虫癞之散。他如百草上露能止消渴，花叶上露善消暑热，韭叶上露去白癜风而除噎膈，柏叶、菖蒲上露善能明目而醒胃气。惟灵霄花（凌霄花）上露能损人目。

按：秋露水入肺、胃二经，为清暑润燥、退热杀虫之药。既可煎药，亦能代茶。赵恕轩曰：露本阴液，夜则地气上升，降而为露，其性随时而变。《居易录》有碧玉露浆方，于中秋前用五倍子新青布一二匹，扯作十余段，当五更时，于百草头上，或荷叶、稻苗上者尤佳，先去诸草上蛛网，后以各布系杆如旗以展取露水，爰将此水绞在桶中，展湿即绞，视青布色淡即另换之，一见阳光则将此露用瓷瓶洗净盛贮，澄数日自清，晚间用男乳一杯约两半，白蜜、人参各如男乳之多，总人一宫碗，纸封密藏，次日五更开水二大碗，将官碗之露水等隔水炖热，睡醒时缓缓温服之。甘所以杀虫，露去诸经之火，参补气，蜜润肺，治一切虚损劳症有奇功。可知露本养阴扶阳，又得荷叶之清气，故能奏功如此。陆定圃曰：噎膈之症，当由肝过于升，肺不能降，血之随气而生者，留积不去，历久遂成有形之物，汤液入胃，已过病所，必不能去有形之物，故不效。其专治此症之药，必其性专人咽喉而力能化瘀解结者也。昔金篠一书贾患此，向余乞方，余思韭上露善治噤口痢，或可旁通其意，遂煎千金芦荟汤加入韭露一半，时时小啜之，数日竟愈。张兆嘉曰：露在夏末秋初，阴气之液也，能滋养万物，悦泽容颜。其解暑者，以白露降则炎暑退也。故凡治疟药，煎成露一宿者，亦是解退伏暑之意。至于白花上露，虽有润肺之功，然花有优劣，用者宜慎。

冷水　水类。

性皆寒，味各异，烹茶煎药，功用亦殊。急流水迅于通便，逆流水最宜吐痰。百沸水气腾性散，善能发汗；百劳水激浊扬清，可除沉积。黄齑水涌痰吐食，阴阳水定乱调中，新汲水去热除烦，地浆水清暑解毒，阿井水下膈消痰，山泉水洗肠清胃。

按：水虽入胃，能通行卜二经，既可煎服，亦可冷饮。张路玉曰：古人饮药必择水火，故凡汤液，多用新汲井华水，取天真之气浮于水面也。宜文火煎成，候温暖，缓服之。《金匮》云：凡煮药饮汁以解毒者，虽云救急，不可热饮，诸毒病得热更甚，宜冷饮之。此言治热解毒及辛热药味，当确遵此例。一切调补药即宜温服，苦寒祛火药则宜热饮，热因寒用之法也。仲景煎实脾药，作甘澜水扬之万遍，取其流利不助肾邪也。勺扬百遍名百劳水，取其激扬以除积也。成无己曰：仲景治伤寒瘀热在里身黄，麻黄连翘赤小豆汤，煎用潦水，取其味薄不助湿热也；以新汲水煎沸如麻，名麻沸汤，取其轻浮以散结热也；以水空煎，候熟极煮药，名清浆水，取其下趋，不至上涌也。服涌吐药用齑水，取其味浊，引食上窜以吐诸痰饮宿食，酸苦涌泄为阴也。煎荡涤邪秽药用东流水煎，利水药用急流水，取性走也。煎水逆呕吐药，用逆流水，取其上涌痰涎也。煎阳盛阴虚，目不得瞑药，用千里流水，取其性之疾泻也。煎中暑神昏药及食枫树菌笑不止，用地浆水，取救垂绝之阴也。煎中暑亡汗药及霍乱泄利不止，用酸浆水，取收欲脱之阳也。英美学说云：以冷水疗治各症功效亦大。如以冷水浴身，始觉凉后觉热，可知其能引气血；又如枪伤、刀伤等症，以湿布敷之，则可免积血发炎：又如扭伤骨铰宜用冷水浸三点钟，并以湿布敷之，可散血止痛；又如肠内热痛，宜用布带蘸冷水缠之，外加干布拥护。若以冷水疗治大热症有三法：一以冷水淋身；二以冷水抹身，此法随时可用；三以衾蘸冷水覆盖全身，外加衣被护卫，此法须于发热时用之，令冷气渐透入脏腑，历三点钟，并饮冷水少许，庶能散血退热。以上敷法均宜频换冷水则见效白易。其功用又能平脉，凡患热症皆可饮之；外用能止血、消炎、退热。辨江河、井泉、雨雪之水有五法。第一煮试：取清水置净器，煮熟，倾入白瓷器中候澄，清下有沙土，此水质浊也，水之良者无滓。又水良者，煮物易熟。第二日试：清水置白瓷器中，向日下，令日光正射水，视日光中若有尘埃，氤氲如游水者，此水质不净也，水良则澄清澈底。第三味试：水，无气也，无气无味，无味者真水。凡味皆从外合之，故试水以淡为主，味佳者次之，味恶者下。第四称试：有各种水欲辨优劣，以一器更酌而衡之，轻者为上。第五纸试：用纸、用绢帛之类，色莹白者，以水蘸而干之，无痕迹者为上。

冰　水类。

味甘性寒，气轻质重。消暑毒，解烦渴，去酒热，灭瘢痕。

按：冰可外治，亦可内服，为清暑解毒、醒酣除烦之药。英美学说云：以冰水疗各症功用甚大。如人周身发热，以布蘸冰水敷之，可略散甚热及头脑积血作痛，身上诸热肿痛敷之，均能散血止痛消肿，第须久敷频换。又如妇人月经过多，宜用冰一盘，以板横搭，令坐其上，使冷气透入而经水即能自止。以上各症均宜冰水疗治。其功又能平脉，治咽喉类病呕吐不止，外用止血消炎；治脑类病，装橡皮袋或猪尿泡亦可。惟脏腑发炎则不宜用。

大凉血热药（计三十三品）

黄连　山草类。产川中者，中空，色正黄，截开分瓣者为上，云南水连次之，日本吴楚为下。治心藏火，生用；治肝胆实火，猪胆汁炒；治肝胆虚火，醋炒褐色；治上焦，酒炒；中焦，姜汁炒；下焦，盐水炒；气分郁结肝火，煎吴茱萸汤炒；血分块中伏火，同干漆末炒；食积火，同黄土拌炒。解附子、巴豆、轻粉毒。忌猪肉。

味苦性寒，气薄质燥。泻火清肝，专除目痛眦伤、胸中烦闷；调胃厚肠，善治腹疼赤痢、膈间痞满。兼去心窍恶血、子宫肿痛；亦止口干鼻蛋、吐苦呕酸。

按：黄连入心、肝、胆、脾、胃、大肠六经，为清火燥湿、凉血杀虫之药。轻用三分至六分，重用八分至一钱。配淡竹茹、姜半夏、广皮，专治热呕；合白头翁、北秦皮、黄柏，善治赤痢；配吴茱萸、生白芍，治湿痢腹痛；合防风、青子芩，治积热下处；配陈阿胶、炒干姜、乌梅炭，治阴虚久痢；合滁菊花、鲜大青、鸡子白，治目痛暴赤。张元素曰：黄连之用有五：一泻心火，二去中焦湿热，三诸疮必用，四去赤眼暴发，五止中部见血。韩飞霞曰：火分之病，黄连为主，不但泻心火，善治目疾，配以人乳浸蒸，或点或服，均效。生用为君，佐以官桂少许，煎百沸，人蜜，空心服之，能使心肾交于顷刻。若入五苓、滑石，大治梦遗。以黄土、姜汁、酒、蜜四炒为君，以四君子为臣，白芍药酒煮为佐，广木香为使，治小儿五疳。以茱萸炒，加木香等分，生大黄倍之，水丸，治五痢。此皆得制方之法也。刘河间曰：诸苦寒药多泄，惟黄连、黄柏性冷而质燥，能降火去湿，故止泻痢以为之君。寇宗奭曰：今人但见肠虚泻痢，微似有血，便用黄连，不顾寒热多少，惟欲尽剂，遂致危困。若初病气实，热多血痢，服之即止，不必尽剂。虚而冷者，慎勿轻用。李时珍曰：香连丸用黄连、木香，水火散用黄连、干姜，左金丸用黄连、吴茱萸，姜黄散用黄连、生姜，口疮方用黄连、细辛，皆一冷一热，寒因热用，热因寒用，阴阳相济，最得制方之妙。徐洄溪曰：凡药能去湿者必增热，能除热必不能去湿。惟黄连能以苦燥湿，以寒除热，一举两得，莫神于此。故《本经》主目痛、眦伤、泪出、明目，除湿热在上之病；肠僻、腹痛、下痢，除湿热在中之病；妇人阴中肿痛，除湿热在下之病。王孟英曰：川连不但治湿热，乃苦以降胃火之上冲，得半夏之辛开以通，格拒搏结之气，用治呕哕，其效如神。又与苏叶同用，以治胎前恶阻甚妙。东西医治作用，黄连为收敛及苦味健胃药，与龙胆草同，如胃不消化、不思食、虚弱黄疸、寒热泻痢等症，用此药皆能疗治。惟张路玉谓黄连泻实火，凡阴虚烦热、脾虚泄泻、五更肾泄、妇人产后血虚烦热、小儿痘疹气虚作泻及行浆后泄泻者皆忌。以余所验，黄连虽善治湿热，惟舌苔黄腻者或配栝蒌、半夏，或配干姜、枳实，取其苦降辛通，以奏功效。若舌苔白滑，湿重热郁者切忌。即丹溪翁治热痢，配人参为噤口之要药，惟湿热阻滞胃口，病在中期，气虚血热者相宜。

胡黄连 山草类。一名胡连。忌猪肉，犯之令人漏精。

味苦性寒，气擅质燥。专除孕妇胎蒸、小儿干热，兼治大人劳复、男子黄疸。

按：胡黄连入胃、胆、肾、肝四经，为清骨退蒸、泄湿除热之药。轻用三分至四分，重用六分至八分。配乌梅，治小儿血痢；合鸡肝，治小儿疳眼；配干姜，治果子积；合猪胰，治梅疮毒；配鲜生地、鲜茅根、猪胆皮煎汤，治鼻衄吐血；合小川连、芦荟、麝香为丸，治肥热疳瘦；配青蒿脑、地骨皮、银胡，治男妇骨蒸；合焦山栀、乌梅炭、生姜，治伤寒劳复。钱仲阳曰：凡小儿疳热肚胀、潮热发焦者，此热劳已极，但不可用大黄、黄芩伤胃之药致生他症，只以胡黄连五钱、五灵芝一钱为末，雄猪胆汁丸绿豆大，米饮下一二十丸。张路玉曰：胡黄连苦寒而降，大伐脏腑、骨髓邪淫火之毒也。张兆嘉曰：胡黄连从胡地来，其性与川连相似，而苦寒无川连之盛。古人虽称其入肝、胆二经，然苦寒之品断无不及于心、脾者。观其治小儿疳热、大人劳复黄疸等病，非脾之湿热而何？故用药不可执泥也。大抵川连与胡连亦如柴胡与银胡，故银胡、胡连二物每每并用。胡黄连其根外黄中黑，与川连之纯黄不同，故此入肝胆之功较川连为尤胜也。缪氏《经疏》曰：凡阴血太虚、真精耗竭、胃气脾阴俱弱者，虽难见如上症，亦忌。即用亦须佐以健脾安胃药。

鲜生地　湿草类。雷公曰：采得即用者为生地黄。

味甘性寒，气清质润。凉而能散，解络热而利水道；润而不腻，止胎漏而住血崩。鼻衄、吐血皆灵，血厥、心闷亦效。

按：鲜生地入心、胃、肝、肾四经，为清火凉血、润燥散瘀之药。轻用四钱至五钱，重用八钱至一两，极重二两。配细木通、生甘梢、淡竹叶，泻小肠血热；合犀角汁、赤芍、丹皮，清心营火炽；配石膏、知母、生甘草、粳米，清心胃火灼：合童便、白蜜、陈酒、姜汁，治吐血便血。张元素曰：生地黄大寒凉血，血热者须用；熟则微温，补肾血衰者须用。王硕曰：男子多阴虚，宜熟地；女子多血热，宜生地。王海藏曰：钱仲阳泻丙火，生地与木通同用以导赤也。诸经血热，与他药相随亦能治之，溺血、便血皆同。张路玉曰：生地黄性禀至阴，功专散血，入手足少阴、厥阴，兼行足太阴、手太阳。《别录》治妇人崩中、血不止及产后血上薄心、胎动下血、鼻衄吐血，皆捣汁饮之，以其能散血、消瘀、解烦也；其治跌扑损伤、面目青肿，以生地黄捣烂罨之即消。此即《本经》治伤中血痹、折跌筋伤等症之义。昔人治心痛，以鲜地黄汁作冷淘食之取吐，不吐则利出长虫如辟宫而安，此即《本经》除寒热积聚之验。因思《千金》灵飞散中生地黄即不可得鲜者，咸取干者应用，乃知《本经》末后续出“生者尤良”一语，见古圣之苦心，无所不用其极也。但生与干功用不同。徐之才《别录》云：生地黄乃新掘之鲜者，为散血之专药。观《本经》主治皆指鲜者而言，故凡伤中日久，积聚内形，寒热外显，并宜鲜者作汤，统领他药，共穰破宿生新之功。设混用于者，则瘀伤愈结，安望其有髓充肉长之绩乎？予尝综览诸方，凡药之未经火者，性皆引散，已经炙焙，性皆守中，不独地黄为然也。张兆嘉曰：生地未经蒸晒，即今所谓鲜生地，色黄、味甘、性寒，入心、胃，散血清热。凡热邪内干营分、胃阴告竭者，颇属相宜。惟胸膈多痰、气机不畅者均忌。

剪草 蔓草类。叶似茗而细，色黑。根名曰药蜜，炙用。

味苦性寒，气降质润。凉血清热，善治痨瘵咳血及血妄行；解毒杀虫，兼除疥癣风瘙，主诸恶疮。

按：剪草入肺、心、肝三经，为清营止血、消痈除虫之药。轻用三分至五分，重用六分至八分。配细辛、藁本、薄荷，漱风虫牙痛；合丹皮、天冬、麦冬，止上部失血。许学士《本事方》云：剪草治痨瘵吐血肺损及血妄行，名神传膏，其法每一斤洗净晒为末，入生蜜二斤和为膏，以器盛之，不得犯铁器，九蒸九晒，日一蒸晒，病人五更起，面东坐，不得语言，以匙抄药如粥服之，每服四两，服已良久，以稀粟米饮压之，药只冷服，米饮亦勿太热，或吐或下皆不妨。如久病肺损咯血，只二服愈：寻常咳嗽血妄行，每服一匙可也；若小小血妄行一啜而愈矣。此药绝妙，若此而世失传，惜哉！李时珍述《和剂局方》有滑肌散，治风邪客于肌中，浑身瘙痒，致生疮疥，及脾肺风毒攻冲，生疮干湿，日久不瘥。用剪草七两不见火，轻粉一钱为末，掺之，干者麻油调搽。沈竿绿曰：茜草、剪草均为治血要药。但茜草止血又能行血，故既止吐衄崩尿，又能消瘀通经，是惟能行，故能止也：剪草但止血而不行血，故吐咯损肺及妄行者皆治。虽二药之性皆凉，而用实不同若此。缪氏《经疏》云：剪草大苦大寒之药，虽治血热妄行神效，若脾肾俱虚，胃口薄弱，见食欲呕及不思食，泄泻者，勿遽投之，法当先理脾胃，俟能进食而后施治乃可。

土旱莲 阴草类。《纲目》名鲤肠草，一名龙齿草，名俗名滴落乌。鲜者佳。

味甘带涩，性凉质滑。专通小肠，故主血痢兼肾水，能乌须发。

按：土旱莲入胃、大小肠、肝、肾五经，为凉血滑肠、排脓止血之药。轻用三钱至五钱，重用六钱至一两。配车前草，治小便尿血；合青糖，治小肠赤痢；配生姜、白蜜熬膏，能生发；合炒槐米、陈酒煎汤，治肠风痔漏。张路玉曰：旱莲草，肾经血分药也。《唐本草》治灸疮发洪血，不可止者，敷之立已；汁涂眉发，生速而繁。皆益肾凉血之验。乌头发方用之，单用熬膏治大便下血甚效。但脾胃虚、大便易泻者勿服。张兆嘉曰：旱莲草甘酸而寒，折之中有汁出，其色黑，故入肾，能凉血补阴、敛营止血。然沉寒之性，阳虚便滑者仍宜禁之。

鲜大青　湿草类。茎叶俱用。

味咸微苦，性寒质润。专治肠毒瘢疹，凉解肌表；善退时行温热，直清心营。口疮喉痹皆灵，毒痢黄疸并效。

按：鲜大青入心、肝、胃三经，为解散热毒、清凉血分之药。轻用二钱至三钱，重用四钱至五钱。配牛蒡子，治男妇喉痹；合小川莲，治小儿口疮；配陈阿胶、淡豆豉、赤石脂、生甘草，治热病下痢；合犀角、生山栀、淡豆豉、牛蒡子，治温疫发瘢。李时珍曰：大青能解心胃热毒，不特治伤寒也。朱肱《活人书》治伤寒发赤瘢烦痛，有犀角大青汤、大青四物汤。故李象先《指掌赋》云：阳毒则狂瘢烦乱，以大青、升麻，可回困笃。张路玉曰：大青性禀至阴，其味苦咸，故能入肝。《本经》取治蛊疰诸毒，专予清解温热诸毒也。阳毒发瘢、咽痛必用之药。而茎、叶陛味不异，主治皆同。日华子治天行热狂、疔肿风疮。朱肱治发瘢咽痛，皆取其叶。以治温热毒盛、发瘢之叶，非正伤寒药也。盖大青泻肝胆之实火，正以去心胃之邪热，所以为小儿疳热丹毒之要药。张兆嘉曰：大青咸苦、大寒、色青，专入心、肝、胃三经血分，治时行温热、瘢疹丹毒等病，皆因大热入胃，扰乱营血所致，散血分邪热是其所长。若脾胃虚寒者均忌。

小青叶　湿草类。

味淡苦，性清凉。煎汤治血痢腹痛，生捣敷痈肿疮疖，兼解蛇毒，亦杀异虫。

按：小青叶入肝、胃二经，为清热凉血、解毒杀虫之药。轻用一钱至钱半，重用二钱至三钱。配香白芷、陈酒调服，治蛇虺蜇伤；合鲜青蒿、砂糖捣汁，治中暑发昏。张路玉曰：小青捣敷肿疖甚效，善解狼毒、射罔、斑蝥、砒石等毒。《千金》以蓝叶捣汁治腹中鳖瘕。夏子由《奇疾方》用板蓝汁治腹内应声虫。陈实功以蓝同贝母捣敷人面疮，取其苦寒以散蕴结之热毒也。

上青黛 湿草类。浮者为青黛，俗名靛青花。沉者即蓝淀，乃蓝与石灰做成者，市肆每以干淀充之，便有石灰，宜水飞淘净石灰，名上青黛。

味咸微苦，性寒质燥。消毒杀虫，解小儿惊痫、疳热；清火止血，治男妇噎膈、赤痢。

按：青黛入肝、胃、肠三经，为除热解毒、凉血杀虫之药。轻用二分，重用三分至五分。配甜杏仁、牡蛎粉、真柿霜、血见愁，治肺热咯血；合细生地、生白芍、归身、川芎，治产后发狂；配海蛤粉、淡竹沥，治肺火痰嗽；合飞滑石、生甘草，治肝热尿闭。寇宗奭曰：青黛乃蓝为之者。一妇人患脐下腹上，下连二阴，遍生湿疮，状如马瓜疮，他处并无，痒而痛，大小便涩，出黄汁，食亦减，身面微微肿，问其人嗜酒，喜食鱼蟹，发风等物，急以马齿苋四两杵烂，入青黛一两，再研匀涂之，即时热减，痛痒皆去。此盖下焦蓄风热毒气也，若不出，当发肠痈内痔。张路玉曰：青黛乃蓝淀浮沫、搅澄、掠出、收干，泻肝胆、散郁火，治温毒发痈及产后热痢下重。《千金》蓝青丸用之天行寒热头痛，水研服之，与蓝同类，而止血、拔毒、杀虫之功似胜于蓝。又治噎膈之疾，取其化虫之力也。和溺白垢、冰片，吹口疳最效。张兆嘉曰：青黛即靛青之沫和石灰粉为之，无灰者绝少，其功与靛药相近，虽色青入肝，而轻浮咸寒之性，功用概可想见，故清火解毒、杀虫治疮，即可为青黛赞之，青黛本专入肝，治血分郁火，以其轻浮上达，故又能入肺胃、降瘀热，治瘟疫瘢疹、咽喉口舌等疾。如阴虚之火及大便不实、脾胃虚寒者均忌。

甘蕉根 湿草类。一名芭蕉根，俗名干罗根，杵汁用。以竹筒插入皮中取出原汁，曰蕉油。

味甘带涩，性寒质滑。治瘟疫狂热之湿热黄疸，解消渴烦闷，去血淋漓痛。捣敷肿痛最效，汁涂痈毒亦灵。

按：甘蕉根入胃、肾、小肠三经，为泻火利尿、凉血解毒之药。轻用二瓢，重用四瓢。配土旱莲、车前草，治血淋尿痛；合苏薄荷、北细辛，漱风虫牙痛；配生藕汁、生姜汁，治产后血胀；合人中黄、金汁，治天行热狂；油配薄省汁涂布囟门，定急惊发痉；合淡竹沥炖温和服，治头痛烦渴；叶配大青汁、姜汁，涂肿毒初发；合生麻油、轻粉，搽歧毒初起。张路玉曰：甘蕉汁和酒服疗痈肿，并以滓涂肿处，良。小儿游风，卧蕉叶上即愈。《别录》治痈疽结热。《肘后》治发背肿毒。《圣惠》治血淋漓痛。苏颂治风痫欲倒，饮之取吐，效。惟阴疽不赤肿者禁用。

龙胆草 山草类。或酒炒，或盐水炒，或甘草汤浸一宿用。

味苦而涩，性寒而降。专退骨间寒热，善平实热惊痫。杀虫消痒肿，泻下焦之湿火；通淋明目眦，清肝胆之阳邪。兼去肠中小虫，亦除冲任伏热。

按：龙胆草入胃、胆、肝、肾四经，为泻火解毒、除湿杀虫之药。轻用二丸，治身弱、胃不消化。张元素曰：龙胆之用有四：一除下部风湿，二去中下焦湿热，三止脐下至足肿痛，四除寒热脚气。下行之功与防己同，酒浸则能上行、外行。以柴胡为主，龙胆为使，治目疾必用之药。李时珍曰：相火寄在肝胆，有泻无补，故龙胆益肝胆之气，正以其能泻肝胆之邪热也。但大苦大寒，过服恐伤胃气，反助邪热，亦犹久服黄连反从火化之义。张路玉曰：龙胆草苦寒沉降，凡胃气虚人服之必呕，脾气虚人服之必泻。虽有湿热，慎勿空腹服，令人小便不禁。张兆嘉曰：龙胆草味苦，苦如胆汁，泻下焦，专清肝肠一切有余之邪火。苟因虚而致病者决不可用，如下虚者误服每致遗不禁，胃虚者过服每致伤阳败胃，慎之。惟有东西医治作用，龙胆草为苦性补品，如胃不消化，并病方退而欲补其精神，惟此为有名之药。间有人用以依时而作之疟，并用驱虫药，与他种苦性药组合用，水泡、酒泡均可。

黄柏 乔木类。或酒炒，或蜜炙，或盐水炒。根名檀桓。

味苦而清，性寒而降。专除男子黄疸、肠痔、湿火、泻痢，兼治女子阴阳蚀疮、漏下、赤白。泻肝火而平横逆，蛔厥心痛最灵；坚肾阴而利膀胱、痿躄骨蒸亦效。

按：黄柏入肝、肠、内肾、膀胱四经，为清肝坚骨、泻火利尿之药。轻用三分至四分，重用五分至八分。配白蜜，涂口舌生疮；合苍术，治两足皆痿；配童便蒸晒，糯米炼丸，治遗精白浊；合酒醋炒透，净白蜜为丸，治脏毒痔漏；配槟榔为末，猪油调敷，治口鼻疳疮；合蒲公英捣汁，鸡子青调涂，治痈疽乳发；配焦山栀、西茵陈，治身黄发热；合知母、官桂，治肾炎尿闭。张元素曰：黄柏之用有六：一泻膀胱实火，二利小便结热，三除下焦湿肿，四止痢疾先见血，五除肌中痛，六补肾不足、壮骨髓。凡肾水膀胱不足，诸痿厥腰无力，于黄芪汤中加用，使两足膝中气力涌出，痿厥便去，为瘫痪必用之药。蜜炒研末，治口疮如神，故《雷公炮炙论》云口疮舌折立愈。黄酥谓以酥炙黄柏含之也。李东垣曰：黄柏配苍术乃治痿要药，凡下焦湿热肿痛并膀胱火邪，小便不利及黄涩者并宜。黄柏、知母为君，茯苓、泽泻为佐。昔人病小便不通，腹坚如石，脚腿裂水，双睛凸出，遍服治满利小便药无效，此膏粱积热，损伤肾水，致膀胱不化，火气上逆而为呕哕，遂以滋肾丸主之，方用黄柏、知母，入桂为引导，服少时，前阴如火烧，溺即涌出，顾盼肿消。《金匮》治误食自死六畜中毒，用黄柏屑捣服方寸匕解之，不特治高粱积热。盖苦以解毒，寒以泄热也。李时珍曰：黄柏性寒而沉，生用则降实火，熟用则伤胃，酒制则治上，蜜制则治中，盐制则治下。昔洁古、东垣、丹溪皆以知、柏为滋阴降火要药。近时虚损及纵欲求嗣之人用补阴药，往往以此二味为君，然必少壮气盛能食者为宜。若中气虚而邪火炽者，久服则降令太过，脾胃受伤，真阳暗损，精气不暖，致生他病。张路玉曰：黄柏苦燥，为治三阴湿热之专药，其根治心腹百病、魂魄不安，皆火气内亢之候。一种小而实如酸石榴者，名小柏，性亦不甚相远。《千金翼》阿迦陀丸用之。大抵苦寒之性利于实热，不利虚热，凡脾虚少食，或泻或呕，或好热恶寒，或肾虚五更泄、小腹冷痛，阳虚发热、瘀血停止，产后血虚发热，痈疽肿后发热，阴虚小便不利，痘后脾虚小便不利，血虚烦燥不眠等症皆忌。惟王秉衡谓黄柏特擅坚肾之功。《经》言：肾欲坚，急食苦以坚之。凡下部之不坚者多矣，如茎痿遗浊、带漏痿躄、便血泻利等证。今人不察病情，但从虚寒治之，而不知大半属于虚热也。盖下焦多湿，始因阴虚火盛而湿渐化热，继则湿热阻其气化及耗精液，遂成不坚之病，皆黄柏之专司也。去其浊阴之病，正是保全生气，谁谓苦寒无易于生气哉？盖黄柏治下焦湿热诸症，正与蛇床子治下焦寒湿诸症相对峙。或竟是谓为毒药，痛戒勿用，岂非议药不议病之陋习乎！

苦参　山草类。止血醋炒，凉血酒炒，坚阴盐水炒。若照雷公炮制用糯米浓泔浸一宿，其腥秽气并浮在水面上，需重淘过，即盖之，从巳至甲，取晒，切用尤良。

味苦而劣，性寒而降。除芥杀虫，消痕逐水，止渴醒酒，明目同齿，坚肾阴而梦遗精滑皆治，清血热而赤痢肠红并效。

按：苦参入胃、肠、肾三经，为凉血清火、燥湿杀虫之药。轻用二分至三分，重用四分至五分，极重一钱。配酥薄荷、白蜜，治热病发狂；合土旱莲、元参，治肠热便红；配炒白术、牡蛎粉、猪脂炼丸，治梦遗食减，除赤白带下；合鲜地汁、莱菔汁、枯矾和匀，滴鼻疮脓腥，敷汤火灼伤。朱丹溪曰：苦参能清补阴气，久服每致腰重者，因其气降而不升也。其治大风有功，况风热细疹乎？李时珍曰：子午乃少阴君火对化，故苦参、黄柏之苦寒皆能补肾，盖取其苦燥湿、寒除热也。热生风、湿生虫，同又能祛风杀虫。惟肾水弱而相火胜者用之相宜。若火衰精冷、真元不足及年高之人切不可用。张路玉曰：苦参直入心肾，内有湿热者足以当之，故始得有补阴驱邪之方、清热明目之功。湿热既去而又服，必致苦寒伤肾、腰重脚弱。张兆嘉曰：苦参直入肾脏血分，降性太过，非下焦湿火炽盛者不宜用。最宜于洗方、丸方中为佳，若煎方不可少用。惟日医作寒苦健胃剂，与《别录》平胃气，令人嗜食之说相合。

山豆根　蔓草类。或生用，或酒炒，或蜜炙。

味苦而劣，性寒而降，善解药毒，专杀小虫，龈肿齿痛皆治，喉痒喉风最效，兼除喘满热咳、腹痛赤痢，亦除人马急黄、五痔诸疮。

按：山豆根入心、肺、大肠三经，为泻火解毒、消肿杀虫之药。轻用二分至三分，重用四分至五分。配陈醋含漱，吐喉痈黏涎；合麻油调涂，治头风热痛；配炒黑丑，治赤白下痢：合煨甘遂，治水虫腹大。张路玉曰：山豆根大苦大寒，故能治咽喉诸疾。苏颂言：含之咽汁，解咽喉肿痛极效；或水浸含漱，或煎汤细呷，又解豆疹热毒及喉痹，药皆验。盖喉症多属火气上逆，故用苦寒以降之。时珍谓：腹胀喘满，研末汤服；血气腹胀，酒服三钱；猝患热厥心痛，醋磨汁服。总赖苦寒以散之。但脾胃虚寒作泻者禁用，胃虚善呕者亦忌。

白药子　蔓草类。叶名剪草。入汤蜜炙，磨汁生用。

味苦微辛，性寒而降。散火消痰，解毒降瘀。专消咽肿喉痹，亦止热嗽吐血。

按：白药子入肺、胃二经，为专消肿毒、清降血热之药。轻用二分至三分，重用四分至五分。配防风、黑丑拌炒为末，治风热痰壅；合冰片、薄荷炼丸含咽，止咽喉肿痛。陈藏器曰：陈家白药性味苦寒，无毒，主解诸毒药；甘家白药其汁饮之如蜜，功用与陈家相似。二物性冷，与霍乱下痢人相反。张路玉曰：白药子辛凉解毒，故能治金疮出血太多、发热，用以凉血清热则痛自止、脉自生。惟胃虚善呕者忌。

黄药子　蔓草类。蒌州出谓之黄药子，施州出谓之赤药子，秦州出谓之红药子。外涂、含咽，生用；磨汁、入汤剂，须蜜、酒炒透。

味大苦，性寒降。凉血泻火、解毒消瘿。主治恶疮喉痹，兼消蛇犬咬毒。

按：黄药子入心、肺、胃三经，为大清血热、专解疮毒之药。轻用一分至二分，重用三分至四分。配陈酒浸汁，消项下瘿气；合红花煎汤，定产后血晕；配鲜茅根、生蒲黄煎汤，治鼻衄咯血；合苦白矾、飞滑石同研，搽天泡水疮。《大明》曰：黄药子专治心肺热病。苏颂曰：《千金》治瘿疾，以黄药子半斤，无灰酒一升浸药，固济瓶口，糠火煨香，瓶口有津而止，时饮一杯，不令绝，三五日即消，勿饮，不尔，令人项细也。以余所验，味较白者尤苦而劣，用醋、矾汁含咽，善吐黏涎，以开喉痹，与土牛膝汁同功。汤剂中宜少用、轻用为安。

地榆　山草类。止血酒炒，凉血生用。

味苦微酸，性寒而降。凉血清营，善治血崩赤痢；消酒除渴，亦除吐衄肠风。月经不止最灵，瘀热作疼亦效。

按：地榆入胃、大肠、肝、肾四经，为清血治热、止带治崩之药。轻用二钱至三钱，重用四钱至五钱。配陈醋，止男子吐血、妇人经漏；合苍术，治久病肠风、小儿疳痢；配酒炒条芩，治诸疮痛痒；合炒椿白皮，治久痢赤白。寇宗奭曰：地榆性沉寒，入下焦，若热血痢则用，若虚寒人及水泻白痢，不可轻使。李时珍曰：地榆治下焦热，大小便血症，止血，上截切片炒用，其梢则能行血，不可不知。取汁醮酒治风痹，补脑，捣汁涂虎犬蛇虫伤。张路玉曰：地榆体沉而降，善人下焦理血，若气虚下陷而崩带及久痢脓血，瘀晦不鲜者切禁。惟性能伤胃，误服多致口噤不食。烧灰，香油调敷火汤，因其能行血中之火毒。张兆嘉曰：地榆入肝凉血是其本功，痔漏等症虽由于大肠，然皆出于血分中之湿热，地榆能清血中之热，热清则痢自止。地榆非疏风药，不过血热则生风，血凉则风熄耳。至其治崩者，亦由血为热逼而妄行所致，当痔黑用之。如因脾虚肝郁而不由于热者禁用。

侧柏叶　香木类。止血炒焦，凉血生用。

味甘苦而性寒，气芳香而质燥。凉血消瘀、吐衄肠风皆效，除风胜湿、历节酸疼亦灵：既用除崩止痢，又能生肌杀虫；炙罨冻疮，汁乌髭发。

按：侧柏叶入肺、肝、肾、大肠、子宫五经，为救阴清血、凉肝坚肾之药。轻用二钱至三钱，重用四钱至五钱。配黑炮姜、陈阿胶、青童便，治吐血不止；合茯神木、嫩桑枝、青松针，治历节风痛。张路玉曰：侧柏叶性寒而燥，大能伐胃亡血，虚家不宜擅服，过用每减食作泻、瘀积不散。他如柏节坚劲，用以煮汁酿酒，去风痹、历节风；烧取其油，疗恶疮疥癞；柏脂治身面疣，同松脂研匀涂之，数日自落；根白皮以腊猪脂调涂，火炽热油汤疮，能凉血生毛发。张兆嘉曰：柏属木，皆向阳，此独西指，盖禀西方之气而有贞德者也。入药取叶，扁而侧生者良。凉血燥湿是其本功，故凡一切吐血、衄血、血痢、血崩、肠风、脏毒等症，血中有湿热瘀结者皆可用之。

生梓白皮　木类。《大明》曰：梓有数种，惟楸梓皮入药佳，余者不堪。取根皮，去外黑皮用。

味苦性寒，气芳质燥。解热毒，去三虫，疗温病复感寒邪变为胃畹，洗小儿壮热生疮、一切疥癣。

按：生梓白皮入肺、胃、脾三经，为利湿泻热、凉血消瘀之药。轻用五钱至重八钱。配麻黄、连翘、光杏仁、赤小豆、炙甘草、生姜、红枣，治伤寒瘀热身黄；合川椒、生绿豆、葱皮、西瓜皮、冬瓜皮、刨花盐卤，洗小儿壮热、疮疥。陈修园曰：无此可用绵茵陈代之，若脾湿除黄不宜用。

李根白皮　果木类。取东行者，刮去皱皮，炙黄用。

味苦微咸，性寒气降。止奔豚，解心烦，治妇人赤白带多，除小儿血热丹毒，尤疗赤痢，兼除齿疼。

按：李根白皮入脾、胃、肝三经，为止渴除烦、养血镇冲之药。轻用五钱，重用八钱。配当归、川芎、白芍、生甘、半夏、黄芩、生姜、葛根，治肝火奔豚冲胸，寒热腹痛；合银花、连翘、地丁、野菊、桔梗、生甘、射干、山豆根，治小儿暴热丹毒，咽喉猝闭。张路玉曰：《药性论》云：入药用苦李根皮，而仲景治奔豚气，奔豚丸用甘李白根皮。时珍疑二种，不知仲景言李，《药性》论根。但辨紫者入厥阴血分，黄者入阳明气分。《别录》治消渴、奔豚，《大明》治赤白痢下，《千金》烧存性敷小儿丹毒，甄权治消渴脚气，孟铣治妇人赤白带下，皆取苦咸降气也。若肾寒水热奔豚者切忌。

寒水石　石类。即古之方解石，若古之寒水石即凝水石。产卤地，入水即化，药肆元研细用。

味淡微咸，性寒质重。质味与凝水石大异，功用与硬石膏相同。肃肺清胃，善能解渴除烦；凉血降气，亦治伏暑留热。兼驱蛊毒，又退黄疸。

按：寒水石入肺、胃、大肠、肾四经，为天凉气热、更清血分之药。轻用钱半至二钱，重用三钱至四钱。配白知母、生甘草、陈仓米，治大汗烦渴；合生石膏、飞滑石、青蒿子，治伏暑热灼。苏颂曰：此物大体与石膏相似，燎热不减，石膏似可通用，但主头风则不及，解肌发汗亦不如此。味微咸，入肾走血，除热之功较方解、石膏等石尤胜，禁与石膏同。

人中黄 人类。造法用大竹截断两头，留节，削去外皮，旁钻一孔，用甘草细末入满于中，塞实，冬至日纳粪池中，至立春后取去，悬风处晒干，或用煎空筒入粪池取汁亦可。

味甘而咸，性寒质润。专解天行狂热，善治湿毒发瘢，豆疮黑陷最灵，中毒恶菌亦效。

按：人中黄入胃、大小肠三经，为大解火毒、凉泻血热之药。轻用一钱至钱半，重用二钱至三钱。配犀角汁，治大热狂渴：合清便，治蒸骨热痨。《斗门》曰：人有奔走发狂，热病似癫，如见鬼神，久不得汗及不知人事，乃阳明蕴热也，非此不除。张路玉曰：人中黄有二种：一用老竹筒浸取汁者名粪清汁，性速而能下泄；二用甘草制者名甘中黄，性缓而能解毒。张兆嘉曰：无论一切内外诸症，凡有热毒者皆可用之。惟缪希雍曰：伤寒瘟疫非阳明实热，痘疮非大热，因血郁而紫黑、干陷、倒靥者均忌。

人中白 人类。一名尿白垢，瓦煅过用。

味咸性凉，气浊质滑。消瘀降热，专治咽喉口齿诸疮；凉膈泻心，善止口鼻肌肤出血。兼疗疳匶，亦杀痨虫。

按：人中白入肺、肝、肾、膀胱四经，为除热降火、消瘀止血之药。轻用二分至三分，重用四分至五分。配丝锦绸煅研，治大衄不止；合人中黄为末，治痘疮黑陷。朱丹溪曰：人中白能泻肝、三焦及膀胱诸火从小便出尽，膀胱乃其故道也。李时珍曰：人中白降相火、消瘀血，盖咸能润下走血也。张兆嘉曰：人中白即尿缸中澄结在下之白垢也，味咸性寒，消瘀降火，仍从过道而泄。惟药肆多以伪充，莫如尿浸石膏为良。

金汁 人类。腊月取粪置坛中，埋土内，越三年取出，如水者是，一名粪清。冲服，忌煎。

味咸微苦，性寒质润。主治热狂时疫，大解诸般恶毒，兼消食积，善降火。

按：金汁入胃、肠、肝、心四经，为专解火毒、大凉血热之药。轻用一两，重用二两。配生锦纹、元明粉、生甘草，治大热发狂；合青蒿脑、地骨皮、清童便，治骨蒸痨极。张路玉曰：金汁得土气最久，大解热毒，故温热时行、昏狂势剧者，灌咽即减。周时小儿毒邪不散，服一二合，胜化毒丹，能解胎毒，减痘疹神效。张兆嘉曰：金汁咸苦、甘寒、无毒，除一切热，降一切火，解一切毒，无论误食各种毒物皆可用之。禁忌与人中黄同。

童便　人类。童子者佳，不可见火，见则腥臊难服。

味咸性寒，气清质润。善治阴虚久嗽，咳血火蒸：专定血闷热狂，失音气逆。退骨热而清里，痨瘵堪医；导络瘀以下行，吐红立愈。

按：童便入心、肺、脾、胃、肾、膀胱六经，为滋阴降火、止血消瘀之药。轻用一碗，重用二碗。配生甘草，治肺痿久嗽；合炼白蜜，治骨蒸痨热；配梨汁，治热病咽痛；合姜汁，治吐血鼻红。褚彦道曰：童便降火甚速，降血甚神，为疗厥逆头痛之圣药。失血症饮之百无一死，服寒凉药百无一生。寇宗奭曰：童便为除痨热骨蒸、咳嗽吐血及妇人产后血晕闷绝之圣药。吴球《诸症辨疑》云：诸虚吐血、咯血，需用童便温服，以滋阴降火、消瘀血、止诸血。成无已曰：伤寒少阴症，下利不止，厥逆无脉，干呕欲饮水者，加童便、猪胆汁咸苦寒物于通阳姜、附药中，其气从下，可无格拒之患。朱丹溪曰：童便降火甚速，凡阴虚火动，热蒸如燎，服药无益者，非此不除。张路玉曰：童便性纯、咸寒、降泄，凡产后血晕，温服一杯，压下败血而苏然。多服、久服损胃、滑肠，故食少便溏者忌。能助呕势，胃虚作呕者亦忌。张兆嘉曰：童便先入肺部，引热下行，从膀胱而去，以此物得人之气化，故能清降之中又有助元之力。凡阴虚有火者皆宜。惟血症由于阳虚者，恐咸寒伐阳，禁用。

青盐　卤石类。《本经》名戎盐。

味咸微甘，性寒质润。功归血分，治达肾家。清火凉血，吐血与尿血并治；明目同齿，目痛同齿痛皆效。解斑蝥、芫花之毒，消腹癥、肾积之痛。

按：青盐入心、肾二经，为专除血热、补助水脏之药。轻用一分，重用二分。配赤苓、白术，治小便不通；合木耳、豆腐，治肠红不止。寇宗奭曰：青盐之功，专平血热。张路玉曰：戎盐禀至阴之气，生涯涘之阴，功专走血入肾，观《本经》主治皆是热淫于内，治以咸寒之旨也。张兆嘉曰：青盐出于土中，性味虽同食盐而略带甘味，能益肾而不助水邪，故主治较胜。

西瓜汁 果类。附皮、红。皮名西瓜翠衣。

味甘性咸，气清质润。止咳除烦，解暑清热。善治酒毒、血痢，兼疗口疮喉痹。泻心火如神，利小便最效。皮甘凉而仁微温，一治食瓜过伤，烧灰涂口唇生疮；一治善噫瓜气，烧熟能开豁痰涎。

按：西瓜汁入心、肺、脾、胃、肾五经，为清暑泄热、利尿解毒之药。轻用二瓢，重用四瓢。配生地汁、甘蔗汁、郁金汁、香附汁，治津枯浊壅，胆火上冲；皮合鲜竹叶、水芦根、冬瓜子、枇杷叶、建兰叶，治暑重湿轻，胃气不舒。汪颖曰：西瓜性寒解暑，有天生白虎汤之号。李时珍曰：西瓜、甜瓜皆属生冷，有伤脾助湿之害。张路玉曰：西瓜能引心包之热从小肠、膀胱下泄，善治阳明中暍及热病大渴。凡春夏温热病者服之良。入药，非大热、大汗、渴烦者不可用。惟皮善解皮肤间热，凉性较减。

熊胆汁 兽类。试法：取少许研滴水中，挂下如绵，直至水底不散者，真。

味苦性寒，气清质润。泻肝火而明目，耳疳、鼻蚀皆灵；清胆热以除疸，赤痢、暑痉并效。去翳障最妙，涂痔漏如神。

按：熊胆汁入包络、心、胃、肝、脾、大肠六经，为泻火退热、消疳杀虫之药。轻用二滴，重用四滴。配头梅冰，去目翳鼻蚀，年久痔漏；合猪胆汁，治肠风痔漏，风虫牙痛。李时珍曰：熊胆苦入心，寒胜热，故能凉心、平肝、杀虫，为惊痫、疰忤、翳障、疳痔、虫牙、蛔痛之剂。张兆嘉曰：熊胆汁之去目翳、止牙痛与夫耳疳、鼻蚀等症，皆外用为功，取其苦寒凉润之力耳。

猪胆汁 兽类。附胆皮。

味大苦，性凉润。清肝胆之实火，润大肠之燥结。兼治小儿疳痢，亦定男妇癫痫。胆皮味苦较减，功用相同。

按：猪胆汁入心、肝、胆、大肠四经，为泻火润燥、清胆滑肠之药。汁轻用二滴，重用四滴；皮轻用二分，重用五分。汁配附子、炒干姜、葱白、童便，治阴盛格阳；皮合郁李仁、炒枣仁、竹茹、川连，治胆热不眠。张路玉曰：猪胆汁取其泻肝、胆、心之火。张仲景白通汤用为向导，盖寒能胜热，滑能润燥，苦能入心也。

羊胆汁 兽类。

味苦性寒，气膻质润。专清肝胆，亦滑大肠。善治青盲目暗，能通疳积便闭。

按：羊胆汁入肝、胆、大肠三经，为清胆润肠、凉肝明目之药。轻用三滴，重用四滴。张路玉曰：凡入胆汁，充则目明，减则目暗。古方碧云膏，腊月取羯羊胆，以蜜拌盛，悬檐下，待霜出，取藏，点眼神效。

牛胆汁 兽类。腊月黄牛胆最良。

味极苦，性大寒。善除心腹热渴及口舌鱼燥，能止小肠赤痢，兼治疳泻，善益目睛，尤退黄肿。

按：牛胆汁入肝、胆、大小肠四经，为镇肝明目、除黄杀虫之药。轻用一滴，重用二滴。陈飞霞曰：余制金粟丹，用九制牛胆南星二两，姜炒天麻二两，炒白附一两，炒全蝎一两，明乳香五钱，代赭石一两，僵蚕一两，金箔五十张，麝香二分，梅冰三分，共为细末，炼蜜为丸，贴以金箔，每用一丸，姜汤化服，专能疏风化痰、清火降气，并治咳逆上气、喘息不定、音声不转、眼翻手搐。凡诸家截风定搐之方，无如此圣。惟虚寒之痰、无根之气、绝脱之症忌用，以其降令重也。

蚺蛇胆 蛇类。小者为佳，狭长通黑，皮膜极薄，舐之甜苦，磨以注水，即沉不散。

味苦微甘，性寒小毒。治目肿痛，止血热痢，善消五疳，又定人痫。

按：蚺蛇胆入肝、胆、大小肠四经，为明目去翳、凉血杀虫之药。轻用一滴，重用二滴。配净白蜜调和，点男妇目翳；合通草汤研化，治小儿疳痢。李时珍曰：蚺禀己土之气，胆受甲乙风木，故苦中有甘。入厥阴、太阴二经，能明目凉血，除疳杀虫也。

青鱼胆 鳞类。腊月收取，阴干。

味苦性寒，气腥质润。内服吐喉痹毒涎及鱼骨外骾，治涂目赤肿痛，兼疗恶疮。

按：青鱼胆入肺、胃、肝、胆四经，为泻火吐痰、退肿止痛之药。轻用四滴，重用八滴。张路玉曰：东方色青，入通于肝，开窍于目，胆有点目治鲠之功，以水磨点喉痹、痔疮，功同熊胆。

鲤鱼胆 鳞类。腊月收取阴干者良。

味苦性寒，气清质润。滴耳治聋，点眼退翳，外涂小儿热肿，善治目赤燥疼。

按：鲤鱼胆入肝、胆、小肠三经，为泻火润肠、明目止痛之药。轻用二滴，重用四滴。配雄鸡胆研末，雀卵为丸，治大人阴痿；合大青叶和匀，蚯蚓泥调涂，治小儿咽肿。邹润安曰：鲤得水之精能资火之照，而其胆之精气本通于目，故为善治目病，因水不滋而火遂炽者甚效。

卷四　和解剂（统计十品）

和解表里药（计六品）

柴胡　山草类。古写“茈胡”。外感生用，有汗咳者蜜水炒；内伤升气酒炒，下降用梢。东南各省用古城产。

味淡微苦，性平质轻。入经达气，入络和血；升不上乎巅顶，散止及于腠理。轻清胆火之内郁，故治寒热往来，胁痛耳聋；疏透肝阳之下陷，故治经水不调，热入血室。

按：柴胡入肝、胆、三焦三经，为解表和里、疏郁升阳之药。轻用五分至八分，重用一钱至钱半。配枳壳、白芍、甘草，治四肢热厥；合黄芩、半夏、青皮，治肝胆邪疟；配前胡、枳壳、桔梗，治胸膈痞闷；合石膏、知母、炙草，治胆胃热结；配条芩、枳壳、竹茹、半夏、广皮、赤苓、生甘草，治湿热类疟；合东参、黄芪、白术、炙草、当归、陈皮、升麻，治气虚下陷。成无己曰：柴胡为物，固非芩、连之寒，亦非麻、葛之发，然其性微寒而能豁壅郁，故于清解少阳适合，但其力稍缓，故佐以黄芩。寇宗奭曰：柴胡，《本经》并无一字治痨，然有一种郁痨，如经验方中治痨热，青蒿煎之，用柴胡正合，热退即止，若无郁热得此愈甚。李时珍曰：痨有五：痨在肝胆，郁热、寒热往来者，则柴胡疏肝清胆必用之药；痨在脾胃，有热或阳气下陷者，则柴胡为升清退热必用之药。惟痨在肺肾者不可用。王秉衡曰：柴胡为正伤寒要药，不可以概治湿热诸感；为少阳疟主药，不可以概治他经寒热；为妇科要药，不可以概治阴虚阳越之体。用者审之。朱维伟曰：柴胡升提颇猛，火郁不泄少用。以发之使散，同未尝不可透泄少阴、厥阴之郁热，然是举之使上，非平之使下也。以余所验，柴胡气味清轻，在半表能开腠理以达邪，在半里能疏胆气以散火，在中能散肠胃之结气。惟病在太阳皮毛及肺病初起者，早用则引贼入门，轻则耳聋胁痛，重则神昏谵语；病在少阴心肾者复用，则反劫其阴，轻则干呕呃逆，重则液枯动风。即专以柴胡为治疟主药，亦惟营阴充裕，或温热暑湿之邪本不甚重，兼感风寒表邪，初传少阳经者，始可见功。张凤逵曰：柴胡最劫肝阴。叶亦信而引之，故云：凡虚人气升呕吐及阴虚火炽炎上均忌，疟非少阳经者勿入。

小青皮　果类。作四界者曰莲花青皮，细如豆者为蔻青皮。醋炒用。

味苦而辛，性温气烈。长于疏滞，亦能发汗，破肝经之结气，除小腹之疝疼，善消乳肿，兼治疟母。

按：青皮入肝、胆二经，为疏里达表、消痞削坚之药。轻用三分至五分，重用六分至八分，极重一钱。配白檀香、炙食盐，治胸脘气滞；合姜半夏、川贝、柴胡，治肝脾痰疟；配栝蒌仁、牛石膏、甘草节、蒲公英、银花、没药、皂角、青橘叶，消乳房结核；合小茴香、炒橘核、炙延胡、川楝子、山楂核、焦山栀、乌药、生甘梢，治下焦疝气。王好古曰：陈皮治高，青皮治低，与枳壳治胸膈、枳实治胃肠同义。朱震亨曰：青皮乃肝胆二经之气分药，故人多怒有滞气、胁下有郁积及小腹疝痛用之，以疏通二经之气也，若炒黑则入血分。李时珍曰：青皮乃橘之未黄而色青者，薄而光，其气芬烈，炒之以醋，所谓肝欲散，急食辛以散之，以酸泄之，以苦降之也。陈皮浮而升，入脾肺气分；青皮沉而降，入肝胆气分。一体二用，物理自然也。小儿消积多用青皮。最能发汗，有汗者不可用。以余所验，青皮与柴胡皆为和解三焦肝气之驶药，俱能达膜以发汗。惟柴胡疏上焦肝气，青皮平下焦肝气。肝气郁而不达者，利于柴胡；肝气横而上升者，利于青皮。若中气虚弱者忌，孕妇气虚下陷者尤忌。

杜藿梗　芳草类。即藿香之茎身。广产者良，但叶甚少，土人每以排草叶伪充，最难辨别。须于茎上括去色绿，未经霉坏者方效。但今药肆，广藿梗每有蒸遏浊气，不如浙江土产者气味纯正，故予喜用杜藿梗。

味淡微辛，性平微温。宣气和中，疏滞避秽，止霍乱而平呕逆，调脾胃而醒气机。

按：杜霍梗入脾、胃二经，为疏中快气、化水辟瘴之药。轻用二钱，重用三钱。配厚朴、广皮、防己、大豆卷、茯苓皮，治湿郁中焦；合苍术、赤苓、谷芽、橘红、六和曲，治湿滞胃钝；配枳壳、焦栀、黄芩、前胡、川朴、大腹皮、佩兰叶、淡豆豉、紫金片，治湿温夹秽；合滑石、通草、川朴、广皮、猪苓、茯苓皮、白蔻仁、大腹皮、冬瓜子，治署湿白痢。《寿世医窍》曰：湿阻脾困，藿香梗之气香体空，能运动而调达之，佐白术则补而不泻，佐苍术则燥而不枯，同香薷散暑甚速，合伏苓利水最捷，不寒不热，脾家良药。唐容川曰：藿梗之利，既居上下之交而气味和平，则不升不降，一主于和，所以专和脾胃之气也。以予所验，藿香梗味淡气芬芳，能宣肺气以避秽；淡能渗湿以和中，为和解上中二焦之良药。惟胃热化燥、阴虚火旺、中无留湿者均忌。

薄荷梗 芳草类。即南薄荷之茎身。

味淡微辛，性平气缓。轻宣肺气，略解表邪，清利咽喉，缓通关节。药力虽薄，虚体相宜。

按：薄荷梗入肺、肝二经，为疏风泄热、利气和肝之药。轻用一钱，重用二钱。配紫苏梗、广皮红、栝蒌皮、牛蒡子、苦桔梗，治感冒风热；合竹茹、冬桑叶、丝瓜络、广橘络、佛手干，治气阻肝络。唐容川曰：凡药之茎身，在根梢之间，居不升不降之界，白主于和。然亦有偏于升、偏于降者，亦视气味之轻重以定之也。则薄荷梗味虽微辛而淡，不比其叶之升散而气质轻扬。轻则气浮而走皮毛，以宣肺气；扬则气升而上头目，以散风热。用梗而不用叶者，取其微辛力薄，故治虚体感冒，皆可随症酌用，无所避忌。

新会皮 果类。产粤东新会，陈久者良，一名广皮。阴虚干咳，蜜水炙用；妇人乳房壅癖，醋拌炒用。

味辛微甘，性温气芳。快膈调中，燥湿止泄。止嗽定呕，颇有中和之妙；清痰利气，劫无峻烈之厌。

按：新会皮入肺、脾、胃三经，为宣上疏中、和气调胃之药。轻用一钱至钱半，重用二钱至三钱。配广藿香，治霍乱吐泻；合生姜，治反胃吐食；配麝香，治妇人乳痈；合甘草，治产后乳吹；配枳壳，治痰膈气胀；合竹茹，治气逆呃噫；配鲜生姜、广木香，治脾寒胀满；合食盐、白蜜，治胃中停滞；配姜半夏、浙茯苓、清炙草，治肺胃痰饮；合赤苓、猪苓、泽泻，治脾肾湿热。张洁古曰：陈皮、枳壳，利其气而痰自下，同杏仁治大肠气秘，同桃仁治大肠血秘，皆取其通义也。李东垣曰：广橘皮气薄味厚，可升可降，为脾肺二经气分药。留白则补脾胃，去白则理肺气。其体轻浮，一能导胸中寒邪，二破滞气，三益脾胃。加青皮减半用之，善去滞气，推陈至新。但多用久服亦能损元气也。李时珍曰：广橘皮苦能泄能燥，辛能散，温能和，其治百病，总是取其理气燥湿之功，同补药能补，同泻药能泻，同升药则升，同降药则降，随配合而为之，补泻升降也。合观众说，则新会皮为和解肺、脾、胃之良药。惟中气虚、气不归元者，忌与耗气药同用；胃虚有火呕吐者，忌与温热香燥药同用；阴虚咳嗽有痰者，忌与半夏、南星等同用。

阴阳水　水类。即新汲水与百沸水和匀，一名生熟汤。又井水与天雨水同用，煎百沸，亦名阴阳水。

味淡微咸，性平气清。善能洗涤胃肠，专治霍乱吐利。

按：阴阳水入大小肠、胃三经，为升清降浊、调阴和阳之药。轻用二碗，重用四碗。陈藏器曰：凡痰疟及宿食毒恶之物，胪胀而作干霍乱者，即以食盐投阴阳水中，进一二升，令吐尽痰食即愈。李时珍曰：上焦主纳，中焦主化，下焦主出，三焦通利，阴阳调和，升降周流，则脏腑畅达。一失其道，二气淆乱，浊阴不降，清阳不升，故发为霍乱吐利之病。饮此汤辄定者，分其阴阳，使得其平也。故凡呕吐、不能纳食及药危甚者，饮数口即定。汪讱庵曰：霍乱有寒热二种，猝然患此，脉候未审，慎勿轻投偏寒偏热之药。曾见有霍乱服姜汤而立毙者。惟饮阴阳水为最稳。王孟英曰：汲井泉以上升，天雨水而下降，故汲者于新而降者宜熟也。以之煎疟疾药，盖取分解寒热之邪而和其阴阳也。

和解三焦药（计四品）

制香附　芳草类。入血分补虚。童便浸炒调气，盐浸炒行经络，酒浸炒消积聚，醋浸炒气血不调，胸膈不利则四者兼制。肥盛多痰，姜汁浸炒；止崩漏血，童便制，炒黑；走表药中则生用之。

味苦微辛，性平气芳。生用上行胸膈，外达皮毛；熟用下走肝肾，外彻腰足。利三焦而解六郁，引血药以至气分，止崩带而调月候，消痞满而除腹痛。

按：香附入肺、肝、三焦三经，为调气开郁、和血疏滞之药。轻用钱半至二钱，重用三钱至四钱。配参、术，则益气；和归、地，则调血；配沉香、术香，则升降诸气；合苍术、川芎，则解诸郁；配山栀、小川连，则降火清热；合小茴、补骨脂，则引气归元；配紫苏、葱白、豆豉，则散寒解表；合枳壳、厚朴、半夏，则决壅消胀：配茯苓、广皮、炙草，则交心肾；合青皮、三棱、莪术，则消磨结块；配艾叶、沉香、紫石英，则暖子宫而种子；合潞参、黄芪、炙草，则疏滞而补虚。李时珍曰：制香附炒黑止血，童便浸炒入血分而补虚，盐水浸炒入血分而润燥，青盐炒补肾虚，酒浸炒行经络，醋浸炒消积聚，姜汁炒化痰饮。乃气病之总司，妇科之主帅也。大抵妇人多郁气，行则解，故服之尤效，非宜于妇人不宜于男子也。沈芊绿曰：香附乃妇人仙药，总治诸郁，虽通行十二经八脉气分，实则入血中快气，能引血药至气分而生血，为肝、三焦气分主药。惟李中梓曰：此治标之剂，气实血未大虚者宜之，不然恐损气而伤血，愈致其疾病。故缪氏《经疏》曰：月事先期血热也，法当凉血，禁用此药，误犯则愈先期矣。

全青蒿　湿草类。《本经》名草蒿茎。紫者良。

味苦性寒，气芳质轻。茎与叶清芬透络，善解湿热，故疗热黄而除久疟；子则苦寒直降，专清伏暑，故治痨热而除骨蒸。兼能杀虫，亦消尸疰。

按：全青蒿入肝、胆、三焦三经，为清暑透络、除热清蒸之药。轻用一钱至钱半，重用二钱至三钱。配桂心、陈酒，治疟痰寒热；合细辛、石膏，治牙风肿痛；配党参、麦冬、陈仓米，治虚劳盗汗；合杏仁、胆汁、童便，治骨蒸烦热；配生鳖甲、桑叶、丹皮、知母、花粉，治伏暑夜疟；合地骨皮、川朴、知母、乌梅、童便，治肝肾伏热。张路玉曰：青蒿有二种：一发于早春，叶青如绵茵陈，专泻内丁之火，能利水道，与绵茵陈之性不甚远；一盛于夏秋，微黄如地肤子，其茎紫，专司甲乙之令，为少阳、厥阴血分之药。有杀虫之功善，治骨蒸痨热而不伤伐骨节中阳和之气者，以其得春升之令最早也。此与角蒿之性大都相类。其子又能明目，善清肝肾之虚热，但性偏苦寒，脾弱虚寒泄泻者勿服。王秉衡曰：青蒿专解湿热而气芳香，故为湿温疫疠妙药；又清肝胆血分之伏热，故为女子淋带、小儿痫痉疳䘌之神剂。惟味甚苦，胃气虚弱者须回护也。吴鞠通曰：青蒿芳香透络，从少阳领邪外出，虽较柴胡力软而气禀清芬，逐秽开络之功则较柴胡有独胜。就予所知，吾绍通行黄蒿，味纯苦而气芬，叶主上散而子主下降，故全青蒿为和解肝胆三焦之良药。杭省通行青蒿，味淡微苦，而清香之气远不及黄蒿，故与绵茵陈之用相同，但能清渗湿热，而之透络散邪之力也。

桔梗　山草类。味甘者为荠苨，苦者为桔梗，咬之臭清者为木梗，不堪入药。

味辛微苦，性平质清。开宣肺气，通鼻塞而利咽喉；表散风寒，快胸膈而疗头目。腹满与肠鸣皆效，干咳同白痢并治。其芦生研末，白汤调服，吐膈上风热实痰。

按：桔梗入肺、心、胃、肠四经，为开发和解、疏利三焦之药。轻用八分至一钱，重用钱半至二钱。配枳壳，治胸膈痞满；合甘草，治咽喉痹阻；配银花、连翘，治肺痈唾脓；合川贝、巴霜（即三百散），治膈上痰闭；配荆芥、防风、连翘、生甘，治时毒喉痛；合桑叶、茶菊、木贼、谷精，治肝风眼黑。朱丹溪曰：干咳由痰火郁在肺中，宜桔梗开之；痢疾腹痛由肺气郁在大肠，亦宜此以开之，后用痢药。张隐庵曰：桔梗治少阳之胁痛，上焦之胸痹，中焦之肠鸣，下焦之腹满。又惊则气上，恐则气下，悸则动中，是桔梗为气分之药，皆可治也。张元素不参经义，谓为舟楫之药，载诸药而不沉，今人熟念在口，终身不忘。若以元素杜撰之言为是，则《本经》几可废矣。徐洄溪曰：桔梗升提，凡嗽症、血症，非降纳不可，此品却与相反，用之无不受害。故桔梗同清火疏痰之药，犹无大害；若与辛燥等药，无不气逆痰升、涎潮血涌，余目睹甚多。绮石曰：桔梗禀至清之气，具升浮之性，兼微苦之味。气清故能清金，性升故能载陷，微苦故能降火，且其质不燥不滞，无偏胜之弊，世之医者每畏其开提发散，而于补中不敢轻用、多用，没其善而掩其功，可惜也。王秉衡曰：桔梗开肺气之结，宣心气之郁，肺气开则府气通，故亦治腹痛下痢，昔人谓其升中有降是世。然毕竟升药，病属上焦实症而下焦无病者同宜，若下焦阴虚而浮火易动者即忌，或病虽在上而来源于下者亦忌。总惟邪痹于肺，气郁于心，结在阳分者，始可用之。如咽喉痰水等症，惟风寒邪闭者宜之。不但阴虚内伤为禁，即火毒上升之宜清降者，宜为禁药。

鲜荷梗　果类。

味苦微涩，性平质轻。色青入胆，上止吐衄，下止崩痢；中空通气，兼能利尿，亦消浮肿。

按：鲜荷梗入胃、肝、胆、膀胱四经，为升清降浊、疏通三焦之药。轻用五寸，重用八寸。配蒲黄，治吐血不止；和贼草，治脱肛不收。李东垣曰：荷梗生于水土之下、污秽之中，其色青，其中空，疏达小肠、胆气，以裨助胃中升发之清气。凡阴虚于下、肝气上升者亦忌。

卷五　开透剂（统计三十六品）

芳香开窍药（计七品）

鲜石菖蒲　水草类。石生，细而节密者佳，根叶并用。微炒香或搓熟生冲，勿犯铁器。

味辛性温，气芳质清。开心孔，通九窍，明耳目，出声音。风寒湿痹宜求，咳逆上气莫缺。治噤口痢屡用辄效，止小便利亦有殊功。清解药用之，赖以驱痰积之停留；滋养药用之，借以宣心思之郁结。

按：石菖蒲入心、胃二经，为开发心阳、温健胃气之药。轻川八分至一钱，重则钱半至二钱。配犀角、连翘、鲜生地，治热邪入络、神昏；合人参、茯苓、石莲肉，治痢疾噤口不食。涧溪老人云：菖蒲能于水石中横行四达，辛烈芳香，则其气之盛可知，故入于人身亦能不为湿滞痰涎所阻。王秉衡曰：石菖蒲舒心气，畅心神，怡心情，益心志，妙药也。而世俗有散心之说，不知创自何人，审是；则周文王嗜此，何以多男而寿，考耶。但性温助阳，凡阳亢阴虚，鳏寡失合者，均忌。

连翘心　湿草类。

味辛性平，气香质滑。开包络气壅，除心家客热，兼通小便，亦利五淋。

按：连翘心入心与心包络二经，为辛通心窍、芳香化浊之药。轻用三分至五分，重用八分至一钱。配灯芯、莲子心、竹叶卷心，开络闭而清心神；合藕梢、生草梢、红甘蔗梢，止淋痛而利尿道。汗颖曰：连翘状似人心，两片合成，其胡仁甚香，乃心与包络气分主药也。故叶香岩先生但用其心，以心能入心，取其芳香化秽浊而利心窍也。但香气甚烈，心气虚而神不收舍者，最忌。

胡荽子　菜类。一名蒝荽，又名香荽子、胡菜，略炒用。

味辛性温，气香质燥。内通心窍，外达四肢。发寒郁之痘疹，消冷滞之谷食，兼解肉毒，亦杀鱼腥。

按：胡荽子入心经，兼入肺、脾、胃三经。为芳香辟秽、辛通里窍之药。轻用六分至八分，重用一钱至钱半。炒研配砂糖、生姜，治赤白痢疾；煎汤用麸皮、乳香，熏痔漏脱肛。但辛香发散，气虚人不宜食；痘疹出不快，非风寒外袭，秽恶触犯不宜食；一切补药及药中有白术、丹皮，均忌。

薄荷霜 芳草类。一名薄荷脑，又名薄荷饼。制作尖锭则为薄荷锭。

味辛而香，性凉而散。宽胸开膈，消闷止疼，兴奋心脏之机能，活泼神经之作用，亢进知觉，唤醒昏迷。

按：薄荷霜入心、肺、脑三经，为芳香辟秽、辛凉开窍之药。轻用一厘，重用二厘。配连翘心、辛夷，为末，治痧秽中恶；合净樟脑、熟猪油调膏，搽脑病腰疼。西医云薄荷脑之功用，外治最灵。如搽患处，能治各种脑气筋疼；用酒化，以棉花蘸塞牙痛穴内，善治牙痛。但香散太烈，最伤脑气，切勿多用、久用，气虚者尤忌。

苏合香 香木类。出天竺、昆仑诸国，由诸香汁合成。其质如黏胶者为苏合油。色微绿如雉斑者良，微黄者次之，紫赤者又次之。以簪挑起径尺不断如丝，渐届起如钩者为上；以少许擦手心、香透手背者真。忌经火。

味辛性温，气香质润。逐邪辟恶，开窍通神。能消山岚恶瘴，善开痰凝气厥，兼解虫毒，亦去三虫。

按：苏合香入心、脑、肺、胃四经，为开透关窍、兴奋气机之药。轻用五滴，重用八滴。配犀角、麝香，治大人疯癫、小儿痉痫；合香附、沉檀，治痧秽霍乱，中恶绞痛；配米粉、轻粉，等分蜜丸，治水肿特效；合樟脑、蛇床，猪油调膏，擦疥癣甚验。沈括《笔谈》云：黄文正公气羸多病，宋真宗面赐药酒一瓶，令空心服之，可以和气血、辟外邪，公饮之大觉安健，次日称谢。上曰：此苏合香酒也。每酒一斗，人苏合香丸一两同煮，极透，能调和五脏，却腹中诸疾。每冒寒夙兴，则饮一杯而安。自此臣庶之家皆仿为之，从此盛行于世。但辛烈气窜，阴虚火旺者忌，气虚痰多者亦忌。

麝脐香 兽类。麝见人捕而剔其香为生者最佳，当门子亦妙，散香最劣。因价昂，多有作伪者。华人云：或搀辛夷仁末，或搀荔枝壳末以伪之。西人云：内杂鼻烟血块、铅、铁、碱等，图增分两。欲辨真伪，须于炭火上，有油滚出而成焦黑者真，若假则化白灰而为木类也。

味颇苦辣，气极芳香，性温而烈，质润有油。内透骨髓，外彻皮毛，开窍通经，穿筋入络。兴奋神经之机能，增多原夫之分泌；定痉痫而理客忤，杀虫蛊而去风痰；辟恶逐秽，催生堕胎；能蚀溃疮之脓，善消瓜果之积。

按：麝脐香通行十二经及奇经八脉，为开关利窍、走窜飞扬之药。轻用一厘至二厘，重用三厘至五厘，极重一分。配青油和灌，治中风不省；合乳汁调服，治中恶客忤；配肉桂末，饭和为丸，治诸果成积、伤脾作胀；合枳椇子，煎汤送下，治饮酒过多、消渴不止；配桂心末，温酒调服，治死胎不下；合雄黄末，羊肝裹吞，治误中虫毒：配香油，绵裹塞牙，治牙虫作痛：合炒盐，包熨患处，治偏正头痛。李时珍发明麝香曰：严济生谓：中风病必先用麝香，盖因麝香走窜，能通诸窍之不利，开经络之壅遏。若诸风、诸气、诸血、诸痛、惊痫、症瘕诸病，经络闭塞，孔窍不利者，为用引导，以开之、通之最效，但不可过耳。曹锡畴《麝香辨》云：一、麝香堕胎，妇女咸知，孕妇不独不敢服，且不敢嗅，故凡膏丹丸散，内有麝香，则云孕妇忌服。麝香下胎之说已几百年于兹矣，岂知《神农本草经》原文二十八字并无“孕妇忌服”之四字，至《名医别录》始见有“堕胎”二字，诸家仍之，遂为堕胎作俑。然其采《日华本草》一条则又云：纳子宫，暖水脏，止冷带下。如此则补胎圣药也，何得指为堕胎乎？更将西书互参，如孔继良译撰之《西药略释》，言其功用为壮脑安神（显然补药）；言其主治，凡腹痛抽筋（治霍乱极佳），作闷作呕及干咳症服此最妙，兼治妇人周身不安，气虚血弱，头昏目眩（疔疮门合雄黄、朱砂，治眼化），心跳肚痛（犯胎药能如是乎），胃不消化，月经不调等症（据此不伤胎且能种子），其服法每用一分至三分，日三四次。洪士提反之，《万国药方》言其功用能解转筋、行血，言其主治为病人虚弱、心悸、久暖气。由此观之，所谓下胎者何在？每见用以下私胎者，服至一钱八分，仍无影响。尚且常见重用此药，一而再，再而三，犹屹然不动。二、麝香治中风症，古方用者甚多，甚有治中风不语，用至二钱，此等胆识，真驾乎西医之上。自东垣学说出，用者日少，试述其说而辨正之。东垣云：风在骨髓者宜用，若在肌肉，用之则引入骨。按中风本属脑病，脑居骨内，何用引为？麝香乃壮脑之药，以之治中风病，开关通窍，同正攻邪，甚为合拍，反谓引邪入骨，如油入面，遂使良药见疑，沉疴莫起，深可惜也。三、麝香止呕，法见张子和《儒门事亲》。子和喜用吐法，间有吐不止者，则用此以止之。惟时医鲜用，故少见多怪。余初用时不独病家不肯服，而药肆问人服剂亦不肯卖，止得引古证今，祥为开导，并将通用方之重用麝香者示之，始得释然。而近年则司空见惯，甚至妇人、女子亦能用之，此无他，以其效验之速也。西医用皮肤针将吗啡射入皮内以止呕，不经脏腑间道入血，颇为直捷，然仍不如麝香之有把握。余经朋数年，不验者极少，甚有服至两次者。故一切内外等症，凡有呕吐者，无不效。其服法：用正川麝一分，清茶吞下，约十五分钟久，即行服药，定必止呕，切勿以汤药同服，反为不应。甚者须用滚水同研，俟麝香溶化，即行与服；或加烧酒数滴，研匀，滚水冲服；或用麝香酒亦佳。此酒须平时预备，如将麝香一钱，浸烧酒三钱，每酒一分计有麝香三分之力，用时加水冲服，此两医制法，也颇便利，余喜用之。曹氏此辨，可谓发前人所未发者矣，于是而麝香之功用乃大白于天下。

龙脑香　香草类。一名冰片，又名片脑白。如冰作梅花片者良。头梅为上，二梅次之，三梅又次之。

味辛苦，性微温，气极芳香，质亦轻松。开通关窍，芳透郁火。疗喉痹，平脑痛，消鼻瘟，除齿痛；催妇人产难，起小儿痘陷；善消风而化湿，使耳聪而目明。

按：龙脑香入脑、肺、肝三经，为宣窍开闭、穿经透络之药。轻用一厘至二厘，重用三厘至五厘。研末点目翳舌出最灵；烧烟熏鼻塞脑疼亦效。配灯芯灰、黄柏灰、枯白矾研细，吹风热喉痹；合制南星、乌梅炭、硼砂末擦齿，开中风牙噤。李时珍曰：古方眼科、小儿科皆言龙脑辛凉，能入心经，故治目病惊风，痘疮倒靥者多用之。其实目病、惊病、痘病，皆火病也。火郁则发之。龙脑辛香发散，使壅塞通利，则经络条达而惊风自平、疮毒自出。但辛散太烈，凡中风非由外来风邪而由气血虚，小儿吐泻后成慢脾风，亦属虚寒，非若急惊实热，均忌。目昏暗南肝肾虚，不宜入点药。东医诸子氏等试验云：龙脑有镇静或麻痹之效，然因是而生之害亦不少。试投龙脑于温血动物，则反射机能减退，心脏及血管亦渐渐麻痹，因是而血压大为沉降，至于死亡。故以龙脑之有害也，宁废弃之，况其价亦不廉乎！然以余所验，轻用、暂用，实有奇功而亦无大害。

幽香开窍药（计四品）

牛黄　兽类。产西戎者为西黄，产广东者名广黄。试真假法：揩摩透甲，其体轻气香，置舌先苦后甘，清凉透心者为真。喝迫而得者名生神黄。圆滑，外有血丝，嫩黄层多者为上。杀后取之者，其形虽圆，下面必扁者，次之。在角中者名角黄，心中剥得者名心黄，胆中得之者名胆黄，则又次之。

味苦性凉，体轻气香。平肝阳，泻心火，镇热盛之狂痉；通里窍，透胞络，清痰迷之神昏。

按：牛黄入心与胞络、肝、胃四经，为幽香开窍、轻清透络之药。轻用五厘至一分，重用二分至三分，极重八分。配朱砂、黄连、郁金、菖蒲，治热陷神昏；合犀角、羚角、玳瑁、金汁，治风动痉厥；配竹沥、梨汁、麝香，治大人中风不语；和黄连、生甘、白蜜，治婴儿胎热风痉。王晋三曰：凡温邪内陷包络，舌绛神昏者，必借牛黄幽香物性，内透包络，立展神明，非他药所可及。戴北山曰：热入心包者，神志虽昏，多清少然，神清时犹省人语，宜以黄连、犀角、羚羊角为君。热直入心脏，则昏沉而厥，全不省人事矣，最为难救，重用牛黄，犹可十中救一，须用至钱许，少则无济。非若小儿惊风诸方，每用分许，即可有效。徐洄溪曰：牛之精气不能运与周身则成黄。牛肉本能健脾化痰，而黄之功用犹速，且黄多结于心下，故又能入心与胞络，以驱热涤痰而益其精气也。唐容川曰：牛黄系牛之病，多生肝胆中，或生心膈间，或生角中，能自行吐出。盖火发于肝胆而走于隔膜，以运周身，故牛黄生无定处，皆是其隔膜中之火所生也。因火生痰结而为黄，是盖牛之痰积也。以牛之痰积治人之痰积，为同气相求，以故诱敌之妙剂。其黄由火而生，故成为火味而苦。色黄气香，故用以退泻人身之火气；幽香善走，故透达经络脏腑而无所不到。其祛痰者，火降则痰顺也。

安息香　香木类。出西戎及南海波斯国。树中脂也，如胶加饴。今安南、三佛齐诸番皆有之。如饴者曰安息香，紫黄黑相和如玛瑙，研之色白为上；粗黑中夹砂石、树皮者为次，乃渣滓结成也：质屑末不成块者为下，恐有他香夹杂也，烧之集鼠者为真。修制最忌经火。西医云：安息香产海南波斯及暹罗国临近诸岛。

入药者有二种：一则成块，入松香；一则颗粒粘连，内含一色略白凝结一圈者，其色棕黑，均堪取用。第药肆中所售者，类多溷杂，宜择用之。若研细作散嗅之，即能令人喷嚏。

味先甜而后辣，气清芬而性平，香而不燥，窜而不烈。止猝然心痛、呕逆，疗中恶气逆、痰迷，辟秽除邪。服之令人气畅，开阖通窍；烧之令人神清。

按：安息香入心、肺、脑三经，为行气化痰、宣窍清神之药。轻用一分至二分，重用三分至五分。配炒黑丑、杜牛膝，下妇人鬼胎；和杜霍梗、母丁香，止小儿肚痛。石顽老人云：安息香治妇人为邪祟所凭，夜与鬼交，烧烟熏丹田穴，永断，故传尸、痨瘵咸用之。其苏合香丸至宝丹用之，各有转日回天之功，洵非寻常方药可比也。东西医治作用曰：安息香为行气药，吹入口内，令其渐透进肺部。其一法则用炭火一炉，以安息香放入炉内，俟其发烟上腾，令咳者纳其烟入口：又一法则用沸水一罂，以安息香放其中，则此香发气上升，亦令咳者吸入口内。以上各种疗治之法，凡犯咳症均能疗治。至外治恶疮，或用安息香酒及甘油调匀涂之，或用酒开搽之均可。

连翘　湿草类。根名连翘。《逢原》云：如无根，以实代之。

味苦辛，性凉散，气清芬，质轻浮。泻心家客热，散诸经血积；排脓止痛，通窍聪耳；善清鼠瘘痈肿，能除恶疮瘿瘤；兼通月经，亦利小便。

按：连翘入心与包络二经，兼入胃、小肠二经，为苦泻心火、芳透络热之药。轻用钱半至二钱，重用三钱至四钱。配银花，牛蒡、荆芥穗、淡豆豉，治风温发热；合香薷、厚朴、银花、扁豆花，治冒暑无汗；配薄荷、蝉衣、苇茎、焦栀皮、绿豆皮，治风热时郁；合地丁、天葵、野菊、鲜银花、蒲公英，治温毒天花。张元素曰：连翘之用有三，一泻心经客热，二去上焦诸热，三为疮家圣药。故张路玉曰：十二经疮药中不可无此。但性味苦寒，仅可以治热肿郁疽。溃后脓清色淡及胃弱食少者，均忌。

广郁金　芳草类。市肆所售广郁金即川郁金，体圆尾锐，外皮糙白粗皱，折开，质坚色黄，嗅之微香不烈。川郁金即温州所产之郁金，质坚色黑，香气尤微。

味甘带苦，性平微香。凉心开窍，平肝止疼。治妇人倒经鼻红，安定女子宿血心痛。

按：广郁金入心与包络、肝、胃四经，为降气解郁、凉血散瘀之药。轻用钱半至二钱，重用三钱。配白矾、朱砂，治妇人失心风痫；合姜汁、童便，治产后败血冲心；配升麻、胆矾，善解蛊毒；合降香、香附，最平肝气。缪仲醇曰：郁金本属血分之气药，其治诸血症者，正谓血之上行皆属内热火炎。此药能降气，气降即火降，而其性又入血分，故能降下火气，使血不妄行也、张路玉曰：广郁金幽香不烈，先升后降，入心及包络，治吐血、衄血、唾血、血腥、血淋、尿血及妇人经脉逆行，皆破宿生新之功。凡病属真阴虚极、阴火上溢而非心热气逆、肝火动血者，均忌。陈修园曰：女科谓妇人之病多起于郁，郁金能解诸郁，为妇科之良药，而不知此药《神农本草》不载，而《唐本》有之。《唐本》云：郁金味苦寒，主血积下气，生肌下血，破恶血、血淋、尿血、金疮。原方只有此二十三字，并无“解郁”二字，不见经传，切不可惑此邪说。若经水不调，因实而闭者，不妨以此决之；若因虚而闭者，是其寇仇。且病起于郁者，即《内经》所谓二阳之病发心脾，大有深旨。若错认此药为解郁而频用之，十不救一。至于怀孕，最忌攻破，此药更不可以沾唇。即载产后，非热结停瘀者，亦不可轻用。若外邪未尽者，以此擅攻其内，则邪气乘虚而内陷；若气血两虚者，以此重虚其虚，则气血无根而暴脱。此女科习用郁金之害人也。

轻清透络药（计十九品）

皂角刺　乔木类。一名天丁。去尖用，否则脱人须发。

味淡微辛，性平质轻。善开泄而上行，极锋锐以达病。痘疹气滞，不能起顶灌脓者最效；大风恶疾，甚至鼻崩眉落者亦验。善散痈疡，专解蛊毒，兼治妒乳，亦下胎衣。

按：皂角刺入肺、胃二经，兼入子宫，为搜拔风毒、锋利透络之药。轻用二分至三分，重用五分至八分。若烧灰为末，可用三钱；煮粥服，有用之八钱者。烧灰配蛤粉、青皮同研，酒送，治妇人乳痈；合朴硝、冰片少许，掺舌，消小儿重舌；配胡桃肉、炒槐米为末，饮调下，止肠风下血；合补骨脂、冬葵子同研，无灰酒服，通小便淋闭。杨十瀛曰：皂角刺能引诸药性上行，治上焦病最妙。朱丹溪曰：能引至痈疽溃处，甚验。李时珍曰：皂荚刺治风，杀虫功与角同，但其锐利直达病所为异耳。吴坤安曰：凡瘢不得透，毒不得解，疹点隐隐不能外达者，必加皂角刺数分以透之。但性善开泄，透表过锐，肿疡服之即消，溃疡服之难敛。痘疹痈疽气虚者，慎勿误用。即痘疮血滞，不能起顶灌脓，又需陵鲤，亦非角刺所宜。

山栀子　灌木类。清上中焦生用，治下焦热病及止血炒黑用；内热用子，表热用皮。

味苦性寒，体轻气浮。轻宣心肺之郁热，善治胸中懊侬、烦不得眠；凉泻三焦之湿火，能疏脐下血滞、小便不利。面赤酒鼓最效，血淋黄疸并疗。

按：山栀子入心、肺、胃三经，为轻宣郁火、凉透上焦之药。轻用钱半至二钱，重用三钱至四钱。配片芩，善清肺热；合豆豉，凉解胸闷；配连翘、竹叶，除心中烦闷；合黄柏、茵陈，消五种阳黄；配厚朴、枳实，治胸闷膈热；合生藕、茅根，治赤痢血淋。徐洄溪曰：栀子体轻虚，走上而不走下，故入心肺；色正黄，故入胃。胃家蕴热蒸心，此能除之。又胃主肌肉，肌肉有近筋骨者，有近皮毛者，栀子形开似肺，肺主皮毛，故专治肌肉热毒之见于皮毛者也。但苦寒泻火，凡脾胃虚弱、血虚发热、心肺无邪、小便闭由膀胱气虚者，均忌。

紫草　山草类。广西产色深紫而脆者良，嫩苗尤良。酒洗用。若淡紫质坚者，曰紫梗，不入药。

味苦甘咸，性凉质滑。凉而不凝，滑以利窍，内通络脉，外达皮毛，透血热之痘疹，解火壅之疮毒。

按：紫草专入肝经，兼入心包络，为凉血宣发、泄热解毒之药。轻用一钱至钱半，重用二钱至三钱。配栝蒌仁煎汤，通肠痈便闭；合腰黄熬汁，点痘毒黑疔；配广皮红、葱白，消解痘毒；合鲜大青叶、连翘，宣发痤疹。李时珍曰：紫草味甘咸而性寒，入心包络及肝经血分，其功专于凉血活血，利大小肠，故痘疹欲出未出，血热毒盛，大便闭涩者宜用之。已出而紫黑，便闭者，亦可用。若已出而红活及白陷，大便利者切忌。故杨士瀛曰：紫草治痘，能导大便，使发出亦轻。得木香、白术佐之，尤为有益。又曾世荣《活幼新书》云：紫草性寒，小儿脾气实者犹可用，脾气虚者反能作泻。古方惟用茸，取其初得阳气以发痘疹：今人不达此理，一概用之，非矣。唐容川曰：痘科所用紫草，即紫草之嫩苗也。今人于前四朝凉血利窍则用紫草；若痘局布齐后即用紫草茸，以血热未清，于凉血中兼寓升散之义也。今肆中所用色紫而形如松膏者，乃系洋内树脂，与紫草迥异，医不惧不察而用之，不可不急为之辨。

牡丹皮　芳草类。酒洗净，曝干，勿见火。

味辛微苦，性平微寒。气香而窜，故治无汗之骨蒸；色赤入血，故清络中之伏热。风噤与风痹可散，头痛与腰痛皆效；既平寒热癥瘕，亦除症坚瘀血。胎前慎用，产后最良。

按：牡丹皮入心经，兼入肝、肾、心包三经，为清透伏火、宣散血热之药。轻用一钱至钱半，重用二钱至三钱。配桑叶、竹茹，清胆热而散肝火；合山栀、连翘，透包络以泻心热；配地骨皮及四物，治血虚之骨蒸：合东白薇入六味，泻胞中之伏火。张路玉曰：丹皮味辛气窜，能开发陷伏之邪外散。惟自汗多者勿用，为能走泄津液也。痘疹初起勿用，为其专散血，不无根脚散阔之虑。又凡妇人血崩及经过期不净属虚寒者禁用。王秉衡曰：丹皮气香味辛，为血中气药，专行血破瘀，故能坠胎消癖。所谓能止血者，瘀去则新血自安，非丹皮真能止血也。血虚而入于养阴剂中，则阴药借以宣行而不滞，并可收其凉血之功，故阴虚人热入血分而患赤痢者，最为妙品。然气香而浊，极易作呕，胃弱者服之即吐，诸家本草皆未言及，用者审之。

新绛　藏器类。丝线用红花膏染透，古时用茜草膏染成，煎之丝线淡黄者真。

味先觉甘淡，后乃微酸苦。性既平和，质亦柔润。煎汤，通肝经而透络脉，使瘀热转出气分；烧灰，敛血海而止崩漏，达血郁以治痛经。兼除男子消渴，又通产后淋沥。

按：新绛专入肝经，为通络和血、达郁解凝之药。轻用八分至一钱，重用钱半至二钱。配旋覆花、青葱管，治肝经血着；合当归须、东白薇，治气冲血厥；配桃仁、松子仁、柏子仁、栝蒌仁，疏肝络而润肝燥；合芦笋、枇杷叶、旋覆花、郁金汁，宣肺络而透肺热；配四物、旋覆、青葱管，治血虚络郁；合四七、苏子、白前，治络滞痰湿；配墨鱼骨、真阿胶、旋覆花、青葱管，养血濡络；合鸡血藤、广橘络、淡竹茹、鲜茅根，清络止血。王晋三曰：新绛乃红蓝花染成，并得乌梅、黄柏之监制，则通血脉之中仍有收摄之妙。余因其义，采用新绛和血，葱管利气，再复以理气血之品，配合成方，移治郁结伤中、胸胁疼痛等症，屡有殊功。赵晴初曰：新绛为通肝络之要药，余每用二三钱为君，臣以旋覆花、墨鱼骨、茜草根、蜜炙延胡、酒炒川楝子等，使以青葱管，或佐紫金片二三分，或佐红灵丹一二分，治妇人临经痛极而厥，及寡妇室女肝郁胃痛，历验不爽。昔吾乡章氏虚谷治伏暑深入肝络，血瘀气闭，亦以新绛为君，加旋覆化、青葱管、归尾须、桃仁、紫苏旁枝、青蒿脑、鲜茅根等反佐，来复丹一二钱，历试辄验。惟在气分者不必用。

绛通草　蔓草类。通草用红花膏染成，煎之色淡黄者真。若煎成药汤鲜红者则用洋红水伪造。

味淡微苦，性平质轻。宣肺机而通气上达，疏肝络而引热下行。既可催生，又能下乳。胎前宜禁，产后最良。

按：绛通草入肺、肝、胃三经，为通经透络、行血利窍之药。轻用八分至一钱，重用钱半至二钱。配栝蒌仁、蒲公英、小青皮，善下乳；合紫降香、广郁金、明乳香，能止瘀痛；配当归、泽兰、茜根，通血瘀经闭；合川甲、没药、神曲，治跌打内伤。总之，此药合红花、通草之作用。凡湿热入于血分，络痹气滞，此药能上宣肺气，下利阴窍，中通络脉，善治耳聋、乳痈、水肿、五淋及胎死腹中、产后血晕等症，皆有殊功。惟气血两虚及胎前均忌。

真琥珀　广木类。是松香人地年久变成，含数种松香类。色黄而明莹者名蜡珀；色若松香，红而且黄者名明珀：有香者名香珀。出高丽、日本国者，色深红，有蜂、蚁、松枝者，尤好。

味淡无臭，性平而和。先上行而清肺安心，后下降而通肾利尿；兼消瘀血，亦破结症；肾茎作痛最灵，产妇血枕亦效。

按：真琥珀入肺、心、肝、肾四经，为安神定魂、通络散瘀之药。轻用二分至三分，重用四分至五分，极重八分。配玳瑁、朱砂，镇心安神；合钩藤、全蝎，平惊定痫；配大黄、鳖甲为散，治妇人腹内恶血瘀结作胀；合沉香、麝香为丸，治小便不通，腹大如鼓；配葱白、海金沙，治小便转胞，沙石诸淋；合三棱、延胡索，治儿枕作痛，血积诸症。唐容川曰：琥珀乃松脂入地所化，其汁外凝，其阳内敛。擦之使热，则阳气外发而其体黏；停擦使冷，则阳气内返而其性收吸。故遇芥则能黏吸也。人身之魂，阳也，而藏于肝血阴分之中，与琥珀之阳气敛藏于阴魂之中，更无以异。是以琥珀有安魂定魄之功。西洋化学谓磁石、琥珀内有电气，其能吸引者，皆是电气发力能收引之也。有阴电、有阳电。凡物中含有阳电者，遇有阴电之物即吸。若阴电与遇阴电之物即相推，阳电与遇阳电之物亦相推，其论甚悉。琥珀能拾荆芥而不能吸铁磁石，能吸铁而不能拾荆芥，以所含之电气不同也。然西人单以气论，犹不如中国兼以质论，则其理尤为显然。磁石之质类铁，故以类相从；而吸铁琥珀之质能黏，故以质为用；而拾荆芥药性者，所贵体用兼论也。东西医治作用曰：琥珀之功用能行气，解转筋，渗津液，利小便，治经脉不调及羊痫风、牙关紧闭、抽风等症。然依《和汉药考》，多用通经及利尿药，但淡渗而燥。凡阴虚内热，火炎水涸，因而小便不利者，勿服。服之愈损其阴，反致燥结之苦。

淡竹茹　苞木类。取竹茹，筛选大青竹，磁片刮去外膜，取第二层如麻缕者，除去屑末用之。

味性甘凉，气质清轻。善透胆络，专清胃脘。虚烦呕逆最良，吐血崩中并效；既清五志之火，亦去积浊之邪；调气养营，可塞血窦。胎前产后，无所不宜。

按：淡竹茹入胆、胃二经。为清中通络、止呕除烦之药。轻用二钱至三钱，重用五钱至八钱。配仙半夏、川连、广陈皮，治胃热痰呕；合辰茯神、枳壳、黄芩，治胆热不眠；配枇杷叶、芦根、生姜，治温病呕呃；合西洋参、茯苓、炙草，治产后烦热；醋浸含漱，治齿血不止；陈酒煎服，治妇人胎动；配滁菊花、双勾藤，治风湿发痉；合霜桑叶、丝瓜络，治胎热不安。张隐庵曰：竹茹，竹之脉络也。人身脉络不和，则吐逆而为热甚，有或寒或热者，若皮毛之血不循行于脉络，则上吐血而下崩中矣。凡此诸病，竹茹皆能治之，乃以竹之脉络而通人之脉络也。但性寒而滑，凡胃寒呕吐、感寒夹食作吐，均忌。

白茅根　山草类。俗名地甘蔗。去皮用。

味性甘香，气质轻清。先上行而清肺定喘，后下降而通瘀利尿。凉透络中之伏火，血闭寒热最良；甘养胃腑之清津，劳伤虚羸亦效。既止吐衄诸血，又通瘀热五淋。

按：白茅根入心、肾、胃、肠四经，为凉透伏热、轻通血瘀之药。轻用三钱至五钱，重用一两至二两。配枇杷叶，治肺热气喘、温病呃逆。合芦根，治风温发疹、食入即呕；配西茵陈，治五种黄疸；合生藕梢，治五种热淋。徐洄溪曰：白茅根交春透发，能引阳气达于四肢，又能养血清火，为清轻血热之良药。惟因寒发哕、中寒呕吐、湿痰停饮、发热，均忌。

广橘络　果木类。一名橘瓤上丝。酒微炒。广产者良，衢产次之。

味淡微辛，性平质轻。宣气疏滞，舒络活血；力虽甚薄，体弱相宜。

按：广橘络入肺、肝二经，为宣畅肺气、轻通络脉之药。轻用八分至一钱，重用钱半至二钱。李时珍曰：引《大明》曰：治口渴吐酒，炒热煎汤饮，甚效。金御乘曰：橘络专能舒经络滞气，予屡用以治卫气逆于肺之脉胀，甚有效。但力究薄弱，不过取为佐使药而已。故洄溪老人云：橘内筋、荷叶边、枇杷核、山楂核、扁豆壳，皆古方书所弃，今编取之以示异。惟性极和平，服之亦无大害。

青松叶 香木类。一名青松针，俗名鲜松毛。

味苦微辛，性平气芳。善驱风，历节风痛最效；能燥血中之湿，阴痒可除。毛发脱者能重生，红癍痧亦有特效。

按：青松针入肝、脾二经，为通络活血、驱风燥湿之药。轻用五钱至八钱，重用一两至二两。配麻黄、陈酒，治大风恶疮；合荆芥、白芷，治中风口㖞；配食盐，酒煎含漱，消风牙肿痛；合樟脑，酒浸外擦，退风湿脚气。昔王肯堂谓：肾阴虚、肝阳旺，因而男子遗精、女子带下者，当以清芬之品清肝，不可以苦寒之药伤胃。常以青松叶、侧柏叶为君，佐以生地、玉竹、天冬、藕节、女贞子、墨旱莲草等煎膏，久服颇效。王孟英名曰清芬耐岁膏。观此则青松叶于去血中风湿外，又善清泻肝阳之作用矣。过玉书曰：青松、毛竹解毒，能散血中之风，指疔用之作引，取其象形也。惟热盛火旺宜于寒泻者不必用，用亦无效。

灯芯 湿草类。

味淡性凉，质轻中空。宣肺气，清肺热，通心窍，降心火。煎汤，通五淋，除水肿；烧灰，吹喉痹，止夜啼。

按：灯芯入心、肺、小肠三经，为宣气利窍、清热行水之药。轻用三分至五分，重用六分至一钱。研末配二苓、滑、泽，参膏和丸，治小儿百病；烧灰合轻粉、麝香，共研细末，擦男女阴疳。缪仲醇曰：其质轻通，其性寒，甘味淡，故能利小肠，热气下行从小便出；小肠为心之腑，故亦除心经热。惟性专通利，虚脱人不宜用，气虚小便不禁者尤忌。

竹叶卷心 苞木类。

味甘性寒，体轻气薄，卷而质嫩，锐而中空。善通心窍，极清心火；除新久风邪之烦热，平喘咳气逆之上冲；开温疫之迷闷，定热壮之惊悸。

按：竹叶卷心入心、肺二经，为清通心窍、凉透包络之药。轻用五分至一钱，重用钱半至二钱。配淮小麦、生石膏，治时行发黄；合广橘红、枇杷叶，治上气发热。汪讱庵曰：叶生竹上，故专除上焦发热；宣肺消痰，凉心解渴，故能治咳逆喘促、呕哕吐血、中风不语，小儿惊痫等症。惟风寒湿痰切忌。

莲子心　水果类。《纲目》名莲薏，即莲中之青心。

味蕾微咸而涩，性寒气清而通。凉血热而解口渴，清心火以安心神。

按：莲子心专入心经，为清心驱热、凉血解渴之药。轻用七支至十四支，重用二十支至三十支。配糯米拌炒为末，治劳心吐血；合辰砂拌干研细，治心热遗精；生研末米饮服，治产后血热而渴；生冲灯芯汤下，治温病心烦不寐。吴鞠通曰：腑中为心之宫城，此药但用心者，凡心有生生不已之意。心能入心，即以清秽浊之品，便补心中生生不已之生气，救性命于微芒也。莲心甘咸，倒生根，由心走肾，能使心火下通于肾，又回环上升，能使肾水上潮于心，故为清官之使。

水芦根　湿草类。芦与苇为二物，细不及指者为苇，其干较大者名芦根。须逆水生者良，其笋尖尤良，去发节用。

味性甘凉，气质轻清。上宣肺络，透热郁之痧瘖；中清胃气，止热伤之噎哕；下输膀胱，止内热之泻痢。既消时疾烦闷，亦解犬马肉毒。

按：水芦根入肺、胃、肾三经，为清热止呕、解毒利尿之药。轻用八钱至一两，重用二两至三两。配芦根，治翻胃上气；合童便，治呕哕不止；配橘红、生姜，治霍乱肿胀；和连翘、薄荷，治痧瘖不透：配厚朴，益胃。加觞；合麦冬，清烦消闷；配橄榄，解河豚毒；合紫苏，解鱼蟹毒；配竹茹、生姜、粳米，治干呕不食；合橘皮、通草、陈米，治呃呕尿闭；配藿香叶、枇杷叶、佩兰叶、薄荷叶、淡竹叶，治湿热脘闷；合麦门冬、浙茯苓、地骨皮、新会皮、生姜皮，治骨蒸肺痿。邹润安曰：形如肺管，甘凉清肺。且有节之物生于水中，能不为津液闷隔而生患害者，尤能使之通利。余春山曰：阳为湿郁，不能外达下行，每见恶寒足冷。若拘伤寒恶寒之说，投以温散，其寒反甚。但重用芦根，配以灯草，轻清甘淡，通阳利窍，滚煎热服，下咽即觉热从外达，津津汗出而解，屡验不爽。石芾南曰：芦根中空，节节通灵，凉而能透，淡而能渗，泄热化湿，两擅其长。配细辛、白芥子、牛蒡子、苦杏仁等，既能开表，又能通里，治湿热郁蒸过极，内蒙清窍，神烦而昏，俗名湿蒙，得此芳淡开透，蒙闭即开，屡试辄验。惟舌苔白滑而腻，寒湿甚重者忌。因寒而霍乱、呕吐者，亦忌。

薏苡根　谷类。如无，以鲜菩提子根代之，功用相同。

味淡微苦，性凉质轻。形类麻黄，功胜苇茎。治肺痈，初起可消，已溃可敛；杀蛔虫，胃痛能止，腹满能除。既消黄疸，又善堕胎。

按：薏苡根入肺、胃、小肠三经，为宣肺泄热排毒化脓之药。轻用五钱至八钱，重用二两至三两。配苇茎、桃仁、冬瓜子，专治肺痈；合芦根、茅根、枇杷叶，极清肺火；配雷丸、槟榔、使君子，能下三虫；合乌梅、胡连、炒川椒，善止胃痛。张路玉曰：取薏苡根一味，捣汁热饮三合，连饮五六次不拘，肺痈之已溃、未溃，服之最捷。

野菰根　俗称野茭白根。生在河堰水中，形状与水芦根无异。

味辛甘凉，气质轻清，形同笋。开肌表而透疹瘖，力胜苇茎；肃肺脏而解脓毒，兼利小便，亦止热呕。

按：野茭白根入肺、胃、肾三经，为透发疹瘖、清宣肺肾之药。轻用六钱至八钱，重用二两至三两。配淡竹茹、枇杷叶、新会皮，治胃热呕呃；合菩提根、冬瓜子、干苇茎，清肺痈脓毒。此物生于水中，横行四达，体轻中空，且系有节之物，节节通灵，状如芦笋，故入于人身，亦能不为湿滞、痰涎、脓毒所阻，走络达窍而宣通之，与活水芦笋形、色、味、性、功用皆同。

紫苏旁枝　芳草类。即紫苏两旁之嫩枝，非苏梗也。

味甘微辛，性平气芬。宣通脉络，疏利机关。畅肝经血中之气，宣肺经气中之血；即擅和中，又能安胎。

按：紫苏旁枝入肺、胃、肝三经，为宣中透络、以枝达肢之药。轻用八分至一钱，重用钱半至二钱。配桂枝、桑枝，治四肢麻痹；合橘络、络石，治一身络郁。陈修园曰：紫苏两旁小枝通十二经关窍脉络，观此则紫苏旁枝性主四散，能疏两胁之积气。枝多横行，能达四肢之郁血而为十二经脉报使，十六络脉之向导，皆取其横行四达之象也。佐温、佐凉无所不宜，胎前、产后亦无所忌。

大麦须　谷类。一名大麦芒，又名大麦秸。

味淡性平，气清质轻。上宣肺络，宣气宽胸；下输膀胱，退黄利尿。

按：大麦须入肺、膀胱二经，为轻清透络、甘淡利尿之药。轻用三钱至五钱，重用一两至二两。配赤茯苓、白术、赤小豆，善治水肿；合茵陈、栀子、生锦纹，专消黄疸。惟形锐而利，其性善窜，气虚者亦宜慎用。

大凉透络药（计六品）

犀角　兽类。镑成以热手掌摸之，香者为真，臭者假。忌油、盐、乌。附按：苏颂以黑者胜，角尖尤胜。岂知原支只有一条黑色，其余皆白，故市肆每多黑以为之，其实色白者亦未始无功。

味苦酸咸，性寒质坚。善透络直入心脏。通里窍以清神。狂言妄语、燥热闷皆效；凉血热而解毒，烦毒入心、风毒攻脑最灵。止血如神，杀虫亦验。既可定惊明目，又能消痈化脓。

按：犀角专入心、脑二经，兼入胃经。为通窍透热、凉血解毒之药。轻用三分至五分，重用六分至八分，极重一钱。配牛黄、麝香、玳瑁、琥珀、朱砂，治热盛昏谵；合鲜地、丹皮、赤芍、黄连、大黄，治中风不语；研末，配竹沥、姜汁服，治风热惊痫；合地榆、生地蜜丸，治下痢鲜血。唐容川曰：朱南阳有"如无犀角，以升麻代之"之说，以其同于一透也。岂知犀角乃清透之品，升麻之味，一重于清，一重于升，其性不同，其用自异。若夫风寒壅遏、疹点未透者，斯为升麻之任；而温邪为病、丹瘢隐现者，又系犀角之司。如以升麻为代，其肺气热者，必致喉痛，甚增喘逆。营分热者，必致吐血，轻亦衄宣。其误若此岂可代乎？又角生于首，故用为透剂充以下降之品，亦不可不辨。陆九芝曰：犀角人药之始，始于《小品》芍药地黄汤，主清化瘀血。他若《外台秘要》历载犀角方，无一不涉及恶血。不独《经疏》主治悉属吐衄下血，即如汪讱庵之《医方集解》尚能历叙吐衄及畜血诸症，则汪尚能知病涉于血，方用犀角。凡属三焦大热，诸见恶血及阳毒发瘢，色紫黯者，犀角之所司也。历观热入血室之病，一用犀角，邪即外达，岂不以其能深入至幽至隐者以拔之使出乎？若夫热专在气，不涉于血，而误投犀角，送邪入里，转陷转深，永不得出，病无不死夫。以已陷之邪，犀角既能拔出，则未陷之邪，犀角既能送入，其势必然。况其性走散，比诸角能消胎气，孕妇忌食。痘疮，气虚无大热，伤寒阴虚发躁，脉沉细，足冷，渴而饮不多且复吐出者，均忌。

羚羊角　兽类。古名麢羊角。山羊、山驴、羚羊三种相似，而羚羊有神，夜宿防患，以角挂树，不着地。但角弯中深锐紧小，有挂痕者真；疏无痕者伪。镑片用。若入丸散中，须胸前煨热，令脆，研如粉，否则粘人肠胃。

味咸性寒，体轻质坚。平脑定风，凉肝舒筋。具益气起阴之力，有安神镇痉之功。辟蛊毒不祥，驱恶血注下。孕妇子痫必用，小儿急惊最灵。

按：羚羊角入脑、心、肝三经，为凉肝清脑、息风镇痉之药。轻用五分至八分，重用一钱至钱半，极重用二钱。煎汤配童便和食，治一切风热攻脑；烧末合陈酒送服，治产后恶血冲心；配犀角汁、鲜生地，治热毒血痢；合鲜竹沥、双钩藤，治中风筋挛；配石决明、滁菊花，治肝风头痛：合小枳实、赤芍药，治产热烦闷。李时珍曰：羚羊入肝经，甚捷。肝开窍于目，发病则目暗障翳，而羚羊角能平之。肝在合为筋，发病则小儿惊痫、妇人子痫、大人中风搐搦及筋脉挛急，历节掣痛，而羚羊能舒之。魂者，肝之神，发病则惊骇不宁，狂越僻谬，魇寐猝死，而羚羊能安之。血者，肝之脏，病则瘀滞下注、疝痛毒利、疮肿瘰疬、产后血冲，而羚角能散之。相火寄于肝胆，在气为怒，病则烦懑气逆、噎塞不通、寒热及伏热，而羚羊能降之。羚之性灵，而筋骨之精在角，故又能辟邪恶而解诸毒，碎佛牙而烧烟走蛇虺也。张路玉曰：诸角皆能入肝，散血解毒，而犀角为之首推。以其专食百草之毒，兼走阳明，力能驱之外出也。故痘疮之血，热毒盛者必需。若痘毒在肝经气分，而正面稠密不能起发者，又须羚羊以分解其势，使恶血流于他处，此非犀角之所能也。但知羚羊能消目翳、定惊痫而散痘疮恶血之功，岂知羚羊角治青盲目暗，与羚羊不殊特。羚羊角专消磨翳障，羚羊角能补救瞳人而辟除邪魅虫毒，亦相仿佛，惜未之闻，惟消乳癖丹方用之。陆九芝曰：热入心包，既入血室，非石膏、大黄所能了事者，则在肝之病必用羚羊，亦犹入心之病必用犀角也。惟血虚无热、气虚无汗者均忌。

玳瑁 介类。即瑇瑁。人药生者良。

味甘微咸，性寒质坚。解毒清热之功同于犀角，镇心安神之力等于珍珠。清烦热而疗心风，止惊痫而泄肝火；热结狂言最效，痘疮黑陷尤灵；既消痈疡，亦解蛊毒。

按：玳瑁入心、肝二经，为宣通脉络、凉解血热之药。轻用五分至八分，重用一钱至钱半。磨汁服，既解蛊毒；生佩之，亦辟蛊毒。配犀角汁，善解痘毒；合紫草苗，亦起痘陷；配羚羊角、石燕、薄荷，治迎风月泪；合辰砂、琥珀、珠粉，治心热虚烦。李时珍曰：玳瑁遗精名撒八儿，出西海中，蛟吞人吐出，年深结成者。其假如金伪作者，乃犀角粪也。窃谓此物贵重，如此必有号功，附录以俟博识。但以余所验，生玳瑁极难得，故其功究不如犀角之速效。但性亦寒，凡气血虚寒、痘疮排陷者均忌。

猪尾血　兽类。即猪尾尖之处剖刮而出者也。取雄猪尾血者佳。

味甘微咸，性凉质润。凡血皆热，惟此泄热清营。猪尾善动，尤能活血通络，瘢毒红滞必用，痘疮黑陷最宜。

按：猪尾血入心、肾、肝三经，为活血宣络、清营通瘀之药。轻用一酒盏，重用二酒盏。配鸡冠血、蚯蚓血、金汁、紫雪，治痘疫根紫顶陷；合犀角汁、鲜大青、地丁、冰片，治疔毒内陷走黄。黄宫绣曰：猪通身皆窒，食饱即卧，其活只在一尾，而尾尖则又活中之至活者也。故费建中治痘，凡遇毒盛而见干红晦滞、紫艳干燥之象，轻则用桃仁、地丁、红花、赤芍，重则用猪尾尖血，取一盏、二盏，入药同投，兼佐冰片开泄腠理，通达内外，诚发千古未发之奇法也。惟因虚而燥、因寒而凝者忌。聂久吾曰：疫痘以解毒为要，古方用人牙、金石、脑麝悍猛之药以劫散毒气，而损伤血气殆甚，予不敢用。惟毒入心经，狂躁不知人事者，用猪尾血一钱，冰片一分，温酒调下，名猪尾膏，尚可间用。

蚯蚓血　虫类。以白颈蚯蚓陈酒捣取汁用，干地龙亦可代。

味咸微甘，性凉善窜，通经络而活血，解湿热而利溺。痘顶紫陷、温疫发狂必用，热病癫痫、咳血黄疸亦灵；专杀蛇瘕、三虫，善治大腹、脚气。

按：蚯蚓血入胃、肝、肾三经，为凉血解毒、通经活络之药。轻用一瓢，重用二瓢。配葱白汁，善治暴聋；合童便，专除热毒；配荸荠汁、陈甜酒，治痘疮紫陷；合鸡冠血、猪尾血，治痘顶黑陷。朱松坪曰：地龙善窜，活血通经，能引诸药直破恶毒所聚之处。活者捣汁尤良，但其性大寒，能除有余邪热。故伤寒非阳明实热狂躁者忌，温病无壮热及脾胃素弱者忌，黄疸缘大劳腹胀属脾肾虚、尸疰因阴虚成劳瘵者，均忌。复有小毒，中其毒者以盐水解之。

西瓜硝　卤石类。一名琼瑶雪。冬月取厚皮大西瓜，剖盖去瓤，人火硝装满，以棕线结络，挂阴处十余日，瓜皮有霜透出，用帚拭取。惟火硝须预先备，四月间取火硝十斤，用缸盛之，入泉水斗许，俟硝熔化后，澄去泥沙，将硝水入瓦盆内，加牙皂四两、皂角刺八两，浸半月捞出，将硝烈日晒干。

味甘咸，性大寒，质轻浮，气凉沁。穿经透络，宣肺清心。烂喉丹痧最效，中暑昏厥如神。

按：西瓜硝入心、肺、胃三经，为散火解毒、透络通脏之药。轻用一分，重用二分。配人中白、明雄黄、头梅冰研末并吹，治时疫白喉、风火喉蛾、喉癣喉疳等证；合行军散、鲜竹叶、细牙茶泡汤送下，治中热急痧、烂喉痧闭、暑厥温毒、疔毒等证。祝补斋曰：方省庵喉科紫雪丹无二硝，以西瓜硝八钱为君，加冰片三钱，治咽痛喉风、重腭痰核、舌疔紫疱等症，其效如神。汪日贞曰：西瓜硝为咽喉要药，并治唇舌齿目等症，配合得法，投无不效。过玉书曰：西瓜硝名银粉雪，功并紫雪，需用瓷瓶固藏，否则化水。

卷六　通利剂（统计四十七品）

通气利尿药（计十二品）

通草　蔓草类。原名通脱木。

味淡体轻，色白性凉。清宣肺气，善治耳聋、鼻塞、失音；淡渗阴窍，故能利尿、通淋、退肿。既可明目去热，亦善下乳催生。

按：通草入肺、胃、膀胱三经，为宣肺通气、泄热利尿之药。轻用一钱至钱半，重用二钱至三钱。配王不留行、鲜猪蹄，治乳郁不通；合川桂枝尖、细辛，治冷积膀胱；配淡竹茹、广橘皮、生姜、水芦根、枇杷叶，治胃热呕呃；合光杏仁、生苡仁、滑石、浙苓皮、焦栀皮，治气分湿热。李时珍曰：通草味淡气寒，故入太阴肺经，行热下降而利小便；入阳明胃经，通气上达而下乳汁。然以余所验，清肺利尿丝通草固有确效，而通气下乳尚不及苏梗、木通。惟善利阴窍，孕妇亦忌。

生苡仁　谷类。人利水湿药生用，入理脾肺药姜汁拌炒。

味甘淡，性微寒。上清肺热，故治虚咳劳嗽、肺痿肺痈；中理脾湿，故治筋急拘挛、水肿脚气。兼利小便，亦治热淋。

按：生苡仁入肺、肝、脾、胃、大肠五经，为清肺健脾、行水利尿之药。轻用三钱至四钱，重用六钱至八钱。配郁李仁，治水肿气喘；合陈仓米，治湿痹拘挛；配麻黄、光杏仁、炙甘草，治风湿身疼；合桔梗、生甘节、金银花，治肺痈咯血。寇宗奭曰：《本经》言：苡仁主筋急拘挛，但拘挛有两种，《素问》注中大筋受热则缩而短，故可用苡仁。惟力和缓，须加倍乃效。若《素问》言，因寒则筋急者，则虽多用无益。李时珍曰：苡仁阳明药也，故能健脾益胃，虚则补其母，故肺痿、肺痈用之。筋骨之病以治阳明为本，故筋挛湿痹亦用之。又能利水除湿，故泻痢水肿用之。东医学说云：苡仁之成分为含窒素脂肪，含水炭素、灰分物，乃汉医于劳瘵、肺病、痎多用之，谓有特效。云其实对肺结核无织毫之效果，不过一种营养品而已。故中东合观，并无堕胎之说。则虽陈氏《妇人良方》及《胎前药忌歌》有堕胎之文，均是谬言。

茯苓皮　寓木类。

味甘淡，性微凉。开腠理，通水道，治湿热溺赤，消水肿肤胀。

按：茯苓皮入肺、脾、膀胱三经，为达膜行皮、利水消肿之药。轻用二钱至三钱，重用四钱至五钱。配新会皮、桑白皮、生姜皮、五加皮，治一身水肿；合生苡仁、大腹皮、猪苓、丝通草，治三焦湿滞。双梧主人云：茯苓本利水之药，其皮为甚，昔人谓利小便如奔马，盖极言其利也。痘犯脾湿不靥者，以之利湿，其功最捷。以余所验，茯苓皮合皮膜同用，虽主以皮行皮之作用，实有开腠达膜之功，且能上行入肺，泻去肺中湿热以清其源，而后能下输膀胱以利湿热也。惟其皮能泄利津液，膜能燥渗经络。凡小便不禁、阴虚遗精者均忌。

桑白皮　灌木类。蜜炙用。

味甘淡，性微寒。泻肺热之有余，定喘止嗽；疏小肠之气滞，逐水宽胀。善能下气调中，亦可消痰退肿。

按：桑白皮入肺、小肠二经，为清肺降气、利水消肿之药。轻用二钱至三钱，重用四钱至五钱。配糯米为末，治咳嗽吐血；合马粪灰，涂金刃疮伤；配地骨皮、生甘草、生粳米，治肺热咳嗽；合款冬花、炙百部、苏合，治肺火咳血。李东垣曰：肺中有水则生痰作嗽，除水正所以泻肺火，实则泻其子也。火退气宁，则补益在其中矣。李时珍曰：桑白皮利于通小水、清肺热，故肺中有水气及肺火有余者宜之。吴鞠通曰：桑白皮治热病后与小儿痘后，外感已尽，真气不得归元，咳嗽上气，身虚热者，甚良。若兼一毫外感，即不可用。如风寒、风温正盛之时而即用桑皮，如油入面，锢结不解。何则？桑根之性下达而坚结，由肺下走肝肾。内伤肺气，借以清保肺，用之不妨。外感则引邪入肝肾之阴，而咳嗽永不愈矣。

冬瓜子及冬瓜皮　菜类。

味甘淡，性微凉。去头面热，除胸膈满。大解热毒，能治肠痈；善利小便，故可通沙淋。清胃止渴，醒脾进餐。

按：冬瓜皮入脾、胃、大小肠、膀胱五经，为利尿泄热、清暑走湿之药。轻用三钱至五钱，重用六钱至八钱，鲜者一两。配桃花、橘皮，能悦泽面容；合黄连、麦冬，治消渴不止；配糯米粉、海蛤粉，治白浊白带；合蒌仁、桃仁，治肠痈肠燥。王秉衡曰：冬瓜凉而润肺，甘能凉胃，极清暑湿，止烦渴，利二便，消胀满，治暑湿、霍乱、泻利皆有殊功。子润肺化浊痰，皮解风热消浮肿。蔬圃中如品也。

茵陈　湿草类。有二种，一种叶细如青蒿者，名绵茵陈，又名西茵陈；一种生子如铃者，名山茵陈，又名铃茵陈。

味苦气芬，性凉质轻。专清湿热，善治黄疸；利小便，通关节：头痛眼疼并效，瘴疟气瘕亦治。

按：绵茵陈入脾、胃、膀胱三经，为清热利尿、除湿去疸之药。轻用钱半至二钱，重用三钱至五钱。配白鲜皮，治热痢发黄；合车前子，治眼热赤肿；配焦栀、黄柏，治阳黄色明；合干姜、附子，治阴黄色晦；配白术、桂枝、猪苓、赤苓、泽泻，治尿闭发黄；合枳实、厚朴、焦栀、黄柏、大黄，治便闭阳黄。邹润安曰：外复有热，但头汗出，小便不利，始为茵陈的治。其所以能治此者，新叶因陈干而生清芬，可以解郁热，苦寒可以泄停湿。盖陈干本能能降热利水，复加以叶之如丝如缕，挺然于暑湿蒸近之时，先草木而生，后草木而死，不必能发散而清芬洋溢、气畅不敛，则新感者遂不得不解矣。王秉衡曰：茵陈乃蒿属，昔人多种以为蔬。《本经》所载主风湿寒热、热结黄疸、湿伏阳黄所主之病，皆指绵茵陈而言，其叶细于青蒿，干之作淡青白色，今人呼为羊毛茵陈是也，其性专利水，故为黄疸湿热之要药。

葶苈子　湿草类。药肆所备皆伪。惟吾绍乡间所种，俗名过江绿豆者真。

味甘苦，性大寒。专治肺痈，通利水道，除胸中痰饮，平上气喘咳。风热痱痒悉治，面目浮肿亦效。

按：葶苈子入肺、胃、大肠、膀胱四经，为下气行水、泄热除痰之药。轻用八分至一钱，重用钱半至二钱。配大枣，泻肺消痈；合桑皮，退肿泄满；配知母、贝母、砂仁、大枣，治痰火咳嗽：合白芥子、萝卜子、苏子、冬瓜子，治肺痹气喘。李东垣曰：葶苈苦寒，气味俱厚，不减大黄，能泄肺中之闭，又泄大肠，利小便。但大降气，只可与辛酸同用，以导肿气。王海藏曰：甜者性缓，虽泄肺而不伤胃；苦者性急，泄肺而易伤胃。故必以大枣辅之。然肺停水气，偾满迫急者，非此不能除。但水去则止，不可过剂。凡肿满由脾虚不能制水，小便不通由膀胱虚无气以化者，均忌。

石韦　石草类。去黄毛及梗，蜜炙用。

味淡微苦，性平微寒。清肺气，通膀胱。善治癃闭，亦去膏淋。

按：石韦入肺、膀胱二经，为清肺行水、利尿通淋之药。轻用一钱至钱半，重用二钱至三钱。配滑石，治小便淋痛；合车前，治孕妇转脬；配桑白皮、地骨皮、生甘草，治肺热咳嗽；合贯仲炭、地榆炭、清童便，治血热崩漏。黄宫绣曰：石韦蔓延石上，其叶与皮功专清肺行水，凡水道不行，化源不清，以致水道益闭，用此味淡性凉，淡则气行金肃，凉则热除水利。是以劳力伤津，伏有热邪而见小便不通及患发背等症，均治。俾肺肃而水亦通，淋除而毒去矣。

葫芦壳　菜类。一名匏瓠，有甜、苦二种。

味淡而苦，性凉质轻。善疗小便不通，专治四肢浮肿；兼利石淋，亦吐蛔虫。

按：葫芦壳入肺、胃、小肠、膀胱四经，为利水降气、退肿通淋之药。轻用二钱至三钱，重用四钱至五钱。配苦杏仁，治肢瘦腹肿；合炒蝼蛄，治尿闭腹胀；配密陀僧、冰片同研，搽痔疮肿痛；合苦丁茶、麝香为末，点鼻中息肉。黄官绣曰：匏瓠之种，类形有长短大小，惟味有甜苦平寒及有有利有害之别。利者，能降肺气，利水道，治淋闭黄疸、面目浮肿之症；入心与肾，除烦热消渴之症；烧灰存性研末，以擦腋下瘿瘤之症。为暑时必用之品。此言其利也。扁鹊曰：患虚胀者忌，食则患永不瘥。苦者尤伤胃气。故今人治黄疸水气、小便不通，或浸烧饭上蒸，或拌青糖煅存性，必暴病、利病，庶可劫之。若病胃虚，服多吐利，慎之。

金雀花　花类。一名黄雀花，俗名扫把枝，即苕帚花。

味淡微苦，性平质轻。专利小便，能治水膨，兼发痘疮，亦消结毒。

按：金雀花入肺、肝、膀胱三经，为宣肺疏肝、行水利尿之药。轻用六分至八分，重用一钱至钱半。配芫花、玉簪花，治水胀尿闭；合青橘叶、绿萼梅，治气郁腹满；配银花、连翘、青皮、蒲公英，治乳痈初起；合桃仁、红花、乳香、没药，治跌扑损伤。赵恕轩曰：丁未，余馆奉化刘明府署，时明府幼孙患痘不起发，医用金雀花，询其故，云此药大能透发痘疮。以其得先春之气，故能解毒攻邪，且能和血疏风，兼治乳痈。西医学说云：金雀花为利小便药，如食其小服，能利小水；食其大服，则作呕吐、大水泄。然此药专用以利小便，未有作吐剂者，其功用为消水臌、利小便之上品，服之屡效。

三白草　湿草类。

味甘微辛，性寒小毒。专治水肿脚气，兼消胸痞膈痰。

按：三白草入肺、胃、肠、膀胱四经，为利水退肿、泄热消痰之药。轻用钱半至二钱，重用三钱至四钱。配紫花地丁捣烂涂布，消疔退肿；合生常山绞汁热服，吐痰除疟。何氏秀山曰：三白草色白微香，气亦清轻，故能上宣肺气，下输膀胱，治汤水化肿、湿热脚气是其兼长。但性寒而有小毒，凡脾虚化肿者忌，风寒化疟者亦忌。

椒目　味类。即川椒子，杵碎用。

味辛微苦，性平质轻。利小便，善治膀胱胀急；纳肾急，能疗耳猝鸣聋。兼止气喘，亦消腹胀。

按：椒目入脾、肾、膀胱三经，为快脾行水、纳肾降气之药。轻用二分至三分，重用五分至八分。配巴霜、黑枣为丸吞服，治留饮腹痛；合菖蒲、黄蜡为梃纳耳，治肾虚耳鸣；配白术、官桂、赤苓、猪苓、泽泻，治水气肿满；合香附、苍术、川芎、焦栀、蛤粉，治腹痛带多。李时珍曰：椒目下达，能行渗道，不行谷道，所以能下水、燥湿、定喘、清虫也。

通血利溺药（计十二品）

赤苓　寓木类。色白者为白茯苓，色赤者为赤茯苓。

味淡而渗，性平而和。泻心导赤，利窍行水，兼破结气，亦伐肾邪。

按：赤苓入心、小肠、膀胱三经，为专除湿热、利水偏长之药。轻用钱半至二钱，重用三钱至四钱。配广皮、猪苓、泽泻，治湿盛热郁；合椒目、泽兰，绛通，治血肿尿涩。王好古曰：赤苓入心、脾、小肠气分，虽利小便而不走气，与车前子相似。惟小便不禁、虚寒精滑者均忌。

车前子　湿草类。人汤剂炒用；入丸散，酒浸一夜，蒸熟，研烂作饼，晒干焙用。附叶。

味甘微咸，性寒质滑。导小肠邪热，专止暑湿泻痢；通膀胱气癃，善治男女淋沥。益精明目，滑窍催生。

按：车前子入肝、肾、小肠、膀胱四经，为行水泄热、利窍通淋之药。轻用二钱至三钱，重用五钱至八钱。配草节煎汤，治孕妇热淋；合生粳米煮粥，治老人虚淋；配熟地、菟丝子为丸，治肾虚目暗；合生地、原麦冬研末，治久患内障。张路玉曰：车前子虽主清热利窍，但利小便而不走气，与茯苓同功。若《别录》云：强阴益精者，盖因男女阴中有二窍，一窍通精，一窍通水，二者不兼开。水窍得气化乃出，精窍得火动乃泻。车前专通气化行水道，疏利膀胱湿热，不致扰动真火而精气宁谧矣。故凡泻利暴下、小便不利而痛者，用此为末，米饮，服二钱，利水道，分清浊而谷脏止矣。又治目疾，水轮不清，取其降火而不伤肾也。惟阳气下陷、肾气虚乏者忌。其叶捣汁温服，疗火盛泄精甚验。若虚滑精气不固者亦忌。

绛通草　湿草类。用红花膏染成，若洋红染者勿用。

味淡微辛，性平质轻。上达心包而轻宣肺气，下输肝络而淡渗膀胱；善通血脉关节，能消痈肿积聚；腹中瘀痛最灵，孕妇胎前悉忌。

按：绛通草入肺、心、肝、肾、膀胱、子宫六经，为消肿止痛、活血破瘀之药。轻用八分至一钱，重用钱半至二钱。配紫荆皮、赤小豆，善消血肿；合当归尾、泽兰叶，极止瘀痛。总之，绛通一味，为后人所制之品，合有通草、红花之功用。凡抑郁伤肝、病久入络者，较之新绛奏功尤捷，配合于产后生化汤中最妙。惟孕妇胎前切忌。

防己　蔓草类。向传有汉防己、木防己二种，汉防己是根，木防己是苗。今药肆只备汉者，酒炒或盐水炒。

味苦微辛，性寒气悍。专去下焦之湿，善消血分之热；水肿脚气最效，尿闭便结亦灵。

按：防己入小肠、内肾、膀胱三经，为利湿去热、凉血消肿之药。轻用一钱至钱半，重用二钱至三钱。配黄芪、桂枝、茯苓、甘草，治皮水跗肿；合白术、炙草、生姜、大枣，治风水恶风；配防风、冬葵子，治小便淋涩；合藿香、白芷，治霍乱吐利。李东垣曰：防己为消血分湿热之要药，兼亦能泻大便。凡下部肿痛脚气，非此不可。但臭而可恶，下咽则心烦减食。如饮食劳伤、阴虚内热，以防己泄大便，则重亡其血，其不可用一也；大渴引饮及久病津液不行、上焦湿热等症，防己乃下焦湿热药，其不可用二也；外感邪传入肺经，气分湿热而小便赤热，此上焦气分病，其不可用三也。大抵上焦湿热皆禁，即下焦湿热，又当审其二便不通利者方可用之。凡胃虚、阴虚、自汗、盗汗、口苦、舌干、肾虚小便不利及产后血虚，虽有下焦湿热，均忌。

川楝子　乔木类。即金铃子，酒炒或盐水炒。

味苦性寒，兼有小毒。专利小便水道，善止下部腹疼；兼疗热狂躁闷，亦治诸疝虫痔。

按：川楝子入心包、肝、小肠、膀胱四经，为泄肝通肠、止痛利尿之药。轻用八分至一钱，重用钱半至二钱。配延胡索，治热厥心痛；合吴茱萸，治肾囊冷肿；配小茴香，治肾消膏淋；合炒槐米，治脏毒下血。庞安常曰：能入肝舒筋，导小肠、膀胱之热，因引心包相火下行，故心腹痛及疝气为要药。张路玉曰：昔人以川楝为疝气腹痛、杀虫利水专药，然多有用之不效者，不知川楝所主，乃囊肿茎强作痛，湿热之疝，非痛引入腹、厥逆呕涎之寒疝所宜，皆言迥出前辈，然犹未达至治之奥。夫疝瘕皆由寒束热邪，每多掣引作痛，必须川楝子之苦寒，兼茴香之辛热，以解错综之邪。更须察其痛之从下而上引者，随手辄应；设痛之从上而下注者，法当辛温散结，苦寒良非所宜。诸痛皆而不独疝瘕为然。根杀三虫，专治蛊毒。若脾胃虚寒者，均忌。

赤小豆　谷类。即赤豆之小而圆长，色紫暗者，俗名野赤豆，又名杜赤小豆。亦可研末，发芽用。

味甘微酸，性平质燥。利水杀虫，排脓消痈；行津液而止渴，凉血热而清烦；除痢疾止吐逆，通乳汁下胞衣。

按：赤小豆入心、肾、小肠三经，为行水散血、燥湿除虫之药。轻用二钱至三钱，重用四钱至六钱。配茅根，治水蛊腹大：合当归，治肠痈便红；配苏梗，通治乳汁不通；合杜牛膝，治胞衣不下。李时珍曰：赤小豆小而色赤，心之谷也。其性下行，引津液通小便，能入阴分，治有形之病，故能消胀除肿，治下痢肠澼，解酒止吐，除寒热痈肿，排脓散血，通乳汁而下胞衣，兼治产难，皆病之有形者。久服则降令太过，津血渗泄，所谓令人肌瘦身重也。其吹鼻瓜蒂散及辟瘟用之，亦所以通气除湿散热耳。又按：《朱氏集验方》云：宋仁宗在东宫时，患痄腮，命道士赞宁治之，用赤小豆七粒为末，傅之而愈。有僧发背如烂瓜，邻家乳婢用此治之如神。此药治一切痈疽疮疥及赤肿，不拘善恶，但水调涂之，无不愈者。但其性黏，干则难揭，入苎根末即不黏，此法尤佳。

冬葵子　湿草类。即向日葵子。种类最多，蜀中独胜。

味甘性寒，质滑气降。润利二便，疏泄败精，消水退肿，下乳滑胎。花治带下，赤白咸宜。

按：冬葵子入胃、大小肠、外肾、子宫五经，为润燥滑窍、利尿通淋之药。轻用二钱至三钱，重用四钱至五钱。配滑石、琥珀、川萆薢、杜牛膝，治败精阻窍；合川芎、归尾、淮牛膝、榆白皮，治难产不下；配春砂仁为末，治乳房胀痛；合鲜茅根煎汤，治小便淋症。张子和曰：冬葵子之功，利窍通乳、消肿滑胎是其专长。张元素曰：蜀葵子花赤者，治赤带；白者，治白带。赤者，治血燥；白者，治气燥。皆取其寒润滑利之功也。张路玉曰：被狗啮者食之，疮永不瘥。

蒲黄粉　水草类。即蒲草花上黄粉。行血生用，止血炒黑。

味甘而淡，性平而凉。生用质滑，故能行血消瘀、止痛利尿；炒黑兼涩，故能止血住崩、固带涩精。

按：蒲黄粉入心包、肝、肾三经，为凉血活血、散结除热之药。轻用一钱至钱半，重用二钱。配上青黛、鲜生地，治肺热衄血；合鲜地龙、炒广皮，能临产催生；炒黑配银花炭、地榆炭，止便血血痢；合陈阿胶、大生地，治口耳大衄。言闻曰：手足厥阴血分药也，故能治血治痛。生则能行，炒则能止。与五灵脂同用，治一切心腹痛甚效。张石顽曰：蒲黄配五灵脂名失笑散，虽能消痈肿、去瘀积、去产妇儿枕痛，然胃气虚者入口必吐、下咽则利，以五灵脂味浊恶也。配干姜末同研掺舌上，虽能治舌胀满口，然舌根胀痛亦有属阴虚火旺者，误用则转伤津液，每致燥涩愈甚，不可不审。凡一切劳伤发热、阴虚内热无瘀血者，均忌。

土茯苓　蔓草类。大如鸭子，连缀而生，俗名冷饭团，有赤白二种，白者良。

味淡微苦，性平微凉。主治杨梅恶疮，兼疗瘰疬疱肿；解轻粉之毒，去形秽之邪。

按：土茯苓入脾、胃、肝、肾四经，为渗湿解毒、缓肝舒筋之药。轻用四钱，重用五钱。配苡仁、银花、防风、木通、白鲜皮、皂荚子、党参、当归，治杨梅结毒；合海藻、海带、昆布、桔梗、海螵蛸、天葵子、连翘、川贝，治瘰疬坚核。查杨梅毒疮，从交媾不洁之妇人而起，与形秽湿热之邪互结而成，以凉解血毒为首要。土茯苓即仙遗粮，性虽冷淡而渗利不过，去湿热以利筋骨、利小便以止泄泻是其专长。他如患脓疥而血气旺者，煎汤代茶亦妙。若治杨梅疮毒，其力甚薄，仅可为解血毒药之佐使耳。且其性与茶相反，故用此必须忌茶。但淡渗伤阴，肝肾阴亏者忌。

鸡矢白 原禽类。先将白雄鸡饲以煮干大麦，俟解出干粉，看有白点，用竹刮取，以酒洗晒干用。

味微咸而带涩，性微寒而质滑。利大小便，治腹鼓胀、破石淋、消症瘕；善止肝热转筋，兼疗中风失音。

按：鸡矢白入肝、胃、大小肠、肾五经，为泄热解毒、导滞消胀之药。轻用一分，重用二分。配黑豆、陈酒浸服，治男妇风痹；合蝉衣，煎汤调下，治小儿惊啼；配大黄、桃仁为末，姜汤送服，治单腹鼓胀；合赤豆、秫米为散，茵陈汤下，治面目黄疸。李时珍曰：鼓胀生于湿热，亦积滞成者，鸡矢白能下气消积，通利二便，故治鼓胀有殊功。王晋三曰：水气鼓胀，用鸡矢白者，鸡无前阴，溺屎同窍，用有二法：一佐以桃仁、大黄，微利水湿，从大便而出；二佐以陈酒，使其气达于皮毛、行于脉络、下通水道，使水湿从小便而出。二便通利，腹胀潜消。凡脾肾虚寒而化水肿者忌。

荸荠草 湿草类。

味甘微寒，质滑而降。清络中之湿热，功类茅根：通尿管之血淋，用同藕节。虽长利尿，亦可通瘀。

按：荸荠草入内肾、膀胱二经，为凉血行水、通尿治淋之药。轻用一尺，重用二尺。配生甘梢、琥珀末，治小便淋痛；合绛通草、鲜茅根，治尿管瘀塞。查此草色青中空，味淡性凉，寓有鲜茅根之凉血通窍，麦窍草之利尿消肿。世人以贱，忽之叶而不用，惜哉！惟肾气不化，因而溺闭者，用之无效。若妊妇胎气不固，虽如子淋、子肿，亦宜慎用。

蝼蛄 虫类。俗名土狗。去翅足炒用。

味咸性寒，气臭微毒。通便而二阴皆利，善治石淋；逐水而十肿俱平，又能解毒。捣贴痒燥颇效，消化骨鲠亦灵。

按：蝼蛄入胃、大小肠、肾四经，为行水消肿、利便通淋之药。轻用二枚，重用六枚。配紫菀、白前、姜夏、炒商陆，治水肿气喘；合大戟、芫花、煨甘遂、大红枣，治腹大水肿；配冰片、麝香捣遏脐中，治小便不通；合当归、川芎煎汤引下，治胞衣不下。黄宫绣曰：蝼蛄性甚奇特，将此分为上下左右四截。若以上截治肿，即见上消；下截治肿，即见下消；左截治肿，即见左消；右截治肿，即见右消。又将自腰而上以治，则能拔水上行，使二便皆涩；自腰而下以治，则能使便立下。妇人难产亦照此法。小儿脐风，配甘草等分研傅，即平。然究其治效，总因性善攻穴，其性急迫，故能治此取效也。惟朱震亨曰：蝼蛄治水甚效，但其性急，虚人戒之。

通利淋浊药（计十七品）

木通 蔓草类。古名通草。

味苦而劣，性凉而降。上通肺经、包络，下通小肠、膀胱。善治五淋，能宣九窍；耳聋鼻息、喉痹咽痛皆效，下乳催生、通经堕胎亦灵。

按：木通入肺、包络、小肠、肾、膀胱五经，为通淋降火、退热除烦之药。轻用五分至八分，重用一钱至钱半。配鲜生地、生甘梢、淡竹叶，治心热尿赤；合川萆薢、焦山栀、琥珀末，治热淋尿痛。李东垣曰：木通下行，泄小肠火，利小便与琥珀同，无他叶可比。朱丹溪曰：君火宜木通，相火宜泽泻，利水虽同，所用各别。又凡利小便者，多不利大便，以小水愈通则大便愈燥也。木通人大肠，兼通大便。淋沥不通者，下焦火也。心与小肠为表里，心移热于小肠，故淋闭。木通能通心火，故治之。杨仁齐曰：人遍身胸腹隐热、疼痛、拘急、足冷，皆是伏热伤血。血属于心，宜木通以通心窍，则经络流行。赵晴初曰：《重庆堂随笔》谓：木通味苦，故泄心火由小肠出。诸本草皆云甘淡，或言微辛，岂诸君未经口尝，且刍荛亦未询乎？按：木通，古名通草；今之通草，古名通脱木。云木通味甘淡，或通草之传误，未可知其实。今之木通，味极苦且劣。世谓黄连是苦口药，不知黄连之味苦而清，木通之味苦而浊，且性极迅利，不宜多用。沈杏南曰：曾见一小儿误服重剂木通汤，小便遂不禁，继之以白膏如精状，叫号惨痛而死，死后尿窍端有精珠数粒。用木通者审之！凡胃虚肾冷及伤寒大便结燥、表虚多汗者忌；精滑自遗及阳虚气弱，内无湿热者均忌；妊娠尤忌。

猪苓 寓木类。即枫树苓削去皮用。

味淡而苦，性平而降。泄膀胱湿热，除小便急痛。主水胀腹满，治带下脚气；专疗子淋胎肿，又能解毒杀虫。

按：猪苓入肾、膀胱二经，为渗湿泄滞、利窍通淋之药。轻用钱半至二钱，重用三钱至五钱。配茯苓、泽泻、滑石、阿胶，治湿热呕渴；合桂枝、白术、茯苓、泽泻，治肾闭肿满；配鸡子矢白，治小儿尿闭不通；合金雀花，治孕妇身肿淋痛。张石顽曰：猪苓入肾与膀胱血分，性善疏利经府。世人但知为利水专药，不知其有治痃疟虫蛀之功。即清利小便无如此，决非泽泻比，故不入补剂，久服必损肾气，昏人目。凡阴虚水涸，虽小便不利，亦忌。

泽泻 水草类。利小便生用，入煎剂盐水拌或酒浸。

味淡微咸，性寒质滑。通小便淋沥，逐膀胱湿热，去脬中留垢，消心下水痞，兼治耳鸣脚气，亦止呕吐泻痢。

按：泽泻入肾、膀胱二经，为渗湿利窍、泻火通淋之药。轻用钱半至二钱，重用三钱至四钱。配白术、茯苓，治水饮肿胀眩冒；合鹿衔、生术，治酒风身热汗出。张石顽曰：泽泻性专利窍，故素多湿热之久服耳目聪明。亦不可过用，若水道过利，则肾气虚。故扁鹊云：多服病人眼。今人治泄精多不敢用，盖有肾与膀胱虚寒而失闭藏之令，得泽泻降之而精愈滑矣。当知肾虚精滑，虚阳上乘，面目时赤者戒之。若湿热上盛而目肿，相火妄动而遗泄，得泽泻清之，则目肿退而精自藏矣，何禁之有？王秉衡曰：泽泻有聪耳明目之功，人皆疑之。《理虚元鉴》谓：究其命名之义，善泽者，泽其不足之水；泻者，泻其有余之火。不可视为消阴损肾之品也。然以余所验，泽泻究为利窍滑精之药。《别录》谓补虚损者误，扁鹊谓害眼者确，故病人无湿、肾虚精滑者，均忌。

滑石 石类。水飞净用。

味淡性寒，气轻质滑。荡胃中积热，通九窍津液；善逐凝血，偏主石淋：退身热而除渴，分水道而实大肠；水肿脚气并治，泄辟癃闭皆效；兼能催生，亦疗乳痈。

按：滑石入肺、胃、内肾、膀胱四经，为清暑燥湿利窍通淋之药。轻用二钱至三钱，重用四钱至五钱。配鲜葱白、淡豆豉、鲜生姜、生甘草，治暑湿兼寒；合光杏仁、生苡仁、白蔻仁、薄川朴，治湿温中满；配朱砂、麝香、冰片、灯草，治大热狂乱；合香薷、藿香、丁香，治伏暑吐泻；配鲜葱白、川椒目，捣贴脐下，治孕妇子淋；合煅石膏、枯白矾，研末搽之，治脚趾缝烂。张元素曰：滑石气寒味甘，治前阴窍涩不利，其质沉重，能泄上气令下行，故曰滑则利窍，不与诸淡渗药同。李时珍曰：滑石利窍不独小便也，上能利毛腠之窍，下能利精尿之窍。

盖甘淡之味，先入于胃，渗走经络，游溢精气，上输于肺，下输膀胱。肺主皮毛，为水之上源，膀胱司津液气化则能出，故滑石上能发表，下利水道，为泻热燥湿之药。发表是荡上中之热，利水道是荡中下之热；发表是燥上中之湿，利水道是燥中下之湿热。散则三焦宁而表里和，湿去则阑门通而阴阳利。刘河间用益元散通治上下表里诸病，盖是此意，但未发明耳。凡元气下陷，小便清利及精滑者忌；久病阴虚内热及燥热烦渴以致小水短少赤涩，虽有泄泻，均忌；孕妇胎前尤忌。

大麻仁 谷类。俗名火麻仁。微炒用。

味甘性平，质滑而降。利小便，疗热淋；润脾滑肠，催生通乳。

按：大麻仁入脾、胃、大肠三经，为润燥滑窍、利尿通淋之药。轻用钱半至二钱，重用三钱至四钱。配食盐、粳米煮粥，治便闭淋痛；合赤小豆、生绿豆煎汤，治血痢脚肿；配小枳实、薄荷、川朴、生大黄、光杏仁、白芍药为丸，治脾约便难；合松子仁、柏子仁、甜杏仁、净白蜜、榆白皮煎服，治液枯肠燥。张路玉曰：麻仁滋润，初服能令微泄，久服能令肥健，有补中益气之功，脏腑燥结者宜之，老人血虚、产后便闭者尤宜。凡男子精滑、妇人带多及湿滞便难，均忌。

白茅根 山草类。一名地筋，即茅草根。

味甘性寒，气清质润。利小便，下五淋；能消水肿黄疸，清络瘀，止吐衄；善除血闭寒热，专平热呃，兼解酒毒。虽通经闭，亦治崩中。茅针溃痈，茅花止血。

按：白茅根入胃、肠、心、肾、子宫五经，为清火止血、利尿通淋之药。轻用二十支至三十支，重用四十支至五十支。配枇杷叶，治肺热气喘；合生葛根，治温病热哕；配水芦根，治反胃上气；合赤小豆，治水肿尿闭；配西洋参，治鼻衄不止；合白木耳，治肺痨咳血；配车前草，治小便热淋；合生藕节，治小便出血；配茵陈、焦栀，治五种黄疸：合藕汁、童便，治一切热瘀。李时珍曰：白茅根甘能除伏热，利小便，能止诸血、哕逆、喘急、消渴、黄疸、水肿，乃良物也。世人因微而忽之，惟争苦寒之剂致伤冲和之气，乌足以知此哉？张石顽曰：白茅根与百脉根相类，善能止渴去热及痘疮干紫不起。《本经》主治伤劳虚羸者，以甘寒能止虚热而无伤犯胃气之虚也。言补中益气，胃热除而中气复，是指客邪入伤中州，渐成虚羸而言，非劳伤本病所致所宜。若茅针甘温，色白轻虚，力能上升入肺，散热止衄。屋上败茅研傅癍疮湿烂，取其收湿之力也。徐洄溪曰：茅根交春透发，能引肠气达于四肢，又能养血清火，为热深厥亦深、便血肢冷之良药。

凡因寒发哕，中寒呕吐，湿痰停饮发热，均忌。

瞿麦 蔓草类。家种者曰洛阳子，颇似麦，故名。竹沥浸一伏时，晒干用。

味苦微辛，性寒而降。通心经，利小肠，决痈肿，拔肉刺，破胎堕子，明目去翳，专主五淋，亦通经闭。

按：瞿麦入心、肾、小肠、膀胱四经，为利水、破血、通淋之药。轻用一钱至钱半，重用二钱至三钱。配花粉、赤苓、山药、淡附片，治小便不利；合栀、炙草、灯芯、鲜葱白，治下焦结热；配生锦纹、车前子、焦山栀、六一散、萹蓄、灯芯，善治热淋；合牛膝、冬葵子、飞滑石、真琥珀、鲜茅根、小蓟，专治热淋。沈芊绿曰：瞿麦降心火，利尿窍，善逐膀胱结热，为治淋必须之药。但性猛利，善下逐，凡肾气虚、小肠无大热、胎前产后、一切虚人患小便不利及水肿蛊胀，脾虚者，均忌。

生甘梢 山草类。

味甘性平，质润而降。清胸中之积热，达肾茎而止痛。

按：生甘梢入胃、肾、冲三经，为清热润燥、缓急止痛之药。轻用五分至六分，重用八分至一钱。配延胡索、川楝子、制香附，治胸中痛热；合鲜生地、细木通、淡竹叶，治肾茎肿痛。李言闻曰：直达下焦须用草梢，盖取其甘淡以止痛，清热以化毒，而又缓冲脉之逆、带脉之急。惟呕家、酒家亦忌。

榆白皮 乔木类。有赤白二种，赤为榆，白为粉。去粗皮取白用，俗名刨花，非白皮。

味甘性平。质滑而降通二便，利五淋；走水道以行津液，渗湿热而消痈肿；既得滑胎，又能催生。

按：榆白皮人大小肠、内肾、膀胱、子宫五经，为渗湿泄热，滑窍通淋之药。轻用钱半至二钱，重用三钱至五钱。配光杏仁、麻黄、射干，止齁平喘；合冬葵子、车前子、滑石，滑胎催生。李时珍曰：榆皮、榆叶性皆滑利下降，故治二便不通、五淋肿满、喘嗽不眠、经带胎产诸病，取其利窍渗湿热，消留着有形之物。气盛而壅者宜之。若胃寒而虚者，久服渗利，恐泄真气。以及脾虚便溏、孕妇胎前均忌。

地肤子 湿草类。一名落帚子。

味苦而淡，性寒而降。利小便，通五淋；兼消疝瘕，亦治丹肿。

按：地肤子入肾、膀胱二经，为利水泄热，退肿通淋之药。轻用二钱，重用三钱。配生甘梢，治阴虚湿热；合白蔹，治男妇带浊：配白术、桂心为末，治狐疝阴癫；合地榆、黄芩煎汤，治赤痢血多。王旭高曰：小便不禁或频数，古方多以为寒而用温涩。不知属热者多，盖膀胱火邪妄动，水不得宁，故不禁或频数。法甚补血泻火以治本。宜用地肤子为君，以除膀胱虚热、利水通淋；略佐收涩，如山萸、五味之类以治标。观此，则地肤子之功用为治肾与膀胱、清血虚湿热、利水通淋之良药。故李时珍曰：此物能益阴气，通小便，无阴则阳无以化，亦李东垣治小便不通，用黄柏、知母滋肾之意。但黄柏味纯苦，地肤子味苦兼甘，虽其力稍逊，若小便因热而频数或不禁，用地肤子苦以入阴，寒以胜热，使湿热尽从小便而出，较之知、柏犹稳。惟老年阳虚及中气下陷因而小便不禁或频数者，均忌。

海金沙　湿草类。市肆每以沙土杂入，次淘净，取浮者晒干，拈之不粘指者真。

味甘淡，性寒降。利小肠湿热，治五淋茎痛；善消肿满，兼解血毒。

按：海金沙入小肠、膀胱二经，为利湿泄热，消肿通淋之药。轻用二钱，重用三钱。配飞滑石、生甘梢，治热淋急痛；合生晒术、炒黑丑，治脾湿肿满；配生山栀、马牙硝、硼砂，治伤寒热狂：合杜牛膝、真琥珀、茅根，治血淋痛涩。张子和曰：海金沙治伤寒热狂者，退大热，利小便，釜底抽薪之意也。李时珍曰：海金沙，小肠、膀胱血分药也。热在二经血分者宜之。小便不利及诸淋，由于肾亏阴不足者，均忌。

萹蓄　湿草类。一名扁竹。

味苦微淡，性凉而降。利小便，治热淋；杀虫安蛔，退黄消疸；兼疗女子阴蚀，亦除小儿魑病。

按：篇蓄入肠、胃、肾、子宫、膀胱五经，为渗湿泄热、通淋杀虫之药。轻用二钱，重用三钱。配飞滑石、生甘梢，治热淋涩痛；合绵茵陈、焦山栀，治黄疸湿热。张石顽曰：萹蓄《本经》主治浸淫、疥瘙、疽痔，皆湿热之病，三虫亦湿热所生也。凡肾气下陷而成劳淋、虚淋者，均忌。

毕澄茄　味类。与胡椒一类两种，向阳生者为胡椒，向阴生者为毕澄茄。

味辛性温，气香质油。下气消食，疏中宽肠。治霍乱吐泻，止呕吐呃逆；通尿道而泄浊，温子宫而止带。

按：毕澄茄入脾、胃、肾、子宫、膀胱五经，为利气解结、通尿利浊之药。

轻用三分，重用五分。配白豆蔻，治噎食不纳；合高良姜，治伤寒呃逆。泰西医治作用曰：毕澄茄为行气药，在溺管内发其功力，东方多为暖胃药。此药能限制膀胱溺管放如种流质，故流白浊等病（凡初患白浊有痛，须先服泻药，并以湿布敷之，俟其略安，可用此研末服之）宜用此药，寻常能治愈。惟应在生炎初退后服之，凶其能惹溺管之路，令外肾胀大。其功用又能化痰，治白带、咽喉类症。但阴虚血分有热、发热咳嗽者，忌。

苎麻根 湿草类。有人种、野出两种，种者曰黄麻根，野者苎麻根。

味甘性寒，气清质润。清滋瘀热，通利血淋。主治小儿赤丹，善止孕妇胎漏；热渴心烦皆效，蛇伤虫咬亦治。

按：苎麻根入肝、肾、子宫三经，为凉血润燥，解热散瘀之药。轻用三钱，重用五钱。配鲜竹叶，治漏胎下血；合白茅根，治小便热淋。朱丹溪曰：苎麻根大能补阴而行滞血，方家恶其贱而勿用，惜哉！李仲南曰：诸伤瘀血不散，野苎麻根捣傅，如瘀在腹，顺流水打汁服即通，血皆化水。秋冬用干叶亦可。凡病人胃弱泄泻及诸病不山血热者，均忌。

萱草根 湿草类。俗名鹿葱根，与麦冬相似。

味甘性凉，气清质润。下水气，治砂淋；兼疗酒疸身黄，亦止乳痈肿痛。

按：萱草根入胃、肝、肾、膀胱四经，为利水泄热、消肿通淋之药。轻用十枚，重用二十枚。配胡芦巴壳，治通身水肿；合芭蕉根，治小便不通；配土旱莲，治大便后血；合生绿豆，解食丹药毒；配诸儿参、鲜茅根，治大热衄血；合蒲公英、陈绍酒，治乳吹肿痛。朱丹溪曰：萱属水性，下走阴分，一名宜男，宁无微意也。观此则其根确有清火欲、解诸毒之功矣。惟气虚劳淋亦忌。

芭蕉根 湿草类。《纲目》名甘蕉。

味甘带涩，性寒而润。利小便，专治黄疸赤淋；清燥火，善止烦闷消渴。捣汁治产后血胀，杵烂傅热结痈肿。

按：芭蕉根入脾、肾、膀胱三经，为解热化湿、利水通淋之药。轻用五钱，重用一两。配土旱莲，治血涩淋痛；合西瓜皮，治热盛消渴。以余所验，芭蕉根与白茅根同为治血淋之良药。惟茅根味甘而清，蕉根味甘而涩，性又大寒，服时宜和陈绍酒一小瓢，庶免水伏之弊。惟外治颇有捷效，如取其汁涂汤火伤及疮口不合，同陈酒捣烂涂发背肿毒，皆妙。若阴疽不赤肿者忌。

瓦松 苔草类。《纲目》名昨叶荷花草，一名天草，即屋上无根草。

味淡微酸，性平微凉。专治小便砂淋，亦止大肠血痢，兼疗口中干痛，又涂诸疮不敛。

按：瓦松入脾、肾、膀胱三经，为行经活络、凉血通淋之药。轻用二钱，重用四钱。配生麻油涂，能染乌髭须；合生柏叶捣傅，治汤火灼伤；配雄黄研贴，治疯狗咬伤；合食盐涂，治唇裂生疮。李时珍曰：按《庚辛玉册》云：瓦松，阴草，生屋瓦上、深山石缝中，茎如漆圆锐，叶背有白毛，有大毒。烧灰淋汁，沐发即落；误入目，令人瞽。捣汁能结草砂，伏雌雄砂术、白矾，其说与《唐本草》无毒及生眉发之说相反。然以余所验，殊不尽然。

通逐败精药（计六品）

杜牛膝 湿草类。即天名精草，一名地菘，俗名臭花娘草。

味淡而苦，气腥而烈，性大寒，质热滑。善除淫秽，专通败精。捣汁服，立吐风痰；杵烂涂，能解蛇咬。

按：杜牛膝入肺、肾、子宫三经，为通逐精败、涌吐风痰之药。轻用二钱至三钱，重用四钱至五钱。配两头尖、川楝子、韭白、小茴、归尾煎汤，治败精阻窍；合清宁丸、炒白丑、桃仁、琥珀、麝香为丸，治瘀血为淋。李时珍曰：天名精并根苗而言，地菘言其苗叶，鹤虱言其子，惟根名杜牛膝，其功只是吐痰止血、杀虫解毒，故擂汁服之能止痰疟、漱之止牙疼、按之傅蛇咬，亦治猪瘟。张石顽曰：杜牛膝煎服，除淫秽邪毒从小便泄出。若咽喉肿塞、痰涎壅滞，捣汁，鹅翎扫入，去痰立效。过玉书曰：杜牛膝为治喉圣药，善能消肿散血、止痛化痰，无论何种喉症，用之皆效，以甚能去风痰毒涎也。用法：取根叶捣汁一碗，重汤炖温，不时漱毕，即低头流去毒涎，再漱再流，须耐心十余次，毒涎方尽。丁福保云：取新捣杜牛膝汁碗许，冲和炖温服之，治乳蛾喉痹等症，得汗或大吐而愈。如遇痰声辘辘，喉间胀塞，取鲜杜牛膝醋研如酱，用羊毛笔蘸之，在喉间连探二三次，即痰出胀消而愈，其妙如神。又治喉腐吹药，用其汁晒干为末乙两，薄荷末五分，青黛末五分，冰片末五分，研匀吹之，极妙。合观各家所说，杜牛膝之功用，上能治喉痹风痰，下能通败精瘀腐。惟能除小虫，与桃仁杀小虫之功相类，尤为其所独擅。然力能堕胎，孕妇胎前均忌；老年虚淋亦忌：阴虚精滑尤忌。

韭白 菜类。韭之茎名韭白，根名韭黄，花名韭菁。

味辛气臭，性温质滑。利窍而疏泄败精，通络而温化瘀血。善治胃寒脘痛，亦开风痰失音；煎汤洗肠痔脱肛，捣汁熏产后血晕。

按：韭白入胃、肾、子宫三经，为通阳泄浊，利窍滑精之药。轻用一钱，重用二钱。配猳鼠矢，治伤寒劳后、阴阳易病；合生姜汁，治产后呕水、赤白带下；配桔梗、乳香、没药，治怒郁血瘀、胃口作痛；合滑石、槐米、白薇，治热伏精室、肾茎刺痛。李时珍曰：韭白生则辛而散血，熟则甘而补中，入足厥阴经，乃肝之菜也。昔有贫叟，病噎膈，食人即吐，胸中刺痛，或令取韭汁，入咸梅、卤汁少许，细呷，得入渐加，忽吐稠痰数升而愈。此亦张仲景治胸痹用薤白，皆取其辛温能散胃脘痰饮恶血之义也。王晋三曰：阴易是妇人病温后，毒移男子而成，宜以薤白为君，滑利通阳，疾于下行，佐以鼠粪之阴霾，引入至阴之处，通阴舒阳，效如桴鼓。凡肝阳犯胃，脘中热痛者忌；男妇阴虚火旺因而梦遗、精滑、白带、白淫者均忌。

槐实 乔木类。一名槐角子，俗名槐米，乃槐花未开时采取者，酒炒用。

味纯苦，性凉降。专通任脉结瘀，善治子脏急痛；兼疗热闷难产，亦除湿痒阴疮；肠血与痔血并治，肝风与脑风皆效。

按：槐实入脑、肝、精室、子宫四经，为凉血清火、利窍通阴之药。轻用八分，重用钱半。配陈绍酒，治杨梅毒疮；合棕灰，治热盛血崩；配地榆、当归、防风、枳壳、条芩为丸，治内痔便血；合竹茹、花粉、白薇、川柏、青盐煎汤，治热入血室。王秉衡曰：槐实味苦色黄，清肝胆而凉血。凡清肝凉血之品，类可安胎，独槐实既不能安胎而反堕胎者，何也？则《本经》主子脏急痛一言，已括其义矣！子脏即子宫，属任脉，为受精之所。急痛者，因交合不节所致。槐实专通任脉，直达子宫，能涤射人之精而泄淫欲之火，故孕妇用之，其胎即堕。推之薇疮便毒，利西泰谓发于横骨上，亦秽入于任脉之病。《景岳全书》有一味槐蕊之方，不知传自何人，余服其妙。凡病入脾虚便溏、阴虚血热而非实热者，均忌。

川萆薢 蔓草类。产中州，大块色白而松脆者为革薜，若色黄赤者为菝葜也。一种小块质坚韧者为土萆薢，不堪入药。忌茗、酸。

味苦而淡，性平而散。强骨节、除腰脊疼；治白浊，止茎中痛。兼疗阴痿失溺，亦去痔漏外疮。

按：萆薢入肝、胃、内外肾四经，为去风渗湿、利溺分清之药。轻用二钱至三钱，重用四钱至五钱。配石菖蒲、益智仁、乌药，治下焦虚寒、白浊频数；合贯仲炭、炒槐米、茅根，治肠风痔漏、下血如注；配冬葵子、飞滑石、杜牛膝、真琥珀，治败精阻窍；合仙灵脾、生川柏、生甘梢、冬青子，治肾热阳痿。李时珍曰：萆薢之功长于去风湿，所以能治痒痹、遗浊、恶疮诸病之属风湿者。萆薢、菝葜、土苓三物，形虽不同而功不相远。张石顽曰：萆薢，昔称其摄精之功，或称逐水之效。但《雷敩炮炙论》序云：囊皱旋多，夜煎竹木，竹木，即萆薢也。旋多白浊，皆是湿气下流。萆薢能治阳明之湿而固下焦，故能去浊分清。何两说之相悬耶？不知胃气健旺则湿浊去而肾无邪湿之扰，肾脏自能收摄也。杨氏萆薢分清饮专主浊病，正得此意。又主阴痿失溺、老人五缓者，总取行阳之力以利关节、助健运也。若阴虚精滑及元气下陷，不能摄精、小便频数、大便引急，误用，病必转剧，以其性散不利于阴也。以余所验，浊必有精，尿则有淋无浊，凡小便频数、白浊如膏、茎中痛不可忍者，往往由欲火郁遏，败精瘀腐而成，故白浊多延成下疳重候，与寻常湿热成淋不同。萆薢乃疏泄败精之品，与杜牛膝功用相类，但力较薄，故必重用。又以元明粉化水拌炒始有效力。若肾虚腰痛、阴虚火炽，亦忌。

裩裆灰　器服类。即近阴处之裈裆烧灰。

味苦而浊，性温质滑。阴阳易为专长，治女劳复亦可。

按：裩裆灰专入精室、外肾、子宫，为利窍泄浊、导阴通阳之药。轻用一钱，重二钱。配五苓散，治阴阳易；合六味汤，治女劳复；配苏合丸同研，开水凋服，治中恶昏厥；合黑肾丸作散，牛膝汤送，治胞衣不下。李时珍曰：按张仲景云，阴阳易，身体重、少气、少腹里急或引阴中拘急、热上冲胸、头重不欲举、眼中生化、膝胫拘急者，裩裆散主之。取中裩近阴处烧灰，水服方寸匕，日三服，小便即利，阴头微肿则愈。男用女、女用男。成无已解云：此导阴气也，童女者尤良。王孟英曰：阴阳二易，余谓之热入精室症，第阴易较重于阳易，以女人疫热之气本从阴户出也。古人用裩裆之义最精，取其能引热邪仍由原路出，故须剪本人所交接之人为佳。余如竹茹、花粉、韭白、滑石、白薇、槐米、楝实、绿石、甘草梢、土茯苓等药，并走精室，皆可随症采用。

豭鼠矢　兽类。一名牡鼠矢，俗名两头尖。酒炒用。

味淡微咸，性温气浊。善治男子阴易，能通女子停经；兼疗乳痈，亦消疳积。

按：豭鼠矢入肝、肾、子宫三经，为逐瘀泄浊、利窍通阴之药。轻用十粒，重用二十粒。配红枣、麝香为末，治妇人乳吹；合牛膝、陈酒煎汤，治室女经闭；配枳壳、葱白、豆豉、焦栀，治伤寒劳复；合韭白、小茴、归须、川楝、山甲，治败精阻窍。李时珍曰：牡鼠矢入足厥阴经，故所治皆肝经血分之病。但有小毒，食中误食，令人目黄成疸。叶天士曰：酒炒牡鼠矢用以透冲脉之气，引冲脉之血下行，瘀者能和，闭者能通，为经闭之要药。凡经久不止，脐下结痛，乃血以下脐过血海，至冲任会合之处，结闭不行，血瘀子宫，宜海螵蛸、茜草等通之，紫石英、当归等润之，以此屎为向导，投无不效。即经久不至，渐成干血痨症，亦宜牡鼠矢为君，佐当归、丹参以通之，紫石英以润之，久服始效。惟孕妇胎前宜忌，胃虚善呕亦忌。

卷七　攻泻剂（统计二十九品）

攻气泻水药（计十一品）

大腹皮　果木类。用黑豆煎汤洗去毒，净晒干用，或酒洗后再以绿豆汤洗过。其肉粗者耗气，宜摘去之。

味略辛，性微温。散无形之滞气，凡脘腹痞满、胎气胀闷皆宜；逐有形之积水，故皮肤浮肿、脚气上壅最效。其皮皆筋丝似络，其子与槟榔同功。

按：大腹皮入胃、脾二经，为下气行水、疏中通络之药。轻用一钱至钱半，重用二钱至三钱。配紫苏、香附，能治子悬；合竹茹、广皮，善平恶阻；配麻黄、杏仁、苍术皮、生姜皮，消皮肤水肿；合橘红、苏子、海桐皮、五加皮，导脚气壅滞。沈金鳌曰：大腹皮下气，亦与槟榔同，不独子也。但槟榔破气最捷，其性为烈；大腹皮下气稍迟，其性较缓。病涉虚弱者忌，脾虚化胀者尤忌。

郁李仁　灌木类。即棠棣，一名雀李。汤浸去皮及双仁者，研如膏，勿去油。忌牛马肉及诸酪。查药肆现有两种：一名郁李仁，壳多而仁少，不适用，用其无效；一名郁李净仁，质润而滑，入药当用净仁。

味甘微苦，性平质滑。润达幽门，善通关格；滑利水道，能消肿胀。大肠气滞最灵，膀胱急疼亦效。

按：郁李净仁入脾、胃、大小肠四经，为泄气行水、活血润燥之药。轻用钱半至二钱，重用三钱至四钱。配生苡仁、生粳米煮粥，消男妇脚气浮肿；合生锦纹、滑石末和丸，消小儿二便闭结：配炒枣仁、猪胆皮、小川连、焦山栀、淡竹茹、冬桑叶，治胆热肝横，目瞑则惊悸梦惕；合光杏仁、桃仁泥、松子、柏子仁、新会皮，治脾约肠痹，液结则燥涩不通。李时珍述《宋史·钱乙传》云：乳妇因悸而病，既愈而目张不得瞑，煎郁李仁酒饮之使醉即愈。所以然者，目系内连肝胆，惊则气结胆横不下，郁李仁能去结，随酒人胆，结去胆下则目瞑矣。此盖得肯綮之妙者也。陈承曰：郁李仁性专下降，善导大肠燥结，利周身水气。然下后多令人津液亏损，燥结愈甚，乃治标救急之药。津液不足者忌，年老液枯肠燥者忌。惟西医云：郁李、根、皮、果均可入药，其作用为补身平脑药，如病后欠补，尚有微热者服之最宜。又如痨症瘰疬等兼热症者均宜服。其功用又能开胃解疟，治积滞、饭不消化。第治疟较金鸡纳霜则大逊。

皂荚子　乔木类。一名皂角子。煅存性用，或用青糖水炒透。

味咸带辛，性温质滑。上治膈痰吞酸，下导大肠湿滞；能消瘰疬，可涂疮癣。

按：皂荚子入肺、胃、大肠三经，为消痰涤涎、解毒滑肠之药。轻用四分至八分，重用一钱至钱半。配枳壳为丸，治里急后重；合炒槐米作散，治肠风下血；配天葵子，消年久瘰疬；合野菊花，傅一切疔肿。查皂角子内含碱类，敝其味咸而涩，质最滑利。余尝用以解酸质之毒，历试辄效。惟服后其质放散而有泻性，故又能导肠中垢腻秽恶，配锦纹二三分，奏功尤捷，以力能洗涤垢腻，洁净脏腑故也。但其质甚滑而性又消导，时珍谓治大肠虚闭，殊谬。

圆肥皂子　乔木类。一名圆皂，须去硬壳黄膜，但取其仁，炒研用之。

味咸而涩，性温质滑。涤顽痰，除垢腻；善治大肠风闭，专消头面霉疮。

按：圆皂仁入肺、胃、大肠三经，为涤垢除涎、解毒滑肠之药。轻用三枚，重用六枚。配天葵子、川贝母、天花粉、牛蒡子、青连翘、元参、甘草为丸，善消瘰疬；合猪胰子、皂角刺、土茯苓、白僵蚕、白鲜皮、银花、蝉退煎汤，专消霉疮，其功不减皂角。降胃液已虚者总，肾气内伤者尤忌。

牵牛子　蔓草类。有黑二种，故名二丑。色白者名白丑，色黑者名黑丑。酒炒用。

味辛甘，有小毒，性温烈，气甚香。白者利肺，治上焦痰饮，除气分湿热，兼通大肠风秘；黑者泻肾，逐下部败精，消脚气肿满，兼导脾经湿滞。既能落胎，又能杀虫。

按：牵牛子入脾、胃、肺、肾四经，为泻气行水、决壅导滞之药。轻用八分至一钱，重用钱半至二钱。配莱菔子、白蔻末为丸，消宿食积气；合花槟榔、紫苏子作散，治水肿虫积；配生军、轻粉、花槟榔，治马脾风症；合姜汁、陈米、小茴香，治诸水饮病。李东垣曰：牵牛乃泻气之药，味辛兼甘，性温有毒，久嚼猛烈雄壮。乃《名医续注》云味性苦寒，所谓苦寒安在哉？李时珍云：牵牛自宋以后，北人常用取快，及刘守真、张子和出，又倡为通用下药。盖牵牛治水气在脾，喘满肿胀，下焦郁遏，腰背胀重及大肠风秘、气秘，卓有殊功。但病在血分及脾胃虚弱而痞满者，切不可取快一时及常服暗伤元气也。黑牵牛能达命门、走精髓，人所不知，惟东垣知之，故治下焦虚阳。天真丹用牵牛以盐水炒黑入，佐沉香、杜仲、破故纸、官桂诸药，深得补泻兼施之妙，方见《医学发明》。又东垣未尽弃牵牛不用，但贵施之得良效。用法大约以四分至五分为丸一回内服之，服后经数时发下痢，其际虽有腹痛，然痛常不剧。西医云"牵牛子能大泻、水泻，每用五分至八分，研末服之"，与东垣曰"凡用牵牛，少则动大便，多则泄下如水"，其说不谋而合，中外一辙。

甘遂　毒草类。反甘草。面裹煨熟用。

味苦微辛，性寒有毒。水结胸非此不除，面目浮肿亦效；饮留胃得此则消，满腹湿胀最灵。验水如神，损真极速。

按：煨甘遂入肺、胃、大小肠、内肾五经，为逐水蠲饮、破积攻坚之药。轻用三分至五分，重用八分至一钱。配炒黑丑，消水肿腹满；合大戟，治水蛊喘胀；配炒白丑、炒车前、官桂，逐水如神；合姜半夏、炒白芍、炙草，蠲饮效；配苍术、川朴、广皮、淡附片、大枣，治肾寒尿秘、小水胀急；合猪苓、赤苓、泽泻、飞滑石、阿胶，治肝郁停饮、小便转脬。李时珍曰：肾主水，凝则为痰饮，溢则为肿胀。甘遂能泄肾经湿气，治痰之本也。不可过服，中病则止。张仲景治心下留饮，与甘草同用，去其相反而立甘草汤，其肿便去。又王璆《百选一方》云：脚气上攻，结成肿核及一切肿毒，用甘遂末水调傅肿处，即浓煎甘草汁服，其肿即散。二物相反而感应如此。

大戟　毒草类。反甘草。入药惟用正根，误服旁株，令人冷泻。枣煎则不损脾，乘软去骨用。

味苦微辛，性寒有毒。发汗消痈，通便利尿；疏通血瘀，故下恶血癖块，通经堕胎；驱逐水蛊，故消腹水满急，蠲饮退肿。

按：大戟入胃、肠、肾、子宫四经，为逐水消瘀、通肠利肾之药。轻用八分至一钱，重用钱半至二钱。配干姜为散，治水肿喘息；和大枣煎汤，治水蛊腹大；配姜半夏、紫菀、白前，治肺水喘满；合煨甘遂、芫花、黑枣，治支饮痛呕。李时珍曰：痰涎之为物，随气升降，无处不到。入于心则迷窍而癫痫、妄言妄见；入于肺则塞窍而为咳唾稠黏、喘急背冷；入于肝则留伏蓄聚而成胁痛干呕、寒热往来；入于经络则麻痹疼痛；入于筋骨则颈项、胸背、腰胁、手足牵引隐痛。陈无择《三因方》并控涎丹主之，殊有奇效，此乃治痰之本。盖水与湿得气与火则凝滞而为寒、为饮、为涎、为涕、为癖，大戟能泄脏腑之水湿，甘遂能行经隧之水湿，白芥子若散皮里膜外之痰气，惟善用者能收奇功也。张路玉曰：若脾胃肝肾虚寒，阴火泛溢，犯之立毙，不可不审。

芫花　毒草类。陈者良。水浸一宿，晒干，醋炒以去其毒。反甘草。

味辛微苦，性温有毒。消胸中痰水，故治咳逆上气、咽肿鸣泄、脘腹胀满；故治四肢挛急、引僻胁痛。根疗疥疮，兼可毒鱼。

按：芫花入肺、胃、脾三经，为蠲饮行水、开上疏中之药。轻用三分至五分，重用八分至一钱。配枳壳为丸，治水蛊腹满；合椒目研末，治酒疸尿黄；配延胡索、制香附为末，治诸般气痛；合炒大黄、桃仁泥作散，治瘀血经闭。李时珍曰：饮有五，皆由内啜水，外受湿气，郁蓄而为留饮。流于肺则为支饮，令人喘咳、寒热吐沫、背寒；或为悬饮，令人咳唾、痛引缺盆两胁；流于心下则为伏饮，令人胸满呕吐、寒热眩晕；流于肠胃则为痰饮，令人腹鸣吐水、胸胁支满，或作泄泻，忽肥忽瘦；流于经络则为溢饮，令人沉重注痛，或作水泄胕肿。芫花与大戟、甘遂之性，逐水拽湿，能直达水饮窠囊隐僻之处。但可徐徐用之，取效甚捷；不可过剂，拽人真元。

巴豆　乔木类。去壳及心，炒紫黑，或烧存性，或研烂，各随方制。若纸包压去油取霜，最妙。西医取油日巴豆油，最烈。

味辛质滑，性热有毒。攻坚积破痰癖，直可斩关夺门；荡五脏涤六腑，几于煎肠刮胃。逐寒水消冷滞，一攻殆尽；杀虫鱼除蛊疰，倾倒无遗；善去恶肉，立能烂胎。

按：巴豆霜入胃、大小肠三经，为扫荡寒积、攻逐阴水之药。轻用三厘至五厘，重用八厘至一分。配蛤粉、黄柏、川贝，开寒饮积胸。李时珍曰：巴豆峻用则有勘乱劫病之功，微用亦有抚绥调中之妙。王海藏言其可以通肠，可以止泻，此发千古之秘也。一老妇年六十余，病溏泄已五年，食油物生冷，犯之则痛，服调脾、升提、止涩诸药，入腹则泄反甚。延余诊之，脉沉而滑，此乃脾胃久伤、冷积凝滞所致。王太仆所谓大寒凝内，久则溏泄，愈而复发，绵历年岁者，法当以热下之，则寒去利止。遂用蜡匮巴豆丸药五十丸与服，二日大便不通，亦大利，其泄遂愈。自是每用治泻痢冷积诸病，皆不泻而痢愈者近百人，全在配合得宜，药病相对耳。苟用所不当，则犯轻用损阴之戒矣。李东垣曰：巴豆不去膜则伤胃，不去心则作呕：以沉香水浸则能升能降，与大黄同用泻火反缓，其性相畏也。王海藏曰：若急治，为水谷道路之剂，去皮、心、膜、油，生用；若缓治，为消坚磨积之剂，炒去烟，令紫黑用。张路玉曰：巴豆、大黄同为攻下之剂，但大黄性寒，腑病多热者宜之；巴豆性热，脏病多寒者宜之。其壳烧灰存性，能止泻痢，亦劫病之效也。惟力能堕胎，孕妇忌用。东医秘田氏曰：余尝用巴豆剂，知其妙不可言，可以吐泻，可以引赤，可以发炮，药力迅速奔放，为极剧之扫荡药。以余所验，与桔梗、杏仁相配，则为峻吐剂；与大黄、轻粉同用，则为峻下剂；与雄黄、轻粉相配，则为杀菌剂。惟初用时必先试服一定量，以验其生理的作用。药物学中尝述巴豆不适于水肿、炎性诸病，然其催胃肠之剧性炎症，诱导脑神经疼痛，夺脓疡肿胀之势，其效果实，他药所不及也。

千金子　毒草类。正名续随子。去壳，取色白者，以纸包，压去油，取霜。用续随，去油务尽，否则误人。去油法用木床、用椹榨后，更纸隔重压，换纸多次，乃净。

味辛有毒，性温质滑。利大小肠，下恶滞物；痰饮积聚最效，水气胀满亦灵；可涂疥癣，又除蛊毒。

按：千金霜入胃、大小肠三经，为破气下水、荡胃涤肠之药。轻用一分，重用二分至三分。配荆芥研末，治水气肿胀；合轻粉为丸，消涎积症块。李时珍曰：续随子与大戟、泽漆、甘遂茎叶相似，主疗亦相似，其功皆长于利水，惟在用之得法，亦皆要药也。然下水最速，有毒损人，不可过多。张路玉曰：服后泻多，以醋同粥食即止。若脾虚便滑之人误服必死。惟外黑子疣赘，用续随子捣烂时涂之，闩落；或以煮绵系瘤根，时时紧之，渐脱。惟俞惺庵云：嘉善一人，胸胀脘闷，诸治不效，薛一瓢用千金霜煎汤，磨沉香、木香、檀香、降香、丁香，服一月泻尽水饮而痊。可谓善用千金霜矣。

白商陆　毒草类。铜刀刮去皮，水浸一宿，或醋炒，或黑豆拌蒸，用其赤者。但可贴肿，服之伤人，令人见鬼。用生水服，杀人。

味辛酸苦，性寒有毒。力能下行利水，功同大戟、甘遂；水肿腹满最灵，虫胀喉痹亦效。内服堕胎，外敷恶疮。

按：白商陆入脾、胃、大小肠四经，为泻脾通肠、逐水消肿之药。轻用三分至五分，重用八分至一钱。配赤小豆煎汤，治湿气脚软；合白粳米煮粥，治水肿腹满；配制香附、大蒜，治湿滞水肿、气满承痞；合煨甘遂、大戟，治产后腹大、喘不得卧；配酸醋炒，涂喉外，治喉闭不通；合麝香捣，贴脐中，治肿满溺秘。李时珍曰：商陆与遂、戟异性同功，脾胃虚弱者切忌。古赞云：其味酸辛，其形类人，疗水贴肿，其效如神。斯言尽之矣。张路玉曰：仲景治大病后腰以下肿，牡蛎泽泻散主之，以其病后积水，故用急迫以散之也。然水肿因脾虚者，若误用之，一时虽效，未岁再发，决不可救。

攻血泻瘀药（计九品）

桃仁　果木类。行血，连皮尖，生用；润燥，去皮尖，炒用。俱研碎，同干漆炒，大破宿血。双仁者有毒，勿用。

味苦而甘，性平质润。行血通经，化瘀除瘕；润大肠之血燥，破血室之热瘀；肝疟与血痢并效，鬼疰及尸虫皆杀；兼止上气咳逆，亦消心下痞坚。

按：桃仁入肝、心包二经，为破血润燥、去瘀生新之药。轻用一钱至钱半，重用二钱至三钱。配香附，治胸满气喘；合广皮，通大肠血闭；配延胡，治猝然生痛；合藕汁，去产后血瘀；配水蛭、虻虫、大黄，治蓄血如狂、小腹满痛；合红花、归尾、赤芍，治月经瘀滞、腰腹胀疼；配当归、川芎、炮姜、炙草，治产后血病，去瘀生新；合旋覆、新绛、归须、葱管，治肝脏结血，活血通经。李东垣曰：桃仁功有四，一治热入血室，二泄腹中滞血，三治皮肤血热燥痒，四行皮肤凝滞之血。唐容川曰：桃花，红属血分，仁在核中，又像入心，味苦有生气，是正入心中，能行血，能生血，不仅治肝脏结瘀也，实为一切血瘀血闭之专药，与别种破血药不同。谭其濂曰：徐灵胎谓小虫为败血所生之虫，桃仁能杀之，凡妇人产后寒热，其血中多微生物，余进以生化汤加红花，或加人参，数服而愈，百不爽一。桃仁之能去血中微生物，其神妙真不可思议也。惟缪仲醇《经疏》曰：桃仁散而不守，泻而无补，过用或不当，能使血下不止，损伤真阴。故凡经闭由于血枯，产后腹痛由于血虚，大便闭涩由于血液不足者，均忌。

五灵脂 禽类。即吾地寒号虫矢，又名鹖鸥，研细，飞去砂石，晒干。生用破血，炒用和血。

气腥秽，味酸，性，虽寒，质却润。生用血闭能通，炒用经多能止，善治男妇瘀痛，兼疗小儿肝疳。

按：五灵脂入肝、胃、肠、子宫四经，为入肝通络、行血止痛之药。轻用一钱至钱半，重用二钱至三钱。配生蒲黄，治血气刺痛；合制草乌，治中风麻痹；配香附、桃仁泥，治产后腹满；合胡连、猪胆汁，治五疳潮热；配乳香、没药、制川乌，治手足冷；合楂炭、槟榔、广木香，消胃脘食瘀。李时珍曰：五灵脂，肝经药也。专治血病，散血而止诸痛。治惊痫，除疟痢，消积化痰，疗疳杀虫及血痹。血眼诸症皆肝病也。配蒲黄名失笑散，不独治妇人心痛、血痛，凡男妇老幼一切心腹、胁肋、少腹痛，疝气，并胎前产后血气作痛及血崩经溢，百药不效者，俱能奏功，屡用屡效，真近世神方也。石顽老人云：五灵脂状如凝脂，其性入肝，散血最速，但味极膻恶，大伤胃气。《纲目》言其甘温，恐非正论。虽有治目翳脘瘀之功，若脾胃虚者亦不能胜其气。藜藿体尚可应用，终非膏粱体所宜。故缪氏《经疏》曰：血虚腹痛，血虚经闭，产后去血过多发晕，心虚有火作痛，血虚无瘀滞者，均忌。

刘寄奴 湿草类。去叶用子。以布拭去薄壳，酒蒸，晒干用。

味虽苦，性微温。破血通经，除症下胀。过服反令人痢，外治止金疮血。

按：刘寄奴专入肝经，为活血通瘀、下气止痛之药。轻用一钱至钱半，重用二钱至三钱。为末，陈绍酒煎服，治血气胀满；研细，糯米浆调敷，治汤火灼伤；配乌梅炭、陈茶叶，治大便下血；合骨碎补、延胡索，治折伤瘀血。缪仲醇曰：昔人为金疮要药，又治产后余疾，下血止痛者，正以其下血迅速也。惟病人气血虚、脾胃弱、易作泄者忌。《卫生易简方》亦曰：此破血之仙药也。不可过多，令人吐利。

夜明砂 禽类。即蝙蝠屎，一名天鼠屎。淘净，焙用。其砂即蚊虫眼。

味咸，性寒。善破积血，能下死胎；目盲障翳必用，肝疳瘀积最灵。

按：夜明砂入肝、大小肠三经，为破血通瘀、清肝明目之药。轻用八分至一钱，重用钱半至二钱。配石决明、猪肝煎服，治鸡盲眼；合朱砂、麝香为丸，治久疟症；配当归、蝉蜕、木贼、羊肝为丸，善消内障；合官桂、乳香、没药、砂糖调敷，专退脓肿。李时珍曰：夜明砂及蝙蝠皆肝经血分药也，能活血消积，故所治目翳盲障、疟魃、疳惊、淋带、瘰疬、痈肿，皆厥阴之病也。查张长沙抵当汤每用水蛭、虻虫治血积症，取其吸入血故耳。夜明因食蚊虫而化，蚊虫亦食入血，其砂即蚊虫之眼，故能专入肝络，活血消瘀，为治目盲障翳、痈肿积聚之良药。后人遇血积症，不敢用抵当汤者，畏水蛭、虻虫之破血太峻耳。如以夜明砂及五灵脂二物代之，功用相同，较为稳惬。但究为破血之品，血虚经闭者亦忌，胎前产后无瘀者尤忌。

水蛭　虫类。即蚂蟥，一名蜞身，体紧小而有金黄点者佳。凡用水蛭，晒干，猪油熬令黑，研极细。倘炙不透，虽为末，经年得水犹活，入腹尚能复生。凡用须预先熬黑，以少许置水中，七日内不活者，方可用之。

味咸而苦，性平有毒。逐恶血，通月经，破血症，堕胎孕。内服治干血痨，砂末调乔多效；外治疗痈毒症，竹筒吮咂有功。

按：水蛭入肝、子宫二经，为破血通瘀、攻积化症之药。轻用一支，重用二支。配虻虫、没药、麝香为末，以四物汤调服，治产后血晕，血下痛止；合桃仁、大黄、黑丑作散，用砂糖酒送下，治跌打损伤，瘀尽则愈。成无已曰：咸走血，苦胜血，用水蛭以除蓄血，乃肝经血分药，故能去肝经聚血。徐灵胎曰：水蛭最喜食人之血，而性又迟缓善入，迟缓则生血不伤，善入则坚积易破，借其力以攻积久之瘀，自有利而无害也。

虻虫　虫类。即啖牛血蝇，俗名牛猛。去翅足，酒炒用。

味苦微成，性寒有毒。攻血，遍行经络，善破坚痞症瘕；堕胎，只在晨昏，速通子宫阴络。

按：虻虫入肝、子宫二经，为破血通经、攻积消瘾之药。轻服以二只，重用三四只。配丹皮为末酒服，消扑堕瘀血；合芒硝煎汤调下，治病笃去胎。张路玉曰：虻虫食血而止血，因其性而为用，肝经血分药也。《本经》治症瘕寒热，是因症瘕而发寒热，与蜣螂治腹胀寒热不殊。仲景抵当汤丸水蛭、虻虫并用，世皆畏其险峻，然治血瘀经闭，用四物加虻虫作丸服，甚良，以破瘀而不伤血也。但其性有毒，故能堕胎。柯韵伯曰：水蛭水物，阴于食血；虻虫飞物，猛于食血。观此破血化症之功，虻虫较水蛭尤峻。

白桃花 果木类。如无白色者，红桃花亦可代用。

味苦微酸，性平质轻。下三虫，杀尸疰；消水血互结之肿满，通痰饮积滞之便闭；兼破石淋，亦治疯狂。

按：白桃花入肺、肝、肠三经，为利痰化滞、涤饮通瘀之药。轻用五分至八分，重用一钱至钱半。配冬葵子、滑石、槟榔，治产后瘀秘；合五加皮、木瓜、牛膝，治脚气肿痛。李时珍曰：桃花性走泄下降，利大肠甚快，用以治气实人病水饮、肿浊、积滞、大小便闭塞者则有功无害。若久服即耗人阴血，损元气，岂能如《本草》令人好颜色也？又苏鹗《杜阳杂编》载范纯佑女，丧夫发狂，闭之室中，夜断窗棂，登桃树上食桃花，几尽及旦，家人接下，自是遂愈。此亦惊怒伤肝，痰夹败血，遂致发狂。偶得桃花利痰饮、散滞血之功，与张仲景治积热发狂用承气汤，蓄血发狂用桃仁承气汤之义相同。

芦荟 香木类。一名象胆，西医名呸哕。只宜为丸吞服，不可入汤药同煎。

味苦而涩，性寒质滑。凉肝明目，清热杀虫；导小肠之火闭，通肝瘀之停经；善治五疳三虫，兼定急惊热痫；解巴豆毒，搽湿热癣。

按：芦荟入肝、小肠、子宫三经，为涤热杀虫、消瘀通经之药。轻用三分至五分，重用八分至一钱。配朱砂为丸，通大便火闭；合使君子研，治小儿肝疳。吴鞠通曰：因怒郁而肝火上亢、大便不通者，则用芦荟为君，佐胡连、龙胆之极苦，泻火以通小肠，盖小肠火腑，非苦不通。张石顽曰：芦荟入肝经及冲脉，功专杀虫清热。治冲脉为病，逆气里急及经事不调，腹中结块上冲与小儿疳热积滞，非此不除。同甘草为末，治头项顽癣甚效。但大苦大寒，且气甚秽恶，仅可施之藜藿。若胃虚少食者，入口便大吐逆，每致夺食泄泻而成羸瘦怯弱者多矣。东医学说芦荟者下泄、通经、健胃之药也，服少量能增加食物，催进消化，为健胃药用。为下剂则于六时至十二时后奏效。于脑充血、肺充血等症适用之，又于慢性便闭最适用之。亦为通经药，于月经闭止、痔血闭止，以下剂量铁粉与之最效。若用大量则起呕气呕吐，腹痛下痢，直肠、子宫、肾之充血。因是患子宫出血、痔出血、尿溺频数、流产、春情亢进等症亦有之。且能使胆汁、肠液、乳汁之分泌增加，肠之蠕动亢进，甚有发炎性者。

干漆 乔木类。今人多漆渣伪充，必凝结如砖者佳，炒令烟尽为度，否则损人肠胃。

味苦辛咸，性温有毒。去蛔虫，通经闭；削年深坚牢之积，破日久凝结之瘀。

按：干漆入肝、子宫二经，为通经消肿、破血杀虫之药。轻用一分，重用二分。配川甲同煅，善去恶血；合黄连拌炒，最通瘀热；配白芜、青芜为末，治小儿虫病；合淮牛膝、生地为丸，通女子经闭；配麦芽煅红为散，治产后身痛青肿；合米醋煎汤熏鼻，治产后恶血攻心。李时珍曰：漆性毒而杀虫，降而行血，其功只在二者而已。张路玉曰：干漆无积血者，切忌。以其伤营血、损胃气，故胃虚人服之，往往作呕。观产后血晕，以旧器烧炯熏之即醒，盖亦取下血之义而破经络中血滞也。妇入血虚经闭为之切禁。若畏漆者，嚼椒涂口鼻，免生漆疮。误中其毒，以生蟹捣汁或紫苏解之。观此则《本草》“主绝伤、补中、续筋骨、填髓脑、安五脏”等语，恐是传讹，学者切勿遵经。即丹溪“急飞补，积滞去后，补性内行”之说，亦勿妄信。

攻食泻火药（计四品）

元明粉　卤石类。取白朴硝入盆煎炼，在下层者曰朴硝，最粗而浊；在上层者曰芒硝，其质稍清。取芒硝同莱菔子汁、生甘草煎过，曰元明粉，较为清洁；取元明粉以莱菔汁、生甘草再三煎炼，减去咸质，悬当风处吹去水气，轻白如粉，曰风化硝，最为精粹。此以制法别其名也。取白硝入莱菔汁同煎，倾入盆中，经宿结成为冰，谓之盆硝；齐卫之硝上生锋芒，谓之芒硝；川晋之硝上生六棱，渭之牙硝。此以形状别其名也。今专取元明粉、风化硝两种。

味辛甘咸，性寒质滑。消膈上热痰，清胃中燥火，涤肠中宿垢，化膀胱石淋。性较芒硝稍缓，力亦善能堕胎，外搽能消瘰疬，兼敷漆疮。

按：元明粉入肺、胃、肠三经，为导滞泻火、润燥软坚之药。轻用八分至一钱，重用钱半至二钱。配朱砂，治热盛发狂；合吴萸，消物过饱；配冰片，洗风眼赤烂，退翳明目；合硼砂，搽小儿鹅口、重舌、口疮；配童便，治妇人难产、死胎不下；合白蜜，荡胃中实热、肠中燥结，李时珍曰：元明粉遇有胃肠实热积滞、少年气壮者，量与服之，殊有速效。缪氏《经疏》曰：凡病不由邪热闭结及血枯经涸以致大肠燥结、阴虚精之以致大热骨蒸，火炎于上以致头痛、目昏、口渴、耳聋、咽痛、吐血、衄血、咳嗽痰壅等症，均忌。东医学说曰：元明粉为凉血泻剂，利小便药，为主要之盐类下剂。凡慢性便秘因心肝肾病而发之，水肿、脑充血、急性浆液膜炎之宜于下泄者，皆用之。又于慢性胃加答儿胃溃疡亦用之，能代洋朴硝以疗治各症。洋朴硝，一作舍利盐，通称泻盐，为两国最通行之品。若中国无此药则可以元明粉代之。惟不可过服，服之过限则为惹胃之毒药。以其性寒冷，功力较峻，故而外用能去眼内云翳，须研细末点之。又能洗去外皮臭恶之物。合中西学说而观之，元明粉咸寒区降，治胃肠燥实、火结便秘者确有特效。惟吾绍地居卑湿，湿热症最多，即有湿热食滞而宜攻下者，宁用枳实、大黄苦辛通降，不必用元明粉，恐伤下焦真阴，劫损元气，以致直肠洞泄也。

大黄　毒草类。《本经》名黄良，一名将军。产川中者色如锦纹而润者良。若峻用攻下，生用；邪气在上必用酒浸，上引而驱热下行；破瘀血，韭汁；治虚劳吐血，内有瘀积，韭汁拌炒黑用之；大肠风闭燥结，皂荚、绿矾酒制；又尿桶中浸过，能散瘀血，兼行渗道，妊娠产后，慎勿轻用。实热内结，势不可缓，酒蒸用之。凡服大黄下药，须亏谷气相远，得谷气则不行矣。

味苦气香，性寒质润。通利水谷、荡涤胃肠是其特效；下瘀通经、破症除利乃其兼长。

按：大黄入脾、胃、大小肠、肝五经，为大泻实火、峻逐积滞之药。轻用二分至四分，重用五分至八分，极重钱半至三四钱。配黄连、黄芩，泻心止血，治热盛痞满；合枳实、黑丑，消食化气，治一切壅滞；配巴豆霜、干姜为丸，治脘腹胀满，痛如刀刺；合五倍子、黄柏为末，治痈疽掀热，疮毒初起；配当归、槟榔，治赤痢初起；合青蒿、童便，治骨蒸积热；配枳实、厚朴，泻小肠实火；合元明粉、甘草，降胃中积热；配人参，治气虚便秘；合芽茶，治脑热头晕。张路玉曰：大黄之功专于行瘀血、导血闭、通瘀滞、破症瘕、消实热、泻痞满、润燥结、敷肿毒，总赖推陈致新之功。《本经》与元素皆谓其去留饮宿食者，以宿食留滞胃中，久而发热，故用苦寒化热，宿食乘势而下。后世不察，以为大黄概能消食，谬矣！盖胃性喜温恶湿，温之则宿食融化，寒之则坚滞不消。若食在上脘，虽经发热，只需枳实、黄连以消痞热，宿食自通。若误用大黄，推荡不下，反致结滞不消，为害不浅。若病本阳邪，或兼停食，而攻废太过，正气消之，实结不解，拟欲攻之，而正气不能行其药力，则加人参于桃仁承气中，以助硝、黄之势。如陶氏黄龙之制，乃先辈之成则也，盖大黄、芒硝泻肠胃之燥热，牵牛、甘遂泻肠胃之湿热，巴豆、硫黄泻肠胃之寒结，各有定例。至于老人血枯便闭、气虚便难、脾虚腹胀少食、妇人血枯经闭、阴虚寒热、脾虚痞积、肾虚动气及阴疽色白不起等证，均忌。周雪樵曰：大黄功用以为补剂，开胃、轻泻、微收敛而主治积滞便秘、泄泻久痢、婴儿霍乱者。《万国药方》说也，以为能清热去积滞、通秘结、助消化者。《西药略释》说也，谓食物不消化或胃中有醋可与镁养相和服；痛风与水银丸相和服。虽泄泻不致腹痛，既泻之后略能令大便不通，故患泄泻者服之可作收敛药。又食物不消化可服大黄丸，饭前服之，令食物易消。惟孕妇及炎症不宜服者。《儒门医学》之说也，谓可为泻药轻补剂与收敛药，令肠胃显其逐下粪之力，所有之粪不甚稀，已泻之后则有收敛性，故用此药治泄泻最佳。因先放出肠内之质，而后有补性也。

泻叶 芳草类。旧作辛拿，又名新拿。日本名旃那，俗名泻叶。

味苦而淡，性凉质滑。感动小肠，较蓖麻油速而且猛：兼治臌胀，比煨甘遂稳而且良。

按：泻叶入大小肠二经，为凉血积热、润滑二肠之药。轻用八厘至一分，为消化药；重用三分至五分，为缓下药；极重钱半至二钱，为大泻药。配元明粉、小茴香，善退臌胀：合小枳实、新会皮，缓下大便。日本铃木辛太郎曰：泻叶为良佳之下剂，于通便后再秘结，且无剧烈之暴泻。惟有肠炎症者忌。丁氏福保《药物学大成》曰：泻叶之泻下效力颇为确实，且无肠充血及肠炎、过度下泄等之副作用，故凡可促肠排泻之诸病，皆可应用。其他配入于泻下药用之者亦多。又或为泻下灌肠剂，其攻虽主感动小肠，然亦亢进大肠之蠕动剂。惟肠管之刺戟较诸他种泻下药则一时虽为微弱，而于肠管有炎症之际则颇增剧。又用大量作用于子宫，每致出血，甚至有致流产者，故有此症时亦忌。以余所验，重用泻叶钱半至二钱者，兼有发恶心及呕吐，甚则大作腹痛，必配以藿香、香附等芳香药，庶免作此弊。

蓖麻油 毒草类。去尽蓖麻子皮仁，以净核入铁锅，用微火炒之，此铁锅须按以手觉不甚炙痛。炒毕，以螺丝柱柜绞榨而去其汁，再将油入水和煎。此渣滓杂物即油，浮沫拨去而成净油时，油中有一层白物，隔在油水交界间，恍如衣沫一层，提油时务须将衣提去，勿令图于油中，由是再相油隔净，稍和以水同熬，其水熬至化汽散尽方为纯净。若用蓖麻子，先以盐汤煮半日，去皮用之，虽有剧毒，亦化无毒，可代油。

味甘而恶，性冷质滑。滑肠通便，去积治痢；气虽不佳，泻则甚缓。

按：蓖麻油入大小肠二经，为滑去着、片润导滞之药。大人每服三钱至四钱，重用六钱；小儿每服一钱至二钱，重用三钱。配甜酱油，和胃润肠；合松节油，去积杀虫；配鸦片油、薄荷油，治脘腹痛甚；合春砂仁、冰糖茶，治热痢初起。西医学说云：蓖麻油为轻泻药，治肠炎积滞。凡应用泻药而不可惹其肠者，用此药宜，故此油为轻性、稳妥、微利药。又如痢症初起，因肠内有不消化之杂质，结粪在内，塞阻斗痛，欲下不下，服此以利之，则自然轻松。况常服此油，可由渐减轻，与别药之由渐加多者异也。又可作射水用，蓖麻油一两，糖水二两，共调和，再加温水十两，作一次射之，治大便干燥。欲药力速，则加洋肥皂助之更妙。滑利之药，惟此油最为上品，亦为此油最为通行。若中国所制之蓖麻油则不纯净，故不入服剂。噫！蓖麻子产自吾国，因药界不谙制法，致中医不敢妄用，让西国利权独擅，良可浩叹！惟朱丹溪曰：蓖麻属阴，其性善能追脓取毒，亦外科要药，能去有形之滞物，故取胎产胞衣、剩骨胶血者用之。李时珍曰：蓖麻仁甘辛有小毒，气味颇近巴豆，亦能利人，故下水气。其性善走，能开通诸窍经络，故治偏风失音口噤、口目㖞斜、头风七窍诸病，不止于出有形之物而已。盖蓖麻油能使病气外出，故诸膏多用之。一人病偏风，手足不举，余用此油同羊脂、麝香、川甲等药煎作摩膏，日摩数次，一月余见复，兼服搜风化痰、养血之剂，三月而愈。一人病手臂一块肿痛，亦用蓖麻捣膏贴之，一夜愈。一人病气郁，偏头痛，用此同乳香、食盐捣，贴太阳穴，一夜痛止。一妇产后子肠不收，捣仁贴其丹田，一夜而止。此药外用累奏奇效，但内服不宜轻率耳。前哲亦曾发明，惜后人不知研究，故不能进取也。

攻积泻虫药（计五品）

槟榔　果木类。形大者有两种：一名山槟榔，即海南子；一名猪槟榔，即大腹子；形小者，一名鸡心槟榔，一名枣儿槟榔。以枣儿、鸡心为最胜，海南次之，大腹又次之。

味辛而涩，性温质重。杀虫治痢，下气消胀，止疟疗疝，攻食破积；善除水肿脚气，亦能醒酒辟障。

按：槟榔入胃、大小肠三经，为攻积杀虫、镇冲堕气之药。轻川八分至一钱，重用钱半至二钱。配广皮，治呕痰吐水；合枳实，治胸痞腹满；配生姜汁、童便，治脚气冲心；合使君子、黑枣，治虫积在肠。李时珍曰：槟榔之功有四：一曰醒能使醉，盖食之则熏然颊赤，若饮酒然；二曰醉能使醒，盖酒后嚼之则宽气下痰，余醒顿解；三曰饥能使饱，四曰饱能使饥，盖空腹食之则充然气盛如饱，饱后食之则饮食快然易消。又且赋性疏通而不甚泄气，禀味严正而更有余甘，故有是功。张石顽曰：槟榔泄胸中至高之气，使之下行，性如铁石之沉重，能堕诸药至于下极。故治冲脉为病、逆气里急及治诸气壅、腹胀、后重如神。胸腹虫食积滞作痛，同木香为必用之药。若气虚下陷人及膈上有稠痰结气者得之，其痞满、昏塞愈甚。凡泻后、疟后、虚痢切忌。东医学说云：槟榔子乃驱除涤虫之药，其作用与石榴根皮之成分相似，每用一钱至钱半，专治腹内蛔虫，而最惹近视人之注目者，由其缩瞳作用于眼科用之，以一百瓦水磨汁，一滴点于眼中，则五分时后起，持续一时瞳孔之缩小。

硫黄　石类。倭硫黄最佳，天生黄亦佳，土硫黄只可外用，不堪内服。

味酸气烈，性温质润。壮命阳，坚筋骨，阴气渐消；除头秃，杀毒虫，湿疮尽扫。风冷便秘君半夏而立通，虚寒泻痢佐腊矾而速止。化金银铜铁，善治阴蚀疽痔。

按：硫黄入胃、肠、脾、肾、命门五经，为壮阳轻泻、燥湿杀虫之药。轻用三分，重用六分。配艾叶，治阴症伤寒；合钟乳，治风毒脚气水；配银研末，治反胃噎膈、小儿吐泻；合猪油调敷，治女子阴疮、顽癣湿疥。李时珍曰：硫黄秉纯阳之精，赋大热之性，能补命门真火不足，且其性虽热而疏理大肠，又与燥涩者不同，盖亦救危妙药也。丁福保云：吾国古医均以硫黄为有毒且大热，用为壮阳药，皆因内含信石所致。若纯硫黄则无毒，且不大热，故西药房售出者，已将信石杂质分析。外治可作燥湿杀虫药，内服可作湿润二肠之品。非若吾国之混杂有毒，仅可施于阴寒沉毒及暖命门之火而已。

轻粉　金石类。即水银粉，一名腻粉。用轻粉再升成粉，曰粉霜，一名白灵砂。东医名甘汞，西医名加路米单缘汞。中国由盐矾升炼而成。

味淡微咸，质重而滑。下痰涎，除肠积，退胀消肿，治疳杀虫。暂服有功，连则有毒。

按：轻粉入肺、胃、肝、肠四经，为除涎驱霉、通肠利尿之药。轻用一分，重用分半。配白糖和匀，治大小便闭；合杏仁同研，擦梅疮恶癣。李时珍曰：轻粉乃至阴毒物，因火煅丹砂而出，加以盐矾炼而为轻粉，加以硫黄升而为银朱，轻飞灵变，化纯阴为燥烈，其性走而不守，善劫痰涎、消积滞，故水肿风痰、湿热毒疮被劫，涎从齿龈而出，邪郁为之暂开，而痰因之亦愈。若服或不得法，则毒气被蒸，窜入经络筋骨，莫之能出。痰涎既去，血液耗亡，筋失所养，营卫不从，变为筋挛骨痛，发为痈疽疳漏或手足皲裂、虫癣顽痹，经年累月，遂成废痼，用者宜审。

蜣螂　虫类。去足，火炙用，别名推车客。

味咸，性寒。镇惊痫，定瘛疭。治小便转胞，通大肠闭塞；大人下痢脱肛并效，小儿疳蚀重舌皆灵；兼疗痔瘘，亦能堕胎。

按：蜣螂入肝、胃、肠三经，为攻积杀虫、清肝通肠之药。轻用二只，重用四只。配巴豆、陈皮、肝末，治胸膈痰闭；合木鳖子、冰片研匀，掺大肠脱肛；配蝎尾煎汤，治小儿惊风；合蝼蛄作散，治小便血淋。李时珍曰：蜣螂乃手足阳明、足厥阴之药，故所主皆三经之病。《总微论》言：古方治小儿惊痫，蜣螂为第一，而后医未见用之，盖不知此义耳。《寿世医窍》云：伤寒瘟疫日久失下，肠中津液为邪火燔烁，便结坚燥如石，攻以硝磺，从旁化臭水而出，燥矢仍不能下，必于承气汤中加焙焦蜣螂一对，顷刻即下，物理之自然也。

鸦胆子　山草类。一名苦参子，又名苦榛子。其仁多油，生食令人吐。作霜，捶去油，入药佳。

味苦而涩，性寒质滑。生用吐痰追涎，喉痹与喉风皆效；酒炒止血涤痰，热痢与久痢并治。治痔如神，杀虫亦效。

按：鸦胆子入肺、胃、大小肠四经，为涌吐痰涎、滑降积滞之药。轻用七粒，重用十四粒至三十粒。配海蛤粉、枯白矾、小川连、飞辰砂为丸，专治久痢；合人参芦、桔梗芦、皂角灰、青木香为末，立吐痰涎。吴谓泉曰：鸦胆子大如豌豆，去壳用仁，味极苦，能治久泻热痢，屡试屡效。须忌食鸭百日，否则必发当信。用七粒以龙眼肉包裹，开水送下，半日腹痛异常，连泻十余阵，下泻垢甚多，越日，腹痛稍减，仍进七粒，又次日，再投七粒，痢大减，改用五粒，连服四日，多获痊愈。京师盛行此药，且善治便血。曾晤舒益焉太守云：素患肠红，任长沙府时，有友人传治便血偏方，令先服凉血疏风药数帖，继用鸦胆子七粒，以圆肉裹之，滚汤下，两服可愈。惟包之不紧入胃，必吐出苦水如胆汁，然无害，以米饮汤饮之即止。按：鸦胆子《本草纲目》暨本草诸书俱未载，其味苦而涩，性寒，出产四川，湖南、贵州亦出。治热痢、久痢见效，如初痢、寒痢似非所宜。兹特记之，以为好学者续增《本草》之备云。而赵恕轩曰：凡痢之初起，实热实积易知而易治。惟虚人冷积至痢，医多不以为意。盖实热之症，外症有身热烦躁、唇焦口渴、肚痛窘迫、里急后重、舌上黄苔、六脉洪数。症候既急，治者亦急。轻则疏利之，重则寒下之，积去即愈。至于虚人冷积致痢，外无烦热燥扰，内无腹肚急痛，有赤白相兼，无里急后重，大便流利，小便清长，此南阴性迟缓所以外症不急。遇此不可姑息，但以集成三仙丹下之以去其积。倘不急下，必致养顽贻患，其积日久，渐次下坠，竟至大肠下口、直肠上口交界之处，有小曲折隐匿于此，为肠积最深之处，药所不到之地，症则乍轻乍重、或愈或发，便则乍红乍白、或硬或溏，总无一定，任是神丹，分毫无济。盖积在大肠曲折之中，诸物至此，性力已过，尽成粃糠，安能去此沉匿之积？所以冷痢有至三五年、十数年不愈者，由此故也。古方用巴豆为丸下之者，第恐久病久虚，未敢轻用。今以至捷至稳鸦胆子一味治之。此物出闽省云贵，虽渚家本草未收，而药肆皆有，其形似益志而小，外壳苍褐色，内白，肉有油，其味至苦，用小铁锤轻敲去壳，其肉大如米碎者不用，专取全仁用之。三五岁儿二十余粒，十余岁者三十多粒，大人则四十九粒，取天圆肉包之，小儿一包三粒，大人一包七粒，空腹吞下，以饭压之，使其下行，更借此天圆包裹，可以直至大肠之下也。此药并不峻厉，复不肚痛，俟大便行时有白冻如鱼脑者，即冷积也。如白冻未见，过一二日再进一服，或微加数粒，此后无须再服。服时忌荤、酒三日，戒鸭肉一月，从此除根，永不再发。倘此日腹中虚痛，用白芍、甘草如三钱纸包，水湿，火内煨熟，取起捣烂，煎汤服之，立止。凡冷痢、久痢百方无验者，一服即愈，故定其名曰久泻至圣丹，又《医宗汇编》用白石榴烧灰一钱，真鸦片切片二钱，鸦胆子去壳纸包压去油三两，人参三分，枯矾二分，海南沉香三分，共为细末，调粥为丸，重五六厘，晒干，瓷瓶收贮。红痢用蜜一匙，滚水调下；红白相兼，阴阳水送下；肚胀，滚水汤下；水泻，米汤开水送下。忌油腻腥酸一月，治无不效。不敢隐秘，以公诸世。

卷八　温热剂（统计二十六品）

温健中气药（计九品）

益智仁　芳草类。去壳，盐水炒。

味辛带苦，气香性温。暖胃健脾，调中进食，平呕止痛，开郁宣滞；善摄涎唾，兼缩小便；补肾虚之滑沥，止阴冷之崩带。

按：益智仁入脾、胃、肾三经，为补土益火、行阳退阴之药。轻用六分至八分，重用一钱至钱半。配乌药、淮药为丸，治小便频数；合茯苓、白术研末，治肾虚尿滑；配砂仁、食盐为散，治胎漏下血；合党参、白术煎汤，治脾虚唾涎。王海藏曰：益智本脾药，主君相二火。在集香丸则入肺，在四君子汤则入脾，在大风髓丹则入肾，三脏互有子母相关之义，当于补中兼用之，勿多用。日本学说云：益智仁，汉医用为健脾消化药，有一种芳香，是由挥发油而来。在药局方上仅供制剂之用，如于复方丁几类中，为芳香性附加物而已。若血燥有火、湿热暴注及因热而遗浊、色黄干结者，不可误用；又如呕吐由热而不由寒气，逆由怒而不由虚，小便余沥由水涸精亏内热而不由肾气虚寒，泄泻由湿火暴注而不由气虚肠滑，均忌。

草豆蔻　芳草类。面里煨热，去面用。《备要》曰：闽产名草豆蔻，如龙眼而微长，皮黄白，薄而棱峭，仁如缩砂，辛香气和。滇广所产名草果，如诃子，皮黑厚而棱密，子粗而辛臭。虽是一物，微有不同。忌犯铁。

味辛微甘，气香性温。下气温中，止心腹之寒痛；宽胸利膈，除痰饮之冷呕。兼治恶阻，亦消酒毒。

按：草豆蔻入脾、胃二经，为驱寒除湿、消痰行气之药。轻用三分至四分，重用五分至六分。配高良姜、生姜汁，治胃寒呕逆；合鲜生姜、大黑枣，治脾寒湿疟；配木瓜、大腹皮，治胸腹胀满；合乳香、炒椿皮，治赤白带下。寇宗奭曰：调散冷气甚速。虚弱不能饮食者，宜与木瓜、乌梅、砂仁、益智、神曲、麦芽、甘草、生姜同用。朱丹溪曰：草豆蔻性温，能散滞气，消膈上痰。若明知身受寒邪，口食寒物，胃脘作痛者，可温散，用之如鼓应桴。或湿痰郁结成病者亦效。若热郁者不可用，恐结温成热也，必用栀子之剂。李时珍曰：草豆蔻，辛热浮散，能入太阴、阳明，除寒燥湿、开郁化食之力而已。南地卑下，山岚烟瘴，饮啖酸咸，脾胃常多寒湿郁滞之病，故食料必用，与之相宜。然过多亦能助脾热，伤肺损目。西医学说云：草豆蔻，能开胃祛风，佐泻剂同服能免腹痛。若疟不由于瘴，心胃痛由火不由寒，泻痢胀满或小水不利由暑气湿热者，均忌。阴虚血燥者尤忌。

肉豆蔻　芳草类。一名肉果，糯米里煨熟用，勿犯铁。

味辛微苦，气香性温。下气行痰，消食蠲饮；暖脾胃而导寒滞，实大肠以止泻痢。

按：肉豆蔻，入脾、胃、大肠三经，为温胃健脾、同肠止泻之药。轻用五分至六分，重用八分至一钱。配鲜生姜，治霍乱吐泻；合陈仓米，治脾泄气利；配明乳香、陈仓米，治老人虚泻；合煨木香、干姜炭，治小儿寒泄。朱丹溪曰：肉豆蔻，温中健脾。日华子称其下气，以脾得补而善运化，气自下矣，非若陈皮、香附之驶泄。张路玉曰：肉豆蔻，入手足阳明，宽膨胀，固大肠，为小儿伤乳吐逆泄泻之要药。二神丸合补骨脂治肾虚，盖取补脾以治肾邪也。盖脾土性喜芳香，故肉果与脾胃最宜。其能下气者，脾胃得补则健运，非若厚朴、枳实之峻削也。如大肠素有火热及中暑、热泄暴注、肠风下血、胃火齿痛及湿热积滞方盛、滞下初起，均忌。

大麦　杂类。一名年麦。

味咸微甘，性温质滑。除热止渴，益胃调中，下气宽胸，补虚止泻。

按：大麦入脾、胃二经，为补中化谷、消积进食之药。轻用钱半至二钱，重用三钱至四钱。配甘遂作饼，消膜外水气；合麻油调糊，擦火汤灼伤。李时珍曰：大麦作饼食，芗而有益，煮粥甚滑，磨面作酱甚甘美。惟寇宗奭曰：暴食，稍似脚弱，下气故也。熟则大益人，带生则冷，能损人。

川厚朴　乔木类。即榛树皮。姜汁炙或浸炒用。

味苦而辛，性温质燥。消痰下气，平胃健中；除实满而宽膨，调胸腹而止痛；

善治风寒喘咳，兼疗湿食痞胀。

按：川厚朴入脾、胃二经，为泻实散满、温胃健脾之药。轻用六分至八分，重用一钱至钱半，极重二钱至三钱。配干姜，治中满洞泄；合赤苓，治尿浑白浊；配桂心、生姜、枳实，治霍乱腹痛；合苍术、广皮、炙草，治湿食肚胀。王好古曰：《别录》言温中益气、消痰下气，果泄气乎、益气乎？盖与枳实、大黄同用，则泻实满，所谓消痰下气是也；与橘皮、苍术同用，则除湿满，所谓温中益气是也。与解利药同用，则治伤寒头痛；与泻利药同用，则厚肠胃。大抵味苦性温，用其苦则泻，用其温则补也。惟气虚者忌，阴虚火旺者尤忌。

高良姜 芳草类。黄土炒。

味辛辣，性大温。暖脾胃，宽噎膈，破冷癖，除瘴疟；下气平清涎之呕，散寒止心腹之疼。

按：高良姜，入脾、胃二经，为温中除寒、行气消水之药。轻用二分至三分，重用五分至六分。配大枣，治霍乱呕甚；合粳米，治吐泻腹痛；配五灵脂作散，治心痹冷痛；合炮姜煎汤，治脾虚寒疟。杨士瀛曰：噫逆胃寒者，高良姜为要药，人参、茯苓佐之，为能温胃、解散胃中风邪也。李时珍曰：凡男女心口一点痛者，及胃脘有滞或有虫也，多因怒及受寒而起，遂致终身。俗言心气痛者，非也。用良姜以酒洗七次焙研，香附子以酒洗七次焙研，各记收之。因寒得，用姜末二钱、附末一钱；因怒得，用附末二钱、姜末一钱；寒怒兼有，各钱半。以米饮，加入生姜汁一匙、盐一捻，服之立止。韩飞霞《医通》亦称其功。若胃火作呕、伤暑霍乱、火热注泻、心虚作痛，均忌。

胡椒 味部。

味甚辛，性大热。温中下气，入肺胃以除寒；开膈宽胸，消风痰以宣滞。善治阴症霍乱，亦消冷气上冲。

按：胡椒入胃、大肠二经，为除寒快膈、纯阳助火之药。轻用一分，重用二分。配芒硝，治大小便闭；合绿豆，治赤白下痢；配乳香、没药，治心下大痛；合麝香、陈酒，治伤寒呃逆。张兆嘉曰：胡椒能宣能散，开豁胸中寒痰冷气，虽辛热燥散之品，而又极能下气，故食之即觉胸膈开爽；又能治上焦浮热、口齿诸病。至于发疮助火之说，亦在用之当与不当耳。杀一切鱼肉龟蕈毒，故食料多用之。若血分有热、阴虚发热、咳嗽吐血、咽干口渴、热气暴冲、目昏口臭、齿浮鼻衄、肠风脏毒、痔漏泄澼等症，如误服即令诸病当时则剧，切忌。

干姜 菜类。嫩者曰白姜，炮黑曰炮姜。

味甚辛，性大热。温中出汗，逐风湿痹；泄满宽胸，平咳逆气。通四肢关节，去脏腑阴寒；肠澼下痢并治，肾着腰痛亦效。炮黑则味苦性和，入营补虚温血。

按：干姜入心、肺、脾、胃、肾、大肠六经，为散结除寒、回肠通脉之药。轻用五分至六分，重用八分至一钱。配清炙草，治头晕吐逆；合高良姜，治新痢冷痛。张元素曰：干姜有四大功，一通心助肠，二去脏腑沉寒痼冷，三发诸经之寒气，四治感寒腹痛。干姜本辛，炮之稍苦，故止而不移，所以能治里寒，非若附子行而不止也。李东垣曰：干姜，生辛炮苦，阳也。生则逐寒邪而发表，炮则除胃冷而守中。多用则耗散元气，过辛则壮火食气也。须配生甘草缓之，以散里寒。又同五味则温肺，同人参则温胃。朱丹溪曰：干姜入肺中，利肺气；入肾中，燥下湿；入肝经，引血药生血；同补药，亦能引血药入气分生血。故血虚发热、产后大热者用之。若止唾血、痢血，须炒黑用。有血脱色白夭而脉濡者，大寒也，宜此辛温以益血，大热以温经。李时珍曰：干姜能引血药入血、气药入气，又能去恶养新，有阳生阴长之意。凡吐血、衄血、下血、有阴无阳者宜之，乃热因热用，从治之法也。张兆嘉曰：干姜即生姜之宿根，辛热性燥，不如生者之散表，而热燥过之；炮则辛少苦多，燥散之性已减，温守之力独优。惟阴虚内热、咳嗽吐血、表虚有热、自汗盗汗、脏毒下血、因热呕恶、大热胀痛，均忌。

吴茱萸 味部。拣去闭口者，拣净，以滚汤炮七次，去其浊气。

味辛而苦，性温气香。暖中下气，善治痰饮头痛、积水吞酸；疏肝和胃，能止吐泻腹痛、霍乱转筋。兼开关格中满，亦疗脚气疝瘕。

按：吴茱萸入肝经，兼入脾、胃、肾三经，为除寒化湿、行气开郁之药。轻用一分至二分，重用三分至五分。配小川连，治肝火痰晕；合生姜汁，治脚气冲心；配潞党参、生姜、大枣煎汤，治头痛呕涎、胸满吐水；合百草霜、黄连、白芍为丸，治肠风水泄、赤白下痢。张元素曰：吴茱萸之用有三：一去胸中逆气满塞，二止心腹感寒疠痛，三消宿酒。李东垣曰：浊阴不降，厥气上逆，咽膈不通，食则令人口开目瞪，阴寒隔塞，气不得上下，此病不已，令人寒中腹满，膨胀下痢，宜以吴茱萸之苦热泄其逆气，用之如神，但多用则伤元气。李时珍曰：吴茱萸能散能温、能燥能坚，故所治之症皆取其散寒温中、燥湿解郁之功而已。若咽喉、口舌生疮，用此末醋调贴两足心，移夜便愈。其性虽热，亦能引热下行。若谓其上行不下者，非也。张路玉曰：椒性善下，茱性善上，故服吴茱萸者，有冲膈冲眼、脱发咽痛、动火发疮之害。而治暴注下重、呕逆吐酸、肝脾火郁之症，亦必兼苦寒以降之，如佐金丸治肝火痰晕嘈杂最效。张兆嘉曰：吴茱萸本为肝之本药而兼入脾胃者，以脾喜香燥、胃喜降下也。其性下气最速，极能宣散郁结，故治肝气郁滞，寒浊下踞，以故腹痛疝瘕等疾，以及中下寒涩滞浊，均宜。惟阴虚有热者忌。

温和血分药（计十品）

桂心　香木类。即肉桂去内外粗皮，但存中心深紫，切之油润者是。

味甘而辛，性温质润。除心腹之痼冷，三虫九痛皆瘥；消络脉之凝疼，五劳七伤多验。利关节而续筋骨，宽拘挛而破瘕症，去鼻瘟而宣脚痹，通月经而下胞衣。兼治噎膈痞胀，善托痈疽痘毒。

按：桂心入心、心包络二经，为补阳活血、通络消瘀之药。轻用一分，重用三分。配陈酒，治九种心痛；合川椒，治三虫腹胀；配麝香、童便，能下死胎；合黄连、吴萸，能止久痢。李时珍曰：《圣惠方》谓桂心入心，引血化汗化脓，盖少阴君火、厥阴相火与命门同气者也。《别录》云：桂通血脉是矣。但能通子宫而破血，故又云堕胎。庞安时乃云：炒黑则不损胎。张路玉曰：既去外层苦燥之性，独取中心甘润之味，专温营分之里药，故凡九种心痛、腹内冷痛，破痃癖等病，与经络躯壳之病无预。非若肉桂之兼通经络、和营卫、坚筋骨，有寒湿风痹等治也。沈芊绿曰：肉桂、桂心，特一独去粗皮，一并内外皮为异，故缪氏但列肉桂、桂枝，不分桂心，明以二者为一也。海藏则列桂肉、心、枝三项，明以枝人足太阳，心入手少阴血分，肉入足少阴、厥阴血分，各有归经。厥后著本草李士才、汪讱庵、张石顽辈皆宗其说。庶用桂者，知桂心，肉桂经络主治毕竟有异。惟阴虚火旺及一切血症而不虚寒者，均忌。

官桂　香木类。一名写观草，一名菌桂，又名筒桂。皮薄、色黄、少脂油。

味辛甘，性温和。养精神，和颜色，利关节。治痛风，止呕酸，除奔豚。轻疏上焦之气胀，缓消下焦之血瘀。无牡桂之气雄，为诸药之先导。

按：官桂，入胃、肝、心、脑四经，为行气活血、温经通脉之药。轻用二分至三分，重用五分至六分。配葱汁、云母，蒸化为水，能面生光滑；合龟脑、陈酱，煎取清汤，能步履轻健。李时珍曰：筒桂主治与桂心、牡桂迥然不同，昔人所服食者，盖此类耳。张路玉曰：筒桂辛而不热，薄而能宣，为诸药通使。凡开提之药、补益之药，无不宜之久服和颜色者，以质性轻和，无肉桂、牡桂等雄烈之气，力胜真阴之比。《别录》治心痛、胁痛、胁风，温经通脉、止烦出汗，皆薄则宣通之义。《纲目》乃以《别录》、元素之言，皆混列牡桂之下。盖牡桂是桂之大者，功用与肉桂相类，专行气中血滞；筒桂则专行胸胁，为胀满之要药。凡中焦寒邪闭拒，胃气不通，呕吐酸水，寒痰水痢，奔豚死血，风寒痛痹，三焦结滞，并宜筒桂。盖味厚则泄，薄则通也。若血虚火旺者忌。

杜红花　湿草类。酒炒用。

味甘而苦，性温质润。消肿止痛，活血行瘀；产后血晕急需，胎死腹中必用；善通经闭，宜解痘疔。

按：杜红花入心、肝二经，为多用破瘀、少用养血之药。轻用二分至三分，重用五分至八分。配桔梗，治喉痹气壅；合血竭，治噎膈拒食；配杜牛膝、陈酒，治热病、胎死胞衣不下；合原桃仁、童便，治妇人经闭、产后血晕。汪颖曰：鲜血宜止，瘀血宜行，瘀行则血活。每见有热结于中，暴吐紫黑血者，吐出为好。如未尽，加桃仁、红花行之。李时珍曰：血生于心包，藏于肝，属于冲任。红花汁与之相类，故能行男子血脉、女子经水。昔明医陆氏治产后血闷，以红花十斤煮汤盛桶，置于横格之下，舁妇寝其上熏之，汤冷再加，半日乃苏。但破瘀活血是其所长，若血晕解、留滞行，即止，过用能使血行不止而毙，慎之。

藏红花　湿草类。出西藏，与李氏《纲目》红花有别。试法：将一朵入滚水，色如血，可冲四次者真。

味甘微苦，性平质润。轻散气郁之结痞，能止凝瘀之吐血。

按：藏红花入心、肝二经，为少用养血，多用活络之药。轻用一分，重用三分。配栝蒌仁、生甘草，治肝郁胁痛；合淡竹叶、金箔，治胆惊心悸。王士瑶曰：不论虚实，何经所吐之血，只需用藏红花，将无灰酒一盏，花一朵入酒内，隔汤熟出汁服，入口即血止，屡试皆效。但不宜多用，过用恐患破血之弊。

泽兰　芳草类。酒洗用。

味辛苦带甘，气香，性微温。除风逐湿，利关节而行经络；行水通瘀，破宿血而消症瘕。兼养血气，能治女人痨瘦：亦长肌肉，可疗男子面黄。

按：泽兰入肝、脾二经，为散瘀舒络、行血消水之药。轻用一钱至二钱，重用二钱半至三钱。配防风，治产后水肿；合白芷，治肺痹鼻塞；配归身、白芍、炙草，治血虚经闭，合川芎、当归、童便，治产后瘀痛。李时珍曰：泽兰与兰叶似同实异。泽兰走血分，故能治水肿、涂痈毒、破瘀血、消症瘕，而为妇人要药；兰叶走气道，故能利水道、除痰癖、杀虫辟恶，而为消渴良药。张兆嘉曰：泽兰生兰旁，其叶如兰而香，温而带甘，故不伤正气，妇人多用之治血化为水之症，尤为人壳治风者，亦血行风自灭耳。佩兰与泽兰功用相似，而辛香之气过之，故能解郁散结、杀虫毒、除陈腐、濯垢腻、辟邪气。至于行水消瘀之效，二物相仿，但泽兰治水之性为优，佩兰理气之功为胜。凡血虚枯燥而无宿瘀者忌。

乌贼骨　鱼类。一名海螵蛸，又名墨鱼骨。

味咸而涩，性温质燥。止带下而通经，除阴蚀之肿痛；腹疼环脐最效，虫痔下痢并治；点眼则去翳磨星，贴疮可燥脓收水。

按：乌鱼骨入肝、肾、子宫三经，为柔肝通络、止滑软坚之药。轻用钱半至二钱，重用三钱至四钱。配鲜生地、赤苓，治小便血淋；合脏连丸、贼草，治内痔便血；配茜草、雀卵、鲍鱼，治血枯经闭；合牡蛎、猪肝、米泔，治肝眼流泪；配五灵脂、羊肝，治赤白目翳：合制香附、泽兰，治肝胃气痛。朱丹溪曰：经闭有余、不足之症。有余者，血滞；不足者肝伤。乌贼所治是肝伤血闭不足之病。李时珍曰：此厥阴血分药也，味咸走血。故血枯、血瘕、经闭、崩带、下痢、疳疾，厥阴本病也；寒热疟疾、聋、瘿、少腹痛、阴痛，厥阴经病也；目翳流泪，厥阴窍病也。厥阴属肝，肝主血，故诸血病皆治。张兆嘉曰：乌贼骨虽肝经血分药，而质燥味涩，故能治女人崩带淋浊、一切下部虫痔淫泆之疾。《内经》虽云治血枯，然观其经文全旨，毕竟非肝部之血枯，是肝经之湿浊，故又能点目翳、燥脓疮。若血病热盛者忌。

伏龙肝　土部。即灶心黄土。

味辛而苦，性温质燥。驻崩带，涂痈肿；既可催下胞，又除肠风溺血；消虫称善，止呕最良。

按：伏龙肝入胃、肝、子宫三经，为调中止血、燥湿消肿之药。轻用一钱至钱半，重用二钱至三钱。配陈阿胶、炒蚕沙，消冷瘀漏血；合陈棕灰、梁上庐，治赤白带下。张路玉曰：伏龙肝治失血过多，中气亦损，取其微温，调和血脉也。消痈肿毒气者，辛散软坚也。日华子主催生者，取其温中而镇重下坠也。其胎漏不止、产后下痢，宜煮水澄清，去滓代水者，取温土脏和营也。《千金方》治中风口噤、狂不识人，并用搅水澄服。又久痢不止、横生逆产、胞衣不下，皆调涂脐效。《外台》治一切痈肿，和蒜泥贴，干再易之。张兆嘉曰：伏龙肝须对釜脐下，经火久燥而成形者，具土之质，得火之性，化柔为刚，味兼辛苦，其功专入脾胃，有扶阳退阴、散结除邪之意。凡诸血病由脾胃阳虚不能统摄者，皆可用之。《金匮》黄土汤即此意。惟阴虚吐血者忌，痈肿肿盛者亦忌独用。

赤沙糖　果类。蔗浆煎成。

味甘色赤，性温质润。滋养心脾，调和肝脾，缓消宿瘀，能解酒毒。

按：赤沙糖入胃、肠、肝、脾四经，为温胃和脾、缓肝消瘀之药。轻用二钱至三钱，重用四钱至五钱。配姜汁治上气吐逆，合乌梅治下痢噤口。孟诜曰：赤沙糖性温不冷，多食令人心痛、生长虫、消肌肉、损齿、发疳匿。李时珍曰：赤沙糖性温，殊于甘蔗浆，故不宜多食。今人每用为调和，徒取其适口而不知阴受其害也。但性能和脾缓肝，故治脾胃及泻肝药用为先导。《本经》言其性寒，苏颂谓其冷利，皆味此理。张路玉曰：今人好吸烟草，受其毒者，用此煎汤解之。但性助湿热，勿过用。熬焦，治产妇败血冲心及虚羸老弱血痢不可攻者最效。惟中满者切忌。

艾叶　湿草类。或生用，或醋炒刚，或炒焦用。

味辛而苦，性热气香。芳透肝脾，止血痢而疗崩带；温通奇脉，补命门以暖子宫。兼息肠风，亦安胎气；可灸疮疽，能熏虫耳。

按：艾叶入肝、脾、肾三经，为利气暖血、燥湿散寒之药。轻用三分，重用五分。配阿胶、炮姜，治妇人崩中；合茯苓、乌梅，治男子盗汗。李时珍曰：艾叶生则微苦太辛，熟则微辛太苦，可取太阳真火，可回垂绝元阳。服之则走三阴而逐一切寒湿，转肃杀之气为融和；灸之而透诸经而治百种病邪，起沉疴之人为康泰。其功亦大矣。苏恭言其生寒，苏颂言其有毒，一则见其能止诸血，一则见其逆气上冲，遂谓其性寒有毒，误矣！若素有虚寒痼冷、妇人湿郁、久漏之人，以艾和归、附诸药恰合。若妄意求嗣，服艾不辍，助以辛热，药性久偏，致使火烁，是自取之咎，于艾何尤！艾附丸治心腹诸痛，调妇人病颇效；胶艾汤治虚痢及妊娠产后下血奇效。张兆嘉曰：艾叶生温、熟热，生者能散，熟者能守，故生则理血气、解散风寒湿邪，或炒黑或揉熟则温暖下焦，治妇人崩带、瘕疝、胎产等证，属于寒湿者皆可用之。纯阳之性，故可杀虫辟恶。其灸疮疽者，借芳香辛热，宣通气血耳。惟阴虚火旺、血燥生热及宿有失血病者，均忌。

绍酒　谷类。附烧酒糟。新者有毒，陈者无毒。味甜者曰无灰酒，方可入药。

味甘辛，性大热。通血脉而破结，行经脉以御寒，宣心气以忘忧，助胆经以发怒。少饮则和络运气，壮神消愁；过饮则损胃耗液，生痰动火。善行药势，亦解毒邪。烧酒则性尤热烈，气甚雄刚，善能行血提神、助气通脉。少啖则奏功最捷，过多则中毒而亡。

按：绍酒、烧酒入脑、肺、心、肝、胆、胃、肠七经，为助火解毒、行气通血之药。用量随人而定，宁少勿多。配五加皮、当归、牛膝、地榆，治风湿痿痹；合党参、淮药、萸肉、天麻，治虚风眩晕；配甘菊花、熟地、当归、枸杞，治头风目眩；合山药、天冬、地骨皮、侧柏叶，治筋骨痿软。李时珍曰：酒后食芥及辣物，缓人筋骨；酒后食茶，伤肾脏。又酒得咸而解者，水制火也，亦酒性上而咸润下也。又畏枳椇、葛花、赤豆、绿豆者，寒胜热也。张路玉曰：酒类多种，酝酿各异，味亦悬殊。甘者性醇，苦者性烈，然必陈久为胜。其色红者能通血脉、养脾胃，色白者则升清气、益肺胃。至于扶肝气、悦颜色、行药势、辟寒气而助火邪、资痰湿之性则一。惟豆淋酒，以黑豆炒焦，红酒淋之，破血去风，治男子中风口歪、阴毒腹痛及小便尿血、产后一切诸症。烧酒与火同性，治阴寒腹痛最捷。糟性最助湿热，可罨扑损，行瘀止痛。张兆嘉曰：酒具毒烈之性，有升散之能，少饮同可行经络、御风寒、壮神活血，过饮则耗气血、助痰湿。烧酒大辛大热，用以散寒开郁，颇有捷效，虽无助湿生痰之害，而毒烈之性较绍酒尤盛。

热壮元阳药（计七品）

川附子　毒草类。轻症用淡附片，重症用黑附块。顶细脐正者为上；顶粗有节，多鼠乳者次之；伤缺偏皱者为下。有两歧者名为乌喙。生用去皮脐，略煨熟，用甘草、童便制，近取其大者为胜。用盐过多，虽一两五六钱，制熟不及七八钱，且容易腐烂。若欲久藏，一味甘草浓煎汁，煮汁尽止。入阳虚补剂用黄连、甘草制。

味辛带麻，性热有毒。生用则善行捷走，能回脾肾元阳；制熟则质燥气刚，善逐下中寒湿。通督脉而舒脊强，达四肢而暖膝冷，温胃气而通寒隔，壮命门而补火虚；救阴疝引痛欲死，敛痈疽久溃不收；既破癥坚积聚，又除痿躃拘挛；兼治小儿慢惊，尤堕妇人胎孕。他如乌头，即附子之母，性猛祛风；天雄，乃乌附之长，形单无附。均皆有毒，各有分名。

按：川附子入脾、胃、肾、膀胱、命门、三焦六经，为回阳退阴、斩关夺隘之药。轻用三分至五分，重用八分至钱半。配干姜、葱白，治少阴症阳微脉绝；合麻黄、细辛，治少阴病发热脉沉；配桂枝、炙草、生姜、黑枣，治风温身疼；合茯苓、白术、白芍、生姜，治阴寒腹疼；配延胡、木香，治寒疝腹痛；合泽泻、灯芯，治小便虚闭。虞抟曰：附子禀雄壮之质，能引补气药行十二经，以追散亡之元阳；引补血药行血分，以滋养不足之真阴；引发散药开腠理，以驱逐在表之风寒；引温暖药达下焦，以祛除在里之冷湿。吴绶曰：附子为阴症要药，凡伤寒直中三阴及中寒夹阴，身强大热而脉沉细者，或厥冷腹痛，甚则唇青囊缩者，急需生附子峻温之。若待阴极阳竭而始用，已迟矣。李时珍曰：按《王氏究原方》云：附子性重滞，温脾逐寒；川乌头性轻疏，温脾去风。故寒极当用附子，风疾当用川乌。然治中风不可先用风药及川乌，须先用气药，后用乌附。凡乌附并宜冷服者，热因寒用也。盖阴寒在下，虚阳在上，治之以寒则阴益甚而病增，治之以热则拒格而不纳，热药冷饮，下咽之后冷性既消，热性便发而病随愈。昔张仲景治寒疝内结用蜜煎乌头，《近效方》治喉痹用蜜炙附子含之咽汁，朱丹溪治疝气用乌头、栀子并，热因寒用也。李东垣治冯翰林侄阴盛格阳伤寒，面目赤，烦渴引饮，脉来七八至，但按之则散，用姜附汤加人参服之，得汗而愈，此则神圣之妙也。张路玉曰：川乌子色黑皮薄，肉理紧细，惟味辛而不烈，久而愈辣，峻补命门真火也。苟佐以白术，则为除寒湿之圣药，然宜并用生者方得开通经络。若气虚热甚宜少用熟附以引参芪之力。肥人多湿，亦宜少加乌附行经。苟得配合之妙，能起死回生于反掌。赵嗣真云：生附配干姜，补中有发；熟附配麻黄，发中有补。宜生宜熟，不出此妙用也。若伤寒发热、头痛皆除，热传三阴而见厥逆脉沉，此厥深热深之候，症必发热、头痛七八日或十余日后而见厥冷脉沉，此为阳厥，大便必不泻而闭。及瘟疫热伏厥逆与阴虚内热，火郁于内而恶寒者误用，必旋踵告变矣。中其毒者用生莱菔汁、黄连汁解之，重则用犀角、生甘草解之。《别录》云：堕胎为百药长，孕妇忌用。

紫猺桂 香木类。去粗皮用。凡桂皆忌葱，勿见火。色深紫而甘胜于辛，其形狭长，半卷而松厚者，良。若坚厚味淡者，曰板桂，不入汤。近世舶上人每以丁皮混充，宜辨。

味辛甘，性大热。通阳跷、督脉，固命门元阳，益火消阴，温中纳气，坚筋骨而强肾茎，通血脉而平慢惊，奔豚、疝瘕俱效，痼冷厥痛并治，宣导百药，善堕胞胎。

按：紫猺桂入心、肝、脾、肾、阴跷、督脉、命门、子宫八经，为通阴补火、暖血行气之药。轻用一分至二分，重用三分至五分。配人参、麦冬、炙草，调中益气；合生地、紫石英、柴胡，止呕平逆；配川连、姜半夏、北秫米，交心肾而治不寐；合紫苏、宣木瓜、左金丸，止痞泻而除久痢。李时珍述《医余录》云：赤眼肿痛，脾虚不能饮食，肝脉盛，脾脉弱，用凉药治肝则脾愈虚，用热药助脾则肝愈盛，但于温脾药中倍加肉桂，杀肝益脾，一治而两得之。《传》曰：木得桂而枯是也。但性辛散，能通子宫而破血，故《别录》云堕胎，宠安时乃云炒黑则不损胎。张路玉曰：肉桂调经消瘕，破瘀堕胎，内托阴疽溃痈久而不敛及虚阳上乘面赤戴阳、吐血衄血而脉瞥瞥虚大无力者，皆不可少。有胎息虚寒下坠，服黄芩、白术辈不应，小腹愈痛愈坠，脉来弦细或浮革者，非参芪十全大补温之不效。昔人以亡血、虚家禁用，而时珍以之治阴盛失血，非妙达阴阳者不知此。周雪樵云：肉桂功用，《西药大成》以为补胃药而少有收敛性。《万国药方》言能开胃暖胃、收敛而祛风。《儒门医学》则暖胃外，兼言能补火。故此药西中各家均多发明。惟“补脑”二字尚嫌疏略。中医谓肾分水火二经，即脑之寒热症也。如热症，莫妙乎生地；寒症，莫妙乎肉桂。故西人命桂为补火药，盖脑气虚则肺中吸收之体积少，吸气少则养气亦缺，而周身之热度减矣。今脑得桂之温补，则肺机强而吸气多矣。故西药略释，入之调补门，着其能补脑也。中医于此每与附子同用，附子之中数二钱，肉桂之中数五分，以附子为主气而肉桂为主血。然积滞、吐酸、气膨，皆中医之所谓气症也，而肉桂治之则以为血分之药，内寒、外寒病在营分者皆治，殆未可信。所异者，桂有收敛性，与附子之辛窜不同，入血之说所由来也。

补骨脂 芳草类。俗名破鼓纸。盐酒浸，焙干用，与胡麻同炒良。忌芸苔、羊肉诸肉。

味辛性温，气香质燥。兴阳事，同精气，止肾愈，泻腰疼；善治阴冷精流，兼平虚寒咳逆。

按：补骨脂入脾、肾、命门三经，为补火壮阳、燥湿止泻之药。轻用一钱至钱半，重用二钱至三钱。配杜仲、胡桃肉，治肾虚腰疼；和青盐、韭菜籽，治精滑肾漏；配菟丝子、胡桃肉、乳香、末药、沉香蜜丸，治下元虚败；合巴戟肉、沙苑子、熟地、萸肉、连须，治肾虚遗精。李时珍述白飞霞云：补骨脂属火，收敛神明，能使心包之火与命门之火相通，故元阳坚固，骨髓充实，涩以治脱也。胡桃属火，润燥养血，血属阴恶燥，故油以润之，助补骨脂，有木火相生之妙。故《局方》青蛾丸用之。孙真人言补肾不若补脾，许学士言补脾不若补肾。肾气虚弱则阳气衰劣，不能熏蒸脾胃，脾胃气寒，令人胸膈痞塞，不进饮食，迟于运化，或腹胁虚胀，或呕吐痰涎，或肠鸣泄泻，譬如斧底无火则终日不热，何能消化？济生二神丸治脾胃虚寒泄泻，用补骨脂补肾，肉豆蔻补脾，加吴茱萸以平肝，加木香以顺气。若精伤，溺赤涩痛者，去木香，易五味子。腰膝酸痛、肾冷精流者，用之屡效。惟阴虚有火、梦泄溺血、大便闭结者忌。

大茴香 菜类。又名八角子。酒炒良，或盐水炒。

气香质燥，味辛性温。调中止呕，善平寒湿霍乱；暖下补火，专除腹痛阴疝。

按：大茴香入胃、肾、膀胱三经，为热壮命阳、温散寒湿之药。轻用一分至二分，重用三分至五分。配鲜生姜，开胃进食；合川楝子，温肾利水；配小茴、乳香，治小肠气坠；合青盐、葱白，止膀胱疝痛。李时珍曰：自番舶来八瓣者，名八角茴香，炒黄用，得酒良，得盐则入肾，发肾邪，故治阴疝最效。张路玉曰：茴香善开胃进食，专治膀胱疝气及肾气冲胁，如刀刺痛，喘息不使者，生捣，热酒绞服，以其辛香不窜，善降阴之气也。日本学说云：茴香最为世人称赏之催乳药，又能催进食欲，促诸分泌之性，能使气管黏液易分泌及易咯出，且有驱逐肠内瓦斯之作用，故为健胃驱风剂，于嗳气疝痛等用之。又或为驱痰剂，与他药相配而用。缪氏《经疏》曰：胃肾多火，阳道数举，得阳则呕者，均忌。

胡芦巴 湿草类。即胡萝卜子。酒炒或盐水炒。

味苦而辛，性热而降。壮元阳，治肾冷；腹泄痞胀多效，寒湿疝瘕亦灵。

按：胡芦巴入肝、肾、命门三经，为引火归元、壮阳除湿之药。轻用五分至八分，重用一钱至钱半。配小茴、桃仁，治冷气疝瘕；合补骨脂、木瓜，治寒湿脚气。张路玉曰：胡芦巴，命门药也。元阳不足，冷气潜伏，不得归元者，宜之；小肠奔豚偏坠及小腹有形如卵，上下走痛不可忍者，用胡芦巴丸；肾气不归，上热下寒，厥逆呕吐者，用黑锡丹。皆与金铃子一寒一热同用，其导火归元之功可知。若相火炽盛，阴血亏少者，忌。

阳起石　石类。《本经》名白石，即云母根。色白，揉之如绵不脆者真，否则即伪。煅过，烧酒淬七次，杵细，水和用。

气升味咸，性温质燥。壮命阳而起阴痿，暖子宫而止崩漏；阴痒茎寒皆效，冷症寒瘕亦灵。

按：阳起石人命门、外肾、子宫三经，为逐寒补火、宣瘀起阳之药。不入汤剂，只能丸服。配钟乳粉、淡附子为丸，治命门虚寒，精滑带下；合蛇床子、桑螵蛸为末，治下部虚冷，阴痿阴冷。黄宫绣曰：阳起石产处虽大雪遍境，此山独无，禀纯阳之气以生，功虽类于硫黄，但硫黄大热，号为火精，此则其力稍逊，而于阳之不起者克起，故名。禀性纯阳，阴虚火旺者忌。但英美学说云此石内含镁、钙、铁、养玻酸等质，别无功用，不可作药。《本草纲目》谓其能补肾气，至精乏腰痛、膝冷湿痹、经水不定、子宫久冷等症均能疗治。其说不确。

川仙茅　山草类。忌犯铁器。酒浸，焙干用，或米泔浸三宿，晒燥。川产者少，伪充者多。

按：仙茅入心包、肝、肾、命门四经，为壮筋健骨、助火强阳之药。轻用五分至八分，重用一钱至钱半。配阿胶、玄参、焦鸡金，定喘下气、补心益肾；合生地、杞子、小茴，益精明目，壮筋健骨。李时珍述许真君云：仙茅甘能养肉，辛能养肺，苦能养气，咸能养骨，滑能养肤，酸能养筋，宜和苦酒服之，必效。煎惟命阳不足者相宜。记氏《大虞衡志》云：广西英州多仙茅，若羊食之，举体悉化为筋，不复有血肉，食之补人，名曰乳羊。张路玉曰：仙茅惟阳衰精冷、下元痿弱、老人失溺无子、男子素禀虚寒者宜之，若相火炽盛者切忌。张兆嘉曰：仙茅虽温补助阳，其力颇雄，用以搜除下焦风痹痼冷则可，欲补阳添精则不可。况热毒能助下焦淫火，伤阴涸液，致发郁疽、消渴、强中之患。与桂、附之补火益下虽同，但一得其正，一得其偏耳。

卷九　消化剂（统计七十三品）

消痰温化药（计十品）

半夏　毒草类。汤浸，用皂荚、白矾煮熟，姜汁拌，焙干用；或皂荚、白矾、姜汁、竹沥四制尤妙。咽痛醋炒；用小儿惊痰发搐及胆虚不得眠，猪胆炒；入脾胃丸剂为细末，姜汁拌和，作面，候陈炒用。

味辛性温，体滑质燥。止呕吐而消痰饮，胸胀咳逆并治；和中焦而通阴阳，脘满胃翻皆效。兼疗眉棱骨痛，尤除痰厥头疼。

按：半夏入肺、脾、胃、大肠四经，为除湿化痰、开郁下气之药。轻用钱半至二钱，重用三钱至五钱。配北秫米，治胃逆不寐；合鲜生姜，治中寒吐涎；配制南星、生姜、青盐，能消痰开胃；合浙苓、广皮、炙草，呵欈饮和胃；配明天麻、制南星、寒水石、腰黄，小麦作曲，治风痰头晕；合冬白术、小枳实、六神曲、姜汁，面粉糊丸，治湿痰中满；配栝蒌仁、小枳实、小川连、占桔梗、生姜汁，治痰壅热闷；合青子芩、淡干姜、小川连、淡竹茹、枇杷叶，治干呕热呃。赵继宗曰：半夏燥烈，若风痰、湿痰、寒痰、食痰则宜；苟劳嗽失血诸痰用之，反能燥血液而加病。吴机曰：俗以半夏性燥，代以贝母。不知贝母乃肺药、半夏乃脾胃药。咳嗽吐痰、虚劳吐血、痰中见血、诸郁、咽痛喉痹、肺郁肺痿、痈疽、妇人乳难皆宜，贝母为向导，禁用半夏。若涎者，脾之液，脾胃湿热则涎化为痰，久则痰火上攻，昏愦、口噤、偏废、僵仆不语，生死旦夕，非半夏、南星不可，代以贝母，翘首立毙。李时珍曰：脾无留湿不生痰，故脾为生痰之源，肺为贮痰之器。半夏能主痰饮及腹胀者，为其体滑味辛，性温润而且散，故能行湿而通大便，利窍而泄小便。张洁古谓：半夏、南星治其痰而咳嗽自愈。朱丹溪谓：二陈汤能使大便润而小便长。成聊摄谓：半夏辛而散，行水气而润肾燥。又《和剂局方》用半硫丸治老人虚秘，皆取其滑润也。世俗皆以南星、半夏为性燥，误矣。湿去则土燥，痰涎不生，非二物之性燥也。惟阴虚劳损则非湿热之邪，用此利窍行水之药，是重竭其精液矣，故禁。张路玉曰：半夏为胃冷呕哕之要药。《本经》治伤寒寒热，取其辛温散结也；治心下坚、胸胀，取其攻坚消痞也；治咳逆头眩，取其涤痰散邪也；治咽肿喉痛，取其分解阴火也；治肠鸣下气、止汗，取其利水开痰也。同苍术、茯苓，治湿痰；同栝蒌、黄芩，治热痰；同南星、前胡，治风痰；同芥子、姜汁，治寒痰。又半夏得栝蒌实、黄连，名小陷胸汤，治伤寒小结胸；得鸡子、青苦酒，名苦酒汤，治少阴咽痛生疮，语声不出；得生姜，名小半夏汤，治支饮作呕；得人参、白蜜，名大半夏汤，治呕吐反胃；得麻黄蜜丸，名半夏麻黄丸，治心下悸；得茯苓、甘草，以醋煮半夏，共为末，姜汁、面糊丸，名消暑丸，治伏暑引饮，脾胃不和。此皆半夏之妙用。赵怒轩曰：仙半夏制法俗称仙人所传，故名。化痰如神，若将半夏七八粒研入痰碗内即化为清水。其法用大半夏一斤，石灰一斤、滚水七八碗，入盆搅凉，澄清去渣，再入半夏搅之，日晒夜露，七日足，捞出晒干，用井水洗净，尝之无麻味为度。复用白矾八两、皮硝一斤、滚水七八碗，二物共入盆内搅凉，仍入半夏，浸七日，日晒夜露，足取出，清水洗四次，泡三口，每日换水三次，取出控干。于是用甘草、苏薄荷各四两，丁香五钱，白蔻末三钱，沉香一钱，枳实、木香、川芎、肉桂各三钱，陈皮、枳壳、五味、小青皮、砂仁各五钱，十四味共切片，滚水十五碗晾凉，将半夏同药入盆内，泡二七日足，日晒夜露，搅之，将药取出，与半夏同白布包住，放在热炕，用器扣住，三炷香时，药与半夏分胎；待干收用。能清痰开郁，行气理脾。有痰火者服之，一日大便出，似鱼胶，一夜尽除痰根，永不生也。龚云林曰：仙半夏治壮人、老人有余之痰症颇效，虚人痰火忌服。其十种半夏曲：一、生姜曲，姜汁浸造，治浅近诸痰；二、矾曲，矾水煮透，兼姜和造，最能治清水痰；三、皂角曲，煮皂角汁炼膏，和半夏末为曲，或加南星及麝香少许，治风痰，开经络；四、竹沥曲，用白芥子等分，或：三分之一竹沥和成，略加曲和，治皮里膜外结核隐显之痰；五、麻油曲，麻油浸半夏昼夜，炒干为末，曲和造成，油有润燥，治虚咳内热之痰；六、牛胆曲．腊月黄牛胆汁略加热蜜和造，治癫病风痰；七、开郁曲，刚芒硝十分之三，同曲制透为末，煎大黄膏和成，治中风卒厥、伤寒便闭由于痰者；九、海蛤曲，海粉、雄黄居半夏之半，炼蜜和造，治积痰沉痼；十、霞天曲，用黄牛煎汁炼膏，名霞天胶，将胶和半夏末为曲，治沉疴痼痰。以上诸曲并照造曲法，草盒七日，待生黄衣，悬挂风处，愈久愈佳。日本学说云：半夏为镇呕药，西医亦知其效验。惟堕胎之说始于陶氏《别录》，继之者均各为戒。如《便产须知歌》云“半夏南星兼通草”，《胎前药忌歌》云“半夏南星通草同”，云云。惟薛立斋云：半夏、南星治恶阻，因于痰饮者配参、术同用，历试无妨。张飞畴曰：孕妇体肥痰盛、呕逆眩晕者，非二陈豁之不安。王孟英云：半夏制透者不忌。

制南星　湿草类。用姜汁制透者曰姜制南星，专治风痰；用牛胆制透者曰杜胆星，善治风火痰。九制者曰九制胆星，尤良。

味辛微苦，性温质燥。下气除痰，散血破结；利胸膈，消郁肿。姜制者，善治中风麻痹、身强口噤；胆制者，专主急惊痉痫、喉痹舌疮。兼去疝瘕，亦涂疥癣。

按：制南星入肺、脾、胃、肝、胆五经，为去风燥湿、豁痰杀虫之药。姜南星轻用六分至八分，重用一钱至钱半；杜胆星轻用三分至五分，重用六分至八分；九制者轻用一分至二分，重用三分至四分。生南星配生半夏、头梅冰为末，搐鼻取嚏，治中风口噤；合乌梅肉、生姜汁捣烂，擦齿吐涎，治猝惊痰闭；姜制南星配琥珀、朱砂、生姜汁、菖蒲汁，治痰迷心窍；合橘红、天麻、姜半夏、杭茶菊，治痰厥头晕。杜胆星配苏薄荷、辰砂、麝香、冰片、白蜜为丸，治小儿风痰痉厥；合旋覆花、赖橘红、仙半夏、石菖蒲、辰茯神煎汤，治妇人产后痰迷。李时珍曰：南星味辛而麻，故能治风散血；气温而燥，故能胜湿除痰；性紧而毒，故能攻积拔脓而治口㖞舌糜。张路玉同：天南星之名始自《开宝》，即《本经》之虎掌也，以叶取象则名虎掌，根类取名故曰南星，为开涤风痰之专药。《本经》治心腹寒热结气，即《开宝》之下气利胸膈也；《本经》治积聚伏梁，即《开宝》之破坚积也；《本经》治筋痿拘缓，即《开宝》之治中风、除麻痹也；《本经》之利水道，即《开宝》之散血堕胎也。夫水由血不归经所化，蕴积于经而为湿热，则风从内发，津液凝聚为肿胀、为麻痹、为晕眩、为颠仆、为口噤身强、为筋脉拘缓、为口㖞眼斜，各随身之所偏而留着不散，内为积聚，外为郁肿，上为心痛，下为坠胎，种种变端皆湿热所致。盖缘一物二名，后世各执一例是，不能无两歧之说。

按：南星、半夏皆治痰药也，然南星专走经络，故中风麻痹以为向导；半夏专走肠胃，故呕逆泄泻以为向导。张兆嘉曰：姜南星性燥而紧，猛于半夏，善能散血堕胎，孕妇忌用。惟王孟英曰：胆汁制透者不忌。

旋覆花 湿草类。一名金沸草，又名滴滴金。用绢包煎。

味咸微甘，性温质润。散结气，通血脉；消肺郁之胶痰，噫气胸痞最效；除肝着之寒热，留饮胁满极灵。利大肠而退水肿，宜中焦而止呕逆。

按：旋覆花入肺、肝、大肠三经，为下气消痰、定喘止嗽之药。轻用钱半至二钱，重用三钱至四钱。配真新绛、青葱管煎汤，治妇入肝着胎漏；合天麻苗、软防风油调，涂小儿眉癣眼睫；配代赭石、姜半夏、潞党参、清炙草、鲜生姜、大红枣，治心下痞坚、噫气不除；合柏子仁、原桃仁、松子仁、归须、泽兰、绛通，治郁结伤中、胸胁串痛。朱丹溪曰：旋覆花，寇宗奭言其行痰水、去头目风，亦走散之药，病人涉虚者不宜，多服滑利大肠，便溏者亦忌。张路玉曰：旋覆花升而能降，肺与大肠药也，功在开结行水、祛痞软坚，故肺中伏饮寒嗽宜之。但性专温散，故阴虚痨嗽、风热燥咳不可误用，用之嗽必愈甚。王秉衡曰：旋覆花今人但用以降，而《本经》云补中下气，何也？盖升降之权在于中气，气之不应升而升为之逆，反逆使顺为之下，但其能反逆为顺者，则赖中枢之旋转，能使中枢旋转，讵非补中之力乎？观其色可知矣。余谓旋者，转旋中气之能；覆者，气下为顺之象。命名之义以此。徐灵胎曰：凡草木之味，咸者绝少，咸皆治下，而能治上者尤少。惟旋覆花咸能治上，为上中二焦之药。咸能软坚，凡上中二焦凝滞坚结之疾，皆能除之。又凡寒热之疾，无不因郁遏而成，花体轻气芳，故能发散寒热。王孟英曰：近阅邹氏《疏证》，引《群芳谱》言旋覆花梢头露滴入土中即生新根，可见其生机之旋相升降矣。世人谓其泻气，不敢施于虚体，岂不悖哉？张兆嘉曰：此花六月开细黄花，气香如菊，中有白毛，宜绢包用，能利大肠，软坚痰，散结降气，搜肝泻肺，由胃及肠，其功皆在咸润而已。汪讱庵曰：根能续筋。筋断，汁滴伤处，渣敷半月，筋续。

莱菔（缨子） 菜类。缨即经霜莱菔。莱子吐痰，生用降痰，炒用消食下气。舂砂仁拌炒用。

味辛微甘，性平气烈。生用则能升、能散，善吐胸膈风痰；炒熟即可降、可消，专平喘嗽气实。兼调下痢后重，亦除大腹痛胀。缨治秋后暑痢，专解胃肠浊邪。

按：莱菔子入肺、脾、胃、大小肠五经，为下气除痰、消食除胀之药。轻用八分至一钱，重用钱半至二钱；缨用三钱至四钱，重用五钱至六钱。配白芥子、炒苏子，治痰壅齁喘：合皂角炭、双钩藤，治中风口噤；配生姜汁、麝香同捣搐鼻，治年久头风牙痛；合明乳香、延胡索炒研入腹，治小儿盘肠气痛。朱丹溪曰：莱菔子治痰有推墙倒壁之功。李时珍曰：莱菔子长于利气。生能升，则吐风痰、散风寒、发疮疹；熟能降，则定痰喘咳嗽，调下痢后重，止内痛。皆是利气之效。王永嘉曰：黄履儿一味莱菔子通小便说，诧以为奇，盖不知此物下气最速，服之即通者，病由气闭也。张兆嘉曰：莱菔子辛甘温，入肺胃，专于治痰，一切喘嗽因痰者，皆可用之。能消面积，观其在上、在下、用生、用炒，或吐、或消，无不灵效。根、叶主治相同。张路玉曰：丹方取苗叶阴干，治痢。赤者砂糖调服，白者糖霜调服。然惟初痢为宜，若久痢胃虚艮食者不宜。汪讱庵曰：夏食莱菔菜，秋不患痢。冬月以其菜摊屋上，任霜雪雨打，至春收之，煎汤治痢。僧心禅曰：经霜莱菔菜空松如缨，故名。盖莱菔性能清暑消积，又加雪雨日晒，寒暑交蒸，受天之清气，以解肠胃之浊邪，无论赤白痢，俱极效验。缪氏《经疏》曰：莱菔子，虚弱人大忌。煎汤解误服人参。

白芥子　菜类。有黑白二种，黑尤气味猛烈。

味辛性温，气香而烈。发汗散气，利膈暖中；除胸胁冷痰，平咳嗽上气；翻胃多唾最效，肢疼脚气并治。

按：白芥子入肺、胃二经，为散寒豁痰、除肿止痛之药。轻用三分至四分，重用五分至六分。配生白术、红枣肉为丸，治胸胁痰饮；合生南星、陈米醋调涂，消肿毒初起；配黑芥子、大戟、甘遂、胡椒、桂心为丸，名黑芥丸，治冷痰痞满；合黑芥子、大戟、甘遂、芒硝、朱砂糊丸，名白芥丸，治热痰烦晕。朱丹溪曰：痰在胁下及皮里膜外，非白芥子未能达，古方控涎丹用白芥子正此义。韩飞霞曰：凡老人苦于痰气喘嗽、胸满懒食，余处三子养亲汤，随试随验。盖白芥子主痰，下气宽中；紫苏子主气，定喘止嗽；莱菔子主食，开痞降气。各微炒研破，看所主为君，每剂不过二三钱，用袋盛，煎勿大过，过则味苦辣。若大便素实，入蜜一匙，冬月加姜一片尤良。李时珍曰：白芥子辛能入肺，温能散表，故有利气豁痰、温中开胃、散痛消肿、除秽辟恶之功。张路玉曰：白芥子虽日用常品，然多食则昏目、动火、泄气、伤精。肺经有热、虚火亢者切忌。缪仲醇曰：能搜剔内外痰结及胸膈寒痰冷涎壅塞者，然肺经有热与阴虚火炎、咳嗽生痰者忌。

大瓦楞子　介类。《别录》名魁蛤壳，《纲目》名瓦垄子。煅，研细用，即蚶子壳。

味咸带涩，性平而降。专化痰积，善消血块；内治胃痛多灵，外敷牙疳亦效。

按：瓦楞子入脾、肺、肝三经，为冥坚散积，化痰消瘀之药。轻用二钱至三钱，重用四钱至五钱。配米泔、醋为丸，治一切血瘀症癖；合蚶肉恍灰，搽小儿走马牙疳。吴瑞曰：瓦楞子消痰，其功最大，凡痰膈病，用之如神。李时珍曰：瓦楞子咸走血而耎坚，故能消血块、散痰积。张路玉曰：蚶肉仅供食品，虽有温中健胃之功，方药曾未之及。其壳煅灰，能治积年胃脘瘀痛之功，与鳖甲、虻血同，为消疟母之味。独用醋丸，则消胃脘积痰。观制蚶饼者，以蚶壳灰泡汤，搜糯米粉则发松异常，冥坚之力可知。张兆嘉曰：瓦楞子形似蛤，其壳如瓦屋之楞，耎坚痰、消瘀血，凡胸胃痛由于老痰死血在内者皆效。沈思诚曰：瓦楞子配蔻末同研，善治嗜烟脾约，水气欲出无路，糟粕欲下难从，酿成酸辣，苦水积于小肠、胃脘之间，气上腾则脘痛，溢则涌吐，屡奏捷效。方用白蔻十粒，瓦楞子一两，因蔻能温胃醒脾，瓦楞能化痰与癖，二药性属和平。偏害之患，似居小数；见效之速，理所宜然。

象贝母　山草类。一名浙贝，向出苋桥，今出象山。土入于出新时，每将滑质淘净后，于石灰中燥之。市肆漂去灰质，切片用。

味苦微咸，性温质燥。化湿除痰，散结解毒；内灭胃中酸汁，外涂皮肤恶疮。

按：象贝母入肺、脾、胃三经，为化湿祛痰、灭酸防腐之药。轻用八分至一钱，重用钱半至二钱。配厚朴，能化痰降气；合胡椒，治冷泪目昏；配白芷为末，酒调，涂红痈肿痛；合月石同研，蜜涂，治鹅口白烂。张路玉曰：象贝母味微苦，治疝瘕喉痹，乳难金疮，一切痈疡。同青黛，治人面患疮；同连翘，治项上结核；同苦参、当归，治妊娠小便难。皆取其开郁散结、化痰解毒之功也。叶闰斋云：宁波象山所出贝母亦分两瓣，苦而不甜，顶平不尖，不能如川贝之象荷花蕊也。但二贝性各不同。象贝解毒利痰、开宣肺气，凡肺风有痰者宜之；若虚燥咳嗽，则以川贝为宜。以余所验，象贝虽漂浮而仍含炭，气质甚燥烈，凡风寒、风湿初起，嗽痰稀白者相宜。若风热燥咳者忌，阴虚火咳者尤忌。

远志　山草类。去心，甘草汤浸一宿，焙用。叶名小草。

味辛而甘，性温质润。宣肺气而除邪，专平咳逆；利九窍而聪耳，兼治失音。能通肾气以壮阳，亦畅心机而益智。

按：远志入肺、心、肾三经，为宣肺利窍、通肾达心之药。轻用六分至八分，重用一钱至钱半。配辰茯神、益智仁，糊丸酒下，治不寐尿浊；合辛夷仁、香白芷，为末吹鼻，治脑风头痛。陈氏《三因方》云：远志酒治一切痈疽发背、疖毒恶侯侵入，有死血阴毒在中则不痛，傅之即痛；有忧怒等气积怒攻，则痛不可忍，傅之即不痛；或蕴热在内，热逼人手不可近，傅之即清凉；或气虚冷溃而不敛，傅之即敛。此本韩大夫宅用以救人极验。若七情内郁，不问虚实寒热，治之皆愈。方用远志，不拘多少，米泔浸洗，搥去心，为末，每服三钱，温酒一盏调，澄少顷，饮其清汁，以滓傅患处。张路玉曰：远志性禀纯阳，善通渚窍。沈金鳌曰：前贤皆以远志为心家药，独王海藏以为肾家气分药。李时珍亦云入肾经，非心药，其功专于强志益精，治善忘。以精与志皆肾经所藏，肾精不足则志气衰，不能上达于心，故迷惑善忘，二说是已。故肾经充，始有以上达于心，心气先充，乃有以下注。由此精志虽藏于肾而心实有关，即前贤以远志为心药，论其原也；二家为肾药，据其功也。张兆嘉曰：远志能通肾气，上达于心，故能益智疗忘。然毕见宣泄之功，无补益之力，故一切痈疽外症，若因七情内郁、气血不调者，外敷、内服并治。

青礞石 石类。色青入肝为胜，色黄兼入脾次之，大硝煅过，杵细，水飞用。

味咸性平，质重力猛。平咳嗽喘急，化痰积胶黏；善消男妇食症，能定小儿惊痫。

按：青礞石入肝、胃、肠三经，为消痰镇惊、降气定喘之药。轻用八分至一钱，重用钱半至二钱。配生姜汁、白蜜，治急惊痰塞咽喉；合赤石脂、木香，治久积成块下痢；配制军、黄芩、沉香为丸，治顽痰怪症；合巴霜、硇砂、三棱作丸，治食症腹痛。汤衡曰：礞石乃治痰急惊之圣药，吐痰在木上，以石末掺之，痰即随木而下，其沉坠之性可知。然只可救急，气弱脾虚者不宜多服。张路玉曰：青礞石，厥阴之药，其性下行，治风木克脾，气滞生痰，壅塞膈上，变生风热诸病，故以此药重坠以下泄之，使木平气下而痰积通利，诸症白除。如脾胃虚寒、食少便溏误用，则泄利不止。缪氏《经疏》曰：凡积滞症结、脾胃壮实者可用，虚寒者忌；小儿惊痰积食、湿热初起者可用，虚寒久病者忌。张兆嘉曰：礞石善化老痰癖积，沉降下行，同火硝煅炼者，取疏利之性，则礞石之性更为傈悍耳，独入肝家，治惊痫痰涎胶黏不化，不外咸能软坚，重以镇邪耳。

大蒜头 菜类。小者名蒜，大者名胡。烧酒洗三次，捣烂用。

味辛性热，气熏质滑，利气散寒，化痰温胃；内治霍乱，外敷疔肿。虽有解暑治虫之功，难免耗目损阴之害。叶解诸毒烦痛、小儿丹疹。

按：蒜头入肺、胃、肠三经，为解痰开胃、辟恶解毒之药。轻用二枚，重用四枚。配阴阳水捣汁，治干霍乱症；合陈米醋炼丸，截各种寒疟。苏颂曰：古方多用小蒜治中冷霍乱，煮汁饮之。寇宗奭曰：华佗用蒜荠，即此蒜也。张路玉曰：胡之与蒜，功用仿佛，并入肺胃，气味熏烈，能通五脏，达诸窍，去寒湿，辟邪恶，消痈肿，化症积肉食，主溪毒，下气治蛊，傅蛇虫沙虱疮，皆其功也。张兆嘉曰：大蒜辛热臭烈之气盛于葱、韭，故为五荤之首，有小毒。虽极臭而又能解臭，故凡一切腥臭之物得此即解。入脾胃，解恶气，散寒邪，化肉积，除症瘕。但刚猛之性耗散为多，少食虽能开胃进食，过用毕竟损神伐性。

消痰清化药（计十六品）

川贝母　山草类。对劈去心用，或拌糯米炒黄，去米用。

味淡微苦，性平质滑。消痰止嗽，降上气而开喉痹；润肺清心，息风痉而止烦热；兼治小便淋沥，亦治人面怪疮。

按：川贝母入心、肺二经，为散结解毒、泄热活痰之药。轻用二钱至三钱，重用四钱至五钱。配川朴，化痰降气；合姜汁，开郁宽胸；配冰糖研末，治孕妇子核；合炙草为丸，治小儿晬嗽；配半夏、姜汁糊丸，能截痰疟；合知母、猪蹄汤煎，可通乳汁；配牡蛎、元参、海藻，消男妇疬串；合苦参、当归、白蜜，治妊娠尿难。甄权云：川贝母主胸胁逆气、时疾黄疸；研末点目，去翳；以七枚作末酒服汁，产难及胞衣不出皆效。苏恭曰：川贝母能散心胸郁结之气，故诗云言“采其虻”是也，作诗者本以不得志而言，今治心中气不快、多愁郁者，殊有功信矣。汪机曰：虚劳咳嗽、吐血咯血、肺痿肺痈、痈疽及诸郁火症，皆宜此为向导。至于脾胃湿热、涎化为痰，则以半夏为正治。盖川贝母润肺家燥痰，痰因郁结者宜之；半夏燥脾胃湿痰，痰因湿滞者宜之。二者天渊，何可代用？张路玉曰：川贝母乃心、肺经药，肺受心包火乘，因而生痰，或为邪热所干，喘嗽烦闷，非此莫治。《本经》主伤寒烦热、淋沥、邪气、疝瘕、喉痹、乳难、金疮、风痉，综取解散郁结之邪也。苏颂曰：川贝母治恶疮，唐人记其事云，江左有商人，左膊上有疮如人面，一名医教其遍读金石草木之类，悉无所苦，至川贝，其疮乃聚眉闭目，商人遂以小苇塞其口灌之，数日成痂遂愈，然不知何疾也。《本经》主金疮，此岂金疮之类欤？石芾南曰：川贝微辛微苦、微润微凉，得土金之气，禀清肃之令，微辛能通，微苦能降，而且色白形圆，象类心肺，所以主解郁结之疾。后人谓其清热润肺，善治火痰燥痰者，皆散结之功也。缪氏《经疏》云：寒痰、湿痰咳嗽，在胃恶心欲吐，在脾胃寒热头眩及痰厥头痛，中恶呕吐，胃寒作泄，法宜辛温燥热药，如星、夏、苓、术之类者均忌。

白前 山草类。

味淡微苦，性平微寒。降气消痰，善治咳嗽实喘；清金除热，能治胸胁烦闷。兼疗奔豚，亦定息贲。

按：白前入肺经，为泻肺下气、降痰定喘之药。轻用一钱至钱半，重用二钱至三钱。配桔梗、生桑皮、炙甘草，治久嗽唾血；合大戟、姜半夏、炙紫菀，治饮咳上气。寇宗奭曰：白前能保定肺气，治嗽多用以温药相佐使，尤佳。李时珍曰：白前长于下气，肺气壅实而有痰者宜之，若虚而气逆者忌用。张路玉曰：白前较白薇稍温，较细辛稍平，专搜肺窍中风水；非若白薇之咸寒，专泄肺胃之燥热；亦不似细辛之辛窜，能治肾肝之沉寒也。张兆嘉曰：白前其根形似北沙参，色白性寒，故功用亦相似，专入肺家，长于降气下气，非肺痰壅实者不相宜，不如北沙参之养阴清热、略有补性耳。

前胡 山草类。

味苦微辛，性寒而降。除痰下气，善治胸胁中痞；解表散风，能平咳嗽喘息。既平头痛，亦可安胎。

按：前胡入肺、脾、胃三经，为解散风热、清降痰气之药。轻用一钱至钱半，重用二钱。配白蜜，治小儿夜啼；合桔梗，治男妇胸痞。李时珍曰：前胡性降，与柴胡纯阳上升不同，故其功长于下气，气下则火降痰亦降，故为痰气要药。缪仲醇曰：前胡能散有余之邪热实痰，不可施之于气虚血少之病。张路玉曰：前胡专治气实风痰、喘嗽、痞膈诸病，凡阴虚火动之风痰及不因外感而有痰者禁用。

栝蒌实 蔓草类。即工瓜子捣烂用。

味甘性寒，气清质滑。荡热涤痰，润燥开结。生用则清肺润肠，可疗肺痿咳血；炒用治下痢赤白，兼止肠风便红。既开结胸，亦防动胎。

按：栝蒌实入肺、胃、肠三经，为降气活痰、止嗽定喘之药。轻用二钱至三钱，重至四钱至五钱。配牛蒡子、滁菊花，治痰热头风；合鲜生地、小川连，治肠壁下血；配姜半夏、小川连、小枳实、苦桔梗，治痰热结胸；合光杏仁、原桃仁、春砂仁、郁李仁，治大便燥结。王秉衡曰：王瓜即孟夏所生是也，非蔬园之黄瓜。赵晴初曰：栝蒌为开胸膈热郁之圣药，其性濡润，谓之荡肠则可，若代大黄作下药则不可。马元仪《印机草》中栝蒌同干姜用，从苦辛开降法化为辛润开解法，作开后学用药之活法。张路玉曰：栝蒌实甘寒润燥，为治嗽、消痰、止渴之要药，以能洗涤胸膈中垢腻郁热耳。仲景用栝蒌实治胸痹引心背痛、喘唾、喘息及结胸满痛等病，取其甘寒不犯胃气，能降上焦之火，使痰气下降也。但脾胃虚弱及呕吐自利者禁用。其根名土瓜根，与栝蒌不甚相远，但不能安胎补虚、续绝伤、调和经脉诸血也。《金匮》治妇人经水不调、带下、少腹满，一月再见者，土瓜根散主之，深得《本经》主瘀血月闭之旨。方用土瓜根、芍药、桂心、虻虫等分为末，酒服方寸匕，日三服。南阳治阳明经热、大便不通，削之为导，以下湿热。惜乎，世鲜知用。邹润安曰：栝蒌实之治，大旨在火与痰结于阳位，不纯虚，亦不纯实者，皆能裹之而下，故一佐连、夏之逐饮泄热，一佐薤、酒之滑剂通阳，皆能裹无形攒聚有形，使之滑润而下也。

淡竹沥　竹类。取竹沥法：以青竹断二尺许，劈开，火炙两头，盛取用之。如欲多取，以坛埋土中，湿泥糊好，量坛口大小，用篾箍二道，竖入坛口，多着炭火于竹顶上炙之。

味甘性寒，气清质滑。生津活痰，疗风热而定风痉；通经达络，治类中而舒偏枯。失音不语最灵，痰癫阳狂亦效。兼治消渴，亦止烦闷。

按：淡竹沥入肝、肺、心、胃四经，为清风涤热、通络消痰之药。轻用二瓢，重用四瓢。配姜汁、荆沥，治中风口噤；合知母、茯神，治孕妇子烦；配雅梨汁、陈酱汁、人乳，治舌强不语；合菖蒲汁、莱菔汁、童便，治痰热迷心。雷敩曰：久渴心烦，宦投竹沥。朱丹溪曰：竹沥味性甘缓，能除阴虚之有大热者，寒而能补，胎前不损子，产后不碍虚。凡中风不语，养血清痰。风痰、虚痰在胸膈，使人癫狂。痰在经络四肢及皮里膜外，非此不达不行。但能食者用荆沥，不能食者用竹沥。李时珍曰：竹沥性寒而滑，因风火燥热而有痰者宜之。缪仲醇曰：凡中风多因阴虚火旺，煎熬津液，结而为痰，壅塞气道，不得升降，热极生风，以致猝然僵仆或偏痹不仁。竹沥能遍走经络，搜剔一切痰结，且甘寒能益阴除热，痰与热祛，则气道通利，经络流转，中风之症自除矣。张路玉曰：竹沥善治筋脉拘挛。详《本经》疗筋急专取竹沥之润以濡之也，《千金》治四肢不收则兼附、桂、羚羊之雄以振之也。一以舒急，一以收缓，妙用不可思议。或言竹沥性寒，仅可使之热痰，不知入于桂、附剂中，未尝不开发湿痰、寒饮也。惟胃虚肠滑及气阻便闭者误用，每致呃逆不止、滑泻不食而毙。王秉衡曰：竹沥其液也，故能补血而养经络、达四肢而起废疾。凡病人久不理发结而难梳者，用竹沥少加麻油和匀，润之即通。故一切忧思郁结之病无不治之。世人但用以开痰结，陋矣！凡寒痰湿热及饮食生痰、感寒挟食作吐，均忌。

海浮石　石类。煅过水飞用，故名淡石粉。

味咸性寒，体轻质燥。降火清金，化老痰而止咳；软坚下气，消结块而通淋。兼能磨翳、开关，亦除结核、疝气。

按：海浮石入肺、肝、肾三经，为除热消痰，降气定喘之药。轻用八分至一钱，重用钱半至二钱。配上沉香、净白蜜，止嗽定喘；合生干草梢、白茅根，消瘀通淋；配蛤粉、蝉衣、鲫鱼胆，治消渴引饮；合木香、麦冬、赤茯苓，治小肠疝气。李时珍曰：海浮石乃水沫结成，色白体轻，其质玲珑，肺之象也；气味咸寒，润下之功也。故入肺，除上焦之痰热，止咳嗽而软坚。上清其源，故又治诸淋。按：俞琰《席上腐谈》云：肝属木，当浮而反沉；肺属金，当沉而反浮。何也？肝实而肺虚也。故石入水则沉，而南海有浮水之石；木入水则浮，而南海有沉水之木。虚实之反如此。张路玉曰：浮海石咸能软坚，化痰消块，虽其所长，然惟实症宜之，虚者误投，患亦最速，以其性专克削肺胃之气也。余亦历验不爽。凡治老痰、久咳，必须配以清润滑剂之品，如川贝、栝蒌、竹沥等，庶不致燥削肺津、胃液矣。

海蛤粉　介类。即白蛤蜊壳浆水煮透，煅粉。

味咸性寒，质重而滑。润燥化痰，定喘嗽而止呕逆；清金导水，利小便而退浮肿。善消结核积块，能止遗精带浊。兼能开胃，亦可行瘀。

按：海蛤粉入胃、肺、肝、肾四经，为清热消痰、软坚润下之药。轻用钱半至二钱，重用三钱至四钱。配净白蜜，治血痢内热；合槐米炭，治鼻衄不止；配桂枝、红花、赤芍、清炙草、飞滑石、原桃仁，治血结胸痛；合海藻、海带、昆布、海螵蛸、荔枝壳、老荸荠，能消核散肿。朱丹溪曰：海蛤粉咸能软坚，主热痰、结痰、老痰、顽痰、疝气、白浊、带下，皆效。同香附末、姜汁调服，善治胃痛。张路玉曰：咸寒之物皆能清热、开胃、止渴，故海蛤粉能清肺热、滋肾燥、降痰清火、止咳定喘、散瘿瘤、消坚癖，均宜单方。治乳痈每用三钱，入皂角刺末半钱，温酒调服；治肺痈，一味童便煅研，甘草汤日三进，屡验。然须冬时取栝蒌实和瓤子同捣，仍入壳中，悬风处阴干，以供临用，否则难效。张兆嘉曰：海蛤粉软坚痰、消宿血、清热利水，皆取咸寒润下之意。至于润肺开胃之功，亦以热清痰降、肺胃自受益耳大抵与瓦楞子同功；煅粉用能燥湿痰，与煅牡蛎之用亦相似。以余所验，凡药含有蛤蜊质者，如牡蛎、海螵蛸、瓦楞子悉能解酸。凡砂淋癃闭南尿酸而致，泻痢由胃酸而致，脚气筋痛由腹酸而致，及胃不消化，吞酸吐酸，服之均效。但其性寒削，故缪氏《经疏》曰：虽善消痰积血块，然脾胃虚寒者宜少用。

天竺黄　竹类。有新老二种，老式者真，新式者偏。

味甘性寒，质重而降。清热豁痰，镇心明目；治男妇中风痰闭，定小儿客忤急痫；能止血而疗金疮，除发热而制毒药；风火转筋多效，失音昏迷亦灵。

按：天竺黄入心、肺二经，为息风除热、镇惊化痰之药。轻用钱半至二钱，重用三钱至四钱。配雄黄、白丑糊丸，治小儿急惊热痉；合竹沥、姜汁调服，治大人中风痰闭。寇宗奭曰：天竺黄凉心经、去风热，作小儿药尤宜，和缓故也。李时珍曰：天竺黄出于大竹之津气结成，其气味功用与竹沥同而无寒滑之害。张路玉曰：竺黄出天竺国，故名天竺黄，为小儿惊痫、风热痰涌、失音，治痰清热之要药。惟今药肆多烧骨及葛粉杂入伪充，不可不辨。张兆嘉曰：竺黄甘凉，上入心、肺，清热豁痰，其性味功用与竹沥相似，而此不能搜经络皮膜之痰，亦少滑润之性，惟镇心定惊为独胜，故小儿惊痫方中多用之。治风者亦犹竹沥之意耳。

梨（汁、皮）　果类。雅梨、鹅梨最佳，秋白梨次之。

味甘微酸，性寒质润。消痰快膈，治肠胃内扰之风。消止酒解醒，清心、肺、上焦之烦热火咳。急惊多效，中风不语亦灵。皮清肺热，能止燥咳。

按：梨汁入心、肺、肝、胃四经，为除痰降火、润燥解毒之药。轻用二瓢，重用四瓢；皮用三钱至五钱。配白蜜，治消渴饮水；合姜汁，治暗风失音；配粳米，取汁煮粥，治小儿风热；合饴糖，切片蒸熟，治男妇热咳。孟诜曰：治猝得消渴症，用梨一枚，刺五十孔，纳椒一粒，面裹炭火煨熟，停冷去椒食。又方：

去核纳酥蜜，面裹，烧熟，冷食，凡治嗽须喘急，定时冷食之，若热饮反伤肺，令嗽更剧。李时珍曰：《别录》著梨只言其害，不著其功，陶隐居言梨不入药，盖古人论病多主风寒，用药皆是桂、附，岂不知梨有治风热、润肺、凉心、消痰、降火、解毒之功？今人痰病、火病十居六七，梨之有益不少，但不宜多食耳。张路玉曰：梨之功甚多。今有一人患消中善饥，诸治罔效，因烦渴不已，恣啖梨不彻，不药而疗。一妇郁抑成痨，咳嗽吐血，右侧不能贴席者半年，或令以梨汁顿热服盏许，即吐稠痰结块半盂，便能右卧，如是再服乃愈。然须审大便实者方宜，元气虚寒误用，每至寒中。王秉衡曰：凡丹石、烟火、煤火、酒毒、一切热药为患者啖之立解，温热燥病及阴虚火炽、津液燔涸者饮汁立效。张兆嘉曰：梨入肺、胃，清烦热，能利大肠，治热咳燥咳，除胸中热疾。但生用能清热，熟用能养阴，亦如地黄之生熟异用耳。惟缪氏《经疏》曰：凡肺寒咳嗽，脾泄腹痛冷积，寒痰痰饮，产后、痘后，胃冷呕吐及西北真中风等，均忌。

青海粉　水草类。色青者佳，红色次之，黄色最劣。附发菜，即龙须菜。

味甘微咸，性凉质滑。清肝胆之结热，化胶黏之火痰；善消瘿瘤，能愈瘰疬，兼止赤痢，亦除疳积。发菜软坚散结之用虽同，凉肺消痰之功殊逊。

按：青海粉能入肺、胆、肝三经，为清热除痰、软坚解结之药。轻用一钱至钱半，重用二钱至三钱。配上青黛、刺蒺藜、使君子、谷精珠、小青草、山羊肝拌蒸，治疳积坏眼；合风化硝、栝蒌霜、广橘红、青子芩、淡天冬、制香附为丸，消火结顽痰。赵恕轩曰：海粉生岭南，状如蛞蝓，大如臂。所茹海菜，于海滨浅水吐丝，是为海粉，鲜时或红或绿，随海菜之色而成。若晒不得法则黄，亦有五色者，或曰此物名海珠母，如黑鱼，大三四寸，海入冬养于家，春种之濒湖田中，遍插竹枝，其母上竹枝吐出是为海粉，乘湿展舒之，始不成结，以点羹汤最佳，善治赤痢顽痰。蒋示吉曰：湿痰寒痰、痰饮痰涎，治以二陈。若久而不治，两寸坚滑，名曰老痰；根深蒂固，致肺胃二脉伏结，名曰结痰；胶黏坚同，消吐不爽，名曰顽痰；随火上升，为狂为癫，名曰火痰。急服节斋化痰丸（栝蒌霜、黄芩、青黛、风化硝、海粉、连翘、桔梗、天冬、醋炒香附、广橘红，上为末，姜汁糊丸）以消化之，每服三四钱，奏效甚捷，皆取海粉与风化硝善消胶痰之功也。王孟英曰：发菜本名龙须菜，与海粉相似，而功逊之。

硼砂　石类。制过者名月石，原名蓬砂。甘草汤制，微火炒松用。

味甘而咸，性凉体轻。消痰止嗽，清胸膈而开喉痹；软坚解积，去垢腻而破症结。骨鲠翳障皆效，噎膈翻胃亦灵。

按：硼砂入肺、胃、肝三经，为生津去痰、泄热涤垢之药。轻用一分至二分，重用三分至四分。配白梅干捣丸，治咽肿喉痛；合上梅冰研末，吹喉痹牙疳。苏颂曰：医家用硼砂治咽喉最为要药。寇宗奭曰：初觉喉中肿痛，含化咽津则不成痹，膈上痰热亦宜含咽。洪迈曰：咸能软坚，凡骨鲠百计不效者，含咽一块便脱然而化。李时珍曰：色白质轻，故能去胸膈上焦之热；其治噎膈积聚、骨鲠结核、恶肉阴溃者，取其软物也；其治痰热、眼目障翳者，取其去垢也。《日华》言其苦辛温，误矣。缪氏《经疏》曰：硼砂克削为用，消散为能，宜攻有余，难施不足，此暂用之药，非久服之剂。沈金鳌曰：牙儿雪口，以硼砂一味研末吹之即效。张兆嘉曰：蓬砂由卤液煎炼而成，极能荡涤上焦痰火，一切郁热垢腻，善能溶化。凡五金之属，必须用此以熔之。英美学说云：西藏有数湖，于湖边产硼砂，能凝结成块，谓生硼砂；如加热则放水发肿成松定质，谓之煅硼砂；加热至红则熔如玻璃，谓之玻璃硼砂；如火烘去其所含之水，遂变为枯硼砂。其味始则略甜，继则略咸而苦，微有收敛之性，能洗去皮肤上污积，又能利小便、调经。如妇人临盆服之，能令子宫发力；又如小儿口烂并生白点，宜此药外擦、内服。盖内服能解热及令子宫收缩，外擦能治皮肤类病。

真柿霜　果类。白即干柿生霜者，法用大柿去皮，捻扁，日晒夜至干，纳瓮中，待生白霜，取用。

味甘性凉，体轻质滑。生津止渴，化痰宁嗽：清上焦心肺燥热，治咽喉口舌疮疼。

按：真柿霜入心、肺、胃三经，为清心润肺、活痰止嗽之药。轻用五分至八分，重用一钱至钱半。配月石含咽，治痰嗽带血；合柿蒂煅研，傅脓胫烂疮。李时珍曰：柿乃脾肺血分之药，味甘气平，性涩能收，故有健脾涩肠、治嗽止血之功。真正柿霜乃其精液，入肺，病上焦药尤佳。张路玉曰：干柿白霜专清肺胃之热，在元气未漓可胜，寒润者用之同宜。但虚劳烦嗽、喘之，得此郁闭虚阳，病根日固，与埋薪灰惨何异？王孟英曰：柿霜甘凉轻清，治吐血咯血、劳嗽，上消咽喉口舌诸病甚良。若肺经无火及风寒作嗽者均忌。

黄荆沥　乔木类。《别录》名牡荆。取法：用新采茎梗，截尺半，架于两砖上，中间烧火炙之，两头管器承取，热服。又法：截三四寸长，束入于瓶内，仍以一瓶合住同外，以糠火煨烧，其汁沥入下瓶中，亦妙。

味甘微苦，性平质滑。消风热、开经络，能止头晕目眩；导痰涎、行血气，善治失音热惊。兼除热痢，亦解心闷。

按：黄荆沥入心、肺、肠三经，为消风解热、生津除痰之药。轻用二瓢，重用四瓢。配冰片，治喉痹红肿；合白蜜，治赤白下痢。李时珍曰：荆沥气平味甘，化痰去风为妙药。故孙思邈《千金翼》曰：凡患风，人多热，常宜以竹沥、荆沥、姜汁合，五合和匀热服，以瘥为度。陶宏景亦云：牡荆汁治心风为第一。《延年秘录》云：热多用竹沥，寒多用荆沥。朱丹溪曰：二汁同功，并以姜汁助送则不凝滞。但气虚不能食者用竹沥，气实能食者用荆沥。张路玉曰：荆为治风逐湿、祛痰解热之药。子除骨间寒热，下气治心痛及妇人白带，炒熟酒煎服治小肠疝气，浸酒治耳聋；叶治霍乱转筋。下部湿蜃，脚气肿满，以荆茎入坛中，烧烟熏涌泉穴及痛处。汗出则愈。捣烂盒蛇伤；根主头痛、心肢体诸风，解肌发汗；茎治火灼疮烂，煎水漱风牙痛。盖竹沥与荆沥功用虽同，惟一则性平，一则性凉为异耳。

风化硝　石类。药肆但将元明粉晒，取清白如霜者收用。然必须取元明粉漂三，以莱菔汁炼去成味，悬当风处吹去水气，轻白如粉，始谓之风化硝。

味咸微甘，质轻而润。清上焦心肺风热，除小儿惊热膈痰：外涂头面焮疼，上点眼睑赤肿。

按：风化硝入心、肺二经，为轻泄浮火、凉润燥痰之药。轻用三分至四分，重用五分至六分。配竹沥，除小儿惊痰；合人乳，涂眼睑红肿。李时珍曰：风化硝乃芒硝、牙硝去气味而甘缓轻软者也，故治上焦心肺痰热而不致泄利。张路玉曰：风化硝甘缓轻浮，治经络之痰湿，但重者而非酸痛者用之有效。指迷茯苓丸治痰湿流于肩背之阳位而隐隐作痛，最为合剂。然惟体肥气实者为宜。

甜硝　石类。冬月严冻时用皮硝、莱菔各十斤切片，甘草半斤，加水共煮，去渣，起入净缸中，露冻一夜，次日取上面白硝如云，去底盐碱，将白硝加莱菔数斤再煮，再冻，再取白硝，去底，如此七煮、七冻，得白硝，无若咸味，然后入净坛中，盖口，以木炭煅三四时辰，冷定收用。

味甘微辛，性凉质轻。善消上焦痰火，兼治腹中积滞；既可润肠，又能利尿。

按：甜硝入肺、胃、肠、肾四经，为消痰降火、去积导滞之药。轻用二分，重用三分，开水冲服，立能取效。惜现今药肆尚未制备。

淡竹盐　盐类。用食盐装青淡竹内，黄泥固外，煨煅七次，以咸味淡、质滑为度。

味咸微甘，性凉质滑。清降上焦之痰火，凉润胃肠之燥热。

按：淡竹盐入肺、胃、肠三经，为清热消痰、润燥软坚之药。轻用八分至一钱，重用钱半。配梨汁、白蜜、姜汁，降痰最捷；合韭汁、童便、硼砂，通膈最效。以余所验者，此药冷而不滞，消而不削，为治火痰胶黏之要药。惟寒饮咳嗽者均忌。

消食温化药（计十一品）

谷芽　谷类。《纲目》名稻蘖。生用开胃，炒用健脾，或鲜荷叶拌炒，或鲜石菖蒲拌炒，最妙。

味甘淡，性温升。生用开胃宽胸，下气除热；炒熟健脾止泻，调气和中。

按：谷芽入脾、胃二经，为疏中消食、健胃快脾之药。轻用钱半至二钱，重用三钱至四钱，极重一两。配白术、砂仁、炙草、生姜、炒盐，能启脾进食；合藿梗、厚朴、苍术、广皮、茯苓，治湿滞便泄。缪仲醇曰：谷芽具生化之性，故能调理脾胃，脾胃和则中自温、气自下、热自除也。张兆嘉曰：谷芽虽主消导，而消导之中却能启脾开胃、进食和中，非若麦芽之专于克消而尚能破瘀导浊也。

麦芽　谷类。炒香用。

味甘咸，性温升。温中开胃，除烦消痰；止霍乱，破症结；宽脘腹胀满，化乳食停留；亦可通瘀，孕妇忌服。

按：麦芽入肝、脾、胃三经，为助胃快脾，疏肝消瘀之药。轻用一钱至钱半，重用二钱至三钱。配神曲、广皮、炒白术，快膈进食；合山楂、神曲、瓦楞子，破结化瘕；配炒川椒、炒干姜、春砂仁，治谷劳嗜卧；合白蔻仁、乌梅炭、宣木瓜，治肝乘脾泄。朱丹溪曰：麦芽能行上焦滞气，除腹内寒鸣，多服则能消肾。凡产妇无子，食乳不消，令人发热恶寒，用大麦芽二两炒为末，每服五钱，白汤下，甚良。李时珍曰：麦芽、谷芽皆能消导米面诸果食积，观造饴者用之，可以类推矣。但有积者能消化，无积者久服则消人元气，若同苓、术诸药则无害。张路玉曰：麦芽得春升之气最早，故为五谷之长。察其性之优劣，则南北地土不同。

北麦性温，食之益气添力；南麦性热，食之助湿生痰。王好古曰：麦蘖、神曲二药，胃气虚人宜服。赵养葵曰：此不稽之言也。沈金鳌曰：麦芽升胃而资健运，功与谷芽相似而消食之力更紧，补益则不如谷芽也，但能堕胎，孕妇忌服。陈修同曰：麦芽、谷芽、大豆卷性皆相近，而麦则春长夏成，尤得木火之气，凡怫瘀致成膨胀等症，用炒麦芽最妙。人但知其消导而不知其疏，是犹称骥以力也。

大豆卷　谷类。即黑豆浸水中生芽者。

味甘淡，性温升。芽能透发，故宣湿痹，疏筋挛而除膝痛；气亦宣疏，故除积热，消胀满而导水邪。生嚼涂阴痒汗出，末调傅击伤青肿。

按：大豆卷入脾、肝、胃、肾四经，为除陈去积、化湿消水之药。轻用钱半至二钱，重用三钱至四钱。配炒麻仁，治脾弱不食；合苍耳子，治风湿周痹。孟诜曰：豆黄润肌肤，益颜色，能令食肥健人，以炼猪脂和丸，每服百丸，神验功方也。肥人勿服。刘河间曰：大豆黄卷主五脏留滞，胃中结聚，故能治邪在血脉之中，水痹不通，上下周身名曰周痹，只用一味炒研，每汤下五分，日三服。邹润安曰：大豆黄卷主湿痹者，生气为湿所闭，不能宣达也。夫湿痹而筋挛膝痛，则为下部病矣，湿痹于下者宜升，禀金水之气者宜降，故必以饱火土之气者升而散发之，湿不闭则筋舒痛。除此稻蘖之善使痰湿、食滞下行者，正相对照耳。舒筋之物有木瓜、薏苡、牛膝，何以兹独取此夫？木瓜治转筋，非治筋挛；牛膝治筋挛，能降不能升。既治筋挛，又欲其膝间之湿升而从小便、从汗以解，舍此其谁？王孟英曰：黑大豆甘平补脾肾，行水调营祛风，善解诸毒，但性滞壅气，小儿不宜多食，服厚朴者忌之。水浸为药，治湿痹疼，消水病胀满，非表散药也。张兆嘉曰：大豆黄卷性味功用与黑大豆同，然其浸水生芽则有生发之气，故亦能解表。黑豆本入肾，肾者主水，再以水浸生芽，宜乎治上下表里水湿之邪无遗蕴矣。至于宣风解毒，乃豆之本性；舒筋者，因水湿所困耳。然周香林曰：大豆黄卷古人罕用。《本草》详其性曰：破妇人恶血，除胃中积。即《金匮》虚劳门薯蓣丸于气血并补方中佐之，后之方解者有宣发肾气之论，亦未谓发表也。近来误作表药，何与？盖因吴人喜用轻方，而昔者之病俱于医家取药。有云仪先生预用麻黄汤浸豆发芽，凡遇应用麻黄者方开豆卷，俾病家无所怀疑，渠得药投病除。后医不明细底，意认豆豉相类，公然射影，作为表剂。但药肆中豆卷岂亦有麻黄汤浸发者乎？即格致之理论之，豆得水发芽，或能些微宣湿，亦不能为通用表药也。以余调查而得，上海豆卷近有两种，一种十味辛散药汤浸发芽，名大豆卷，作表散药用；一种用清水浸罨发芽，名清水豆卷，作化湿疏中药用。现在吾绍亦有两种，一种用麻黄汤浸发芽，苏州来一种用清水浸发芽，本地水乡皆出。故用此药，必须先讯明药肆，庶可对症发药。

佛手（花片） 果类。《纲目》名枸橼，一名香橼。子陈久者良，根、叶功用略同。

味辛酸苦，性温气香。下气止呕，消食住痛；善治痰壅咳逆，亦能辟恶解酲。花尤气芬味淡，更能疏膈宽中。

按：佛手片入肺、脾、肝三经，为豁痰宣肺、疏肝快脾之药。轻用五分至八分，重用一钱至钱半。配焦六曲、陈茶叶，健脾止泻；合淡竹茹、炒广皮，和胃住呕。张路玉曰：柑橼《纲目》作枸橼，字形相似之误。柑橼乃佛手、香橼两种，性味类，故《纲目》混论不分。盖柑者佛手也，专破滞气，今人治痢下后重，取陈者用之。但痢久气虚，非其所宜。吴遵程曰：佛手柑性虽中和，单用、多用亦损正气，须与参、术并行，乃有相成之益耳。张兆嘉曰：佛手柑功专理气快脾，惟肝脾气滞者宜之，阴血不足者亦嫌其燥耳。

六神曲 谷类。苏氏《水云录》云：五月五日，或六月六日，或三日，用白麦百斤，青蒿自然汁三升，赤小豆末、杏仁泥各三升，苍耳自然汁、野蓼自然汁各三升，以配白虎、青龙、朱雀、玄武、勾陈、腾蛇六神，用汁和麦、豆、杏仁作饼，麻叶或楮叶包，罨如酱黄法，待生黄衣，晒干之。张路玉曰：近时造神曲法：夏日用白面五斤，入青蒿、苍耳、野蓼自然汁各一碗，杏仁泥四两，赤小豆二两煮研，拌面作曲，风干陈久者良。

味辛甘苦，性温气香。调中开胃，启膈除烦。配六药以和成，合五色而具备。专消水谷宿食，能平气逆痰壅。既破癥结，尤碍胎前。

按：六神曲入脾、胃二经，为消食导滞、下气温中之药。轻用一钱至钱半，重用二钱至三钱。配麦芽、炮姜、乌梅，能健胃嗜食；合枳壳、苍术、川朴，可快脾泄满；配藿香、川朴、广皮、赤苓、杏仁、麦芽、茵陈、腹皮，治三焦湿郁，胸痞腹胀；合半夏、陈皮、香附、连翘、枳实、川连、山楂、苏梗，治脾胃湿滞，痰壅热郁。李时珍曰：神曲法用能发其生气，热用能敛其暴气，其功与酒曲同，闪挫腰痛者，煅过、淬酒，温服有效。妇人产后欲回乳者，炒研酒服二钱，日二即止，甚验。张兆嘉曰：神曲五味兼有甘辛独多，消磨水谷是其本功，发表以其郁蒸之气，性能升发也。谷食去则脾胃和，自可健运如常。消导炒用，发表生用，各随其宜可也。惟缪氏《经疏》曰：脾阴虚、胃火盛者，均忌。

陈红曲　谷类。由粳米入曲母造成，福建制者良。蜜炙用或酒炒，包煎。

味甘性温，气浊质燥。调中消食，活血和营；能除赤白下痢，兼治跌扑损伤。

按：红曲入脾、胃、大肠三经，为破血消食、通经导滞之药。轻用八分至一钱，重用钱半至二钱。配飞滑石、生甘草为丸，治湿热泄痢；合制香附、明乳香为末，治心腹疼痛；配炒白术、炙甘草，治小儿乳积作呕；合枯白矾、陈麻油调搽，治童子痘疮流水。李时珍曰：人之水谷入于胃，受中焦湿热熏蒸，游溢精气，乃化为红，散布脏腑经络，是为营血，造化自然之微妙也。造红曲者以白米饭受湿热郁蒸，变而为红，即成真色，久亦不渝，此乃人窥造化之巧者也。故红曲有治脾胃营血之功，得同气相求之理。治女人气血痛及产后恶血不尽，擂酒饮之甚良。张路玉曰：红曲行血消食，凡女人经血阻滞、赤痢下重宜加用之。若脾胃虚亏、肝冲无瘀者忌。

山楂　果类。《纲目》名山樝，一名棠梂，俗名山里果。去瘀，姜汁拌、炒黑；消滞生用；止泄炒黑。

味酸甘，性温降。专消肉食，善破血块，散结消胀；化痰解酒，能除泻痢，克化肥痞。兼发小儿痘疹，亦止产妇瘀痛。

按：山楂入肝、脾、胃三经，为破气消积、散瘀化痰之药。轻用钱半至二钱，重用三钱至四钱。配小茴为丸，治男子偏坠疝气；合鹿角胶研，治老人脑痛腰疼。朱丹溪曰：山楂大化饮食，善行结气，治妇人产后枕痛、恶露不尽，煎汁入砂糖服之立效。若脾虚不能运化，不思食者服之，反能克脾胃生发之气。杨士瀛曰：自丹溪始著其功而后遂为要药，核亦有力，化食消积，善治㿗疝。张兆嘉曰：山楂色赤性紧，入肝、脾、血分，故能治疝气等疾。痘疹方用之者以活血，则肌松易于透表也。总之，山楂乃脾、胃、肝、血分一种消导药耳。

鸡内金　禽类。《纲目》名膍胵里黄皮，一名鸡腕胵，勿洗，阴干，炒焦用。

味甘微苦，性平质燥。消酒积，化宿滞；止泄精尿血，住带下崩中；小儿食疟最灵，男女肠风亦效。

按：鸡内金入肝、脾、大肠、膀胱四经，为消痞去积、除热止烦之药。轻用一张至二张，重用三张至四张。配黄鸡肠炒研，治小儿遗尿；合炒葛花为末，治大人酒积；配人乳炙酥，治疟痢噤口；合头梅冰同研，吹喉闭乳蛾。吴球曰：一切口疮，用鸡内金烧灰，傅之立效；亦治谷道疮久不愈，烧灰研掺如神。沈金鳌曰：鸡肫即鸡之脾，乃消化水谷之物，使从小便而出。若小儿疳积病乃肝脾二经受伤，以致积热为患，此能入肝而除肝热，入脾而消脾积，故后世以之治疳病如神。张兆嘉曰：鸡内金即鸡硬肝内之黄皮也，凡鸡所食之物皆在此消化。炙黑用之，为消磨水谷之物，且能治淋浊、止遗尿，以鸡无小便也。

香橼皮　果类。一名香圆皮，俗名香团皮，《纲目》名枸皮。陈久者良。

味辛片苦，性平气香。消食化痰，善散愤懑之气；宽中快膈，亦耗脾肺之阴。叶治胃风头痛，露能逐滞消痰。

按：香橼皮入肺、脾、肝三经，为消食解酲、除痰辟臭之药。轻用五分至六分，重用八分至一钱。配生姜汁、白蜜、陈酒煮烂，治痰气咳嗽；合焦鸡金、砂仁、沉香为末，治肝郁膨胀。张路玉曰：香橼善破痰水。大核桃肉二枚，陈皮、缩砂仁二钱去膜，各煅存性为散，每用一钱，砂糖拌调，空腹顿服，腹水从脐出，屡验。王孟英曰：香橼种类甚繁，大小不一。大者为香橼，小者为香团。多食之弊，更甚于柑。张兆嘉曰：香橼皮虽无橘皮之温，究属香燥之品，阴虚血燥者仍当禁用。

金橘皮　果类。俗名金蛋皮。黄岩所产形大而圆，皮肉皆甘而少核者胜。

味辛微甘，性温质润。化痰止咳，消食解酲，快膈宽中，下气辟秽。蒸露气香味淡，亦能导滞消痰。

按：金橘皮入肺、胃、肝三经，为理气和中、醒脾开胃之药。轻用三枚，重用五枚。皮配佛手花、代代花、玫瑰花、大冰糖泡茶，治肝胃气痛；露合银花露、荷花露、香橼露、枇杷叶汤和，治肺胃痰壅。李时珍曰：金橘生则深绿色，熟则黄如金，其味酸甘而芳香可爱，糖造蜜煎皆佳，惟皮入药尤良。

制青橘　果类。一名异喜橘。

味苦性温，气香质燥。暖中快膈，解郁疏肝；善治胃痛腹胀，专止呕酸吐水。

按：制青橘入肝、脾、胃三经，为温中住痛、下气止膈之药。轻用五分至六分，重用八分至一钱。佐温、佐凉，随症酌加。鲍氏《验方新编》云制法：青橘子百个，香附一斤，郁金四两，先将橘子铺蒸笼内，蒂眼朝上，用新布垫底，再将郁金、香附研末掺入于内，挨晚时盖好，蒸至极熟，每带眼上放生姜一薄片，姜上加艾绒一小团，将艾烧燃，恍过零，换姜、艾，连烧三次，晒过一天，次晚再蒸，接连蒸晒九次，每蒸一次照前法连恍三次，无日则风吹亦可，制好用瓷器收贮。每服连橘带药共一钱，用水煎一服，可煎二三次。宜于冬天配制，以免坏腐。此方得自仙传，凡各项心胃气痛服之，止痛如神。有人照此方送药数十年，无不应手奏效。

消食清化药（计六品）

枳实 灌木类。泻痰生用，消食麸炒，治痢蜜炙，去瘀炒黑。

味苦微辛，性寒气降。化滞消痰，平喘咳而消胀满；行瘀逐水，止赤痢而住便溏。

按：枳实入肝、脾、大肠三经，为破气行痰、滑窍散瘀之药。轻用八分至一钱，重用钱半至二钱。配白术，破肝脾坚积；合川连，消心胃热闷；配黄芪为末，治肠风下血；合皂角糊丸，治大便不通；配栝蒌实、干薤白、厚朴、桂枝，止胸痹结痛；合栝蒌仁、姜半夏、川连、桔梗，治痰火结胸。寇宗奭曰：枳实、枳壳破结攻实，若但决气壅，枳壳足矣。李东垣曰：枳实用蜜炙者，破水积、泄气热也。洁古用以去脾经积血，以脾无积血，心下不痞矣。王好古曰：枳实配白术能去湿，白术佐枳实能除痞，益气佐参、术、干姜，破气佐硝、磺、黑丑。此《本草》所以言益气而洁古复言消痞也。李时珍曰：枳乃木名，实乃其子。生而未熟，皮厚而实者，为枳实；老而已熟，皮薄而实者，为枳壳。故枳实、枳壳皆能利气，气下则痰喘止，气行则痞胀消，气通则刺痛止，气快则后重除。故以枳实利胸膈，枳壳利肠胃。然仲景治胸痹痞满以枳实为要药，诸方治下血痔痢、大肠秘塞、里急后重又以枳壳为通剂，则枳实不独治下而壳亦不独治高也。张路玉曰：枳实性沉，能入肝脾血分，消食积、痰气、瘀血，有冲墙倒壁之喻。若因气弱脾虚致停食痞满者，治当调补中气，误用则是抱薪救火矣。沉金牦胸痹痞满及心下坚大如盘，仲景均治以枳实，以仲景是后汉人，当时实与壳并未分晢，迨魏晋分用之后，始以枳实力猛宜治下，枳壳力缓宜治高，更为精当。然二者皆破气药，不得过用。吴鞠通曰：枳实坚实下沉，专走幽门，逐渣滓痰饮，使由小肠而出大肠；枳壳生穰，轻虚上浮，专走贲门。方书谓误用枳壳伤胸中至高之气，今人以丹溪、《本草衍义》中称枳实有推墙倒壁之功，避不敢用，反用枳壳，误伤无过之地，而幽门之痰饮仍存，是何理解？且药肆中以枳实少、枳壳多，恒有伪充，不可不察。

枳壳　灌木类。即枳实之大者，或生或炒，各随本方。

味苦辛，性微寒。利膈宽胸，开痰滞而除咳嗽；下气逐水，消胀满而除肠风。专治里急后重，亦止霍乱吐泻。

按：枳壳入肺、胃二经，为散结逐滞、破气止痛之药。轻用八分至一钱，重用钱半至二钱。配苦桔梗，治胸膈痞满；合青木香，治寒热呃噫；配青子芩，治怀胎腹痛；合炒川连，治肠风下血；配苍术、干漆、小茴香、莱菔子同炒为丸，治老幼腹痛胀；合荆芥、薄荷、炒豆豉、天竺黄清水煎汤，治小儿痰惊。朱南阳曰：治气痞，宜先用桔梗枳壳汤，非用此治心下虚痞也。若误下气陷成痞，仍用此以开泄之，不惟不能消痞，反损胸中至高之气矣。张元素曰：枳壳破气泄肺，胜湿化痰，善走大肠，治禀素壮，气实刺痛者颇效。王好古曰：枳壳主高，枳实主下，高者主气，下者主血，故枳壳主胸膈皮毛之病，实主心肺脾胃之病。李时珍曰：杜王方载湖阳公主苦难产，有方士进瘦胎饮，方用枳壳四两、甘草二两为末，每服一钱，白汤调下，自五月后一日一服至临产，不惟易生，且无胎中恶气。张洁古《活法机要》改以枳术丸日服，令胎瘦易生，谓之束胎丸。而寇宗奭衍又言胎壮则子易生，令服枳壳反致无力，其子亦气弱难养，所谓缩胎易产者，大不然也。窃思寇说较优。若胎前气盛壅滞，在八九月用枳壳、苏梗以顺气，使胎前无滞则产后无虚也。惟气禀弱者，大非所宜。张路玉曰：枳壳性浮，善通肺胃气分，治喘咳、霍乱、水肿，有乘风破浪之势，故枳壳配柴胡为除寒热痞满之专药。凡夹食伤寒、感冒，与表药同用，皆无妨碍。惟禀素气怯者禁用。

地骷髅　菜类。莱菔时偶遗未尽者，根入地，瘦而无肉，多筋如骷髅然，故名。非干莱菔也，即土中菜根。

味淡微苦，性凉质轻。通肺气而解毒，菩治煤炭熏人；疏中焦以消块，专化食滞成痞。

按：地骷髅入肺、脾、胃三经，为宣气解毒、导滞消痞之药。轻用钱半至二钱，重用三钱至四钱。配陈木瓜，善消痞块；合大腹皮，能宽胀满。赵恕轩述《海昌方》云：用人中白火煅醋淬七次一两，神曲、白蒲子、地骷髅各五钱，砂仁二钱，以上俱炒，陈香圆一个，共为末，蜜丸桐子大，每服三五七钱，或灯草汤下，或酒下，治黄疸变为膨胀、气喘翻胃、胸膈饱闷、中脘疼痛，并小儿疳疾结热、噤口痢疾、结胸伤寒、伤力黄肿并脱力黄各症，均验。王孟英曰：骷髅治浑身浮肿及湿热腹胀多效。

童桑枝 灌木类。切寸洗，或酒炒香。

味苦性平，气清质润。祛风清热，达四肢而舒筋挛；消食化痰，宣肺气而平咳嗽。行经络，利关节。通小便而除脚气，定目眩而润口干。

按：童桑枝入肺、肝、脾、胃四经，为通络通肢、消滞利水之药。轻用一尺至二尺，重用三尺至四尺。配赤小豆煎汤，治身面水肿；合川桂枝熬膏，治一身酸痛；配川连泡汤，洗目赤肿痛；合石灰熬汁，点面上痣疵。苏颂曰：桑枝不冷不热，可以常服。抱朴子述《仙经》云：一切仙药不得桑煎不服。李时珍曰：煎约用桑者，取其能利关节、除风湿痹诸痛也。观《灵枢》经治寒痹内热用桂枝酒法，以桑炭炙布中熨痹处；治口僻用马膏法，以桑钩其口，及坐桑炭上。取此意也。又痈疽发背不起发，或瘀内不腐溃，及阴疮、瘰疬、流注、脐疮、顽疮、恶疮久不愈者，用桑木灸法，未溃则拔毒止痛，已溃则补接阳气，亦取桑通关节、去风火、性畅达而出郁毒之意。其法以干桑木劈成细片，紮作小把，燃火吹息，灸患处，每吹灸片，时以瘀肉腐动为度，内服补托药，减良方也。又按：赵溍《养疴漫笔》云：越州少年苦嗽，百药不效，用南向桑条一束，每条寸折，纳锅中，以水五碗煎至一碗，盛瓦器内，渴即饮之，服一月而愈，此亦桑枝变煎法耳。

五谷虫 虫类。《纲目》名中蛆。漂净炙黄用，或青糖拌炒，或木香片拌炒。

味苦微咸，性寒气浊。为幼科之要药，消疳积之神丹；兼疗热病昏谵，亦止毒痢作吐。

按：五谷虫入脾、肠、胃三经，为去热消疳、泄浊解毒之药。轻用五分至八分，重用一钱至钱半。配石菖蒲炒拌为末，治热痢吐食；合真硇砂研匀擦齿，能利骨散邪；配黄连、麝香、猪胆汁和丸，治小儿诸疳；合银花、连翘、干地龙煎汤，治大热谵妄。宁原曰：五谷虫专能消积以其健脾扶胃也，积消则饮食停滞之热毒亦清矣。李时珍曰：蛆，绳之子也，凡物臭则生之。古法治酱生蛆，以制草乌切片投之。张子和治痈疽疮疡生蛆，以木香槟榔散末傅之。李楼治烂痘生蛆，以嫩柳叶铺卧引出之；高武用猪肉片引出之，以藜芦、贯众、白蔹为末，用真香油调傅之。张路玉曰：蛆出粪中，故名粪蛆，治小儿诸疳疾积滞，取消积而不伤正气也。一治用大虾蟆十数只，打死置坛内，取粪蛆，不拘多少，河水渍养三五日，以食尽虾蟆为度，用麻布扎坛口，倒悬活水中，令污秽净，取新瓦烧红，置蛆于上，焙干，治小儿疳疾，腹大脚弱，翳膜遮眼，每服一二钱，量儿大小服之，无不验者，勿以鄙而忽诸。

大荸荠　果类。《纲日》名乌芋，一名地栗，又名三棱。削去芽蒂用。

味甘微咸，性寒质滑。豁痰消食，疗疳清热，除黄退肿，治痢止崩；专解肺胃之丹毒，尤疏胸膈之郁邪；善达肠中，能行血分。澄粉点目去翳，开胃下食。

按：大荸荠入肺、胃、大肠三经，为泄热消滞、凉血解毒之药。轻用二枚至四枚，重用六枚至八枚。捣汁，配豆腐浆和匀，治大便燥结、粪后血；煅灰，合香雪烧调服，治男子赤痢、妇人血崩。李时珍曰：按王氏《博济方》治五积冷气攻心变为五膈诸病，金锁丸中用黑三棱，取其消坚削积也。张路玉曰：荸荠善解丹石毒，痘疮干紫不能起发，同地龙捣烂，入白酒酿绞服即起。又治酒客肺胃湿热、声音不清及腹中热积痞积，三伏时以火酒浸晒，每日空腹细嚼七枚，积痞渐消，故有黑山棱之名。凡有冷气人勿食，多食令患脚气；虚劳咳嗽切禁；以其峻削肺气兼营血，故孕妇血竭忌之。

消瘀温化药（计六品）

荆三棱　芳草类。一名京三棱。醋炒用。

味苦微酸，性平质燥。利气止痛，通经坠胎。专破肝经积血，消症化瘀；兼治产妇儿枕，攻坚磨积。

按：荆三棱入肝、脾二经，为散血行气、消积破块之药。轻用五分至六分，重用八分至一钱。配公丁香酒炒为末，治恶心翻胃；合川锦纹醋熬成膏，治胁下痃癖。王好古曰：三棱色白，专破血中之气，肝经血分药也。李时珍曰：三棱破气散结，功近香附而力峻，故难久服。按：戴元礼《证治要诀》云：有人病癞癖腹胀，用三棱、莪术酒煨煎服，下黑物如鱼而愈。惟洁古云：三棱能泻真气，气虚者忌。

蓬莪术　芳草类。《纲目》名莪茂，入肝经药，醋炒入心脾药，面裹煨热入调经药。羊血或鸡血炒通用，酒、醋炒亦良。

味苦辛，性温烈。破气行瘀，善消痃癖；除痰散滞，专通月经。既疗妇人血积，亦止丈夫奔豚。

按：蓬莪术入肝经，为行气消积、破血通瘀之药。轻用五分至六分，重用八分至一钱。配广木香醋炒为末，治心腹冷疼；合鲜葱白陈酒煎服，治小肠疝气。苏颂曰：蓬术为治积聚诸气之要药，与三棱同用最良，妇人药中亦多佐使。王好古曰：莪术色黑，专破气中血，入气药发诸香，虽为泄剂，亦能益气，故孙尚药用治气短不能接续，及大小七香丸、集香丸诸汤散多用此，又为肝经血分药。李时珍曰：郁金入心，专治血分之病；姜黄入脾，兼治血中之气；莪术入肝，专行气中之血。稍为不同。按：王执中《资生经》云：执中久患心脾疼，服醒脾药反胀，用莪术面裹炮熟研末，以水与酒、醋煎服，立愈，以其能破气中之血也。缪氏《经疏》云：凡气血两虚、脾胃素弱而无积滞者，均忌。

刺蒺藜　湿草类。今名白蒺藜，酒炒去刺用。

味苦微辛，性温质燥。宣肺气而宽胸，故疗身痒喉痹、头痛咳逆；通肝络而去风，故能行血破症、催生坠胎。疬疡痈肿皆治，开翳除星并效。

按：刺蒺藜入肺、肝二经，为行瘀破滞、通络散风之药。轻用八分至一钱，重用钱半至二钱。配紫背浮萍，消通身浮肿；合蜜炙皂角，润大便风闭；配当归尾，通血瘀经闭；合怀牛膝，能催生下衣。苏颂曰：古方用有刺者治风明目最良。李时珍曰：古方补肾治风皆用刺蒺藜，后世补肾多用沙蒺藜，或以熬膏和药，恐一通一补，其功甚相远也。张路玉曰：白蒺藜性升而散，入肝、肾经，为治风明目要药。目病为风木之邪，风盛则目病，风去则目明矣。《本经》专破恶血积聚，治喉痹乳难，以苦能泄、温能宣、辛能润也。其治痰、消痈肿、搜肾脏风气，亦须刺者，为破敌之先锋。叶天士云：刺蒺藜泄利锋芒之药，宣气疏肺、通络舒肝是其擅长，与沙苑蒺藜、潼蒺藜性用迥殊。张兆嘉曰：蒺藜状如菱，形三角，有刺色白，甚小，布地而生，善行善破，专入肺肝，宣肺之滞，疏肝之瘀，故能治风痹目疾、乳痈积聚等症。温苦散之品，以驱逐为用，无补益之功也。

月季花　蔓草类。一名月月红，酒炒用。

味甘淡，性温和。活血消肿，通络调经。

按：月季花入心、肝二经，为行血通经、退肿解毒之药。轻用二朵，重用四朵。《谈野翁试验方》云：瘰疬未破，用月季花头二钱、沉香五钱、芫花一钱，炒碎入大鲫鱼腹中，就以鱼肠封固，酒、水各一盏，煮熟食之即愈。鱼须安粪水内游死者方效。此是家传方，活人多矣。张路玉曰：月季花为活血之良药。捣傅肿疡用之；痘疮触犯经水之气而伏陷者，用以入药即起。以其月之开放，不失经常度，虽云取义，亦活血之力也。

紫檀 香木类。新者色红，旧者色紫。酒炒用。

味咸性平，气香质燥。活皿和营，善能止痛；通瘀散结，亦可化症。既去赤淋，尤消风毒。

按：紫檀入肝，为通营和血、消肿除痛之药。轻用五分至六分，重用八分至一钱。配白檀香，治肝胃气疼；合紫荆皮，消风毒猝肿。李时珍曰：白檀香辛温，气分药也，故能理卫气而调脾肺、利胸膈；紫檀咸平，血分药也，故能和营气而消肿毒、治金疮。沈金鳌曰：紫檀能散产后恶露未尽，凝结为病。《本草》未曾载及。

苏木 香木类。《唐本草》名苏方木。酒炒用。

味甘微咸，性平气降。破血通瘀，消风散肿；除产后郁结胀闷，治妇人月候不调；止赤痢之腹疼，开中风之口噤；即可消乳止痛，亦能活络通经。

按：苏木入心、胃、肝、脾、肾五经，为散表行瘀、活血除痛之药。轻用八分至一钱，重用钱半至二钱。配人参，治产后面黑气喘；合童便，治娩后血冲头晕。张元素曰：苏木发散表里风气，宜与防风同用；又能破死血，产后血肿胀满欲死者宜。李时珍曰：苏木乃三阴经血分药，少用则和血，多用则破血。张路玉曰：苏木降多升少，肝经血分药也，性能破血疏肝，若因脑怒气阻经闭者，宜加用之。但能泄大便，临症宜审。张兆嘉曰：苏木专走血分，活血行血外别无他用。虽味甘咸平，无毒之品，然血中无滞者仍属不宜。

消瘀清化药（计五品）

茜草 蔓草类。《素问》名芦茹，俗名血见愁，又名过山龙。酒炒用。

味苦微成，性寒质燥。活血通经，善治筋骨风痛；散瘀行滞，专消蓄血发黄。产后血晕最灵，胎前血虚亦总。

按：茜草入心、肝、肾、心包四经，为凉清营、通瘀血之药。轻用六分至八分，重用一钱至钱半。配黑大豆、炙甘草，治吐血躁渴；合乌贼骨、麻雀蛋，治血枯经闭；配生地、阿胶、侧柏叶、条芩炭、胎发，止老妇败血行经；合犀角、鲜生地、生白芍、炒丹皮、炙剪草，治壮男陡吐狂血。李时珍曰：茜草色赤入营，味咸走血，手足厥阴血分药也，专于行血活血。俗方治女子经水不通，以一两煎酒服之，一日而通，甚效。缪仲醇曰：茜草《本经》主风痹黄疸者，血病。行血软坚，痹自愈。惟疸有五，此其为治，盖指蓄血发黄，而不专于热也。病人虽见血症，若加泄泻、饮食不进者忌。张路玉曰：茜草味苦微辛，详《素问》四乌贼骨一芦茹丸治妇人脱血血枯，《千金翼》治内崩下血，皆取以散经中瘀积也。

赤芍药　芳草类。酒洗用。

味酸苦，性微寒。破坚结而除疝，宣血痹而止痛；善通经闭，亦止肠风，既退月红，尤消痈肿。

按：赤芍药入肝、大肠二经，为行血除痛、散瘀消瘕之药。轻用八分至一钱，重用二钱至三钱。配制香附，治血崩带下；合坚槟榔，治赤淋尿痛。李时珍曰：赤芍散邪，能行血中之滞。日华子言：赤补气，白治血，欠审矣！产后肝血已虚，不可更泻，故禁之。缪仲醇曰：赤芍名木芍药，专入肝经血分，主破血、利小便，凡一切血虚病及泄泻、产后恶露已行、少腹痛已止、痈疽已溃均忌。张路玉曰：赤芍药性专下行，故止痛不减当归。苏恭以为赤者利小便、下气，白者止痛和血，端不出《本经》主血痹、破坚积、止痛、利小便之旨。其主寒热疝瘕者，善行血中之滞也，故有瘀血留着作痛者宜之。非若白者，酸寒收敛也。其治血痹、利小便之功赤白皆得应用，要在配合之神，乃著奇绩耳。张兆嘉曰：赤芍药色赤形枯，不若白者之润泽坚结，其功专司行散，无补益之功，凡痈疽疮疡、一切血热、血滞者皆可用之。

紫葳花　蔓草类。一名凌霄花。

味酸甘，性微凉。去血中伏火，治产后带下崩中；清血热生风，消妇人症结血膈。虽能活络，亦可养胎。

按：紫葳花入心、肝、胃三经，为凉行瘀、息风解热之药。轻用一钱至钱半，重用二钱至三钱。配槐米炭，治粪后下血；合童桑枝，治通身风痒；配生地、白芍、川芎、当归身、参三七煎汤，治妇人血崩；合芒硝、大黄、甘菊、大青、羊脊和丸，治婴儿不乳。李时珍曰：凌霄花及根甘酸而寒，茎叶节苦，手足厥阴药也。

行血分，能去血中伏火，故主产乳崩漏诸疾及血热生风之症。张路玉曰：紫葳花《本经》主妇人崩中症瘕，又治血闭、寒热、羸瘦及养胎者，皆散恶血之力也。

紫荆皮 灌木类。

味苦性寒，质滑气降。破宿血，行滞气，利小肠，下五淋；专治络瘀串痛，兼通月经凝涩。

按：紫荆皮入肝、心包二经，为活血行气、解毒消肿之药。轻用一钱至钱半，重用二钱至三钱。配陈绍酒煎服，能鹤膝风；合陈米醋和丸，止血瘀肿痛。李时珍曰：紫荆皮入手足厥阴血分，寒胜热，苦走骨，紫入营，故能活血消肿、利尿解毒。杨清叟《仙传方》有冲和膏，用紫荆皮炒一两，木蜡炒一两为末，用葱汤调热傅，血得热则行，葱能散气。疮不甚热者，酒调之；痛甚而筋不神者，加乳香一分。治一切痈疽发背，流注肿毒，冷热不明者，甚效。张路玉曰：紫荆，木之精也，故治伤寒赤膈、黄耳及跌仆伤疮必用之药，皆活血消肿之功也。

川槿皮 灌木类。酒炒用。花名白槿花，一名朝开暮落花，蜜炙用。

味苦性凉，气降质滑。润燥活血，专治血痢肠风；除疥杀虫，亦可消肿止带。花治赤白痢尤灵，消疮肿痛亦效：兼除湿热，更止便红。

按：川槿皮入肝、脾、胃、肠四经，为润燥和营、凉血滑肠之药。轻用一钱至钱半，重用二钱至三钱；花轻用五分至六分，重用八分至一钱。配扁豆花，治赤白带下；合无花果，熏痔疮肿痛。花配石菖蒲，治下痢噤口；合陈仓米，治翻胃吐食。李时珍曰：木槿花及皮能活血。川中来者甚重，并滑如葵花，故能润燥；色如紫荆，故能活血。张路玉曰：槿为癣科药，用川中所产，质厚色红，世不易得；土槿亦可，但力薄耳。其治肠风下血，取其清热滑利；也治产后做渴，余在经，津液不足也。其花以千瓣白者为胜，阴干为末，治反胃吐食，陈糯米汤下二钱，日再服。红者，治肠风血痢；白者，治白带血痢。并焙入药。张兆嘉曰：川槿皮性极黏滑，味甘苦平，专入心、脾、血分，虽能治肠风血痢等证，然内服尚少，多以杀虫治癣外治耳。陆定圃曰：白槿花秋间花开繁茂，治赤白痢甚效，其方以花五六朵，置瓦上炙研，调白糖汤服之皆愈。荷花池头陈某秋间下痢月余，诸药不效，已就危笃，亦以此方获效。采花晒干藏之，次年治痢亦效。

消核变质药（计五品）

海藻　水草类。白酒洗去咸味，焙干用。

味咸微苦，性寒质滑。软坚利水，专散瘿瘤；消核止疼，能除症瘕。五膈痰壅颇效，七疝卵肿亦灵。

按：海藻通十二经，为除热软坚、消核润下之药。轻用钱半至二钱，重用三钱至四钱。配陈酒浸透为散，专消颈疬；合黄连同炒研末，能散瘿瘤；配白僵蚕、白梅干为丸，消蛇盘瘰疬；合瓦楞子、清海粉煎汤，除膈上痰癖。张洁古曰：凡瘿瘤马刀诸疮坚而不溃者用之，《经》曰咸能软坚。营卫不调，外为浮肿，随各经引药治之，肿无不消。李时珍曰：海藻咸能软坚润下，寒能泄热引水，故能消瘿瘤、结核、阴㿉之坚聚，而除浮肿脚气、留饮痰气之湿热，能使邪气自小便出也。缪氏《经疏》曰：脾虚有湿者忌。

海带　水草类。酒炒。

味咸性寒，质柔而滑。下水消瘿，功同海藻；催生利尿，力胜车前。

按：海带入肝、肾二经，为除热软坚、消核散瘿之药。轻用一钱至钱半，重用二钱至三钱。配煅牡蛎、川贝、元参，专消项疬；合冬葵子、车前、牛膝，善能催生。刘禹锡曰：海带出东海水中石上，似海藻而粗，柔韧而长，今登州人干之以束器物，医家用以下水，胜于海藻、昆布。若脾肾有寒湿者忌，孕妇胎前尤忌。

昆布　水草类。一名纶布。酒炒用。

味咸性寒，质软而滑。利水道，去面肿；善散项疬阴㿉，兼治鼠瘘恶疮。

按：昆布入胃、肝、肾三经，为润下软坚、除热散结之药。轻用一钱至钱半，重用二钱至三钱。配海藻、白蜜为丸，消项下猝肿；合生姜、葱白煎汤，散膀胱结气。李东垣曰：昆布咸能软坚，故瘿如石者，非此不除，与海藻同功。张路玉曰：昆布下气，久服瘦人，海岛人常服之，水土不同耳。沈金鳌曰：昆布消坚，诚为要品。

天葵草　湿草类。《纲目》名菟葵。

味甘淡，性寒利。通淋止痛，解毒涂疮；善治虎蛇之伤，兼消胸项之疬。

按：天葵草入胃、肝、肾三经，为软坚消毒、清热除淋之药。轻用二钱至三钱，重用四钱至五钱。配香附、白芷、川贝，善消项疬；合萆薢、瞿麦、篇蓄，专通五淋。李时珍曰：菟葵即紫背天葵，同用其苗嚼热，以唾涂手，熟揩令遍。凡有蛇虫蝎虿咬伤者，此以手摩之即愈。

天葵子　湿草类。即紫背天葵根，俗名千年老鼠屎。

味甘而淡，性寒质滑。解毒软坚，专消瘰疬；退肿散结，善治疝痔。

按：天葵子入肝、肾二经，为除毒消痈、清热软坚之药。轻用二钱至三钱，重用四钱至五钱。配活鲫鱼、陈酒捣敷，专消疬瘁；合小茴、荔枝核浸酒，善除疝痛。黄滨江传天葵丸专治瘰串，紫背天葵一两五钱，海藻、海带、昆布、贝母、桔梗各一两，海螵蛸五钱，为细末，酒糊丸如梧子大，每服七十丸，食后温酒下。此方用桔梗开提渚气，贝母消毒化痰，海藻、昆布以软坚核，治瘰疬之圣药也。

消化虫积药（计十一品）

使君子　蔓草类。一名留求之。微煨去壳，勿用油黑者。

味甘性温，气香质润。功擅杀虫，力能消积；健脾胃而疗泻痢，除虚热而去疮癣；既治小儿五疳，亦止男妇白浊。

按：使君子入脾、胃二经，为消疳止泻、去积驱虫之药。轻用二枚至三枚，重用四枚至五枚。配洋芦荟为末，用米饮汤调服，治脾疳蛔痛；合木鳖仁炼丸，入鸡子内蒸熟，治胸痞腹块。李时珍曰：凡杀虫药多是苦辛。惟使君子仁数枚或以壳煎汤咽下，次日虫皆死而出，或云七生七煨，食之亦良。忌食熟茶，犯之即泻。此物味甘性温，既能杀虫，又益脾胃，所以能敛虚热而止泻痢，为小儿诸病要药。

榧子　果类。《纲日》名榧宾，俗名香榧。炒熟用。

味甘而涩，性温质润。去三虫虫毒，治五痔恶疮；润肺止嗽，消谷滑肠；能助阳道，兼除白浊。

按：榧子入肺、肠、肾三经，为杀虫消食、滋肺润肠之药。轻用五枚至七枚，重用十枚至十四枚。配百部、白果、苏子煎汤，治虫蚀咳嗽；合芜荑、杏仁、肉桂为丸，治尸咽痛痹。朱丹溪曰：榧子，肺家果也。火炒食之，香酥甘美。但多食则火入肺，大肠受伤尔。宁原曰：榧子杀腹间大小虫，小儿黄瘦有积者宜之。

李梃曰：榧子之功，总不外润肺杀虫之类。张兆嘉曰：榧子味甘质润，如因虫蚀肺脏咳嗽，或虫蚀于肛成痔漏诸症，皆可用之。

雷丸 苞木类。一名竹苓。皮黑肉白者良，赤黑者杀人。入药泡用。

味甘微苦，性寒质滑。除胃热而杀虫蛊，逐风毒而治癫痫。既可煎服，亦可作摩膏。

按：雷丸入胃、肝、大肠三经，为清热杀虫、消积导滞之药。轻用一钱至钱半，重用二钱至三钱。配稀粥下寸白虫，合蛎粉止小儿汗。陈承曰：雷丸《本经》言利丈夫、不利女子，乃疏利男子元气，不疏利女子脏气，故久服令人阴痿也。

芜荑 香木类。去壳取仁，微炒用。

味辛性平，气膻质燥。消胃虫积疳痨，去子脏风热垢腻；兼除冷症龟瘕，可洗痔漏疮癣。

按：芜荑入肺、胃、肠三经，为散风除湿、消积杀虫之药。轻用八分至一钱，重用钱半至二钱。配尖槟榔为丸，善消虫积；合干漆灰为末，可定虫痫。杨士瀛曰：嗜酒入血入于酒为酒龟，多气入血入于气为气龟，虚劳人败血杂痰为血龟，如虫之行，上侵入咽，下蚀入肝，或附胁背，或引胸腹，惟用芜荑炒，兼暖胃、理气、益气之药，乃可杀之。若徒用雷丸、锡灰之类，无益也。张路玉曰：芜荑辛散，能祛五内、皮肤、骨节湿热之病，近世但知其有去疳杀虫及肠风、痔漏、恶疮、疥癣之用，殊失《本经》之旨。《千金》治妇人经带崩淋之病，每同泽兰、厚朴、藁本、白芷、细辛、防风、柏子仁、石斛辈用之，取其去子脏中风热垢腻也。但气甚膻臭，味亦恶劣，脾胃虚弱者忌。

阿魏 香木类。验真伪法：置熟铜器中一宿，沾处白如银色者为真。

味辛性温，气臭质黏。破症，除虫，截疟；专杀小虫，善去积气。

按：阿魏入脾、胃二经，为消积杀虫、辟秽解毒之药。轻用一分至二分，重用三分至四分。配苏合香、公丁香为末，治尸注中恶；合五灵脂、狗胆汁为丸，消痞块噎膈。李时珍曰：阿魏消内积、杀小虫，故能解毒辟邪，治疟疾疳痨、尸注冷痛诸症。张路玉曰：阿魏消内积杀虫，治癖积为药，同麝香、硫黄、苏合，贴一切块有效。喜芳香而恶臭烈，凡脾胃虚人，虽有积滞，不可轻投。

雄黄 石类。入香油熬化，或米醋入萝卜汁煮干用，生则有毒，伤人。

味苦辛，性温烈。杀虫治疥，辟秽除邪；化内聚痰涎之积，涂外伤蛇虺之灾；

既消瘀向，亦去疳痨。

按：雄黄入肝、胃二经，为解毒驱虫、去瘀消涎之药。轻用五厘，重用一分。配朱砂为末，治小儿诸痫；合大蒜捣丸，治五尸诸病；配火硝炼丹，治痰闭神昏；合荆芥研细，治中风舌强。抱朴子曰：带雄黄入山林即不畏蛇。若蛇中人，以少许敷之立愈。寇宗奭曰：雄黄焚之，蛇皆远去。张路玉曰：雄黄，阳气之正，能破阴邪、杀百虫、辟百邪，故《本经》所主皆阴邪蚀恶之病。胜五兵者，功倍五毒之药。也治惊痫痰涎及射工沙虱毒，与大蒜合捣涂之，同硝石煮服，立吐腹中毒虫。《外台秘要》雄黄敷箭毒，《摄生妙用》雄黄、绿豆粉、人乳调敷酒糟鼻赤，不过三五次愈，皆取其解毒杀虫之功耳。

雌黄　石类。银花、生甘草煮透，研细。

味辛性平，质燥有毒。消恶疮诸毒，杀虫虱身痒；身面白驳皆治，痨嗽冷痰亦效。

按：雌黄入肺、肝、胃三经，为解毒杀虫、消痰辟恶之药。轻用一分，重用二分。配雄黄蜡丸，治停痰在胃；合甘草饭丸，治反胃吐食。李时珍曰：雌黄、雄黄同产，但山阴、山阳受气不同分别，故服食家重雄黄，取其得纯阳之精也，雌黄则兼有阴气故耳。若夫治病，则二者之功亦仿佛，大要皆取其温中、搜风、杀虫、解毒、祛邪焉尔。张路玉曰：雌黄单治疮杀虫而不能治惊痫痰疾。《本经》治恶疮头秃痂疥，与雄黄之治寒热鼠瘘迥不同。

蟑螂　虫类。《纲目》名飞蠊。去翅足，取枣肉炒香用。

味咸性寒，气臭质滑。通血脉而下气，专消瘀血症坚；破积聚以杀虫，能治疳痨腹大。

按：蟑螂入肝、胃、肠三经，为通血驱虫、消食和气之药。轻用一钱，重用五钱。配净糖，治积食疳痨；合蚱虫，消腹中症瘕。李时珍曰：徐之才云，立夏之日，蜚蠊先生，为人参、茯苓使，主脐中，七节，保神守中。则西南夷食之，亦有谓也。

蟾蜍　虫类。捕取，风干泥固，煅存性用，俗名癞蛤蟆。

味辛而甘，性凉微毒。杀虫消滞，善治小儿疳痨；解毒疗痈，能除男妇疔疮。

按：蟾蜍入肺、胃、肠三经，为杀虫拔毒、去积消疳之药。轻用三分至五分，重用六分至八分。配皂角炭、蛤粉、麝香糊丸，治五疳八痢；合胡黄连、青黛、冰片油调，搽腮穿牙疳。李时珍曰：蟾蜍，土之精也。上应月精而性灵异，穴土食虫，又伏山，精制蜈蚣，能入阳明经，退虚热，引湿气，杀虫蜃而为疳病痈疽诸疮要药也。张路玉曰：蟾蜍能化万物、治毒，故取以杀疳积、治鼠瘘、阴蚀、疽疠，烧灰敷恶疮并效。又如发背疔肿初起，以活蟾蜍一只系定，放肿上半日，蟾必昏愦，即放水中以救其命，再换一只如前，蟾必踉跄，再易一只，其蟾如旧，则毒散矣。张兆嘉曰：蟾皮辛甘凉，有小毒，凡小儿疳积、脾肺湿热蕴结，此物能行湿气，除热邪，杀虫积，服之能使蕴蓄之邪发于外，自脾及肺之病乃愈耳。

石榴根皮 果类。酒炒黑用。如无根皮，石榴皮亦可代用。

味苦酸涩，性温质黏。功擅驱虫，亦能止痢；吐血漏精既效，血崩带下亦灵。

按：石榴根皮入大肠、内肾、子宫三经，为杀虫敛肺、固肾涩肠之药。轻用四分，重用七分。配陈米、冰糖煮粥，治寸白蛔虫；合生姜、芽茶煎汤，治寒热下痢。李时珍曰：石榴根皮收敛，故人断下崩中之药。或云白石榴皮治白痢，赤石榴皮治赤痢，亦通。张路玉曰：榴味甘酸，多食伤肺损齿而生痰涎；其皮涩温，能治下痢滑脱。若久痢，用皮烧灰，人参汤下一钱，屡验。又曰：石榴入肺、肾、大肠血分，须炒黑用，功专固涩。凡虚寒久嗽与夫下血崩带等症无一毫邪热者，皆可用之。

楝根皮 灌木类。拣白者去粗皮，晒干，蜜酒炒用。

味苦性寒，兼有微毒。利大肠而杀蛔虫，散游风而除热毒。醋和涂顽癣痒疥，煎汤洗风痔恶疮。

按：楝根皮入胃、肠二经，为泻火杀虫、去积解毒之药。轻用二分至三分，重用五分至一钱。配炒芜荑研末，入鸡蛋内煮熟，去小儿蛔虫；合麝香为丸，用米饮汤送下，治风虫消渴。《大明》曰：雄者根赤，大毒，吐泻杀人，不可误服；雌者入服，食每一钱，可入糯米五十粒同煎杀毒。若泻者，以冷粥止之，不泻者以热葱粥发之。张路玉曰：苦楝根皮治虫毒，煎汤服之即使吐出，又能杀虫治疟。张兆嘉曰：楝根白皮专杀虫积，洗服皆效。如煎服，当去粗皮，以近泥有毒也。

消化酒毒药（计三品）

枳椇子 果类。

味甘，性平，质润。止泻除烦，去头风而清膈热；润肠利尿，解酒毒以滋脏阴。枝叶煎膏，功同蜂蜜。

按：枳椇子入脾、胃、肾、大肠四经，为专解酒毒、助升津液之药。轻用二钱至三钱，重用四钱至五钱。配麝香，善消酒果；合橄榄，专解酒毒。朱丹溪曰：一男子年三十余，因饮酒发热，又兼房劳虚之，乃服补气血之药加葛根，以解酒毒，微汗出反懈怠，热如故，乃气虚不禁，葛根之敞也，必须枳椇子解其毒，遂煎药中加用之，乃愈。张路玉曰：枳椇子，金钩树之子也。《本草》只言木能败酒，屋有此木，其内酿酒不佳。丹溪治酒病往往用其实，又能止渴除烦，去膈上热，润五脏，利大小便。多服发蛔虫，以其大甘助湿热之故。张兆嘉曰：枳椇子一名鸡距子，其形屈曲如鸡之距也，又名龙爪。小儿尝购食之，味甘性平，入脾胃，生津液，解烦渴，专解酒毒。

葛花 蔓草类。

味辛微甘，性平质涩。专主消酒解肌，亦止肠风下血。

按：葛花入胃、肠二经，为专解酒毒、发泄肌表之药。轻用六分至八分，重用一钱至钱半。配枳旗子，止渴解醒；合银花炭，清肠止血。张路玉曰：葛花大开肌肉，发泄伤津。李东垣：葛花解醒汤用之，兼人参。

橄榄 果类。一名青果。

味酸甘，性温平。下气醒 喉痛；合羊胫骨煅研油调，搽耳足冻疮。张路玉曰：橄榄先涩后甘，生津止渴，开胃消痰，醉饱后及寒痰结嗽宜之，热嗽不可误服。病人多食，令气上壅，以其性温而涩，聚火气于胃也。沈金鳌、丹溪翁谓橄榄性热，能致上壅，不可多食。然其热在于两头，若切去之用中，段便不热矣。